Kapitelübersicht

AF850577

Die Pflege konkret Reihe

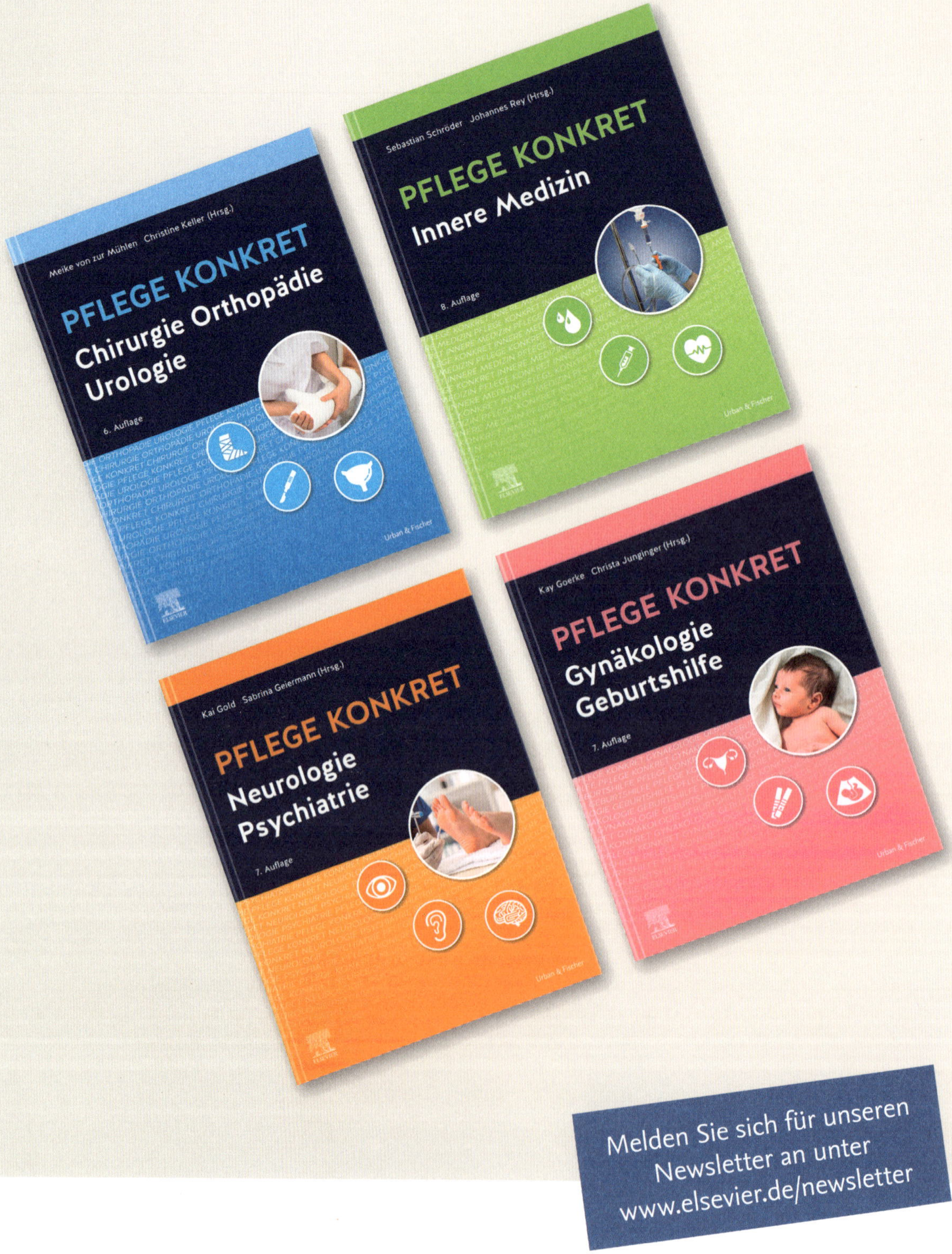

Melden Sie sich für unseren Newsletter an unter www.elsevier.de/newsletter

20211209b Irrtümer vorbehalten. Stand 12/2021

ELSEVIER

Diese und viele weitere Titel sowie die aktuellen Preise
finden Sie in Ihrer Buchhandlung vor Ort und unter **shop.elsevier.de**

K. Goerke, C. Junginger (Hrsg.)

Pflege konkret

Gynäkologie Geburtshilfe

Kay Goerke, Christa Junginger (Hrsg.)

Pflege konkret Gynäkologie Geburtshilfe

Lehrbuch für Pflegeberufe

7. Auflage

Herausgegeben von: Kay Goerke, Simmern, und Christa Junginger, Kusterdingen

Mit Textbeiträgen von: Petra Brutscher, Datteln (Kap. 15.2.3); Kay Goerke, Simmern (Kap. 1–16); Christa Junginger, Kusterdingen (Kap. 1–16)

Autorin der Vorauflage: Babette Müller-Rockstroh, Fulda (Kap. 9)

Mit einem Gutachten von: Dagmar Scheuring, Freiburg (Kap. 14, 15)

ELSEVIER

Elsevier GmbH, Bernhard-Wicki-Str. 5, 80636 München, Deutschland
Wir freuen uns über Ihr Feedback und Ihre Anregungen an kundendienst@elsevier.com

ISBN 978-3-437-25531-1
eISBN 978-3-437-06394-7

Alle Rechte vorbehalten
7. Auflage 2022
© Elsevier GmbH, Deutschland

Wichtiger Hinweis für den Benutzer
Ärzte/Praktiker und Forscher müssen sich bei der Bewertung und Anwendung aller hier beschriebenen Informationen, Methoden, Wirkstoffe oder Experimente stets auf ihre eigenen Erfahrungen und Kenntnisse verlassen. Bedingt durch den schnellen Wissenszuwachs insbesondere in den medizinischen Wissenschaften sollte eine unabhängige Überprüfung von Diagnosen und Arzneimitteldosierungen erfolgen. Im größtmöglichen Umfang des Gesetzes wird von Elsevier, den Autoren, Redakteuren oder Beitragenden keinerlei Haftung in Bezug auf die Übersetzung oder für jegliche Verletzung und/oder Schäden an Personen oder Eigentum, im Rahmen von Produkthaftung, Fahrlässigkeit oder anderweitig, übernommen. Dies gilt gleichermaßen für jegliche Anwendung oder Bedienung der in diesem Werk aufgeführten Methoden, Produkte, Anweisungen oder Konzepte.

Für die Vollständigkeit und Auswahl der aufgeführten Medikamente übernimmt der Verlag keine Gewähr.
Geschützte Warennamen (Warenzeichen) werden in der Regel besonders kenntlich gemacht (®). Aus dem Fehlen eines solchen Hinweises kann jedoch nicht automatisch geschlossen werden, dass es sich um einen freien Warennamen handelt.

Bibliografische Information der Deutschen Nationalbibliothek
Die Deutsche Nationalbibliothek verzeichnet diese Publikation in der Deutschen Nationalbibliografie; detaillierte bibliografische Daten sind im Internet über http://www.d-nb.de/ abrufbar.

22 23 24 25 26 5 4 3 2 1

Für Copyright in Bezug auf das verwendete Bildmaterial siehe Abbildungsnachweis.

Das Werk einschließlich aller seiner Teile ist urheberrechtlich geschützt. Jede Verwertung außerhalb der engen Grenzen des Urheberrechtsgesetzes ist ohne Zustimmung des Verlages unzulässig und strafbar. Das gilt insbesondere für Vervielfältigungen, Übersetzungen, Mikroverfilmungen und die Einspeicherung und Verarbeitung in elektronischen Systemen.

Da in diesem Buch ausschließlich die Pflege von Frauen beschrieben wird, wurden grammatikalisch feminine Formen (Patientin bzw. Patientinnen) gewählt. Bei Berufsbezeichnungen, mit Ausnahme der Hebammen, wurde die grammatikalisch maskuline Form verwendet, um den Textfluss nicht zu stören. Selbstverständlich sind in diesen Fällen **immer alle Geschlechter** gemeint.

Planung: Julia Lux
Projektmanagement: Martina Gärtner
Lektorat: Brigitte Schlagintweit, Aichach
Satz: abavo GmbH, Buchloe
Druck und Bindung: Printer Trento S.r.l., Trento/Italien
Umschlaggestaltung: SpieszDesign, Neu-Ulm
Titelfotografie: © Adobe.Stock.com

Aktuelle Informationen finden Sie im Internet unter **www.elsevier.de**

Vorwort zur 7. Auflage

Mit Freude und Stolz präsentieren wir unserer Leserschaft erneut das Lehr- und Fachbuch *Gynäkologie Geburtshilfe* aus der Reihe *Pflege konkret*.

Für uns besonders erfreulich, wie sich das Konzept der *Pflege* konkret-Reihe bewährt hat und von den Lesern stets treu angenommen und aufgegriffen wird.

Und außergewöhnlich: Vor der Auflagennennung steht mittlerweile bereits die Primzahl 7! Die für uns schon „hohe" Ziffer lässt darauf schließen, dass dieses Fachbuch fortwährend ein Garant für Kontinuität und Konstanz, Aktualität und Neuausrichtung, Kompetenz und Know-how sowie für Wirksamkeit und Relevanz gewesen sein muss. Wir sehen dies als klares Zeichen, um nicht zu sagen als ein deutliches Symptom dafür, weswegen dieses Lehrbuch eine derartige Dauerhaftigkeit aufweist und dadurch immer wieder Interesse und Zuspruch in der Fachwelt der Pflegekräfte und der Hebammen findet.

Es ist für uns außerdem der Beleg für eine langjährige und gute Zusammenarbeit zwischen den Herausgebern einerseits und mit dem Verlag andererseits. Beides sind verlässliche Bedingungen und sehr gute Voraussetzungen, welche die erforderlichen Grundlagen dafür liefern, dass wir Ihnen, werte Leserschaft, auch in dieser 7. Auflage wie bisher, aktuelle Neuerungen, kenntnisreiches Wissen, fachspezifische Kompetenz sowie profilierte Praxisorientierung anbieten können und wollen! D.h. hierfür standen und stehen wir verantwortungsbewusst ein.

Im Jahr 1998 erschien die erste Auflage *Pflege konkret Gynäkologie Geburtshilfe*. Wir deuten und werten es als positives Signal, wenn sich ein Lehrwerk für die Zielgruppe Pflege und Medizin auf dem umkämpften Buchmarkt über jetzt schon mehr als zwei Jahrzehnte zu behaupten weiß! In diesem Sinne hoffen wir, dass sich der Erfolg mit dieser 7. Auflage fortsetzt und somit stabil bleibt.

Wie immer wollen wir Sie darin ermutigen, sich mit konstruktiver Kritik an der Weiterentwicklung des Buches zu beteiligen! Wir sind auf Ihr Feedback und Ihre Praxisexpertise angewiesen, denn so können Sie uns dabei helfen, auch künftige inhaltliche Anforderungen sach- beziehungsweise fachgerecht und up to date zu verfassen. Diese Intention war für uns selbstverständlich auch bei dieser Buchauflage ein zentrales Anliegen. Des Weiteren haben wir das Buch *Pflege konkret Gynäkologie Geburtshilfe* an der inzwischen eingeführten Generalistik in der Pflege ausgerichtet.

Summa summarum wünschen wir uns, dass mit diesem Pflegefachbuch die Herausforderungen in Theorie und Praxis in den Fachdisziplinen der Geburtshilfe und Gynäkologie gemeistert werden können und damit die Patientinnen als auch die neu- und frühgeborenen Kinder davon profitieren!

Im April 2022
C. Junginger für die Herausgeber

Vorwort zur 1. Auflage

Noch ein Lehrbuch der Gynäkologie und Geburtshilfe für Pflegende und Hebammen?

In den letzten Jahren sind schon einige Lehrbücher der Gynäkologie und Geburtshilfe „speziell“ für Pflegeberufe oder Hebammen neu erschienen. In der Praxis sind die Lernenden und Lehrenden mit diesem Lehrbuchmaterial aber unzufrieden: Die Pflegenden klagen, dass die Lehrbücher zu „medizinlastig“ sind und die Pflege nur in Form von Fallbeispielen oder als Anhängsel in diesen Büchern erscheint. Die Hebammen sind froh darüber, dass es inzwischen überhaupt Lehrbücher für sie gibt, doch wünschen sich viele von ihnen eine bessere Vernetzung von Medizin- sowie Pflegewissen mit dem Know-how, das sie als Hebammen täglich unter Beweis stellen müssen.

Nach vielen Gesprächen mit Pflegenden und Hebammen entschlossen wir uns, uns an dieses Buch heranzuwagen, das diesen Wünschen besser Rechnung tragen soll. Dabei ist uns aber bewusst, dass der Schwerpunkt dieses Buchs auf der Pflege liegt und ein Hebammenkernlehrbuch (noch) nicht ersetzen kann. Das Ziel von *Pflege konkret Gynäkologie Geburtshilfe* ist allerdings auch nicht nur die reine Wissensvermittlung, sondern auch, für jede Berufsgruppe Verständnis zu wecken und somit ein Miteinander insbesondere in der Klinik zu fördern, jedoch die Interessen der Patientinnen nicht außer Acht zu lassen.

Schließlich neigen wir Hebammen, Pflegende und auch Ärzte dazu, die Patientin nur noch als Patientin zu sehen und dabei zu vergessen, dass sich hinter der Patientin eine Frau verbirgt, die ebenso wie wir in ihrem Alltagsleben ihre Frau steht und als mündiger Mensch behandelt werden möchte. Des Weiteren haben gerade wir Autor*innen* versucht, uns nicht nur von einer gewissen Distanz aus in die Rolle der Patientinnen hineinzuversetzen, sondern als „vielleicht einmal Betroffene“ bzw. als „bereits Betroffene“ zu schreiben und das zu Papier zu bringen, was uns in dieser Lage wichtig war bzw. gewesen wäre. Dabei hoffen wir, mit der Buchreihe *Pflege konkret* den richtigen Rahmen für diese Anliegen gefunden zu haben.

Die Herausgeber

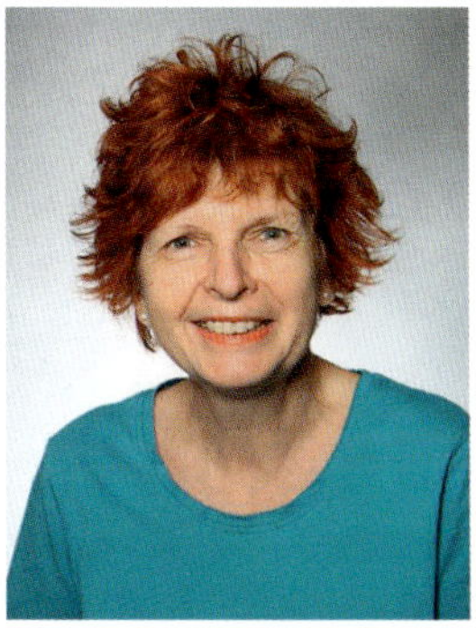

Christa Junginger ist Pflegepädagogin B. A., Social Bachelor of Business Administration, Lehrerin für Pflegeberufe, Pflegefachfrau, Kusterdingen.

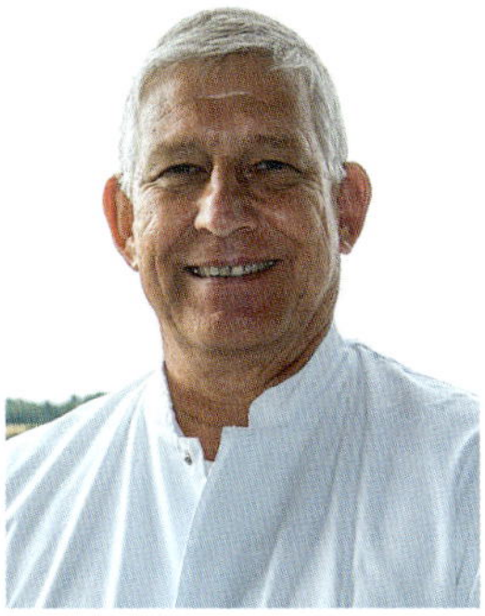

Dr. med. Kay Goerke ist Chefarzt der Abteilung für Gynäkologie und Geburtshilfe und Leiter des Brustzentrums an der Hunsrück Klinik Simmern, kreuznacher diakonie. Er ist Autor zahlreicher Fachbücher, unter anderem auch des *Klinikleitfadens Gynäkologie und Geburtshilfe.*

Abkürzungsverzeichnis

↑	Werte ansteigend bzw. oberhalb der Norm
↓	Werte abfallend bzw. unterhalb der Norm
➤	vergleiche mit, siehe, Querverweis
<	kleiner als
>	größer als
®	registrierter Name, Handelsname
A., Aa.	Arterie, Arterien (lat. Arteria, Arteriae)
AC	Amniozentese
ACHE	Acetylcholinesterase
AFP	Alpha-Fetoprotein
AHB	Anschlussheilbehandlung
AIDS	Acquired Immune Deficiency Syndrome
AIS	Amnioninfektionssyndrom
AP	Alkalische Phosphatase
ASS	Acetylsalicylsäure
ATP	Adenosintriphosphat
AWMF	Arbeitsgemeinschaft der Wissenschaftlichen Medizinischen Fachgesellschaften
BB	Blutbild
BE	base excess, Basenüberschuss
BET	Brusterhaltende Operation
BfR	Bundesinstitut für Risikobewertung
BGA	Blutgasanalyse
BIP	biparietaler Durchmesser
BKiSchG	Bundeskinderschutzgesetz
BMI	Body-Mass-Index
BPD	biparietaler Durchmesser
BRCA-Gen	breast cancer gene
BSG	Blutkörperchensenkungsgeschwindigkeit
BTK	Basaltemperaturkurve
BZ	Blutzucker (korrekt: Blutglukosekonzentration)
BZgA	Bundeszentrale für gesundheitliche Aufklärung
Ca	Karzinom
Ca^{2+}	Kalzium-Kation
cc	cranio-caudal (Richtung von oben nach unten)
CF	Cystische Fibrose, Mukoviszidose
Ch	Charrière (1 Ch = ⅓ mm Durchmesser)
CIN	Cervikale intraepitheliale Neoplasie, Vorstufe des Zervixkarzinoms
CK	Zervikalkanal
Cl	Chlorid-Anion
CMV	Zytomegalievirus
CRP	C-reaktives Protein
CT	Computertomografie
CTG	Kardiotokogramm, Kardiotokografie
CVS	Chorion Villus Sampling, Chorionzottenbiopsie
DBfK	Deutscher Berufsverband für Pflegeberufe
DD	Differenzialdiagnose
DHC	Dihydrocodein
DIC	disseminierte intravasale Gerinnung
dl	Deziliter
DNQP	Deutsches Netzwerk für Qualitätsentwicklung in der Pflege
DRG	Diagnosis Related Groups
Drg.	Dragee
EKG	Elektrokardiogramm
EPF	early-pregnancy-factor
ER	Östrogenrezeptor
ERCP	endoskopische retrograde Cholangiopankreatikografie
Essl.	Esslöffel
ET	Embryo-Transfer; auch: errechneter Entbindungstermin
EU	Extrauteringravidität
EUG	Extrauteringravidität
FBU	Fetalblutuntersuchung
FFTS	Feto-fetales Transfusionssyndrom
FGM	female genital mutilation, genitale Beschneidung
FISH	Fluoreszenz-in-situ-Hybridisierung
fl	Femtoliter (10^{-15} Liter)
frz.	französisch
FSH	Follikelstimulierendes Hormon
FTA-Abs-Test	Fluoreszenz-Treponema-Antikörper-Absorption-Test
GenDG	Gendiagnostikgesetz
GKV	gesetzliche Krankenversicherung
GnRH	Gonadotropin-Releasing-Hormon
GOT	Glutamat-Oxalazetat-Transaminase
GPT	Glutamat-Pyruvat-Transaminase
griech.	griechisch
GV	Geschlechtsverkehr
Hb	Hämoglobin
HbA	glykosyliertes Hämoglobin
HbF	fetales Hämoglobin
HBV	Hepatitis-B-Virus
HCG	Humanes Choriongonadotropin (human chorionic gonadotropin)
HebG	Hebammengesetz
HEP	Leber, wird in der TNM-Klassifikation für Lebermetastasen verwendet
HER-2	human epidermal growth factor receptor 2
HHL	Hinterhauptslage
HIV	human immunodeficiency virus
Hk	Hämatokrit
HKSG	Hysterokontrastsonografie
Hkt	Hämatokrit
HMG	humanes Menopausengonadotropin
HPV	humane Papillomviren
HSV	Herpes-simplex-Virus
HTLV	Human-T-Zell-Leukämievirus
HWI	Harnwegsinfekt
IBCLC	International Board Certified Lactation Consultant
ICSI	intrazytoplasmatische Spermieninjektion
IE	Internationale Einheit
IfSG	Infektionsschutzgesetz
IgA	Immunglobulin A
IGeL	individuelle Gesundheitsleistung
i. m.	intramuskulär
INR	International Normalized Ratio
IUFT	intrauteriner Fruchttod
IUI	intrauterine Insemination
IUP	Intrauterinpessar
IUS	Intrauterin-System (Hormon-Spirale)
i. v.	intravenös
IVF	In-vitro-Fertilisation („künstliche Befruchtung")
K^+	Kalium-Kation
Kcal	Kilokalorien
KG	Körpergewicht
kJ	Kilojoule
kPa	Kilopascal
Kps.	Kapsel
KSE	Kopfschwartenelektrode
lat.	lateinisch
LH	Luteinisierendes Hormon
M., Mm.	Muskel, Muskeln (lat. Musculus, Musculi)

MBU	Mikroblutuntersuchung
MCH	mittleres korpuskuläres Hämoglobin
MCHC	mittlere Hb-Konzentration des Erythrozyten
MCV	mittleres korpuskuläres Volumen
MESA	mikrochirurgische epididymale Spermienaspiration
mg	Milligramm (10^{-3} g)
MIC	minimal-invasive Chirurgie
ML	manuelle Lymphdrainage
ml	Milliliter (10^{-3} l); auch: medio-lateral (Richtung von der Mitte zur Seite)
mm	Millimeter
mmHg	Millimeter Quecksilbersäule
mmol	Millimol (10^{-3} mol)
MRT	Magnetresonanztomografie (Kernspintomogramm, „Kernspin")
MTS	Medizinische Thromboseprophylaxestrümpfe
MuSchG	Mutterschutzgesetz
N., Nn.	Nerv, Nerven (lat. Nervus, Nervi)
Na^+	Natrium-Kation
ng	Nanogramm (10^{-9} g)
nl	Nanoliter (10^{-9} l)
nmol	Nanomol (10^{-9} mol)
NSP	Nabelschnurpunktion
NT	Nackentransparenz
NW	Nebenwirkung(en)
obl	oblique (Richtung von schräg oben nach unten außen)
OBT	Oxytocin-Belastungstest
ogTT	oraler Glukosetoleranztest
OP	Operation
PAPP-A	pregnancy associated plasma protein A
p.c.	post conceptionem (nach der Befruchtung)
PCO	Syndrom der polyzystischen Ovarien
PDA	Periduralanästhesie
PE	Probeexzision
pg	Pikogramm (10^{-12} g)
PGD	preimplantation genetic diagnosis
PID	pelvic inflammatory disease; auch: Präimplantationsdiagnostik
pl	Pikoliter (10^{-12} l)
p.m.	post menstruationem (nach der Menstruation)
pmol	Pikomol (10^{-12} mol)
PMS	prämenstruelles Syndrom
PND	Pränataldiagnostik
p.p.	post partum, postpartal (nach der Geburt)
PR	Progesteronrezeptor
PStG	Personenstandsgesetz
PStV	Personenstandsverordnung
PTT	partielle Thromboplastinzeit
PTZ	Plasmathrombinzeit
PUL	Lunge, wird in der TNM-Klassifikation für Lungenmetastasen verwendet
RDS	respiratory distress syndrome
RH	Releasing-Hormone
RR	Blutdruck
S	Sekunde
s.c.	subcutan (unter die Haut)
SchKG	Schwangerschaftskonfliktgesetz
Sek	Sekunde
SGA	Small-For-Gestational-Age
SGB	Sozialgesetzbuch
SIH	schwangerschaftsinduzierte Hypertonie
SLN	Sentinel Lymph Node
SSL	Scheitel-Steiß-Länge
SSW	Schwangerschaftswoche
STD	sexually transmitted diseases (sexuell übertragbare Krankheiten)
StGB	Strafgesetzbuch
Supp.	Suppositorium (Zäpfchen)
Tabl.	Tablette(n)
Teel.	Teelöffel
TESE	testikuläre Spermienextraktion
TPHA-Test	Treponema-pallidum-Hämagglutinations-Test
TPZ	Thromboplastinzeit
Tr.	Tropfen
TZ	Thrombinzeit
U	Units/Einheiten
U1, 2, …	Vorsorgeuntersuchung Nr. 1, 2 …
µg	Mikrogramm (10^{-6} g)
UICC	Union for International Cancer Control (Internationale Vereinigung gegen Krebs)
µl	Mikroliter (10^{-6} l)
µmol	Mikromol (10^{-6} mol)
V., Vv.	Vene, Venen (lat. Vena, Venae)
v.a.	vor allem; auch: Verdacht auf
VDRL-Test	Veneral-Disease-Research-Laboratories-Test
VEGF	Vascular endothelial growth factor
Vit.	Vitamin(e)
VZV	Varizella-Zoster-Virus
WHO	World Health Organization (Weltgesundheitsorganisation)
WM	Wirkmechanismus
ZNS	Zentrales Nervensystem (Gehirn und Rückenmark)
z.T.	zum Teil
ZVD	Zentraler Venendruck
ZVK	Zentralvenöser Katheter

Benutzerhinweise

DEFINITION
Definitionen zu den wichtigsten Begriffen, z. B. Krankheiten, Symptome

Besondere und wichtige Themen aus dem Bereich Medizin und Pflege

VORSICHT!/NOTFALL!
Warnhinweise auf gefährliche Situationen und (drohende) Gefahren

Transferaufgabe

Fragestellung, bestehend aus Fallbeispiel und zugehörigen Aufgaben, zu einem medizinisch-pflegerischen Schwerpunkt des Kapitels – zur Reflexion und Wissensüberprüfung

Literatur und Kontaktadressen

Am Ende jedes Kapitels finden Sie Angaben zur Literatur und Kontaktadressen.

Als Erstes finden Sie den Literaturnachweis. Diese Angaben beziehen sich auf die Literatur, die die Autoren bei der Erstellung der Texte verwendet haben. Dabei handelt es sich um Artikel aus Zeitschriften, Bücher oder auch Webseiten. Um im Text die Literaturquellen eindeutig zuordnen zu können, sind die Nachweise nummeriert. Die Nummern stehen in Klammern an den dazugehörigen Stellen im Text.

Die Kontaktadressen bieten Ihnen die Möglichkeit, beispielsweise zu Experten oder Selbsthilfegruppen Kontakt aufzunehmen.

Weiterführende Informationen oder nützliche Webseiten ermöglichen Ihnen, sich mit weitergehenden Informationen in ein Thema zu vertiefen.

Fehler gefunden?

An unsere Inhalte haben wir sehr hohe Ansprüche. Trotz aller Sorgfalt kann es jedoch passieren, dass sich ein Fehler einschleicht oder fachlich-inhaltliche Aktualisierungen notwendig geworden sind.
Sobald ein relevanter Fehler entdeckt wird, stellen wir eine Korrektur zur Verfügung.
Mit diesem QR-Code gelingt der schnelle Zugriff.

https://else4.de/978-3-437-25531-1

Wir sind dankbar für jeden Hinweis, der uns hilft, dieses Werk zu verbessern. Bitte richten Sie Ihre Anregungen, Lob und Kritik an folgende E-Mail-Adresse: kundendienst@elsevier.com

Wichtige Fachbegriffe in Medizin und Pflege

absorbieren	aufnehmen
Anastomose	operativ hergestellte Verbindung
Antigen	alle Moleküle, die vom Immunsystem über dessen Rezeptoren erkannt werden
Antikörper	vom Abwehrsystem als Antwort auf ein Antigen produzierter, strukturell passender Abwehrstoff (Eiweißkörper), Immunglobulin
Aorta	Hauptschlagader
Arteriosklerose	„Gefäßverkalkung“
aspirieren	ansaugen
Auskultation	Abhören
autonom	selbstständig
Bakteriämie	vorübergehendes Vorhandensein von Bakterien im Blutstrom ohne Allgemeinsymptome, z. B. nach einer Operation
benigne	gutartig
Chromosom	Träger von Erbinformation
DNA	(engl. Abk. für Desoxyribonukleinsäure, kurz DNS) Erbsubstanz
dys …	Wortteil für krankhafte Störung eines Zustands oder einer Funktion
Elektrolyt	(gelöstes) Körpermineral, z. B. Natrium oder Kalium
endogen	im Körper selbst entstehend
exogen	von außen
extra	außerhalb von
fixieren	befestigen
gastrointestinal	den Magen-Darm-Trakt betreffend
Gen	Erbanlage
gendersensibel	sich des kulturellen Geschlechts bewusst sein
genital	zu den Geschlechtsorganen gehörend
hormonal	das innersekretorische System betreffend
hyper …	das normale Maß übersteigend
Hyperplasie	reversible Gewebszunahme
hypo…	das normale Maß unterschreitend
Hypophyse	Hirnanhangdrüse
Hypothalamus	wichtiger Abschnitt des Zwischenhirns
iatrogen	durch ärztliche Maßnahme verursacht
Immunität	erworbene Abwehrkraft gegen Krankheitserreger
Indikation	Kriterium, bei dessen Vorliegen ein bestimmtes Verfahren zu wählen ist
injizieren	einspritzen
in situ	„am Ort“, 1. Bezeichnung für die korrekte Lage, z. B. einer Spirale in der Gebärmutter. 2. Bei Tumorerkrankungen (Ca in situ) die Bezeichnung für bösartige Zellen, die gerade noch nicht in das umgebende Gewebe eingewachsen sind (sozusagen die letzte Stufe vor dem eigentlichen Krebs)
Insuffizienz	unzureichende Funktionstüchtigkeit
intrazellulär	innerhalb der Zellen
Ischämiezeit	Zeitdauer der Mangeldurchblutung, die das Gewebe ohne bleibende Schäden überstehen kann
ischämisch	nicht (ausreichend) durchblutet
Kapillare	kleinstes Blutgefäß
kardiovaskulär	das Herz-Kreislauf-System betreffend
Karzinom	bösartiger epithelialer Tumor
kaudal	Richtung Fuß
Kohabitation	Geschlechtsverkehr
Koitus	Geschlechtsverkehr
Koma	tiefe Bewusstlosigkeit
Kompensation	Ausgleich
komprimieren	zusammenpressen
kranial	Richtung Kopf
lateral	seitwärts, von der Medianebene entfernt
Lumen	das Innere von Hohlorganen in der Anatomie (Gefäß-, Darmlumen)
maligne	bösartig
Manifestation	Offenbarwerden, zu Tage treten
Membran	dünne Scheidewand
metabolisch	durch den Stoffwechsel bedingt
Morbus	Krankheit
Motilität	Beweglichkeit
motorisch	die Bewegung betreffend
MuSchG	Mutterschutzgesetz
oral	den Mund betreffend, durch den Mund
orthograd	in physiologischer Richtung
Parasympathikus	„entspannungs-“ und regenerationsorientierter Teil des vegetativen Nervensystems
Parenchym	Organfunktionsgewebe
parenteral	unter Umgehung des Magen-Darm-Trakts
Pathologie	Lehre von den erkrankten Geweben
peri …	um … herum
post …	nach, hinter
prä …	vor
Prävalenz	Häufigkeit von Erkrankungen
primär	erstrangig, auch: ursprünglich, ohne andere Ursachen
Prognose	zu erwartender Krankheitsverlauf
Protein	Eiweiß
pulmonal	die Lunge betreffend
Punktion	Einstechen
reflektorisch	auf dem Reflexweg
rektal	den Mastdarm betreffend
Remission	Rückgang der Krankheitszeichen
retro …	zurück-, dahinterliegend
Rezeptor	„Empfänger“ für bestimmte Reize oder Stoffe
Rezidiv	Rückfall
Sekretion	Ausscheidung
sekundär	nachfolgend, als Folge einer Erkrankung
Senium	Greisenalter
sensibel	die Sinne betreffend, empfindungsfähig
sensorisch	die Sinne betreffend, empfindungsfähig
spinal	das Rückenmark betreffend
Sympathikus	„leistungsorientierter“ Teil des vegetativen Nervensystems
Symptom	Krankheitszeichen
Syndrom	Symptomenkomplex, Gruppe von Krankheitszeichen
… tomie	Schnitt
Trauma	Verletzung, Wunde
Tumor	Geschwulst
Ulcus/Ulkus	Geschwür
vegetativ	das autonome (vegetative) Nervensystem betreffend
zerebral	das Gehirn betreffend

Abbildungsnachweis

Der Verweis auf die jeweilige Abbildungsquelle befindet sich bei allen Abbildungen im Werk am Ende des Legendentextes in eckigen Klammern

A300	Reihe Klinik- und Praxisleitfaden, Elsevier GmbH, Urban & Fischer Verlag, München
A400	Reihe Pflege konkret, Elsevier GmbH, Urban & Fischer Verlag, München
B117	L. Blohm: Klinische Radiologie, 1. Aufl., Jungjohann Verlag, 1992
E300	Pitkin J, Peattie A B, Magowan B A. Obstetrics and Gynaecology. Philadelphia: Churchill Livingstone, 2003
E301	James D, McEwan A. Obstetrics in focus. 1. A.: Elsevier Limited, 2005
E554	Kumar et al., Robbins and Cotran Pathologic Basis of Disease, 8th edition, Saunders, 2010
E581	K. Moore, T. Persaud: The Developing Human, Clinically oriented Embryology. Saunders, 7th edition
E730-2	Klatt: Robbins and Cotran Atlas of Pathology. 2nd ed 2010
E900	Habif: Clinical Dermatology: A Color Guide to Diagnosis and Therapy, Mosby, 2010
E988	Wilson, Giddens: Health Assessment for Nursing Practice, 4th ed. 2008
F533	Dei/Di Maggio: Vulvovaginitis in childhood, IN: Best Practice & Research Clinical Obstetrics & Gynaecology. Elsevier, Volume 24, Issue 2, April 2010
G058	Leifer, G.: Study Guide to Accompany Introduction to Maternity & Pediatric Nursing. Elsevier/Saunders, 4. Aufl. 2003
G059	Seidel, H. M.: Mosby`s Guide to Physical Examination. Elsevier/Mosby, 5. Aufl. 2003
G060	Jenny, C.: Child Abuse and Neglect: Diagnosis, Treatment and Evidence. Elsevier/Saunders, 1. Aufl. 2011
G175	Neville F. Hacker; Joseph C. Gambone; Calvin J. Hobel: Hacker and Moore's Essentials of Obstetrics and Gynecology. Elsevier/Saunders, 5th ed., 2009
G149	Townsend, C. M., et al.: Sabiston Textbook of Surgery: The Biological Basis of Modern Surgical Practice, 19th edition, Elsevier Saunders, 2012
G692	Smith Murray, S.: Foundations of Maternal-Newborn and Women's Health Nursing. Elsevier/Saunders, 5. Aufl. 2010
J787	colourbox.com
K115	Andreas Walle, Hamburg
K183	E. Weimer, Würselen
K206	Ronald Frommann, Hamburg
K313	Stefan Vavra, München
K314	Anette Weyershäuser, Wittenberg/Halle
K340	Andreas Rumpf, Ottobrunn
L106	Henriette Rintelen, Velbert
L138	Martha Kosthorst, Borken
L157	Susanne Adler, Lübeck
L190	Gerda Raichle, Ulm
L215	S. Weinert-Spieß, Neu-Ulm
L234	Helmut Holtermann, Dannenberg
M123	Th. Dirschka, Wuppertal
M150	M. Földi, Hinterzarten
M307	K. Frischknecht, Schachen/Herisau; Schweiz
M308	Franziska Egli, Stans, Schweiz
M416	Prof. Dr. med. Ernst Beinder, Erlangen
M417	Prof. Dr. med. Franz Kainer, München
M438	Prof. Dr. med. Marion Kiechle, München
M552	Prof. Dr. med. Ertan Mayatepek
O144	A. Lehmann, Ulm-Lehr
O145	A. Balden, Erlenbach
O166	Maren Asmussen, Dänemark
O408	M. Gärtner, Gauting
R194-001	J. Pfisterer in Kiechle: Gynäkologie und Geburtshilfe, 1. Aufl., Elsevier GmbH, Urban & Fischer Verlag, München 2007
R285	Böcker et al.: Pathologie, 5. Auflage, Elsevier Urban & Fischer Verlag, München 2012
S702	Sobotta Lehrbuch
T112	J. Bennek, em. Ordinarius für Kinderchirurgie der Universität Leipzig
T122	A. Lentner, Aachen
T156	F. Bahlmann, Bürgerhospital Frankfurt am Main
T170	E. Walthers, Marburg-Bauerbach
T192	Dr. med. Kay Goerke, Hunsrück Klinik, Simmern
T193/K183	A. Hasenburg, Herne/E. Weimer, Würselen
T194	S. Dieterle, Bochum
T600	Kreiskrankenhaus Esslingen GmbH
U118	Rölke Pharma GmbH & Co. KG, Hamburg
U133	KCI Medizinprodukte GmbH, Höchstadt/Aisch
U136	F. Hoffmann-La Roche AG, Basel
U144	Medela Medizintechnik GmbH & Co Handels KG, Eching
U234	Boehringer Ingelheim Pharma KG, Ingelheim
U350	Hoechst GmbH, Firmenarchiv, D-65926 Frankfurt
U362	KESSEL medintim GmbH
V154	JOBST GmbH, Emmerich
V207	Lück GmbH & Co KG
V220	Paul Hartmann AG, Heidenheim
V336	Roche Diagnostics GmbH, Mannheim
V390	Domo Vital Vertriebs GmbH, Rosendahl/Dorfeld
V463	Anita Dr. Helbig GmbH, Brannenburg
V476	Eidam Medizin Technologie GmbH, Bad Homburg
V506	Medala GmbH & Co. KG, Miesbach
V552	Procter & Gamble, MSLGROUP Germany GmbH
W252	gegen-Mißbrauch e. V., Göttingen
W257	Gemeinsamer Bundesausschuss (G-BA), juristische Person des öffentlichen Rechts, Berlin
W301	Friedhofsverwaltung der Ev.-Luth. Kirchengemeinde Quickborn-Hasloh
W1172	Deutsches IVF-Register e. V. (D·I·R)®
X211	U. Sulkowski, Münster
X218	Praxis Dr. Fritzenschaft, Kempten

Inhaltsverzeichnis

KAPITEL

1 Einführung in die Pflege in der Gynäkologie

DEFINITION

Gynäkologie: Frauenheilkunde. Befasst sich mit Prophylaxe, Diagnose sowie konservativer und operativer Therapie von gutartigen und bösartigen Erkrankungen der weiblichen Geschlechtsorgane und der weiblichen Brust. Darüber hinaus gehören zu diesem Fach die Empfängnisverhütung, die Diagnose und Therapie von hormonellen Störungen der Frau, die Fortpflanzungsmedizin und zusammen mit Psychologen die Therapie sexueller Störungen.
Eng verzahnt ist die Frauenheilkunde mit der Geburtshilfe. Daher werden Gynäkologie und Geburtshilfe zu einem medizinischen Fachgebiet zusammengefasst [37].

1.1 Die Frau in der Gynäkologie und Geburtshilfe

Die Gynäkologie ist die einzige klinische Fachdisziplin, in der i. d. R. nur Frauen behandelt und gepflegt werden. Nur selten sind auch Männer, z. B. mit Erkrankungen der Brust, als Patienten medizinisch und pflegerisch zu versorgen. Damit stellt dieses Fachgebiet gewissermaßen eine Domäne dar, die es so nur einmal im Bereich der Pflege und Medizin gibt.

In den letzten Jahren hat sich das Altersspektrum der zu betreuenden Patientinnen erweitert: Waren es in der Vergangenheit überwiegend Frauen ab der Geschlechtsreife bis ins höhere Alter, suchen und benötigen inzwischen immer mehr junge Frauen gynäkologische Fachberatung und Behandlung. In großen Frauenkliniken zählen aufgrund besonderer Situationen auch Mädchen vor der Pubertät (➤ Kap. 6) zu den Patientinnen. Unabhängig von Alter und Erkrankung – die Frau steht immer individuell mit ihren ganz persönlichen Eigenheiten im Mittelpunkt.

Frauengerechte Gesundheitsversorgung und Pflege

Eine **frauengerechte Gesundheitsversorgung** und Pflege berücksichtigt, dass der weibliche Körper anders auf Erkrankungen reagiert als der männliche Organismus. Beispiele hierfür gibt es viele:

- Ein **Herzinfarkt** kann sich bei Frauen mit vergleichsweise unspezifischen Symptomen bemerkbar machen, z. B. mit Kurzatmigkeit, Schmerzen im Oberbauch oder Übelkeit und Erbrechen, statt mit dem typischen Vernichtungsschmerz im Brustbereich [1]. Dieses Phänomen wird auch als *Eva-Komplex* oder *Eva-Infarkt* bezeichnet.
- **Alkohol.** Die Abbauprozesse von Alkohol dauern länger als bei Männern. Ebenso sind geschlechtsspezifische Besonderheiten bezüglich Medikamentenwirkungen nachgewiesen.

- Die **Osteoporose** (➤ 5.2.3) gilt als typisch weibliches Krankheitsbild. Diese Volkskrankheit zählt 5–6 Millionen Betroffene, wobei rund 15 % der Frauen gegenüber 6 % der Männer ab dem Alter von 50 Jahren angeben, von dieser Skeletterkrankung mit Knochenschwund betroffen zu sein. Bei Frauen im Alter ab 65 Jahren liegt die Krankheitsquote bei 21 %; hingegen ist der Anstieg der Osteoporoseprävalenz bei Männern mit zunehmendem Alter nicht gleichermaßen zu verzeichnen. Aber auch bereits in jungen Jahren differiert die Krankheitshäufigkeit. 2 % der Männer über 18 Jahre geben an, in den letzten 12 Monaten von einer Osteoporose betroffen zu sein, wohingegen 7,8 % der Frauen davon betroffen seien [3, 3a].

Mit Erkenntnissen aus der **gendersensiblen Gesundheitsforschung** wird das Ziel verfolgt, über die Weiterentwicklung von Präventions-, Diagnostik- und Therapieverfahren die Gesundheit von Frauen zu fördern [2]. Ein wichtiges Beispiel hierfür sind die zahlreichen, über Zertifizierungen anerkannten **Brustzentren** (➤ 2.4). Einige Kliniken haben zudem ausgewiesene Abteilungen für **Frauengesundheit** etabliert. Die Ausrichtung dieser innovativen Kompetenzzentren fokussiert die gesundheitsspezifischen Belange bei Frauen. Institute für Frauengesundheit bieten Frauen vielfach auch weitere Gesundheitsangebote, die sich u. a. auf Vorträge, Beratung, Gesundheitsschulung, Präventionskurse und Rehabilitation erstrecken [38, 39].

Identität als Frau

Viele Patientinnen fühlen sich durch operative Eingriffe im Genitalbereich in ihrem **Selbstbild als Frau** verändert und befürchten, dass sie nicht mehr vollwertig seien. Sehr oft leiden Frauen mit Brustkrebserkrankung unter dem beängstigenden Gefühl, ihre weibliche Attraktivität, Ausstrahlung und Sexappeal eingebüßt zu haben, wenn die Entfernung der Brustdrüse nötig wurde. Frauen mit Erkrankungen der Brust oder der Geschlechtsorgane fühlen sich in ihrem Frausein bedroht, weil dieses häufig mit der Unversehrtheit und Intaktheit der Sexualorgane gleichgesetzt wird. Den Gebärmutterverlust beschreibt manche Frau mit der „fehlenden Mitte". Auch Frauen im Senium (➤ Kap. 5) empfinden so, insbesondere wenn sie sexuell aktiv sind. Die Patientinnen reagieren also sehr sensibel auf diese oft wortwörtlich „einschneidenden" Veränderungen und empfinden häufig starke Verluste in ihrem Selbstwertgefühl bzw. erleben verunsichernde Irritationen in ihrer Geschlechtsidentität.

Körperbildstörungen ➤ 2.9.2

Intimität und Scham

Anamnese, Untersuchung und therapeutische Maßnahmen in der Gynäkologie betreffen immer den **Intimbereich** der Patientin. Die Frau soll fremden Personen über Themen Auskunft geben, über die sie z. T. noch nicht einmal mit der besten Freundin spricht. Oft werden der Patientin sehr persönliche Fragen gestellt, die fast immer ihre Privat- und Intimsphäre betreffen. Unumgänglich ist zudem, dass Ärzte und Pflegende Stellen ihres Körpers betrachten, die v. a. bei älteren Patientinnen kaum einmal der Partner gesehen hat. Vielen Frauen sind darum die eingeforderten Intimauskünfte unangenehm und geradezu peinlich.

Neben der Diagnose und Therapie von aktuellen Beschwerden spielt die **Früherkennung** von Krebserkrankungen eine sehr große Rolle. Jedoch gehen viele Frauen aus Scham und Angst ungern zum Gynäkologen. Da den Frauen diese unbehaglichen Gefühle meist nicht vollständig durch das vor der gynäkologischen Untersuchung stattfindende Gespräch (➤ 1.3.2) genommen werden können, berücksichtigen Arzt und Pflegende diese Gefühle vor und während der Untersuchung. Insbesondere die Erklärung über die Untersuchung und das Eingehen auf die individuellen Bedürfnisse der Patientin können die Situation erleichtern. Hierzu gehört beispielsweise, den Wunsch einer Patientin nach einer Ärztin als Untersucher zu berücksichtigen und darauf zu achten, Doppeluntersuchungen durch Stations- und Ober- bzw. Chefarzt zu vermeiden.

Wie angst- und schambesetzt trotz aller Aufklärung für viele Frauen der Besuch beim Gynäkologen ist, deuten zahlreiche Statistiken an: 2013 nahmen bundesweit 48,3 % der Frauen Untersuchungen zur Krebsfrüherkennung in Anspruch [4].

> Bei den Pflegenden in der Gynäkologie handelt es sich überwiegend um Frauen. Viele Patientinnen sind hierfür dankbar, da es für die meisten leichter ist, über ihre Probleme von Frau zu Frau sprechen. Zudem wird bei vielen Pflegemaßnahmen der Intimbereich der Patientin berührt, etwa zur Intimhygiene, was den meisten Frauen sehr unliebsam ist. Eine gleichgeschlechtliche Pflegende kann helfen, die Peinlichkeit zu mindern.

Krisen und Emotionen

Bei Patientinnen in der Gynäkologie Patientin, spielen starke **Emotionen** nahezu immer eine Rolle. Schwangerschaft und Mutterschaft gelten als krisenhafte Phasen im Lebensverlauf, die große Herausforderungen an Frauen stellen und deren Bewältigung anspruchsvoll und schwierig ist. Als **Lebenskrise** werden auch Krebserkrankungen bezeichnet. Somit erlebt ein Großteil der Frauen in der Geburtshilfe und Gynäkologie einschneidende Veränderungen, auf die sie sich einstellen müssen, die ihr Gefühlsleben in Aufruhr bringen und ihnen erhebliche Anpassungsprozesse abverlangen.

Emotionen in der operativen Gynäkologie

Gerade in der **operativen Gynäkologie** empfinden Patientinnen ihren Aufenthalt (und die nachstationäre Zeit) oftmals als äußerst spannungsgeladene, **emotionsbetonte Lebensphase** oder gar als existenziellen Umbruch in ihrem Leben. Die psychischen Befindlichkeiten von Frauen in der Gynäkologie sind stark von ihrer Diagnose und den daraus abgeleiteten Therapien beeinflusst bzw. von ihnen abhängig. Hinzu kommen die jeweiligen physischen Einschränkungen und Belastungen. Zusammen mit den Befürchtungen und Ängsten wegen der Krebserkrankung machen viele Frauen existenzielle Grenzerfahrungen. Die Patientinnen suchen und bedürfen wegen dieser starken Emotionen eine einerseits gute pflegefachliche, aber auch eine einfühlsame Begleitung und Fürsorge durch die Pflegenden.

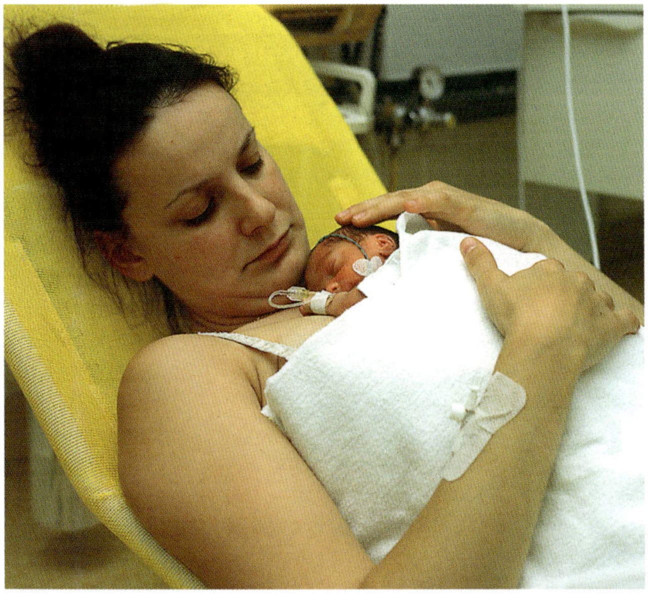

Abb. 1.1 Ein zu früh geborenes Kind ist besonders auf kompetente neonatologische Pflege angewiesen, es braucht aber auch die ganze Liebe und Fürsorge der Mutter. Die Pflegenden stärken und stützen die Mutter, die für eine liebevolle pflegerische Betreuung gleichfalls sehr empfänglich ist. [K115]

Emotionen in der Geburtshilfe

In der **Geburtshilfe** überwiegen bei den Patientinnen die **positiven Emotionen.** Viele Schwangere verspüren freudige Erwartung und sind mit ihren Gedanken und Gefühlen bei der bevorstehenden Geburt ihres Kindes. Mit zuversichtlichen Emotionen fühlen sich die Frauen von einer inneren Stärke getragen, gepaart mit dem Zutrauen in sich selbst. Für die Pflegenden ist die Begleitung dieser Frauen eine wunderschöne, sinnstiftende Berufsaufgabe. Allerdings sind diese positiven Emotionen auch mit Ängsten verbunden, die darum kreisen, ob die Entbindung komplikationsfrei verlaufen, das ersehnte Kind gesund sein wird und einen guten Start ins Leben hat.

Die Patientinnen in der stationären Geburtshilfe, deren Schwangerschaftsverlauf sich pathologisch abweichend zeigt (➤ Kap. 11), sind besorgt um ihr Ungeborenes bzw. bezüglich der weiteren Entwicklung ihrer Schwangerschaft. Sie durchleben ein extremes Gefühlschaos, das sich zwischen Hoffen und Bangen, Verzagtheit und Optimismus bewegt. Schwangeren Frauen mit ihren zwiespältigen Empfindungen und widerstreitenden Gefühlsschwankungen tut es während ihres Aufenthalts gut, wenn ihnen die Pflegenden wohltuende Aufmerksamkeit zuteilwerden lassen.

Manche Patientinnen werden mit teils einschneidenden Schwierigkeiten, Belastungen und Komplikationen konfrontiert. Frauen, deren Kind unter der Geburt oder in den ersten Lebenstagen verstirbt, kämpfen mit **Bestürzung, Verzweiflung** und **Trauer.** Andere, deren Kind behindert ist, sehen ihre eigene und die Zukunft ihres Kindes plötzlich mit einem ganz anderen Verlauf als geplant und ersehnt.

Ähnliches fühlen Mütter von Kindern, die zu früh geboren sind und daher neonatologische Therapie und Pflege benötigen (➤ Abb. 1.1). Für die Mütter ist dies dramatisch und beängstigend, weil sie sich um das (Über)Leben ihres Kindes sorgen, dessen Versorgung und Betreuung eine große pflegerische Herausforderung ist. Die **psychosoziale Begleitung** der Frauen ist eine der elementaren Pflegeaufgaben. Die Mütter wollen ihr Kind gut betreut wissen und schauen, wie die Pflegenden mit ihm umgehen. Ihre Gefühlswelt ist sozusagen doppelt belastet und dabei instabil. Die Pflegenden respektieren und (be)achten darum die starke Empfindlichkeit und Empfindsamkeit der Frauen.

1.2 Besonderheiten der Pflege in der Gynäkologie

1.2.1 Pflegedefinition, Pflegeverständnis und Pflegekompetenz

Die Begriffe **„Pflegedefinition"**, **„Pflegeverständnis"** und **„Pflegekompetenz"** stehen für eine professionelle Berufsauffassung der Pflegenden.

Pflegedefinition

DEFINITION

Gesundheits- und Krankenpflege entwickelt und unterstützt individuelle Strategien für Menschen mit Gesundheitsstörungen zur Wiedererlangung größtmöglicher Unabhängigkeit in der Alltagsbewältigung.

Pflegeverständnis

DEFINITION

Pflegeverständnis: Art und Weise, wie Pflege gesehen und ausgeführt wird.

Man unterscheidet zwischen einem individuellen Pflegeverständnis der jeweiligen Pflegenden und dem Pflegeverständnis einer Einrichtung oder Institution.

Das **individuelle Pflegeverständnis** wird u. a. beeinflusst durch:

- Persönliche Berufs- und Lebenserfahrungen
- Ethische und moralische Werte
- Ggf. religiöse Zugehörigkeit
- Ziele und Perspektiven im Beruf.

Das **Pflegeverständnis einer Einrichtung** oder Institution zeigt sich im **Pflegeleitbild.** Dieses beschreibt die grundsätzliche ethische und fachliche Ausrichtung und soll sowohl Pflegenden als auch der Patientin verdeutlichen, welcher (Qualitäts)Anspruch an die pflegerische Arbeit gestellt wird [5].

Pflegekompetenz

DEFINITION

Kompetenz (lat. *„Befähigung", „Vermögen etwas zu tun", „Zuständigkeit", „Befugnis"):* Ein kompetenter Mensch ist für einen bestimmten Handlungsbereich zuständig und besitzt spezielle Fähigkeiten, um die damit verbundenen Aufgaben zu bewältigen.

Tab. 1.1 Kriterien der beruflichen Handlungskompetenz in der gynäkologischen Pflege

Kompetenzbereiche	Allgemeine Beispiele	Kompetenzen in der gynäkologischen Pflege (Beispiele)
Fach- und Methodenkompetenz	• Fachwissen • Fachliche Fähigkeiten und Fertigkeiten • Organisatorische Fähigkeiten • EDV-Kenntnisse • Kreativität und Innovationsfähigkeit	• Aufnahme, Organisation von Untersuchungen, Begleitung zur Operationsabteilung und zurück, postoperative Überwachung, Entlassung • Spezielle Mobilisation nach Vulvektomie (➤ 3.13.3) • Wissen zu Risiken der Lymphödementstehung, entsprechende Vorbeugung
Sozialkompetenz	• Teamfähigkeit • Einfühlungsvermögen • Kommunikationsfähigkeit • Kooperationsbereitschaft • Konfliktlösungsbereitschaft • Inter- und intrakulturelle Kompetenz • Kritikkompetenz • Menschenkenntnis, Empathie, nonverbale Sensibilität	• Konstruktive Zusammenarbeit im multiprofessionellen Team • Ängste der Patientin vor der Operation ernst nehmen • Patientin zur postoperativen Mobilisation beraten und anleiten
Persönliche Kompetenz	• Bereitschaft zur Selbstentwicklung • Selbstreflexionsfähigkeit, Selbstkritikfähigkeit • Lernbereitschaft • Leistungsbereitschaft • Belastbarkeit • Flexibilität • Souveränität	• Pflegefachliches Wissen und Fertigkeiten durch Fortbildungen erweitern • Postoperative Komplikationen erkennen und sicher handeln • Trotz Pflegeleitlinien individuelle Besonderheiten bei jeder Patientin erkennen und berücksichtigen

Berufliche Handlungskompetenz: Fähigkeit, die berufliche Umwelt zu begreifen und ziel- und selbstbewusst, reflektiert und verantwortlich zu handeln; umfasst Fach- und Methodenkompetenz, Sozialkompetenz und personale Kompetenz (➤ Tab. 1.1).

1.2.2 Ziele der Pflege

Gesundheitsfördernde Pflege

DEFINITION

Gesundheitsförderung: Bezeichnet den Prozess, allen Menschen ein höheres Maß an Selbstbestimmung über ihre Gesundheit zu ermöglichen und sie damit zur Stärkung ihrer Gesundheit zu befähigen [6].
Gesundheitsförderung setzt an den Ressourcen des gesunden Menschen an und will diese fördern, um Gesundheit und Wohlbefinden zu steigern. Prävention und Gesundheitsförderung sind eng miteinander verbunden und ergänzen sich gegenseitig.

Das Wissen über die Bedeutung der Gesundheitsförderung ist in den letzten Jahren enorm gewachsen. Eine Hauptaufgabe der Pflegenden in der Frauenheilkunde ist, den Patientinnen Halt und Stütze zu geben. Die psychische Unterstützung hat hohe Priorität und darf in ihren (Aus)Wirkungen für den Verarbeitungs- und Genesungsprozess nicht unterschätzt werden. Neben der Sorge um das psychosoziale Wohlergehen bezieht die Gesundheitsförderung in der Frauenheilkunde natürlich die körperliche Pflege ein.

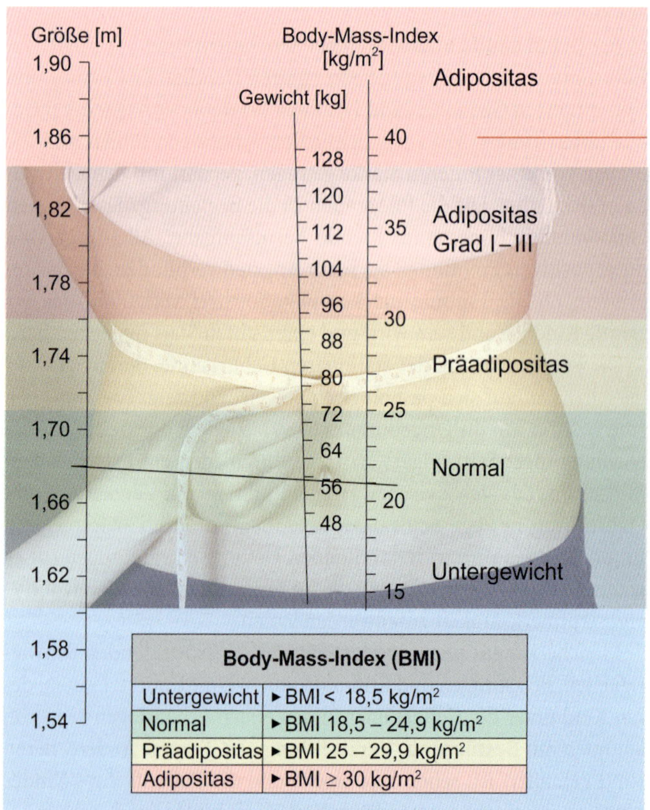

Abb. 1.2 Zur Einschätzung bzw. präzisen Bewertung des Körpergewichts im Verhältnis zur Körpergröße hat sich der Body-Mass-Index (BMI) als Assessment-Instrument bewährt. [J787]

Viele Frauen haben ein gutes Bewusstsein für ihre Gesundheit und kümmern sich aktiv um ihre Gesunderhaltung. Die Pflegenden erinnern die Patientinnen an ihr Gesundheitsbestreben und verstärken das gesunde Eigeninteresse der Frauen positiv.

Auch wenn das Gesundheitsbewusstsein von Frauen und die Bedeutung, die Frauen ihrem Körper beimessen, von Frau zu Frau unterschiedlich sind, fällt doch Folgendes auf:

- **Selbstkritik:** Frauen messen ihrer äußeren Erscheinung oft größere Bedeutung zu als Männer. Sie sind wesentlich selbstkritischer und insbesondere mit ihrem Körpergewicht sind viele Frauen unzufrieden (➤ Abb. 1.2)
- **Schönheitsoperationen:** Das Maß dessen, was als schön und attraktiv deklariert wird, nimmt z. T. gesundheitsschädigende Ausmaße an, da insbesondere Frauen dem Traum von ewiger Jugend nacheifern und sich trotz gesundheitlicher Risiken Fett absaugen, die Nasenform verändern, die Brüste verkleinern oder vergrößern und natürliche Alterserscheinungen wegoperieren lassen
- **Missachtung körperlicher Signale:** Trotz der äußerlichen Körperbetontheit vernachlässigen viele Frauen grundlegende Bedürfnisse und Signale ihres Körpers, z. B. nach ausreichend Schlaf und Erholung.

Pflegende vermögen Aufklärungsarbeit zu leisten, indem sie den Frauen bewusst machen, wie zweifelhaft Schönheitsidole sein können. Sie können daran mitwirken, das von Medien, der Kosmetikindustrie und der Plastischen Chirurgie transportierte Schönheitsideal zurechtzurücken und den Frauen zu verdeutlichen, dass das angestrebte „ideale" Körperbild nur vermeintlich gesund ist.

Nobody (and no body) is perfect!

Egal ob es um Nasengröße, Brustform oder Körpergewicht geht: Wichtig für eine Frau sollte nicht ein fragwürdiges, von außen übergestülptes „Schönheitsideal" sein. Vielmehr sollte sie sich immer wieder daran orientieren, dass alle Menschen unterschiedlich sind und diese Unterschiede auch die Persönlichkeit des Einzelnen ausmachen. Maßgeblich ist doch, dass sich die Frau selbst in ihrem Körper wohlfühlt und dass sie ihn akzeptieren kann, wie er ist. Nobody (and no body) is perfect!

Ernährung und Genussmittel

Am gesündesten für Frauen wie für Männer ist eine ausgewogene **Ernährung** mit reichlich Obst und Gemüse, Vollkornprodukten sowie Milch und Milchprodukten.

Die meisten Frauen können sich unter gesunder Ernährung etwas vorstellen. Inwieweit diese Vorstellungen einer vielseitigen Ernährung entsprechen und ob sie in die Praxis umgesetzt werden, ist jedoch sehr unterschiedlich. Erfahrungsgemäß sind v. a. folgende Fehler bei Frauen zu beobachten:

- **Zu viele Süßigkeiten:** Unter Stress neigen viele Frauen dazu, vermehrt Süßigkeiten zu essen. Besser wäre es, andere Wege aus dem Stress zu suchen, z. B. Entspannungstechniken (➤ Abb. 1.3)

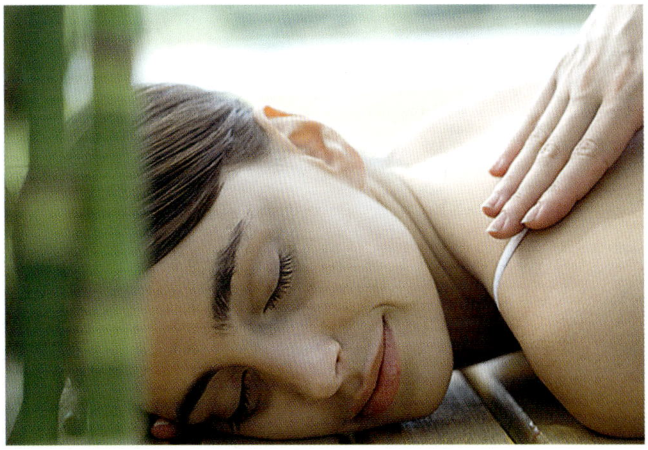

Abb. 1.3 Unter Stress neigen viele Frauen dazu, vermehrt Süßigkeiten zu essen. Besser wäre es, andere Wege zum Stressabbau und zur Entspannung zu suchen, z. B. einen ausgedehnten Spaziergang, sich mittels spezieller Atemtechniken zu entspannen oder sich durch eine Massage verwöhnen zu lassen, bei der sich auch stressbedingte Muskelverspannungen lösen. [J787]

- **Häufiges Kosten beim Kochen:** Beim Kochen zu probieren, ob es schmeckt oder ob nachgewürzt werden muss, schadet nicht nur der Figur, sondern unter Umständen auch der Gesundheit. Oft reicht es, wenn sich die Frau ihrer Verhaltensweise bewusst wird und zielstrebig dagegen steuert
- **Nicht an die eigene Ernährung denken:** Nicht wenige Frauen achten zwar bei ihrer Familie auf eine gesunde Ernährung, nicht aber bei sich selbst („für mich alleine lohnt sich die ganze Arbeit doch nicht").

Alkohol

Gegen gelegentlichen, bewussten **Alkoholkonsum** ist bei gesunden Frauen ohne Suchtgefährdung nichts einzuwenden. Jedoch tendieren einige Frauen dazu, mit einem Gläschen Alkohol den Stress einer Doppel- oder Dreifachbelastung hinwegzuspülen. Aber Alkohol ist kein Konfliktlöser und kein geeignetes Mittel zur Entspannung! Als „risikoarmer Alkoholkonsum" bei Frauen werden 12 g reiner Alkohol/Tag angesehen, was einem kleinen Glas Wein entspricht. Frauen sollten darauf achten, eine Obergrenze von 20 g Alkohol täglich nicht zu überschreiten, da sonst irreversible Leberschäden drohen. 0,5 l Bier enthalten fast 20 g Reinalkohol. Zudem ist zu bedenken, dass bei Frauen der Alkoholabbau länger dauert als bei Männern.

Mehrere alkoholfreie Tage pro Woche beugen einer schleichenden Suchtentwicklung aus Gewohnheit heraus vor.

Für schwangere Frauen ist Alkohol in jeglicher Form tabu, da das Ungeborene schon durch „übliche" Alkoholmengen geschädigt werden kann (➤ 9.7.3).

Zigaretten

Leider hat der **Zigarettenkonsum** bei Frauen in den letzten Jahrzehnten zugenommen, wobei viele Faktoren eine Rolle spielen, z. B. das Alter, der soziale Status (➤ Abb. 1.4, ➤ Abb. 1.5), eine falsch

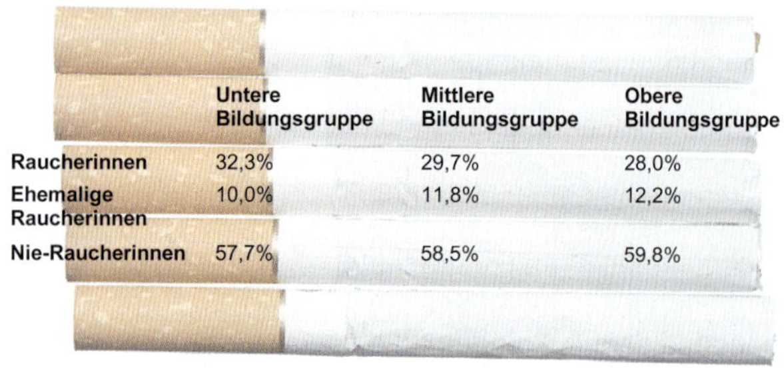

Abb. 1.4 Rauchstatus bei Frauen nach sozialer Schicht in der Altersklasse 18 bis 29 Jahre [10] [J787]

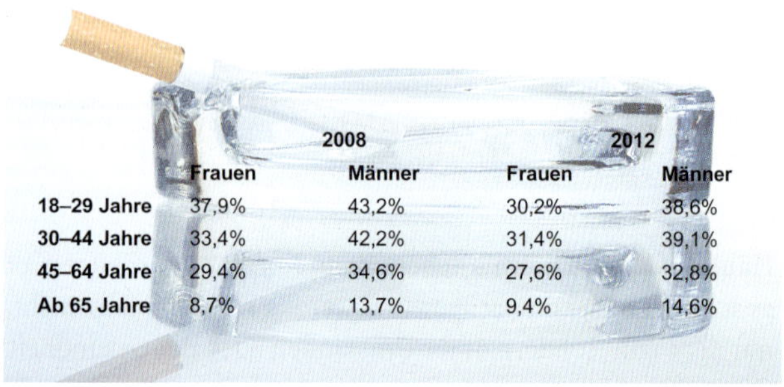

Abb. 1.5 Rauchverhalten bei Frauen und Männern in unterschiedlichen Altersgruppen in den Jahren 2008 und 2012 [11] [J787]

verstandene Gleichberechtigung und das mit dem Zigarettenkonsum einhergehende, kurzzeitige Entspannungsgefühl [7]. Durchschnittlich greifen 26,9 % der Frauen im Alter zwischen 18 und 79 Jahren zur Zigarette [8].

Die nach wie vor gültigen Ergebnisse aus der Deutschen Herz-Kreislauf-Präventionsstudie von 1990–1992 zeigen, dass ehemalige Raucherinnen und Nie-Raucherinnen deutlich gesundheitsbewusster sind als Raucherinnen [9]. Letztere haben auch den schlechtesten Gesundheitszustand und die geringste Gesundheitsorientierung. Zusätzlich zum Gesundheitsrisiko „Rauchen" bestehen vielfach weitere Risikofaktoren wie Hypercholesterinämie, Verhütung durch die Pille (➤ 8.2.3) und Bewegungsmangel.

Beschäftigte im Gesundheitswesen haben immer auch eine Vorbildfunktion. Aus diesem Grund haben sich viele Krankenhäuser zur rauchfreien Zone erklärt.

Freizeit, Erholung und Sport

Jüngere Frauen ohne Kinder pflegen i. d. R. mehrere **Hobbys,** darunter oft auch eine oder mehrere **Sportarten.** Frauen möchten beim Sport v. a. Spaß haben und gleichzeitig etwas für ihren Körper tun („fit and fun"). Bekommen die Frauen Kinder, ändert sich vielfach das Bild: Kleine Kinder machen sowohl spontane Kinobesuche als auch regelmäßige Jogging-Treffs unmöglich; selbst die ungestörte Lektüre einer Zeitung oder eines Buchs wird zum seltenen Luxus.

Im mittleren Lebensabschnitt sind insbesondere folgende Konstellationen frauentypisch:

- **Hausfrauen wird ein Erholungsbedürfnis nicht zugestanden.** Von nichtberufstätigen (Ehe)Frauen und Müttern wird nach wie vor in hohem Maße erwartet, dass sie ihre eigenen Bedürfnisse hinter die der Familie zurückstellen. Ursache dafür ist sicherlich die immer noch vorhandene Geringschätzung der Haus- und Familienarbeit
- **Berufstätige Frauen sind oft zu erschöpft für Freizeitaktivitäten.** Berufstätige (Ehe)Frauen und Mütter, die einen Haushalt und evtl. auch Kinder zu versorgen haben, sind nicht selten von früh bis spät auf den Beinen. Danach sind sie oft zu müde für außerhäusliche Aktivitäten. Am Wochenende werden dann die in der Woche liegen gebliebenen Tätigkeiten verrichtet und/oder es wird ein Programm für die Kinder organisiert.

Im fortgeschrittenen Lebensalter, wenn die Kinder aus dem Haus sind oder der Beruf nicht mehr ganz so viel Zeit und Energie beansprucht, haben viele Frauen erstmalig wieder Muße für sich selbst. Nicht wenige beginnen dann ein neues Hobby und als Folge des insgesamt gestiegenen Gesundheitsbewusstseins schließen sich zunehmend immer mehr ältere Frauen Sport- und Gymnastikgruppen an oder werden Mitglied in einem Fitnessclub.

Daueranspannung ist zu vermeiden! Aktiver Stressabbau ist anzustreben – nach dem Motto öfter mal ausruhen, aufatmen, abschalten und auftanken! Es hat keinen Sinn, die Erfordernisse des Alltags zu verleugnen. Jede Frau sollte daher im Interesse ihrer Gesundheit auf einen Wechsel von Phasen der Anspannung und der Entspannung achten. Daueranspannung kann zu Schlafstörungen und bei längerem Anhalten auch zu Infektanfälligkeit und häufigerem Kranksein führen.

Präventive Pflege

DEFINITION

Prävention (lat. *praevenire* = zuvorkommen): Alle Maßnahmen, die dazu dienen, Erkrankungen und Unfälle zu vermeiden sowie Krankheitsfolgen zu mindern und so Gesundheit zu fördern.

Es werden drei Formen der **Prävention** unterschieden:

- **Primäre Prävention:** Vorbeugung vor Erkrankungen durch Minimierung von Krankheitsrisiken und -ursachen. Setzt beim (noch) gesunden Menschen an. Dazu gehören z. B. HPV-Impfungen (➤ 3.12.5, ➤ 3.14.5), Werbeaktionen zu „Safer Sex" zur Bekämpfung von HIV oder Gesundheitskurse, z. B. Beckenbodentraining
- **Sekundäre Prävention:** Früherkennung und dadurch frühestmögliche Behandlung einer bereits bestehenden Erkrankung. Hierzu zählen z. B. die Krebsfrüherkennungsuntersuchungen oder die Vorsorgeuntersuchungen für Kinder und Jugendliche
- **Tertiäre Prävention:** Maßnahmen um Folgen einer bereits bestehenden Erkrankung zu minimieren, z. B. Seminare zur Raucherentwöhnung, und um das Wiederauftreten der Erkrankung zu verhindern.

Die Grenzen der Präventionsformen sind allerdings teils unscharf und die Begriffe werden nicht immer einheitlich benutzt.

Viele Frauen wissen um die verschiedenen Möglichkeiten zur Gesunderhaltung, setzen sie aber aufgrund ihrer individuellen Belastungen und Herausforderungen nicht immer entsprechend um. So werden selbst kostenfreie und präventive Gesundheitsleistungen der Kassen statistisch gesehen sehr unterschiedlich beansprucht. Betrachtet man die Inanspruchnahme in Abhängigkeit vom Alter der Frauen, zeigt sich, dass jüngere Frauen am häufigsten die Krebsfrüherkennungsmaßnahmen beanspruchen. Im Jahr 2014 waren es bei den 20–34-Jährigen etwa ⅔ der Frauen. Hingegen nutzten bei den Frauen ab 70 Jahren aufwärts nur noch weniger als 24 % diese Möglichkeit der Gesundheitsvorsorge – mit abnehmender Tendenz, je älter die Frauen sind. Bei den über 80-jährigen Frauen pendelt sich die Beanspruchung auf knapp 10 % ein [4]. Dabei kommt es gerade bei älteren Patientinnen nicht selten vor, dass sie wegen anhaltender postmenopausaler Blutungen (➤ 3.12.5) erstmalig überhaupt einen Gynäkologen aufsuchen!

Insofern können Pflegende die Initiative ergreifen und eine aufklärende Funktion übernehmen, indem sie die Frauen dazu motivieren und gezielt auffordern, gesundheitsunterstützende Angebote wahrzunehmen. Als Beispiel sei hier die regelmäßige Nachsorge von Patientinnen mit onkologischen Erkrankungen genannt, z. B. nach Mammakarzinom (➤ 2.9).

Auch die Ausschöpfung individueller Ressourcen dient letztlich der Prävention. Viele Frauen haben ausreichend Ressourcen, um selbst mit ihrer Situation zurechtkommen zu können, jedoch brauchen sie Hilfe, um die Ressourcen zu mobilisieren – Pflegende können dazu beitragen. Nicht wenige Frauen finden Hilfe im Familien- und Freundeskreis, andere besinnen sich auf ihre spirituelle und religiöse Verbundenheit. In ihrer Krankheit gibt manche Frau ihrem Leben eine neue Perspektive, sie lernt sich von dem zu lösen, was sie nur aus Pflichterfüllung tat und weiß anderes mehr zu schätzen bzw. lässt dem mehr Raum, was sie bisher vernachlässigt hat. Gelingt es der Frau ihre Ressourcen zu nutzen oder gar zu erweitern, kann sie daraus für sich mehr präventive Selbstwirksamkeit entwickeln bzw. Achtsamkeit erzielen.

Kurative Pflege

DEFINITION

Kurative Pflege (lat. *curare* = heilen, sorgen): Beschreibt alle Maßnahmen, die dazu dienen, Erkrankungen zu heilen.

Der Schwerpunkt **kurativer Pflege** liegt darin, individuelle Ressourcen der Patientin zu erkennen und zu fördern sowie alle erforderlichen Pflegemaßnahmen und ärztlichen Anordnungen durchzuführen, um der Betroffenen eine möglichst unabhängige Alltagsbewältigung zu ermöglichen. Nicht immer ist eine Heilung im Sinne einer völligen Wiederherstellung möglich. Pflegende sind Teil des therapeutischen Teams von Ärzten, Physiotherapeuten, Sozialdienst, Psychologen oder Psychoonkologen.

Primär verfolgen alle Gesundheitsdienstleistungen kurative Ziele. Bestmögliche Heilung ist immer das Hauptziel der Bemühungen aller Gesundheitsmitarbeiter. Auch Patientinnen der Gynäkologie sollen – durch interprofessionelle Zusammenarbeit – geheilt entlassen werden. Natürlich ist dies leider nicht bei allen Patientinnen möglich. Trotzdem beteiligen und engagieren sich die Pflegenden, um mit ihrem beruflichen Können und allen Mitteln ihrer Pflegekunst zu einem guten Heilungsverlauf beizutragen. Am besten ist dies z. B. im Bereich der operativen Uro-Gynäkologie (➤ Kap. 4) möglich oder auch im Fachbereich der Geburtshilfe.

Kompensatorische Pflege

DEFINITION

Kompensatorische Pflege (lat. *compensare* = ersetzen): Beschreibt alle Maßnahmen, die dazu dienen, einen Ausgleich für bestehende Einschränkungen im körperlich-organischen Bereich zu schaffen. Das Wort Kompensation steht also für den Ausgleich bzw. die Aufhebung von Wirkungen einander entgegenstehender Ursachen.

Bei der **kompensatorischen Pflege** übernehmen Pflegende Handlungen ganz oder teilweise, vorübergehend oder dauerhaft. Wie bei der kurativen Pflege berücksichtigen die Pflegenden die Ressourcen der Patientin. Sie übernehmen im Sinne einer **aktivierenden Pflege** so viel wie nötig und dabei so wenig wie möglich. Die Pflegenden beziehen die Patientin in alle Maßnahmen ein und leiten sie zur selbstständigen Durchführung an, sobald sie dazu in der Lage ist.

Das Pflegesystem der kompensatorischen Pflege stammt von Dorothea Orem. Sie hat es innerhalb der so bezeichneten *Selbstpflegedefizit-Theorie* entwickelt [12]. Diese Theorie beschreibt, weshalb Menschen in bestimmten Situationen und Zusammenhängen nicht für sich selbst sorgen können. Weiter wird die kompensatorische Pflege in drei Gruppen unterteilt:

- Vollständig kompensatorisches System
- Teilweise kompensatorisches System
- Anleitend-unterstützendes System.

Je nachdem, welchen „kompensatorischen" Pflegebedarf eine Patientin hat, übernehmen die Pflegenden die individuelle und passgenaue Hilfe- und Unterstützungsleistung im entsprechenden Situationszusammenhang.

Rehabilitative Pflege

DEFINITION

Rehabilitative Pflege (lat. *rehabilitare* = wieder fähig machen): Alle Leistungen, die darauf ausgerichtet sind, akut oder chronisch Kranken, Menschen mit Handicap oder von Behinderung bedrohten Menschen ein weitgehend selbstständiges Leben zu ermöglichen.

Ziele jeder **Rehabilitation** sind:

- Gesundheitszustand stabilisieren
- Gesundheitsschäden beseitigen oder zumindest minimieren *(medizinische Rehabilitation)*
- Möglichst weitgehende Teilhabe am gesellschaftlichen Leben ermöglichen *(soziale Rehabilitation)*
- (Wieder)Eingliederung ins Berufsleben fördern *(berufliche Rehabilitation)*.

Entsprechend sind an der Rehabilitation viele Berufsgruppen beteiligt: Pflegende, Ärzte, Psychologen, Physiotherapeuten, Orthopädietechniker, Sozialarbeiter, Sanitätsfachangestellte, bei Berufstätigen Reha-Berater der Rentenversicherungsträger oder der Agentur für Arbeit und ggf. weitere. Die berufliche Rehabilitation („Rehabilitation vor Rente") ist darüber hinaus nur durch hohe Kooperationsbereitschaft des Arbeitgebers möglich.

Bei stationären Patientinnen beginnt Rehabilitation bereits im Krankenhaus. Die Pflegenden tragen maßgeblich zur Rückgewinnung größtmöglicher Unabhängigkeit in der **Alltagsgestaltung und -bewältigung** bei. Sie schließen dabei die Handlungsfelder Begleitung, Beratung, Unterstützung und Anleitung gleichermaßen ein. Nach einer stationären Rehabilitation sind häufig weitere ambulante Maßnahmen sinnvoll, um den Rehabilitationserfolg zu sichern.

In der Gynäkologie findet sich rehabilitative Pflege überwiegend bei onkologisch erkrankten Frauen (➤ 1.5). Wichtige Themen sind z. B. die Epithesenversorgung nach Brustentfernung (➤ 2.9.1, ➤ Abb. 1.6) oder die Möglichkeiten der nachstationären Anschlussheilbehandlung oder sozialrechtliche Fragen. Das Themenspektrum ist vielfältig und erfordert von den Pflegenden umfassende Kenntnisse über rehabilitative Hilfen und Unterstützungsleistungen. Rehabilitative Pflege soll einerseits der Aufklärung und Information der Frauen dienen, ihnen dabei aber auch Wege aufzeigen, die zur **Krankheitsverarbeitung und -bewältigung** beitragen können. Ausschlaggebend für das Gelingen sind Motivation und Mitarbeit der Betroffenen.

Die gemeinsamen Anstrengungen münden in einer guten und sicheren Versorgung der Frauen, die über den Krankenhausaufenthalt hinausreicht.

Eine weitere Priorität besteht darin, Selbsthilfegruppen einzubeziehen. In der Gynäkologie sind das v. a. Selbsthilfegruppen mit Bezug zu Krebserkrankungen. Sie können einen wesentlichen Beitrag zur erfolgreichen Rehabilitation leisten.

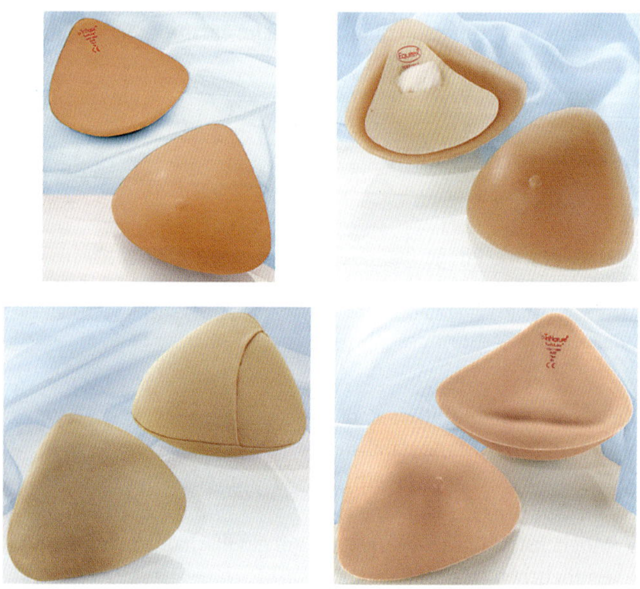

Abb. 1.6 Verschiedene Möglichkeiten der Versorgung mit einer Brustepithese nach Mamma ablatio [V463]

Palliative Pflege (Palliative Care)

DEFINITION

Palliative Care (lat. *pallium* = Mantel, engl. *care* = Fürsorge oder Pflege im umfassenden Verständnis): interdisziplinäres und multiprofessionelles Konzept zur Linderung von Leiden und Beschwerden durch Krankheiten ohne deren Ursache zu bekämpfen [13].

„Palliativmedizin ist ein Ansatz zur Verbesserung der Lebensqualität von Patienten und ihren Familien, die mit den Problemen konfrontiert sind, die mit einer lebensbedrohlichen Erkrankung einhergehen, und zwar durch Vorbeugen und Lindern von Leiden, durch frühzeitiges Erkennen, gewissenhafte Einschätzung und Behandlung von Schmerzen sowie anderen belastenden Beschwerden körperlicher, psychosozialer und spiritueller Art." (Definition der WHO 2002, [14])

Ziele und Aufgaben von Palliative Care

- Möglichst hohe Lebensqualität gewährleisten, unter größtmöglicher Selbstbestimmung für Patientinnen im fortgeschrittenen Stadium einer unheilbaren Erkrankung, durch eine fachlich fundierte, umfassende, individuelle und fantasievolle Pflege
- Angehörige und Freunde der Patientin in das Pflegekonzept integrieren und einbeziehen in die Pflege, Unterstützung und Begleitung im Prozess des Abschiednehmens und der Trauer
- Pflegequalität sichern, z. B. durch Ausrichtung der Pflege am Pflegeprozess, Entwicklung von Leitlinien, Fort- und Weiterbildung.

Langfristiges Ziel palliativer Pflege ist die Enttabuisierung von Sterben und Tod in der Gesellschaft (Leitbild für Palliativpflege der Deutschen Gesellschaft für Palliativmedizin, [15, 40]).

Würde in der Begleitung schwer kranker und sterbender Menschen

DEFINITION

Fundamentale Würde *(basic dignity)*: Unantastbarer Wert, der jedem Menschen innewohnt, unabhängig von Fähigkeiten und Fertigkeiten, äußeren Merkmalen und sozialer Stellung, verankert in Verfassung/Grundgesetz und Menschenrechtskonventionen.

Persönliche Würde *(personal dignity)*: Individuelles Gefühl, eng verbunden mit persönlichen Vorstellungen, Zielen und sozialen Gegebenheiten und darum veränderbar und verlierbar [16].

Die würdevolle Behandlung und Pflege des betroffenen Menschen und seiner Angehörigen ist eine zentrale Grundforderung an die palliative Versorgung.

Die persönliche Würde und das persönliche Gefühl von Würde sind in der Begleitung schwer kranker und sterbender Menschen von größter Bedeutung. Der Verlust des persönlichen Würdegefühls kann bei den Betroffenen Gefühle von Hilflosigkeit, Hoffnungslosigkeit, Versagen, Verzweiflung und Sinnlosigkeit auslösen [17]. Es bedarf daher der besonderen Kompetenz der Pflegenden und Begleitenden, die subjektiven Vorstellungen des Sterbenden von Würde zu erkennen, zu verstehen und sie zu respektieren.

Die Würde eines jeden Menschen und seine Einzigartigkeit werden im Leben und über den Tod hinaus geachtet.

Aufgaben der Pflegenden

Zum würdevollen Umgang mit sterbenden Frauen gehört:

- Die individuelle Persönlichkeit achten
- Das persönliche Würdegefühl erhalten
- Die sterbende Frau wertschätzen
- Die sterbende Frau in ihrer Verletzlichkeit beschützen
- Selbst eine kleinstmögliche Selbstständigkeit bei der Alltagsbewältigung aufrechterhalten und fördern
- Der sterbenden Frau und ihren Angehörigen vermitteln, dass Würde im Menschen selbst begründet ist und nicht in seinen körperlichen Merkmalen
- Die Hoffnung aufrechterhalten
- Religiöse und spirituelle Bedürfnisse unterstützen
- Angehörige und nahe stehende Personen einbeziehen
- Ein würdevolles Sterben ermöglichen.

Frauen im Sterben

Nach Aussagen des deutschen Palliativmediziners Christof Müller-Busch zeigen sich im Umgang mit dem Lebensende die gleichen Unterschiede bei den Geschlechtern wie generell im Umgang mit Belastungssituationen: „Männer verdrängen stärker als Frauen die Konfrontation mit dem eigenen Tod wie auch mit dem Sterben Anderer“ [18].

Forschungsarbeiten deuten darauf hin, dass die Betreuung von Männern und Frauen im Sterben unterschiedliche Herausforderungen an die sie begleitenden Menschen stellen. So nehmen Frauen im Laufe des Lebens Verhaltensweisen und Rollen ein, aus denen sich ihre persönlichen und spezifischen Erwartungen und Wünsche während des Sterbeprozesses entwickeln.

Sigrid Beyer hat in ihrer qualitativen Studie zur Sterbebegleitung von Frauen die Besonderheiten im Erleben sterbender Frauen aufgezeigt. Hieraus lassen sich Unterstützungsmöglichkeiten und Aufgaben der Pflegenden ableiten (➤ Tab. 1.2).

2010 wurde die „Charta zur Betreuung schwerstkranker und sterbender Menschen in Deutschland“ durch die Deutsche Gesellschaft für Palliativmedizin e. V., den Deutschen Hospiz- und PalliativVerband e. V. [41] und die Bundesärztekammer verabschiedet und der Öffentlichkeit vorgestellt. In der Charta wird der Ist-Zustand in der Betreuung schwerstkranker und sterbender Menschen dargestellt – verbunden mit Handlungsoptionen und einer Selbst-

Tab. 1.2 Die Pädagogin und Soziologin Sigrid Beyer sieht als eine Erkenntnis ihrer qualitativen Studie zur Sterbebegleitung von Frauen, dass der Mittelpunkt der Körper ist, er ist dem Sterben nahe und bedeutet damit gleichsam den Verlust des Lebens und der Welt. Alle weiteren Themen im Erleben der Frauen werden mit dem Körper in Bezug gesetzt. Hierzu gehören Fürsorge, Beziehungen, Schönheit, Emotionen, Spiritualität und Selbstbestimmung [19].

Besonderheiten im Erleben sterbender Frauen	Aufgaben der Pflegenden
Körper und Fürsorge	
• *Fürsorge für andere:* Versorgung der nahen Angehörigen, der Kinder und Partner sowie Vorsorge für die Zeit nach dem Tod • *Einschränkungen in der Selbstfürsorge:* Schwierigkeiten, Hilfe anzunehmen und die Sorge, zur Last zu fallen; Zurückhaltung bei der Bitte um Schmerzmedikation, um das Personal nicht zu belasten.	• Ängste ansprechen und mildern; zum Mitteilen der Sorge, eine Last für andere zu sein, ermutigen • Bereitschaft fördern, Hilfe anzunehmen • Umfassendes und vertiefendes Assessment der Beschwerden, Möglichkeiten der Schmerztherapie anbieten.
Körper und Schönheit, Attraktivität und verändertes Körperbild	
Schönheit, Attraktvität und körperliche Integrität bleiben in der letzten Lebensphase von Bedeutung: • Aussehen, Kleidung, Schmuck, Körperpflege, Nägel und Frisur sind von Bedeutung in der Selbst- und Fremdwahrnehmung • Schminken und Verschönern einer verstorbenen Frau gilt als Zeichen der letzten Ehre, größter Achtung und Wertschätzung und als ein besonderer Dienst an einem verstorbenen Menschen.	• Das Tragen der eigenen Kleidung anstelle eines Klinik- oder Nachthemdes ermöglichen • Rituale unterstützen, z. B. das Tragen eines festlichen Kleides, das Anlegen einer Perlenkette, um den Sonntag aus dem Alltag herauszuheben • Unterstützung durch Hilfsmittel anbieten, z. B. eine passende Perücke bei Haarausfall oder besondere Wickeltechnik um ein Seidentuch zu tragen • Angehörige beim Waschen und Ankleiden der Verstorbenen einbeziehen.
Körper und Beziehungen	
Das Aussehen der Frauen wirkt sich auf ihr Wohlbefinden und ihre Beziehungsgestaltung aus: • Distanzierung und Rückzug aufgrund von Entsetzen und Scham über das veränderte Körperbild; nur noch ganz nahe Beziehungen werden fortgeführt • Beziehungen zu Pflegenden haben besondere Bedeutung und Intensität. Distanzierungen zu den Sterbenden gehen teilweise vom Umfeld aus: • Unsicherheit, Scheu oder Ängste der Angehörigen • Institutionelle Rahmenbedingungen und Verhaltensregeln behindern.	• Ängste aufmerksam wahrnehmen und ansprechen • Achtsam und wertschätzend umgehen mit Wunden, Entstellungen und aufgebrochenen Tumoren • Vertrauen aufbauen, Respekt vermitteln, Würde bewahrende Gesprächsführung durch Echtheit und Empathie • Vorkehrungen zum Schutz vor Blicken anderer treffen • Angehörige ermutigen und unterstützen • Rahmenbedingungen für körperliche Nähe und Austausch von Zärtlichkeit schaffen.

verpflichtung für die Zukunft. In fünf Bereichen sind Leitsätze formuliert, mit dem Ziel, die Betreuung schwerstkranker und sterbender Menschen zu verbessern und zu einem würdigen Sterben auch in Zukunft beizutragen [20]. Die Charta wurde 2016 um die Handlungsempfehlungen einer Nationalen Strategie ergänzt.

1.2.3 Aufgaben der Pflegenden

Pflegende in der Gynäkologie und Geburtshilfe sind in einem vielseitigen, anspruchsvollen und sich beständig erweiternden Aufgabengebiet tätig. Die **pflegerischen Handlungsfelder** sind mehrdimensional und vielschichtig, da in ihnen stets berufliche, gesellschaftliche und individuelle Probleme miteinander verknüpft sind. Die Aufgaben der Pflegenden umfassen:

- Gesundheitsfördernde und -unterstützende Aufgaben
- Assistenz bei diagnostischen und therapeutischen Maßnahmen
- Pflege von Patientinnen mit konservativer Therapie
- Perioperative Versorgung und Betreuung chirurgisch behandelter Patientinnen bis hin zur Begleitung in Krisensituationen
- Beratung der Patientin (➤ Abb. 1.7)
- Anleitung und Schulung der Patientin.

Beratung

Patientinnenberatung ist eine Kernaufgabe der Pflegenden, die bei den sich stetig verkürzenden klinischen Aufenthaltszeiten immer mehr an Bedeutung gewinnt. Der Grundsatz der **Beratung** lautet „Hilfe zur Selbsthilfe".

Beratungsbedarf entsteht häufig durch Veränderungsprozesse, die in die individuelle Lebenssituation eingebunden werden müssen. Eine beispielhafte Beratungsaufgabe der Pflegenden in der Frauenheilkunde ist die Beratung zum Erhalt der Kontinenz (➤ 4.12.5).

Mit einer kompetenten Beratung wird die Patientin dazu befähigt, ihrer Erkrankung und den mit der Therapie verbundenen Konsequenzen angemessen zu begegnen bzw. das Auftreten von Komplikationen zu verhindern *(Selbstmanagement)*.

Gute Beratung ermöglicht der Patientin, mit ihrer neuen Lebenssituation eigenständig zurechtzukommen [21].

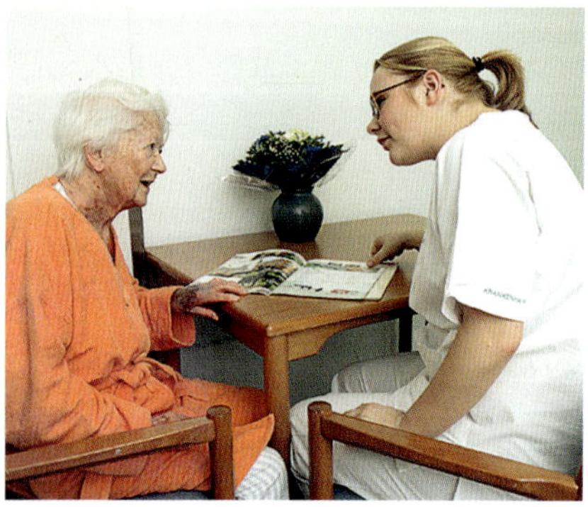

Abb. 1.7 Die Bereitstellung von Informationsmaterial ist Bestandteil der Beratung, Anleitung und Schulung von Patientinnen. [K115]

Meist beschäftigen die Patientin Fragen oder Probleme, die innerhalb des Beratungsgesprächs mit Unterstützung der Pflegenden konkretisiert und bearbeitet werden können. Professionelle Beratung ist ein strukturierter (Arbeits)Prozess, der auf einer respektvollen Beziehung basiert und empathiegeleitet geführt wird. Die Verantwortung für die kommunikative Steuerung des Beratungsgesprächs liegt in der Verantwortung der Pflegenden. Sie präsentiert der Patientin keine vorgefertigten Handlungsanweisungen, sondern erarbeitet gemeinsam mit ihr individuelle Lösungen, die mit konkret vereinbarten Maßnahmen erreicht werden sollen.

Beratungsphasen

Der Beratungsprozess kann modellhaft in vier Phasen unterteilt werden [22]:

- **Initialphase:** Pflegende und Patientin bauen einen vertrauensvollen Kontakt auf. Der Wunsch bzw. Bedarf nach Beratung wird oft nur diskret und verdeckt angedeutet. Die Pflegende hat deshalb den Auftrag, sich mit der Patientin auf den möglichen Beratungsinhalt und -gegenstand zu verständigen und gemeinsam mit ihr den Ist-Stand zu erheben. Die Patientin vergibt den Beratungsauftrag, wodurch sie gleichzeitig die Freiwilligkeit der Beratung bekundet. Diese Phase dient in erster Linie dem gemeinsamen Beziehungsaufbau
- **Aktionsphase:** Die Patientin deckt ihre Ressourcen bzw. Potenziale auf, besinnt sich auf ihre Kompetenzen und bezieht diese im weiteren Verlauf aktiv ein. Die Pflegende hat als Beraterin die Aufgabe, der Patientin ihr Beratungsanliegen in seiner Perspektivenvielfalt versteh- und begreifbar zu machen und zu einer Situationsklärung beizutragen. Die zweite Phase ist v. a. von der Situationsklärung geprägt
- **Integrationsphase:** Die Pflegende unterstützt die Patientin in ihrer Entscheidungsfindung und hilft ihr, vorhandenes Vorwissen zu wecken bzw. zu ermitteln, ggf. gibt sie ihr Entscheidungshilfen. Gleichzeitig weist die Pflegende die Patientin darauf hin, auch mögliche Auswirkungen ihrer Entscheidung auf ihr soziales Umfeld zu bedenken. Des Weiteren werden Ziele formuliert (ggf. Nah- und Fernziele) und Kriterien zu deren Überprüfung besprochen. Schwerpunkte der Phase sind die Reflexion, die Verabschiedung von Entscheidungen und die Suche nach Lösungen zur Umsetzung
- **Neuorientierungsphase:** Geeignete Maßnahmen werden entwickelt, sie orientieren sich an den Zielformulierungen; Kompetenzen und Ressourcen werden dabei einbezogen. Im Idealfall eröffnen sich für die Patientin mehrere Handlungsoptionen, anhand derer festgelegt wird, was zur Umsetzung der Veränderungsprozesse nötig ist und wie diese eingeleitet werden können. Im weiteren Verlauf werden die ausgewählten Maßnahmen überprüft, nach Bedarf weitere Schritte vereinbart und die Maßnahmen werden in den Alltag der Patientin eingebunden – mit dem Fernziel der Verselbstständigung und Verfestigung. Die Abschlussphase verfolgt den Zweck, Neues zu erproben und in den Alltag der Patienten zu etablieren.

Anleitung und Schulung

Anleitung und Schulung sind eng mit der Beratung verwandt. Bei der **Anleitung** wird die Patientin in eine zu erlernende praktische Fertigkeit eingewiesen. Die Pflegenden üben mit ihr, damit sie Sicherheit in dem für sie neuen Handlungsablauf gewinnt. Beispielsweise wird eine Patientin zur täglichen Pflege ihrer Brustepithese angeleitet, ihr werden dabei Gebrauch und Handhabung mit der selbsthaftenden Epithese gezeigt (➤ Abb. 2.17).

Eine **Schulung** hat folgende Ziele:

- Gesundheitsschädigendes Verhalten künftig zu unterlassen, z. B. Raucherentwöhnungsprogramm
- Gesundheitsförderndes Verhalten zu erlernen, z. B. regelmäßig Sport zu treiben
- Möglichkeiten der Krankheitsbewältigung zu erkennen, z. B. Entspannungstechniken erlernen.

Eine Patientin, die von den Pflegenden über Bedeutung und Ablauf der Brustselbstuntersuchung (➤ 2.2.2) geschult wurde und diese regelmäßig adäquat durchführt, hat Anleitung und zugleich Schulung erfahren.

1.2.4 Beobachten, beurteilen und intervenieren

Jede kompetenzgeleitete Pflegehandlung besteht aus den Schritten Beobachtung, Beurteilung und zielgerichtete Intervention. Sie bedarf einer empathischen Grundhaltung um Phänomene wahrzunehmen, einer fachlichen Kompetenz um das Phänomen einzuschätzen und eines Gedankenprozesses um eine Entscheidung zu treffen. All dies ist Voraussetzung für das nachfolgende intervenierende Handeln. Durchführung und Auswertung der Interventionen hängen von der Fachkompetenz der Pflegenden und ihrer Fähigkeit, das eigene Handeln zu reflektieren, ab.

Die Einzelschritte Beobachten, Beurteilen, Intervenieren sind innerhalb des Pflegeprozesses zu integrieren.

Die Schritte Beobachten, Beurteilen und Intervenieren gelten für alle Bereiche pflegerischer Arbeit mit Patienten bzw. ihren Angehörigen und finden z. B. in folgenden Lebensbereichen statt:

- Atmung
- Herz-Kreislauf-System
- Körpertemperatur
- Haut
- Ernährung
- Ausscheidung
- Bewegung
- Kommunikation
- Sexualität
- Schlaf
- Bewusstsein
- Schmerz.

Beobachten

DEFINITION

Beobachten: Aufmerksames, methodisches und zielgerichtetes Wahrnehmen, um Informationen zu gewinnen und Entscheidungen zu treffen.

Beobachten beschreibt die willentliche und gezielte Wahrnehmung eines Phänomens mittels der Sinnesorgane oder bestimmter Hilfsmittel, z. B. Stethoskop, Thermometer oder Überwachungsmonitor. Beobachten ist nicht objektiv, sondern u. a. beeinflusst vom eigenen subjektiven Befinden, von Erwartungen sowie von Übung und Erfahrung der Pflegenden. Beobachtung ist Voraussetzung professioneller Pflege. Sie erfasst den Menschen – soweit möglich – aus verschiedenen Perspektiven und berücksichtigt die körperliche, psychische und soziale Ebene. Ziele der Patientenbeobachtung sind:

- Individuelle Lebens- und Krankheitssituation erkennen
- Individuellen Beratungs- und Pflegebedarf bzw. Selbstpflegefähigkeiten ermitteln
- Drohende Gefahren erkennen und verhüten
- Krankheits- und Genesungsverlauf bzw. Therapieerfolg überwachen, Veränderungen erfassen
- Durchgeführte Pflegemaßnahmen evaluieren
- Wünsche und Bedürfnisse der Patientin wahrnehmen.

Die Beobachtung der Patientin auf Krankheitszeichen, Veränderungen, Auffälligkeiten, ihr Befinden und auf besondere Vorkommnisse ist eine originäre und zentrale Pflegeaufgabe. Mit der pflegerischen Krankenbeobachtung gewinnen die Pflegenden wichtige Daten und Fakten, die sie auch den Ärzten mitteilen. Über die kontinuierliche Feststellung des Krankheitsverlaufs lässt sich ablesen, ob der Gesundungsprozess regelhaft verläuft oder ob Abweichungen oder Verschlechterungen bestehen. Die Pflegenden nehmen die physische und psychische Signalsprache der Patientin aufmerksam, feinfühlig und fachkompetent wahr. Mit der sorgfältigen Analyse ihrer Ergebnisse und dem kritischen Abgleich gegenüber Normverläufen beurteilen sie den Gesamtverlauf.

Beurteilen

DEFINITION

Beurteilen: Ein wahrgenommenes Phänomen, z. B. Tachypnoe, deuten; d. h. die Ergebnisse der Beobachtung in einen Zusammenhang stellen bzw. mit Normalwerten verglichen. Die Beurteilung ist die Basis für Planung, Durchführung und Evaluation pflegerischer Interventionen.

Beurteilen setzt voraus, dass die Pflegende:

- Über ausreichende Kenntnisse verfügt, um ihre Beobachtungen zu objektivieren, z. B. durch Messungen. Sie beobachtet z. B. bei einer Patientin einen roten Kopf und führt eine Blutdruckmessung durch
- Über ausreichendes Fachwissen verfügt, um die Beobachtung in einen Zusammenhang zu stellen, also zu beurteilen. Sie kennt die Blutdruck-Normalwerte und kann den gemessenen Wert daher einordnen. Das Fachwissen beinhaltet auch mögli-

1

che Ursachen für Normabweichungen. Die Pflegende fragt die Patientin z. B.: „Haben Sie sich gerade körperlich angestrengt?"
- Die notwendige Sensibilität hat, um das aktuelle Erleben der betroffenen Person in ihrer Situation korrekt einzuschätzen. Sie erkundigt sich z. B. nach dem Befinden und erfährt, dass sich die Patientin trotz Bluthochdruck wohlfühlt und nicht beeinträchtigt ist.

Intervenieren

DEFINITION

Intervenieren (lat. *intervenire* = dazwischentreten, sich einschalten): Eingreifen in eine Situation bzw. einen Konflikt, mit dem Ziel, diesen zu lösen.
Intervenieren in der Pflege: Ergreifen von Pflegemaßnahmen, die ein aktuelles, gesundheitliches Problem beseitigen, lindern oder ihm vorbeugen.

Nachdem die Pflegende ein Phänomen beobachtet und bewertet hat, leitet sie sachlich korrekte und fundierte Maßnahmen ein, um die Situation zu bewältigen. Sie berücksichtigt dabei immer individuelle Bedürfnisse der Patientin, ihr Recht auf Selbstbestimmung, ihre aktuelle Verfassung und generelle Einflussfaktoren, z. B. Alter, Familie, soziale Schicht, Religion und Kultur. Sie legt die Pflegeziele gemeinsam mit der Patientin, ggf. auch mit deren Angehörigen, fest und evaluiert sie in regelmäßigen Abständen. Bei Bedarf passt sie die Maßnahmen an.

Beispiel

Die Pflegende nimmt beim Betreten eines Patientenzimmers wahr, dass eine Patientin mit Verdacht auf eine onkologische Erkrankung sehr unruhig wirkt.

Um ihre Wahrnehmung zu objektivieren beobachtet die Pflegende den Puls der Frau und stellt eine leicht erhöhte Frequenz fest, der Puls ist gut gefüllt und rhythmisch. Im nächsten Schritt fragt sie nach Ursachen für die Unruhe. Die Patientin entgegnet, sie sei aufgeregt wegen des Krebsverdachts und der anstehenden Operation. Um die Unruhe weiter zu objektivieren überprüft die Pflegende den Blutdruck. Dieser liegt etwas oberhalb der Norm.
Die **Beurteilung** lautet:
- Die Patientin ist aufgrund von Angst vor der Operation und dem histologischen Ergebnis aufgeregt
- Ein Risikopotenzial für eine akute Kreislaufbelastung ist momentan nicht gegeben
- Die Situation ist unabänderlich, da die Operation dringend erforderlich ist.

Sinnvolle **Interventionen** können in dieser Situation folgendermaßen aussehen:
- Durch ruhiges und souveränes Auftreten Sicherheit und Geborgenheit vermitteln
- Kenntnisdefizite zur Operation bei der Patientin ermitteln
- Defizite ausräumen
- Beobachtungen und Bewertungen dokumentieren und an den verantwortlichen Arzt weiterleiten
- In Absprache mit dem Arzt weitere Schritte einleiten, um die Patientin zu beruhigen und ihre Angst vor der Operation zu mindern
- Kreislaufwerte später kontrollieren, im weiteren Verlauf Gesprächsbereitschaft signalisieren und immer wieder nach der Patientin schauen.

Die pflegerischen Aufgabenfelder beobachten, beurteilen und intervenieren sind verantwortungsvolle Pflegeaufgaben, die fließend ineinander übergehen und von den Pflegenden kontinuierlich wahrzunehmen sind.

1.2.5 Pflegerische Überleitung

Die **pflegerische Überleitung** eines Patienten zur Entlassung nach Hause oder in eine andere pflegerische oder medizinische Einrichtung gehört in den Kompetenzbereich der Pflegenden. Viele Patientinnen benötigen auch nach der Entlassung Hilfe und Unterstützung. Oft sind Rehabilitationsmaßnahmen notwendig, manchmal auch lebenslange Pflege und Versorgung durch Angehörige oder ambulante bzw. stationäre Pflegeeinrichtungen. Im Expertenstandard des Deutschen Netzwerks für Qualitätsentwicklung in der Pflege „Entlassungsmanagement in der Pflege" [23] sind die notwendigen Voraussetzungen für einen Entlassungsprozess definiert, der die kontinuierliche und bedarfsgerechte Versorgung der Patientin gewährleisten soll. Die entscheidende und koordinierende Rolle liegt bei den Pflegenden:
- Die Pflegenden schätzen systematisch den zu erwartenden poststationären Unterstützungs- und Versorgungsbedarf ein
- Sie planen gemeinsam mit anderen beteiligten Berufsgruppen eine bedarfsorientierte Versorgung im Anschluss an den Krankenhausaufenthalt (➤ Abb. 1.8)
- Sie beraten und schulen die Patientin und ihre Angehörigen zu notwendigen Pflegeerfordernissen

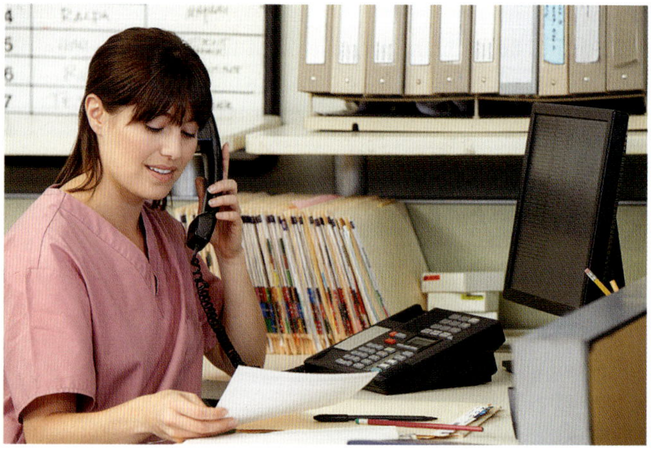

Abb. 1.8 Um eine kontinuierliche Versorgung der Patientin zu gewährleisten, stimmen sich die am Entlassungsmanagement beteiligten Berufsgruppen ab. [J787]

- Sie stimmen den Entlassungstermin mit der nachstationären Institution bzw. weiterversorgenden Berufsgruppen sowie der Patientin und ihren Angehörigen ab
- Sie überprüfen, ob alles Notwendige für die Entlassung vorbereitet ist
- Sie versichern sich nach der Entlassung, dass die Patientin die erforderliche Unterstützung und Versorgung erhält.

1.3 Der Diagnoseprozess in der Gynäkologie

1.3.1 Rolle der Pflegenden

Pflegerische Diagnostik

Die Pflegenden führen, so früh wie möglich, ein pflegerisches Anamnesegespräch und beziehen dabei ggf. auch die Angehörigen ein. Durch gezielte Fragen erstellen sie ein möglichst umfangreiches, vielschichtiges, aussagekräftiges und individuelles Bild der Patientin. Pflegende ermitteln nicht nur den (aktuellen) körperlichen Gesundheitszustand, sondern sammeln auch Informationen über soziale, psychische, emotionale und kulturelle Aspekte. Diese umfassende Betrachtung der Situation der Patientin ist essenziell für die weitere Betreuung und Grundlage, um Pflegediagnosen festzulegen und die Pflegeplanung zu erstellen. Darüber hinaus dient das pflegerische Aufnahmegespräch dem gegenseitigen Kennenlernen und soll zum Aufbau einer positiven und vertrauensvollen Beziehung zwischen Patientin und Pflegenden beitragen. Möglicherweise erhalten die Pflegenden durch die ausführliche, teils sehr intime Befragung Informationen, die den Arzt bei seiner Diagnosestellung unterstützen.

Die Erfassung der familiären und häuslichen Umstände ist v. a. dann notwendig, wenn pflegerische Maßnahmen und Unterstützung nach der Entlassung aus dem Krankenhaus notwendig werden (pflegerische Überleitung ➤ 1.2.5).

Von der ärztlichen Diagnose hängen die therapeutischen Maßnahmen und viele Pflegetätigkeiten ab. Für erste, dringend erforderliche Behandlungs- und Pflegemaßnahmen stellt der Arzt eine Verdachtsdiagnose („Arbeitsdiagnose"), die dann während des weiteren Diagnoseprozesses bestätigt (endgültige Diagnose) oder verworfen wird (➤ Abb. 1.9).

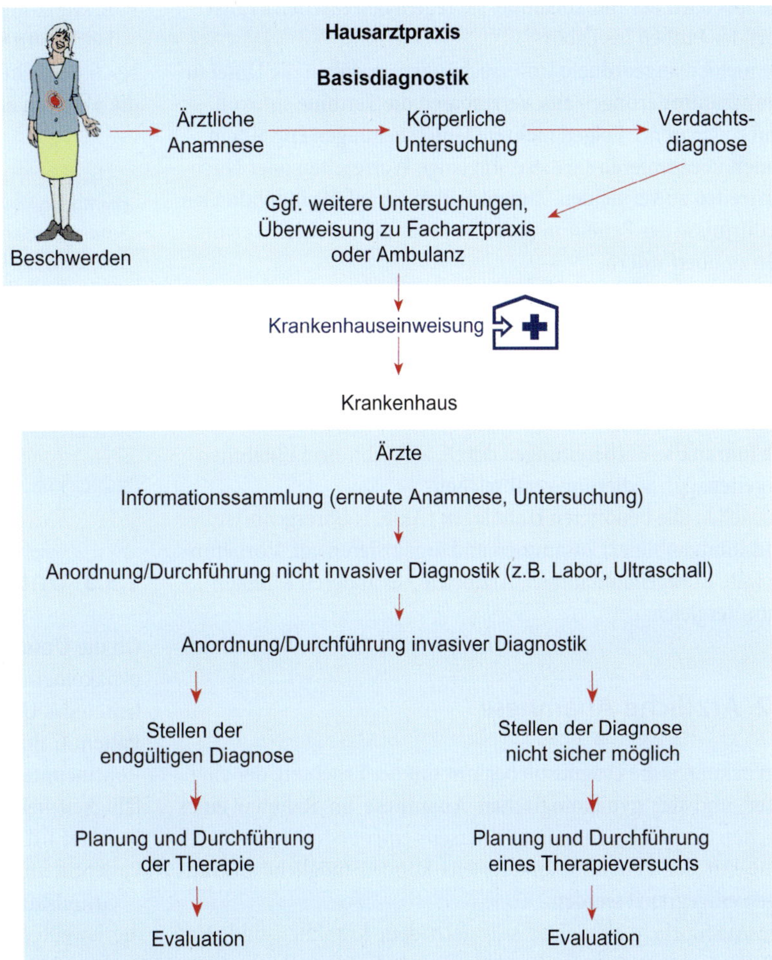

Abb. 1.9 Der Diagnoseprozess in der Frauenheilkunde beginnt mit der Basisdiagnostik, i. d. R. durch den Facharzt. Bei bedrohlichen Gesundheitsstörungen oder Erkrankungen, die einen operativen Eingriff erfordern, überweist der Gynäkologe die Patientin in die Fachabteilung im Krankenhaus. Dort wird die aus der Basisdiagnostik resultierende Verdachtsdiagnose durch weitere, ggf. auch invasive Untersuchungen bestätigt oder korrigiert. Parallel dazu läuft der pflegerische Diagnoseprozess. Bei diesem kann eine Checkliste hilfreich und zeitsparend sein. Ist die Diagnostik abgeschlossen, legt der Arzt fest, wie das weitere stationäre Therapieverfahren durchzuführen ist. Dazu bezieht er Befunde und die ärztliche und pflegerische Anamnese ein. [A400]

1

Allgemeine pflegerische Aufgaben bei der ärztlichen Diagnostik

Die Pflegenden übernehmen vielfältige Aufgaben im Verlauf der ärztlichen Diagnostik. Obwohl viele Patientinnen Befunde aus ihrer gynäkologischen Facharztpraxis und/oder von ihrem Hausarzt mitbringen, werden in der Klinik meist weitere Untersuchungen notwendig. Für einen zügigen Diagnoseprozess arbeiten Ärzte und Pflegende parallel und unter regem Informationsaustausch. Folgende Maßnahmen koordinieren die Pflegenden und führen sie aus:

- Sie kümmern sich (mit) darum, dass der Arzt die Patientin frühzeitig ausführlich und verständlich über Untersuchung und Vorgehen informiert
- Sie achten (mit) darauf, dass Arzt und Patientin bei der Anamnese und während der körperlichen Untersuchung nach Möglichkeit ungestört sind und die Intimsphäre gewahrt bleibt (➤ 1.1)
- Sie bereiten für die Labordiagnostik Blutröhrchen und andere Abnahmesysteme vor. Sie halten die entsprechenden Laborscheine bereit. Bei Bedarf, z. B. bei Untersuchung des Mittelstrahlurins, leiten sie die Frau an und informieren sie. Sofern notwendig, achten sie darauf, dass die Patientin nüchtern bleibt, z. B. bis nach der Blutabnahme. Sie regeln den raschen Transport der Proben ins Labor
- Sie melden angeordnete Untersuchungen an, füllen die Untersuchungsanforderungen aus, vereinbaren die Termine sinnvoll und zeitsparend. Folgen mehrere Untersuchungen eng aufeinander, koordinieren sie diese, um lange Wartezeiten oder Nüchternzeiten zu vermeiden. Zudem achten sie auf die individuellen Bedürfnisse der Patientin, um diese nicht mit zu vielen Terminen zu überfordern.
- Sie sorgen dafür, dass Diabetikerinnen einen frühen Untersuchungstermin bekommen
- Sie respektieren die Befürchtungen und Ängste der Patientin, bagatellisieren oder beschönigen sie nicht, sondern nehmen sie ernst
- Sie führen die Vorbereitungen durch, z. B. Abführmaßnahmen einleiten, ggf. Sedierung verabreichen
- Sie stellen alle benötigten Unterlagen (Akte, Laborergebnisse und Röntgenbilder) zusammen und organisieren ggf. Vorbefunde (alte Röntgenaufnahmen, Arztbriefe aus anderen Kliniken) zum Vergleich.

1.3.2 Ärztliche Anamnese

Die gynäkologische Diagnostik beginnt mit der Erhebung der allgemeinen und der **gynäkologischen Anamnese** im Rahmen eines ärztlichen Gesprächs. Dies dient einerseits einer ersten Kontaktaufnahme mit der Patientin, andererseits können mögliche Erkrankungen eingegrenzt werden.

Die Ausführlichkeit richtet sich nach dem Krankheitsbild: Hat die Patientin akute, starke Beschwerden, behandelt der Arzt zunächst diese, ehe er sich nach der individuellen Anamnese auch nach der Familienanamnese erkundigt. Er fragt nach:

- Aktuellen Beschwerden, insbesondere dem Schweregrad, dem zeitlichen Auftreten und dem Verlauf der Beschwerden
- Zeitpunkt der letzten Menstruation (anzugeben ist der erste Tag der letzten Blutung) und Zyklusstörungen
- Erster Regelblutung *(Menarche)* und/oder der letzten Periodenblutung überhaupt *(Menopause)*
- Einer bestehenden Schwangerschaft *(Gravidität)*
- Bisherigen Schwangerschaften und Geburten einschließlich Fehlgeburten (*Abort* ➤ 11.2), Schwangerschaften außerhalb der Gebärmutter *(Extrauteringraviditäten* ➤ 11.1) und Schwangerschaftsabbrüchen *(Abruptio* ➤ 11.3)
- Früheren Erkrankungen der Genitalorgane, z. B. *Adnexitiden* (Entzündungen der Eierstöcke und Eileiter ➤ 3.11.1), des äußeren Genitale und der Brust
- Vorangegangenen Operationen, v. a. im Unterbauch, da dann z. B. Verwachsungen als Ursache für Schmerzen oder Sterilität infrage kommen können
- Einnahme von Medikamenten einschließlich der „Pille"
- Derzeit oder früher angewendeten Verhütungsmaßnahmen *(Kontrazeption)*
- Allgemeinerkrankungen, da z. B. ein Diabetes mellitus Vaginalinfektionen (➤ 3.13.1) begünstigt
- Erkrankungen in der Familie, insbesondere Fehlbildungen, Fehlgeburten oder bösartigen Erkrankungen.

Nach der Erhebung der Anamnese erläutert der Arzt der Patientin die weiteren anstehenden Untersuchungsschritte.

> Zu bedenken ist immer, dass bei längerer Berufsausübung durch die tägliche Routine die Sensibilität des Arztes und der Pflegenden gegenüber den Schamgefühlen der Patientinnen abnehmen kann. Um sich die eigene Sensibilität zu bewahren, ist es sinnvoll, sich immer wieder gedanklich in die Lage der Patientinnen zu versetzen und empathisch einzufühlen: Was wäre es für ein Gefühl an Stelle der Patientin auf dem gynäkologischen Stuhl untersucht zu werden? Wie fühlt es sich an, wenn außer Arzt und Pflegender plötzlich weitere Personen während der Untersuchung anwesend sind, die der Patientin vielleicht nicht einmal vorgestellt wurden? Sich solche Fragen immer wieder zu stellen ist wichtig, um dem natürlichen Schamgefühl der Patientin mit respektvoller Sensibilität und Rücksichtnahme zu begegnen.

1.3.3 Untersuchung der Brust

Ob die **Untersuchung der Brust** (➤ Abb. 1.10) vor oder nach der gynäkologischen Untersuchung stattfindet, ist von den Gepflogenheiten des Untersuchers und der Fragestellung abhängig: Sucht die Patientin ihren Arzt z. B. nicht nur wegen einer gynäkologischen Routineuntersuchung auf, sondern auch wegen einer unklaren Auffälligkeit bei der Selbstuntersuchung ihrer Brust (➤ 2.2.2), wird der Arzt i. d. R. mit der Untersuchung der Brust beginnen, um die Patientin nicht länger im Ungewissen zu lassen.

Grundsätzlich sollte die Frau nur so weit entkleidet sein, wie für die jeweilige Untersuchung notwendig ist. Wird die Brust zuerst untersucht, muss die Frau zunächst nur den Oberkörper entkleiden. Anschließend zieht sie sich wieder an und macht für die gynäkologische Untersuchung den Unterleib frei.

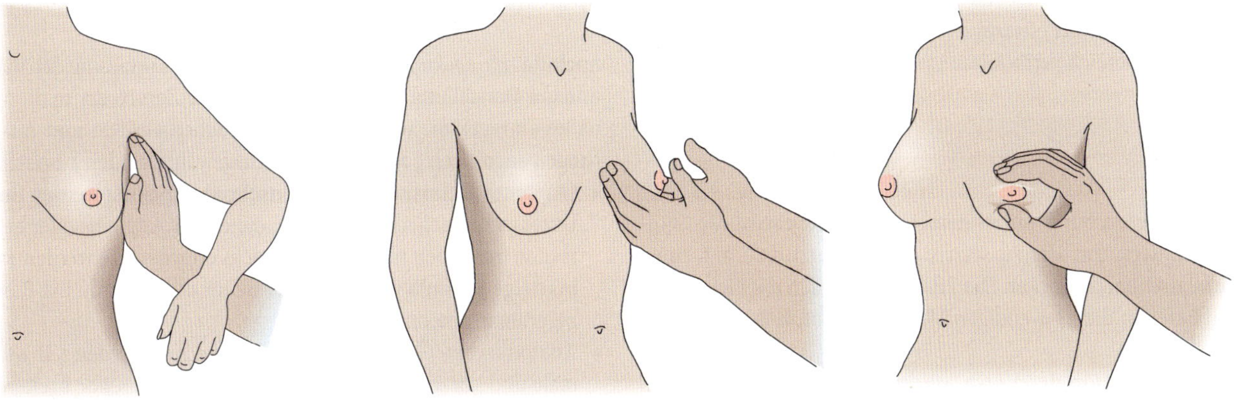

a Der Untersucher palpiert zunächst die axillären Lymphknoten.

b Dann tastet er die Brust mit den Fingern durch streichende Bewegung Richtung Brustwarze ab, während er einen leichten Druck auf die Brustwand ausübt. Hierbei wird systematisch Quadrant für Quadrant untersucht (oben-außen, oben-innen, unten-innen und unten-außen).

c Anschließend wird die Region hinter dem Warzenhof (Areola) gesondert abgetastet.

Abb. 1.10 Untersuchung der Brust [L190]

Ist von vornherein sicher, dass eine der Brüste pathologisch verändert und die andere gesund ist, untersucht der Arzt i. d. R. zunächst die gesunde Seite. So kann er sich ein Bild davon machen, was für die gerade zu untersuchende Frau „normal" ist, ehe er die pathologisch veränderte Brust untersucht und beurteilt.

Die Untersuchung der Brust besteht aus drei Abschnitten:

- **Inspektion,** um Größen- und Formungleichheiten der Brüste und Brustwarzen sowie Hautveränderungen, z. B. *Orangenhaut* (➤ 2.6.2) zu erkennen. Zunächst betrachtet der Untersucher die Brust bei locker nach unten hängenden Armen. Danach lässt er die Patientin die Arme über den Kopf heben und sie anschließend langsam wieder senken. Dadurch wird die Brustdrüse gegenüber dem Brustmuskel bewegt. Ist es bereits zu Anheftungen (Fixierungen) zwischen Brustdrüse und Brustmuskel gekommen, werden diese während der Untersuchung durch Hauteinziehungen sichtbar
- **Palpation** der Brüste (➤ Abb. 1.10). Dabei achtet der Untersucher insbesondere auf Knoten und Schmerzen. Auffällige Befunde werden genau beschrieben und dokumentiert, z. B. „ca. 1,5 × 1 cm großer, glatt begrenzter, nicht druckschmerzhafter, gegenüber Unterlage und Haut gut verschieblicher derber Knoten bei 1:00 Uhr, 3,5 cm von der Mamille entfernt". Sekretionen aus den Mamillen (➤ 2.6.3) können durch Druck auf die Region hinter der Brustwarze (➤ Abb. 2.5) festgestellt werden. Tritt Sekret aus, wird häufig ein zytologischer Abstrich (➤ 1.3.6) angefertigt
- **Abtasten der Lymphknotenregionen** in den Achselhöhlen ober- und unterhalb des Schlüsselbeins sowie am Hals, um vergrößerte Lymphknoten zu erfassen, z. B. bei Metastasen bei Brustkrebs.

1.3.4 Gynäkologische Untersuchung

Da eine volle Harnblase bei der Untersuchung stört, wird die Frau vor der Untersuchung gebeten, Wasser zu lassen, dabei wird in manchen Fällen eine Harnprobe in einem Urinbecher für mögliche weitere Untersuchungen zurückgestellt. Dann entkleidet die Frau in einer Kabine den Unterleib und nimmt auf dem mit Ärztekrepp abgedeckten gynäkologischen Stuhl Platz. Die eigentliche Lagerung auf dem Untersuchungsstuhl erfolgt erst unmittelbar vor der Untersuchung, um diese unangenehme Situation für die Frau möglichst kurz zu halten.

Für ältere Patientinnen ist der Stuhl meist recht unbequem. Ein Kissen im Nacken- oder LWS-Bereich erleichtert diesen Frauen die Position. Das Rückenteil darf nicht zu flach gestellt werden, da Probleme mit der Atmung auftreten können.

Aus juristischen Gründen sollte bei jeder gynäkologischen Untersuchung eine Pflegende anwesend sein. Dies dient zum einen dem Selbstschutz des Arztes, so gäbe es Zeugen, falls die Patientin ihn z. B. wegen unsittlichen Berührens bezichtigen würde. Zum anderen fühlen sich die Patientinnen häufig wohler und sicherer, wenn eine Frau bei der Untersuchung anwesend ist. Bei Mädchen sollte eine vertraute Person anwesend sein können (➤ 6.2).

Untersuchung von Abdomen und Leisten

Zunächst stellt sich der Untersucher seitlich zur Patientin und tastet das Abdomen ab. Dabei achtet er v. a. auf Schmerzen und auffällige Tastbefunde, z. B. eine vergrößerte Leber oder klopfschmerzhafte Nierenlager. Anschließend palpiert er beidseits die Leistenregionen, da sich hier bei bösartigen oder entzündlichen Erkrankungen im Genitalbereich vergrößerte Lymphknoten finden können.

Inspektion

Nach der Untersuchung von Abdomen und Leisten wird die Genitalregion untersucht. Hierzu setzt sich der Arzt i. d. R. auf einen fahr- und drehbaren Hocker. Die Pflegenden stellen die Lichtquelle ein und bereiten die notwendigen Materialien vor, z. B. zur Abstrichentnahme.

Bei der **Inspektion der Vulva** werden die kleinen Schamlippen *(Labia minora)* sowohl von der Außen- als auch von der Innenseite betrachtet. Der Arzt achtet auf:

- **Behaarungstyp:** Eine übermäßige Schambehaarung, z. B. mit Übergreifen auf die Oberschenkelinnenseiten, kann auf eine vermehrte Produktion männlicher Sexualhormone hinweisen *(Hyperandrogenämie)*
- **Klitoris:** Vergrößerungen der Klitoris treten bei Hyperandrogenämie auf, z. B. beim **adrenogenitalen Syndrom** *(AGS)*, einer genetisch bedingten Erkrankung, die mit unterschiedlichen Enzymdefekten einhergeht und u. a. zu einer vermehrten Bildung von Androgenen in der Nebennierenrinde führt. Nach der Beurteilung der Klitoris wird das Häutchen um die Klitoris herum *(Präputium clitoridis)* vollständig zurückgezogen, um die sich hier bildenden Vulvakarzinome (➤ 3.13.3) erkennen zu können
- **Hautveränderungen:** Das Weißwerden der Haut *(Leukoplakie)* kann ein Hinweis auf eine Hauterkrankung sein, z. B. Lichen sclerosus et atrophicans, die mit Schrumpfung der obersten Hautschichten und starkem Juckreiz einhergeht (➤ 5.2.2)
- **Hymen** *(Jungfernhäutchen):* Ist das Hymen intakt oder eingerissen bzw. liegt eine **Hymenalatresie** (griech. *Atresie* = ohne Öffnung = Verschluss der Vagina ➤ Abb. 1.11) vor?
- **Blutungen,** z. B. aus der Vagina oder Harnröhre
- **Entzündungen** (➤ 3.13.1)
- **Fluor** *(Ausfluss),* meist als Zeichen einer Entzündung (➤ 3.10.1)
- **Ulzera,** z. B. als Kratzdefekte bei Entzündungen, aber auch beim Vulvakarzinom (➤ 3.13.3)
- **Tumoren,** d. h. Schwellungen bei Entzündungen oder bösartigen Erkrankungen (➤ 3.13.3)
- **Parasiten,** z. B. Filzläuse oder Krätzmilben.

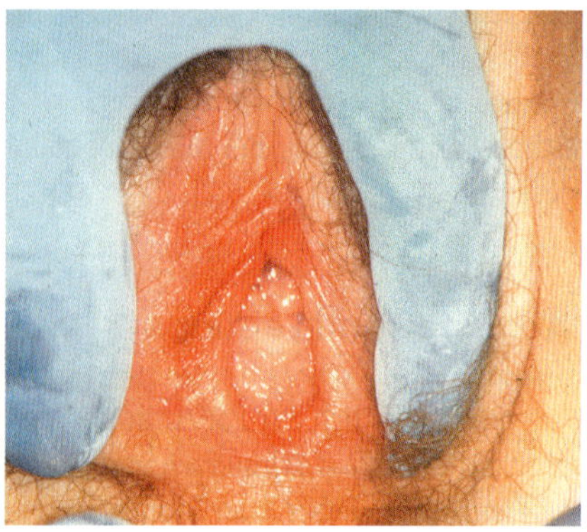

Abb. 1.11 Patientin mit Hymenalatresie; hinter dem geschlossenen Hymen staut sich eingedicktes Menstrualblut (in hellblau die Hand, die die Labien etwas spreizt). [R194–001]

Spekulumuntersuchung

Spekula (lat. *spekulum* = Spiegel) dienen der Entfaltung der Vagina und der Darstellung der *Portio* (der Teil der Zervix, der in die Vagina hineinragt). Sie werden in verschiedenen Größen und Ausführungen angeboten (➤ Abb. 1.12). Ausgewählt werden sie nach:

- Geplanter Untersuchung: **Entenschnabelspekula** werden für Untersuchungen verwendet, bei denen der Arzt eine oder beide Hände frei haben muss. Ist dies nicht erforderlich, werden **zweiblättrige Spekula** verwendet, da sie für die Patientin i. d. R. weniger unangenehm sind
- Anatomischen Gegebenheiten: Für Mädchen werden z. B. schmale und kurze Spekula benutzt, für Mehrgebärende breitere.

Vor der Untersuchung werden die Spekula im Wärmeschrank vorgewärmt. Damit das Einführen für die Frau nicht so unangenehm ist, werden die Spekula (manchmal auch nur das hintere Blatt) vorher mit warmem Wasser angefeuchtet. Ist die Vagina sehr trocken und ist die Entnahme eines Abstrichs nicht vorgesehen, kann ein Gleitmittel wie Paraffinöl oder Sonografie-Gel auf die Spekulablätter aufgetragen werden. Während der Arzt die Spekula einführt, stellt die Pflegende die Untersuchungslampe ein. Nun beurteilt der Arzt:

- **Vaginalhaut:** Verletzungen? Entzündungszeichen? Tumoren?
- **Portiooberfläche:** Weite des Muttermunds? Dieser ist z. B. zum Ovulationszeitpunkt leicht geöffnet. Farbe, z. B. Rötung, und Struktur der Oberfläche? Polypen (➤ 3.12.4)? Kondylome (➤ 3.14.5)? Vorwölbungen als Zeichen z. B. einer Retentionszyste?
- **Sekretion** aus der Zervix: Physiologisch? Vermehrt? Blutungen?

Bevor die Spekula entfernt werden, entnimmt der Arzt eventuell noch Sekret für Untersuchungen (➤ 1.3.6), gewinnt Zellmaterial von der Portio für die Krebsfrüherkennung (➤ 1.3.6) oder führt eine *Kolposkopie* (➤ 1.3.7, ➤ Abb. 1.22, ➤ Abb. 1.23) durch.

Während der Arzt das Spekulum zurückzieht, fordert er die Patientin auf zu pressen. Hierbei kann er beurteilen, inwieweit eine Senkung des Uterus (➤ 4.13) oder der Vagina vorliegt. Nachdem das Spekulum entfernt ist, schließt sich ggf. eine Vaginalsonografie an (➤ 1.3.8).

Bei allen Untersuchungen reicht die Pflegende dem Arzt das benötigte Instrumentarium an und nimmt es ihm wieder ab. Deswegen trägt sie – wie auch der Arzt – bei jeder Untersuchung Handschuhe.

Die benutzten Spekula werden in ein Auffangbehältnis gelegt, um eine Instrumentendesinfektion (in Krankenhäusern i. d. R. in der Zentralsterilisationsabteilung) einzuleiten.

Bimanuelle Palpation

Die Palpation des inneren Genitales beginnt mit dem Austasten der Vagina mit ein oder zwei Fingern (zunächst benötigt der Arzt also nur eine Hand). Dabei achtet er ganz besonders auf Verhärtungen und schmerzhafte Stellen. Anschließend umfährt er mit den Fingern die Portio. Von Interesse hierbei sind v. a. Größe und Form, evtl. Unregelmäßigkeiten der Oberfläche, die Weite des äußeren Muttermunds und bei Schwangeren auch die Durchgängigkeit des **Zervikalkanals** *(Cervikalkanal, CK, Gebärmutterhalskanal).*

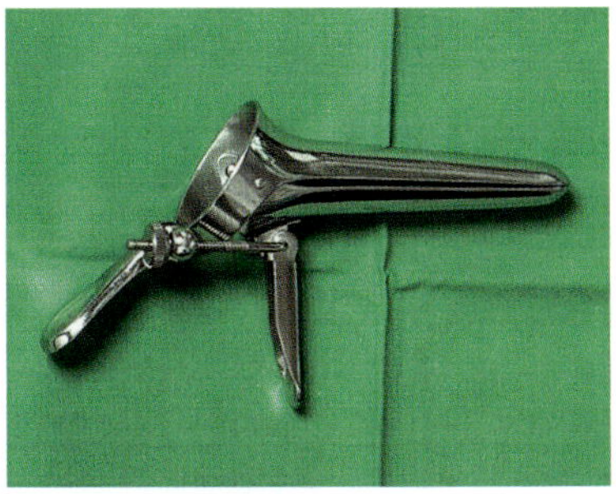

a Entenschnabelspekulum in geschlossenem Zustand. [K183]

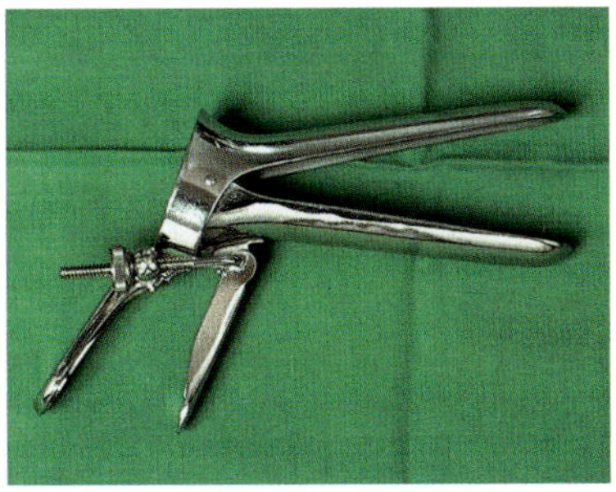

b Entenschnabelspekulum in geöffnetem Zustand. Es wird in die Vagina eingeführt und hält dort nach entsprechender Arretierung selbst, sodass der Arzt es nicht festhalten muss und z. B. beide Hände zur Entnahme von Abstrichen oder bei einer Biopsie benutzen kann. [K183]

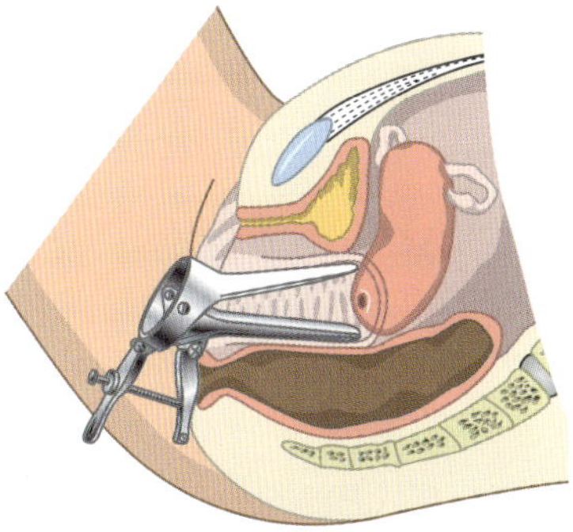

c Das eingeführte Entenschnabelspekulum im Sagittalschnitt. [L138]

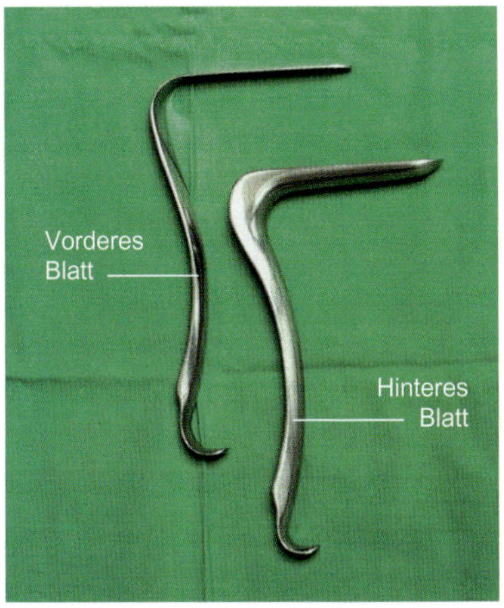

d Zweiblättriges Spekulum. Zuerst wird das hintere, rinnenförmige Spekulum eingeführt, dann das flache, vordere Blatt. Der Arzt hat während der Spekulumuntersuchung keine Hand frei, da er beide Spekulumblätter festhalten muss. Möchte er z. B. einen Abstrich machen, hält er nur das hintere Blatt fest. Das vordere Spekulum wird dann entweder von der Pflegenden oder von der Patientin selbst gehalten. [K183]

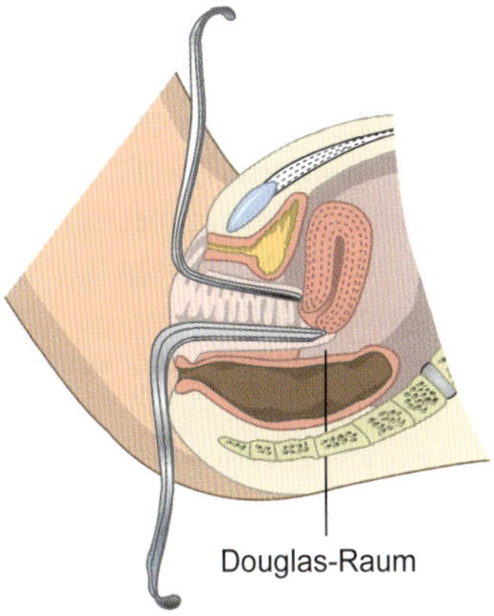

e Die eingeführten Blätter des zweiblättrigen Spekulums im Sagittalschnitt. [L138]

Abb. 1.12 Spekula

Für die anschließende **bimanuelle Palpation** (➤ Abb. 1.13a) benötigt der Untersucher nun auch die zweite Hand. Dazu legt er die äußere Hand oberhalb der Symphyse flach auf und drückt sie dann sanft gegen den zu palpierenden **Uterus** *(Gebärmutter)* bzw. gegen die zu palpierende **Adnexe** *(Eierstöcke und Eileiter)*. Hat er die Oberkante des Uterus ertastet, kann er Größe, Konsistenz, Lage, Form und Beweglichkeit des Uterus beurteilen. Diese Untersuchung ist zwar unangenehm, aber im Normalfall nicht schmerzhaft (Schmerzen können auf eine Entzündung hinweisen, z. B. eine *Endometritis* ➤ 3.12.3).

Die Tastuntersuchung der **Ovarien** *(Eierstöcke)* ist dagegen immer mit leichtem Druckschmerz verbunden. Hierzu versucht der Untersucher mit der äußeren Hand vom Abdomen her und mit der inneren Hand über das seitliche Scheidengewölbe *(Fornix vaginae,* oberes Ende der Vagina, in das die Portio ragt) die Ovarien zu erreichen. Dabei werden Größe, Form, Druckschmerzhaftigkeit, Beweglichkeit und Konsistenz der Ovarien ertastet. Die **Tuben (Eileiter)** sind im Normalfall nicht zu tasten.

Rektale und rektovaginale Untersuchung

Zur vollständigen gynäkologischen Untersuchung gehört auch die **rektale Untersuchung** (➤ Abb. 1.13b). Neben der Beurteilung der **Rektumschleimhaut,** durch die fast 70 % aller *Rektumkarzinome* (bösartige Tumoren im Rektum) erkannt werden können, ist dieser Untersuchungsschritt v. a. für die Beurteilung der *Parametrien* (siehe Definitionskasten) notwendig. Veränderungen können auf bestimmte Erkrankungen hinweisen. So kann z. B. eine feinknotige Verdickung der Parametrien das erste Anzeichen beim *Zervixkarzinom* (➤ 3.12.5) sein.

DEFINITION

Parametrium *(Beckenbindegewebe):* Sprungnetzartig angeordnetes System von Bindegewebssträngen *(Ligamente)* im kleinen Becken beidseits des Uterus, in dem auch die Uterusgefäße und Ureteren *(Harnleiter)* verlaufen. Das Parametrium schränkt die Beweglichkeit des Uterus auf ein funktionell sinnvolles Maß ein und sorgt für seine Stabilität. Über die im Parametrium verlaufenden Lymphbahnen fließt hauptsächlich der Lymphfluss der Gebärmutter ab.

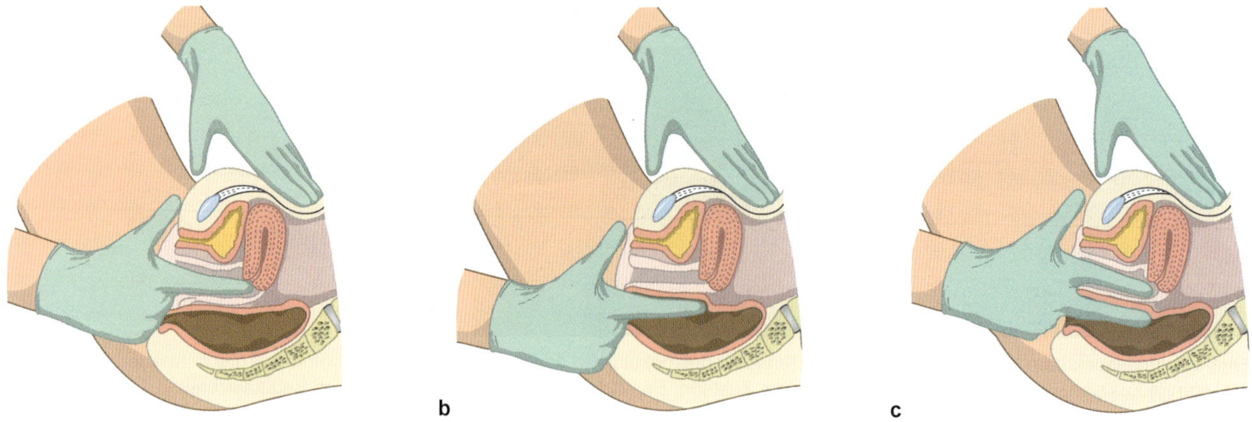

a b c

Abb. 1.13 Bimanuelle Palpation, rektale und rektovaginale Untersuchung [L138]

Bei der rektalen Untersuchung kann außerdem der **Douglas-Raum** hinter der Gebärmutter besser abgetastet werden. Da dies der tiefste Punkt der Bauchhöhle ist, sammeln sich hier Flüssigkeiten wie Blut, Eiter und Aszites, die der Untersucher tasten und bei Bedarf abpunktieren kann *(Douglas-Punktion* ➤ 1.3.13, ➤ Abb. 1.34). Auch bösartige Zellen können sich hier sammeln, z. B. bei einem Ovarialkarzinom (➤ 3.11.6), und zu Metastasen führen. Diese sind dann u. U. als feine Knötchen tastbar.

Gelegentlich ist auch eine **rektovaginale Untersuchung** (➤ Abb. 1.13c) notwendig. Sie ermöglicht eine noch genauere Beurteilung der Parametrien. Hierzu wird mit dem Zeigefinger von vaginal und dem Mittelfinger von rektal untersucht. Meist erfolgt diese Untersuchung aber in Narkose.

Aufgaben der Pflegenden bei der gynäkologischen Untersuchung

Untersuchungsraum vorbereiten

Die Pflegenden achten darauf, dass der Untersuchungsraum aufgeräumt, hygienisch, sauber und warm, aber dennoch gut gelüftet, und nicht von anderen einsehbar ist. In der Umkleidekabine legen sie Vorlagen (Binden) bereit.

Materialien vorbereiten

Die Pflegenden sorgen dafür, dass ausreichend (sterile) Instrumente, Medikamente und Untersuchungsmaterialien, z. B. Abstrichröhrchen, vorhanden sind und ein komplettes Sortiment Spekula bereitliegt. Geräte, z. B. das Sonografiegerät oder das Kolposkop werden stets betriebsbereit gehalten.

Patientin vorbereiten

Die Pflegende informiert die Frau über den Ablauf der Untersuchung und – sofern es der Arzt nicht tut – über die einzelnen Maßnahmen. Unmittelbar vor der Untersuchung schickt sie die Frau zur Blasenentleerung auf die Toilette. Ist eine Urinuntersuchung nicht auszuschließen, gibt sie der Frau zuvor ein Auffanggefäß und erklärt ihr, wie sie den zur Untersuchung gewünschten Mittelstrahlurin (➤ 4.10.2) gewinnt und wo sie das Gefäß anschließend abstellen kann. Benötigt die Patientin Hilfe beim Auskleiden, unterstützt die Pflegende sie dabei und hilft ihr anschließend auf den Untersuchungsstuhl. Sie lässt die Patientin die Steinschnittlage – die zurückgelehnte Lage auf dem Untersuchungsstuhl mit angehobenen und gespreizten Beinen – aber erst unmittelbar vor Beginn der Untersuchung einnehmen, da die meisten Frauen diese Lage als entwürdigend empfinden und diese Zeit deshalb kurz gehalten werden soll. Während der Untersuchung beruhigt die Pflegende die Patientin, z. B. durch Handhalten oder ein Gespräch.

Betreuung nach der Untersuchung

Nach der Untersuchung hilft die Pflegende der Patientin vom Untersuchungsstuhl abzusteigen und bietet ihr Tücher an, um das Gleitmittel abzuwischen. Kann sich die Frau nicht selbstständig anziehen, hilft ihr die Pflegende beim Ankleiden. Ist es der Frau nicht möglich, alleine auf ihre Station zurückzukehren, veranlasst die Pflegende der gynäkologischen Ambulanz die Abholung der Patientin.

Nachdem die Patientin den Untersuchungsraum verlassen hat, räumt die Pflegende diesen auf. Sie desinfiziert und reinigt die Sitzfläche des gynäkologischen Stuhls und deckt die Liegefläche mit neuem Ärztekrepp ab. Ist das Abwurfbehältnis für die benutzten Instrumente voll (➤ 1.3.4) oder steht keine Untersuchung mehr an, veranlasst sie die Reinigung und Sterilisation der Untersuchungsbestecke in die Zentralsterilisation.

Wurde während der Untersuchung Untersuchungsmaterial entnommen, leitet sie dieses sachgerecht an die entsprechende Abteilung weiter und achtet dabei auf dessen korrekte Beschriftung.

1.3.5 Labordiagnostik

Laborwerte ➤ Kap. 16

Hämatologische Untersuchungen

Zu den häufigsten **hämatologischen Untersuchungen** in der Gynäkologie gehören:

- Die Bestimmung des Hämoglobins *(Hb)* und des Hämatokrits *(Hkt* oder *Hk)* bei Verdacht auf eine Anämie. Diese kann bei übermäßig starker Regelblutung *(Hypermenorrhö* ➤ 3.10.2), bei Tumorerkrankungen und häufig auch im Verlauf einer Schwangerschaft auftreten. Außerdem ist die Bestimmung von Hämoglobin und Hämatokrit bei allen akuten Erkrankungen notwendig, die mit einer Blutung einhergehen. Diese Blutung kann auch in die Bauchhöhle erfolgen und nach außen zunächst nicht sichtbar sein, z. B. bei einer *Tubargravidität* (➤ 11.1). In der postoperativen Phase wird ebenfalls häufig das Hb bestimmt, um eine Nachblutung so früh wie möglich zu erkennen
- Die Kontrolle der *Entzündungsparameter* (Leukozyten, CRP) v. a. bei unklaren Bauchschmerzen und V. a. Entzündungen, z. B. Adnexitis (➤ 3.11.1) oder einen bösartigen Tumor. Auch nach Operationen und Geburten werden die Entzündungsparameter häufiger kontrolliert, da hier die Infektionsgefahr erhöht ist.

Klinisch-chemische Untersuchungen

Häufige **klinisch-chemische Untersuchungen** in der Gynäkologie sind:

- Die **Elektrolyte** wie Natrium und Kalium werden vor jeder Operation überprüft, um perioperative Elektrolytdefizite rechtzeitig erkennen und ausgleichen zu können. Bei Knochenmetastasen wird auch das Kalzium bestimmt, da die meisten Metastasen zu einem übermäßigen Knochenabbau und damit zu einem erhöhten Kalziumspiegel im Blut führen. In der Geburtshilfe wird manchmal Magnesium zur Wehenhemmung eingesetzt (➤ 11.4.2). Dann wird in regelmäßigen Abständen der Magnesiumspiegel im Blut untersucht
- Die **Leberwerte** GOT, GPT werden bei V. a. Lebermetastasen oder schwangerschaftsinduzierter Hypertonie (➤ 11.8.2), die Alkalische Phosphatase *(AP)* bei V. a. Knochenmetastasen kontrolliert
- Die **Nierenwerte** Kreatinin und Harnstoff werden v. a. bei bestehenden Nierenerkrankungen oder gynäkologischen Tumoren, die den Harnabfluss beeinträchtigen können, z. B. Zervixkarzinom (➤ 3.12.5), bestimmt. Da viele Medikamente, insbesondere Zytostatika (➤ 1.5.2), über die Nieren ausgeschieden werden, ist die Überprüfung der Nierenfunktion z. B. durch die Messung der Kreatinin-Clearance vor Gabe dieser Arzneimittel notwendig
- Die **Blutgerinnungsparameter** Quick/INR, PTT, PTZ und evtl. Fibrinogen werden vor jeder Operation überprüft, um Gerinnungsstörungen bereits vor dem Eingriff erkennen und behandeln zu können

- Spezielle **Tumormarker** (➤ Abb. 1.14) werden ggf. bei bösartigen Tumoren bzw. zur Verlaufskontrolle während und nach einer Tumortherapie überprüft. Dabei handelt es sich um spezifische Eiweiße, die entweder von den Tumorzellen selbst oder von anderen, vom Tumor beeinflussten Körperzellen gebildet werden und im Blut nachweisbar sind. Von Ausnahmen abgesehen sind sie nicht organspezifisch: Deshalb sind sie kaum zur Erkennung von Tumoren geeignet, sondern vielmehr zur Therapie- und Verlaufskontrolle.

Serologisch-immunologische Untersuchungen

Serologisch-immunologische Untersuchungen nutzen Antigen-Antikörper-Reaktionen um ein Krankheitsgeschehen nachzuweisen oder eine Blutgruppe zu bestimmen.

In der operativ-gynäkologischen Fachdisziplin wird vor großen operativen Eingriffen die Blutgruppe der Patientin bestimmt, damit im Fall einer (Nach)Blutung rasch Blut gekreuzt und verabreicht werden kann.

Zu den serologischen Untersuchungen gehören:

- Die Bestimmung des **Schwangerschaftshormons β-hCG** *(human chorionic gonadotropine* ➤ 3.1) im Blut bei V. a. Schwangerschaft oder Tubargravidität (➤ 11.1) sowie zum Ausschluss einer Schwangerschaft bei unklaren Unterbauchbeschwerden bei Frauen im gebärfähigen Alter
- Der indirekte und direkte Erregernachweis bei V. a. Infektionen
  - Beim **indirekten Erregernachweis,** z. B. bei V. a. Hepatitis-, HIV- oder Röteln-Infektion, wird nicht der Erreger selbst, sondern die gegen ihn gerichteten Antikörper bestimmt. Es

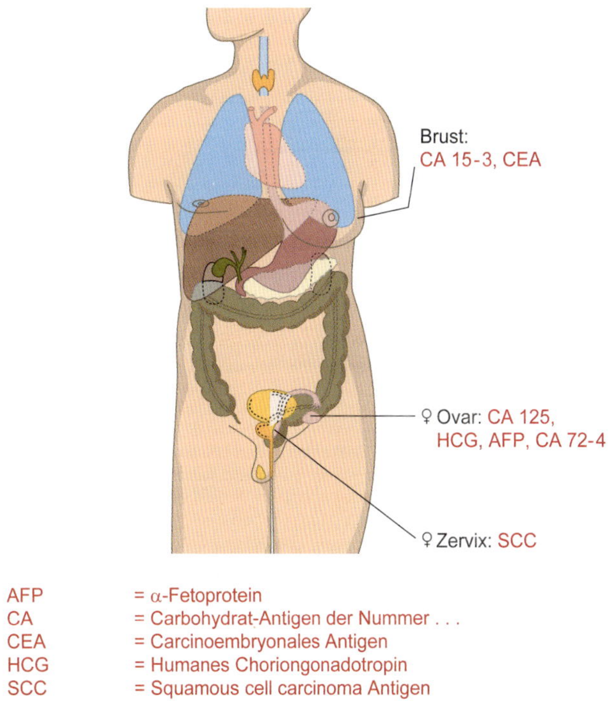

Abb. 1.14 Wichtige Tumormarker in der Gynäkologie [L138/L190]

wird also nicht der Erreger, sondern die Immunantwort des menschlichen Körpers nachgewiesen. Das Vorhandensein von Antikörpern im Blut weist jedoch keine akute Infektion nach, sondern eine Infektion mit dem Erreger irgendwann einmal in der Vergangenheit. Für eine akute Infektion sprechen das Vorhandensein spezifischer Immunglobuline der Klasse M (*IgM;* diese werden nach einer Infektion als erste gebildet), das erstmalige Auftreten von Antikörpern bei vorheriger Seronegativität *(Serokonversion)* oder ein (deutlicher) Anstieg des Antikörpertiters
- Einen **direkten Erregernachweis** (Antigen-Nachweis) ermöglicht z. B. das gentechnische Verfahren **Polymerase-Kettenreaktion** *(PCR),* das zunehmende Bedeutung erlangt. Dabei werden durch enzymatische Kettenreaktionen die nachzuweisenden charakteristischen Abschnitte der Virussubstanz (= Virusantigen) stark vermehrt und mittels Elektrophorese nachgewiesen.

Urinuntersuchungen

Urinuntersuchungen dienen v. a. der Feststellung einer Schwangerschaft und der differenzialdiagnostischen Abklärung von Unterbauchschmerzen:

- Bestimmung des Schwangerschaftshormons **β-hCG** im Urin. Ein Schwangerschaftstest (➤ Abb. 1.15) ist bereits ab 3–4 Tagen vor dem Ausbleiben der Menstruation möglich (der Nachweis im Blut sogar schon ca. 2–3 Tage früher). Ein großer Vorteil dieser Schwangerschaftstests ist, dass sie auch auf der Station durchgeführt werden können und in wenigen Minuten klar ist, ob eine Schwangerschaft vorliegt oder nicht
- Untersuchung des **Urinsediments,** also der festen Bestandteile des Urins, auf Bakterien, Leukozyten und Erythrozyten bei V. a. Harnwegsinfekt (➤ 4.11) oder Harnleitersteine. Vermutet der Arzt den Einbruch eines gynäkologischen Tumors in die Harnblase, wird das Urinsediment auch auf Tumorzellen untersucht. Dazu wird es im zytologischen Labor speziell gefärbt
- Anlegen einer **Urinkultur** (➤ 4.10.2) bei V. a. bakterielle Infektion der Nieren oder ableitenden Harnwege zur Keimzahlbestimmung und -differenzierung sowie zur Resistenztestung der Keime gegen Antibiotika.

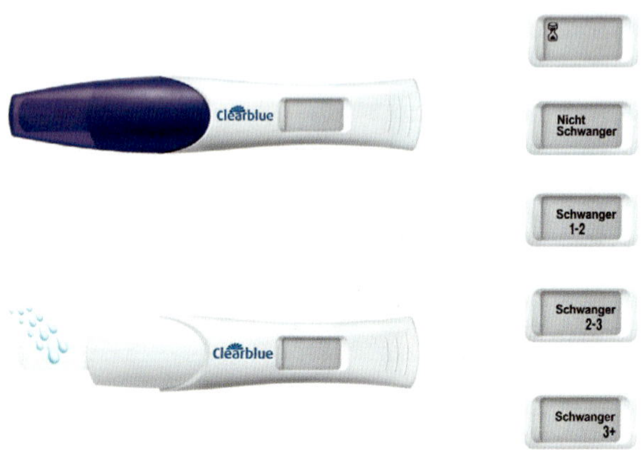

Nachdem die Testspitze für 5 Sekunden in den Urinstrahl gehalten und die Schutzkappe wieder aufgesetzt wurde, erscheint im Display eine Eieruhr als Wartesymbol. Im Verlauf von weiteren 3 Minuten wird das Ergebnis angezeigt: (+) bedeutet „schwanger" und (–) symbolisiert „nicht schwanger". Lautet das Ergebnis „schwanger", wird zudem der ungefähre Zeitpunkt angegeben, an dem die Empfängnis stattgefunden hat. Folgende Anzeigen können erscheinen: 1–2 = Empfängnis fand vor 1–2 Wochen statt, 2–3 = Konzeption vor 2–3 Wochen, 3 + = Empfängnis liegt mehr als 3 Wochen zurück. Ist „nicht schwanger" zu sehen, liegt bei richtiger Durchführung des Tests mit hoher Wahrscheinlichkeit keine Schwangerschaft vor.

Abb. 1.15 Schwangerschaftstest, hier Clearblue® [V552]

1.3.6 Abstriche

Abstriche spielen in der gynäkologischen Diagnostik eine große Rolle. Sie werden während der Spekulumuntersuchung abgenommen. Zu unterscheiden sind im Wesentlichen:

- Das Nativpräparat
- Der zytologische Abstrich
- Der bakteriologische Abstrich.

Nativpräparat

DEFINITION

Nativpräparat: Nicht gefärbtes und nicht fixiertes mikroskopisches Präparat.

Das **Nativpräparat** erlaubt eine sofortige Orientierung bei pathologischem Ausfluss (*Fluor* ➤ 3.10.1). Es wird in erster Linie bei V. a. eine Entzündung der Vagina *(Kolpitis)* angelegt, z. B. bei Pilz- oder Trichomonadenbefall (➤ 3.13.1).

Benötigtes Material

- Ggf. Watteträger
- Objektträger
- Deckglas
- 0,9-prozentige Kochsalzlösung
- Mikroskop
- Ggf. 10-prozentige Kalilauge
- Ggf. Methylenblau.

Durchführung

- Sekret aus dem hinteren Scheidengewölbe mit einem Watteträger oder besser mit dem Spekulum entnehmen
- Etwas Sekret auf den Objektträger geben (➤ Abb. 1.16) und ausstreichen
- Einen Tropfen Kochsalzlösung 0,9 % auf den Objektträger geben
- Objektträger mit Deckglas abdecken
- Präparat unter das Mikroskop legen.

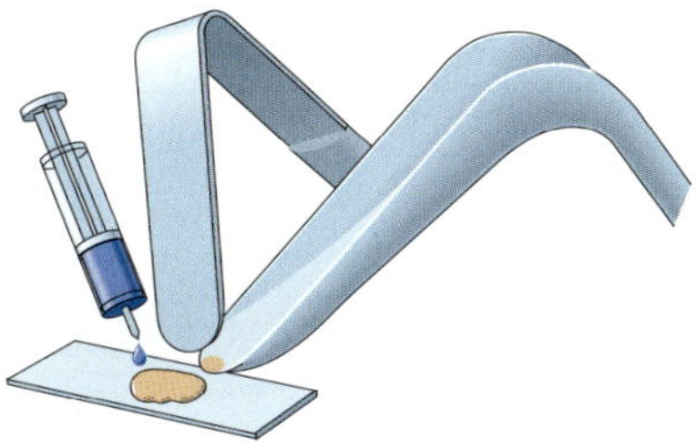

Abb. 1.16 Erstellen eines Nativpräparats; um Veränderungen des Nativpräparats durch die Watte eines Watteträgers zu vermeiden, wird das Zellmaterial bevorzugt mit Hilfe des vorderen Spekulumblatts vom hinteren Spekulumblatt auf den Objektträger aufgetragen. [L190]

Befund

Im Nativpräparat sind neben den physiologischen Scheidenepithelzellen auch Erythrozyten, Leukozyten, Bakterien, Hefepilze (➤ Abb. 1.17) und Trichomonaden (➤ Abb. 1.18) sofort unter dem Mikroskop sichtbar. Gleichzeitig kann die Menge an physiologisch vorhandenen **Milchsäurebakterien** *(Döderlein-Bakterien)* geschätzt werden. Sind diese in zu geringer Zahl vorhanden, spricht dies für eine Verdrängung durch pathologische Bakterien.

Beim **Amin-Test** wird das Sekret auf dem Objektträger mit 10-prozentiger Kalilauge versetzt. *Amin* ist ein Ammoniakderivat, das von Anaerobiern produziert wird, die sich bei einer Infektion mit dem gramnegativen Stäbchenbakterium *Gardnerella vaginalis* vermehren. Amine wirken schleimhautreizend und führen zu einer Kolpitis (➤ 3.13.1). Wurde das entnommene Vaginalsekret mit 10-prozentiger Kalilauge versetzt und entwickelt sich daraufhin ein fischartiger Geruch, besteht der V. a. eine **Aminkolpitis** (bakterielle Vaginosen ➤ 3.13.1).

Beim **Suchtest nach Gonokokken** (➤ 3.14.1) werden einige Tropfen Methylenblau auf das Sekret geträufelt. Vorhandene Gonokokken färben sich dann blau. Da die Gonokokken jedoch sehr empfindlich sind, fallen die Befunde häufig falsch negativ aus. Aus diesem Grund wird zur Gonokokkensuche nur noch selten ein Nativpräparat angefertigt; stattdessen werden industriell vorgefertigte Transportmedien verwendet, deren Nährböden speziell für Gonokokken geeignet sind.

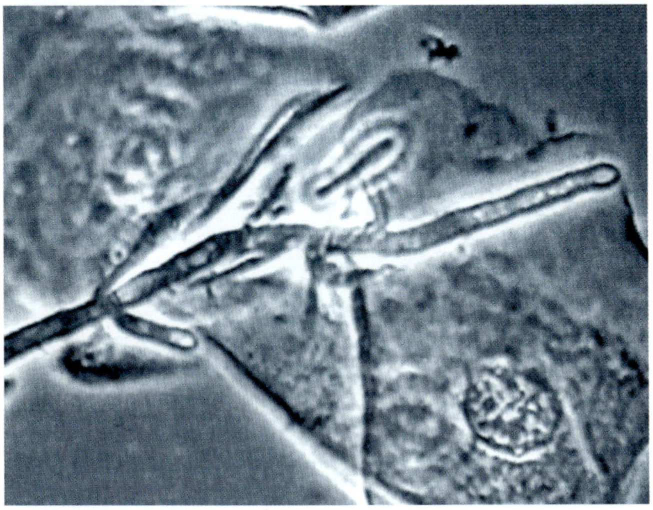

Abb. 1.17 Nativzytologie bei Pilzinfektion [T192]

Zytologischer Abstrich

DEFINITION

Zytologischer Abstrich: Mit der Zytodiagnostik können nicht nur Gewebe (also Zellverbände), sondern auch aus dem Zellverband herausgelöste Zellen mikroskopisch untersucht werden. Die Zellen werden durch Abstrichentnahme gewonnen. Die anschließende Anfärbung und zytologische Untersuchung der Zellen erfolgt hinsichtlich entartungsverdächtiger Zellveränderungen oder Tumorzellen (➤ Abb. 1.19). In der Gynäkologie bedeutendes Verfahren zur Früherkennung des Zervixkarzinoms (➤ 3.12.5) und seiner Vorstufen.

Beim **zytologischen Abstrich** entnimmt der Arzt mit Hilfe eines Watteträgers oder Holzspatels Zellmaterial von der gesamten Portiooberfläche und aus dem Zervikalkanal und streicht es auf jeweils einem Objektträger aus. Anschließend wird es sofort fixiert, z. B. in einem Gemisch aus Äther/Alkohol 50 : 50 oder mit Sprühfixierung. Dann wird es ins zytologische Labor geschickt. Hier werden die Zellen nach einem von dem Anatom *George Papanicolaou* entwickelten Verfahren gefärbt *(Papanicolaou-Färbung, Pap)* und unter dem Mikroskop beurteilt (Klassifizierung ➤ Tab. 1.3).

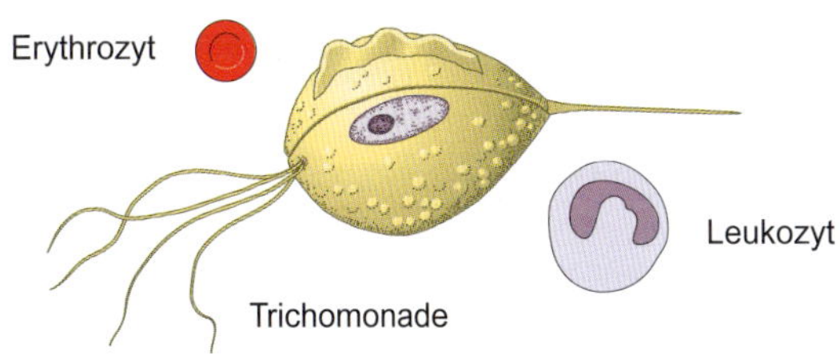

Abb. 1.18 Trichomonas vaginalis im mikroskopischen Bild, zum Größenvergleich neben einem Erythrozyten und einem Leukozyten [L190]

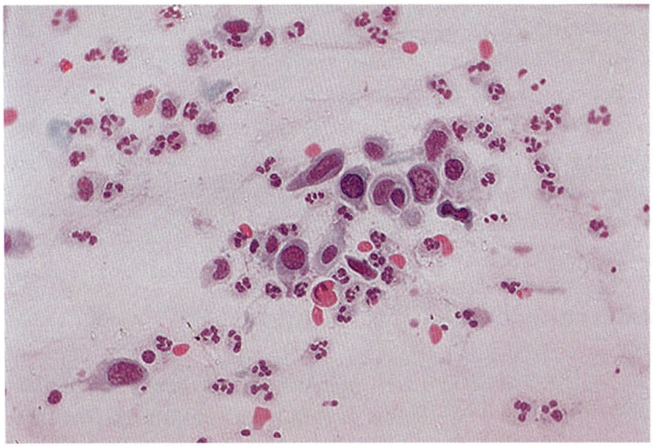

Abb. 1.19 Mikroskopisches Bild eines Zellabstrichs im Bereich der Zervix; die unregelmäßigen, dunkleren und größeren Zellen weisen auf ein Karzinom hin. Die vermehrt zu sehenden weißen und roten Blutkörperchen (sog. Präparathintergrund) sind charakteristisch für ein Einwachsen des Tumors in das umgebende Gewebe (invasives Karzinom). [E730–2]

1

Tab. 1.3 Klassifikation zytologischer Befunde nach der neuen Münchner Nomenklatur III (gültig seit 1.7.2014)

Gruppe	Zytologischer Befund	Empfehlung
0	Unzureichendes Material	Sofortige Wiederholung
I	Unauffällige und unverdächtige Befunde	Wiederholung im Rahmen der Früherkennung
Ia	Unauffällige Befunde bei auffälliger Anamnese	
II	Befunde mit eingeschränkt protektivem Wert	
II-p	Plattenepithelzellen mit geringgradigeren Kernveränderungen als bei CIN1*	Ggf. zytologische Kontrolle
II-g	Zervikale Drüsenzellen, die über das Spektrum reaktiver Veränderungen hinausreichen	
II-e	Endometriumzellen bei Frauen nach dem 40. Lebensjahr in der zweiten Zyklushälfte	Klinische Kontrolle
III	Unklare bzw. zweifelhafte Befunde	
III-p	CIN2*/CIN3*/Plattenepithelkarzinom nicht auszuschließen	Kolposkopie, ggf. kurzfristige zytologische Kontrolle
III-g	Ausgeprägte Atypien des Drüsenepithels, Adeno Ca in situ/invasives Adeno Ca nicht auszuschließen	Kolposkopie, ggf. additive Methoden
III-e	Abnorme endometriale Zellen	Klinische Diagnostik, histologische Klärung
III-x	Zweifelhafte Drüsenzellen ungewissen Ursprungs	Klinische Diagnostik, histologische Klärung
IIID	Dysplasiebefunde mit größerer Regressionsneigung	
IIID1	Zellbild einer leichten Dysplasie analog CIN1*	Zytologische Kontrolle in 6 Monaten, Kolposkopie
IIID2	Zellbild einer mäßigen Dysplasie analog CIN2*	Zytologische Kontrolle in 3 Monaten, Kolposkopie
IV	Unmittelbare Vorstadien des Zervixkarzinoms	
IVa-p	Zellbild einer schweren Dysplasie/Ca in situ, analog CIN3*	Kolposkopie und Therapie
IVa-g	Zellbild eines Adeno Ca in situ	
IVb-p	Zellbild einer CIN3*, Invasion nicht auszuschließen	
IVb-g	Zellbild eines Adeno Ca in situ, Invasion nicht auszuschließen	
V	Malignome	
V-p	Plattenepithelkarzinom	Weiterführende Diagnostik mit Histologie und Therapie
V-g	Endozervikales Adenokarzinom	
V-e	Endometriales Adenokarzinom	
V-x	Andere Malignome	

* CIN = Cervikale intraepitheliale Neoplasie (Neubildung), Vorstufe des Zervixkarzinoms, die Ziffer beschreibt den Schweregrad.

Die Zytologie erlaubt zum einen ein Screening, um Karzinome der Portio und der Zervix sowie deren Vorstufen *(Dysplasien)* zu erkennen. Zum anderen lässt sich auch der Hormonhaushalt der Frau beurteilen, da das Aussehen der Zellen durch Östrogene und Gestagene spezifisch beeinflusst wird.

Der Abstrich wird immer vor der Tastuntersuchung entnommen, da die (Latex)Handschuhe des Untersuchers das Untersuchungsergebnis verfälschen können. Letzteres gilt auch für Vaginalovula, sodass in den 24 Stunden vor der Abstrichentnahme darauf verzichtet werden muss [24].

Mikrobiologische Untersuchung

Für eine **mikrobiologische Untersuchung** wird das Vaginalsekret meist mit sterilen Watteträgern gewonnen, die den Abstrichröhrchen oder Objektträgern beigelegt sind. Sie werden nach der Materialgewinnung entweder mit in das Abstrichröhrchen gegeben und ins Labor geschickt oder das Sekret wird auf einen Objektträger aufgetragen, z. B. um intrazellulär wachsende Chlamydien nachzuweisen, und mit dem beiliegenden Mittel fixiert (➤ Abb. 1.20).

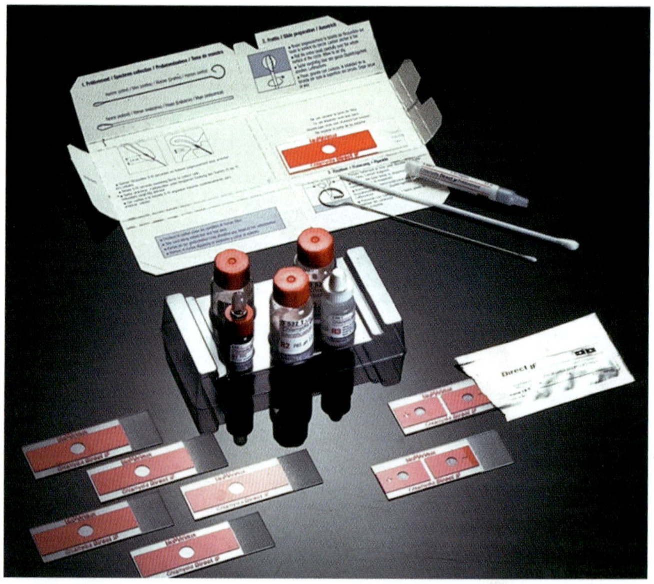

Abb. 1.20 Untersuchungsmaterial als Komplettset zum Nachweis von Chlamydien (➤ 3.14.4). Das vorgefertigte Set enthält alle Materialien, die für die Abstrichentnahme notwendig sind (Watteträger, Öse, Testreagenzien, Objektträger). [T192]

Zu beachten ist, dass manche Erreger nur auf Spezialnährböden wachsen, die ebenfalls industriell vorgefertigt angeboten werden, z. B. Gonokokken (➤ 3.14.1). Wird für solche Erreger ein „normaler" Nährboden benutzt, kann die Infektion nicht nachgewiesen werden und die Diagnose bleibt unklar. Auch der Nachweis z. B. von HP-Viren (➤ 3.14.5) kann über einen speziellen Abstrich erfolgen.

Pflege

Die Aufgabe der Pflegenden ist, die Instrumente und Materialien zur Abstrichdiagnostik bereitzustellen und bei der Materialentnahme und -verarbeitung zu assistieren.

Da zytologische Abstriche nicht lufttrocknen dürfen, beschriften die Pflegenden die Objektträger bereits vor der Abstrichentnahme. So können sie den Abstrich unmittelbar nach der Entnahme fixieren und in die Objektträgerhülle geben. Nach der Abstrichfixierung füllen sie die Laboranforderung aus und beschriften das Verpackungsmaterial, z. B. der Objektträgerhüllen.

1.3.7 Kolposkopie

DEFINITION

Kolposkopie: Betrachtung der Portio unter 6–40-facher Lupenvergrößerung.

Die **Kolposkopie** findet im Rahmen einer gynäkologischen Untersuchung nach Entnahme der Abstriche statt (➤ Abb. 1.21). Die Portio wird mit Hilfe eines Entenschnabelspekulums (➤ Abb. 1.12a–c) dargestellt. Die Untersuchung ist für die Patientin nicht schmerzhaft, jedoch durch die Einführung der Spekula u. U. etwas unangenehm.

Da das Oberflächenrelief der Portio wenig Kontraste bietet, ist eine **Nativ-Kolposkopie** (*einfache Kolposkopie,* Betrachtung der Portio ohne Anfärben derselben) häufig nicht sehr aussagekräftig (➤ Abb. 1.22a). Daher folgen im Anschluss an die Nativ-Kolposkopie oft die *Essigsäureprobe* und die *Schiller-Jodprobe* (erweiterte Kolposkopie, ➤ Abb. 1.22b).

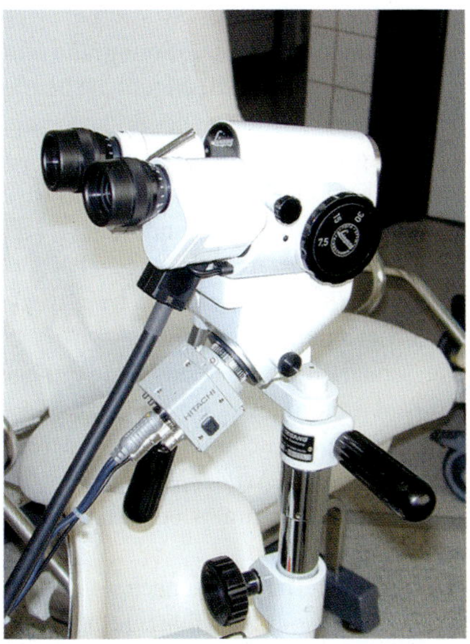

Abb. 1.21 Kolposkop mit Videokamera [T192]

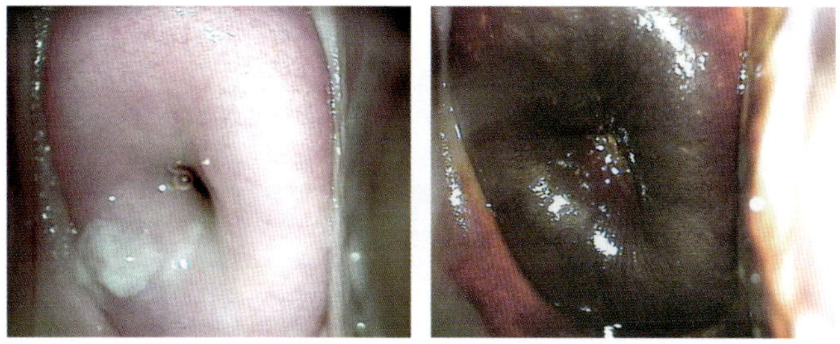

a Normale Portio in der Nativ-Kolposkopie. **b** Portio und mit Schiller-Jodprobe.

Abb. 1.22 Normale Portio [T192]

Essigsäureprobe

Bei der **Essigsäureprobe** wird die Portio mit 3-prozentiger Essigsäure betupft. Essigsäure koaguliert den zervikalen Schleim und bewirkt eine verminderte Durchblutung der Portiooberfläche *(Anämisierung).* So wird häufig eine exaktere Beurteilung der Portiooberfläche möglich (➤ Abb. 1.23b).

Schiller-Jodprobe

Bei der **Schiller-Jodprobe** wird die Portio mit einer 3-prozentigen Jod-Kaliumjodidlösung (= *Lugol-Jodlösung)* betupft. Jod wird von den glykogenhaltigen Plattenepithelzellen des Portioepithels gespeichert, sodass diese dunkelbraun erscheinen. Die Drüsenepithelzellen der Zervix und nicht ausgereifte Epithelzellen hingegen, die kein oder nur wenig Glykogen enthalten, färben sich gar nicht oder kaum. Diese jodnegativen Bezirke sind typisch, aber nicht beweisend für Veränderungen des Plattenepithels.

Ein häufiger Normalbefund ist die **Portioektopie,** bei der sich *ektopes* (= am falschen Ort befindliches) Zylinderepithel aus dem Zervikalkanal auf der Portiooberfläche befindet, z. B. als zirkuläre Ausstülpung des Zervixepithels (➤ Abb. 1.23). Die Ektopie ist ungefährlich, allerdings ist die **Umwandlungszone,** d. h. die Grenze zwischen dem Plattenepithel der Portio und dem Zylinderepithel, eine *Prädilektionsstelle* (= bevorzugte Stelle) für pathologische Veränderungen (➤ Abb. 1.24). Alle pathologischen oder verdächtigen Befunde werden fotografisch dokumentiert.

Bei auffälligen Befunden kann gezielt Gewebe zur histologischen Begutachtung entnommen werden (➤ 1.3.13).

Pflege

Die Aufgabe der Pflegenden ist alle benötigten Utensilien vorzubereiten, einschließlich des betriebsbereiten Kolposkops und Prüfung der Funktionstüchtigkeit der Lichtquelle. Zudem assistieren die Pflegenden während der Untersuchung.

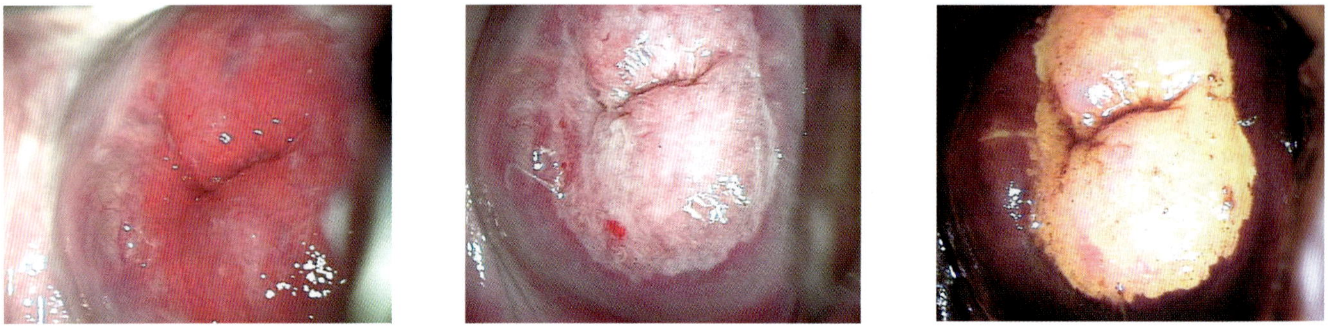

a Portioektopie in der Nativ-Kolposkopie. **b** Portioektopie mit der Essigsäureprobe. **c** Portioektopie mit der Schiller-Jodprobe.

Abb. 1.23 Portioektopie [T192]

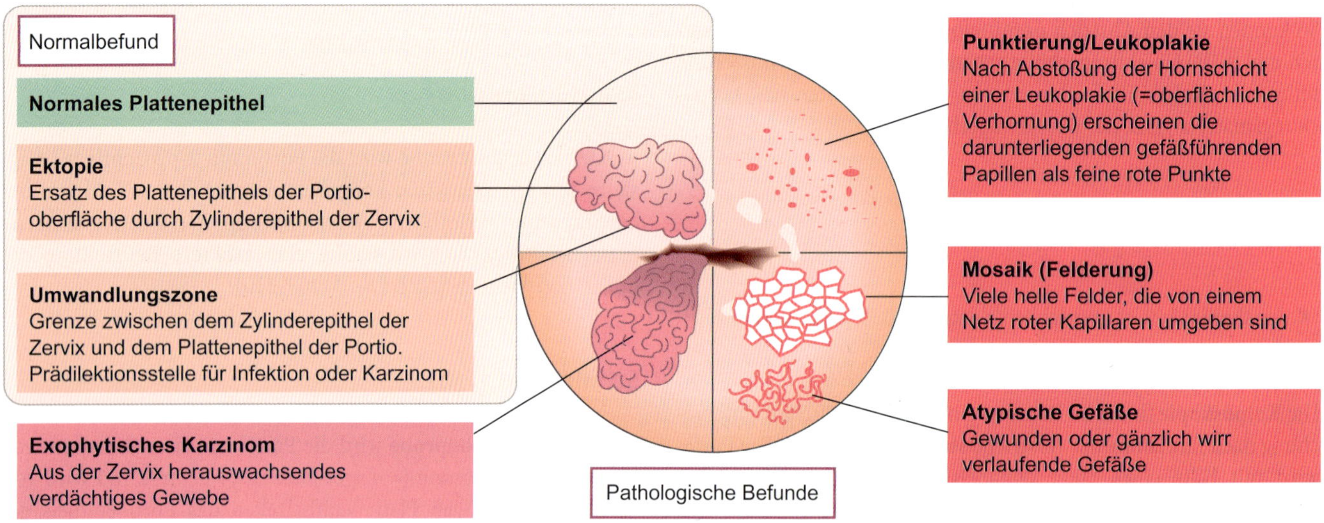

Abb. 1.24 Normale und tumorverdächtige Kolposkopie-Befunde. Bei den verdächtigen Befunden wird meist eine sofortige Biopsie zur histologischen Sicherung entnommen. [L138]

1.3.8 Sonografie

DEFINITION

Sonografie *(Ultraschalldiagnostik):* Diagnostisches Verfahren mit Anwendung von *Ultraschallwellen,* d. h. mechanischen Schwingungen mit einer Frequenz oberhalb der menschlichen Hörgrenze von ca. 20 kHz (1 kHz = 1 Kilohertz = 1.000 Schwingungen pro Sekunde).

Die **Sonografie** ist aus der Gynäkologie nicht mehr wegzudenken: Es werden nicht nur die inneren weiblichen Genitalorgane oder die Brust sonografiert, sondern auch die Leber, etwa bei V. a. Lebermetastasen, die Nieren, z. B. bei V. a. Harnaufstau, oder bei bösartigen Erkrankungen die Lymphknoten. Zudem ermöglicht die Sonografie, unter (Ultraschall)Sicht zu punktieren, z. B. Aszites oder Fruchtwasser (➤ 10.4.2). Dies gibt Patientin und Arzt mehr Sicherheit und verringert die Komplikationsrate [25].

Die Sonografie ist nicht invasiv, schmerzlos, leicht anzuwenden, zeigt keine unerwünschten Wirkungen und liefert rasch Informationen.

Sonografie in der Schwangerschaft ➤ 10.3.2

Sonografie der Genitalorgane

Unterschieden werden:

- Die **(trans)abdominale Sonografie** *(durch die Bauchdecke hindurch)* (➤ Abb. 1.25) erlaubt die Beurteilung der Bauch- und, mit Einschränkungen, der Beckenorgane
- Die **vaginale Sonografie,** bei der ein spezieller stabförmiger Schallkopf in die Vagina eingeführt wird, erfasst Veränderungen im Bereich von Uterus und Adnexe, z. B. Tumoren oder entzündliche Eileiterverdickungen. Bei der **Hysterokontrastsonografie** *(HKSG)* wird zusätzlich ein spezielles Kontrastmittel in das Cavum uteri eingebracht.

Die Sonografie der Genitalorgane ermöglicht neben der genauen Größenbestimmung, z. B. von Uterus, Ovarien, Myomen und Ovarialtumoren, die Befunde zu lokalisieren. Zudem erlaubt sie eine Aussage über die Art der Veränderungen, ob sie z. B. zystisch oder solide (fest), gekammert oder nicht gekammert, scharf oder unscharf begrenzt sind.

Die meisten Untersuchungen werden in der Gynäkologie als vaginale Sonografie durchgeführt. Lediglich bei Mädchen und Jugend-

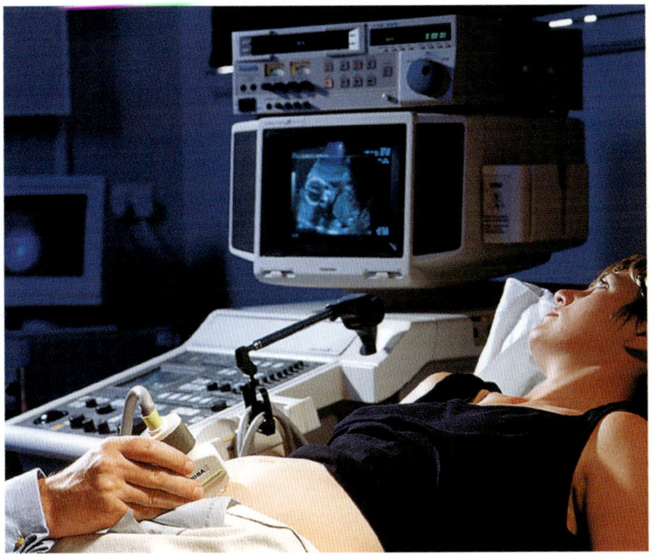

Abb. 1.25 (Trans)abdominale Sonografie. Während sich der Arzt früher wegen der oft mangelhaften Bildqualität nicht nur auf die sonografischen Untersuchungsergebnisse stützen konnte und i. d. R. weitere Untersuchungen anordnen musste, ist die Bildqualität heutzutage so gut, dass Diagnose und Indikation zur weiteren Behandlung in vielen Fällen allein aufgrund der sonografischen Untersuchungsergebnisse gestellt werden können. [K115]

lichen wird die (trans)abdominale Sonografie der Genitalorgane angewandt. Vorsicht ist allerdings bei unklaren Blutungen geboten, die z. B. von einem in die Vagina durchbrechenden Tumor stammen können, z. B. einem Ovarial-, Rektum- oder Blasenkarzinom. In diesen Fällen erfolgt vor der Sonografie immer eine Spekulumuntersuchung (➤ 1.3.4).

Sonografie der Brust

Die **Sonografie der Brust** ergänzt die Mammografie (➤ Abb. 1.26) und ist ihr in Teilbereichen überlegen. Sie wird insbesondere bei tastbaren Knoten zur Differenzierung von zystischen und tumorösen Prozessen eingesetzt. Außerdem können unter sonografischer Kontrolle Punktionen durchgeführt werden.

Pflege

- Die Darstellung der inneren Genitalorgane mit der (trans)abdominalen Sonografie gelingt nur bei gefüllter Blase. Deshalb wird die Patientin eine halbe Stunde vor der Untersuchung aufgefordert, ca. ½ Liter Flüssigkeit zu trinken. Besonders geeignet sind Getränke, die kohlensäurefrei sind, da Kohlensäure zu Blähungen führen kann, worunter die Qualität des Ultraschallbilds leiden würde
- Die vaginale Sonografie wird bei leerer Blase durchgeführt, da die volle Harnblase den Uterus verdrängen und der Arzt nicht genügend erkennen würde. Die Patientin wird darüber informiert, dass die Untersuchung durch die Einführung des Schallkopfs in die Vagina zwar unangenehm sein kann, aber i. d. R. nicht schmerzhaft ist

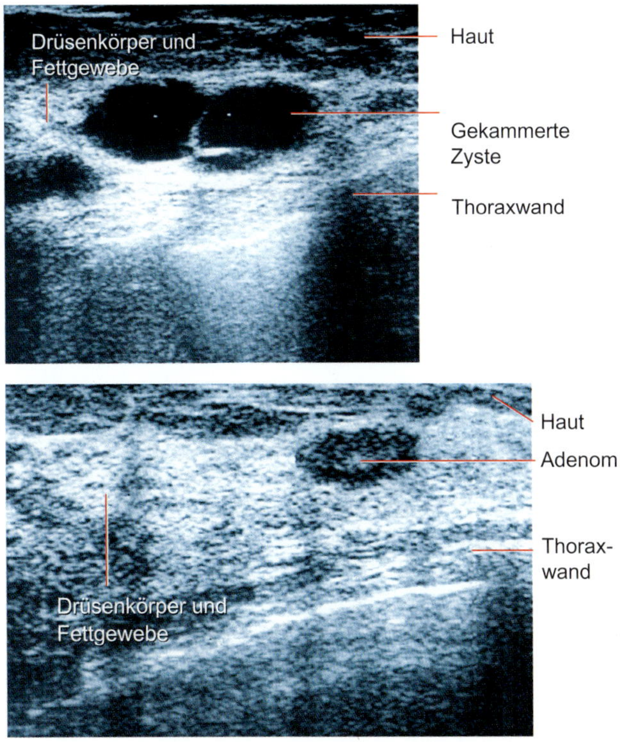

Abb. 1.26 Sonografische Befunde der Brust. Mit Hilfe der Sonografie können z. B. Zysten (oben) oder Fibroadenome (gutartige, bindegewebige Tumoren) der Brust (unten) identifiziert werden. [T192]

- Für die Sonografie der Brust ist keine Vorbereitung erforderlich
- Die sonografische Darstellung der Oberbauchorgane gelingt am besten, wenn die Patientin in den zwei Stunden vor der Untersuchung nüchtern geblieben ist
- Nach der Untersuchung reichen Arzt oder Pflegende der Patientin Tücher um das Sonografie-Kontaktgel zu entfernen. Eine besondere Nachsorge ist nicht notwendig.

1.3.9 Röntgendiagnostik

DEFINITION

Röntgenstrahlen: Hochenergetische, elektromagnetische Strahlen, welche die verschiedenen Körpergewebe in unterschiedlichem Maße durchdringen.

Als Strahlenquelle für die **Röntgendiagnostik** dient eine Röntgenröhre, die Röntgenstrahlen durch die Patientin auf einen Röntgenfilm sendet. Die Röntgenstrahlen werden vom Gewebe unterschiedlich stark abgeschwächt *(absorbiert)*. Die Strahlen, die den Körper durchdrungen haben (also nicht absorbiert wurden), gelangen zum **Röntgenfilm** und schwärzen ihn. Röntgendichte Gewebe, z. B. Knochen, haben einen hohen Absorptionsanteil, d. h., sie lassen nur wenig Strahlung durch. Der Röntgenfilm wird also nur gering geschwärzt und erscheint im Negativ hell. Diese analog aufzeichnenden Röntgenverfahren und Röntgenfilme sind heute weitgehend durch digitale Verfahren und elektronische Speichermedien ersetzt *(digitale Röntgenverfahren)*.

Konventionelle Röntgenleeraufnahmen

Bei den **konventionellen Röntgenleeraufnahmen** (ohne Kontrastmittel) resultieren die Helligkeitsunterschiede im Röntgenbild allein aus der unterschiedlichen Abschwächung der Röntgenstrahlen durch die Gewebe. Die häufigste **Röntgenleeraufnahme** ist in der Gynäkologie, neben der Röntgenaufnahme des Thorax vor Operationen, die Mammografie.

Mammografie

Die **Mammografie** ist ein Nativröntgenverfahren zur Darstellung der Brust unter Einsatz einer speziellen Technik (➤ Abb. 2.6), da sich Weichteilgewebe bei „normalen" Röntgenaufnahmen kaum darstellen lassen. Bei der Mammografie werden Aufnahmen beider Brüste in jeweils zwei Ebenen angefertigt, da eine genaue Beurteilung nur im Seitenvergleich möglich ist und die Lokalisation der Befunde nur bei Aufnahmen in zwei Ebenen gelingt. Für die erste Ebene wird die Aufnahme im cranio-caudalen Strahlengang („von oben nach unten") angefertigt, die Bilder sind meist mit „cc" gekennzeichnet. Für die zweite Ebene wird die Aufnahme im medio-lateralen („von der Mitte zur Seite") oder im obliquen („schräg von oben nach unten außen") Strahlengang angefertigt, die Bilder tragen das Kürzel „ml" bzw. „obl".

Der günstigste Zeitpunkt für die Mammografie liegt kurz nach der Menstruation, da das Brustdrüsengewebe dann am besten zu beurteilen ist. Eine besondere Vorbereitung der Patientin ist nicht erforderlich; allerdings ist es ratsam, am Untersuchungstag keine Hautlotion oder Körperpuder aufzutragen und kein Deodorant zu benutzen. Außerdem wird die Patientin ggf. gebeten Halsschmuck oder ein Piercing im Thoraxbereich vor dem Röntgen abzulegen.

- **Indikationen:** Die Mammografie dient in erster Linie der Früherkennung des Mammakarzinoms und der Abklärung verdächtiger Veränderungen. Wegen des insgesamt recht hohen Brustkrebsrisikos wird die Mammografie bundesweit auch als *Screening-Untersuchung* (Reihenuntersuchung zur Krebsfrüherkennung) für Frauen zwischen dem 50. und 69. Lebensjahr ohne Beschwerden kostenfrei angeboten (➤ 2.2.2). Eine erstmalige *Basismammografie* als „Ausgangsbild" sollte etwa ab dem 40. Lebensjahr durchgeführt werden. Ab dem 50. Lebensjahr werden zweijährliche Routinekontrollen empfohlen [26]. Bei Risikofaktoren, z. B. Brustkrebs bei engen Verwandten oder in der anderen Brust, sind jährliche Kontrollen notwendig.

Bei unklaren Brustveränderungen ist stets eine sofortige Mammografie erforderlich, auch wenn die letzte Kontrolle noch nicht lange zurückliegt.

- **Auswertung:** Neben der direkten Betrachtung der Röntgenbilder mit dem Auge wird häufig eine Lupe zu Hilfe genommen. Gutartige Knoten sind im Röntgenbild meist glatt begrenzt, Karzinome weisen oft Ausläufer in die Umgebung (Krebsfüßchen) oder viele kleine Verkalkungen *(Mikrokalk)* auf (➤ Abb. 1.27).

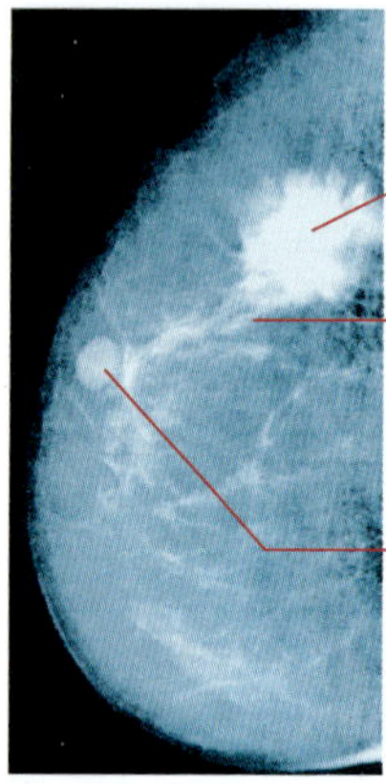

Abb. 1.27 Typische Mammografiebefunde. Während sich die links in der Mitte gelegene Zyste als glatt begrenzter, regelmäßiger Rundherd darstellt, handelt es sich bei dem Tumor rechts oben im Bild um ein Karzinom. Typisch sind das unregelmäßige Bild im Inneren des Tumors und die Ausläufer in die Umgebung („Krebsfüßchen"). [B117]

Hochauflösender Ultraschall kann die Mammografie ergänzen, aber nicht ersetzen. Gleiches gilt für die Magnetresonanzmammografie *(MRT)* der Brust (➤ 1.3.10). Noch ist die Mammografie neben der Tastuntersuchung der „Goldstandard" in der Früherkennung des Mammakarzinoms (➤ 2.9).

Röntgenverfahren mit Kontrastmittel

Oft reichen die natürlichen Dichteunterschiede der Gewebe bei Röntgenleeraufnahmen nicht zur zuverlässigen Differenzierung der verschiedenen Organe und Strukturen aus. Dann können **Röntgenverfahren mit Kontrastmittel** eine bessere Darstellung erzielen. Zur Diagnostik des Darms werden Kontrastmittel rektal, z. B. Kolonkontrasteinlauf, verabreicht. Bei der Urografie wird das Kontrastmittel intravenös appliziert.

i. v.-Urogramm ➤ 4.10.4

VORSICHT!

Bei jeder (v. a. intravenösen oder intraarteriellen) Gabe von Kontrastmitteln droht eine möglicherweise lebensbedrohliche **Kontrastmittelallergie** mit *Sofortreaktion* bis hin zum *anaphylaktischen Schock.*

Pflege

Die Pflegenden:

- Informieren die Patientin über das Nüchternheitsgebot und achten auf die Einhaltung bis zur Untersuchung, da bei Zwischenfällen die Gefahr einer Aspiration besteht und evtl. eine Intubation nötig wird
- Bitten, ggf. lose Zahnprothesen zu entfernen
- Erinnern die Patientin an die Blasenentleerung
- Strahlen Ruhe aus und zeigen sich offen für Unsicherheiten oder Unklarheiten
- Assistieren beim Legen des venösen Zugangs

- Beobachten die Patientin während und bis zu 15 Minuten nach der Untersuchung auf die Symptome einer Kontrastmittelunverträglichkeit.

NOTFALL!

Bei leichten **Kontrastmittelunverträglichkeiten** klagt die Patientin über Hitzegefühl, Juckreiz, Niesen, Hautausschlag, Übelkeit und Brechreiz. In ausgeprägteren Fällen kommen Unruhe, Schwindel, Fieber und spastischer Husten hinzu. In schweren Fällen klagt die Patientin über Luftnot wegen Verengung der Atemwege und Kehlkopfschwellung. Nach Blutdruckabfall und Bewusstseinsverlust kann sie an Kreislaufversagen sterben. Daher nehmen die Pflegenden Äußerungen der Patientin, z. B. „mir wird so komisch", ernst, stoppen unverzüglich die Kontrastmittelzufuhr und rufen sofort Hilfe herbei.

- Stellen sicher, dass zu jeder Kontrastmitteluntersuchung Sauerstoffgerät, Notfallkoffer bzw. -wagen mit Intubationsbesteck und Notfallmedikamenten (Glukokortikoide, Theophylline, Antihistaminika) bereitstehen, damit bei Zwischenfällen eine sofortige Behandlung möglich ist
- Achten nach der Untersuchung darauf, dass die Patientin ausreichend trinkt (Arztrücksprache bei Herzinsuffizienz), da dies die Gefahr einer Nierenschädigung verringert, und bieten ihr Tee oder Mineralwasser nach Wunsch an.

Galaktografie

Bei der **Galaktografie** *(Duktografie,* Röntgenkontrastdarstellung der Milchgänge) werden die Milchgänge *(Ductus lactiferi)* von der Mamille (Brustwarze) aus sondiert, mit Kontrastmittel gefüllt und röntgenologisch dargestellt. Vorher sollten allerdings noch Abstriche des Sekrets zur zytologischen Untersuchung (➤ 1.3.6) entnommen werden.

Die Untersuchung ist bei unklarer Sekretion aus der Mamille angezeigt (➤ 2.6.3). Auf den Aufnahmen sind Erweiterungen, aber auch Abbrüche oder Einengungen der Milchgänge (z. B. durch Tumoren) erkennbar. Eine Vorbereitung der Patientin ist nicht erforderlich, allerdings sollte auf mögliche Allergien gegen Röntgenkontrastmittel geachtet werden.

Kolonkontrasteinlauf

Vor großen Operationen kann ein **Kolonkontrasteinlauf** *(Kolon-KE)* notwendig werden, um den evtl. Einbruch eines Tumors, z. B. des invasiven Ovarialkarzinoms (➤ 3.11.6), in das Rektum nachzuweisen und die Operation entsprechend zu planen.

Pflege

- Vor dem Kontrasteinlauf ist eine vollständige Darmentleerung erforderlich. In den meisten Kliniken erhält die Patientin am Tag vor der Untersuchung ein orales Abführmittel und danach nur noch flüssige Kost. Außerdem wird sie angehalten, reichlich zu trinken (ca. 3 l). Vielfach wird am Vortag und/oder kurz vor der Untersuchung ein Reinigungseinlauf nach hausinternem Standard durchgeführt
- Nach der Untersuchung achten die Pflegenden bei der Patientin auf Anzeichen einer Kontrastmittelunverträglichkeit (siehe Kasten) und lassen sie reichlich trinken, um einer Obstipation durch das Kontrastmittel vorzubeugen, da der Bariumbrei obstipierend wirkt. Patientin nach der Untersuchung auf Veränderungen des Abdomens und Stuhl auf Blutbeimengungen beobachten, eine Weißfärbung des Stuhls ist durch das Kontrastmittel bedingt.

1.3.10 Computertomografie und Kernspintomografie

DEFINITION

Computertomografie *(CT):* Schichtaufnahmeverfahren *(Tomografie),* bei dem für den Bildaufbau ein Computer eingesetzt wird. Oft aussagekräftiger durch zusätzliche Gabe eines Kontrastmittels.

Kernspintomografie *(Kernspin, Magnetresonanztomografie, MRT):* Bildgebendes Verfahren, das im Gegensatz zur Computertomografie ohne ionisierende Strahlung *(Röntgenstrahlung)* auskommt. Diese Technik erlaubt die Darstellung von inneren Organen und Geweben mit Hilfe von Magnetfeldern und Radiowellen.

CT und MRT sind in der Gynäkologie speziellen Fragestellungen vorbehalten. So kann durch diese Untersuchungen zwar die Ausdehnung von Tumoren bestimmt werden, doch reichen die Tastuntersuchung und die Sonografie (➤ 1.3.8) hierfür oft aus. In seltenen Fällen ist präoperativ eine Computer- oder Kernspintomografie notwendig, z. B. wenn unklar ist, von welchem Organ der Tumor ausgeht und ob er schon Metastasen gesetzt hat.

Zwingend notwendig ist ein CT vor einer geplanten Bestrahlung (➤ 1.5.1, ➤ 3.12.5), um die exakte Strahlungsplanung auszuarbeiten.

Da es durch die MRT zur Metallüberhitzung und Funktionsstörung elektrischer Implantate im Körper kommt, kann die Untersuchung bei Patientinnen mit z. B. Herzschrittmacher nicht durchgeführt werden. Für andere ferromagnetische Implantate oder Gefäßclips (gilt nicht für Titan) muss dies im Einzelfall geklärt werden.

Magnetresonanzmammografie

Die Brustdrüse kann auch mit Hilfe der **Magnetresonanzmammografie** *(Mamma-MRT)* untersucht werden. Dieses Verfahren kann bei unklaren mammo- und sonografischen Befunden eingesetzt werden, z. B. nach schon erfolgten Operationen an der Brust zur Unterscheidung zwischen Narbengewebe und bösartigem Tumor.

Bei der Untersuchung wird der Patientin zunächst ein Kontrastmittel injiziert. Da sich Tumoren ein Versorgungssystem aus eigenen venösen und arteriellen Blutgefäßen aufbauen und dementsprechend stark durchblutet sind, reichert sich das Kontrastmittel hier an und ist dann auf den bis zu 300 Schichtaufnahmen deutlich nachweisbar.

Pflege

Die Pflegenden:
- Bemühen sich darum, Ängste der Patientin vor der Untersuchung oder Befürchtungen vor dem technischen Verfahren durch ausführliche Erklärungen und Informationen abzubauen. Falls möglich, initiieren sie ein Gespräch mit einer Mitpatientin, die eine solche Untersuchung bereits kennt
- Erklären Patientinnen, die unter Angst in engen Räumen leiden *(Klaustrophobie)*, verständnisvoll und einfühlsam, dass bei Untersuchungen von Regionen unterhalb des Nabels der Kopf außerhalb des Geräts verbleibt
- Bitten die Patientin, metallhaltige Gegenstände wie Schmuck, Prothesen oder Haarspangen wie bei gewöhnlichen Röntgenuntersuchungen abzulegen und sie informieren sie, dass sie elektronische Geräte, Uhren und Chipkarten auf der Station oder in der Umkleidekabine lässt, weil das Magnetfeld diese Objekte unbrauchbar macht
- Achten darauf, dass die Patientin vor der Untersuchung die Gelegenheit hat, die Blase zu entleeren, da die Untersuchung bis zu einer Stunde dauern kann
- Bieten der Patientin wegen lauter Klopfgeräusche, die das Gerät während der Untersuchung erzeugt, einen Gehörschutz zur Geräuschdämpfung an (Schallschutz-Kopfhörer mit und ohne Möglichkeit zum Musikhören oder Ohrstöpsel)
- Schenken der Patientin nach der Untersuchung Aufmerksamkeit und fragen sie nach ihrem Befinden. Wurde der Patientin ein Kontrastmittel injiziert, beobachten die Pflegenden sie bis 15 Minuten nach der Untersuchung auf Symptome einer Kontrastmittelunverträglichkeit
- Hat die Patientin einen venösen Zugang erhalten, wird dieser nach der Untersuchung noch für einige Zeit belassen, um bei evtl. Komplikationen schnell eingreifen zu können. Sollte es zu einem Zwischenfall kommen, assistieren die Pflegenden dem Arzt nach seinen Anweisungen.

1.3.11 Nuklearmedizinische Untersuchungsverfahren

DEFINITION

Nuklearmedizin: Medizinisches Fachgebiet, das sich mit dem Einsatz von Radionukliden zur Diagnostik und Therapie befasst.
Szintigrafie: Bildliche Darstellung der Verteilung von (kurzlebigen) Radionukliden im Körper zur Lokalisations- und Funktionsdiagnostik.

Knochenszintigramm

Ein **Knochenszintigramm** wird zur Diagnostik von Skelettmetastasen durchgeführt, z. B. bei Patientinnen mit Mammakarzinom (➤ 2.9.1). Hierbei wird eine radioaktive Substanz gespritzt, die sich im Knochen anreichert. Mit einer Spezialkamera kann dann der Ort der Metastasen lokalisiert werden. Um den Befund zu bestätigen sind konventionelle Röntgenaufnahmen notwendig.

Sentinel-Lymphknoten-Darstellung (Wächterlymphknoten)

Insbesondere bei der Behandlung des Mammakarzinoms (➤ 2.9.1) wird nach Möglichkeit auf die Operation der Lymphknoten der Achselhöhle verzichtet, indem vor dem Eingriff der erste Lymphknoten (sog. Wächter- oder Sentinel-Lymphknoten) dargestellt wird. Hierzu spritzt der Arzt, meist am Vortag der Operation, eine radioaktiv markierte Substanz um den Tumor herum in die Brust. Die Substanz reichert sich danach in den Lymphwegen an. Am OP-Tag wird dann mit Hilfe einer speziellen Sonde dieser Lymphknoten aufgesucht, isoliert entfernt und auf Tumorzellen untersucht. Ist der Wächterlymphknoten tumorfrei, kann auf die weitere Operation der Achselhöhle verzichtet werden. Im anderen Fall werden die Lymphknoten der Axilla entfernt oder die Achselhöhle bestrahlt.

Pflege

- Die Pflegenden informieren die Patientin darüber, dass für die Mitpatientinnen und ihre Besucher (auch Schwangere) auf der Station keine Gefahr besteht, da die von ihr abgegebene Strahlendosis bei diagnostischen Verfahren sehr gering ist. Auch die Pflegenden selbst sind trotz ihres längeren Aufenthalts auf Station nicht gefährdet
- Metallhaltige Gegenstände (Schmuck, Prothesen usw.) sollte die Patientin ablegen, da Metalle die Strahlung absorbieren und die Aufnahme verfälschen können
- Kurz vor der Untersuchung legen die Pflegenden der Patientin nahe, die Blase zu entleeren
- Um die Ausscheidung der Radiopharmaka über die Nieren zu beschleunigen, sollte die Patientin bereits vor der Untersuchung ca. 1 l Flüssigkeit trinken und auch danach noch für mindestens einen Tag vermehrt trinken und ihre Blase oft entleeren.

1.3.12 Endoskopie

DEFINITION

Endoskopie *(„Spiegelung")*: Direkte Betrachtung von Hohlräumen im Körper mittels eines Endoskops (röhrenförmiges, mit Lichtquelle und optischem System versehenes Instrument). Wesentlicher Vorteil im Vergleich zu den Röntgenverfahren ist, dass während einer Endoskopie auch eine Gewebeprobe entnommen werden kann, deren Beurteilung durch den Pathologen in den meisten Fällen die Differenzierung zwischen gut- und bösartigen Prozessen erlaubt.

Zystoskopie ➤ 4.10.5

Laparoskopie

In der Gynäkologie nimmt unter den endoskopischen Verfahren insbesondere die Laparoskopie eine wichtige Bedeutung ein. Dabei erlaubt die diagnostische **Laparoskopie** *(Bauchspiegelung*, in der Gynäkologie auch **Pelviskopie** = *Beckenspiegelung* genannt) eine

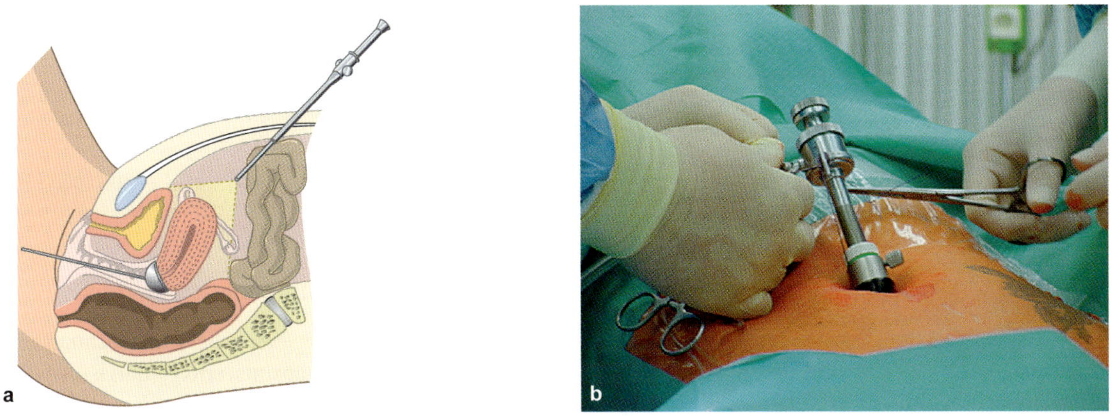

Abb. 1.28 Gynäkologische Laparoskopie (Pelviskopie). Eine Zervixsonde schiebt den Uterus nach cranio-caudal aus dem kleinen Becken heraus und fixiert ihn so für die optische Beurteilung und Manipulationen. [L138 (a), M438 (b)]

direkte Betrachtung der inneren Geschlechtsorgane (➤ Abb. 1.28). Sie ist z. B. bei V. a. Fehlbildungen der Ovarien oder Tuben, bei V. a. eine Extrauteringravidität, zur Abklärung unklarer Unterbauchschmerzen, zur Biopsieentnahme und zur Therapiekontrolle, z. B. beim Ovarialkarzinom, (➤ 3.11.6) angezeigt.

Therapeutisch kann die Laparoskopie z. B. zur Entfernung gutartiger Tumoren wie Myome und Ovarialtumoren (➤ 3.11.5, ➤ 3.11.6), zum Ausschälen von Zysten (➤ 3.11.3), zur Entfernung oberflächlicher Endometrioseherde (➤ 3.12.2), zum Lösen von Verwachsungen oder zur Durchführung einer Sterilisation (➤ 8.2.4) eingesetzt werden. Man spricht dann von **minimal-invasiven Eingriffen** *(minimal-invasive Chirurgie, MIC).* Durch die Entwicklung weiterer Instrumente können inzwischen auch größere Eingriffe, z. B. eine *Adnektomie* (ein- oder beidseitige operative Entfernung der Adnexe ➤ 3.11.1), eine *Hysterektomie* (operative Entfernung der Gebärmutter ➤ 3.12.5) oder onkologische Eingriffe mit Entfernung der Lymphknoten im kleinen Becken minimalinvasiv durchgeführt werden.

Die **Hauptkomplikationen** bestehen in Blutungen in die Bauchdecke oder -höhle, Peritonitis, Verletzung intraabdomineller Organe und Kreislaufstörungen bis zum Kollaps, außerdem in den Komplikationen, die durch den jeweiligen therapeutischen Eingriff bedingt sind. Grundsätzlich ist die Gefahr von Komplikationen bei diagnostischen Endoskopien geringer als bei therapeutischen Endoskopien. Der Arzt klärt die Patientin über die Untersuchung auf und holt ihre schriftliche Einverständniserklärung ein.

Durchführung

In Vollnarkose wird die Bauchhöhle über eine Kanüle mit Kohlensäuregas aufgebläht, sodass sich die inneren Organe gut voneinander abheben. Anschließend wird nach einem kleinen Bauchschnitt im Bereich des Nabels ein 20 cm langes, bleistiftdünnes Führungsrohr *(Laparoskop)* eingeführt. In diesem befinden sich Bündel von Glasfasern, die Licht von einer Lichtquelle außerhalb der Bauchhöhle in den Bauchraum leiten. Der Arzt kann sich nun die inneren Geschlechtsorgane ansehen. Spezialinstrumente, die ggf. zusätzlich über weitere Einstiche eingeführt werden (➤ Abb. 8.8), erlauben Biopsien und therapeutische Eingriffe.

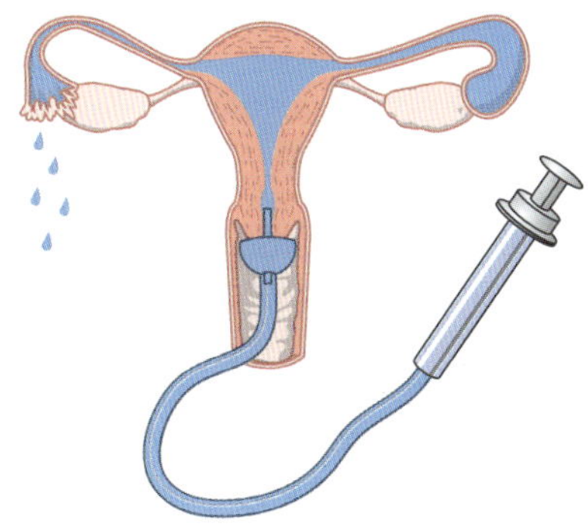

Abb. 1.29 Schematische Darstellung der Chromopertubation. Über einen Schlauch wird blau gefärbte Flüssigkeit in das Cavum uteri gespritzt. In diesem Fall kann die Flüssigkeit über die rechte Tube in die Bauchhöhle abfließen. Das linke Tubenende hingegen ist verschlossen, und die Flüssigkeit lagert sich dort an. [L138/L190]

Der Eingriff wird heute i. d. R. als ambulante Operation durchgeführt.

Pflege

Die Vorbereitungen einer diagnostischen Laparoskopie entsprechen denen einer kleinen Operation (➤ Tab. 3.2). Manchmal kann vor einer Laparoskopie aber nicht sicher entschieden werden, ob es bei der diagnostischen Laparoskopie bleiben wird, ob der Eingriff zur operativen Laparoskopie erweitert werden oder ob nicht doch eine Laparotomie (operative Eröffnung der Bauchhöhle) erforderlich sein wird. Erweist sich z. B. ein mutmaßlich gutartiger Tumor doch als bösartig, muss evtl. zu seiner Entfernung das Abdomen eröffnet werden. In diesen Fällen wird die Patientin vor der Laparoskopie vom Arzt über die Möglichkeit einer Operationsausweitung aufgeklärt und wie für eine Laparotomie bzw. den größtmöglichen Eingriff vorbereitet (➤ 1.4.2).

Das Vorgehen vor/nach der Operation beschreibt ➤ Kap. 3. Zusätzlich erforderliche Maßnahmen hängen von evtl. durchgeführten therapeutischen Eingriffen ab und werden vom Arzt angeordnet.

Pflege vor und nach gynäkologischen Operationen einschließlich Laparoskopie ➤ Tab. 3.2, ➤ Tab. 3.3

Viele Patientinnen können nach dem Eingriff erleichtert aufatmen, etwa wenn sich ein Karzinomverdacht nicht bestätigt hat. Bleibt aber z. B. nach einer diagnostischen Laparoskopie die Ursache der Sterilität oder der chronischen Unterbauchschmerzen weiter unklar, belastet das die Patientin sehr. Dann ist es eine wichtige Aufgabe der Pflegenden, für die Gefühle und Bedürfnisse der Patientin besonders sensibel zu sein, um herauszufinden, was ihr in dieser Situation hilft. So tut es einigen Frauen gut, darüber zu reden, während andere lieber alleingelassen werden wollen. Die Pflegenden bemühen sich, ein vertrauensvolles Verhältnis zur Patientin aufzubauen, um ein Gespür zu entwickeln, was ihr gut tut.

Chromopertubation

In der Sterilitätsdiagnostik (➤ 7.5) wird die Laparoskopie häufig mit einer **Chromopertubation** zur Prüfung der Durchgängigkeit der Eileiter verbunden. Dabei wird eine verdünnte Farblösung über eine Zervixsonde oder einen dünnen Katheter in die Gebärmutter eingespritzt. Bei durchgängigen Eileitern kann der Farbstoffaustritt in die Bauchhöhle laparoskopisch kontrolliert werden (➤ Abb. 1.28).

Pflege

- Die Untersuchung wird für die erste Zyklushälfte (7.–14. Zyklustag) geplant, um sicherzustellen, dass keine Schwangerschaft vorliegt.
- Vor der Untersuchung wird die Vagina antibiotisch und/oder antiseptisch behandelt, z. B. mit Mysteclin®- oder Chlorhexidin®-Vaginalovula (Arztanordnung).

Hysteroskopie

Durch die **Hysteroskopie** *(Spiegelung der Gebärmutterhöhle)* können Verklebungen, Septen, Myome oder Polypen in der Gebärmutterhöhle diagnostiziert und oft auch entfernt werden (➤ Abb. 1.30). Sie wird meist in Kurznarkose durchgeführt. Dieser Eingriff wird häufig mit einer Abrasio (➤ 1.3.13) kombiniert.

Pflege

Die Pflege entspricht deshalb derjenigen nach einer Abrasio uteri (➤ 1.3.13).

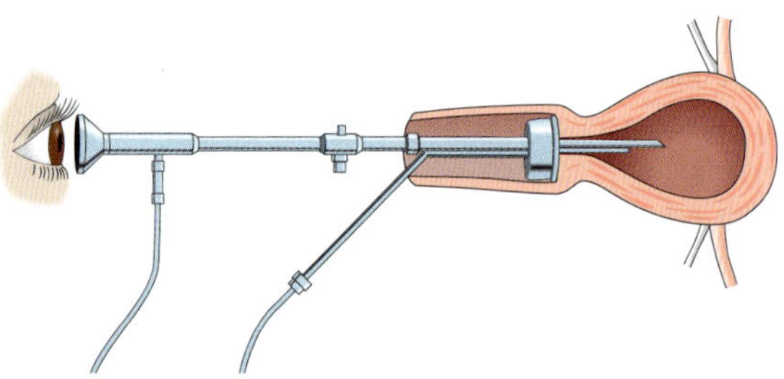

Abb. 1.30 Bei der Hysteroskopie wird zunächst das Hysteroskop in das Cavum uteri eingeführt, dann die Portio uteri durch einen mit Unterdruck fixierten Hysteroskopadapter verschlossen und das Cavum mit Kohlensäuregas oder Ringer-Lösung aufgefüllt. [L190]

1.3.13 Invasive Untersuchungsverfahren

Probeexzision

DEFINITION

Probeexzision *(PE)*: Gewinnung einer Gewebeprobe zur histologischen Untersuchung.

Mikroskopische Pathologie

Die **histologische** (feingewebliche) Untersuchung bzw. Beurteilung des entnommenen Präparats erfolgt durch den Pathologen mit Hilfe eines Mikroskops zur optischen Vergrößerung der Gewebeprobe. Diese mikroskopischen Verfahren dienen v. a. der **Tumordiagnostik.** Untersucht ein Pathologe während einer Operation entnommenes Tumorgewebe, so ist von einem *„Schnellschnitt"* die Rede. Dabei wird der Tumor auf Kriterien der Gut- oder Bösartigkeit überprüft und anschließend über den weiteren Operationsverlauf entschieden. Nach der Operation wird das Tumorgewebe nochmals sorgfältig im mikrobiologischen Labor aufgearbeitet und bewertet.

Probeexzision an Vulva, Vagina und Zervix

Bei einem mit bloßem Auge sichtbaren Tumor von Vulva, Vagina oder Zervix kann Material für die histologische Untersuchung durch eine einfache **Knips-** oder **Stanzbiopsie** oder durch das Ausschneiden mit dem Skalpell gewonnen werden. Für die Stanzbiopsie benötigt der Arzt eine Hohlnadelstanze (➤ Abb. 1.31b, ➤ Abb. 1.32), für die Knipsbiopsie stehen verschiedene Zangen zur Verfügung (➤ Abb. 1.33). Die entnommenen Gewebeproben werden sofort nach der Entnahme in eine Konservierungslösung (Formalin) gegeben und mit den nötigen Begleitpapieren zur histologischen Untersuchung ins Labor gebracht.

Eine Knips- oder Stanzbiopsie kann in örtlicher Betäubung, an der Portio auch ohne jegliche Anästhesie durchgeführt werden. Bei einer Probeexzision mit dem Skalpell richtet sich die Form der Analgesie nach dem Ausmaß des Eingriffs. Kleinere Gewebeentnahmen sind problemlos in örtlicher Betäubung möglich.

Pflege

Nach den Eingriffen achten die Pflegenden auf mögliche Nachblutungen. Klagt die Patientin über Schmerzen, verabreichen sie Analgetika nach Arztanordnung.

Probeexzision der Brust

Schnellschnittuntersuchung bei V. a. Brustkrebs ➤ 2.9.1

Gewebe aus der Brust wird i. d. R. mittels *Stanz-* oder *Feinnadelbiopsie* bzw. während der Operation durch Ausschneiden mit dem Skalpell gewonnen. Die **Stanzbiopsie** (➤ Abb. 1.31a) vor dem eigentlichen operativen Eingriff ist heute als Standard zur histologi-

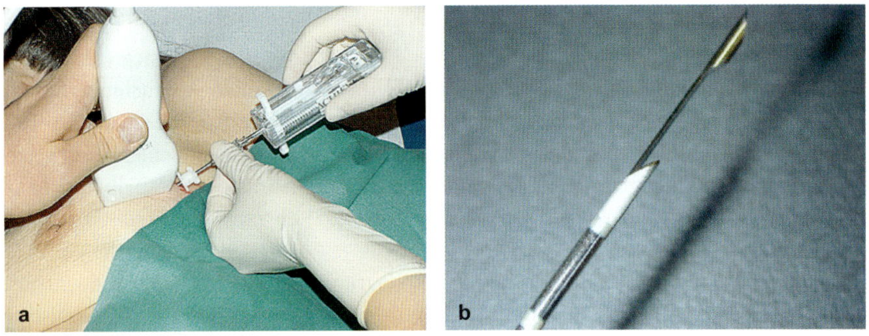

Abb. 1.31 Stanzgerät zur Abklärung von Mammabefunden (a) und Hohlnadelstanze (b) [M438 (a), T192 (b)]

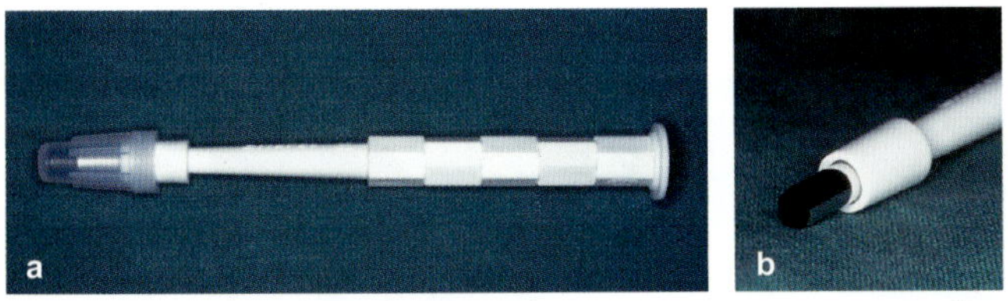

Abb. 1.32 Hohlnadelstanze [T192]

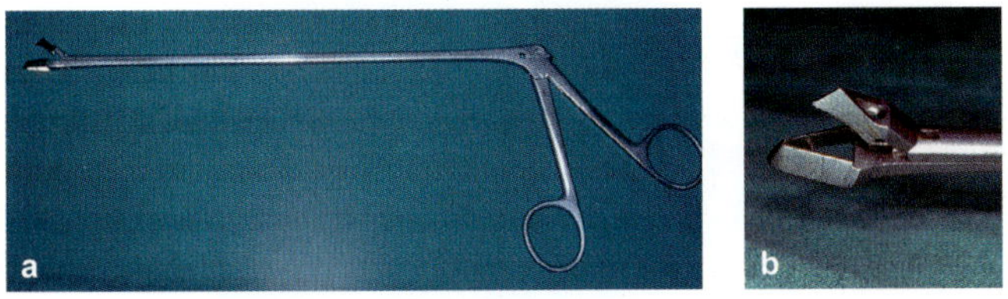

Abb. 1.33 Zange zur Knipsbiopsie [T192]

schen Sicherung anzusehen, um gemeinsam mit der Patientin nach Vorliegen des Ergebnisses (i. d. R. spätestens nach 24 Stunden) die weitere Therapie zu planen.

Die **Feinnadelbiopsie** wird – meist unter Ultraschallkontrolle – eingesetzt, um Zysten abzupunktieren oder kleinste Gewebsstücke zu gewinnen. Um dem Arzt das Aspirieren der Flüssigkeit zu erleichtern, wird die Spritze in einen *Pistolet-Griff* eingelegt. Dieser liegt besser in der Hand als eine einfache Spritze und lässt sich zielgerichteter führen. Eine spezielle Vorbereitung der Patientin ist nicht erforderlich.

Douglas-Punktion

Der **Douglas-Raum** zwischen Uterus und Rektum (➤ Abb. 1.34) ist die tiefste Stelle der Bauchhöhle, sodass sich dort freie Flüssigkeit ansammeln und von der Vagina aus abpunktiert werden kann. Durchgeführt wird die **Douglas-Punktion** zum Nachweis von freiem Blut im Bauchraum, zur Diagnostik und Therapie eines Douglasabszesses (z. B. durch Entzündungen der Adnexe mit Abszessbildung) und zur Punktion von Zysten. Die Douglas-Punktion wird zunehmend von der Sonografie (➤ 1.3.8) und Laparoskopie (➤ 1.3.12) abgelöst.

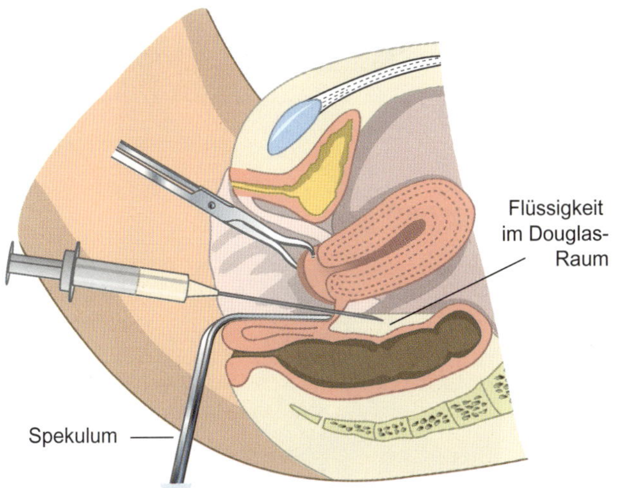

Abb. 1.34 Douglas-Punktion. Zuerst zieht der Arzt die Portio mit einer Kugelzange nach vorne. Dann sticht er vom hinteren Scheidengewölbe aus mit einer etwa 20 cm langen Punktionskanüle ein. Nachdem die Flüssigkeit abgeflossen oder abpunktiert ist, spült der Arzt den Douglas-Raum und legt häufig eine Zieldrainage ein. [L138]

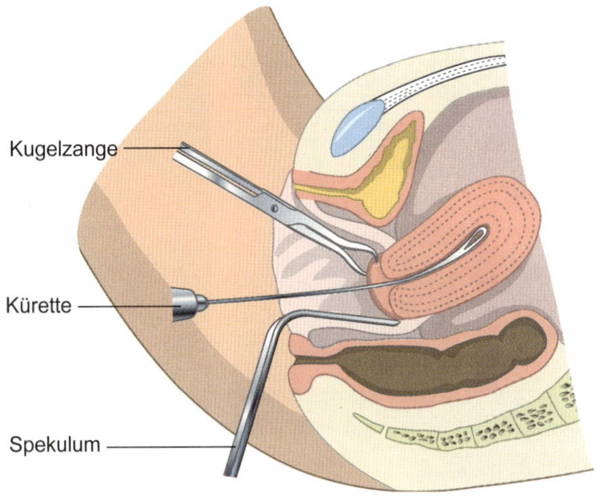

Abb. 1.35 Abrasio. Unter Spekulumsicht fasst der Arzt die Portio mit einer Kugelzange und zieht sie etwas nach unten (kaudal). Dadurch wird der Uterus gestreckt und der Zervikalkanal kann leichter passiert werden. Er wird zunächst mit immer dicker werdenden Hegar-Stiften gedehnt, bis die Kürette durch den Kanal passt. In ringsum geführten Bewegungen in Uteruslängsrichtung wird die Funktionalis abgeschabt und anschließend der histologischen Untersuchung zugeführt. [L138]

Abrasio uteri, Kürettage

Der zytologische Abstrich (➤ 1.3.6) gibt lediglich Auskunft über das Epithel im Zervixbereich. Besteht der Verdacht auf ein Karzinom in der Gebärmutterhöhle, muss die gesamte oberste Schicht der Gebärmutterschleimhaut *(Funktionalis)* durch eine **Abrasio uteri** *(Kürettage, Curettage, Ausschabung)* (➤ Abb. 1.35) abgetragen und histologisch untersucht werden.

Der Eingriff (➤ Abb. 1.36) wird meist in Vollnarkose durchgeführt. Als Hauptkomplikationen sind Nachblutungen und (aufsteigende) Infektionen zu nennen. Selten kommt es auch vor, dass der Arzt die Gebärmutterwand perforiert, evtl. ohne es zu bemerken. Dann können Blutungen in die Bauchhöhle *(innere Blutungen)* auftreten, die sich v. a. durch Kreislaufreaktionen infolge des Blutverlustes (Blutdruckabfall, Pulsanstieg, evtl. Schock), Zunahme des Bauchumfangs und Schmerzen äußern.

Diagnostisch werden bei Karzinomverdacht Korpus- und Zervixschleimhaut getrennt (in „Fraktionen") gesammelt und untersucht, deshalb spricht man auch von einer **fraktionierten Abrasio** oder *Zervix-Corpus-Curettage.* Zunächst wird die Zervix abradiert und dann die Größe der Gebärmutter mit Hilfe einer Sonde bestimmt (sog. Sondenlänge). Anschließend wird der Zervikalkanal mit speziellen Metallstiften *(Hegar-Stiften,* ➤ Abb. 1.36e) in aufsteigender Größe geweitet und die Korpusschleimhaut ausgeschabt. Hierbei achtet der Arzt darauf, dass er alle Stellen der Gebärmutterhöhle erreicht.

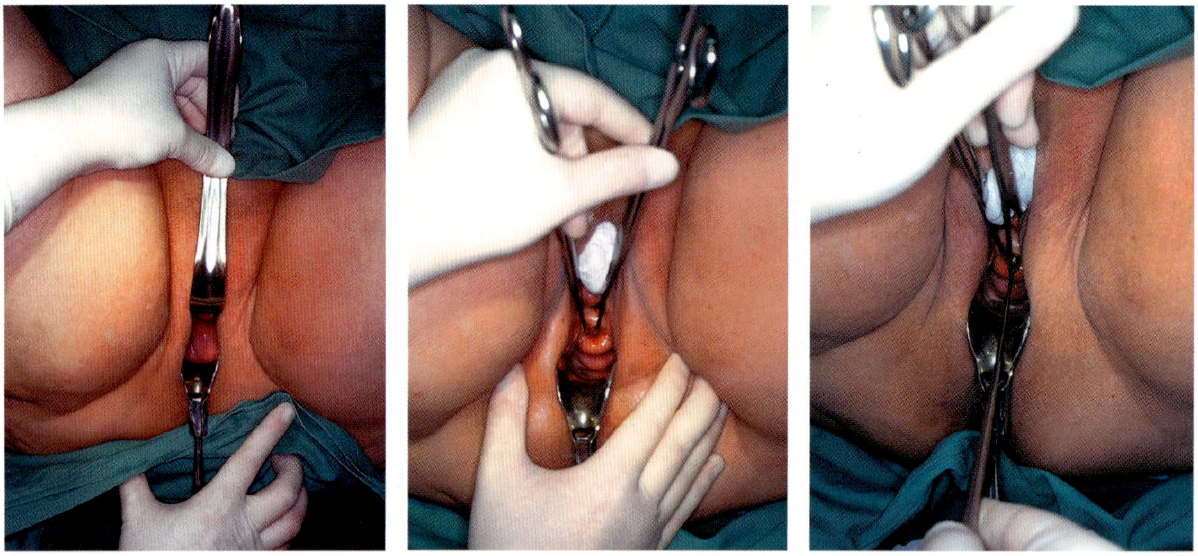

a Spekulumeinstellung der Portio.

b Anhaken der vorderen Muttermundslippe mit zwei Kugelzangen.

c Kürettage der Zervix mit kleiner Kürette.

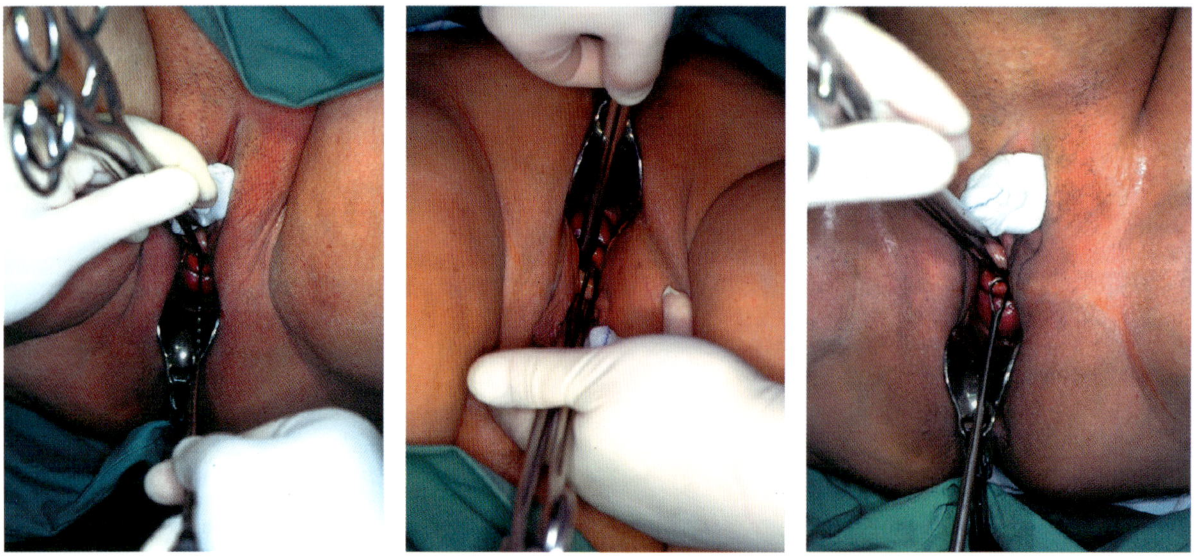

d Messen der Uterussondenlänge.

e Dilatation des Zervikalkanals mit Hegar-Stiften.

f Kürettage des Cavum uteri mit großer Kürette.

Abb. 1.36 Durchführung einer Abrasio uteri [T192]

Anders als bei der **nichtfraktionierten Abrasio** können abradierte Tumorzellen bei der fraktionierten Abrasio der Zervix oder dem Korpus zugeordnet werden, was Konsequenzen für die folgende Behandlungsstrategie hat. Therapeutisch wird eine Abrasio z. B. bei Gebärmutterpolypen oder nach einer Fehlgeburt (➤ 11.2) eingesetzt.

Die Abrasio wird heute i. d. R. mit einer Spiegelung der Gebärmutter (➤ 1.3.12) kombiniert.

Pflege bei Abrasio uteri

- Die postoperativen Schmerzen entsprechen meist den Schmerzen während der Menstruation und bedürfen normalerweise keiner medikamentösen Behandlung
- Wegen der Gefahr einer inneren Blutung ist die Überwachung der Kreislaufparameter wichtig.

Pflege vor und nach gynäkologischen Operationen einschließlich Abrasio ➤ Tab. 3.2, ➤ Tab. 3.3

Konisation

Mit der **Konisation** werden karzinomverdächtige Befunde der Zervix (➤ 3.12.5, ➤ Abb. 1.37) abgeklärt. Dabei schneidet der Operateur unter Vollnarkose ein kegelförmiges Gewebestück (griech. *konos* = Kegel) aus der Portio heraus und schickt es zur histologischen Untersuchung.

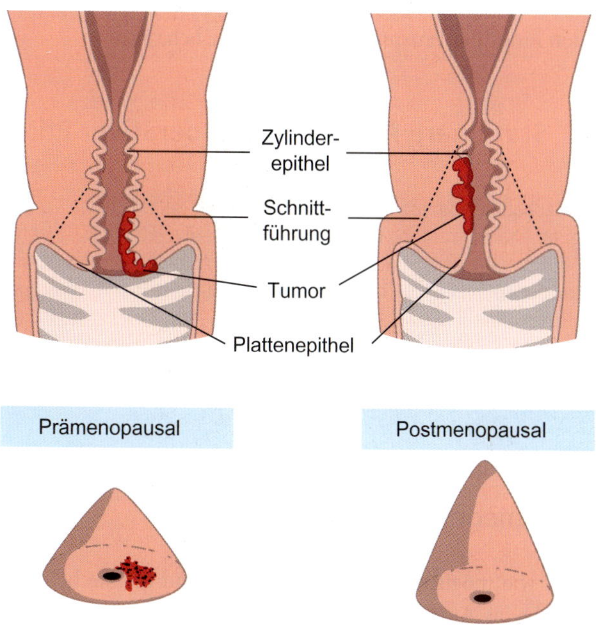

Abb. 1.37 Konisation. Die Schnittführung hängt vom Alter der Patientin ab. Vor der Menopause ist die Prädilektionsstelle für Karzinome eher auf der Portiooberfläche zu finden, im Senium hingegen im Zervikalkanal. Bei geschlechtsreifen Frauen wird dementsprechend ein flacher Konus entfernt, bei Frauen in der Postmenopause ein spitzer Konus. [L138]

Bei dem Eingriff wird das gesamte verdächtige Gewebe erfasst, um einerseits alle verdächtigen Bezirke untersuchen zu können und andererseits auch alle Problemzonen zu entfernen. Aus diesem Grund ist die Konisation nicht nur ein diagnostischer, sondern auch ein therapeutischer Eingriff. Um auch hochsitzende *(endozervikale)* Veränderungen zu diagnostizieren, schließt sich der Konisation immer eine Abrasio des Restzervikalkanals *(Abrasio cervicis)* an.

Pflege

Pflege vor und nach gynäkologischen Operationen einschließlich Konisation ➤ Tab. 3.2, ➤ Tab. 3.3

VORSICHT!

Zwischen dem 6. und 10. postoperativen Tag können Nachblutungen durch Ablösen des Wundschorfs auftreten. Die Patientin sollte hierüber Bescheid wissen und sich trotz des nur geringen oder fehlenden Krankheitsgefühls körperlich schonen.

1.4 Perioperative Pflege in der Gynäkologie

Ambulante Operationen

Unter einer **ambulanten Operation** versteht man ausgewählte chirurgische Eingriffe, die im Krankenhaus oder in einer gynäkologischen Praxis ohne anschließende Übernachtung erfolgen. Es handelt sich dabei um kleine bis mittelgroße Operationen bei Patientinnen, die wenig vorerkrankt sind und nach der Entlassung in der häuslichen Umgebung versorgt werden. In der Nachsorge spielt die Kooperation von Krankenhaus und niedergelassenen Leistungserbringern, also v. a. dem weiterbehandelnden Arzt und ambulantem Pflegedienst, eine wesentliche Rolle.

Ambulante Operationen haben aber auch einen wirtschaftlichen Aspekt. Die gesetzlichen Rahmenbedingungen im Gesundheitswesen haben unter dem Einfluss zunehmender Mittelverknappung der gesetzlichen Krankenversicherung *(GKV)* und der DRGs dazu geführt, dass operative Behandlungen bzw. Disziplinen aus der stationären Versorgung in den ambulanten Sektor verlagert wurden. Dazu zählen v. a. Sterilisation (➤ 8.2.4), Konisation und Abrasio (➤ 1.3.13).

1.4.1 Prästationäre Phase

Ziel der **prästationären Phase** ist die optimale Vorbereitung der Patientin auf ihre Operation, um das Operationsrisiko so gering wie möglich zu halten.

Im Idealfall beginnt die präoperative Vorbereitung der Patientin bereits mit der Indikationsstellung. Diese findet bei einem geplanten Eingriff meist im Rahmen einer ambulanten Vorstellung der Patientin statt. Nach Bedarf werden folgende Maßnahmen eingeleitet:

- Beurteilung der OP- und Narkosefähigkeit der Patientin
- OP- und Narkose-Aufklärung
- Behandlung internistischer Begleiterkrankungen
- Sanierung der Hautverhältnisse im Operationsgebiet.

OP- und Anästhesiefähigkeit der Patientin

Wurde bei einer ambulanten Vorstellung der Patientin die OP-Indikation gestellt, wird in einem *anästhesiologischen Gespräch* die Frage der OP- bzw. Anästhesiefähigkeit geklärt. Dies ist v.a. bei Patientinnen mit bekannten Risikofaktoren wichtig, z.B. chronischer Bronchitis oder Niereninsuffizienz.

In den meisten Häusern gibt es hausinterne Standards bezüglich der präoperativen Routine- und Zusatzdiagnostik. Diese sind aber nicht einheitlich.

OP- und Anästhesie-Aufklärung

Eine Operation stellt vom rechtlichen Standpunkt aus betrachtet eine Körperverletzung dar. Sie ist nur dann rechtmäßig, wenn eine Indikation vorliegt und die Patientin ihre Einwilligung dazu gibt. Ausgenommen sind Notfalloperationen, bei denen davon ausgegangen werden kann, dass die Patientin dem Eingriff zustimmen würde, falls sie dazu in der Lage wäre *(mutmaßliche Einwilligung).*

- **Indikation:** Der Eingriff muss medizinisch angezeigt *(indiziert)* sein. Dies ist z.B. bei einer Extrauteringravidität (➤ 11.1) oder bei einem Mammakarzinom (➤ 2.9) der Fall
- Vor einer Operation müssen sowohl der Operateur als auch der Anästhesist eine schriftliche Einverständniserklärung der Patientin einholen. Voraussetzung für die (rechtsgültige) **Einwilligung** in eine Operation ist ein vorausgegangenes **Aufklärungs-** und **Beratungsgespräch,** in dem bestimmte Inhalte angesprochen werden müssen
- Die **Aufklärung** muss dem Bildungsstand, dem Informationsbedürfnis, dem Sprachverständnis und der körperlichen Verfassung der Patientin entsprechen und ggf. unter Zeugen schriftlich festgehalten werden. Anschließend muss die Patientin ausreichend Bedenkzeit haben, um sich für oder gegen den Eingriff entscheiden zu können. Bei geplanten Operationen werden hierfür vom Gesetzgeber 24 Stunden als ausreichend angesehen; je nach Dringlichkeit des Eingriffs kann es aber auch notwendig sein, diese Zeit zu verkürzen.

Jeder invasive Eingriff stellt eine Ausnahmesituation für die Patientin und ihre Angehörigen dar. Die Pflegenden, die täglich mit Operationen zu tun haben, mögen insbesondere kleine Eingriffe, etwa Abrasiones (➤ 1.13), als Routine ansehen, doch ist dies bei der Patientin nie der Fall. Sie braucht Unterstützung und Bestärkung, um der für sie bedrohlichen Situation begegnen zu können.

Behandlung internistischer Begleiterkrankungen

Zahlreiche **internistische (Begleit)Erkrankungen** vergrößern das Risiko perioperativer Komplikationen. Zahlenmäßig spielen heute Hypertonie, Diabetes mellitus und chronische Atemwegsentzündungen die Hauptrollen. Eine optimale „Einstellung" dieser Erkrankungen ist meist auch ambulant möglich, verkürzt den Krankenhausaufenthalt erheblich und senkt das Operationsrisiko.

- Bestimmte **Medikamente** müssen vor einer geplanten Operation ab- oder umgesetzt werden, etwa Medikamente aus der Gruppe der Cumarine, z.B. Marcumar®, und Thrombozytenaggregationshemmer, z.B. ASS®

Ob es notwendig ist, die „Pille" abzusetzen, wird zurzeit kontrovers diskutiert. Da bei Einnahme oraler Kontrazeptiva aber das Thrombose- und Embolierisiko steigt, empfiehlt sich bei Eingriffen mit einer Dauer von über 60 Minuten und bei mehrtägiger Bettruhe auf jeden Fall, hormonelle Ovulationshemmer abzusetzen (➤ 8.2.3).

- Vor der stationären Aufnahme wird bei Frauen im gebärfähigen Alter eine **Schwangerschaft** ausgeschlossen, um eine Fruchtschädigung durch Medikamente oder Röntgenstrahlen zu vermeiden.

Sanierung der Hautverhältnisse im Operationsgebiet

Infektiöse Hauterkrankungen im Operationsgebiet, z.B. eitrige Infektionen oder Hautpilzerkrankungen, erhöhen das Risiko von Wundinfektionen erheblich. Sie werden daher rechtzeitig vor geplanten Eingriffen entsprechend der Keime behandelt.

1.4.2 Stationäre Phase mit präoperativer Pflege

Alle Maßnahmen der präoperativen Pflege dienen der optimalen Vorbereitung der Patientin auf die bevorstehende Operation. Einige Maßnahmen, z.B. das präoperative Einüben von Atem- oder Aufstehtechniken oder das Beckenbodentraining (➤ 4.8), sollen der Frau unmittelbar die postoperative Phase erleichtern und Komplikationen verhüten. Gleichzeitig ermöglichen die Maßnahmen der präoperativen Pflege die Kontaktaufnahme von Pflegenden und Patientin (➤ Abb. 1.38), die für eine vertrauensvolle Atmosphäre im Genesungsprozess bedeutsam ist.

Aufnahmegespräch

So früh wie möglich führen die Patientin und die sie betreuende Pflegende das **Aufnahmegespräch,** das Ausgangspunkt einer vertrauensvollen Zusammenarbeit sein kann, wenn die Pflegende die Äußerungen der Patientin ernst nimmt und sensibel auf ihre Signale reagiert. Möchte die Frau über ihre Ängste sprechen, geht die Pflegende darauf ein (siehe psychische Betreuung), möchte die Frau nicht so viel reden, respektiert sie auch diesen Wunsch. Wird in

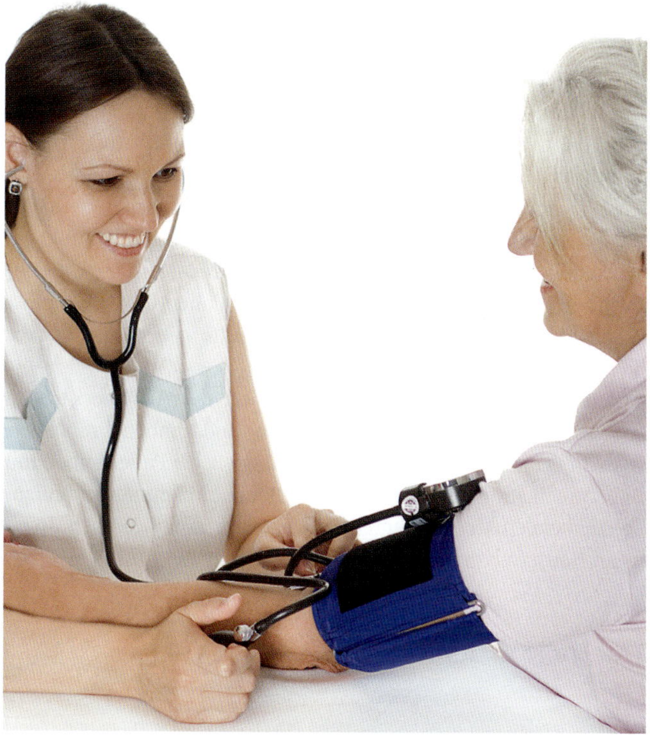

Abb. 1.38 Neben der Beobachtung und Dokumentation „objektiver" Werte wie Blutdruck oder Puls gehen die Pflegenden auch auf die Gefühlslage der Patientin ein. Auch wenn der Stationsalltag hektisch ist und sich die Pflegenden nicht immer Zeit für ein langes Gespräch nehmen können, nutzen sie die Möglichkeit, der Patientin bei jeder Tätigkeit zu zeigen, dass sie sie mit all ihren Gefühlen wertschätzen und sie sich evtl. vorhandener Ängste nicht zu schämen braucht. Das Gefühl, verstanden zu werden und nicht allein zu sein, kann der Frau ein Stück weit in der belastenden Situation vor der Operation helfen. [J787]

dem Gespräch deutlich, dass die Patientin über den bevorstehenden Eingriff nicht ausreichend informiert ist, obwohl sie vom Arzt bereits aufgeklärt wurde, weist die Pflegende den Stationsarzt darauf hin.

Ein weiterer Bestandteil des Aufnahmegesprächs sind Fragen nach dem aktuellen Befinden der Patientin. Zwar fragt auch der Arzt in der ärztlichen Anamnese danach, doch findet das Erstgespräch zwischen Patientin und Pflegender meist vor der ärztlichen Anamnese statt, sodass Befindlichkeitsstörungen oder Erkrankungen, die den geplanten Eingriff gefährden, z. B. Infekte der oberen Atemwege, eher erkannt und dem Arzt mitgeteilt werden können. Dieser entscheidet dann, ob der Eingriff wie geplant stattfindet oder verschoben werden muss. Auf diese Weise können der Patientin eine unnötige Operationsvorbereitung und die besondere psychische Belastung durch eine Verschiebung ganz kurz vor dem Eingriff erspart werden.

Nach dem Erstgespräch erfassen die Pflegenden die Körpermaße und Vitalzeichen der Patientin und dokumentieren sie. Sie überprüfen die Krankenunterlagen auf ihre Vollständigkeit und bereiten noch erforderliche präoperative Untersuchungen vor. Sind Blutkonserven bereitzustellen, organisieren dies i. d. R. ebenfalls die Pflegenden.

Psychische Betreuung

Gute perioperative Pflege zeichnet sich nicht nur durch die Sorge um die körperlichen Belange der Patientin aus, sondern bezieht immer auch die Begleitung der Patientin in ihrer individuellen Situation ein.

Eine bevorstehende Operation ist für die meisten Patientinnen und ihre Angehörigen eine große psychische Belastung. Auch wenn die Frauen die Notwendigkeit der Operation einsehen und sich von ihr eine Besserung ihrer Beschwerden erhoffen, empfinden sie die Operation oder die Anästhesie als diffuse Bedrohung. Die innere Auseinandersetzung mit ihren Gefühlen und das Aussprechen ihrer Ängste können den Patientinnen oft schon helfen, mit der Situation besser fertig zu werden. Während die Patientin ihre Ängste konkretisiert, wird ihr bewusst, wovor sie wirklich Angst hat, und die Pflegenden können adäquat darauf eingehen. Im Vordergrund steht dabei oft die Angst vor postoperativen Schmerzen. Hier kann die Patientin evtl. durch die Erklärung beruhigt werden, dass diese Schmerzen sich durch etablierte Schmerzmittel gut beherrschen lassen und sie sich bei Schmerzen jederzeit melden kann.

Besonders unangenehm ist es für die Patientin, wenn ihre Operation verschoben werden muss, z. B. wegen einer Notfall-OP. Überreaktionen der Patientin in dieser Situation sind nicht persönlich gemeint, sondern Ausdruck ihrer psychischen Belastung. Entsprechend sensibel reagieren die Pflegenden auf Unmut oder gar Aggressionen.

Ängste und Gefühle bei (drohendem) Organverlust ➤ 2.9.2

Nahrungskarenz

Nahrungskarenz bei speziellen Eingriffen an den Geschlechtsorganen ➤ Tab. 3.2

Um eine Aspiration bei der Narkoseeinleitung zu vermeiden, darf die Patientin 6–8 Stunden vor Einleitung der Anästhesie nicht essen, nicht trinken, nicht rauchen und kein Kaugummi kauen (regt die Magensaftproduktion an). Bei kleinen Eingriffen erhält die Patientin am Vorabend der Operation i. d. R. noch leichte Kost. Nach dieser Abendmahlzeit soll die Patientin dann nicht mehr essen und ab ca. 24:00 Uhr bis zur Operation auch nicht mehr trinken.

Eine orale Prämedikation widerspricht nicht dem Nüchternheitsgebot!

Darm vorbereiten

Darmvorbereitung bei speziellen Eingriffen an den Geschlechtsorganen ➤ Tab. 3.2

Bei Eingriffen außerhalb des Magen-Darm-Trakts genügt i. d. R. die Entleerung des Rektums z. B. mittels eines Klysmas am Vorabend der Operation, um einer intraoperativen Darmentleerung und einer postoperativen Darmatonie vorzubeugen. Liegen die zu operierenden Organe jedoch in der Nähe des Darms, wie etwa der Uterus oder die Adnexe, ist ein Reinigungseinlauf, ggf. in Kombination mit oralen Abführmitteln, erforderlich, um die Operationsbedingungen zu verbessern (ein voller Darm verdrängt die benachbarten Organe).

Körper reinigen

Falls organisatorisch möglich, duscht die Patientin am Morgen der Operation, sonst am Vorabend. Auch der Nabel muss gründlich gereinigt werden. Weniger mobile Patientinnen werden von den Pflegenden unterstützt. Nach der Körperreinigung zieht die Frau frische Wäsche an.

An Hand- und Fußnägeln wird vor der Körperhygiene ggf. Nagellack entfernt, da er eine zuverlässige Beurteilung der Durchblutung erschwert. Auch entfernbarer Körperschmuck, wie z. B. Ohrringe oder Piercings, müssen aus der Haut gelöst werden. Am OP-Tag soll die Patientin auf Make-up verzichten, weil es unter der Narkose zu tränenden Augen kommen kann.

Operationsfeld vorbereiten

Haare im Bereich des Operationsfelds werden i. d. R. entfernt oder gekürzt (sog. Clipping), da sie als Keimträger Wundinfektionen begünstigen (➤ Abb. 1.39). Dabei wird wegen einer evtl. notwendigen Erweiterung des Hautschnitts ein ausreichender Sicherheitsabstand eingehalten. Bei der Rasur ist darauf zu achten, dass die Haut der Patientin nicht verletzt wird. Kleine Hautläsionen *(Mikroläsionen)* sind durch austretende Körperflüssigkeit ein guter Nährboden für Bakterien. Außerdem entfällt an diesen Stellen die Schutzfunktion der Haut. Mikroläsionen können jedoch bei jeder Rasur auftreten (das ist auch der Grund, warum manche Gynäkologen eine Rasur ablehnen und die Haare im Operationsgebiet nur mit der Schere kürzen lassen). Die Rasur soll möglichst kurz vor der Operation erfolgen, um die Keimbesiedelung so gering wie möglich zu halten. In vielen Häusern erfolgt sie deshalb nicht auf der Station, sondern unmittelbar bei der OP-Vorbereitung im OP-Trakt.

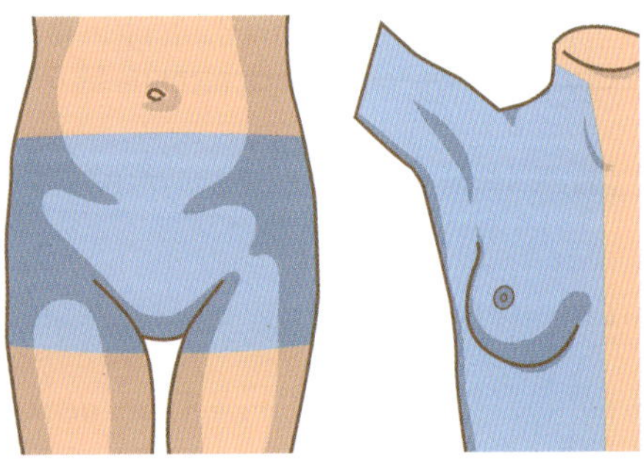

Abb. 1.39 Rasurschema bei vaginaler oder abdominaler Hysterektomie und bei Mammaoperationen [L138]

Prämedikation

Ziel der **Prämedikation** ist die **Anxiolyse,** d. h. das Dämpfen von Angst- und Spannungszuständen. Hierzu erhält die Patientin die vom Anästhesisten während des anästhesiologischen Aufklärungsgesprächs *(Prämedikationsvisite)* festgelegten Medikamente. Um ein Wirkoptimum kurz vor der Operation zu erreichen, wird die Medikation am OP-Tag pünktlich zum angeordneten Zeitpunkt gegeben. Häufige Nebenwirkung der Medikamente ist eine beeinträchtigte Kreislaufregulation, weshalb die Patientin vor Gabe der Prämedikation noch einmal auf die Toilette gehen und danach nicht mehr alleine aufstehen sollte.

Beim anästhesiologischen Gespräch legt der Anästhesist auch fest, wie die perioperative Thrombose- und Embolieprophylaxe aussieht *(Low-Dose-Heparinisierung)* und wie bei Patientinnen mit Dauermedikation zu verfahren ist, z. B. bei Einnahme von blutzuckersenkenden Medikamenten oder Schilddrüsenhormonen. In einigen Häusern regeln dies auch die Gynäkologen.

Transport in den OP

Die Pflegenden führen alle Tätigkeiten am Operationstag ruhig und ohne Hektik aus, da sich Unruhe und Fahrigkeit auf die ohnehin schon nervlich angespannte Patientin übertragen.

Am OP-Morgen zielen die Pflegemaßnahmen darauf ab, die letzten Vorbereitungen für den operativen Eingriff zu treffen bzw. die Patientin in den OP zu begleiten. Die Pflegenden:

- Informieren die Patientin rechtzeitig, dass sie während der Operation keine Zahnprothese, Brille, Kontaktlinsen, Hörgerät oder Schmuck tragen darf
- Legen ihr ein Klinikhemd, eine Kopfhaube und ggf. Antithrombosestrümpfe bereit
- Verwahren ggf. Schmuck, Bargeld und andere Wertgegenstände diebstahlsicher in einem mit dem Namen der Patientin versehenen Umschlag und dokumentieren diese Maßnahme aus juristischen Gründen nach hausinternen Richtlinien
- Bereiten die nach der OP notwendigen Lagerungsmittel vor, z. B. die RHOMBO-MED®-Armrampe, um den Arm nach operativer Entfernung eines Mammakarzinoms hochzulagern (➤ 2.9.2, ➤ Abb. 2.19)
- Stellen alle Unterlagen zusammen, die in den OP mitgegeben werden (Patientenakte mit Verlaufskurve; Laborwerte und Untersuchungsbefunde, Röntgenaufnahmen, ggf. Krankenunterlagen früherer Klinikaufenthalte, Einverständniserklärungen für Operation und Anästhesie)
- Fahren die Patientin nach Abruf der Operationsabteilung zur OP-Schleuse und übergeben sie an das verantwortliche Team
- Wünschen der Patientin alles Gute für den Eingriff.

1.4.3 Operative Phase

Anästhesie und operativer Eingriff

Die operative Phase beginnt mit dem Einschleusen in den OP-Bereich. Mit Einleitung der Anästhesie wird die Patientin auf dem OP-Tisch gelagert und für die Operation vorbereitet. Nachdem die Haut desinfiziert und mit OP-Tüchern abgedeckt ist, beginnt der Gynäkologe mit dem Hautschnitt und führt anschließend die spezielle Operationstechnik durch (➤ Abb. 1.40). Ist der Eingriff beendet, werden i. d. R. vor dem Verschluss der OP-Wunde ein oder mehrere **Drainagen** (engl.: *to drain* = ableiten, trockenlegen) in die Wundhöhle oder andere eröffnete Hohlräume eingebracht, um Blut und Wundsekret abzuleiten. Dies beugt Hämatomen und Infektionen vor (Wundsekret ist ein optimaler Nährboden für Bakterien). Die Drainagen werden in der Reihenfolge ihres Einbringens beschriftet, damit bei Auffälligkeiten auf die Lokalisation geschlossen werden kann. Zur Anwendung kommen offene und geschlossene Drainagesysteme mit oder ohne Vakuum.

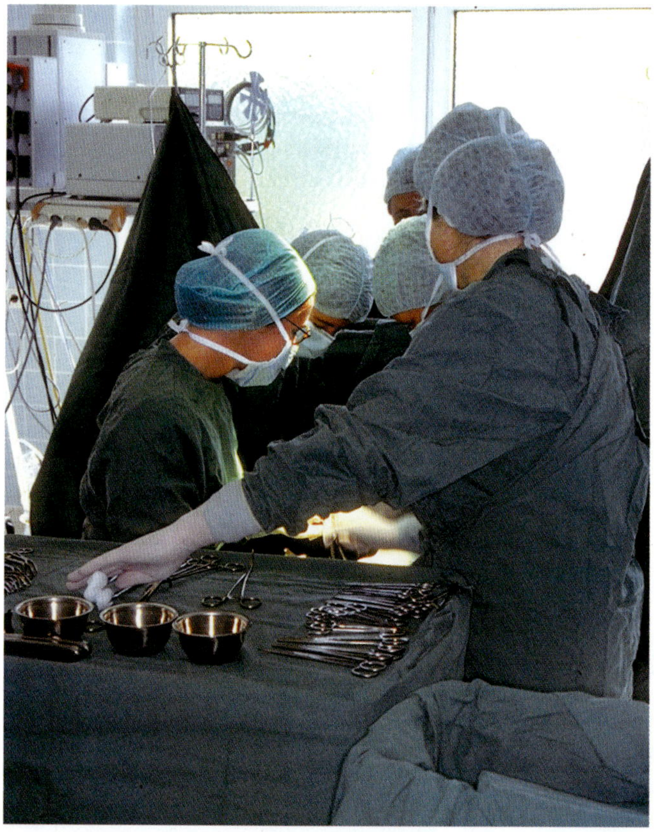

Abb. 1.40 Setting eines gynäkologischen Eingriffs [T192]

Wunddrainagen

Gummilasche, Silikon-Kurzdrain, Penrose-Drainage, Easy-Flow-Drain

Bei kleinen, oberflächlichen Wundhöhlen, z. B. nach Spalten eines Mamma-Abszesses, legt der Arzt entweder eine **Gummilasche,** einen **Silikon-Kurzdrain,** eine **Penrose-Drainage** (Drainage mit eingezogenem Gazestreifen) oder einen **Easy-Flow-Drain** (außen geriffeltes Kunststoffrohr mit geringem Innendurchmesser) ein. Diese verhindern einen vorzeitigen Wundverschluss und damit einen Sekretstau. Das Wundsekret wird ohne Sog infolge des Kapillareffekts (Dochtwirkung) in die Wundauflage oder beim Easy-Flow-Drain auch in einen Adhäsivbeutel, der über dem Austrittsbereich der Drainage auf der Haut haftet, abgeleitet. Damit die Drainage nicht verrutscht, wird sie entweder mit der letzten Hautnaht oder mit einer sterilen Sicherheitsnadel fixiert. Wegen des Infektionsrisikos wird sie i. d. R. nach 24–48 Stunden, spätestens nach 4–6 Tagen entfernt.

Robinson-Drainage

Bei der **Robinson-Drainage** handelt es sich um ein geschlossenes Wunddrainagesystem, bei dem der Beutel nicht gewechselt, das Sekret aber über einen Ablaufstutzen entleert werden kann. Die Robinson-Drainage wird intraabdominal eingelegt (z. B. bei einer Hysterektomie ➤ 3.12.5) und arbeitet nach dem Heber-Prinzip ohne Sog. Der Gewebedruck verdrängt auf Grund der erhöhten Gewebespannung das angestaute Sekret, das durch die Drainage abgeleitet wird. Der Operateur legt das Drainagerohr am tiefsten Punkt der Wundhöhle bzw. des Operationsgebiets ein (hier sammelt sich das Wundsekret) und leitet es nach Möglichkeit unterhalb davon aus.

Redon-Saugdrainage

Eine **Redon-Saugdrainage** besteht aus zwei Teilen:

- Einem *Drainageschlauch,* dessen eines Ende seitliche Perforationen aufweist, um das Sekret abzuleiten, und das in der Wunde bleibt. Das andere Ende wird intraoperativ mit einem Spieß durch die Haut ausgeleitet und mit dem Sekretauffangbehältnis verbunden. Damit der Drainageschlauch nicht versehentlich herausgerissen wird, wird er mit Pflaster oder einer Annaht fixiert
- Einer *Vakuum-Saugflasche,* die mit einer Klemme versehen ist, die erst nach dem Wundverschluss geöffnet wird, damit sich das Vakuum nicht ausgleicht. Wird sehr viel Wundsekret angesaugt, wird die Flasche unter sterilen Kautelen gewechselt.

Redon-Saugdrainagen, die z. B. bei einem Kaiserschnitt oder einer Laparotomie genutzt werden, liegen meist unter der Muskelfaszie *(subfaszial)* oder im Unterhautfettgewebe *(subkutan).* Durch den Sog werden die Wundflächen zusammengezogen, wodurch sie schneller verkleben und zusammenwachsen und eine Hohlraumbildung im Wundbereich verhindert wird. In Abhängigkeit von der Wundsekretionsmenge werden sie nach 48–72 Stunden entfernt.

Saug-Spüldrainage

Eine **Saug-Spüldrainage** dient der kontinuierlichen Spülung von infizierten Wundhöhlen, z. B. bei einer ausgedehnten Adnexitis mit Abszessbildung im Bauchraum (➤ 3.11.1). Über 1–2 zuführende Drainageschläuche wird die Wundhöhle mit Ringer-Lösung (ggf. mit Antibiotikazusatz) gespült. Über zwei weitere Drainagen mit größerem Lumen fließen Spülflüssigkeit und Wundsekret wieder ab. Dadurch wird die Wundhöhle mechanisch gereinigt und die Keimkonzentration gesenkt. Wie lange gespült wird, ist von Haus zu Haus unterschiedlich; häufig wird die Drainage für 5–8 Tage belassen. Dann werden zunächst die zuführenden, nach vollständiger Sekretentleerung dann 1–2 Tage später die abführenden Drainageschläuche gezogen.

Wundverschluss

Nach der Operation wird die Wunde schichtweise verschlossen, z. B. Muskel → Faszie → Subkutis → Haut. Dabei werden die durchtrennten anatomischen Strukturen möglichst genau wieder adaptiert. Dadurch wird zum einen die physiologische Funktion der Gewebe (weitgehend) wiederhergestellt, zum anderen werden Wundhöhlen vermieden, die mit Blut und Gewebeflüssigkeit volllaufen und einen Infektionsherd darstellen.

Hautnähte

Für den Verschluss der Haut kann unterschiedliches **Nahtmaterial,** z. B. Clips oder Fäden, die sich in Fadenstärke, -material und -aufbau/Verarbeitung unterscheiden, und können unterschiedliche **Nahttechniken** (➤ Abb. 1.41) eingesetzt werden, z. B. U-Nähte oder Einzelknopfnähte. Am häufigsten werden dafür nicht resorbierbare Fäden verwendet. Bei einer **Intrakutannaht** wird die Haut so adaptiert, dass der Faden nicht bei jedem Stich aus der Haut ausgeleitet werden muss. Damit wird ein kosmetisch gutes Ergebnis erzielt. Müssen lange OP-Wunden unter Zeitdruck verschlossen werden, werden auch Klammerapparate eingesetzt.

Anästhesieausleitung

Während der gesamten Operation überwacht und dokumentiert das Anästhesie-Team die Medikamentenzufuhr sowie die Vitalfunktionen der Patientin. Gegen Ende der Operation wird die Anästhesie ausgeleitet. Nach längeren Operationen oder bei kritischem Allgemeinzustand wird die Patientin nicht sofort extubiert, sondern noch für eine gewisse Zeit auf der Intensivstation nachbeatmet. Bei stabilen Herz-Kreislauf-Verhältnissen und guter Spontanatmung wird die Patientin aus dem OP in den Aufwachraum verlegt. Hier wird sie unter kontinuierlichem Monitoring weiter überwacht, bis alle Narkosewirkungen abgeklungen sind.

1.4.4 Stationäre Phase mit postoperativer Pflege

Übernahme der Patientin aus dem Aufwachraum

Nach kleinen oder mittelgroßen Operationen können die meisten Patientinnen nach 1–2 Stunden vom Aufwachraum (➤ Abb. 1.42) auf die Station verlegt werden.

Voraussetzungen für die Verlegung

Voraussetzungen für die Verlegung sind:

- Volles Bewusstsein
- Ausreichende Schutzreflexe
- Gute Spontanatmung
- Stabile Herz-Kreislauf-Funktion
- Keine wesentlichen Nachblutungen
- Relative Schmerzfreiheit durch Schmerzmedikation
- Bei postoperativ unterkühlten Patientinnen normale Körpertemperatur.

Vorbereitungen auf der Station

Vor der Rückverlegung der Patientin wird ihr Zimmer vorbereitet, damit sie ohne Verzögerung in ruhiger, entspannter Atmosphäre versorgt werden kann. Dies gibt der Operierten das Gefühl, gut betreut zu sein. Hektik hingegen, wenn verschiedene Utensilien herbeigeholt werden müssen, löst ein Gefühl der Unsicherheit aus. Die Pflegenden treffen daher folgende Vorbereitungen:

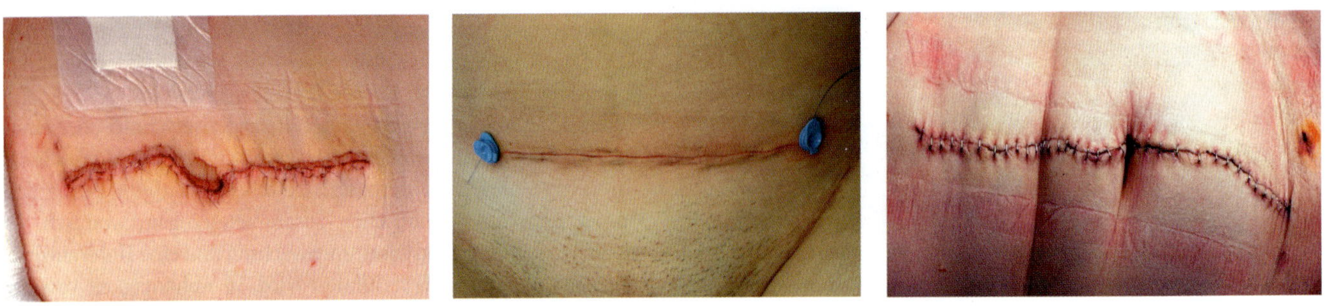

a Einzelknopfnaht. [K183] **b** Intrakutannaht. [T192] **c** Geklammerte Naht. [K183]

Abb. 1.41 Nahttechniken

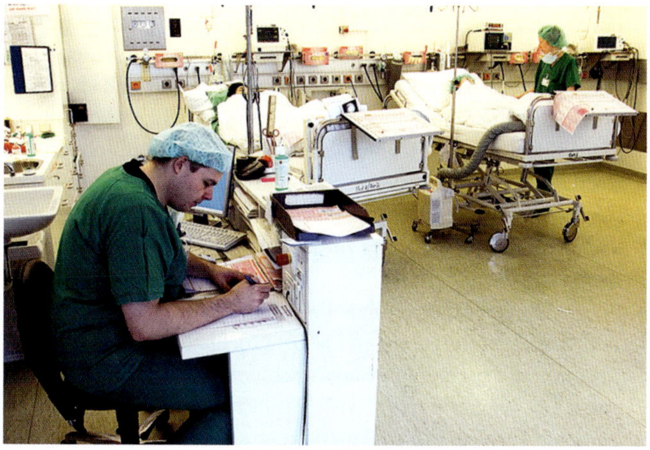

Abb. 1.42 Blick in einen Aufwachraum [K115]

- Angenehme Raumtemperatur
- Bettplatz aufbereiten, z. B. prüfen, ob eine funktionierende Rufklingel vorhanden ist
- Lagerungshilfsmittel herrichten, sofern nicht schon in den OP bzw. Aufwachraum mitgegeben
- Blutdruckapparat, Stethoskop und Überwachungsblatt bereitlegen
- Voraussichtlich benötigte Pflegeutensilien bereitstellen, z. B. Nierenschale, Einmaltücher, Steckbecken
- Notfallzubehör auf Funktionstüchtigkeit prüfen und bereithalten, z. B. Sauerstoffgerät, Beatmungsbeutel, Absauggerät
- Je nach Bedarf ZVD-Set, Infusionspumpen, Perfusoren oder Materialien zur Blutabnahme vorbereiten.

Abholen vom Aufwachraum

Die Patientin darf nur von einer Gesundheits- und Krankenpflegerin abgeholt werden, da sich der Zustand der Patientin während des Transports akut verschlechtern kann. Um in dieser Situation jemanden bei sich zu haben, der ärztliche Hilfe herbeiholen kann, wird die examinierte Pflegekraft nach Möglichkeit von einer zweiten Pflegenden begleitet.
Folgende Kriterien werden während der Übergabe angesprochen und abgestimmt:
- Name und Alter der Patientin, um die Identität zu prüfen
- Hauptdiagnose und Nebenerkrankungen
- Art und Verlauf der durchgeführten OP und Anästhesie
- Infusionen, Drainagen und Katheter
- Befindlichkeitsverlauf der Patientin von der Narkoseausleitung bis zum aktuellen Zeitpunkt, z. B. Vitalparameter, subjektive Beschwerden oder bei Diabetikerinnen Blutzuckerwerte
- Durchgeführte Therapie- und Pflegemaßnahmen, z. B. Schmerztherapie, Transfusionen, erstes Aufstehen, Einmalkatheterisierung oder Sauerstoffgabe
- Verordnete Nachbehandlung und Kontrollen, z. B. Lagerung, Schmerzmedikation oder Blutentnahmen.

Die Pflegenden überprüfen die in den OP mitgegebenen Unterlagen auf Vollständigkeit, lassen sich das Narkoseprotokoll aushändigen und informieren sich über die schriftlich angeordneten postoperativen Maßnahmen.

Danach begrüßt die Pflegende die Patientin (nochmals) und informiert sie über die Rückverlegung. Ist die Patientin nicht ansprechbar, darf sie nicht auf die Allgemeinstation verlegt werden. Dann kontrollieren die Pflegenden, ob die Frau gut zugedeckt ist, damit sie während des Transports nicht auskühlt, und sichern Infusionsflaschen, Drainagen und Urinableitung gegen Herunterfallen und versehentliches Herausziehen. Während des Transports sprechen sie mit der Patientin und beobachten sie aufmerksam. Für den Notfall halten sie einen Beatmungsbeutel bereit. Ist die Patientin wohlbehalten in ihrem Zimmer angekommen, bringen die Pflegenden die Klingel so am Bett an, dass die Patientin sie sehen und gut bedienen kann.

Postoperative Überwachung auf der Station

Der Zustand der Patientin wird zunächst halbstündlich, später (bei stabilem Kreislauf) ein- bis zweistündlich kontrolliert und dokumentiert.
Die Pflegenden überwachen folgende Parameter:
- **Bewusstsein:** Ansprechbarkeit, Orientiertheit und ggf. Pupillenreaktion
- **Schmerzen:** Lokalisation, Art und Intensität der Schmerzen erfragen, Bedarfsmedikation anordnen lassen und verabreichen
- **Atmung:** Atemrhythmus, -tiefe und -frequenz, Zyanose und Blässe
- **Herz-Kreislauf-Parameter:** Puls und Blutdruck
- **Körpertemperatur:** Temperaturkontrolle nach Arztanordnung und Zustand der Patientin. Anfangs besteht die Gefahr der Auskühlung, später ist Resorptionsfieber bis 38,5 °C normal
- **Urinausscheidung:** Bei liegendem Dauerkatheter je nach Operation, Zustand der Patientin und bestehender Vorerkrankung Ausscheidungsmenge ablesen; auf ungehinderten Abfluss achten. Eine Patientin ohne Dauerkatheter sollte spätestens nach sechs Stunden postoperativ Spontanurin lassen
- **Lagerung:** Patientin i. d. R. auf dem Rücken mit leicht erhöhtem Kopf lagern. Bei Mamma ablatio (➤ 2.9.1) Arm der betroffenen Seite zur Lymphödemprophylaxe abduziert und leicht erhöht lagern
- **Venöse Zugänge** kontrollieren, **Infusionen** nach Arztanordnung anhängen
- **Wundverband:** Bei durchgeblutetem Verband mit einem Stift Umriss des durchgebluteten Bereichs markieren und Datum und Uhrzeit dokumentieren. Bei stark durchgeblutetem Verband Arzt informieren
- **Drainagen:** Fördermenge, Art, Lage, Funktion und Fixation der Drainage beobachten und bei raschem Volllaufen der Auffangbehältnisse zügig den Operateur informieren
- **Laborkontrollen,** z. B. BB, BZ, Elektrolyte, Gerinnungsstatus und Blutgasanalyse nach Arztanordnung organisieren.

Besonderheiten werden unverzüglich dem Arzt bzw. Operateur mitgeteilt und dies auch dokumentiert.

> Immer wieder fragen Patientinnen oder Angehörige die Pflegenden nach dem Verlauf und Ausgang der Operation. Die Beantwortung dieser Fragen ist wie andere Aufklärungsgespräche Aufgabe des Arztes. Deswegen verweisen die Pflegenden in dieser Situation auf den Arzt und benachrichtigen ihn ggf.

Postoperative Beschwerden und Komplikationen

Da bei fast allen Patientinnen postoperativ mehr oder minder starke Beschwerden (➤ Tab. 1.4) auftreten, z. B. Schmerzen oder Übelkeit, beobachten die Pflegenden die Patientin sorgfältig und fragen sie nach ihrem Befinden. Bei allen Störungen benachrichtigen sie den Arzt.

Postoperative (Früh)Mobilisation

Patientin beim Aufstehen unterstützen ➤ 3.6, ➤ Abb. 3.6
Eine wichtige Maßnahme um viele postoperative Komplikationen, z. B. Pneumonie, Dekubitus, Thrombose, Kontraktur, Obstipation, zu vermeiden, ist die frühzeitige Mobilisation der Patientin nach der Operation. In der Regel wird die Patientin am OP-Tag oder am ersten postoperativen Tag mobilisiert. Dabei darf sie aber nicht überfordert werden.

Unter Berücksichtigung der individuellen Leistungskapazität und postoperativen Befindlichkeit der Patientin achten die Pflegenden auf:

- Maximale Schmerzfreiheit der Patientin während der Mobilisation, weshalb die Pflegenden den Arzt rechtzeitig um eine Schmerzmittelverordnung bitten
- Sicherung der Infusionen, Katheter, Drainagen und Sonden gegen Herabfallen und versehentliches Herausziehen
- Kontrolle von Blutdruck und Puls vor der Mobilisation, um zu prüfen, ob die Kreislaufsituation der Patientin stabil ist
- Anleitung der Patientin, während der Mobilisation mit den Händen einen leichten (Gegen)Druck auf die Wunde auszuüben, da dies den Schmerz reduziert und die Patientin aktiv beteiligt wird
- Stufenweise Mobilisation, die Pflegenden lassen die Patientin zuerst im Bett ein Kreislauftraining durchführen und danach an der Bettkante sitzen. Ist die Patientin belastbar, stellt sie sich mit Hilfe der Pflegenden vor das Bett und geht auf Anweisung einige Schritte im Zimmer umher
- Das Befinden der Patientin, fragen sie, wie sie sich fühlt, tasten den Puls und sorgen dafür, dass sie nicht überlastet wird. Bei der Mobilisation orientieren sie sich an kinästhetischen Prinzipien
- Erneute Kontrolle der Vitalparameter nach der Mobilisation.

Postoperativer Kostaufbau

Postoperativer Kostaufbau nach speziellen gynäkologischen Operationen ➤ Tab. 3.3
Der **postoperative Kostaufbau** wird von Klinik zu Klinik unterschiedlich gehandhabt. Meist gibt es hausinterne Standards, die je nach Allgemeinzustand und Darmfunktion der Patientin modifiziert werden. Während der Nahrungs- und Flüssigkeitskarenz geben die Pflegenden der Patientin die Möglichkeit, die Mundschleimhaut feucht zu halten, z. B. Mund ausspülen, Pagavit®-Stäbchen mit Zitronen-Glyzerin-Lösung, Lippen eincremen. Wann die operierte Patientin trinken und essen darf, entscheidet der Anästhesist.

- Bei Operationen außerhalb des Abdomens in Allgemeinnarkose ist dies i. d. R. nach (4 –) 6 Stunden der Fall. Klagt die Patientin über Übelkeit oder erbricht sie, wird wegen der Aspirationsgefahr länger gewartet. Geht es ihr gut, erhält die Patientin in vielen Kliniken zunächst Tee oder kohlensäurearmes Wasser und später evtl. leichte Kost. Ab dem ersten postoperativen Tag bekommt die Frau in nahezu allen Häusern leichte Kost oder schon Vollkost
- Nach Regionalanästhesien, z. B. Spinal- oder Periduralanästhesien, darf die Patientin bereits nach zwei Stunden trinken und leicht verdauliche Nahrung zu sich nehmen, sofern ihr Allgemeinzustand stabil ist
- Bei großen Operationen ohne Eröffnung des Magen-Darm-Trakts, z. B. Hysterektomien (➤ 3.12.5), bleibt die Patientin am Nachmittag des Operationstags nüchtern und darf gegen Abend etwas Tee/Wasser trinken, wenn ihr nicht übel ist und sie nicht erbricht. Auch bei diesen Patientinnen streben viele Häuser rasch die enterale Ernährung an, weil damit die Nährstoffzufuhr gesteigert und das Wohlbefinden der Patientin gehoben werden kann. Des Weiteren sind positive Effekte auf den Genesungs- und Heilungsverlauf zu erwarten. Der Kostaufbau kann mit flüssiger Trinknahrung beginnen und mit leichter Kost fortgeführt werden. Nach erfolgreicher Darmstimulation wird der Patientin wieder Voll- oder Wunschkost angeboten
- Nach Operationen mit Eröffnung des Magen-Darm-Trakts dauert die postoperative Nahrungs- und Flüssigkeitskarenz länger, z. B. 2–3 Tage bei einer Rektosigmoidresektion nach organüberschreitendem Wachstum eines Endometrium- oder Ovarialkarzinoms, um die Nähte zu entlasten. Daher werden diese Patientinnen zunächst parenteral ernährt und parallel wird immer mit der Reaktivierung der Darmfunktion begonnen. Im Anschluss daran erfolgt der Kostaufbau.

Postoperative Schmerztherapie

Schmerztherapie in der Onkologie ➤ 1.5
Wundschmerzen, die durch die intraoperative Gewebeverletzung bedingt sind, klingen i. d. R. nach drei Tagen deutlich ab. Treten erst Tage nach der Operation Schmerzen auf, deuten diese auf eine Komplikation hin, z. B. auf eine Wundinfektion, der nachgegangen werden muss.

Nicht alle Patientinnen wenden sich an die Pflegenden oder Ärzte, wenn sie Schmerzen haben. Viele halten postoperative Schmerzen für unabwendbar, andere möchten nicht zugeben, dass sie Schmerzen haben, wollen nicht als überempfindlich gelten oder haben Angst vor einer Schmerzmittelabhängigkeit. Daher sollten Pflegende Patientinnen, die nicht klagen und sich nicht „melden", regelmäßig nach Schmerzen befragen. Meist wissen die Pflegenden aufgrund ihrer Erfahrung, welche Operationen postoperativ besonders schmerzhaft sind und bieten den Patientinnen aktiv Schmerzmittel aus der Bedarfsmedikation an, denn keine Patientin sollte nach einer Operation mehr leiden als nötig.

Das von Patientin zu Patientin unterschiedliche Schmerzempfinden darf nicht dazu führen, dass der „empfindlicheren" Patientin Schmerzmittel vorenthalten werden, weil andere Patientinnen die gleichen Schmerzen aushalten (können).

Tab. 1.4 Häufige postoperative Beschwerden und Komplikationen und pflegerische Erstmaßnahmen

Komplikationen	Symptome	Ursachen	Erstmaßnahmen
Aspiration	• Zunächst symptomarm; Spätfolge: Aspirationspneumonie • Dyspnoe, Zyanose • Rasselgeräusche bei der Atmung • Tachykardie • Blutdruckabfall (im Extremfall reflektorischer Herz-Kreislauf-Stillstand)	Fehlende Schutzreflexe bei Erbrechen	• Sofort Arzt informieren • Atemwege frei machen (Patientin zum Abhusten auffordern oder Atemwege absaugen) • Auf Intensivstation verlegen, dort Bronchoskopie und Beatmung
Fieber	• Heiße, stark gerötete Haut, bei Kreislaufzentralisation ggf. nur des Körperstamms, evtl. Schüttelfrost • Glasige Augen, Überempfindlichkeit gegenüber Licht • Ausgeprägtes Krankheitsgefühl	• Resorptionsfieber • Fieber durch Infekte, z. B. septisches Fieber	• Bei Fieber über 38,5 °C Arzt informieren, fiebersenkende Maßnahmen ergreifen • Flüssigkeitsverlust ausgleichen • Bei Schüttelfrost Wärme zuführen, Patientin gut zudecken
Harnverhalt Richtlinie: Erster postopoerativer Spontanurin nach spätestens 6 Stunden	• Unruhe, Tachykardie, Hypertonie • Unterbauchschmerz, evtl. Harndrang, Verhärtung im Unterbauch, tastbare Blase	• Meist Restwirkung rückenmarksnaher Regionalanästhesien (Blockade der vegetativen, die Blase versorgenden Nervenfasern), aber auch nach Allgemeinanästhesie • Reflektorische Miktionshemmung • Schwellung im OP-Gebiet bei Eingriffen im Genitalbereich, v. a. bei Inkontinenzoperationen (➤ 4.12) • Gehemmtsein wegen Gegenwart anderer Personen	• Oberkörper der Patientin zum Wasserlassen im Bett aufrichten (Kopfteil hochstellen), bei guten Kreislaufverhältnissen Toilettenstuhl oder Toilette benutzen lassen; Patientin beim ersten Aufstehen nicht alleine lassen • Wasser am Waschbecken laufen oder Hände in warmes Wasser halten lassen; weitere konservative Möglichkeiten (➤ 14.3) • Ggf. auf Arztanordnung Parasympatholytikum, z. B. Doryl®; bei Erfolglosigkeit (einmal)katheterisieren
Herzinsuffizienz durch Volumenüberlastung Erhöhtes Risiko bei älteren Patientinnen	• Dyspnoe, Rasselgeräusche bei der Atmung • Tachykardie, Blutdruckabfall mit erhöhtem ZVD • Grau-fahle Haut	Meist Kombination verschiedener Faktoren wie lange Narkose, Überangebot an Flüssigkeit bei bis dahin kompensierter Herzschwäche und eingeschränkter Nierenfunktion	• Oberkörper hoch- und Beine tieflagern, evtl. Sauerstoff geben (Arztanordnung) • Flüssigkeit bilanzieren, Flüssigkeitszufuhr einschränken • Kreislauf engmaschig überwachen • Medikamente, z. B. Diuretika, nach Arztanordnung verabreichen
Hypertonie	Meist symptomlos, diagnostiziert durch postoperative Blutdruckkontrollen; nur bei extremen Blutdruckwerten (> 200/120 mmHg) Kopfschmerz, Schwindel, Übelkeit oder verschwommenes Sehen	• Schmerzen, Angst, Dyspnoe • Volle Harnblase • Zu große Infusionsmenge • Vorbestehender Hypertonus (wird i. d. R. bereits präoperativ erfasst)	• Auslösende Ursache suchen und beseitigen, z. B. Harnblase entleeren, Schmerzen lindern • Blutdrucksenkende Medikamente nach Arztanordnung geben, RR nicht zu schnell senken, da es sonst zu einer Durchblutungsstörung im Gehirn kommen kann • Flüssigkeit bilanzieren • Blutdruck engmaschig kontrollieren
Laryngospasmus	• Inspiratorischer Stridor, Dyspnoe, Zyanose, Angst, Tachykardie • Im Extremfall Herz-Kreislauf-Stillstand	Mechanische Reizung der Rachen- oder Kehlkopfschleimhaut, z. B. durch Sekret, Blut oder Erbrochenes oder durch den Endotrachealtubus bei der In- oder Extubation	• Sofort Arzt informieren, Ruhe vermitteln, Schmerzreize vermeiden, z. B. kein schmerzhaftes Umlagern • Auslösende Reize beseitigen, z. B. Endotrachealtubus entfernen oder vorsichtig die Atemwege absaugen (Arztanordnung) • Atemwege frei halten (Esmarch-Handgriff) • Sauerstoff geben (Arztanordnung) • Bei Herz-Kreislauf-Stillstand Reanimation einleiten und Verlegung auf Intensivstation organisieren
Lungenembolie Häufigste plötzliche Todesursache	• Dyspnoe, Zyanose, Husten • Atemabhängige Thoraxschmerzen • Tachykardie • Bei massiver Embolie Herz-Kreislauf-Stillstand	Folge einer nicht entdeckten tiefen Bein- und Beckenvenenthrombose	• Sofort Arzt informieren, Patientin absolute Bettruhe einhalten lassen, Vitalzeichen kontrollieren, Oberkörper hochlagern • Auf Arztanordnung Schmerzen behandeln, Patientin sedieren, Heparinbolus sowie Sauerstoff geben

Tab. 1.4 Häufige postoperative Beschwerden und Komplikationen und pflegerische Erstmaßnahmen *(Forts.)*

Komplikationen	Symptome	Ursachen	Erstmaßnahmen
Magen-Darm-Atonie	• Völlegefühl, häufiges Aufstoßen, evtl. Reflux von Mageninhalt, Erbrechen • Gespanntes, schmerzhaftes, aufgeblähtes Abdomen • Fehlende oder spärliche Darmgeräusche	• Reflektorisch durch mechanische Manipulation am Darm während der Operation • Intraabdominelle Hämatome oder Infektionen, z. B. Abszesse oder Peritonitis • Eiweißmangel, Mikrozirkulationsstörungen	• Magensonde (auf Arztanordnung) und Darmrohr legen • Abführmittel, Klysmen oder Einläufe verabreichen (Arztanordnung) • Parasympathomimetika geben (Arztanordnung), um Darmtätigkeit anzuregen
Respiratorische Insuffizienz	• Dyspnoe (ohne Dyspnoe nur bei Hypoventilation durch Überhang atemdepressiver Narkotika) und Tachypnoe • Zyanose, Unruhe, Kaltschweißigkeit, evtl. Schnarchen • Zunächst Tachykardie, später Bradykardie • Bewusstseinsstörungen (Verwirrtheit, später Eintrübung bis zum Koma)	• Verlegung der Atemwege, durch Zunge, Schleim, Sekret, Fremdkörper • Überhang von Medikamenten (Opiate, Relaxanzien) • Vorbestehende Lungenerkrankung • Schmerzen, zu straffe Verbände (Schonatmung) • Zwerchfellhochstand bei postoperativer Magen-Darm-Atonie • Pneumonie	• Oberkörper der Patientin hochlagern und Patientin anhalten tief durchzuatmen, auf Arztanordnung Sauerstoff geben • Sekret mobilisieren, z. B. durch Abhusten (Wunde mit Händen komprimieren, um Schmerzen zu vermeiden) • Atemwege frei machen durch Absaugen, Guedel- oder Wendltubus und frei halten • Bedarfsmedikation gegen Schmerzen, zu straffe Verbände lockern (Arztrücksprache) • Beatmungsbeutel bereithalten, bei zunehmender Ateminsuffizienz Verlegung auf Intensivstation vorbereiten
Schluckauf *(Singultus):* Gefahr der Nahtinsuffizienz bei OP-Nähten	Wiederholt hörbare Inspirationen mit nachfolgendem geräuschvollem Verschluss der Stimmritze	• Reizung des Zwerchfells (häufig nach Bauchoperationen) oder des Nervus phrenicus • Sehr selten Erkrankung des Gehirns	• Patientin Luft anhalten und – falls erlaubt – etwas trinken lassen • Patientin z. B. durch Gespräche ablenken • Medikamente, z. B. Psyquil®, nach ärztlicher Anordnung verabreichen
Schmerzen	• Unruhe, Schwitzen, Tachykardie, Hypertonie • Klagen der Patientin	• Wundschmerz, Zug an den Drainagen • Zu straffer Verband • Blähungen, Harnverhalt • Einseitige bzw. ungünstige Lagerung • Komplikationen, z. B. Flankenschmerz bei Pyelonephritis oder Wundinfektion	• Beseitigung der Ursache • Nach Arztanordnung medikamentöse Schmerztherapie
Übelkeit und **Erbrechen**	Blässe, Schweißausbruch, weite Pupillen	• Narkosenachwirkung • Reaktion auf Schmerzen oder Blutdruckabfall • Nebenwirkung von Medikamenten, insbesondere Analgetika • Magen-Darm-Atonie	• Patientin psychisch beistehen • Aspiration vermeiden durch Oberkörperhochlagerung; Nierenschale und Zellstoff bereithalten • Bei Auffälligkeiten des Erbrochenen Arzt informieren • Mundpflege anbieten • Auf Arztanordnung Patientin (verlängerte) Nahrungskarenz einhalten lassen, Flüssigkeit und Elektrolyte ersetzen und evtl. Antiemetika verabreichen
Verwirrtheit *(postoperatives Delir)* Meist bei älteren Patientinnen auftretend	• Verwirrtheit, Desorientiertheit, Unruhe • Sinnlose, teils aggressive Handlungen • Gegen Abend meist Symptomverstärkung mit maximaler Ausprägung in der Nacht	• Oft vorbestehende Arteriosklerose der Hirngefäße, die durch die OP (vorübergehend) verstärkt wird, z. B. durch intraoperativen Blutdruckabfall, Flüssigkeitsmangel oder Elektrolytstörungen • Fieber • Schmerz • Wichtige Differenzialdiagnosen: Entzug bei Medikamenten-/Alkoholabhängigkeit, Sauerstoffmangel	• Kontakt zu nahe stehenden Personen herstellen, vertraute Gegenstände, z. B. persönliche Kleidung, Bilder, in die nähere Umgebung stellen • Patientin engmaschig überwachen und regelmäßig den Blutdruck kontrollieren (Normalwerte anstreben) • Infusionszuleitungen, Katheter und Drainagen sichern, Arm der Patientin evtl. mit Handmanschette zur Ruhigstellung fixieren (Patientin muss dieser Maßnahme zustimmen; ggf. ist eine Arztanordnung erforderlich, da es sich sonst um eine freiheitsbeschränkende Maßnahme handeln würde) • Auf ärztliche Anordnung Medikamente, z. B. Haldol®, und Sauerstoff verabreichen
Volumenmangel	• Tachykardie, Blutdruckabfall, erniedrigter ZVD • Rückgang der Urinausscheidung	• Größere Blut- und Flüssigkeitsverluste, z. B. bei Erbrechen • Ungenügende Flüssigkeitszufuhr, z. B. zu geringe Infusionsmenge während der OP	• Auslösende Ursache suchen, z. B. OP-Verband und Drainagen auf Nachblutung kontrollieren, ggf. Ultraschall um intraperitonealen Blutung auszuschließen • Vitalzeichen und ZVD kontrollieren, Patientin nicht alleine aufstehen lassen • Infusionen nach Arztanordnung

Eine optimale Schmerztherapie ist aber nicht nur aus ethischen Gründen geboten, sondern hilft auch, Komplikationen zu verhüten:

- Mit Abnahme der Schmerzen sinkt der Sympathikotonus, Tachykardie und Hypertonus bessern sich
- Patientinnen mit Schmerzen atmen oft flach *(Schonatmung)*. Eine Schmerzlinderung ermöglicht tiefes Durchatmen und beugt so einer Pneumonie vor
- Schmerzen vermindern die Kooperationsfähigkeit und Mitwirkung der Patientin bei anderen Maßnahmen, z. B. bei der Mobilisation. Schmerzfreiheit verbessert die Compliance der Patientin, sie kann sich besser an ihrer Genesung beteiligen, erholt sich rascher und ihre Nachtruhe ist ungestörter.

Verbandwechsel bei operativen Wunden

Ziel der Wundbehandlung ist die **primäre Wundheilung.** Postoperative Verbandwechsel müssen deshalb standardisiert unter strenger Einhaltung aseptischer Grundsätze erfolgen, damit es nicht zu einer nosokomialen Wundinfektion mit nachfolgender **sekundärer Wundheilung** kommt.

Meist ist aufgrund der Aufgabenverteilung auf Station eine tägliche Verbandvisite zusammen mit dem Arzt nicht möglich, jedoch sollte zumindest der erste Verbandwechsel zusammen mit dem Stationsarzt oder auch mit dem Operateur erfolgen.

Reihenfolge der Verbände

Bei der Organisation der Verbandvisite wird folgende Reihenfolge eingehalten, um die Gefahr der Keimverschleppung zu minimieren:

- **Aseptische Wunden** sind durch einen aseptischen Eingriff entstanden und weisen keine Entzündungszeichen auf
- Als **bedingt aseptische Wunden** werden solche Wunden bezeichnet, die aufgrund des OP-Gebiets mit Eröffnung keimhaltiger Höhlen infektionsgefährdet sind
- **Kontaminierte Wunden** sind alle offen behandelten Wunden und Drainage-Austrittsstellen
- Unter **septischen Wunden** versteht man z. B. eröffnete Eiterherde (Abszessinzision) oder erneut eröffnete OP-Wunden bei einer Wundinfektion. Sie werden zuletzt versorgt.

VORSICHT!
Eine Wunde darf nie mit bloßen Händen berührt werden (häufigste Form der Keimübertragung im Krankenhaus).

Aseptischer Verbandwechsel

Der erste Verbandwechsel findet bei aseptischen Wunden meist am ersten oder zweiten postoperativen Tag statt. Er besteht aus folgenden Arbeitsschritten, die je nach individueller Situation der Patientin und Lokalisation der OP-Wunde modifiziert werden:

- Patientin über Zweck und Notwendigkeit der Maßnahmen sowie, v. a. beim Erstverband, über Vorgehensweise informieren
- Hat die Patientin Angst oder handelt es sich um einen bekanntermaßen schmerzhaften Verbandwechsel, Patientin ca. 30 Minuten vorher angeordnetes Schmerzmittel anbieten. Sofern noch nicht geschehen, Patientin vor dem Verbandwechsel nach Allergien fragen, z. B. Pflasterallergie, und Antwort dokumentieren
- Materialien auf einem Tablett richten oder Verbandwagen ins Patientenzimmer fahren
- Patientin so lagern, dass das Wundgebiet zugänglich ist und sie schmerzfrei liegt
- Arbeitsfläche, z. B. ausgezogener Nachttisch, gut erreichbar positionieren
- Materialien auf der Arbeitsfläche übersichtlich und handlich anordnen. Abfallbeutel so hinstellen oder -hängen, dass gebrauchtes Material ohne Zwischenlagerung sofort entsorgt werden kann. Darauf achten, dass nichts über die unbenutzten Utensilien geführt werden muss, um es abzuwerfen
- Hygienische Händedesinfektion
- Unsterile Einmalhandschuhe anziehen
- Verpackungen der Materialien zur Entfernung des Verbands und zur Reinigung der Wunde öffnen, z. B. sterile Pinzette, Kugeltupfer, Watteträger
- Verbandfixierung und Verband bis auf wundabdeckende Kompresse abnehmen und sofort in den Abwurf entsorgen
- Wundabdeckende Kompresse vorsichtig mit einer Pinzette entfernen. Ist das nicht möglich, angeklebte Wundauflage mit NaCl 0,9 % lösen und dann entfernen. Kompresse zusammen mit den Einmalhandschuhen in den Müll entsorgen
- Wunde auf Rötung, Schwellung, Adaptation der Wundränder, Sekretion, *Serom* (Ansammlung von Wundsekret), Hämatom, Fisteln und Geruch inspizieren. Bei Infektionsverdacht Arzt informieren und ggf. Wundabstrich entnehmen
- Wunde **von innen nach außen** mit Ringer-Lösung unter Verwendung von Watteträgern oder Kugeltupfern reinigen und desinfizieren oder Wunde mit Sprühdesinfektionsmittel, z. B. Dibromol®, sprühdesinfizieren. Dazu sterile Handschuhe anziehen, wenn ein direkter Wundkontakt nicht auszuschließen ist (➤ Abb. 1.43a). Ob aseptische Wunden aber überhaupt zu desinfizieren sind, ist nach wie vor umstritten, da immer die Gefahr besteht, dass die frische Wunde durch die Manipulation aufreißt und so eine Eintrittspforte für Erreger entsteht. Die Pflegenden beachten diesbezüglich die hausinternen Standards bzw. die Arztanordnung
- Ggf. Drainagen oder Fäden entfernen
- Entweder Wunde offen lassen oder wundabdeckende Auflage mit sterilen Handschuhen oder steriler Pinzette auflegen
- Sterile Kompressen und Fixierung oder steriles Pflaster aufbringen, evtl. Datum und Uhrzeit auf Verband notieren
- Patientin bequem lagern
- Nach dem Aufräumen aller Materialien hygienische Händedesinfektion durchführen und Maßnahmen dokumentieren.

VORSICHT!
Aufgerissene Wundränder stellen Infektionspforten dar.

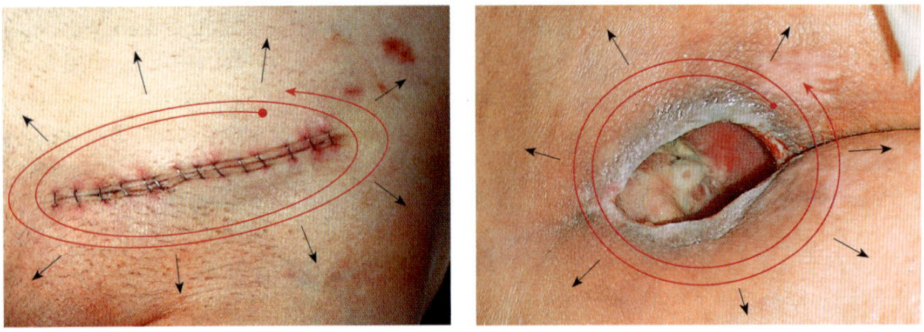

a Primär heilende OP-Wunden benötigen normalerweise keine Desinfektion. Soll darauf aber nicht verzichtet werden, desinfizieren die Pflegenden von innen nach außen. [X211]

b Im Gegensatz zu früher werden heute auch infizierte Wunden von innen nach außen gereinigt, um das Einschleppen zusätzlicher Keime zu vermeiden. [V220]

Abb. 1.43 Wunddesinfektion

Septischer Verbandwechsel

Die Durchführung des **septischen Verbandwechsels** entspricht in vielen Punkten dem aseptischen Verbandwechsel. Abweichend gilt:

- Vor dem Betreten des Zimmers Schutzkittel anziehen
- Im Gegensatz zu früher werden heute auch infizierte Wunden von innen nach außen gereinigt, um das Einschleppen zusätzlicher Keime zu vermeiden (➤ Abb. 1.43b)
- Ärztlich angeordnete Medikamente einbringen
- Kontaminierte Flächen im Patientenzimmer desinfizieren.

Nahtmaterial entfernen

Zeitpunkt

Die Liegedauer des Nahtmaterials hängt im Wesentlichen von der Lokalisation der Hautnaht ab (➤ Abb. 1.41). Am Rumpf werden die Hautnähte i. d. R. am 7.–10. postoperativen Tag entfernt. Steht die Naht unter Spannung, werden die Fäden länger als normal belassen.

Grundsätzlich wird Nahtmaterial erst nach sorgfältiger Hautdesinfektion und nur mit sterilen Instrumenten entfernt.

Einzelknopfnähte entfernen

Mit einer anatomischen Pinzette wird der Knoten angehoben und der Faden auf einer Seite des Knotens mit einem Fadenziehmesser, einer Schere oder einem spitzen Skalpell dicht über der Haut durchgeschnitten (➤ Abb. 1.44a). Auf diese Weise wird verhindert, dass das kontaminierte, über der Haut gelegene Fadenende durch den Stichkanal gezogen wird und eine Entzündung verursachen kann.

Entfernen von Intrakutannähten

Nach der Hautdesinfektion wird einer der beiden Knoten dicht über der Haut abgeschnitten, auf keinen Fall dürfen bei der **Entfernung der Intrakutannaht** beide Knoten abgeschnitten werden. Dann wird der Faden am anderen Ende vorsichtig und mit zunehmender Spannung herausgezogen, nicht ruckartig! Hilfreich ist es, das gezogene Fadenende um eine Pinzette zu wickeln, damit das Fadenende nicht zu lang wird. Dieses kann sonst überdehnt werden und abreißen.

Hautklammern entfernen

Um Hautklammern zu entfernen werden spezielle Klammerentfernungsgeräte verwendet. Die Zangen dieses Geräts werden zusammengedrückt und die Hautklammern dadurch aufgebogen, sodass sie sich schmerzfrei und ohne Hautschädigung entfernen lassen (➤ Abb. 1.44b).

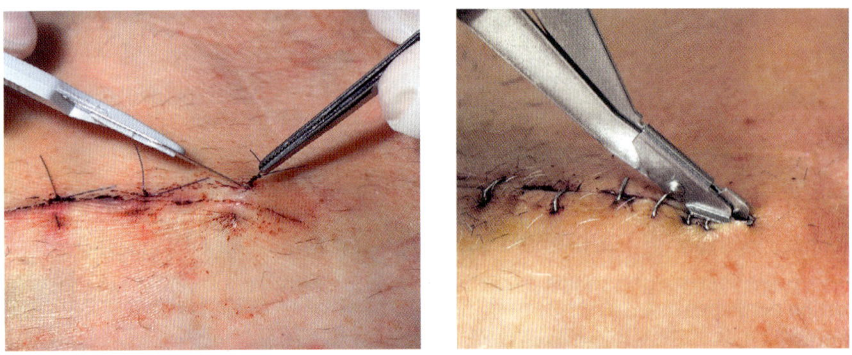

a Entfernen von Einzelknopfnähten mit Pinzette und Skalpell.

b Entfernung von Hautklammern mit speziellem Klammerentfernungsgerät.

Abb. 1.44 Entfernung von Nahtmaterial [K183]

Nachbereitung

Nachdem Fäden oder Klammern entfernt sind, wird die Wundregion nochmals abgesprüht. Die Pflegenden weisen die Patientin darauf hin, sich bei Schmerzen oder Besonderheiten zu melden.

1.5 Pflege in der gynäkologischen Onkologie

DEFINITION

Onkologie: Lehre von den Tumoren einschließlich ihrer Entstehung, Prophylaxe, Erkennung und Behandlung.

Zum Aufgabenbereich der Gynäkologie gehört auch die Betreuung tumorkranker Patientinnen **(Onkologie).** Dies betrifft neben den Karzinomen der Genitalorgane (Vulva-, Vaginal-, Zervix-, Korpus- und Ovarialkarzinom, ➤ Kap. 3) auch die Brustkrebserkrankung (➤ 2.5). Außer den operativen Eingriffen führen die Gynäkologen auch meist die spezifische Chemo- (➤ 1.5.2) und Hormontherapie durch.

Neben den therapeutischen Maßnahmen sowie der Vor- und Nachsorge kommt den Pflegenden bei der Betreuung von Patientinnen mit onkologischen Erkrankungen große Bedeutung zu. Unbestritten zählt für Pflegende zu ihrem beruflichen Alltag auch die **onkologische Pflege,** die sie jedoch zugleich vor große Herausforderungen und Belastungen stellt. Die Patientinnen wenden sich mit ihren alltäglichen Belangen, offenen Fragen, inneren Nöten und speziellen Bedürfnissen meist zuerst an die Pflegenden. Deshalb ist es wichtig, dass die Pflegenden nicht nur sehr gute gynäkologische Fachkenntnisse und -praxis haben, sondern auch in der onkologischen Fachpflege besonders versiert sind.

Staging

Für die Stadieneinteilung **(Staging)** von Tumoren hat sich international die **TNM-Klassifikation** durchgesetzt. Im Folgenden werden die Grundlagen dieser Klassifikation geschildert, die spezifischen Tumorstadien finden sich dann bei den jeweiligen Kapiteln, die die Erkrankung genauer beschreiben.
Bei der TNM-Klassifikation steht

- **T** für Tumor (Größe des Primärtumors)
- **N** für Nodus lymphaticus (Fehlen oder Vorhandensein regionärer Lymphknotenmetastasen)
- **M** für das Fehlen oder Vorhandensein von Fernmetastasen. Alle drei Buchstaben werden mit Zahlen oder weiteren Buchstaben kombiniert (➤ Tab. 1.5).

Es gibt für alle bösartigen Tumoren Tabellen, in denen die Bedeutung dieser Klassifikation abgelesen werden kann. So bezeichnen die Zahlen hinter dem T je nach Tumorart unterschiedliche Tumorgrößen. Beispielsweise bedeutet T1 beim Mammakarzinom Tumoren bis 2 cm, T2 bis 5 cm und T3 über 5 cm. Da diese Einteilung häufig zu grob ist, gibt es Untergruppen (beim Mammakarzinom z. B. T1a bis 0,5 cm, T1b bis 1 cm und T1c von 1 bis 2 cm Tumorgröße). Bei den Lymphknoten (N) haben die Zahlen ebenfalls je nach Tumor unterschiedliche Bedeutung. Nur bei den Fernmetastasen (M) gibt es eine einfache Unterteilung in M0 (keine) und M1 (Fernmetastasen vorhanden). Der Ort der Metastasierung wird in Textform oder standardisierten Abkürzungen (z. B. PUL für Lunge oder HEP für Leber) angegeben.

Tab. 1.5 Das TNM-System zur Stadieneinteilung von Tumoren nach der UICC (Union for International Cancer Control, [27])

T	Tumorausdehnung
Tis	Nichtinvasives Karzinom *(Carcinoma/Tumor in situ)*
T0	Keine Anhaltspunkte für Primärtumor
T1, T2, T3, T4	Zunehmende Größe und Ausdehnung des Primärtumors
TX	Mindesterfordernisse zur Erfassung des Primärtumors nicht erfüllt
N	**Lymphknotenmetastasen (engl. Node)**
N0	Keine Anhaltspunkte für regionale Lymphknotenbeteiligung
N1, N2, N3	Zunehmender Lymphknotenbefall abhängig von der Lokalisation des Primärtumors. Einteilung z. B. nach ipsi- oder kontralateralem Befall und Beweglichkeit sowie Lokalisation in Relation zum Primärtumor
NX	Keine Aussage über Lymphknotenbefall möglich
M	**Fernmetastasen**
M0	Keine Anhaltspunkte für Fernmetastasen
M1	Fernmetastasen nachgewiesen
G	**Differenzierungsgrad der veränderten Zellen (Histopathologisches Grading)**
G1, G2, G3	Gut, mäßig, schlecht differenziert (je höher die Gradzahl, desto unähnlicher ist der Tumor dem Ursprungsgewebe und desto bösartiger ist er)
G4	Undifferenziert
GX	Differenzierungsgrad kann nicht beschrieben werden

Diese Einteilungen werden immer wieder verändert oder verfeinert. Deshalb ist es wichtig, insbesondere beim Studium alter Akten, sich über die damalige und die aktuell gültige Klassifikation im Klaren zu sein.

Psychoemotionale Begleitung

Tumorpatientinnen befinden sich in einer extremen psychischen Gefühlssituation, die jede Patientin individuell erfährt, erlebt und verarbeitet. Dies erfordert einerseits viel Einfühlungsvermögen von den Pflegenden, darf andererseits jedoch nicht dazu führen, dass die Pflegenden die notwendige professionelle Distanz zur Patientin verlieren, um nicht „mitzuleiden".

Bei der Begleitung der Patientin kommt Gesprächen eine bedeutende Rolle zu. Zum einen tut es der Frau gut, mit jemandem über ihre Erkrankung sprechen zu können, zum anderen können im Dialog die oft widerstreitenden Gefühle wie Verdrängung, Zuversicht oder Selbstaufgabe zum Ausdruck gebracht und damit möglicherweise der Annahme der Krankheit der Weg gebahnt werden. Die Pflegenden versuchen, dem verzweifelten Gefühl der Lebensbedrohung entgegenzuwirken, das häufig zu emotionaler Lähmung bzw. Hoffnungslosigkeit der Patientin führt. Es ist allerdings nicht so einfach, die Zuversicht der Patientin zu wecken oder ihr zu vermitteln, positive Vitalität zu entfalten und sie darin zu fördern und zu unterstützen. Manche Patientin reagiert darauf aggressiv, die Pflegenden müssen sich darüber bewusst sein, dass dieses Verhaltensmuster nicht persönlich gemeint ist, sondern eine Phase im prozesshaften Verlauf der Krankheitsverarbeitung ausdrückt [28]. Sie respektieren es, wenn die Patientin keine Gesprächsbereitschaft zeigt und bemühen sich, ihre persönlichen Wünsche so weit wie möglich zu respektieren, z. B. Wunsch nach Ungestörtsein. Gegebenenfalls kann nach Rücksprache mit der Patientin auch der psychoonkologische Dienst, die Klinikseelsorge oder eine Vertreterin der Selbsthilfegruppe zur Unterstützung hinzugezogen werden. Auch wenn keine Heilung versprochen werden kann, hat die Frau doch Möglichkeiten, ihr Befinden zu verbessern; sei es durch eine intensivere oder bewusstere Art zu leben, sei es durch größere Zuwendung des Partners, der Familie oder sozialen Umwelt, sei es durch neue Sinngebung, wie sie oft von krebskranken Menschen beschrieben wird, mit einer völlig neuen Orientierung von Lebenshaltung und -stil sowie Lebensperspektive.

Pflege bei körperlichen Beschwerden

Leiden die Patientinnen unter **körperlichen Beschwerden,** etwa Schmerzen, Schwäche, Appetitlosigkeit, Obstipation, Übelkeit und Erbrechen, Schluckbeschwerden, Atemnot oder Schlafstörungen, informieren die Pflegenden den Arzt und versuchen, die Beschwerden im Rahmen ihrer Möglichkeiten zu lindern.

Die Pflegenden:

- Beobachten die Patientin auf die Effektivität der Schmerztherapie (➤ Abb. 1.45), bei unzureichender Wirkung schalten sie den Arzt ein
- Aktivieren die Patientin, wenn sie dies möchte und ziehen mit Einverständnis des Arztes eine Physiotherapeutin hinzu
- Unterstützen die Patientin nach individuellem Bedarf bei Übelkeit und Erbrechen, ggf. kümmern sie sich um die Verordnung von Antiemetika
- Fragen die Patientin nach ihren Wünschen hinsichtlich der nächsten Mahlzeit, stellen sich auf ihre Essensgewohnheiten ein und richten jede Mahlzeit appetitlich an. Weiter bitten sie die Angehörigen, Lieblingsgerichte der Patientin von zu Hause mitzubringen
- Achten bei der Ernährung darauf, dass die Frau ausreichend Obst und Gemüse isst (sofern sie das mag und verträgt), da darin **bioaktive** *(sekundäre)* **Inhaltsstoffe** enthalten sind, die die Umwandlung von gesunden in bösartige Zellen behindern und eine Krebsentwicklung stoppen oder zumindest verlangsamen können. Beispielsweise aktiviert das in Obst, Gemüse und grünem Tee enthaltene Epigallocatechingallat bestimmte Enzyme einer Zelle und neutralisiert damit schädigende Fremdstoffe
- Bieten der Patientin bei Dysphagie breiige Speisen an, etwa püriertes Gemüse, Kartoffelbrei, Quark oder Pudding. Diese üben einen Druck auf die Gaumenbögen aus, wodurch der Schluckreflex ausgelöst wird
- Halten Rücksprache mit dem Arzt, um gemeinsam zu beraten, ob die Nahrungszufuhr durch parenterale Ernährung oder Sondenernährung ergänzt oder ersetzt werden muss, wenn erkennbar ist, dass die orale Nahrungsaufnahme für eine ausgewogene Ernährung nicht mehr ausreicht. Das kann z. B. auch bei therapiebedingten Entzündungen der Mundschleimhaut angezeigt sein
- Versuchen bei Schlafstörungen durch vorsichtiges Nachfragen, Ängste aufzudecken und mit der Patientin darüber zu reden. Bringt das keine Erleichterung, schalten sie den psychologischen Dienst oder Arzt ein, der dann evtl. Schlafmittel oder seltener auch Psychopharmaka verordnet. Manche Patientin wiederum bevorzugt ein seelsorgerisches Gespräch.

Bei allen Tätigkeiten beobachten die Pflegenden den Allgemeinzustand der Patientin und versuchen herauszufinden, was die Patientin an Pflege und Zuwendung braucht. Geht es der Patientin gut

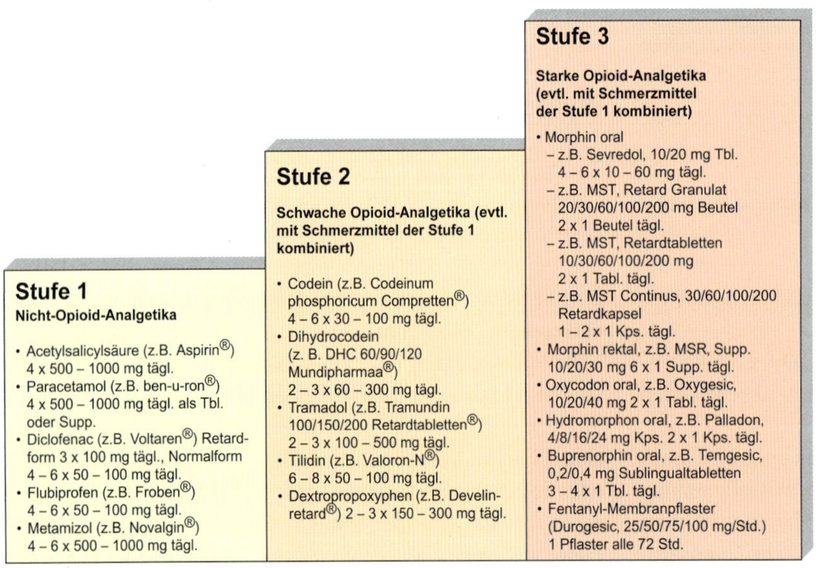

Abb. 1.45 Schmerztherapie bei onkologischen Patientinnen [A400]

und kann sie entlassen werden, nennen ihr die Pflegenden Selbsthilfegruppen, denen sie sich bei Interesse anschließen kann [42, 43, 44].

Um nicht versehentlich Informationen an die Patientin weiterzugeben, die der Arzt bewusst noch nicht mitgeteilt hat, weil er dies z. B. in Anbetracht der psychischen Verfassung der Patientin für verfrüht hält, müssen die Pflegenden immer darüber Bescheid wissen, welche Informationen eine Patientin vom Arzt erhalten hat, um ihr Vertrauen in die Behandlung nicht zu gefährden.

Palliative Pflege und Sterbebegleitung

Palliative Pflege ➤ 1.2.2

Verschlechtert sich das Befinden der Patientin und ist keine Besserung zu erwarten, kann auch die **Sterbebegleitung** bzw. Palliative Care Aufgabe der Pflegenden sein. Dafür benötigen sie selbst ein hohes Maß an psychischer Stabilität und Ausgeglichenheit, um den extremen Belastungen durch die ständige Konfrontation mit Leiden, Schmerzen, Sterben und Tod gewachsen zu sein. Manche Häuser bieten ihren Beschäftigten in der Onkologie aus diesem Grund Balint-Gruppen oder Supervision an, damit in gemeinsamer Auseinandersetzung und Bearbeitung sowie Selbstreflexion wieder Kraft für die Arbeit geschöpft werden kann. Auch regelmäßige fachliche Fortbildung fördert die psychische Stabilisierung und Sicherheit der Pflegenden. Ferner dient sie der weiteren beruflichen Qualifikation, um den hohen fachlichen und menschlichen Anforderungen gerecht zu werden und vermittelt zudem Strategien für die Nutzung geeigneter Ressourcen um Energie für den anstrengenden Beruf freizusetzen.

Onkologische Erkrankungen gehen oft mit längeren und wiederholten Klinikaufenthalten einher. Trotz der dann oftmals engen Beziehung zu den Patientinnen ist es gut, wenn die Pflegenden eine gesunde Distanz wahren. Denn wer immer (mit)leidet und sich jede Last aufbürdet, kann auf Dauer nicht optimal pflegen, da die Gefahr eines Burn-out-Syndroms besteht.

Schmerztherapie in der Onkologie

70–90 % aller Tumorpatientinnen leiden im Verlauf der Erkrankung unter Schmerzen, am häufigsten an Knochenschmerzen bei Metastasen. Vordringliches Ziel onkologischer Therapie ist daher Beschwerden zu lindern und Schmerzfreiheit zu erreichen.

Analgetika werden bei Tumorpatientinnen nicht bei Bedarf gegeben, sondern unterliegen einem festen 24-Stunden-Schema, damit die Patientinnen ununterbrochen schmerzfrei sind. Bedarfsmedikationen würden höhere Dosierungen (➤ Abb. 1.46) erfordern, die Patientin zur Bittstellerin werden lassen und die Suchtgefahr steigern.

Außer bei Schluckbeschwerden, Bewusstseinstrübung und Erbrechen wird aus Gründen der Lebensqualität die enterale Verabreichung gegenüber Injektionen bevorzugt. Zur Anwendung kommt ein Stufenschema (➤ Abb. 1.45). Die Patientin wird je nach

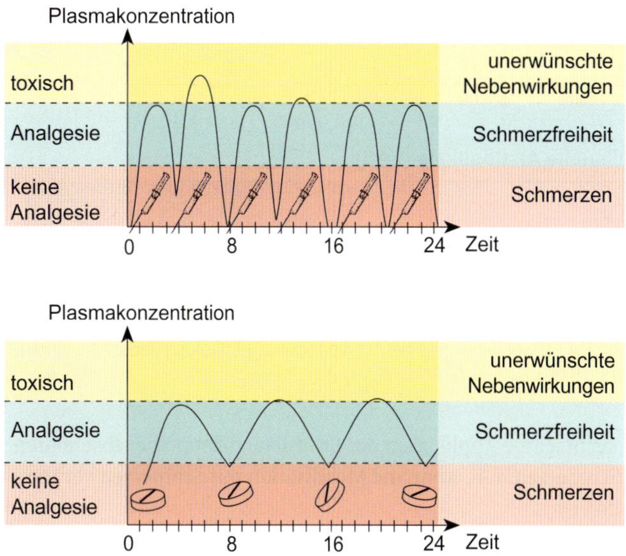

Abb. 1.46 Vergleich der Bedarfsmedikation von s. c.-Morphin (oben) mit der Schmerzprophylaxe (unten; orales Retard-Morphin). Bei der Bedarfsmedikation wird der Patientin dann Morphin gespritzt, wenn sie Schmerzen äußert. Die Patientin ist abhängig von der Verabreichung der Spritze, muss Schmerzen aushalten und hat nur kurze schmerzfreie Intervalle. Bei der Schmerzprophylaxe nimmt die Patientin in regelmäßigen Abständen Morphin oral, auch wenn sie keine Schmerzen verspürt. Sie ist anhaltend von Schmerzen befreit. Allerdings: Hat die Patientin erst einmal Schmerzen, helfen ihr Injektionen viel schneller als Tabletten. Dies zeigt auch die Graphik: Oben steigt die Wirkstoffkonzentrationskurve nach Arzneimittelgabe viel steiler, also schneller, an als unten. [A400]

Medikation über mögliche Nebenwirkungen informiert, z. B. Obstipation, allergische Reaktion, damit sie sich melden kann, sobald sie Veränderungen bemerkt. [45]

Pflege und Beratung

Um Schmerzen adäquat zu behandeln, wurde 2004 der **Expertenstandard Schmerzmanagement in der Pflege** vom Deutschen Netzwerk für Qualitätsentwicklung in der Pflege (DNQP) veröffentlicht [29]. In 2011 und 2015 wurden Expertenstandards getrennt für akute bzw. chronische Schmerzen publiziert. Im Rahmen dieses Prozesses leiten die Pflegenden die Patientin an, ihre Schmerzen mit Hilfe von Schmerzeinschätzungsinstrumenten auszudrücken (➤ Abb. 1.47). Hierzu gehören z. B.

- **Numerische Ratingskala:** „0" bezeichnet keinen Schmerz, „10" größten Schmerz
- **Visuelle Analogskala:** Die Patientin zeichnet auf einer Linie zwischen den Polen „kein Schmerz" und „stärkste vorstellbare Schmerzen" ihr Befinden ein oder benutzt dazu einen Schieber
- **Verbale Rangskala,** die mit vorgegebenen Begriffen arbeitet, z. B. „kein Schmerz" „stärkster vorstellbarer Schmerz"

Außerdem achten die Pflegenden auf:

- Verabreichung der verordneten Medikamente nach Anordnung des Arztes entsprechend des Zeitplans
- Sofortige Gabe der angeordneten Bedarfsmedikation bei Schmerzdurchbrüchen

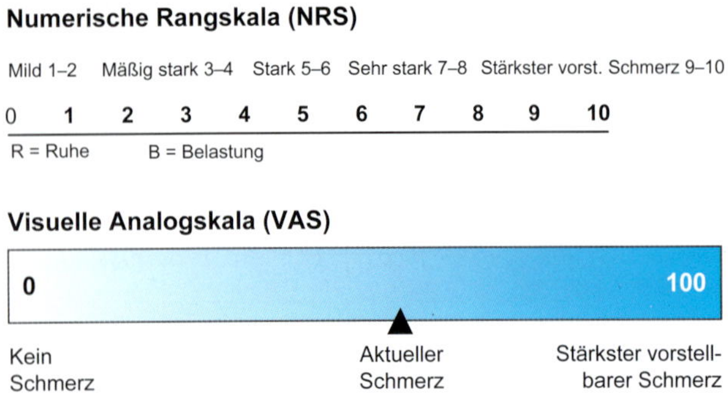

Abb. 1.47 Zwei Beispiele einer Schmerzskala zur Erfassung der Schmerzintensität [L157]

- Rechtzeitige Applikation der Bedarfsmedikation bei absehbaren Schmerzen, z. B. wenn die Mobilisation mit Schmerzen verbunden ist
- Überprüfung und Dokumentation der Effektivität der Schmerztherapie (je stärker der Schmerz, desto häufiger die Kontrollen). Sie dokumentieren auch die Nebenwirkungen und die sich daraus ableitenden Maßnahmen, z. B. Unterstützung der Stuhlausscheidung bei Obstipation
- Planung der Entlassung, damit keine Versorgungslücke entsteht (➤ 1.2.5).

Die Tumorpatientin ist darüber zu informieren, dass eine Scheu vor hohen Dosen oder Morphinen unbegründet ist, da eine ausreichende Schmerzbekämpfung für ihre Lebensqualität ausschlaggebend ist. Die Furcht vor körperlicher Abhängigkeit ist grundlos.

Pflege bei krebsassoziierter Fatigue

Viele Patientinnen mit onkologischen Erkrankungen berichten ein komplexes Beschwerdebild mit Müdigkeit, Kraftlosigkeit, Leistungsabfall, Konzentrationsstörungen, Schlafstörungen, Reizbarkeit, Ängsten, Desinteresse, Antriebsarmut und depressiver Verstimmung, das sich auch durch Schlaf nicht bessert und für das der Begriff **krebsassoziierte Fatigue** geprägt wurde (auch *Fatigue-Syndrom, Fatigue,* frz. Ermüdung, seltener *Erschöpfungssyndrom).*

Die Entstehung der krebsassoziierten Fatigue ist nach wie vor in weiten Teilen ungeklärt, ihre Ursachen aber sicher vielfältig, z. B.:

- Die Tumorerkrankung selbst und die bei Tumoren häufige Anämie durch Chemo-, Immun- oder Strahlentherapie
- Ausschüttung von körpereigenen Zytokinen als Immunantwort bei einer onkologischen Erkrankung
- Therapiemaßnahmen bei onkologischen Erkrankungen, z. B. Begleitmedikation mit Opiaten
- Psychische Belastung, z. B. durch die Krankheitsverarbeitung
- Bewegungsarmut
- Unzureichende Ernährung, schlechter Ernährungs- und Allgemeinzustand.

Ärztlicherseits wird versucht, behebbare Faktoren, die zur krebsassoziierten Fatigue beitragen können, etwa eine Anämie, Elektrolytveränderungen oder hormonelle Störungen, herauszufinden und zu beseitigen.

Müdigkeitsanamnese

Grundlage aller pflegerischen Maßnahmen ist die Erfassung des Phänomens Fatigue. Es ist – wie der Schmerz – stark von der Wahrnehmung der Betroffenen geprägt. Neben dieser subjektiven Seite gibt es auch objektive, beobachtbare Zeichen: müdes, abgespanntes Aussehen; matte Stimme; schlaffe Körperhaltung; Aktivitäten können nur erschwert durchgeführt oder müssen abgebrochen werden; verlangsamte Reaktionen; häufiges Einnicken [30]. Es gibt außerdem verschiedene validierte Instrumente um das Syndrom zu erfassen, z. B. Fragebögen [31] oder Skalen vergleichbar denen beim Schmerzassessment, z. B. Visuelle Analogskala Müdigkeit. Die Fragen richten sich u. a. auf Dauer, Intensität, Begleitsymptome, körperliche und psychische Auswirkungen sowie auf persönliche Methoden zur Bewältigung. Die Patientin soll dabei aber nicht nur mechanisch befragt werden, sondern ihr individuelles Erleben berichten dürfen.

Unterstützung

Die Symptome werden von den Patientinnen als belastend und quälend empfunden. Ihr sonst üblicher Bewegungsradius und Aktivitätslevel sind eingeschränkt. Viele alltägliche Verrichtungen, z. B. die Nahrungsaufnahme oder Körperpflege, können sie nicht mehr oder nur noch mit Unterstützung durchführen. Durch die Konzentrationsstörungen können die Betroffenen Gesprächen oft nicht mehr folgen. Innerhalb des sozialen Umfelds findet meist ein Rollenwechsel statt, z. B. ist die früher immer starke Mutter nun nicht mehr stark, sondern evtl. hilfebedürftig. Das führt zu einem veränderten Selbstbild und kann zu einem verminderten Selbstwertgefühl beitragen.

VORSICHT!

Fehlende Aktivität und Bewegung können den Kräfteverfall beschleunigen und damit zu noch weniger Aktivität führen. Dies wiederum verschlechtert die Symptomatik weiter und vermindert damit abermals die Aktivität. Diesen Abhängigkeitszirkel gilt es zu durchbrechen.

Im Vordergrund aller pflegerischen Maßnahmen steht daher die einfühlsame Begleitung der Patientinnen. Wichtig ist, dass die Pflegenden das Problem Fatigue thematisieren. Vielen Patientinnen hilft es schon, wenn sie wissen, dass der von ihnen beschriebene Erschöpfungszustand ein bekanntes Phänomen bei Tumorerkrankungen ist und kein „persönliches Versagen“ darstellt. Die Pflegenden beraten die Patientin über geeignete Möglichkeiten, um ihre Kräfte zu bewahren bzw. zu fördern, und beobachten die Effektivität dieser Maßnahmen. Sie gewährleisten außerdem die korrekte Durchführung der ärztlich verordneten Therapien, z. B. Transfusionen, Infusionen, Verabreichen von Medikamenten.

Beratung

Ziel der Beratung ist, dass die Patientin die Balance zwischen Aktivität und Erholung findet und ihre Kräfte gut einzuteilen lernt:

- Energie sparen: Prioritäten setzen; entscheiden, auf was sie verzichten kann, z. B. Fenster putzen, was sie gerne selbst ausführen möchte und was sie delegieren kann; Ruhepausen einlegen; Aufgaben in kleinen Etappen und auf kräfteschonende Weise erledigen, z. B. sitzend statt stehend bügeln
- Energie erhalten: erholsamen Schlaf ermöglichen, z. B. Einschlafförderung durch Tee oder Musik; ausgewogene Ernährung, z. B. Vitamine, Mineralstoffe; ausreichende Flüssigkeitszufuhr; Stressabbau, z. B. durch Gespräche, Entspannungstechniken
- Energie steigern: tägliche Aktivitäten so lange wie möglich aufrechterhalten; angepasstes körperliches Training, z. B. Spaziergänge oder dosiert Sport treiben
- Ablenkung durch aktive Lebensgestaltung; soziale Kontakte pflegen; kreative Betätigung [32].

Die Patientin lernt dabei, alle Maßnahmen an ihre aktuellen Möglichkeiten anzupassen. Zu bedenken ist, dass die Neugestaltung des Alltags für viele Betroffene ein anstrengender Prozess ist, der zusätzlich Energie kostet [33]. Zumal der Anpassungsprozess sukzessive auch verlangt, Gewohnheiten aufzugeben, Kompetenzen zu verlieren und sich von Selbstverständlichkeiten zu verabschieden. Wichtig ist, dass Angehörige die Patientin dabei adäquat unterstützen und ebenfalls gut über das Krankheitsbild samt Begleitfaktoren informiert sind, um z. B. zu wissen, dass die Müdigkeit auch nach Abschluss der Krebsbehandlung noch andauert. Hilfreich können auch eine begleitende psychoonkologische Unterstützung sowie der Kontakt zu Selbsthilfegruppen sein.

1.5.1 Pflege und Beratung während der Strahlentherapie

Die **Strahlentherapie** wird bei malignen Tumoren zusammen mit der Chemotherapie und/oder Operation oder als alleinige Behandlung eingesetzt. Je nach Art des Tumors kann die Bestrahlung auf die Vernichtung des Tumors ausgerichtet sein *(= kurativ)* oder zur Linderung der Beschwerden der Patientin dienen *(= palliativ)*. Das gesunde Gewebe ist durch die Bestrahlung immer auch betroffen. Dies führt, je nach Bestrahlungsfeld, zu unterschiedlichen Nebenwirkungen.

Die Strahlenbehandlung bedeutet für den Körper einen hohen Energiebedarf. Darum sollte sich die Patientin ausgewogen und vielseitig ernähren sowie reichlich trinken.

Der Patientin wird geraten, sich bei Fragen, Unsicherheiten, Problemen oder Unklarheiten ohne Zurückhaltung oder Scheu an das Bestrahlungsteam bzw. die Pflegenden zu wenden.

Strahlentherapie bei Zervixkarzinom ➤ 3.12.5
Strahlentherapie bei Mammakarzinom ➤ 2.9

Frühe Nebenwirkung: Strahlenkater

Hauptsymptome des sog. **Strahlenkaters** nach den einzelnen Bestrahlungen sind Müdigkeit, Appetitlosigkeit, evtl. Übelkeit und Erbrechen. Viel Ruhe und Schlaf nach jeder Bestrahlungssitzung wirken dem Strahlenkater am besten entgegen.

Pflege und Beratung bei bestrahlter Haut

Bei perkutanen Bestrahlungen (➤ 3.12.5) wird das zu bestrahlende Hautareal mit einem wasserfesten Fettstift eingegrenzt. Dies dient der korrekten Einstellung des Bestrahlungsfelds bei den einzelnen Bestrahlungssitzungen, gleichzeitig markiert es für die Pflegenden und die Patientin auch den Hautbezirk, der besonderer Beachtung bedarf. Die Bestrahlungsfeldmarkierung darf auf keinen Fall entfernt werden. Der den Strahlen ausgesetzte Hautbereich ist gegenüber jeglichen Reizen sehr empfindlich. Die Pflegenden achten daher darauf, zusätzliche Belastungen zu vermeiden:

- Bestrahlungsfeld nur mit lauwarmem Wasser duschen oder waschen. Hautfreundliche Waschlotionen (pH-neutral) nur sparsam verwenden. Reibung der Haut durch Waschlappen oder Handtuch vermeiden, die Haut vorsichtig trocken tupfen. Anordnungen des Strahlentherapeuten zur Hautpflege berücksichtigen
- Keine enge Kleidung aus Synthetikfasern tragen, sondern während der Therapie Unterwäsche aus Naturfasern (Baumwolle, Wolle oder Seide) wählen
- Empfehlenswert sind bei Bestrahlungen im Thoraxbereich Halbarmunterhemden oder T-Shirts, die auf links getragen werden (➤ Abb. 1.48). Wird die Brust bestrahlt, ist es günstig, wenn während der Behandlungsphase kein BH getragen wird. Ist die Brust groß und schwer, soll ein Bustier gewählt werden, das am besten über dem Unterhemd getragen wird. Büstenhalter sind wegen der Metallteile, wie Häkchen oder gar Metallbügel ungeeignet. Die Achselhöhle ist mit Einmalkompressen zu polstern. Werden Lymphknoten am Hals bestrahlt, ist darauf zu achten, dass der Kragen nicht an der Haut reibt, z. B. indem der oberste Blusenknopf offen bleibt oder ein Halstuch aus echter Seide vom ersten Bestrahlungstag an zwischen Kragen und bestrahlter Haut getragen wird
- Liegt das Bestrahlungsfeld im kleinen Becken bzw. der Vulva ist es günstig, weite, bequeme Slips mit längerem Bein zu tragen oder auch Boxershorts ohne Innenslip. Keine enggeschnittenen Jeans oder Hosen, Reibung der bestrahlten Haut durch Gürtel vermeiden. Leisten und Analfalte mit Kompressen abpolstern
- Weiter darf die bestrahlte Haut nicht parfümiert oder desodoriert oder durch Pflaster belastet werden. Kratzen oder andere Manipulationen, z. B. Injektionen, sind zu vermeiden

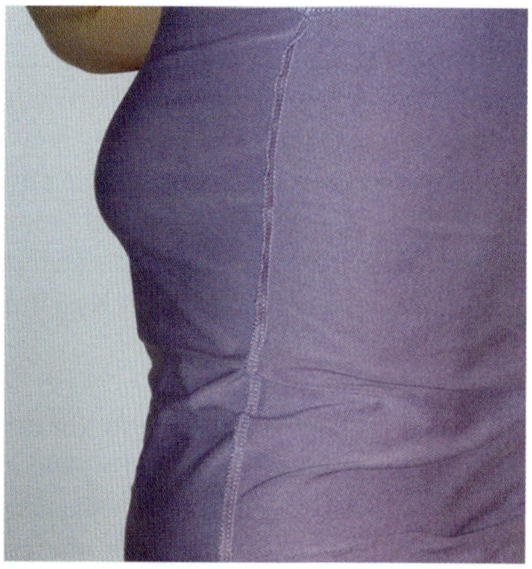

Abb. 1.48 Auf links getragene T-Shirts reduzieren das Scheuern und Reiben durch die Nähte auf der Haut. [O408]

- Solange die übrige, nicht bestrahlte Haut gesund ist, sind keine weiteren speziellen Pflegemaßnahmen erforderlich. Bei trockener und/oder juckender/geröteter Haut darf zur Kühlung und Rückfettung z. B. Linola® Creme zweimal täglich dünn aufgetragen werden. Ein Minimalabstand von 1 cm zu den Markierungen und ein Zeitabstand von mindestens zwei Stunden bis zur nächsten Bestrahlung ist einzuhalten
- Bei Hautirritationen wie stärkerer Rötung und Juckreiz, trockener Epitheliolyse (Abschuppung) wird unter Beachtung der genannten Punkte Dexpanthenol-Salbe verordnet
- Das Bestrahlungsfeld vor Sonnenbestrahlung und anderen Wärmequellen schützen, z. B. Wärmflasche, Heizkissen, Rotlicht, aber auch Saunieren und Fangoanwendungen sind untersagt. Auch extreme lokale Kälteanwendungen, z. B. Kühlelemente/CoolPacks, dürfen nicht aufgelegt werden. Jedoch kann bei Überwärmung des Bestrahlungsareals mit einem umwickelten CoolPack, das im Kühlschrank, nicht Gefrierfach gelagert wurde, Linderung verschafft werden.

Die Pflegenden beraten die Patientin umsichtig und leiten sie an, damit sie die Handlungsanweisungen und Empfehlungen sorgfältig beachtet. Gleichzeitig weisen sie die Patientin darauf hin, dass sie die Hautpflege für weitere vier Wochen nach der Bestrahlung berücksichtigen sollte und dass das bestrahlte Gewebe erst drei Monate nach Bestrahlungsende die volle Belastbarkeit wieder erlangt. Für mindestens ein Jahr ist die Haut vor UV-Strahlung durch Sonnenlicht zu schützen, durch Bekleidung und Sonnenschutzmittel mit Lichtschutzfaktor 20 oder mehr.

VORSICHT!

Die Strahlen durchdringen den Körper. Dies bedeutet, dass z. B. bei der Brustbestrahlung auch die hintere Thoraxwand im Bestrahlungsfeld liegt und entsprechend zu pflegen ist.

Pflege und Beratung bei lokalen Nebenwirkungen

Lokale Nebenwirkungen sind abhängig vom Bestrahlungsgebiet (➤ Tab. 1.6). Pflegerisch sind erforderlich:

- Vor Beginn der Strahlenbehandlung professionelle Zahnreinigung und ggf. Zahnsanierung. Zum Schutz der Mundschleimhaut sorgfältige Zahnpflege nach jeder Mahlzeit mit einer weichen Zahnbürste. Mehrmals täglich Mundspülungen mit Salbeitee, panthenolhaltigen oder desinfizierenden Lösungen nach Anordnung. Lippenpflege mehrmals täglich mit Dexpanthenol-Salbe. Heiße, stark gewürzte, scharfe oder saure Speisen meiden. Bei Kau- und Schluckbeschwerden konsistenzdefinierte Kostformen wie flüssige, passierte oder fein pürierte/breiige Kost wählen. Verzicht auf Nikotin und hochprozentige Spirituosen. Bei Schmerzen anästhesierende Lutschtabletten, bei Pilzinfektionen antimykotische Tinkturen, z. B. Nystatin, etwa in Moronal® (nach Arztanordnung)
- Bei Speiseröhrenentzündung pürierte Kost, bei starken Schmerzen beim Schlucken evtl. 15 Min. vor der Mahlzeit Analgetikum nach Arztanordnung, z. B. 20 Tropfen Novalgin®, verabreichen
- Bei Magen-Darm-Störungen hochkalorische und eiweißreiche, dabei aber fett- und ballaststoffarme, leicht verdauliche Kost. Mehrere kleine Mahlzeiten anstelle von drei Hauptmahlzeiten. Flüssigkeits- und Elektrolytverluste ausgleichen
- Strikter Rauchverzicht, v. a. wenn die Lunge innerhalb des Bestrahlungsfelds liegt. Außerdem Atemgymnastik, atemstimulierende Einreibungen und Inhalationen mehrfach täglich zur Sekretlösung
- Vorbeugend hohe Flüssigkeitszufuhr, 2–3 l/Tag, um Blasenkomplikationen zu vermeiden; Urin auf Blutbeimengungen kontrollieren
- Bei genitaler Bestrahlung sollte die Patientin mit gefüllter Blase zur Bestrahlung kommen, weil dadurch weniger Nebenwirkungen an der Darmschleimhaut entstehen. Der Patientin wird weiches Toilettenpapier zur Verfügung gestellt. Zusätzlich kann ihr empfohlen werden, die Intimpflege nach dem Toilettengang mit Ölpflegetüchern (pflanzliche Öle wie Oliven- oder Sonnenblumenöl) oder Baby-Ölpflegetüchern durchzuführen (keine Feuchtpflegetücher verwenden). Weil die Bestrahlung zur Verklebung der vaginalen Schleimhäute führen kann, sollte die Patientin zwei Monate lang abends einen mit Dexpanthenol, z. B. Bepanthen®-Salbe, getränkten Tampon in die Scheide einführen, der bis zum anderen Morgen dort verbleibt. Intime Begegnungen sind erlaubt, jedoch ist evtl. die Gleitfähigkeit der Schleimhaut *(Lubrikation)* vermindert. Die Benutzung eines Gleitmittels ist dann zu empfehlen, z. B. Femilind®
- Wegen der reduzierten Abwehrlage ist die Intimhygiene sehr sorgfältig durchzuführen und die Indikation zur Anlage eines Blasendauerkatheters äußerst streng zu stellen
- Anleitung und umfassende Information der Patientin, damit sie alle prophylaktischen Maßnahmen aktiv unterstützt und damit Komplikationen vorbeugt bzw. sich bei vorhandenen Veränderungen angemessen verhalten kann.

Tab. 1.6 Nebenwirkungen der Strahlentherapie auf wichtige Organe, wenn sie im Bestrahlungsgebiet liegen.

Organ	Nebenwirkungen
Haut	Rötung, Dermatitis, evtl. Epithelablösung, Haarausfall, bestrahlte Haut bleibt dauerhaft empfindlicher („Pergamenthaut")
Mundschleimhaut	Geschmacksverlust (Geschmack kommt nach 3–6 Monaten wieder), Mundtrockenheit (bleibt häufig), Schluckbeschwerden, Verschleimung, Parodontose (Zahnfleisch bildet sich zurück), Ulzerationen, Soor (Pilzbefall)
Lunge	Husten, Kurzatmigkeit, Strahlenpneumonitis (Entzündung des Lungeninterstitiums) mit subfebrilen Temperaturen, Lungenfibrose
Dünndarm	Übelkeit, Erbrechen, Durchfall, Meteorismus, Tenesmen, Blut und Schleim im Stuhl
Rektum	Häufige, schmerzhafte Stuhlgänge, z. T. blutig („Strahlenproktitis"), Obstipation
Blase	Pollakisurie, Inkontinenz, blutiger Urin

1.5.2 Pflege und Beratung der Patientin während der Chemotherapie

DEFINITION

Zytostatika: starke Zellgifte zur Zerstörung der unkontrolliert wuchernden Krebszellen.

Zytostatika wirken nur auf wachsende, nicht aber auf ruhende Zellen. Da ein Tumor aber einen gewissen Anteil ruhender Zellen enthält, reicht eine einmalige, kurzzeitige Zytostatikatherapie, meist als **Chemotherapie** bezeichnet, zur Heilung des Leidens nicht aus. Es ist vielmehr eine wiederholte Behandlung in – standardisierten – Serien erforderlich, seltener auch eine Dauertherapie.

Folge sind vielfältige Nebenwirkungen. Um diese zu erkennen, ist die Patientin während und in den ersten zwei Wochen nach Zytostatikatherapie differenziert auf lokale und systemische Nebenwirkungen zu beobachten.

VORSICHT!

Zytostatika blockieren zelluläre Wachstumsvorgänge. Sie wirken prinzipiell immer auch auf gesunde Körpergewebe und zwar umso stärker, je häufiger ihre Zellen sich teilen.

Beratung der Patientin

Wichtig ist eine umfassende Aufklärung der Patientin vor der Behandlung zur Wirkung von Zytostatika und möglichen Nebenwirkungen. In ausführlichen Gesprächen nehmen Pflegende und der behandelnde Arzt sich Zeit für die Ängste und Sorgen der Patientin, die sie mit der Behandlung verbindet. Durch eine umfassende Aufklärung, die auch die notwendigen Informationen zur Selbstbeobachtung beinhalten, wird die Patientin aktiv in die Behandlung einbezogen. Pflegende bieten außerdem Unterstützung durch eine intensive Beratung, z. B. bei Stomatitis oder Haarausfall.

Zytostatika-Paravasate

Fließen Zytostatika nicht in das Blutgefäß, sondern paravenös ins umgebende Gewebe *(Paravasat-Bildung),* kann es, je nach Medikament, zu ernsten Schäden bis hin zum großflächigen Absterben von Gewebe kommen. Darum soll sich die Patientin bereits bei den geringsten Beschwerden wie Brennen, Schmerzen, Rötung, Schwellung, oder Auffälligkeiten wie eine langsamer laufende Infusion melden.

VORSICHT!

Bei **Paravasaten** muss die Infusion sofort abgestellt und der Arzt benachrichtigt werden, der über das weitere Vorgehen entscheidet. Das betroffene Hautareal wird sorgfältig überwacht und der Vorfall dokumentiert.

Behandlungsstrategie und Pflege

Ist es trotz aller Vorsicht zu einem Paravasat gekommen, werden bestimmte Maßnahmen empfohlen [34]. Da teilweise unterschiedliche Empfehlungen existieren, sind stets die hausinternen Richtlinien zu beachten:

- Infusion abbrechen, Kanüle belassen
- Arzt benachrichtigen
- Zwei Paar Handschuhe anziehen
- Paravasat durch die liegende Kanüle mit neuer Spritze absaugen (Arztaufgabe, bei großem Paravasat oder Blasen mit 16-er Kanüle von allen Seiten), Paravasatgebiet mit 4–8 mg Dexamethason (z. B. Fortecortin®) sternförmig von peripher nach zentral infiltrieren (umstritten wegen erhöhter Gefahr von Ulzera, nicht bei Vinblastin)
- Zugang entfernen
- Auf Arztanordnung Antidot geben (siehe unten)
- Areal steril und trocken abdecken
- Extremität hochlagern, ruhigstellen
- Vorgang dokumentieren (evtl. mit Fotodokumentation)
- In der Folgezeit Areal besonders überwachen, ggf. chirurgisches Konsil anmelden (Nekrosenabtragung)

Bei Patientinnen mit schlechten Venenverhältnissen können implantierbare Katheter, z. B. ein **Portkatheter** (➤ Abb. 1.49, ➤ Abb. 1.50) oder ein **Hickman-Katheter** (➤ Abb. 1.51), ange-

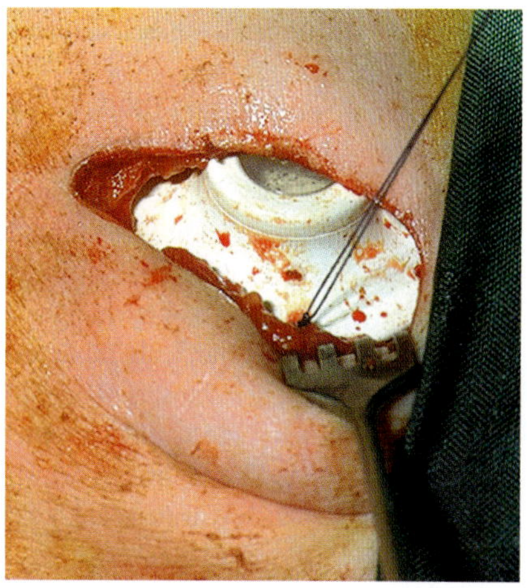

Abb. 1.49 Der Port wird in eine subkutane Hauttasche am vorderen Thorax geschoben und durch Nähte fixiert. Der Katheterschlauch (hier nicht sichtbar) ist bereits in die V. subclavia vorgeschoben und mit dem Port zusammengesteckt. [K183]

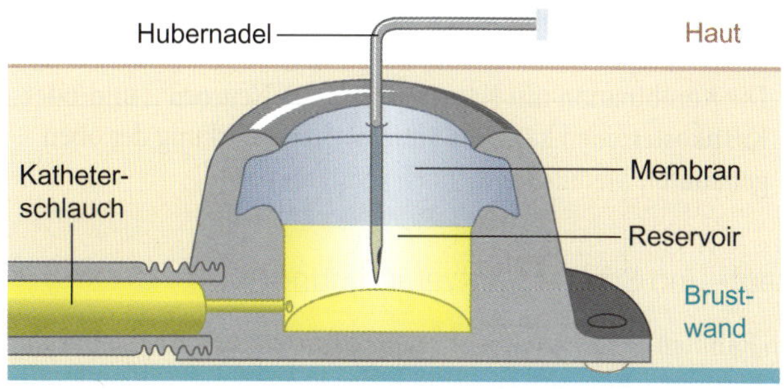

Abb. 1.50 Schnitt durch einen implantierten Portkatheter. Die abgewinkelte Hubernadel verhindert ein zu tiefes Einstechen. [L138]

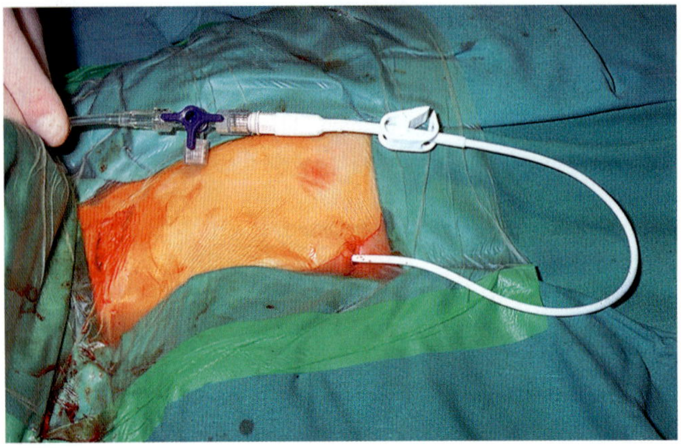

Abb. 1.51 Hickman-Katheter. Das proximale Katheterende wird, wie beim Portkatheter, in der V. subclavia fixiert. Das distale Ende wird durch einen Hauttunnel geführt und bleibt z. B. für den Anschluss von Spritzen zugänglich. Dadurch ist die Infektionsgefahr höher als beim Portkatheter. [K183]

zeigt sein, um die Gefahr solcher Zwischenfälle zu reduzieren und die Schmerzen zahlreicher Gefäßpunktionen zu vermeiden.

Systemische Nebenwirkungen

Übelkeit und Erbrechen

Die meisten Zytostatika führen zu Appetitlosigkeit, Übelkeit und Erbrechen. Meist treten die Beschwerden präparatabhängig ca. 1–5 Stunden nach der Gabe auf.

- Bei zu erwartender leichter Übelkeit ist Metoclopramid oral, z. B. Paspertin® oder MCP-ratiopharm®, ½ – 1 Stunde vor Therapiebeginn sowie vor den Mahlzeiten Medikament der Wahl
- Reicht dies nicht aus, kann Metoclopramid intravenös als Einzeldosis gespritzt oder im Perfusor gegeben werden
- Bei vielen Zytostatika-Verabreichungen ist die Gabe von Ondansetron, z. B. Zofran®, als Tablette oder i. v. angezeigt. Meist werden direkt mit der Zytostase 4 oder 8 mg i. v. gegeben und an den zwei Folgetagen alle 8 Stunden weitere 4–8 mg. Häufigste Nebenwirkung sind Kopfschmerz, Schwindel, gastrointestinale Beschwerden oder auch Wärmegefühl oder Flush (Hautrötung mit Hitzegefühl). Seltener ist ein Anstieg der Leberwerte oder eine Obstipation bis hin zum Ileus (Magen-Darm-Mobilität beobachten)
- Bei starker Übelkeit zusätzlich zu Ondansetron und Kortikoiden Gabe von Aprepitant (z. B. Emend®, als 125 mg Kapsel eine Stunde vor der Chemotherapie, 80 mg an den Tagen 2 und 3)
- Die Kombination mit Neuroleptika, z. B. Neurocil®, und/oder Kortikosteroiden kann die antiemetische Wirkung der oben genannten Medikamente noch verstärken.

Haut- und Schleimhautveränderungen

Im Rahmen der Zytostatikatherapie kann es zu Hautveränderungen in Form von Rötung, Ausschlag oder Schuppung kommen, durch die therapiebedingte Leuko- und Thrombozytopenie zu Hautinfektionen und Einblutungen in die Haut.

Außerdem sind Entzündungen der Mundschleimhaut (Stomatitis) und der Speiseröhre für die Patientin sehr unangenehm.

Die Entzündungen im Mundbereich können sich zu Geschwüren ausweiten, die das Essen zur Qual werden lassen. Sorgfältige Mundhygiene mit weicher Zahnbürste, Mundspülungen mit antiseptischer Spüllösung, z. B. Meridol® oder zur Prophylaxe PVP-Jod-Lösung [35], und bei Bedarf antimykotische Lösungen wirken ebenso vorbeugend wie Alkohol- und Nikotinverzicht. Wichtig ist die tägliche Inspektion der Mundhöhle durch die Pflegenden bzw. die Anleitung der Patientin zur Selbstbeobachtung. Anästhesierende Lutschtabletten oder Salben lindern Schmerzen in der Mundhöhle und Schluckbeschwerden. Als wohltuend empfinden einige Patientinnen die orale Kryotherapie mit in Kugelform gefrorenen Getränken, z. B. Saft, Mineralwasser, zum Lutschen.

Wenn die Pflegenden antimykotische Suspensionen anwenden, achten sie darauf, mit der Pipette nicht die Mundschleimhaut zu berühren und die Einwirkzeit einzuhalten, den Mund spülen sie nicht nach! Beläge entfernen sie vorsichtig mit Tupfern, die sie z. B. in einer panthenolhaltigen Lösung tränken.

Zur Ernährung werden weiche, säurearme, schwach gewürzte Lebensmittel bzw. keimreduzierte Kost bevorzugt.

Leukopenie und Thrombopenie

Zytostatika führen zu einer **Knochenmarkdepression,** d. h. zu einer Schädigung der blutbildenden Zellen. Dabei stellen die **Leuko(zyto)penie** und die **Thrombo(zyto)penie** die Hauptprobleme dar. Die Kranke ist in erhöhtem Maße infektions- und blutungsgefährdet. Deshalb achten die Pflegenden besonders darauf, dass Hygienebestimmungen eingehalten, der Körper sorgfältig gepflegt und wegen möglicher Keimbesiedelung kein Salat, aber geschältes Obst angeboten wird.

Bei **Agranulozytose** (Granulozyten < 500/µl Blut) ist die Patientin höchst infektionsgefährdet. Dann ist eine *Umkehrisolierung* angezeigt. Die **Darmdekontamination** soll die Patientin vor schweren Infektionen durch die eigenen Darmkeime schützen. Deshalb werden Antibiotika und Antimykotika gegeben, die Bakterien und Pilze im Darm töten. Zusätzlich müssen einmal täglich abends z. B. Amphomoronal® Supp. bzw. Ovula in Rektum und Vagina eingeführt werden.

Neben der Infektionsprophylaxe ist die Früherkennung von Infektionen entscheidend. Die Patientin wird auf Zeichen beginnender Infektionen, z. B. Fieber, Husten oder Schnupfen, und auf Vaginalinfektionen beobachtet.

Erforderlich ist auch der Schutz vor Verletzungen wegen möglicher Gerinnungsstörungen und erhöhter Infektionsgefährdung. Stuhl und Urin werden auf Blutbeimengungen beobachtet.

Die Pflegenden beraten die Patientin zu Maßnahmen zur Prophylaxe von Infektionen und Blutungen, damit sie diese unterstützen und sich selbst hinsichtlich Veränderungen beobachten kann.

VORSICHT!

Keine i. m.-Injektionen bei Leukopenie und Thrombopenie: Gefahr von Infektionen bzw. starken Einblutungen in den Muskel!

Haarausfall

Da Haarwurzeln eine hohe Zellteilungsrate aufweisen, werden sie durch Zytostatika angegriffen. Dies hat einen mehr oder weniger starken Haarausfall zur Folge, was für die Patientin psychisch sehr belastend ist. Bei zu erwartendem starkem Haarausfall *(Alopezie)* sollte frühzeitig eine Perücke angepasst werden, um eine größtmögliche Ähnlichkeit zum eigenen Haar zu erreichen. Langhaarigen Patientinnen kann empfohlen werden, sich die Haare vor der Behandlung kurz zu schneiden, da Langhaarperücken meist unnatürlicher wirken als Kurzhaarperücken. Die Kosten für die Perücke trägt die Krankenkasse.

Auch Tücher oder Mützen zu tragen kann den Haarverlust verbergen. Sie dienen jedoch auch dazu, die Kopfhaut vor Sonneneinstrahlung zu schützen. Außerdem wird die Kopfhaut geschont, indem weiche Bürsten und ein mildes Shampoo verwendet werden. Wichtig für die Patientin ist zu wissen, dass die Haare, Augenbrauen und Wimpern wieder wachsen, wenn die Behandlung beendet ist.

Hormonelle Nebenwirkungen

Zytostatika greifen in den Hormonhaushalt ein, da sie die Ovarien schädigen; die Menstruation bleibt aus. Oft ist eine bleibende Sterilität die Folge. Da Zytostatika teratogen (fruchtschädigend) sind, muss vor Beginn einer Behandlung eine Schwangerschaft ausgeschlossen werden. Während und nach Beendigung der Zytostatikatherapie soll für ein Jahr sicher verhütet werden (➤ 8.2).

Umgang mit Zytostatika

VORSICHT!

Zytostatika schädigen bei Hautkontakt, bei Einatmung und oraler Aufnahme den Körper. Nur speziell geschulte Pflegende dürfen mit Zytostatika umgehen. Schwangere und Jugendliche dürfen auf keinen Fall mit Zytostatika arbeiten.

Zytostatikalösungen werden heute zentral, meist in der Apotheke, an einem speziellen Arbeitsplatz zubereitet. Die gebrauchsfertige Anlieferung der Lösung dient dem (Arbeits)Schutz der Pflegenden vor einer Gefährdung durch Zytostatika [36, 46].

Die Pflegenden beachten im Umgang mit Zytostatika:

- Beim Anlegen der Infusion tragen sie zwei Paar Handschuhe und einen Augenschutz. Sie verbinden die Zytostatikalösung mit dem intravenösen Zugang über einer saugfesten Unterlage
- Bei jedem möglichen Kontakt mit zytostatikakontaminierten Objekten, z. B. Infusionsbesteck, oder Ausscheidungen wie Blut, Urin oder Erbrochenes tragen die Pflegenden ebenfalls Handschuhe. Bei einigen Zytostatika werden auch Restmengen über Speichel und Schweiß der Patientin abgegeben, z. B. bei Adriblastin, Bleomycin.

VORSICHT!

Sammelurin ist während einer Chemotherapie nur in absoluten Ausnahmefällen durchzuführen, um eine Kontamination durch Verschüttung und Aerosolbildung zu vermeiden.

- Wurde, z. B. durch Glasbruch, Zytostatikalösung freigesetzt, sperrt die Pflegende den Bereich ab, holt ein entsprechendes Notfall-Set und zieht die im Set enthaltene Schutzausrüstung an: flüssigkeitsdichte Schutzkleidung, zwei Paar Handschuhe, Augenschutz und Atemschutzmaske. Dann nimmt sie die ausgetretene Flüssigkeit vollständig mit Zellstoff oder Chemikalienvliestüchern, die ebenfalls im Set enthalten sind, auf. Der Bereich wird danach mit Reinigungslösung und Wasser gesäubert. Mit Zytostatika kontaminierter Abfall wird als Sondermüll behandelt und entsprechend der Vorschriften in speziellen Abfallbehältern nach Hausrichtlinie entsorgt
- Ist es zum Kontakt mit Zytostatikalösung gekommen, wird die Hautpartie oder das Auge sofort mit reichlich Wasser abgespült, kontaminierte Wäsche wird gewechselt. Die Pflegende sucht dann zur Wahrung von Versicherungsansprüchen den Betriebsarzt bzw. einen Augenarzt auf und meldet den Vorfall als Arbeitsunfall
- Stellt die Pflegende orale Zytostatika bereit, benutzt sie ebenfalls Handschuhe oder eine Pinzette. Die Gabe erfolgt getrennt von den übrigen Arzneimitteln. Generell sind die hausinternen Leitlinien zu erforderlichen Schutzmaßnahmen im Umgang mit Zytostatika zu beachten. Regelmäßige Schulungen und praktische Übungen sind notwendig, um im Fall einer Kontamination sachgerecht zu handeln
- Auch bei der Mithilfe beim Anlegen der Infusion sind Handschuhe, Schutzkittel und Mundschutz erforderlich.

Transferaufgabe

Sie haben die unterschiedlichen Aufgabenbereiche, Schwerpunkte und Besonderheiten der Frauenheilkunde kennengelernt.

Aufgabe 1

Erläutern Sie die verschiedenen Einsatzgebiete, fachlichen Spezifika bzw. diversen Aufgabenfelder, in denen Pflegende in der Gynäkologie und Geburtshilfe beschäftigt sind.

Aufgabe 2

Die Pflege der Patientinnen ist vielseitig, u. a. auch, weil nicht wenige Patientinnen hohe emotionale Belastungen (➤ 1.1) erleben. Auf welche psycho-emotionalen Herausforderungen (➤ 1.1, ➤ 1.2.2, ➤ 1.5) seitens der Patientinnen müssen Pflegende eingehen können?

Aufgabe 3

Interdisziplinäre Zusammenarbeit ist eine wichtige therapeutische Säule. Überlegen Sie, welche Dienste und Fachdisziplinen kooperativ zusammenarbeiten.

Literatur und Kontaktadressen

LITERATURNACHWEIS

1. Geibel-Zehender A, Bode C. Herzinfarkt: Was müssen Frauen wissen? Aus: www.herzstiftung.de/Herzinfarkt-bei-Frauen.html (letzter Zugriff: 12.1.2022).
2. Oertelt-Prigione S, Regitz-Zagrosek V (Hrsg.). Sex and Gender Aspects. Clinical Medicine. Berlin: Springer, 2012.
3. Faktenblatt zu Gesundheit in Deutschland aktuell 2012. Osteoporose. Aus: www.rki.de/DE/Content/Gesundheitsmonitoring/Gesundheitsberichterstattung/GBEDownloadsF/Geda2012/Osteoporose.pdf?__blob=publicationFile (letzter Zugriff: 12.1.2022).

3a. Fuchs J, Scheidt-Nave C, Kuhnert R. . Journal of Health Monitoring · 2017.Robert Koch-Institut. Aus: www.rki.de/DE/Content/Gesundheitsmonitoring/Gesundheitsberichterstattung/GBEDownloadsJ/FactSheets/JoHM_03_2017_Praevalenz_Osteoporose.pdf?__blob=publicationFile (letzter Zugriff: 19.11.2021).

4. Gesundheitsberichterstattung des Bundes gemeinsam getragen von RKI und DESTATIS. Gesundheit in Deutschland. Aus: www.gbe-bund.de/pdf/GESBER2015.pdf (letzter Zugriff: 12.1.2022).
5. Menche N (Hrsg.). Pflege heute. 7. A. München: Elsevier, 2019.
6. World Health Organization. Ottawa-Charta zur Gesundheitsförderung, 1986. Aus: www.euro.who.int/__data/assets/pdf_file/0006/129534/Ottawa_Charter_G.pdf?ua=1 (letzter Zugriff: 12.1.2022).
7. Maschewsky-Schneider U. Frauen sind anders krank. Weinheim: Juventa, 1997.
8. Lampert T, Lippe vd E, Müters S. Verbreitung des Rauchens in der Erwachsenenbevölkerung in Deutschland. Bundesgesundheitsblatt 2013. Aus: http://edoc.rki.de/oa/articles/reOZq3ixOGRrQ/PDF/228PlqRb1pJAU.pdf (letzter Zugriff: 12.1.2022).
9. Nationale Gesundheitssurveys der Deutschen Herz-Kreislauf-Präventionsstudie 1984–1986 und 1990–1991: XI.
10. Robert Koch-Institut (Hrsg.). Rauchen. Faktenblatt zu GEDA 2012: Ergebnisse der Studie „Gesundheit in Deutschland aktuell 2012". Stand: 25.10.2014 www.rki.de/DE/Content/Gesundheitsmonitoring/Studien/Geda/Geda_node.html (letzter Zugriff: 12.1.2022).
11. Robert Koch-Institut (Hrsg.) (2009) Rauchen. Faktenblatt zur GEDA. Aus: www.rki.de/DE/Content/Gesundheitsmonitoring/Gesundheitsberichterstattung/GBEDownloadsB/Geda09/rauchen.pdf?__blob=publicationFile (letzter Zugriff: 12.1.2022).
12. Brandenburg H, Dorschner S (Hrsg.). Pflegewissenschaft 1. 3. A. Bern: Hogrefe, 2015.
13. Steffen-Bürgi B. Reflexionen zu ausgewählten Definitionen der Palliative Care. In: Knipping C (Hrsg.). Lehrbuch Palliative Care. 2. A. Bern: Hans Huber; 2007. S. 30–38.
14. World Health Organization (WHO). WHO Definition Palliativ Care. Aus: www.who.int/health-topics/palliative-care. Deutsch: www.palliativportal.de/Definitionen (letzter Zugriff: 12.2.2022).
15. Deutsche Gesellschaft für Palliativmedizin e. V., Arbeitskreis Palliativpflege. Leitbild. Aus: www.dgpalliativmedizin.de/pflege/pflegeleitlinien.html (letzter Zugriff: 12.2.2022).
16. Mehnert A et al. Würde in der Begleitung schwer kranker und sterbender Patienten. In: Bundesgesundheitsblatt Gesundheitsforschung – Gesundheitsschutz. 2006; 11(49): 1.087–1.096.
17. Mehnert A, Chochinov HM. Würde aus der Perspektive todkranker und sterbender Patienten. In: Koch U et al. Die Begleitung schwer kranker und sterbender Menschen. Stuttgart: Schattauer; 2006. S. 53–64.
18. Schmidt W. Ein Indianer kennt keinen Schmerz. Aus: www.fr.de/wissen/indianer-kennt-keinen-schmerz-11565545.html (letzter Zugriff: 12.2.2022).
19. Beyer S. Frauen im Sterben. Freiburg i.Brsg.: Lambertus, 2008.
20. Deutsche Gesellschaft für Palliativmedizin e. V., Deutscher Hospiz- und PalliativVerband e. V., Bundesärztekammer. Charta zur Betreuung schwerstkranker und sterbender Menschen in Deutschland. Aus: www.charta-zur-betreuung-sterbender.de/ (letzter Zugriff: 12.2.2022).
21. Schnabel M, Wesselborg B. Patientenautonomie – Leitprinzip für professionelle Pflege. Pflege Management/PR-Internet. 2004; 6(12): 691–697.
22. Koch-Straube U. Beratung in der Pflege. 2. A. Bern: Hans Huber, 2008.
23. Deutsches Netzwerk für Qualitätsentwicklung in der Pflege (Hrsg.). Expertenstandard Entlassungsmanagement in der Pflege. 1. Aktualisierung. Osnabrück: Eigenverlag 2009.
24. Nauth H. Gynäkologische Zytodiagnostik. 2. A. Stuttgart: Thieme, 2013.
25. Sohn C, Holzgreve W. Ultraschall in Gynäkologie und Geburtshilfe. 3. A. Stuttgart: Thieme, 2012.
26. Kooperationsgemeinschaft Mammographie, Deutsches Krebsforschungszentrum, Krebsinformationsdienst (Hrsg.). Mammographie-Screening Früherkennung von Brustkrebs. Heidelberg: Eigenverlag, 2009.
27. Deutsches Krebsforschungszentrum. Befunde verstehen. Aus: www.krebsinformationsdienst.de/untersuchung/tnm.php#inhalt4 (letzter Zugriff: 12.2.2022).
28. Kübler-Ross E. Verstehen was Sterbende sagen wollen. München: Droemer Knaur, 2008.
29. Deutsches Netzwerk für Qualitätsentwicklung in der Pflege (Hrsg.). Expertenstandard Schmerzmanagement in der Pflege bei akuten Schmerzen. 1. Aktualisierung. Osnabrück: Eigenverlag 2011. Und Expertenstandard Schmerzmanagement in der Pflege bei chronischen Schmerzen. Osnabrück: Eigenverlag 2015.
30. Glaus A, Hartmann M. Ermüdung/Erschöpfung. In: Käppeli S. Pflegekonzepte. Bd. 2. Bern: Hans Huber, 1999.
31. Glaus A, Müller S. Messung der Müdigkeit bei Krebskranken im deutschen Sprachraum. Pflege. 2001; 14(3): 161–170.
32. Bachmann-Mettler I. Müdigkeit bei Patienten mit einer Krebserkrankung. Die Schwester/Der Pfleger. 2004; 43(3): 178–184.
33. Margulies A et al. (Hrsg.). Onkologische Krankenpflege. 5. A. Berlin: Springer, 2010.
34. S3-Leitlinie: Supportive Therapie bei onkologischen PatientInnen. Langversion 1.1. 2017. Aus: www.leitlinienprogramm-onkologie.de/fileadmin/user_upload/Downloads/Leitlinien/Supportivtherapie/LL_Supportiv_Langversion_1.3.pdf (letzter Zugriff: 12.2.2022).
35. Kramer A et al. Hygiene. 2. A. München: Urban & Fischer/Elsevier, 2005: S. 67 f.
36. Berufsgenossenschaft für Gesundheitsdienst und Wohlfahrtspflege (Hrsg.). Zytostatika im Gesundheitsdienst. Merkblatt M 620, 2009.

KONTAKTADRESSEN

37. Deutsche Gesellschaft für Gynäkologie und Geburtshilfe. www.dggg.de (letzter Zugriff: 12.2.2022).
38. Institut für Frauengesundheit Baden-Württemberg an der Universitäts-Frauenklinik Tübingen. www.ifg-baden-wuerttemberg.de (letzter Zugriff: 12.2.2022).
39. Institut für Frauengesundheit an der Frauenklinik des Universitätsklinikums Erlangen. www.ifg-erlangen.de (letzter Zugriff: 12.2.2022).
40. Deutsche Gesellschaft für Palliativmedizin. www.dgpalliativmedizin.de (letzter Zugriff: 12.2.2022).
41. Deutscher Hospiz- und PalliativVerband. www.dhpv.de/index.html (letzter Zugriff: 12.2.2022).
42. Deutsche Krebshilfe. www.krebshilfe.de (letzter Zugriff: 12.2.2022).
43. Krebsinformationsdienst, Deutsches Krebsforschungszentrum (Informationsdienst für krebsbezogene Anfragen). www.krebsinformation.de (letzter Zugriff: 12.2.2022).
44. Deutsche Krebsgesellschaft. www.deutschekrebsgesellschaft.de (letzter Zugriff: 12.2.2022).
45. Deutsche Schmerzliga. www.schmerzliga.de (letzter Zugriff: 12.2.2022).
46. Berufsgenossenschaft für Gesundheitsdienst und Wohlfahrtspflege. www.bgw-online.de (letzter Zugriff: 12.2.2022).

VERTIEFENDE LITERATUR

Frauenärzte im Netz. Sexualität. www.frauenaerzte-im-netz.de/de_sexualitaet_48.html (letzter Zugriff: 12.2.2022).

Pabst A. et al. Substanzkonsum und substanzbezogene Störungen in Deutschland im Jahr 2012. In: Sucht. 2013; 59(6): 321–331.

Zentralinstitut für kassenärztliche Versorgung. Teilnahme an gesetzlichen Früherkennungsuntersuchungen. Aus: www.zi.de/cms/fileadmin/images/content/PDFs_alle/Beteiligungsraten_2011_Deutschland_erw.pdf (letzter Zugriff: 12.2.2022).

KAPITEL

2 Pflege von Frauen mit Erkrankungen der Brust

DEFINITION

Senologie: Lehre von den weiblichen Brustdrüsen. Dieses Teilgebiet der Frauenheilkunde beschäftigt sich v. a. mit Erkrankungen der Brust.

Hauptanteil aller Brusterkrankungen haben die bösartigen Erkrankungen des Brustgewebes (Mammakarzinom ➤ 2.9). Weitere Krankheitsbilder erstrecken sich auf überwiegend lokale Entzündungsprozesse oder benigne Gewebeveränderungen, z. B. Fibroadenome (➤ 2.8.3).

2.1 Betroffene Frauen

Unbestritten ist, dass die Brust nach der Pubertät (➤ 6) nicht nur Zeichen von Fraulichkeit ist, sondern auch Symbol weiblicher Schönheit und erotischer Attraktivität (➤ Abb. 2.1). Zusätzlich bedeutet sie für Frauen vielfach ein sexuelles Lustorgan. Deshalb empfinden viele Frauen bereits den geringsten Verdacht auf eine Brusterkrankung als Bedrohung ihrer Identität.

Das Verhältnis, das eine Frau zu ihrer Brust hat, wird auch von den Medien mitbestimmt, die Frauen immer wieder herausfordern, ihre Brüste mit jenen von attraktiven Models zu vergleichen.

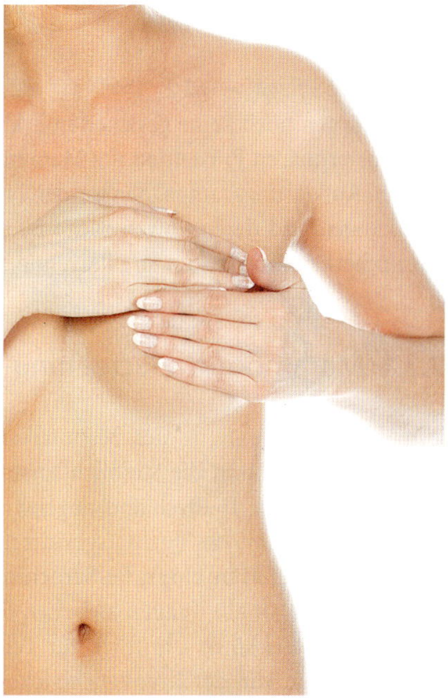

Abb. 2.1 Da die Brust Symbol der Weiblichkeit ist, fürchten viele Frauen bei drohendem Verlust der Brust auch um ihre Akzeptanz als Frau und um ihre weibliche Ausstrahlung. [J787]

Letztere stellen dabei oft gar nicht die Realität dar, sondern wurden durch kosmetische Operationen verändert oder retuschiert. Entsprechen die eigenen Brüste nicht der Norm der Werbung, sinkt das Selbstwertgefühl mancher Frau.

Wird eine Fraue mit der Diagnose „Knoten in der Brust“ und einer möglichen Operation konfrontiert, wird vielen Frauen erstmals bewusst, was ihnen ihre Brust bedeutet. Die Angst, von anderen nicht mehr als „richtige“ Frau akzeptiert zu sein, ist dank moderner schonender Operationsverfahren (eine brusterhaltende Operation ist heute bei über 80 % der betroffenen Frauen möglich) und der Möglichkeit einer Brustrekonstruktion (➤ 2.9.1) zwar nicht mehr ganz so groß wie früher, doch gelingt es nicht jeder Frau selbstbewusst mit dem Verlust (einer) ihrer Brüste umzugehen. Für nicht wenige Frauen ist der Verlust eine traumatische Erfahrung, verbunden mit dem dramatischen Gefühl von Verstümmelungsangst. Ihr Selbstwertverständnis und Emotionsleben gerät in ein äußerst labiles Gefüge.

Viele Frauen fürchten sich davor, an Brustkrebs zu erkranken. Deshalb erschüttert die Verdachtsdiagnose die meisten Frauen bis in ihr Innerstes. Jedoch zeigen nur wenige der Patientinnen sofort und direkt ihre emotionale Verstörung und Furcht. Nicht selten wirken betroffene Frauen sehr gefasst und tapfer. Ihre innere Zerrissenheit und Besorgnis besteht aber i. d. R. mindestens so lange, bis sie ein eindeutiges Ergebnis erfahren bzw. darüber informiert werden, nach welchem Therapieverfahren der Tumor behandelt werden kann und wie die Heilungschancen sind.

Sehr oft leiden Frauen mit Brustkrebs unter dem beängstigenden Gefühl, ihre weibliche Attraktivität, Ausstrahlung und erotische Anziehungskraft eingebüßt zu haben, wenn eine oder beide Brustdrüsen entfernt wurden. Frauen mit Erkrankungen der Brust oder der Geschlechtsorgane fühlen sich in ihrem Frau-Sein bedroht, da dieses oft mit der Unversehrtheit und Intaktheit der Sexualorgane gleichgesetzt wird.

2.2 Prävention

Präventive Pflege ➤ 1.2.2

Derzeit liegen noch keine gesicherten Erkenntnisse über Maßnahmen zur primären Prävention des Mammakarzinoms vor. In zahlreichen Aufklärungskampagnen werden Frauen über Brustkrebserkrankungen und deren Folgen sowie über sinnvolle Maßnahmen zur Früherkennung (sekundäre Prävention) informiert.

2.2.1 Mammografie-Screening-Programm

Um die Früherkennung des Mammakarzinoms fortlaufend zu verbessern und damit die Sterblichkeitsrate an Brustkrebs zu reduzieren, wird in Deutschland angelehnt an die Europäischen Leitlinien, seit 2005 ein qualitätsgesichertes Früherkennungsprogramm, das sog. **Mammografie-Screening** (➤ 1.3.9) angeboten. Es richtet sich an alle Frauen zwischen 50 und 69 Jahren. Diese werden alle zwei Jahre schriftlich zur Teilnahme eingeladen. Die Kosten werden von der Krankenversicherung übernommen. Mit dem Programm sollen v. a. nicht tastbare, frühe Brustkrebsformen entdeckt werden. Ziele des Programms sind:

- Gewebsveränderungen der Brust in einem sehr frühen Stadium entdecken (Tumorgröße möglichst ≤ 10 mm Durchmesser)
- Betroffenen Frauen durch die frühzeitige Diagnose eine schonende Therapie anbieten, die in der Folge mehr Lebensqualität bedeuten kann
- Bei gutartigem Diagnoseergebnis unnötige operative Eingriffe vermeiden
- Bei malignen Tumoren die Überlebenschance verbessern
- Qualitätssteigerung der Brustkrebs-Früherkennung.

Erste Evaluationen des Programms wurden im Herbst 2009 vorgestellt. 2018 erhielten 5,7 Mio. Anspruchsberechtigte eine Einladung zum Screening. Knapp 2,9 Mio. Frauen kamen der Aufforderung nach; unter diesen wurde bei rund 17.000 ein Mammakarzinom diagnostiziert, 20 % davon als In-situ-Karzinom. Im Screening werden deutlich mehr frühe Tumorstadien erkannt, die auch besser therapierbar sind. Ob damit allerdings für die Frauen ein besseres Gesamtüberleben verbunden ist, lässt sich derzeit nicht sicher sagen, da die Nachbeobachtungszeiten noch zu kurz sind [1, 1a].

2.2.2 Selbstuntersuchung der Brust

Um Veränderungen früh zu erkennen bietet sich die regelmäßige **Selbstuntersuchung der Brust** an. Jede Frau sollte ihre Brust selbst untersuchen und damit einen wichtigen Beitrag zur Früherkennung eines Mammakarzinoms (➤ 2.9) leisten. Durch regelmäßige Selbstuntersuchungen lernt die Frau ihre Brust besser kennen. Sie kann selbst beurteilen, welche Verdickungen oder Knötchen „normal“ für ihre Brust oder welche neu aufgetreten sind oder auffällig erscheinen, sodass sie ihren Arzt aufsuchen muss.

> Die Effektivität der Selbstuntersuchung ist enorm: 85 % aller Karzinome finden Frauen selbst, nur 15 % werden in Arztpraxen erstmals entdeckt. Aus diesem Grund ist die Selbstuntersuchung der Brust die wichtigste Maßnahme zur Früherkennung des Mammakarzinoms.

Arzt und Pflegende motivieren daher zur monatlichen Selbstuntersuchung der Brust und leiten die Frau an. Manche Brustzentren bieten sogar spezielle Trainingskurse an.

Die Selbstuntersuchung wird am besten während oder kurz nach der Menstruation vorgenommen, da die Brust dann durch den niedrigen Hormonspiegel (Östrogene und Progesteron) nur wenig zusätzliches Wasser eingelagert hat und Veränderungen am besten zu tasten sind. Frauen nach der Menopause sollten ihre Brust in regelmäßigen zeitlichen Abständen abtasten.

Die Selbstuntersuchung der Brust (➤ Abb. 2.2) umfasst:

- Brust bei hellem Licht vor dem Spiegel betrachten; zuerst mit auf die Hüften gestützten Händen, dann mit erhobenen Armen (➤ Abb. 2.2a, b)
- Brust im Stehen und Liegen abtasten; wichtig dabei ist, dass die Finger permanent Hautkontakt halten und nicht ständig weggenommen und neu aufgesetzt werden. Auf diese Weise tastet die

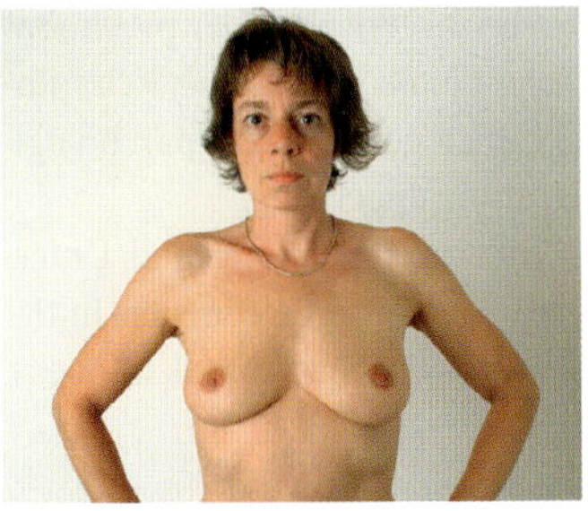

a Betrachten der Brust vor dem Spiegel, zuerst mit auf die Hüften gestützten Händen, ...

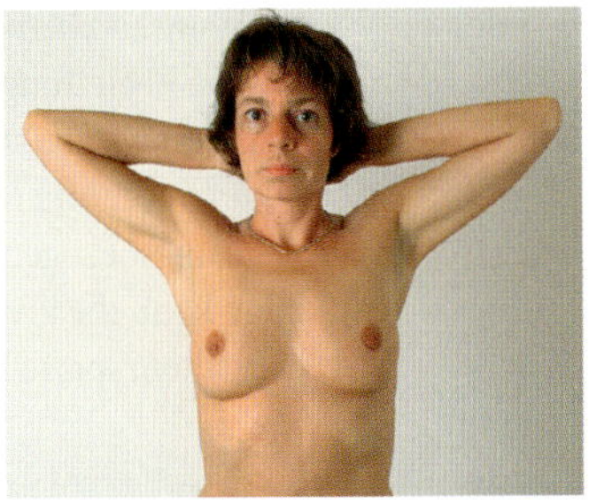

b ... anschließend mit erhobenen Armen (aus verschiedenen Blickwinkeln).

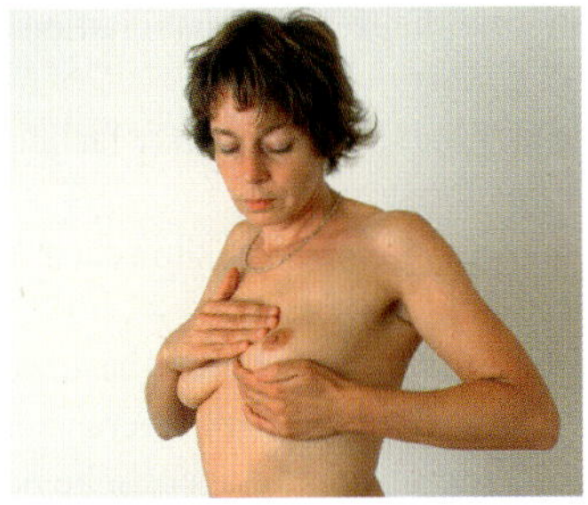

c Abtasten aller vier Quadranten der Brust im Stehen und Liegen. Dabei haben die Finger permanenten Hautkontakt.

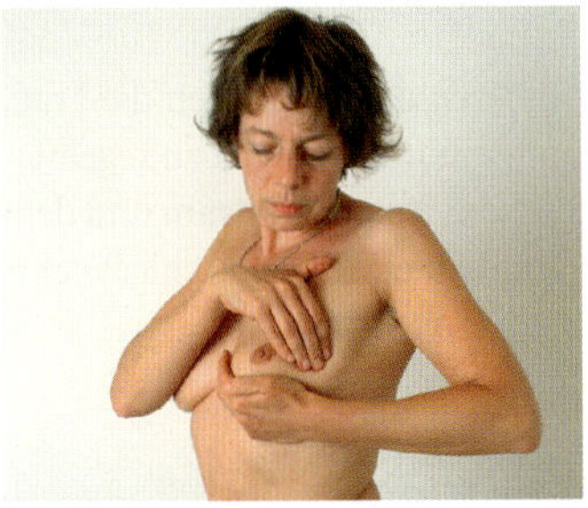

d Nach der Untersuchung im Stehen Zusammendrücken der Brustwarze mit Daumen und Zeigefinger (Sekretaustritt? Farbe des Sekrets?).

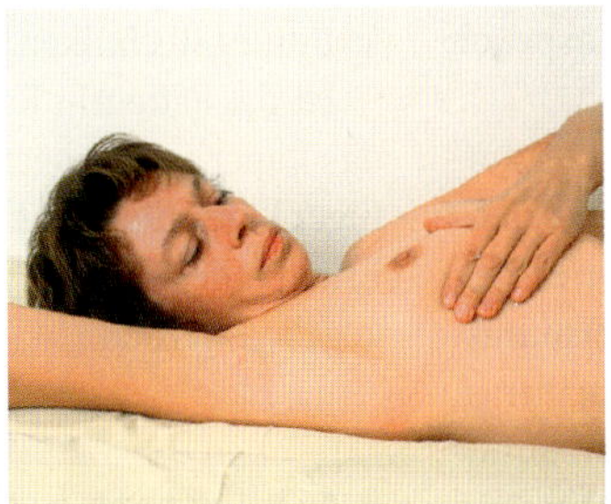

e Wiederholung der Brustuntersuchung im Liegen.

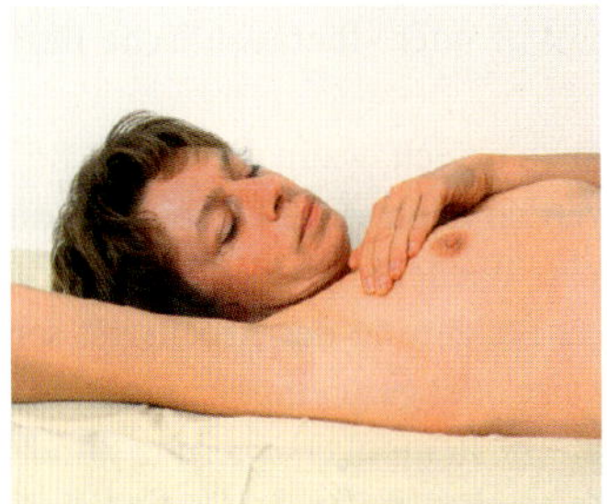

f Abschließend Untersuchung der Achselhöhlen auf vergrößerte und veränderte Lymphknoten.

Abb. 2.2 Selbstuntersuchung der Brust [K115]

Frau ihre Brust Quadrant für Quadrant ab (➤ Abb. 2.2c, e). Anschließend prüft die Frau, ob sich Sekret aus der Mamille entleert, wenn sie die Brustwarze leicht zusammendrückt (➤ Abb. 2.2d). Dann untersucht sie ihre Achselhöhlen auf vergrößerte Lymphknoten (➤ Abb. 2.2f).

Für die Untersuchung sollte sich die Frau ca. 10–15 Minuten Zeit nehmen. Die Pflegende steht bei der Anleitung neben der Patientin vor dem Spiegel, leitet sie an und stellt sicher, dass die Patientin die Untersuchung richtig durchführt und alle Informationen verstanden hat. Außerdem kann sie das Vorgehen durch Informationsblätter mit Abbildungen oder Fotos veranschaulichen.

2.2.3 Tertiäre Prävention

Lymphödemprophylaxe ➤ 2.9.2

2.3 Rehabilitation

Rehabilitative Pflege ➤ 1.2.2

Einleitende Maßnahmen zur **Rehabilitation** beginnen während des stationären Aufenthalts und betreffen besonders Patientinnen mit Mamma ablatio (➤ 2.9.1).

Einige Patientinnen sind sehr an einem Wiederaufbau ihrer Brust interessiert. In diesem Fall wird im ausführlichen Arztgespräch geklärt, welche operativen Möglichkeiten zu welchem Zeitpunkt möglich sind.

Für Patientinnen, für die eine Wiederherstellung gar nicht infrage kommt oder die sich z. B. aus Gründen einer sich anschließenden Strahlenbehandlung mit dem Brustaufbau noch etwas gedulden müssen, kann schon im Krankenhaus der Kontakt zu einer Fachberaterin aus einem Sanitätsgeschäft hergestellt werden. Diese informiert die Patientin sachkundig über Möglichkeiten der prothetischen Versorgung.

- In der frühen postoperativen Phase kann das Tragen einer **Epithese** (Erstprothese aus feinsten Mikro-, Mikromodalfasern und Baumwolle bzw. medizinischem Vlies) optisch die fehlende Brust ausgleichen und so zu einem natürlichen Erscheinungsbild beitragen
- Gleichzeitig können der Frau bereits die verschiedenen Alternativen der späteren prothetischen Versorgung aufgezeigt werden (Inlay zum Einlegen in eine Prothesentasche im Büstenhalter oder selbsthaftende Epithese).

Aktive Mitwirkung zur Rehabilitation leisten auf Wunsch der Patientin auch (über)regionale Krebsselbsthilfegruppen [12, 13].

Soziale Nachsorge

Patientinnen mit Mammakarzinom werden über ihren Anspruch auf eine Anschlussheilbehandlung (AHB) sowie onkologische

Nachsorge-Kuraufenthalte als Rehabilitationsmaßnahmen informiert. Die AHB

- Bietet den erkrankten Frauen weitere fachliche Begleitung und ggf. die Therapiefortsetzung
- Verschafft im Anschluss an den klinischen Aufenthalt eine Pause vor der Rückkehr in den Alltag.

Auch Rehabilitationssport wird unter bestimmten Voraussetzungen von der Kranken- oder Rentenversicherung übernommen. Darüber hinaus kann physiotherapeutische Behandlung erforderlich sein. Denkbar ist zudem die vorübergehende Bewilligung einer Haushaltshilfe. Die Kosten hierfür trägt die Krankenversicherung. Als weitere Leistung der Krankenversicherung kann die betroffene Frau zur Krankheitsverarbeitung und -bewältigung eine psychonkologische oder -therapeutische Begleitung in Anspruch nehmen.

Eventuell ist zu prüfen, wann die berufliche Tätigkeit wieder aufgenommen werden kann. Eine Übergangslösung kann die stufenweise berufliche Wiedereingliederung über einen Arbeitsversuch mit sukzessiver Steigerung der Arbeitszeit sein. Ist die Leistungsfähigkeit teilweise oder ganz eingeschränkt, kann ein Rentenantrag, z. B. beim Deutsche Rentenversicherung Bund, wegen Erwerbsminderung gestellt werden. Außerdem kann beim Versorgungsamt ein Schwerbehindertenausweis beantragt werden.

Informationen zu sozialen Hilfen, Versicherungs-, Schwerbehindertenrecht sind wichtige Säulen in der Beratung und Rehabilitation innerhalb des Pflege- und Versorgungsteams.

2.4 Beratung der Patientin

Grundlagen ➢ 1.2.3

Frauen mit einer Brustkrebserkrankung haben einen hohen Beratungsbedarf. Allein die Diagnose ist für viele Frauen schon schwer genug. Sie benötigen eine sehr einfühlsame Begleitung und gleichzeitig eine fachlich umfassende Beratung.

Sensibilität ist gefragt bei Themen, die das Selbstverständnis der Patientin in ihrer Rolle als Frau berühren und die letztlich auch ihr Sexualleben betreffen [2].

Es ist Aufgabe der Pflegenden mit brustamputierten Frauen und mit Frauen, denen der Verlust einer Brust droht, an einem neuen Selbstwertgefühl zu arbeiten und ihnen zu helfen, über die Auseinandersetzung mit der Erkrankung zu einem liebevollen und aufmerksamen Umgang mit dem eigenen Körper zu finden [3].

Zertifizierte Brustzentren beschäftigen eine sog. **Breast Care Nurse,** speziell weitergebildete Pflegefachfrauen, die Brustkrebspatientinnen mit fachkompetenter Beratung zur Seite stehen [4].

Auch Informationsbroschüren auszulegen, auszuhändigen bzw. zu überlassen und auf informative Internetadressen sowie auf das sog. Brustkrebstelefon des Krebsinformationsdienstes zu verweisen, gehört zur Beratung.

Auf Wunsch wird der Frau eine seelsorgerische oder psychoonkologische Begleitung ermöglicht oder bei Bedarf, z. B. als Krisenintervention, zu unterstützenden Therapien geraten bzw. psychologische oder psychotherapeutische Beratung angeboten.

Erfahrungsbezogene und damit hilfreiche Beratung und Unterstützung kann die krebserkrankte Frau auch von Betroffenen-Initiativen erhalten, speziell der Frauenselbsthilfe nach Krebs (siehe oben).

2.4.1 Beratung zu Lebensgewohnheiten

Die Beratung umfasst Informationen zu einer gesunden Lebensweise, z. B. bezüglich der Ernährung oder des Erlernens von Entspannungstechniken.

Ist die Patientin Raucherin, motivieren die Pflegenden die Frau, das Rauchen aufzugeben. Auch können Empfehlungen zu regelmäßiger körperlicher Aktivität, gemäßigtem Alkoholkonsum und dem Erhalt oder dem Erzielen eines individuellen Wohlfühlgewichts gegeben werden.

2.4.2 Erstattungen bzw. Leistungen der Krankenkasse

Unmittelbar nach der Operation wird eine Patientin mit Mamma ablatio zur Versorgung mit einer Erstprothese (➢ 2.3) beraten. Diese wird von der Krankenversicherung finanziert. Im weiteren Verlauf informieren die Pflegenden über mögliche Zusatzleistungen. Nach der Entlassung bzw. Narbenabheilung kann die Frau in der Regel bei ihrer Krankenkasse die Kostenübernahme für ein Silikon-Inlay bzw. ein sogenanntes Ausgleichsteil und einen Zuschuss für zwei Spezial-Büstenhalter mit eingearbeiteten Epithesen-Innentaschen beantragen. Einige Kassen bezuschussen auch Spezial-Badewäsche. Danach gilt überwiegend die Finanzierung von jährlich zwei inlaygerechten Spezial-BHs und alle zwei Jahre die Bezahlung eines neuen Inlays.

Wichtig ist der Hinweis, dass die Patientin vor dem Kauf die Abrechnungsmodalitäten mit ihrer Krankenversicherung klärt bzw. die Kostenübernahmezusage einholt, damit sie definitiv weiß, von welchen Erstattungsbeträgen sie ausgehen kann.

2.5 Beobachten, Beurteilen und Intervenieren

Grundlagen ➢ 1.2.4

Die Pflegenden richten ihr Augenmerk auf die Patientin als Frau und Mensch, sie fokussieren ihren Blick nicht nur auf die Veränderungen der Brust. Viele Patientinnen jedoch konzentrieren sich im Krankheitsgeschehen und -verlauf vorrangig auf das, was mit ihrer Brust passiert. Begegnen die Pflegenden den Patientinnen unter den Prämissen „hinsehen, zuhören und mitfühlen“, können sie die pflegerische Betreuung stabilisieren.

2.5.1 Atmung

Die nach einer Brustoperation eingelegten Drainagen (➤ 2.9.2) bedingen bei einigen Patientinnen Missempfindungen bis hin zu Schmerzen bei der **Atmung.** Aus diesem Grund neigen die betroffenen Frauen, solange die Drainagen liegen, zu einer Schonatmung. Eine tiefe Atmung ist jedoch wichtig, um eine postoperative Pneumonie zu vermeiden. Die Pflegenden klären die Patientin über diesen Sachverhalt auf und begründen die Notwendigkeit einer bewussten Atmung. Weiter führen sie zusätzliche Maßnahmen zur Preumonieprophylaxe nach hausinternen Standards durch.

Subfebrile oder erhöhte Temperatur können einen beginnenden Lungeninfekt anzeigen, die Pflegenden halten dann Rücksprache mit dem Arzt.

2.5.2 Bewegung

Bei Brusterkrankungen und insbesondere nach operativen Eingriffen an der Brust neigen die Patientinnen dazu, das Schultergelenk bzw. die obere Extremität der betroffenen Seite zu schonen. Dies zeigt sich auch daran, dass sie die Schulter auf der operierten Seite über die Gesamtschulterlinie anheben. Die Pflegenden achten auf die **Bewegungsmuster** und Haltung der Patientin und korrigieren im Einzelfall behutsam. Eine Ruhigstellung des Gelenks ist nicht sinnvoll, da die verbliebenen Muskelgruppen trainiert, eine Versteifung im Schultergelenk und körperliche Fehlhaltung verhindert und die Elastizität der Narbe erhalten werden sollte.

Das physiotherapeutische Team leitet Übungen zur Bewegungsförderung an, mit folgenden Zielen:

- Die Patientin ist wieder in der Lage, Gebrauchsbewegungen beschwerdefrei durchzuführen, z. B. Haare kämmen, rückwärtigen Reißverschluss hochziehen
- Das Schultergelenk erlangt wieder den vollen Bewegungsradius.

2.5.3 Haut

Hautveränderungen ➤ 2.6.2

Während die Pflegenden den Wundbereich nach Brustoperationen beobachten und kontrollieren, orientieren sie sich an den üblichen chirurgischen Prinzipien und Grundsätzen für die Verlaufsüberwachung:

- Redon-Drainagen (➤ 1.4.3) und Verband werden hinsichtlich Nachblutungen beobachtet, die v. a. nach axillärer Lymphknotenausräumung und großen Lappenplastiken auftreten
- Nach einer Probeexzision (Mamma-PE) liegt evtl. eine Redon-Drainage, die i. d. R. am 2. postoperativen Tag entfernt wird
- Abhängig von der Fördermenge werden die axilläre Redon-Drainage und die anderen Drainagen i. d. R. am 2.–4. postoperativen Tag entfernt. Die Drainagen werden vom Arzt oder nach entsprechender Delegation von den Pflegenden gezogen. Um die Schmerzen zu lindern, fordert die Person, die die Drainage entfernt, die Patientin auf, während des Ziehens tief ein- und ausatmen. Die Austrittsstellen werden hinsichtlich Entzündungen kontrolliert und vorübergehend mit einem Druckverband versorgt
- Der Verbandwechsel fällt in den ärztlichen Aufgabenbereich, wird aber häufig an Pflegende delegiert. Sobald die Wunde trocken ist, wird der Verband weggelassen. Häufig erschrecken die Patientinnen sehr, wenn sie nach der Entfernung des Wundverbands zum ersten Mal die Narbe, z. B. mit Hilfe eines Spiegels, sehen. Hier helfen ein vorbereitender Hinweis, Verständnis, Gespräche und die Information, dass sich das Aussehen der Narbe noch verändern wird
- Wurden zum Wundverschluss Einzelfäden verwendet, werden diese i. d. R. zwischen dem 7.–11. postoperativen Tag gezogen. Steht die Wunde unter Spannung, belässt man ggf. bis zum 14.–16. Tag Restfäden. Bei Intrakutannähten wird einer der Knoten dicht über der Haut abgeschnitten und vom anderen Ende her vorsichtig herausgezogen (➤ 1.4.4)
- Nach axillärer Ausräumung (➤ 2.9.1) können **Serome** *(Ansammlungen von Wundsekret)* auftreten, die vom Arzt unter sterilen Bedingungen abpunktiert werden. Die Pflegenden assistieren dabei.

2.6 Hauptbeschwerden und Leitbefunde bei Erkrankungen der Brust

Die häufigsten **Beschwerden** im Bereich der weiblichen Brust sind tastbare Knoten, Hautveränderungen, Sekretion aus der Mamille und Schmerzen. Viele Erkrankungen der Brust, darunter auch das Mammakarzinom, können auch beim Mann auftreten. Insgesamt sind Erkrankungen der männlichen Brustdrüse jedoch sehr selten.

2.6.1 Knoten

Druckschmerzhafte Knoten können z. B. bei einer **Mastitis** (Brustdrüsenentzündung ➤ 2.8.1) auftreten. Auch Zysten im Brustdrüsenkörper sind häufig mäßig druckschmerzhaft. Nicht schmerzhafte Knoten können einem gutartigen, häufiger aber einem bösartigen Tumor entsprechen.

VORSICHT!

Jeder Knoten in der Brust muss diagnostisch abgeklärt werden. Insbesondere nicht druckschmerzhafte oder unregelmäßig begrenzte Knoten sind dringend karzinomverdächtig.

2.6.2 Hautveränderungen

Veränderungen der Haut können bei gutartigen und bösartigen Erkrankungen auftreten:

- Beim Mammakarzinom kann das **Orangenhaut-Phänomen** (peau d'orange ➤ Abb. 2.3) beobachtet werden, wenn der Knoten zu winzigen Einziehungen der Haut führt oder ein lokales Ödem durch Abflussbehinderung der Lymphe in den durch Tumorzellen blockierten Lymphspalten entsteht
- Wird die Haut über einem bösartigen Knoten zusammengedrückt, kommt es meist zu einer Einziehung der Haut an dieser Stelle. Man spricht von einem **Jackson-Phänomen.** Im Gegen-

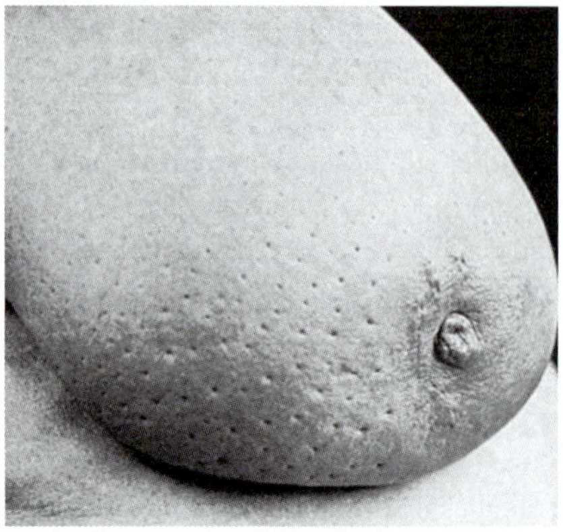

Abb. 2.3 Orangenhaut-Phänomen, man erkennt die Vertiefungen und Vergrößerungen der Haarfollikel sowie die Verdickung der oberen Hautschichten. [G149]

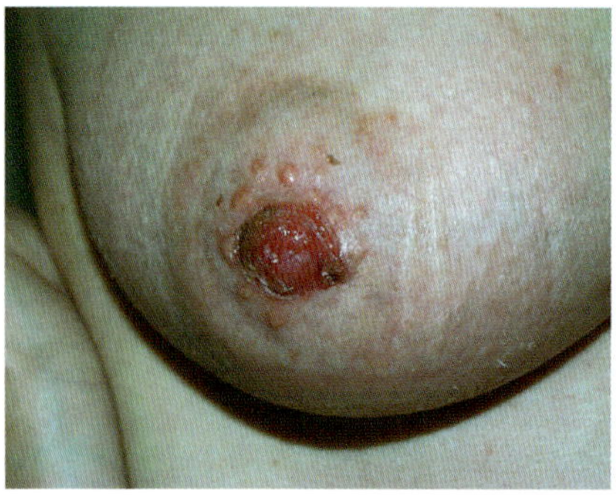

a Von der Mamille ausgehender Morbus Paget. Er nimmt bereits einen großen Teil der Areola ein. [K314]

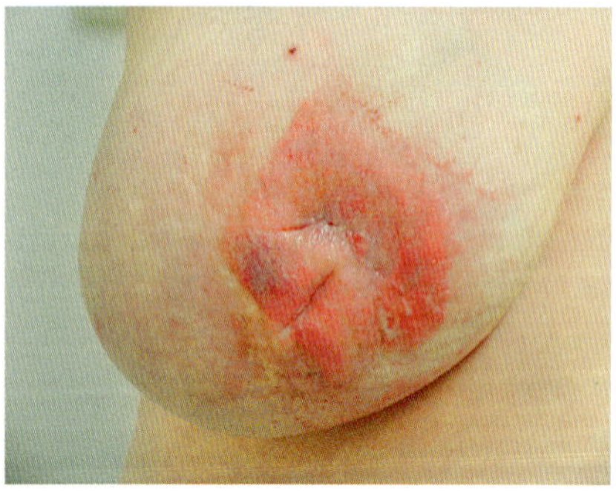

b Morbus Paget mit Schuppen- und Krustenbildung. Areola und Mamille sind nicht mehr erkennbar. [M438]

Abb. 2.4 Morbus Paget

satz dazu wölbt sich die Haut bei gutartigen Veränderungen vor, wenn sie zwischen zwei Fingern zusammengedrückt wird

- Das sog. **Krebsekzem** der Brust (*Morbus Paget* ➤ Abb. 2.4) tritt bei einem Adenokarzinom, ein vom Epithelgewebe ausgehendes Karzinom der Milchdrüsenausführungsgänge, auf. Dessen bösartige Zellen breiten sich in der Epidermis der Brust aus.

2.6.3 Sekretion aus der Mamille

Während beidseitiger Ausfluss aus den Mamillen auf eine Hormonstörung (meist eine Erhöhung des Prolaktinspiegels) hinweist, liegen der einseitigen Sekretion (➤ Abb. 2.5) oft gut- oder bösartige Tumoren der Brust zugrunde.

Das Sekret kann wasserklar, milchig, gelblich oder blutig sein. Aus der Farbe lässt sich meist kein Rückschluss auf die Ursache ziehen. Deshalb empfiehlt sich eine zytologische Untersuchung des Sekrets (➤ 1.3.6). Dazu wird das Sekret auf einen Objektträger aufgebracht und wie ein vaginaler zytologischer Abstrich weiterbehandelt. Je nach Befund kann eine Galaktografie (➤ 1.3.9) sinnvoll sein.

2.6.4 Schmerzen

Ein schmerzhaftes Spannungsgefühl beider Brüste kurz vor der Menstruation wird als **Mastodynie** bezeichnet. Ihr kann z. B. eine **Mastopathie** (➤ 2.8.2) zugrunde liegen. Auch Entzündungen der Brust (➤ 2.8.1) oder der Milcheinschuss nach der Geburt bereiten Schmerzen (➤ 14.4.1).

2.7 Weg zur Diagnose bei Brusterkrankungen

2.7.1 Anamnese und körperliche Untersuchung

Während der Anamnese erkundigt sich der Arzt, ob Risikofaktoren für ein Mammakarzinom vorliegen, z. B. ein Mammakarzinom in der Familie (➤ 2.9). Zudem erkundigt er sich nach dem Zeitpunkt, an dem die Veränderung aufgetreten ist. Dieser Zeitpunkt ist nicht immer leicht zu bestimmen, denn erfahrungsgemäß neigen viele Frauen wegen der Angst vor Brustkrebs dazu, ihre Beschwerden zu verdrängen. Obwohl der Knoten vielleicht schon viele Jahre besteht und der Patientin bekannt ist, wird häufig von einem kürzlich zurückliegenden Ereignis als Ursache berichtet, z. B. dass sich die Frau vor einer Woche beim Duschen gestoßen habe.

Die wichtigste Maßnahme zur Früherkennung des Mammakarzinoms ist die Selbstuntersuchung der Brust durch die Frau.

Selbstuntersuchung der Brust ➤ 2.2.2
Untersuchungstechnik der Brust ➤ 1.3.3

2.7.2 Apparative Diagnostik

Bei der Früherkennung und Untersuchung von auffälligen Befunden spielen Sono- und Mammografie (➤ 1.3.8, ➤ 1.3.9 sowie ➤ Abb. 2.6) eine große Rolle.

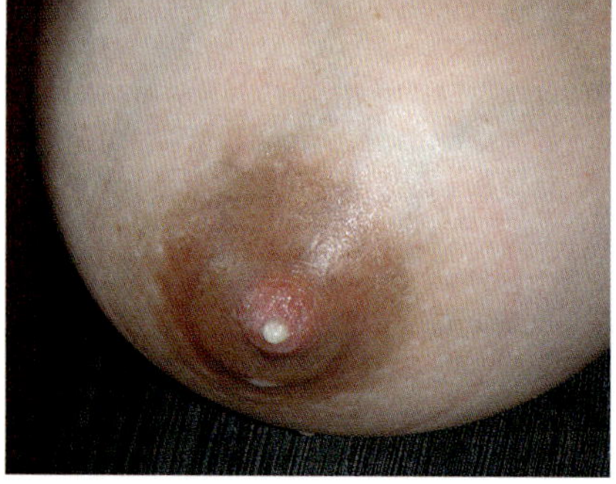

Abb. 2.5 Sekretion aus der Mamille. Insbesondere eine einseitige Sekretion ist tumorverdächtig. [M308]

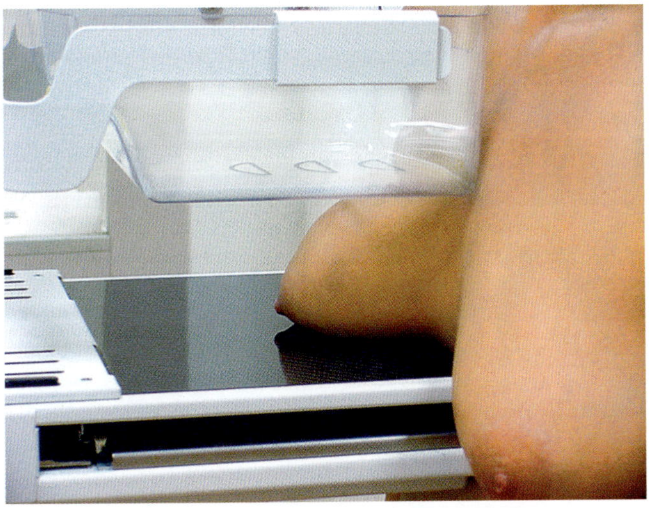

Abb. 2.6 Die Mammografie ist ein Röntgenverfahren zur Darstellung der Brust unter Einsatz einer speziellen Technik, da sich Weichteilgewebe bei „normalen" Röntgenaufnahmen kaum darstellen lassen (➤ 1.3.9). [M438]

Die Magnetresonanztomografie der Brust (➤ 1.3.10) wird in Einzelfällen, z. B. bei unklaren Mammografiebefunden, eingesetzt. Die Computertomografie wird nur in wenigen Ausnahmefällen eingesetzt, z. B. bei V. a. thorakale Metastasen zur Beurteilung des Mediastinums. Zur Darstellung des Sentinel-Lymphknotens (Wächterlymphknoten) kommt die Nuklearmedizin zum Einsatz (➤ 1.3.11).

2.7.3 Invasive Diagnostik

Eine **Stanzbiopsie** wird durchgeführt, um Material für die histologische Untersuchung zu gewinnen (➤ 1.3.13). Sie sollte bei jedem auffälligen Befund eingesetzt werden, um mit der Patientin das weitere Behandlungskonzept konkret besprechen zu können.

2.8 Gutartige Erkrankungen der Brust

2.8.1 Mastitis

DEFINITION

Mastitis: Akute oder chronische Entzündung des Brustdrüsenkörpers. Ist nur die Mamille entzündet, spricht man von *Thelitis.*

Ursache und Krankheitsentstehung

Entzündungen der Brust entwickeln sich v. a. im Wochenbett (*Mastitis puerperalis* ➤ 14.6.2).

Unabhängig vom Wochenbett treten Mastitiden *(nonpuerperale Mastitiden)* bei erhöhtem Prolaktinspiegel im Blut, der sog. Hyperprolaktinämie, auf. Ursachen für einen erhöhten Prolaktinspiegel sind z. B. Prolaktin produzierende Hypophysentumoren *(Prolaktinome)* oder prolaktinstimulierende Medikamente, z. B. Psychopharmaka oder östrogenhaltige Hormonpräparate. Der hohe Prolaktinspiegel im Blut stimuliert die Milchsekretion und führt zu pathologisch weiten Milchgängen (secretory disease), in denen das von den Brustdrüsen gebildete Sekret zusammenfließt. Durch die Sekretansammlung wird das Milchgangepithel geschädigt, mit der Folge, dass Sekret aus den Milchgängen in das umliegende Gewebe übertritt und eine aseptische Entzündung hervorruft. Wandern dann noch Erreger in das Brustgewebe ein, entwickelt sich eine sekundäre bakterielle Infektion, die zu einem Abszess einschmelzen kann.

Während es sich beim Erreger der Mastitis puerperalis in ca. 95 % um Staphylococcus aureus handelt, die sich in der Mundflora des Neugeborenen befinden, ist dieser Erreger bei der nonpuerperalen Mastitis nur in ca. 40 % nachweisbar. Häufig sind Mischinfektionen, u. a. auch mit Escherichia coli.

Weitere Ursachen für die nonpuerperale Mastitis sind Verletzungen als Eintrittspforte für Erreger, z. B. Brustwarzenpiercings (➤ Abb. 2.7) oder kleine Hauteinrisse bei bestimmten Hauterkrankungen wie etwa einer ausgeprägten Psoriasis.

Symptome, Untersuchungsbefund und Diagnostik

Typische Symptome einer Mastitis sind:
- Rötung, Überwärmung und Schmerzhaftigkeit der betroffenen Brust
- Schwellung und Schmerzhaftigkeit der axillären Lymphdrüsen
- Eventuell Austritt von Sekret aus der Mamille, das für die mikrobiologische Untersuchung mit einem sterilen Watteträger gewonnen und in ein Nährmedium eingebracht wird
- Fieber, häufig mit Schüttelfrost; da die Temperatur bei axillärer Messung auf der entzündeten Seite höher ist als auf der gesunden Seite, kann das Messen der Temperatur in beiden Achselhöhlen die Diagnose bestätigen.

Wichtig ist, eine Mastitis von einem inflammatorischen Karzinom (➤ 2.9.1 und ➤ Abb. 2.11a) mittels Sono- und Mammografie und ggf. Stanzbiopsie (➤ 1.3.8, ➤ 1.3.9 und ➤ 1.3.13) abzugrenzen.

Behandlungsstrategie

Prolaktinstimulanzien wie Psychopharmaka oder östrogenhaltige Hormonpräparate werden abgesetzt oder zumindest reduziert. Bei

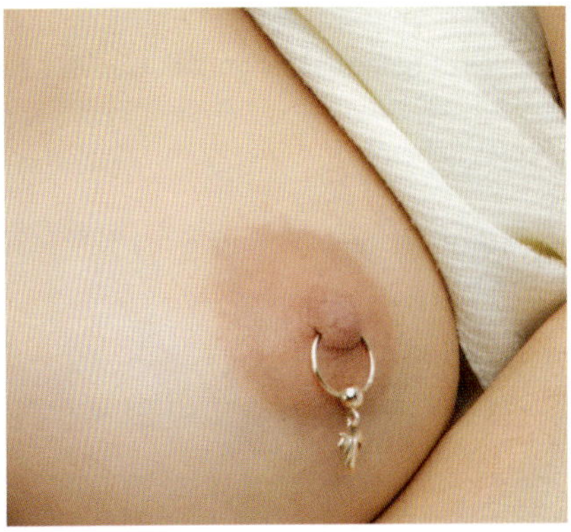

Abb. 2.7 Patientin mit Piercing der Mamille als möglicher Eintrittsort für Erreger und Risiko einer nachfolgenden Mastitis [J787]

Tab. 2.1 Gynäkologische Hormone und Antihormone. Die Anwendung dieser Präparate erfordert eine strenge Indikationsstellung und regelmäßige ärztliche Kontrollen. Die bedeutsamsten Nebenwirkungen sind Brustspannen, Appetitzunahme, Wassereinlagerungen, Kopfschmerzen, depressive Verstimmungen, Thromboembolien, Blutdrucksteigerung und eine Verminderung der Glukosetoleranz. *Orale Kontrazeptiva* ➢ 8.2.3

Gynäkologische Hormone und Antihormone		
Substanzgruppe	**Handelsname (Bsp.)**	**Indikationen in der Gynäkologie (Bsp.)**
Geschlechtshormone und ihre Hemmstoffe		
Östrogene, z. B. Estradiol, Estriol	Progynova®, Ovestin®; Kombinationspräparate mit Gestagenen: Gynodian® Depot, Nuriphasic®, Presomen®	Zyklusstörungen, Östrogentest (➢ 7.5), Östrogenmangelerscheinungen (z. B. Beschwerden in den Wechseljahren, häufig in Kombination mit Gestagenen)
Antiöstrogene**		
Z. B. Tamoxifen	Nolvadex®, Tamoxifen medac®	Hormontherapie des Mammakarzinoms bei positivem Östrogen-Rezeptorstatus; WM*: verdrängt Östrogen von den Rezeptoren
Z. B. Fulvestrant	Faslodex®	Hormontherapie des Mammakarzinoms
Z. B. Clomifen	Dyneric®, Clomifen-ratiopharm®	Ovulationsauslösung bei Sterilität; WM*: Blockade der Östrogenrezeptoren im Zwischenhirn, dadurch gesteigerte Ausschüttung von LH und FSH
Gestagene, z. B. Medroxyprogesteron		
Niedrig dosiert	Clinofem®, Primolut® Nor	Zyklusstörungen, Endometriose, Sterilität oder drohende Fehlgeburt bei Gelbkörperinsuffizienz, Gestagentest (➢ 7.5)
Hoch dosiert	Clinovir®, Megestat®	Hormontherapie des Mammakarzinoms und Endometriumkarzinoms
Antigestagene		
Z. B. Mifepriston	Mifegyne®	Abruptio
Z. B. Ulipristalacetat	ElaOne® Esmya®	„Pille danach" (➢ 8.2.3) Therapie von Myomen (➢ 3.12.4)
Antiandrogene		
Niedrig dosiert in Kombination mit Östrogenen	Diane®	Androgenabhängige Erkrankungen, z. B. androgenetischer Haarausfall, Akne
Hoch dosiert	Androcur®	Schwere Virilisierungserscheinungen (➢ 1.3.4)
Aromatasehemmer**		
Z. B. Anastrozol	Arimidex®	Mammakarzinom, WM*: Blockierung der Steroidhormonsynthese
Z. B. Letrozol	Femara®	
Z. B. Exemestan	Aromasin®	
Hypophysen- und Hypothalamushormone und ihre Hemmstoffe		
Oxytocin (➢ 11.4.3)		
Hypophysäre Gonadotropine		
Follikelstimulierendes Hormon (FSH), z. B. Urofollitropin	Fertinorm®	Stimulation der Follikelreifung und Ovulationsauslösung bei Sterilität
Extrahypophysäre Gonadotropine		
Humanes Choriongonadotropin (hCG)	Pregnesin®	Stimulation der Follikelreifung und Ovulationsauslösung bei Sterilität
Humanes Menopausengonadotropin, z. B. Urogonadotropin, Menotropin	Humegon®, Menogon®, Pergonal®	Stimulation der Follikelreifung
Prolaktinhemmer	Pravidel®, Dostinex®	Prolaktinbedingte Sterilität und andere prolaktinbedingte Erkrankungen, z. B. Galaktorrhö (➢ 2.6.3); primäres Abstillen
GnRH-Agonisten, z. B. Buserelin, Goserelin	Suprefact®, Zoladex®	Uterusmyom, Endometriose, Mammakarzinom; WM*: Blockierung der Gonadotropinausschüttung in der Hypophyse, dadurch Unterdrückung der Eierstockfunktion

* WM: Wirkmechanismus
** Aromatasehemmer werden manchmal auch zu den Antiöstrogenen gezählt.

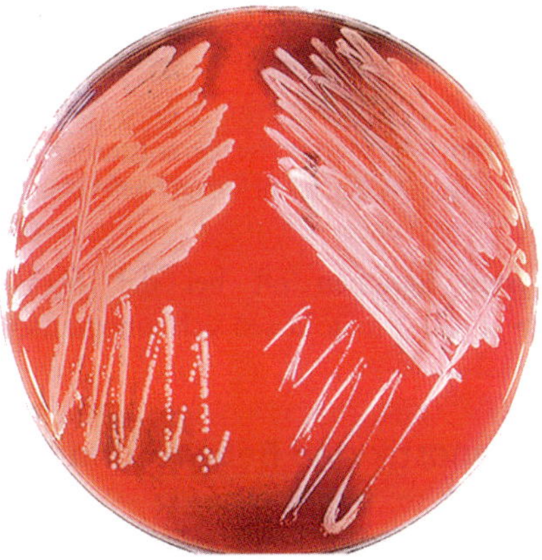

Abb. 2.8 Bakterienkultur zur Keimdifferenzierung. Das zu untersuchende Sekret wurde auf ein Nährmedium aufgetragen und anschließend bebrütet. Weiße, punktförmige Bakterienkolonien sind gewachsen. [A300]

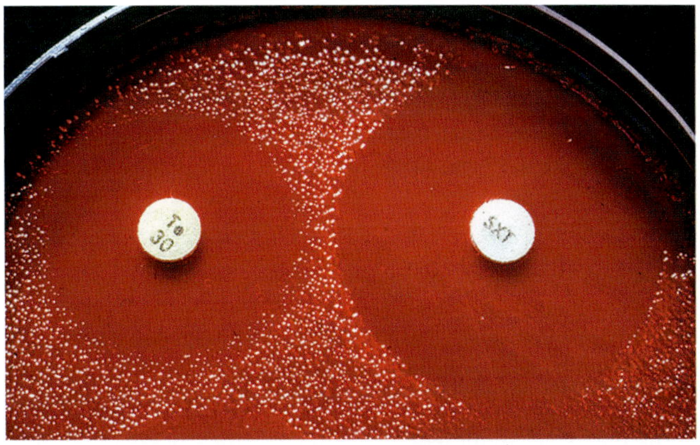

Abb. 2.9 Antibiogramm. Auf das mit einem Bakterienstamm geimpfte Nährmedium werden antibiotikahaltige Blättchen gelegt (pro Blättchen ein Antibiotikum), die das Bakterienwachstum unterschiedlich stark hemmen (weiße Ringe). Ein großer Hemmhof um je ein Blättchen zeigt die Wirksamkeit des Antibiotikums in vitro („im Reagenzglas") an. [U136]

einer Hyperprolaktinämie, verordnet der Arzt Prolaktinhemmer (➤ Tab. 2.1). Diese wirken sich allerdings erheblich auf den Kreislauf aus und verursachen z. B. Schwindel und Unwohlsein.

Liegt eine sekundäre bakterielle Infektion vor, ist eine intravenöse Antibiotikagabe erforderlich. Da es sich bei den Erregern in den meisten Fällen um Staphylococcus aureus und andere Staphylokokken handelt, wird die Therapie mit einem Antibiotikum begonnen, das gegen Staphylokokken wirksam ist, z. B. Staphylex®. Liegt dann nach 2–3 Tagen das Ergebnis der Bakterienkultur (➤ Abb. 2.8) und des Antibiogramms (➤ Abb. 2.9) vor, wird das Antibiotikum unter Umständen gewechselt. Die Antibiotikatherapie dauert mindestens 5 Tage und richtet sich anschließend nach dem klinischen Bild. Bei guter Besserung der Beschwerden wird auf eine orale Gabe umgestellt.

Sind nach Abklingen der Akutphase entzündliche Reste zurückgeblieben, werden diese chirurgisch entfernt. Hat sich ein Abszess gebildet, wird dieser inzidiert und drainiert.

Pflege

Die Brust wird zur Verminderung der Sekretproduktion hochgebunden oder mittels straff sitzendem BH ruhig gestellt und komprimiert. Darüber hinaus werden lokal physikalische Maßnahmen ergriffen und die Brust mit zuvor im Kühlschrank gelagerten und anschließend mit Stoff umwickelten Coolpacks gekühlt. Bewährt hat sich auch die Quarkauflage (➤ 14.6.2) bzw. nach Gepflogenheiten des Hauses kalte Umschläge, z. B. mit Arnikatinktur, Pfefferminzhydrolat oder Retterspitz. Eine andere Möglichkeit sind Weißkohl-Auflagen. Diese haben den Vorteil, dass keine salbenartige Masse abgenommen werden muss. Jedoch ist darauf zu achten die Mamille auszusparen und die Brust vor der nächsten Stillmahlzeit mit Wasser abzuwaschen, damit das Kind keine blähenden Substanzen aufnimmt. Bei jedem Wechsel der Auflage beobachten die Pflegenden den Entzündungsherd auf mögliche Veränderungen (➤ Abb. 2.10).

Die Körpertemperatur wird zweimal täglich gemessen. Hat die Patientin Fieber, führen die Pflegenden nach ärztlicher Verordnung fiebersenkende Maßnahmen durch und kontrollieren die Körpertemperatur mehrmals täglich.

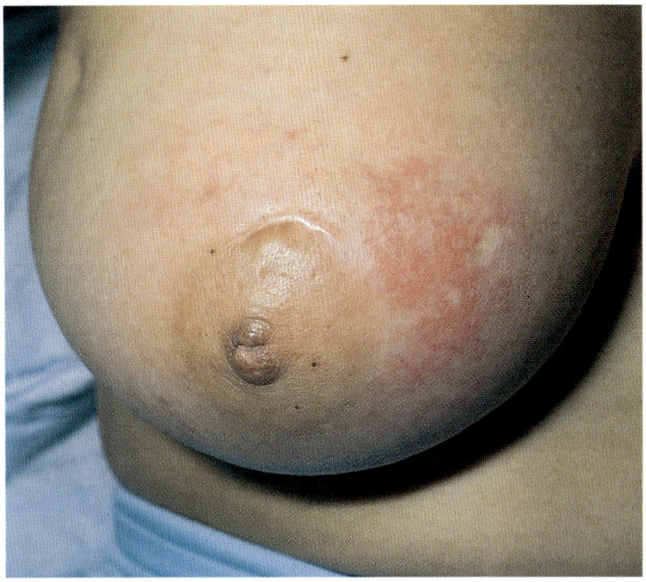

Abb. 2.10 Hautrötung rechts der Areola bei Mastitis; die Hauteinziehung oben link im Bild ist Folge einer älteren Operation. [G058]

Beim Messen der Körpertemperatur legen die Pflegenden das Thermometer nicht in die Achselhöhle der entzündeten Seite, um keine falsch hohen Werte zu erhalten.

Erhält die Patientin Prolaktinhemmer, kontrollieren die Pflegenden regelmäßig die Vitalzeichen und achten auf mögliche Nebenwirkungen wie Schwindel und Unwohlsein.

2.8.2 Fibrös-zystische Mastopathie

DEFINITION

Fibrös-zystische Mastopathie *(Mastopathia cystica fibrosa, Dysplasie der Mamma):* Hormonbedingte Veränderungen des Brustgewebes mit Vermehrung des Bindegewebes *(Fibrosierung),* Wucherung (Proliferation) des Milchgangepithels, Milchgangserweiterungen und Zystenbildung.

In schweren Fällen fühlt sich die ganze Brust knotig an. Die **fibrös-zystische Mastopathie** ist Folge eines Progesteronmangels und relativen Östrogenüberschusses und kommt bei 40–50 % aller Frauen vor; der Altersgipfel liegt bei 45–55 Jahren.
Weibliche Sexualhormone ➤ 3.1

Behandlungsstrategie

Bei allen verdächtigen Befunden wird eine Probeexzision der Brust (➤ 1.3.13) durchgeführt. Wichtig ist die Information vom Pathologen, ob im Material der Probeexzision atypische Zellen vorhanden sind. In diesem Fall wird der Patientin eine sehr engmaschige Nachkontrolle empfohlen oder – in Einzelfällen – auch eine Nachresektion, um den Befund komplett zu entfernen. Bei allen anderen Veränderungen sind keine weiteren Maßnahmen erforderlich.
Allgemeine prä- und postoperative Pflege in der Gynäkologie ➤ 1.4.2, ➤ 1.4.4
Pflege bei Mamma ablatio ➤ 2.9.2

2.8.3 Gutartige Brusttumoren

Die häufigsten gutartigen Brusttumoren sind Fibroadenome, Milchgangspapillome und Zysten.

Fibroadenome

DEFINITION
Fibroadenome: Gutartige, meist multipel auftretende Tumoren, die sich aus Drüsen- und Bindegewebe zusammensetzen.

Fibroadenome kommen bei knapp einem Drittel aller Frauen vor. Am häufigsten sind Frauen vor der Menopause betroffen, insbesondere jüngere Frauen Anfang zwanzig. Meist bemerkt die Frau den Tumor zufällig und erschrickt, weil sie befürchtet, er sei bösartig. Fibroadenome erhöhen das Brustkrebsrisiko aber nicht.

Milchgangspapillome

DEFINITION
Milchgangspapillome: Einzeln oder multipel vorkommende, zottenartige Wucherungen, die vom Milchgangsepithel ausgehen.

Milchgangspapillome machen sich durch blutige oder seröse Sekretion aus der Mamille bemerkbar und kommen v. a. im mittleren Lebensalter vor. Ein Mammakarzinom muss stets ausgeschlossen werden, z. B. durch Galaktografie (➤ 1.3.9).

Zysten

DEFINITION
Zysten: Durch Sekretretention entstandene epithelumkleidete Hohlräume mit flüssigem, durch Einblutung häufig blau-grünlich verfärbtem Inhalt.

Zysten kommen oft bei der fibrös-zystischen Mastopathie (➤ 2.8.2) vor. Sie lassen sich sonografisch gut darstellen.

Diagnostik und Behandlungsstrategie

Probleme werfen die gutartigen Tumoren dadurch auf, dass eine sichere Abgrenzung zum Mammakarzinom trotz Sonografie, Mammografie, Galaktografie, CT und Kernspintomografie oft nur durch eine histologische Gewebeuntersuchung möglich ist (i. d. R. durch Stanzbiopsie ➤ 1.3.13, seltener durch Schnellschnittuntersuchung ➤ 2.9.1). Beim geringsten Zweifel an der Gutartigkeit werden die Tumoren daher entfernt. Das kosmetische Ergebnis ist meist gut.

2.9 Mammakarzinom

DEFINITION
Mammakarzinom *(Brustkrebs):* Seit Jahrzehnten kontinuierlich an Häufigkeit zunehmende Krebserkrankung. Mittlerweile mit knapp 25 % aller Tumoren bei Frauen der häufigste bösartige Tumor überhaupt und bei den 40–50-jährigen Frauen die häufigste Todesursache. Langzeitüberlebensrate 35–40 %.

Brustkrebs nimmt unter den Krebserkrankungen der Frau den ersten Platz ein. In Deutschland betrug die Prognose für 2015 über 75.000 Neuerkrankungen, das sind 29 % aller malignen Neuerkrankungen bei Frauen, wobei die über 50-Jährigen besonders betroffen sind. Die Krebssterblichkeit liegt bei 18 % und nimmt damit ebenfalls den ersten Rang bei der Mortalitätsrate der Frauen ein [5].

Nahezu jede achte Frau erkrankt im Laufe ihres Lebens an einem Mammakarzinom. Der Altersgipfel der Erkrankung liegt zwischen dem 45. und 70. Lebensjahr, doch können auch schon junge Frauen unter 30 Jahren an Brustkrebs erkranken. Die 5-Jahres-Überlebensrate liegt mittlerweile bei 87 % [6].

2.9.1 Diagnostik und Therapie

Krankheitsentstehung

Das Mammakarzinom entsteht aus einer Entartung des Brustdrüsengewebes. In den letzten Jahren haben sich immer mehr Risikofaktoren herauskristallisiert, die die Wahrscheinlichkeit eines Mammakarzinoms erhöhen:

- Vorhandensein v. a. von BRCA1- oder BRCA2-Gen-Mutationen (BRCA = breast cancer gene; bei Mutationen ist der Schutz der Zelle vor maligner Entartung erheblich vermindert). Allerdings

ist diese Veränderung nur für etwa 3–4 % der Mammakarzinome verantwortlich
- Mammakarzinom der anderen Brust
- Mammakarzinom bei Verwandten 1. Grades, z. B. der Mutter oder Schwester
- Mastopathie mit schweren Zellatypien (➤ 2.8.2)
- Krebserkrankung des Uterus, der Ovarien oder des Darms
- Kinderlosigkeit bzw. nach Geburten der Verzicht auf das Stillen
- Erste Schwangerschaft nach dem 35. Lebensjahr
- Einsetzen der Menarche vor dem 12. Lebensjahr
- Einsetzen der Menopause nach dem 50. Lebensjahr
- Übergewicht oder Diabetes mellitus
- Rauchen und regelmäßiger Alkoholkonsum.

Symptome und Untersuchungsbefund

Leitsymptom des Mammakarzinoms ist der nicht druckschmerzhafte Knoten in der Brust.

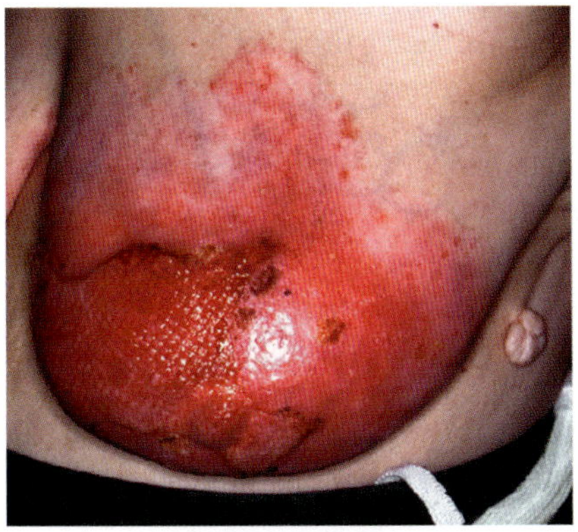

a Inflammatorisches Mammakarzinom mit apfelgroßem, entzündlichem, zentral nekrotisiertem Herd.

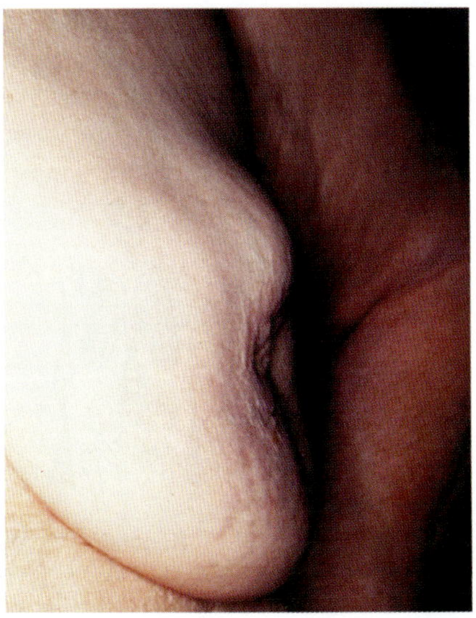

b Fortgeschrittenes Mammakarzinom der linken Brust mit Mamillenretraktion.

Abb. 2.11 Mammakarzinom [T192]

Weitere Symptome des Mammakarzinoms können sein:
- Einseitige, meist derbe und nicht druckschmerzhafte Verhärtung in der Brust oder Achselhöhle. Bei hautnahem Tumor oder in fortgeschrittenem Krankheitsstadium können auch ein umschriebener (Druck)Schmerz oder eine Rötung auftreten. Die meisten Tumoren werden von den Patientinnen selbst getastet. Da jedoch nur wenige Frauen ihre Brust einmal im Monat untersuchen (➤ 2.2.2 und ➤ Abb. 2.2), wird der Knoten oft erst spät bemerkt
- Orangenhaut-Phänomen (➤ 2.6.2 und ➤ Abb. 2.3)
- Einziehung der Haut, z. B. der Mamille (*Mamillenretraktion* ➤ Abb. 2.11b), wenn der Tumor mit der Haut verwächst
- Unverschieblichkeit der Haut über der Verhärtung
- Unverschieblichkeit des Drüsengewebes auf dem Brustmuskel
- Asymmetrie der Brüste. Physiologisch ist bei vielen Frauen eine Brust etwas größer oder steht etwas höher als die andere. Immer verdächtig hingegen sind neu aufgetretene Asymmetrien
- Unterschiedliches Verhalten der Brüste beim Heben der Arme
- Sekretion aus der Mamille (➤ 2.6.3)
- Ekzemartige Hautveränderungen wie z. B. beim Morbus Paget (➤ 2.6.2 und ➤ Abb. 2.4), in späteren Stadien Ulzerationen

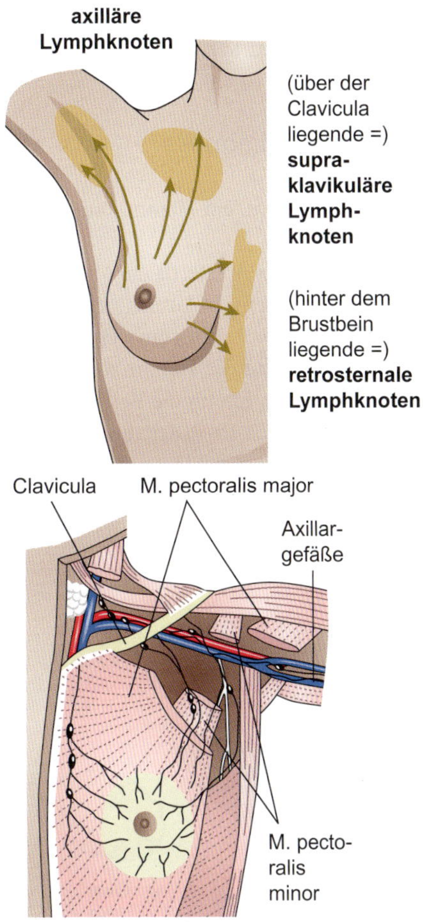

Abb. 2.12 Lymphabflusswege der Brustdrüse. Der Hauptabflussweg führt zu den Lymphknoten der Achselhöhle der gleichen Seite. Bei Verdacht auf ein Mammakarzinom sind deshalb insbesondere die Lymphknoten im Achselbereich sorgfältig abzutasten. [L157]

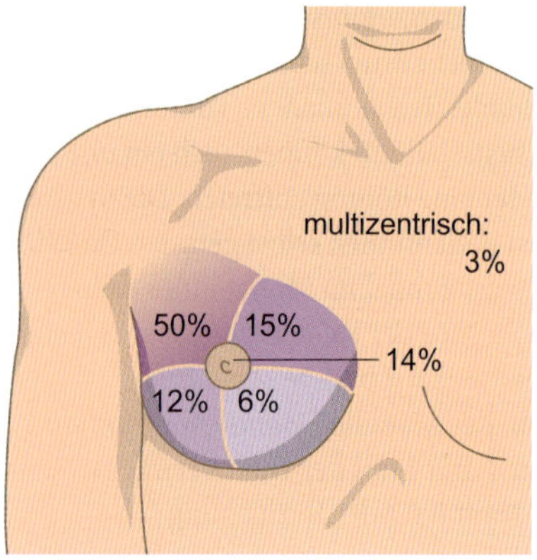

Abb. 2.13 Häufigkeitsverteilung der Mammakarzinome auf die Quadranten und die Areola. Am häufigsten entwickelt sich ein Karzinom im oberen äußeren Quadranten. [L138]

- Hautveränderungen ähnlich einer starken Entzündung bei massiver Ausbreitung des Karzinoms in die Lymphspalten, man spricht vom **inflammatorischen Karzinom** (➤ Abb. 2.11a).

Bei der körperlichen Untersuchung steht der Lokalbefund der Brust im Vordergrund. Wegen einer möglichen Metastasierung werden aber nicht nur die beiden Brüste, sondern auch die Lymphknoten in den Achselhöhlen, am Hals sowie ober- und unterhalb der Claviculae untersucht (➤ Abb. 2.12, ➤ Abb. 2.13).

Diagnostik und Differenzialdiagnose

Folgende Untersuchungen sind bei V. a. ein Mammakarzinom angezeigt:

- Sonografie und Mammografie beider Brüste, da das Mammakarzinom beidseits auftreten kann (selten). In Ausnahmefällen Magnetresonanztomografie der Brust (➤ 1.3.10), um weitere Kenntnis über die Ausbreitung und Struktur des Tumors zu erhalten
- Suche nach Tumormarkern im Blut. Ein für die Verlaufskontrolle geeigneter Tumormarker ist das Ca 15–3, der aber nicht bei allen Patientinnen mit Brustkrebs ausgebildet wird (➤ 1.3.5)
- Bestimmung der Geschlechtshormone, wenn unklar ist, ob sich die Patientin schon in der Postmenopause befindet, z. B. nach Gebärmutterentfernung
- Sonografie der inneren Geschlechtsorgane und des Oberbauchs zur Metastasensuche (v. a. Lebermetastasen)
- Knochenszintigramm (➤ 1.3.11) nach Bestätigung der Diagnose zum Ausschluss von Skelettmetastasen, da das Mammakarzinom v. a. in die Knochen metastasiert (➤ Abb. 2.14)
- Röntgen-Thorax zum Ausschluss von Lungenmetastasen
- Schädel-CT bei klinischem Verdacht auf Hirnmetastasen.

Gesichert wird die Diagnose durch die **histologische Untersuchung.** Der verdächtige Tumor wird entfernt und unter dem Mikroskop untersucht (siehe Behandlungsstrategie). Handelt es sich bei dem entfernten Tumor um ein Mammakarzinom, prüft der Pathologe, ob die Tumorzellen auf ihrer Oberfläche Östrogenrezeptoren (ER-Rezeptoren) und/oder Progesteronrezeptoren (PR-Rezeptoren) tragen. Ist dies der Fall, spricht man vom sog. positiven *Rezeptorstatus* (ER+ bzw. PR+). In diesem Fall sprechen die Tumorzellen wahrscheinlich auf eine Hormonbehandlung (siehe unten) an. Zudem wird der **HER-2-neu-Rezeptorstatus** (auch c-erb-B2-Rezeptorstatus) bestimmt, da ein monoklonaler Antikörper Trastuzumab (z. B. Herceptin®) zur Verfügung steht, der bei entsprechendem Rezeptorstatus therapeutisch eingesetzt werden kann [7, 8].

Behandlungsstrategie

Grundlage der Therapie des Mammakarzinoms ist die operative Entfernung des Tumors. In der Regel erfolgt diese aber erst nach der histologischen Sicherung des Befunds mit Hilfe einer Stanzbiopsie (➤ 1.3.13 und ➤ Abb. 1.32). Der Befund der Stanzbiopsie liegt bereits am nächsten Tag vor, sodass für die Frau keine größere Zeitverzögerung entsteht.

Dieses Vorgehen hat den Vorteil, dass der Patientin bei einem negativen Befund eine Narkose und Operation erspart bleibt. Finden sich Tumorzellen, kann vor der eigentlichen Operation der Befund und das genaue Vorgehen detailliert mit ihr besprochen werden.

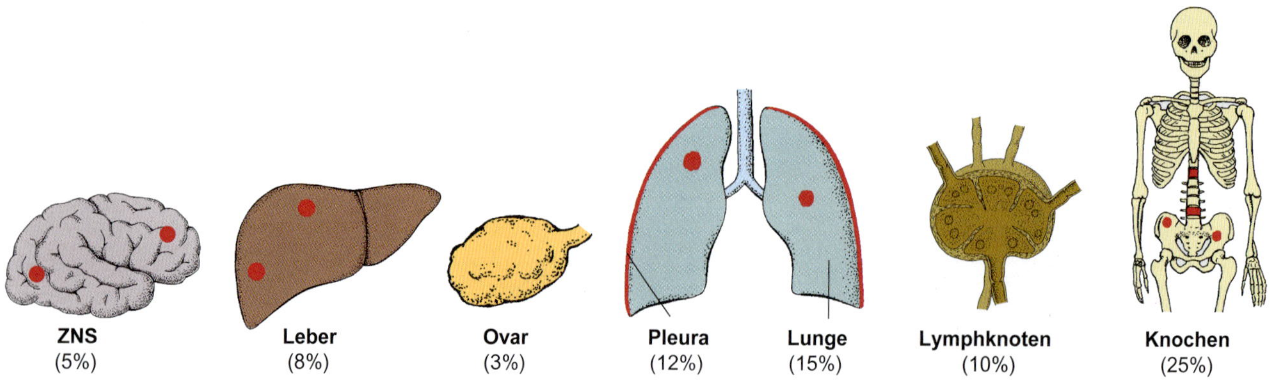

Abb. 2.14 Die häufigsten Metastasierungswege beim Mammakarzinom [L190]

Brusterhaltende Operation

Bei einer **brusterhaltenden Operation** (kurz: BET) werden nur betroffene Teile der Brustdrüse entfernt. Unterschieden werden die **Quadrantektomie,** die **Segmentresektion** und die **Lumpektomie** (Entfernung des Tumors mit ausreichendem Sicherheitsabstand).

Eine brusterhaltende Operation wird heute bei über 80 % der Patientinnen durchgeführt und ist unter folgenden **Voraussetzungen** möglich:

- Der Tumordurchmesser darf i. d. R. nicht größer als 3 cm sein
- Der Tumor darf weder in die Haut noch in den Brustmuskel eingewachsen sein
- Der Tumor darf nicht multizentrisch wachsen, d. h. an mehreren Stellen der Brust
- Der Tumor muss mit ausreichendem Sicherheitsabstand im gesunden Gewebe entfernbar sein
- Die Patientin wünscht die brusterhaltende Therapie.

Zusätzlich zur kompletten Entfernung des Tumors muss immer geklärt werden, ob bereits Tumorzellen in den Lymphknoten der Axilla vorhanden sind. Hierzu wird zunächst nur der sog. **Wächterlymphknoten** oder **Sentinel Lymph Node** *(SLN)* entfernt und untersucht (siehe Kasten). Ist der Sentinel-Lymphknoten befallen, werden entweder auch die axillären Lymphknoten der gleichen Seite aufgesucht und reseziert *(Axilladissektion, axilläre Ausräumung, axilläre Lymphonodektomie),* damit sie auf Metastasen untersucht werden können, oder eine Bestrahlung der Achselhöhle wird geplant [9].

Komplikationen vermeiden durch SLN-Biopsie

Aufgrund der zahlreichen Nerven und Gefäße in der Achselhöhle kommt es bei der axillären Lymphknotenausräumung auch bei sehr guter Operationstechnik zu Komplikationen wie Sensibilitätsstörung, Bewegungseinschränkung des Arms oder Lymphödem. Da aber nur ca. 40 % der operierten Frauen auch wirklich befallene Lymphknoten aufweisen, der Eingriff also bei ca. 60 % der Frauen unnötig ist, wurde die SLN-Biopsie *(Sentinel-Lymphknoten-Biopsie)* entwickelt. Bei dieser wird der erste vom Lymphabfluss aus der Brust erreichte Lymphknoten (Wächterlymphknoten) sichtbar gemacht und zusammen mit dem Tumor entfernt. Anschließend wird er untersucht. Stellt sich heraus, dass der Wächterlymphknoten tumorfrei ist, wird der Frau die axilläre Lymphknotenausräumung erspart.
Sentinel-Lymphknoten-Darstellung ➤ 1.3.11

Mastektomie

Sind die Voraussetzungen für eine brusterhaltende Operation nicht gegeben, ist die **modifiziert radikale Mastektomie** (Ablatio mammae nach *Patey*) mit Entfernung der Brustdrüse inklusive Haut und Mamille Methode der Wahl. Die Brustmuskeln werden nur entfernt, wenn der Tumor bereits in sie eingewachsen ist (radikale Mastektomie) (➤ Abb. 2.15).

Ist bei der Patientin eine spätere Operation zum Brustaufbau (siehe unten) geplant, wird bei der Schnittführung darauf geachtet, dass möglichst wenig Haut entfernt wird (hautsparende Schnittführung). Dies erleichtert die spätere Operation erheblich und trägt wesentlich zu einem besseren kosmetischen Ergebnis bei.

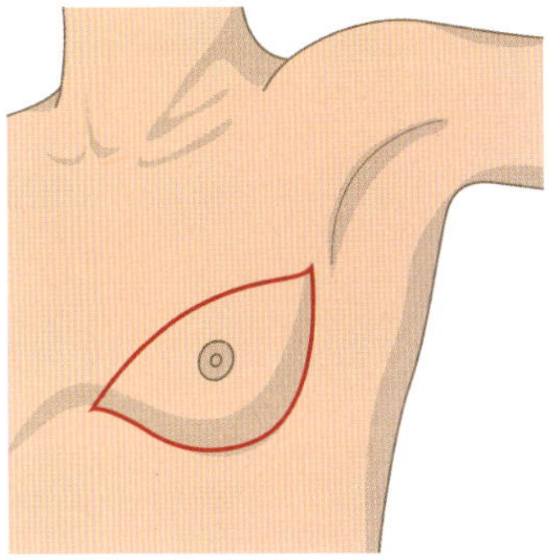

Abb. 2.15 Schnittführung bei Mastektomie. Von diesem Zugang aus können auch die Achsellymphknoten entfernt werden. Manche Operateure bevorzugen hierzu jedoch einen zweiten kleinen Schnitt in der Axilla. [L138]

Die **Hauptkomplikationen** der Mastektomie und der Axilladissektion bestehen in einem Lymphödem (➤ 2.9.2) und in Sensibilitätsstörungen des Arms der betroffenen Seite.

Im Anschluss an die Operation ist oft eine Strahlen-, Chemo- oder Hormontherapie notwendig.

Strahlentherapie

Eine postoperative **adjuvante** (unterstützende) **Strahlentherapie** (➤ Abb. 2.16) der betroffenen Brustseite vermindert in erster Linie das Risiko eines Lokalrezidivs. Unbedingt notwendig ist die Strahlenbehandlung der Brust nach einer brusterhaltenden Operation. Sie wird aber auch nach einer Mastektomie empfohlen, falls die Frau ein besonders hohes Rezidivrisiko hat, z. B. wenn der Tumor in den Brustmuskel eingewachsen war oder mehr als drei Lymphknoten der Achselhöhle einen Tumorbefall zeigen. Eine **palliative Strahlentherapie** kann z. B. bei Skelett- und Hirnmetastasen (➤ Abb. 2.14) die Beschwerden der Frau lindern.
Beratung und Pflege der Patientin während der Strahlentherapie ➤ 1.5.1

Hormontherapie

Etwa 60–75 % der Mammakarzinome wachsen hormonabhängig, d. h. ihr Wachstum wird durch bestimmte weibliche Hormone gefördert oder gehemmt. Dies gilt insbesondere, aber nicht ausschließlich für Patientinnen nach der Menopause (➤ Kap. 5). Ergibt die histologische Untersuchung ein hormonrezeptorpositives Mammakarzinom, kann eine postoperative **adjuvante Hormontherapie** (oder, in Ausnahmefällen, auch präoperativ als neoadjuvante Therapie) das Auftreten von Rezidiven und eine Metastasierung bei ca. 30 % der Frauen verhindern oder verzögern.

Sowohl bei positivem ER- als auch positivem PR-Status werden folgende Medikamente eingesetzt:

- **Antiöstrogene,** da sie die Östrogenrezeptoren blockieren, z. B. Tamoxifen in Nolvadex®
- **Aromatasehemmer** wie Anastrozol in Arimidex®, die die Umwandlung von Androgenen in Östrogene in der Nebenniere und im Fettgewebe hemmen.

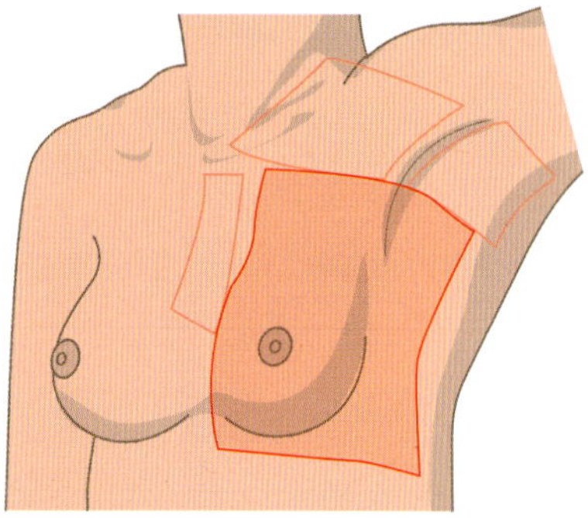

Abb. 2.16 Die Bestrahlungsfelder der Brust. Sie werden mit Hilfe eines speziellen Röntgengeräts ermittelt. In den meisten Fällen reicht die Bestrahlung des rot umrandeten Gebiets aus. [L138]

Während der Hormontherapie bei positivem ER-Rezeptorstatus darf die Patientin auf keinen Fall Östrogene, z. B. zur Kontrazeption, erhalten, da sie die Wirkung der Antiöstrogene aufheben würden.

Bei prämenopausalen Patientinnen kann eine medikamentöse Ausschaltung der Ovarien mit Gonadotropin-Releasing-Hormon-Agonisten (z. B. Goserelin in Zoladex®) oder eine beidseitige **Ovarektomie** (Entfernung der Eierstöcke) den Einfluss der körpereigenen Hormone auf das Tumorwachstum bremsen, wenn die Tumoren einen positiven ER- sowie positiven PR-Status aufweisen. Dabei kann es sich derzeit sowohl um eine postoperative **adjuvante Therapie** als auch um eine Behandlungsmöglichkeit bei bereits vorhandenen Fernmetastasen **(palliative Hormontherapie)** handeln.

Da im weiteren Krankheitsverlauf auftretende Metastasen einen anderen Rezeptorstatus als der Primärtumor haben können, sollte immer versucht werden, bei Metastasen eine Gewebeprobe zur Bestimmung der Hormonrezeptoren zu gewinnen. Unter Umständen kann die Hormontherapie dann auch bei einem primär hormonrezeptornegativen Mammakarzinomen ansprechen.

Übersicht der gynäkologischen Hormone und Antihormone ➤ Tab. 2.1

Chemotherapie

Eine Chemotherapie wird meist bei hormonrezeptornegativen Tumoren angewandt, im Sinne einer **adjuvanten Chemotherapie,** die kleinste, noch nicht fassbare Fernmetastasen zerstören soll. Als Indikation gelten alle Fälle, bei denen ein erhöhtes Risiko für eine spätere Fernmetastasierung besteht. Dies ist insbesondere der Fall bei:

- Jungen Frauen (< 40 Jahre)
- Tumoren über 2 cm
- Positivem Lymphknotenbefall
- Nachweis von Tumorzellen in den Lymph- oder Blutgefäßen (Lymphangiosis oder Hämangiosis carcinomatosa).

Zunehmend wird auch die **präoperative Chemotherapie** (manchmal auch als neoadjuvante Chemotherapie bezeichnet) eingesetzt, um größere Tumoren vor der eigentlichen Operation so weit zu verkleinern, dass sie dann brusterhaltend operiert werden können. Außerdem lässt sich durch die regelmäßigen Tast- und Ultraschalluntersuchungen sehr genau feststellen, ob die ausgewählte Chemotherapie bei der jeweiligen Patientin und dem vorliegenden Tumor tatsächlich ausreichend wirkt. Ziel der Behandlung ist, möglichst die komplette Zerstörung des Tumors vor der Operation zu erreichen, sodass in der histologischen Untersuchung keine Tumorzellen mehr nachweisbar sind, sog. Komplettremission. Dies kann in bis zu 70 % der Fälle erreicht werden, in diesen Fällen verbessert sich die Prognose für die Patientin deutlich.

Eine **palliative Chemotherapie** wird bei Fernmetastasen angewandt, wenn der Tumor samt seiner Metastasen hormonrezeptornegativ ist. Ihr Ziel ist Beschwerden zu lindern, z. B. starke Tumorschmerzen. In diesen Fällen lässt sich allerdings eine Heilung der Krebserkrankung praktisch nicht mehr erreichen. Somit ist es sehr wichtig, bei der Entscheidung für oder gegen eine palliative Maßnahme die möglichen Wirkungen gegenüber den Nebenwirkungen genau abzuwägen, um die Lebensqualität der Patientin nicht mehr als unbedingt notwendig zu beeinträchtigen.

Schmerztherapie in der Onkologie ➤ 1.5

Pflege und Beratung der Patientin während der Chemotherapie ➤ 1.5.2

Antikörpertherapie

Neben Chemo- und Hormontherapie besteht bei der Behandlung des Mammakarzinoms auch die Möglichkeit einer spezifischen **Antikörpertherapie.** Wenn die Tumorzellen ein sehr häufiges Vorkommen des HER-2-neu-Rezeptors aufweisen, sog. Überexpression, kann der Antikörper binden und wirken. Dieses findet sich bei etwa 15–20 % der Mammakarzinome. Voraussetzung für die Behandlung ist der immunhistochemische Nachweis der Rezeptoren auf der Zelloberfläche.

Eingesetzt werden Antikörper gegen den Rezeptor, dadurch wird das Wachstum der Tumorzelle zum Stillstand gebracht. Die Behandlung kann präoperativ, adjuvant (dann in der Regel über ein Jahr) oder beim metastasierten Brustkrebs erfolgen.

Folgende Medikamente sind erhältlich:

- Trastuzumab (Herceptin®): Gabe i. v. oder s. c alle drei Wochen, NW: Kardiotoxizität
- Pertuzumab (Perjeta®): Gabe i. v. alle drei Wochen, NW: Diarrhö, Neutropenie
- Lapatinib (Tyverb®): orale Applikation, NW: Übelkeit, Erbrechen, Diarrhö
- Trastuzumab-Emtasine, TD-M1 (Kadcyla®): Antikörper mit gekoppeltem Chemotherapeutikum. Zugelassen beim metastasierten Karzinom, NW: Fieber, Thrombozytopenie, Übelkeit, Erbrechen, Diarrhö

Außerdem gibt es den Antikörper Bevacizumab (Avastin®), der gegen Gefäß-Wachstumsfaktoren (Vascular endothelial growth factor, VEGF) gerichtet ist. Dieser soll die Neubildung von Gefäßen an Tumor und Metastasen verhindern. Er ist zugelassen beim metastasierten Mammakarzinom in Kombination mit einem Zytostatikum, wird alle zwei oder drei Wochen i. v. verabreicht und bringt die Nebenwirkungen Hypertonie, verzögerte Wundheilung sowie Thromboembolien mit sich.

Brustrekonstruktion

Die (Teil)Entfernung einer Brust beeinträchtigt das Körperschema (➤ 2.9.2) einer Frau sehr, und fast alle Frauen möchten, dass man ihnen von außen so wenig wie möglich von ihrer Erkrankung ansieht. Heute gibt es mehrere Möglichkeiten, den betroffenen Frauen zu helfen:

- Lange Zeit waren **Epithesen** (Büstenhalterprothesen), die in BH oder Badewäsche eingelegt oder mit einer rückseitigen Adhäsionsfläche (Haftprothese) direkt am Körper befestigt werden, die einzige Möglichkeit, das Fehlen einer Brust zu kaschieren. Der Vorteil einer Epithese besteht darin, dass sie weder eine Ausweitung der Operation zur sofortigen Rekonstruktion im direkten Anschluss an die Ablatio noch einen zweiten operativen Eingriff erfordert. Viele Frauen kommen mit einer individuell ausgewählten Büstenhalterepithese gut zurecht. Andere fühlen sich unsicher und fürchten, dass die Epithese verrutscht oder wegklappt. Im Gegensatz zu Epithese, die in einen Spezial-BH eingelegt und von vielen Patientinnen als zusätzliches Gewicht, als Anhängsel empfunden werden, ist die auf der Haut haftende Kontaktepithese (➤ Abb. 2.17) physiologischer. Sie entlastet Nacken und Schulter, schwingt bei Bewegungen mit, flacht im Liegen ab und unterstützt so eine feminine Silhouette
- Patientinnen mit brusterhaltender Operation benötigen u. U. wegen des entfernten Brustgewebes zur Angleichung Ausgleichsteile oder -schalen, um Brustunebenheiten hinsichtlich Größe und Form optisch abzumildern
- Auf Wunsch kann sowohl bei Brustwiederaufbau ohne Mamillenrekonstruktion sowie nach Mamma ablatio als auch nach BET eine selbsthaftende Mamille (auch für beide Brustwarzen) zu einem natürlichen Aussehen beitragen
- **Implantierbare Prothesen** (alloplastische Rekonstruktion) werden im Rahmen der Erstoperation oder zu einem späteren Zeitpunkt vorzugsweise unter den Brustmuskel eingepflanzt. Meist wird allerdings nicht sofort die endgültige Prothese, sondern ein **Expander** eingesetzt, der 1–2-mal wöchentlich mit Kochsalz aufgefüllt und in einer zweiten Operation durch das endgültige, kleinere (Silikon)Implantat ersetzt wird. Durch den „Hautüberschuss" infolge der vorangegangenen Dehnung „fällt" die rekonstruierte Brust lockerer und das kosmetische Ergebnis ist besser. Areola und Mamille können z. B. aus der Haut des Oberschenkels oder der großen Schamlippen oder durch Teilung der Mamille der anderen Seite neugebildet werden. Auch eine Tätowierung ist möglich. Die Implantation eines Expanders oder einer endgültigen Prothese ist technisch relativ einfach, hinterlässt keine zusätzlichen Narben und ist auch bei älteren Patientinnen anwendbar. Nachteilig ist die Tatsache, dass meist 2–3 weitere Eingriffe nötig sind, um die Form zu optimieren. Zudem kann sich eine bindegewebige Kapsel um das Implantat bilden (Kapselfibrose). Ungeklärt ist, ob Autoimmunerkrankungen, z. B. Sklerodermie oder rheumatoide Arthritis, durch ein Silikonimplantat nachteilig beeinflusst werden
- Ein Wiederaufbau der Brust ist auch mit körpereigenem Material möglich **(autologe Rekonstruktion).** Am bekanntesten sind Rekonstruktionen mit Hilfe eines Haut-Muskel-Lap-

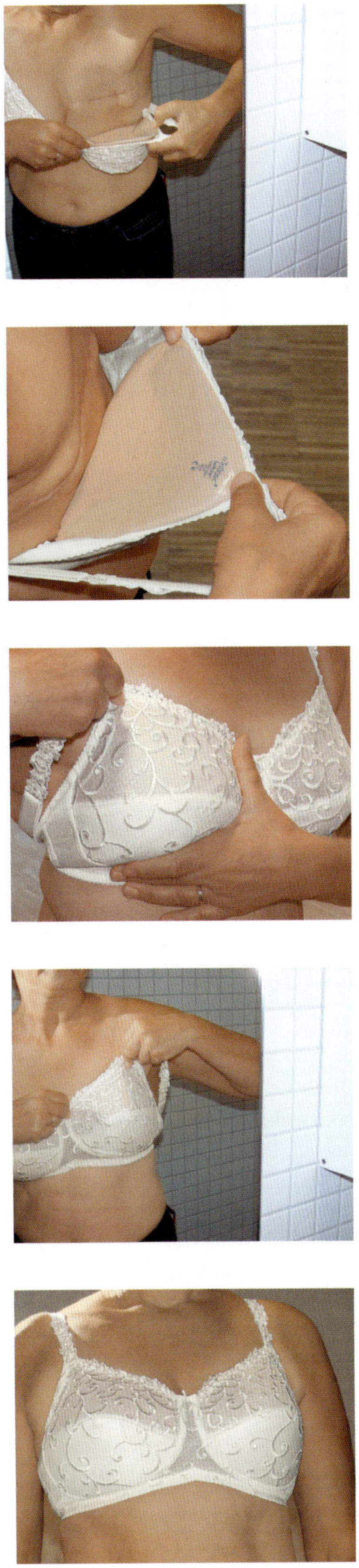

a Diese Frau mit einer Mamma ablatio hat sich für die Versorgung mit einer selbsthaftenden Epithese entschieden.

b Beim Ankleiden legt sie sich die Epithese passgenau in die Schale ihres Büstenhalters ein.

c Anschließend fixiert sie die Haftfläche vom Unterrand her nach oben Richtung Schlüsselbein. Dabei legt sich die gesamte Epithesenfläche – ähnlich einem Vakuum – bündig, sicher und fest fixiert der Hautoberfläche an.

d Durch dezentes Verschieben der Epithese kann sie den Sitz korrigieren. Dann streift sie sich zuletzt den BH-Träger auf der operierten Seite über die Schulter.

e Schließlich zieht sie sich den Büstenhalter nochmals auf ihrer gesunden Seite in Form. Bei dieser Prothesenversorgung ist von außen nicht zu erkennen, dass die Frau unter ihrem BH eine Epithese trägt.

Abb. 2.17 Anlegen einer selbsthaftenden Brustepithese [V463]

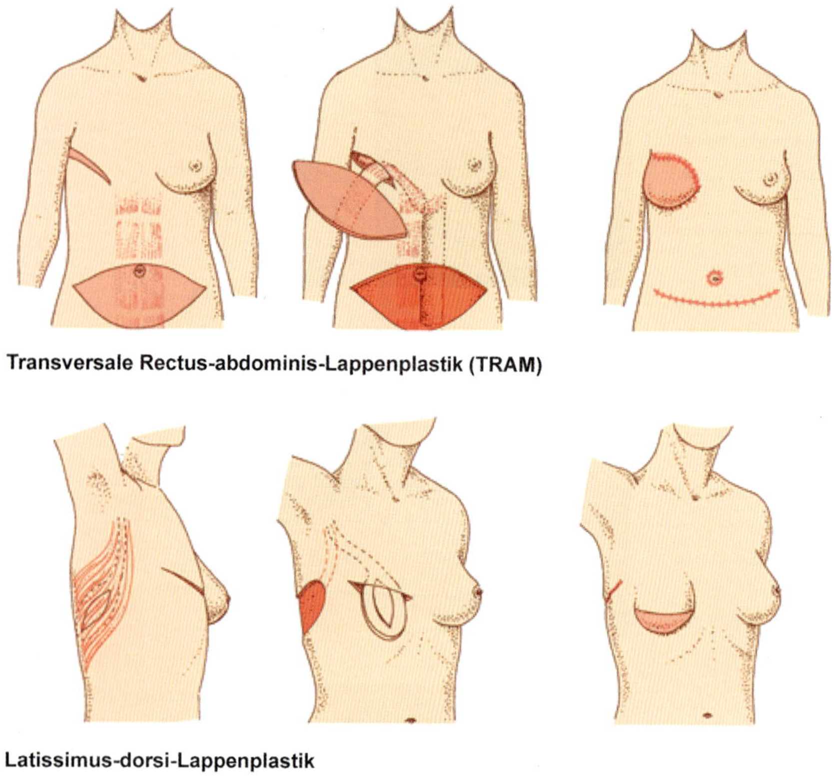

Abb. 2.18 Brustrekonstruktion mit transversalem Rektus-Lappen (oben) und mit Latissimus-dorsi-Lappen (unten) [L106]

pens aus dem M. rectus abdominis (➤ Abb. 2.18) oder dem M. latissimus dorsi (➤ Abb. 2.18). Die Eingriffe sind komplizierter und werden nicht überall angeboten. Es entstehen weitere Narben und die Operationen sind nicht bei jeder Patientin möglich.

Medizinische Nachsorge

Rehabilitation ➤ 2.3

Fernmetastasen treten auch noch mehr als zehn Jahre nach Diagnosestellung und Erstbehandlung auf. Daher sind langjährige Nachkontrollen erforderlich. Die Patientin sollte sich in den ersten zwei Jahren etwa vierteljährlich, in den darauf folgenden drei Jahren halbjährlich und danach einmal jährlich untersuchen lassen, auch wenn sie keinerlei Beschwerden hat. Der Umfang der Kontrolluntersuchungen ist individuell auf die Bedürfnisse und die Situation der Patientin zugeschnitten. Immer beinhalten sie aber Anamnese und körperliche Untersuchung mit besonderer Beachtung des Operationsgebiets sowie der anderen Brust einschließlich deren Lymphknotenstationen.

> Jeder Kopf- und Kreuzschmerz kann Symptom von Knochenmetastasen, jeder Husten, jede Dyspnoe Anzeichen für Lungenmetastasen sein.

Prognose

Die Prognose hängt v. a. ab von
- Ausbreitung des Tumors
  - Größe des Primärtumors
  - Befall der axillären Lymphknoten
  - Vorhandensein von Fernmetastasen
- Hormonrezeptorbefund
- Histologischem Typ, so hat z. B. das inflammatorische Mammakarzinom eine extrem schlechte Prognose
- Alter der Patientin (Menopausenstatus).

Etwa 60 % der Patientinnen überleben die ersten fünf Jahre nach Therapiebeginn; die 10-Jahres-Überlebensrate liegt bei ca. 40 %.

> Jede Frau könnte ihre Prognose entscheidend verbessern, wenn sie einmal im Monat ihre Brüste im Stehen und Liegen auf Knoten abtasten würde (➤ 2.2.2). Dann kämen viel mehr Tumoren in Frühstadien (5-Jahres-Überlebensrate bis zu 90 %) zur Behandlung.

2.9.2 Pflege von Patientinnen mit Mammakarzinom

Präoperative Pflege

Allgemeine präoperative Pflege in der Gynäkologie ➤ 1.4.2

Bei der Betreuung einer Patientin **vor einer Brustoperation** beachten die Pflegenden:

- Alle Unterlagen der Patientin einschließlich der Mammografiebilder bereithalten und – sofern dies nicht in den Aufgabenbereich des OP-Personals fällt – Begleitpapiere für die Schnellschnittuntersuchung und die Hormonrezeptorbestimmung (➤ 2.9.1) vorbereiten
- Physiotherapieabteilung über die Patientin und den Operationstermin informieren, da die physiotherapeutischen Übungen (➤ Abb. 2.22) vom ersten postoperativen Tag an erforderlich sind. Die Übungen haben das Ziel den Lymphabfluss auf der operierten Seite zu unterstützen, die verbliebenen Muskelgruppen zu trainieren, die Versteifung des Schultergelenks und körperliche Fehlhaltungen zu verhindern und die Elastizität der Narbe zu fördern
- Brust und Axilla rasieren (➤ Abb. 1.40), falls die Rasur nicht im OP-Trakt erfolgt
- Nach aufklärender Information und in Absprache mit der Patientin textile Erst- bzw. Leichtprothese mit atmungsaktiver Mikrofaserrückseite und variabler Befüllung mit medizinischem Vlies als Übergangslösung besorgen: Diese ist sehr leicht und sorgt für einen optischen Ausgleich, ohne unangenehm oder reizend auf das Wundgebiet einzuwirken
- Am Vorabend der Operation Patientin ab 22:00 Uhr nüchtern lassen. Zum Abendessen ist Vollkost erlaubt.

Postoperative Pflege

Allgemeine postoperative Pflege in der Gynäkologie ➤ 1.4.4
Beobachten, Beurteilen, Intervenieren ➤ 2.5
Rehabilitation ➤ 2.3

Die Beobachtungs- und Kontrollaufgaben der Pflegenden erstrecken sich zunächst auf Bewusstsein und Ansprechbarkeit, Schmerzen, Infusionsbehandlung und Kreislaufüberwachung.

Die Häufigkeit der **Vitalzeichenkontrollen** entspricht der bei anderen Operationen (➤ 1.4.4). Jedoch darf der Blutdruck nicht am Arm der betroffenen Seite manuell gemessen werden, da dieses zu Schmerzen und Lymphstauung führen kann. Bei Abweichungen von den Normwerten kontaktieren die Pflegenden den Arzt, ebenso wenn die verordnete **Schmerztherapie** nicht ausreicht und eine weitere Medikation nötig wird, um Schmerzfreiheit zu erzielen.

Zu den Beobachtungspflichten gehört auch die Sorge um geregelte **Ausscheidung.**

Nach einer Mamma ablatio liegen zur Wundsekretableitung ein oder zwei, bei zusätzlicher axillärer Lymphknotenentfernung bis zu drei **Redon-Drainagen** (➤ 1.4.3). Abhängig von der Fördermenge wird die axilläre Redon-Drainage am 5. oder 6., die anderen bereits am 2.–4. postoperativen Tag entfernt.

Sensibel und aufmerksam nehmen die Pflegenden die **psychische Stimmungslage** der Frau wahr. Dies gilt insbesondere bei Patientinnen, bei denen eine Chance für eine brusterhaltende Therapie (➤ 2.9.1) bestand, die sich aber intraoperativ nicht aufrechterhalten ließ. Manche Frauen erahnen dies und können z. B. während der Aufwachphase fassungs- und haltlos weinen. In dieser Situation versuchen die Pflegenden, die Patientin zu beruhigen und für sie da zu sein, indem sie z. B. mit einem stillen Händedruck Verständnis und Anteilnahme signalisieren.

Lagerung

Die meisten Patientinnen bevorzugen nach der OP die Rückenlage. Mikrobewegungen führen sie i. d. R. selbst durch und entlasten damit eigenständig dekubitusgefährdete Hautareale. Um den Lymphabfluss zu verbessern, wird der op-seitige Arm in leichter Abduktion auf einem festen Kissen oder Armliegekeil, z. B. RHOMBO-MED®-Armrampe (➤ Abb. 2.19), über Herzniveau gelagert.

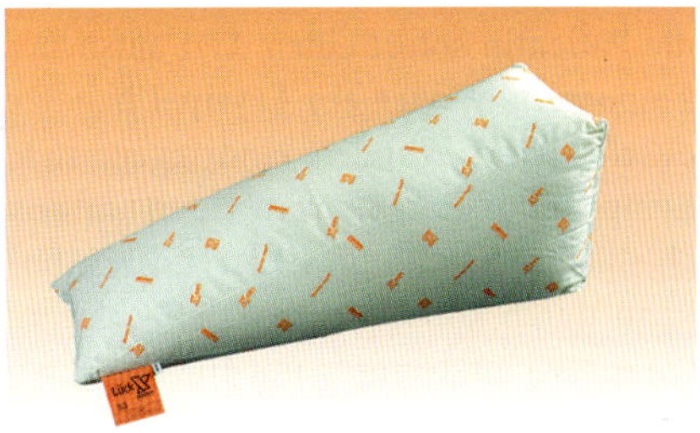

Abb. 2.19 RHOMBO-MED®-Armrampe zur Armhochlagerung zur Lymphödemprophylaxe [V207]

Bewegung

Die Frühmobilisation kann postoperativ bereits nach sechs Stunden beginnen. Bei der Mobilisation achten die Pflegenden auf eine ausreichende Analgesie, schonende Bewegungsabläufe und eine stabile Kreislaufsituation der Patientin. Gegebenenfalls führen sie vor der Mobilisation Maßnahmen zur Kreislaufanregung durch.

Ausgenommen von der frühen Mobilisation sind Patientinnen nach ausgedehnten plastischen Operationen, etwa einer Brustrekonstruktion mit Latissimus-dorsi-Lappen (➤ Abb. 2.18).

Im Schultergelenk sind Bewegungsübungen anfänglich nur bis zur Schmerzgrenze erlaubt, u. a. weil sich während der Wundheilungsphase lymphogene Kollateralgefäße ausbilden. Zur **Lymphödemprophylaxe** (siehe unten) sind diese Anastomosen als Umgehungskreisläufe wichtig, weshalb deren Einsprossung und Proliferation nicht durch zu große Bewegungen beeinträchtigt werden sollte.

Ernährung

Nach dem Eingriff darf die Patientin – falls keine anderslautenden Anordnungen vorliegen – sechs Stunden nach der Operation trinken und im weiteren Verlauf bei Beschwerdefreiheit leichte Kost zu sich nehmen. Ab dem 1. postoperativen Tag kann die Patientin wieder uneingeschränkt essen und trinken, es sei denn, es sind z. B. bestimmte Diätvorschriften einzuhalten.

Eine Ausnahme besteht nach großen Lappenplastiken. Hier erhält die Patientin zunächst nur Tee, bevor am 2. Tag mit dem Kostaufbau begonnen wird.

Chronisches Lymphödem des Arms

Nach einer Axilladissektion (➤ 2.9.1) kann ein **chronisches Lymphödem des Arms** auftreten, das der einen Patientin nur wenig Beschwerden macht, für die andere jedoch eine große Einschränkung der Lebensqualität bedeutet. Das Lymphödem wird verursacht durch die chirurgische oder radiologische Schädigung der Lymphabflusswege des Arms auf der behandelten Seite. Die Symptome sind Anschwellen des Arms, evtl. einschließlich der Hand und der Finger (➤ Abb. 2.20), glatte und gespannte, vielleicht auch gerötete Haut, Sensibilitätsstörungen, z. B. Parästhesien, und Schmerzen. Bei Auftreten auch nur eines Symptoms sollte die Patientin sofort einen Arzt aufsuchen, zumal es sich um ein Tumorrezidiv oder ein **Erysipel** handeln kann, bei dem Keime durch kleine Wunden eindringen, sich wegen des schlechten Lymphabflusses rasch vermehren und ausbreiten und zu einer flächenhaften Entzündung führen (➤ Abb. 2.21). Ein Lymphödem kann durch konsequente Armhochlagerung, Tragen eines Armkompressionsstrumpfs mit Handteil (➤ Abb. 2.23) und Lymphdrainage, bei der bestimmte oberflächliche Griffe entlang der Lymphbahnen den Abtransport der Lymphe verbessern, behandelt werden. Die wichtigste aller Maßnahmen aber ist die Lymphödemprophylaxe (➤ Abb. 2.22), die unmittelbar nach der Operation beginnt und nach der Entlassung konsequent weiterzuführen ist.

Lymphödemüberwachung

Nach Entfernung von Lymphknoten in der Achselhöhle ist darauf zu achten, ob sich am Arm der betroffenen Seite Auffälligkeiten beobachten lassen, z. B. Flüssigkeitseinlagerung mit nachfolgender Zunahme des Armumfangs. Beschreibt die Patientin Missempfindungen – denkbar sind ein Spannungsgefühl oder eine Schwere des Arms – kontrollieren die Pflegenden den Arm und ziehen bei Veränderungen den Arzt hinzu, da es sich um ein sekundäres Lymphödem handeln könnte.

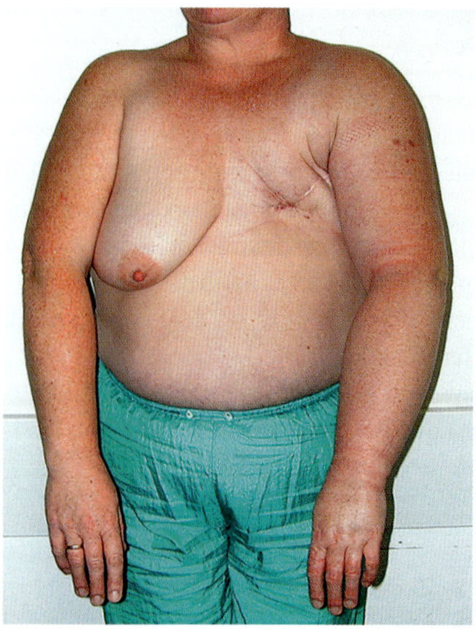

Abb. 2.20 Nach einer Ausräumung der axillären Lymphknoten kann – wie bei dieser Frau am linken Arm – ein Lymphödem auftreten. [T192]

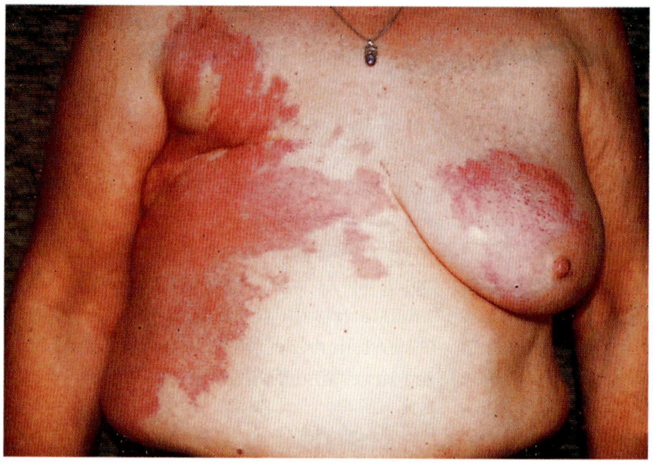

Abb. 2.21 Erysipel nach Mamma ablatio, das sich nach hohem Fieber innerhalb von drei Tagen entwickelt hat. [M150]

Lymphödemprophylaxe

Empfohlen werden:
- Bewegungstherapie von Arm und Schultergürtel unter physiotherapeutischer Anleitung, die den Lymphabfluss verbessert
- Arm häufig hochlagern und Muskelpumpe durch Bewegungsübungen betätigen (➤ Abb. 2.22)
- Ausgewogene Vollwertkost (Sollgewicht anstreben)
- Täglich sorgfältige Hautpflege als Oberflächenschutz
- Nach anfänglicher Schonung/Zurückhaltung in der Armbelastung Bewegung und Sport, ggf. in einer regionalen Rehabilitationssportgruppe mit ärztlicher Verschreibung (Verordnungsformular 56). Geeignet sind Schwimmen, Gymnastik, Radfahren sowie Nordic Walking und Wandern mit entsprechenden Stöcken, um dauerhaft herunterhängende Arme zu verhindern, evtl. wird zusätzlich ein Armkompressionsstrumpf mit Handteil getragen (➤ Abb. 2.23). Als sanfte Bewegungsformen empfehlen sich auch Yoga und Qigong (➤ Abb. 2.24).

Vermieden werden sollten:
- Blutentnahmen, Injektionen, Infusionen oder Akupunktur am betroffenen Arm, um die Hautbarriere intakt zu halten
- Klassische Massage, Wärme- oder Kältetherapie und Stromanwendung am Arm
- Stauungen, z. B. durch beengende Kleidung wie ein einschnürender BH, durch ein enges Uhrenarmband, zu enger (Ehe)Ring auf der betroffenen Seite oder durch Blutdruckmessung auf der operierten Seite
- Einseitige Über(be)lastung und monotone Bewegungen des Arms. Das bedeutet, auf schweres Heben und Tragen verzichten und z. B. mit Unterbrechungen Wäsche aufhängen oder bügeln, nicht lange am Computer schreiben oder stricken, Umhängetaschen bzw. schwere Lasten auf der gesunden Seite tragen
- Sport mit hoher Verletzungs- oder Sturzgefährdung, z. B. Ballsportarten, Alpinski
- (Mikro)Verletzungen. Daher im Garten mit Handschuhen arbeiten; mit Fingerhut nähen; Fingernägel nur feilen; Achselbehaarung nicht rasieren, sondern mit Enthaarungscreme entfernen;

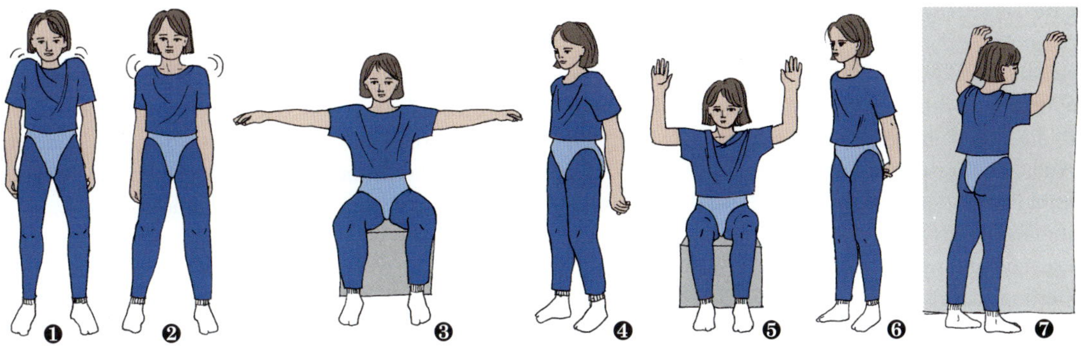

❶ Entweder beide Schultern gleichzeitig oder im Wechsel nach oben ziehen und fallen lassen.

❷ Mit beiden Schultergelenken Kreise nach hinten beschreiben.

❸ Die Arme waagerecht in Schulterhöhe heben und kleine, kreisende Bewegungen mit Betonung nach hinten ausführen.

❹ Beide Schulterblätter der Wirbelsäule nähern und wieder entspannen.

❺ Beide Arme über Schulterhöhe anwinkeln. 3–5 mal die Hände öffnen und schließen, dabei die Arme langsam sinken lassen. Entspannen und wiederholen.

❻ Hände hinter dem Rücken falten und die Schultern bewusst mit nach hinten nehmen, locker lassen und wiederholen.

❼ Mit dem Gesicht zur Wand versuchen, mit beiden Händen und Armen an der Wand hinaufzukrabbeln, bis die Arme völlig gestreckt sind.

Abb. 2.22 Bewegungsübungen nach Mamma ablatio zur Lymphödemprophylaxe [L215]

Vorsicht auch im Umgang mit Haustieren wegen möglicher Kratzer oder Bisse

- Lokale Wärmeeinwirkung auf den Arm. Deshalb auf Sauna verzichten, nicht zu lange/zu heiß baden, kein Rotlicht, kein Heizkissen
- Intensive Sonnenbäder nur mit gutem UV-Schutz bzw. im Halbschatten (am besten kein Solariumsbesuch)
- Reisen und Urlaub in mückenverseuchten Ländern meiden (Insektenstiche als oberflächliche Mikroläsionen mit häufig nachfolgender lokal-allergischer Reaktion, Hauteffloreszenz, Kratzdefekten bzw. Lokalinfektion)
- Bei Auffälligkeiten, z. B. Rötung, Schwellung, Verletzungen oder Hautreaktion am Arm der erkrankten Seite sollte die Frau sofort den Arzt konsultieren.

Sollte sich dennoch ein Lymphödem entwickeln, kann neben der Lokalbehandlung, weil es zu einer Verletzung oder Infektion gekommen ist, auch die Verordnung von **Manueller Lymphdrainage** *(MLD)* notwendig werden. Ebenso kann die Rezeptierung eines nach Maß gefertigten Kompressionsarmstrumpfs (➤ Abb. 2.23) notwendig sein.

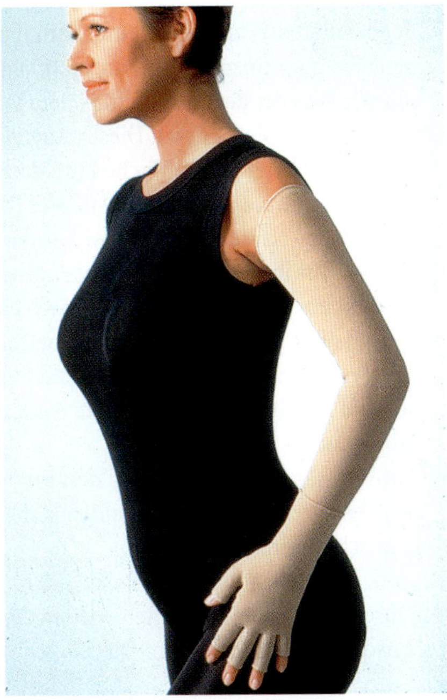

Abb. 2.23 Patientin mit Armkompressionsstrumpf mit Handteil [V154]

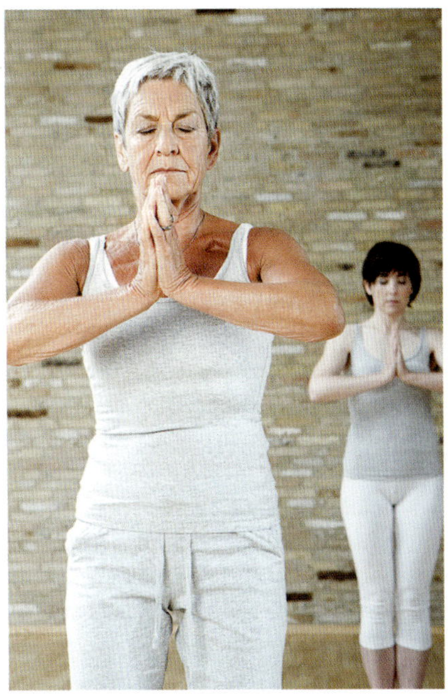

Abb. 2.24 Regelmäßige Yoga-Übungen unterstützen die Lymphödemprophylaxe und sind gleichzeitig eine Entspannungsmethode. [J787]

Psychische Begleitung nach Organverlust

Pflege in der gynäkologischen Onkologie ➤ 1.5

Eine Brustamputation *(Mastektomie)* ist ein einschneidendes Erlebnis. Sie trifft die Frau in ihrer ganzen Person, worauf sie psychoaffektiv sehr vulnerabel reagieren kann. In ihren engen sozialen Beziehungen zum Partner, zu den Kindern, zu Freunden und ihrem Arbeitskollegium kann die Frau verunsichert oder verängstigt sein; zudem stellen sich oft ambivalente Gefühle wie Wut, Verzweiflung, Scham, Verbitterung oder Angst ein.

Jede Frau drückt ihre Gefühle auf ihre eigene Art und Weise aus. So sind Resignation, Apathie und Stummheit möglich, aber auch Weinen, Aggression, Zorn oder Neidgefühle auf andere Frauen auf Grund deren vermeintlicher (körperlicher) Vollkommenheit. Hier hilft es der Frau, wenn jemand für sie da ist, der sie zu verstehen versucht und sie mit ihren – vielleicht nicht immer nachvollziehbaren – emotionalen Äußerungen respektiert und ihr (Rück)Halt schenkt. Sie spürt wohltuende Akzeptanz, wenn sie sein darf, wie sie sich fühlt und keine muntere Tapferkeit vorspielen muss. Doch auch bei optimaler Unterstützung durch ihre Bezugspersonen kann die Frau unter dem Eindruck leiden, etwas Wichtiges verloren zu haben – was schließlich der Realität entspricht; aber sie kann es vielleicht nicht immer genau definieren und erlebt diffuse, widerstreitende Empfindungen. Sie fühlt sich nicht mehr fraulich und in ihrem Selbstwertgefühl beeinträchtigt. Deshalb beobachten die Pflegenden bei allen pflegerischen Tätigkeiten achtsam das seelische Befinden der Frau und gewähren verständnisvolle Rücksichtnahme wegen ihrer höheren emotionalen Verletzlichkeit.

Auch wenn andere Arbeiten wichtiger zu sein scheinen, nehmen sich die Pflegenden Zeit für Gespräche oder gehen dem Wunsch der Frau nach gemeinsamem Schweigen nach. Dies hilft der Frau mehr als z. B. ein frisch bezogenes Bett [10].

Daneben können die Pflegenden der Frau noch in anderer Weise helfen:

- Sie würdigen die Trauer der Patientin um das verlorene Organ und lassen diesen Verarbeitungsprozess zu bzw. unterstützen ihn. Die Pflegenden anerkennen z. B. den Wunsch nach Rückzugszeiten, denn diese sind notwendige Phasen des Trauerns
- Überschießende Reaktionen der Patientin richten sich oft gegen die Pflegenden. Sie sind aber nicht persönlich gemeint, sondern Ausdruck von Verzweiflung, Ohnmacht und Hilflosigkeit
- Nicht alle Frauen schaffen es, selbst Kontakt zu gleichfalls Betroffenen oder Selbsthilfegruppen aufzunehmen. In diesem Fall vermitteln die Pflegenden auf Wunsch der Patientin den Kontakt oder schalten den Sozialdienst des Hauses ein.

Manche Frauen erleben nach der Krankheit eine andere Lebensqualität und starten in einen Neubeginn, da sie viel bewusster leben und ihnen immer mehr (schöne) Dinge auffallen, an denen sie vor der Krankheit achtlos vorbeigegangen sind und über die sie sich nun freuen. Die Pflegenden können die Frauen auf dem Weg zu dieser veränderten Lebenseinstellung begleiten und sie dazu motivieren, den neuen Lebensstil als eine Form des Umgangs mit ihrer Erkrankung zu betrachten.

Körperbild und -symmetrie

Die Entfernung des Brustdrüsengewebes führt zu einer Veränderung der **Körpersymmetrie,** es kommt zu einem (Ein)Schnitt in die Unversehrtheit des **Körperbildes** sowie einer anderen äußeren Gestalt der Thoraxkontur. Pflegende sollten diese veränderte (Körper) Wahrnehmung bei ihrer Arbeit berücksichtigen.

Der erste Verbandwechsel, die Konfrontation mit ihrem veränderten Äußeren und der Narbe wird von den Patientinnen als sehr kritischer, belastender Moment beschrieben. Die Pflegenden sollten die Patientin auf diese schwierige Situation vorbereiten, ihnen Aufmerksamkeit schenken und Gesprächsbereitschaft signalisieren [11].

Psychisches Befinden und Wohlsein

Pflege in der gynäkologischen Onkologie ➤ 1.5

Die gefühlsmäßige Zerrissenheit und Anspannung bei oftmals gleichzeitig anstrengender Bemühung um äußere Normalität verlangt den Frauen fast unmenschliche emotionale Stärke ab. Umso mehr sind sie darauf angewiesen, seitens der Pflegenden auf Verlässlichkeit und Vertrauen zu stoßen. Sie möchten sich angenommen fühlen und sind oft sehr dankbar für tröstliche Gesten, z. B. ein aufmunterndes Lächeln. Freude kann auch die ausgedrückte Bewunderung über einen schönen Blumenstrauß auf dem Nachttisch bereiten. Kleine Aufmerksamkeiten, die weder zusätzliche Zeit noch eine besondere Vorbereitung benötigen, können brustamputierten Patientinnen zeigen, dass die Pflegenden um ihre inneren Kämpfe wissen und ihnen dabei zur Seite stehen möchten.

Dazu gehört auch, dass die Pflegenden:

- Der Patientin signalisieren, dass sie sich jederzeit bei Fragen, Wünschen oder Anliegen an sie wenden darf
- Die Patientin auf den ersten Verbandwechsel vorbereiten bzw. sie darauf hinweisen, wenn dieser geplant ist, damit die Frau Zeit hat, sich darauf einzustellen [11a]
- Bei der ersten Wundversorgung darauf achten, welche Reaktionen die Patientin zeigt, weil die erstmalige Auseinandersetzung mit der Wunde, der Narbenlinie, dem veränderten Körperprofil ein kritischer Moment ist. Dieser Augenblick kann von Emotionen überschattet sein, manche Frau dreht ihren Kopf bewusst zur Seite, weil sie ihr anderes Äußeres (noch) nicht anschauen kann, einige schließen die Augen. Andere entscheiden sich offensiv dafür ihre Wunde aktiv in Augenschein zu nehmen. Die Pflegenden reichen ihnen auf Wunsch einen Handspiegel, damit sie sich ohne große Verrenkungen betrachten können. Egal, wie eine Frau sich entscheidet, jede braucht von den Pflegenden vorher und nachher verständnisvolle Anteilnahme und positives Mitgefühl
- Auf Wunsch der Patientin ggf. den Kontakt zu Selbsthilfegruppen vermitteln oder den Sozialdienst des Hauses in das therapeutische Team einbeziehen.

Trotz der schweren Belastung sollen die Frauen so schnell wie möglich ihre psychische Gesundheit wiedererlangen und zu einer guten Lebensqualität zurückfinden. Die Frauen durchleben schmerzliche

Erfahrungen, die Pflegenden können ihnen auf diesem schweren Weg helfen, indem sie ihnen in den Verarbeitungsphasen behutsam und einfühlend zur Seite stehen, sie ermutigen und bestärken und auch bei möglichen Rückschlägen Zuspruch, Trost und Beistand leisten.

Transferaufgabe

Frau Mälzer (59 Jahre) hatte eine Auffälligkeit in ihrer rechten Brust ertastet. Ihre Gynäkologin überwies sie nach weiterer Diagnostik in die Frauenklinik, in die sie heute mit Verdacht auf Mammakarzinom stationär aufgenommen wurde. Frau Mälzer soll morgen operiert werden.

Aufgabe 1

Bei Brusterkrankungen gibt es Leitbefunde. An welche Leitsymptome (➤ 2.6, ➤ 2.9.1) ist zu denken?

Aufgabe 2

Was umfasst die präoperative Pflege (➤ 2.9.2)? Tragen Sie die Vorbereitungsmaßnahmen zusammen.

Aufgabe 3

Was wäre nach dem operativen Eingriff zu beachten, falls bei Frau Mälzer eine Axilladissektion (➤ 2.9.1, ➤ 2.9.2) erforderlich wurde?

Aufgabe 4

Welche spezifischen Symptome können als Warnzeichen auf eine Metastasierung bei Brustkrebs (➤ 2.9.1, ➤ Abb. 2.14) hindeuten?

Literatur und Kontaktadressen

LITERATURNACHWEIS

1. Kooperationsgemeinschaft Mammographie. Jahresbericht Evaluation 2018. Aus: https://fachservice.mammo-programm.de/download/downloads/berichte/Jahresbericht-Evaluation-2018.pdf (letzter Zugriff: 12.1.2022)

1a. Heindel W, Bock K, Hecht G, Heywang-Köbrunner S, Kääb-Sanyal V, Siegmann-Luz K, Weigel S. Systematische und qualitätsgesicherte Früherkennung des sporadischen Mammakarzinoms. Update Screening-Effekte und wissenschaftliche Studien. Radiologe. 2021; 61(2): 126–136. www.ncbi.nlm.nih.gov/pmc/articles/PMC7851039/ (letzter Zugriff: 12.1.2022).

2. Fesenfeld A. Brustverlust. Marburg: Tectum, 2006.

3. Fesenfeld A. Brustverlust – was können wir tun? Die Schwester/Der Pfleger. 2007; 46(1): 8–12.

4. Marquard S. Die Breast Care Nurse im multidisziplinären Team. Forum Onkologische Pflege. 2011; 1(1): 40–41.

5. Zentrum für Krebsregisterdaten. Brustkrebs (Mammakarzinom). Aus: www.krebsdaten.de/Krebs/DE/Content/Krebsarten/Brustkrebs/brustkrebs_node.htm (letzter Zugriff: 12.1.2022).

6. Robert Koch-Institut. Gesundheitsberichterstattung des Bundes gemeinsam getragen von RKI und Destatis. Gesundheit in Deutschland. 2015.

7. Untch M, Sittek H. Diagnostik und Therapie des Mammakarzinoms. 5. A. München: Zuckschwerdt, 2008.

8. Kreienberg R (Hrsg.). Interdisziplinäre S3-Leitlinie für die Früherkennung, Diagnostik, Therapie und Nachsorge des Mammakarzinoms Langversion 4.3 – Februar 2020 AWMF-Registernummer: 032-045OL. Aus: www.leitlinienprogramm-onkologie.de/leitlinien/mammakarzinom/ (letzter Zugriff: 12.1.2022).

9. Goldhirsch A. Meeting highlights: Updated International Expert Consensus on the Primary Therapy of Early Breast Cancer 2005. Annals of Oncology. 2005; 16(10): 1.569–1.583. Aus: http://annonc.oxfordjournals.org/content/16/10/1569.full?sid=6ded3b9d-bdaa-4385-85a9-64fcbf157b06 (letzter Zugriff: 12.1.2022).

10. Remmers H. Belastungs- und Verarbeitungsprobleme bei Patientinnen mit Brustkrebs. Pflege. 2001; 14(6): 367–376.

11. Marquard S et al. Das Ende der Unversehrtheit. Pflegezeitschrift. 2004; 57(4): 254–257.

11a. Marquard S et al. Brustkrebs. Lehrbuch für Breast Care Nurses und Fachpersonen in der Onkologie. 2. A. Göttingen: Hogrefe, 2020.

KONTAKTADRESSEN

12. Bundesverband Frauenselbsthilfe nach Krebs. www.frauenselbsthilfe.de (letzter Zugriff: 12.1.2022).

13. Brustkrebs Deutschland. www.brustkrebsdeutschland.de (letzter Zugriff: 12.1.2022).

WEITERE INTERNETADRESSEN

Mamazone. www.mamazone.de (letzter Zugriff: 12.1.2022).

Informationsnetz für Krebspatienten und Angehörige. www.inkanet.de (letzter Zugriff: 12.1.2022).

Gemeinsamer Bundesausschuss. www.g-ba.de (letzter Zugriff: 12.1.2022).

Deutsches Krebsforschungszentrum. www.krebsinformation.de (letzter Zugriff: 12.1.2022).

Brustzentrum der Charité. https://frauenklinik.charite.de/zentren/brustzentrum/ (letzter Zugriff: 12.1.2022).

Mamma Mia! Brustkrebsmagazin. http://mammamia-online.de/themen/brustkrebs/ (letzter Zugriff: 12.1.2022).

Amoena Moden. www.amoena.de (letzter Zugriff: 12.1.2022).

Anita Moden. www.anita.com/de_global/produktwelten/breast-care.html (letzter Zugriff: 12.1.2022).

2

KAPITEL

3 Pflege von Frauen mit Erkrankungen der Geschlechtsorgane

3.1 Physiologie der weiblichen Sexualhormone und des Menstruationszyklus

Weibliche Sexualhormone

DEFINITION

Hormone: Körpereigene Botenstoffe, die die biologischen Abläufe im menschlichen Körper, das Verhalten eines Menschen und auch seine Empfindungen beeinflussen. Sie werden in verschiedenen Organen gebildet und gelangen auf dem Blutweg zum jeweiligen Erfolgsorgan.

Releasing-Hormone *(RH):* Vom Hypothalamus gebildete Hormone, die die Bildung und Abgabe von Hypophysenhormonen stimulieren.

FSH und LH

Mit der Pubertät beginnt im Hypothalamus die Bildung des Releasing-Hormons **GnRH** *(Gonadotropin-Releasing-Hormon),* das die Sekretion von FSH und LH in der Hypophyse stimuliert:

- **FSH** *(Follikelstimulierendes Hormon)* bewirkt in der ersten Hälfte des Menstruationszyklus die Reifung einer Eizelle zum sprungreifen Follikel und fördert so die Östrogenproduktion der Ovarien
- **LH** *(Luteinisierendes Hormon)* führt zusammen mit FSH zum Eisprung in der Mitte des Menstruationszyklus (➤ Abb. 3.1) und danach zur Entwicklung des progesteronbildenden **Gelbkörpers** *(Corpus luteum)* aus dem ehemaligen Eibett.

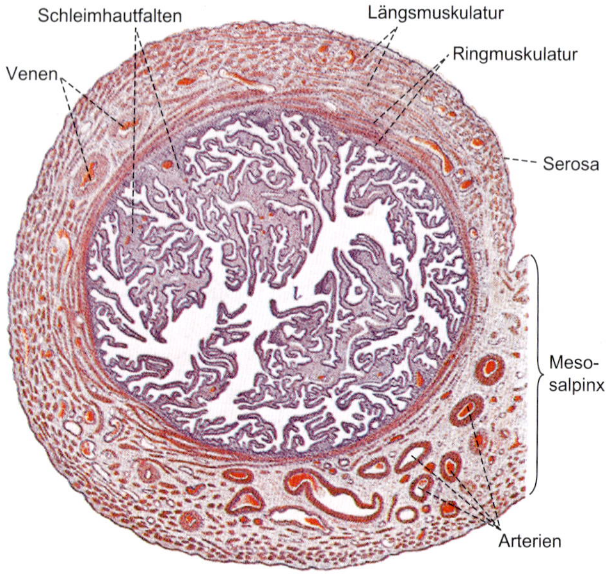

Abb. 3.1 Schleimhaut des Eileiters in der Zyklusmitte, sie enthält Drüsenzellen und Flimmerhärchen (Kinozilien). [R120]

Östrogene und Gestagene

Die weiblichen Sexualhormone **Östrogene** (*Estrogene,* wichtigster Vertreter: 17β-Östradiol) und **Gestagene** (wichtigster Vertreter: **Progesteron)** werden unter dem Einfluss von FSH und LH in den Ovarien gebildet. Während der Hormonhaushalt der Frau in der ersten Zyklushälfte östrogenbetont ist, wird in der zweiten Zyklushälfte v. a. Progesteron sezerniert.

Die vielfältigen Auswirkungen dieser beiden Hormone auf den gesamten Organismus zeigt ➤ Abb. 3.2.

Prolaktin und Oxytocin

Zwei weitere weibliche Sexualhormone sind das **Prolaktin** und das **Oxytocin,** die v. a. in Schwangerschaft und Stillzeit ihre Wirkung ausüben (➤ 14.4).

Menstruationszyklus

In der Zeit zwischen **Menarche** (➤ 6) und **Menopause** (➤ 5) treten in der Gebärmutterschleimhaut periodische Veränderungen auf (➤ Tab. 3.1). Diese werden hormonell gesteuert und schaffen in regelmäßigen Abständen optimale Bedingungen für die Einnistung einer befruchteten Eizelle. Parallel dazu wird in der Mitte dieses 25–35 Tage dauernden Zeitraums (**Menstruationszyklus** ➤ Abb. 3.3) vom Ovar ein befruchtungsfähiges Ei bereitgestellt. Tritt eine Schwangerschaft ein, wird der Zyklus unterbrochen.

Wird die Eizelle nach einem **Eisprung** *(Ovulation)* nicht befruchtet, bildet sich der progesteronproduzierende Gelbkörper (siehe oben und ➤ Abb. 3.3) nach 14 Tagen unabhängig von der Gesamtlänge des Zyklus zurück. Durch den abfallenden Progesteronspiegel sinkt die Durchblutung der Funktionalis. Die obere Schicht der Gebärmutter stirbt ab und wird während der Menstruation ausgestoßen. Die Menge des Menstrualblutes beträgt zwischen 50 und 150 ml. Die Ausstoßung der Funktionalis und die notwendige Blutstillung im Uterus werden durch Kontraktionen der Uterusmuskulatur unterstützt.

Im Fall einer Befruchtung teilt sich die Eizelle rasch und differenziert sich (➤ 9.4.1). Nach dem Transport durch den Eileiter (➤ Abb. 3.3) nistet sie sich dann in die Gebärmutterschleimhaut ein. Bereits ab dem 9. Tag nach der Befruchtung wird das Hormon *β*-**hCG** (**h**uman **c**horionic **g**onadotropin, humanes Choriongonadotropin) produziert, das den Gelbkörper aufrechterhält und so die Abbruchblutung verhindert.

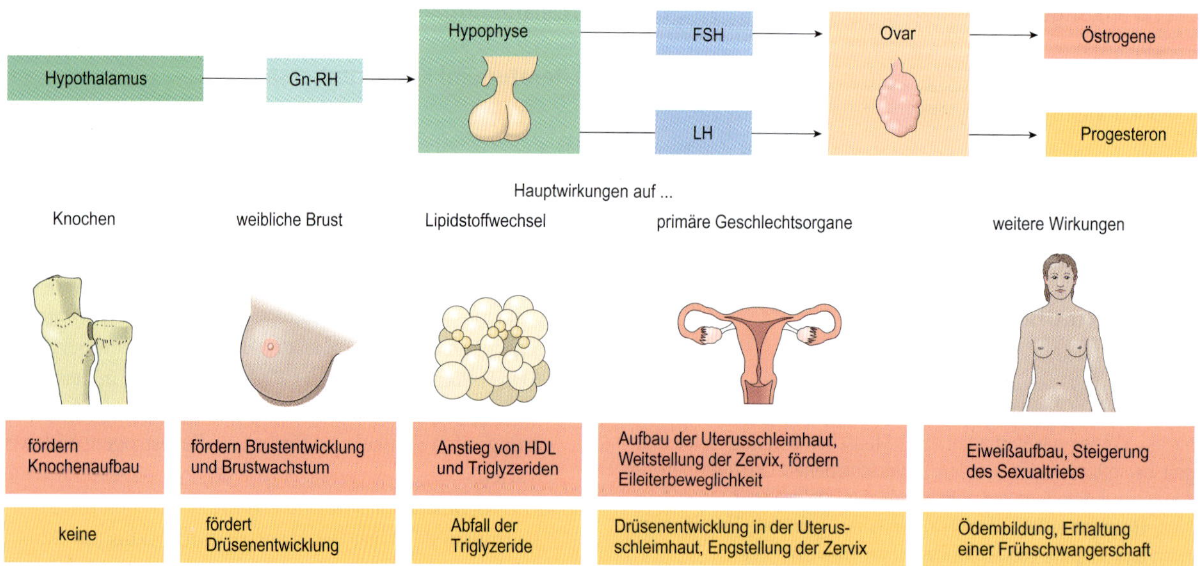

Abb. 3.2 Die weiblichen Sexualhormone Östrogene und Progesteron haben unterschiedliche Wirkungen auf den Körper. [L190]

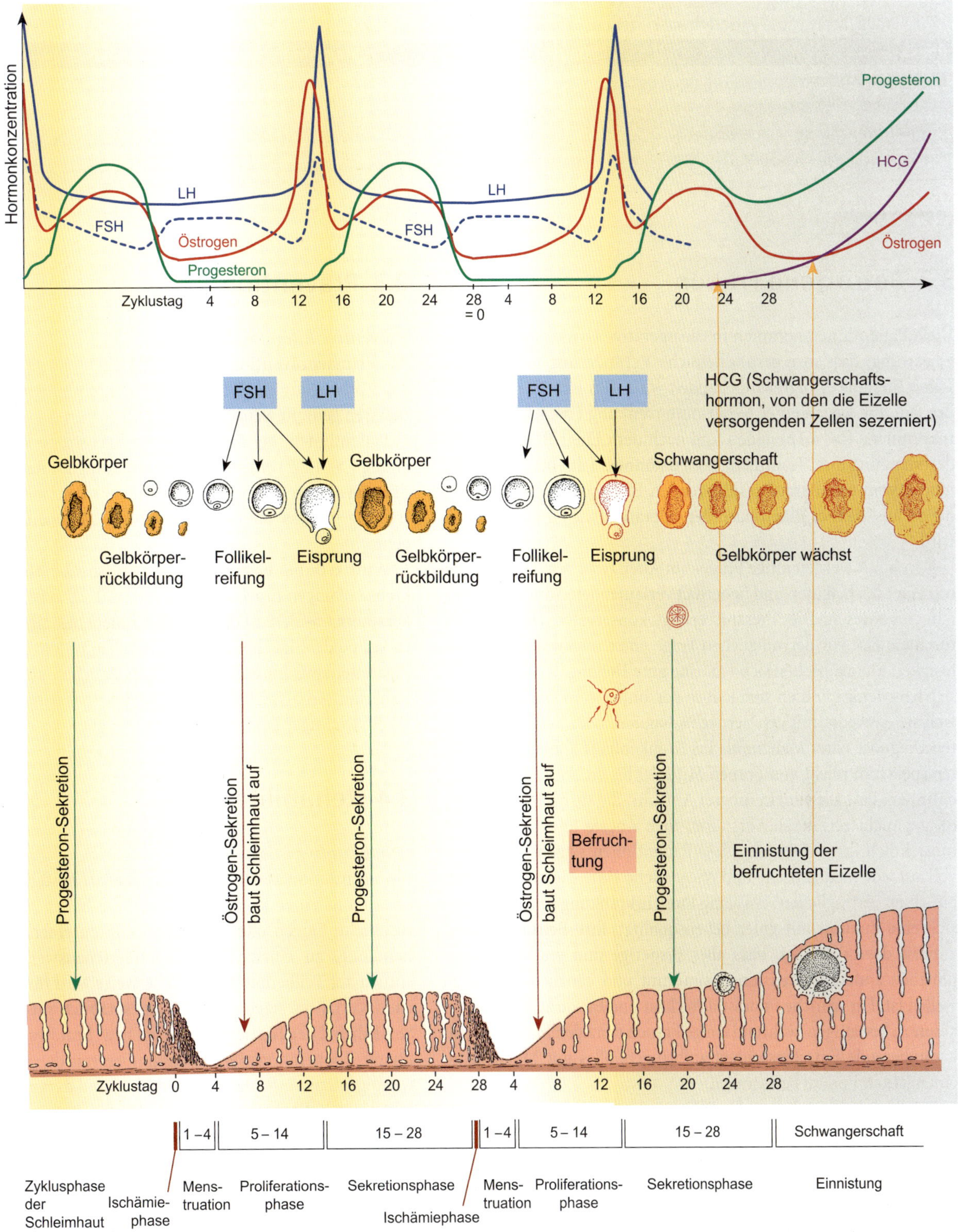

Abb. 3.3 Schema der wichtigsten hormonellen Veränderungen im Menstruationszyklus und deren Effekte auf das Endometrium und die Ovarien. Kommt es zur Befruchtung und Einnistung einer Eizelle, stirbt der Gelbkörper nicht ab, sondern wächst und sezerniert noch mehr Progesteron. Störungen in nur einem der beteiligten Organe (Hypothalamus, Hypophyse, Ovar, Uterus) können Unregelmäßigkeiten des Menstruationszyklus und eine Minderung der Fruchtbarkeit (➤ 7) zur Folge haben. [A400]

Tab. 3.1 Die vier Phasen des Menstruationszyklus, hier am Beispiel eines 28-tägigen Zyklus. Bei kürzerer oder längerer Zyklusdauer ist die Proliferationsphase entsprechend kürzer oder länger, während die Sekretionsphase nahezu immer konstant 14 Tage dauert.

Phase	Dauer	Physiologische Vorgänge
Menstruation *(Menstruationsblutung, Regelblutung, Periode, Menses)*	1.–4. Zyklustag	Abstoßung der Funktionalis (➤ Abb. 3.3)
Proliferationsphase *(Aufbauphase)*	5.–14. Zyklustag	Neuer Schleimhautaufbau aus der Basalis (➤ Abb. 3.3)
Sekretionsphase *(Umwandlungsphase)*	15.–28. Zyklustag	Wachstum der Schleimhautdrüsen und Einlagerung von Nährstoffen, v. a. Glykogen
Ischämiephase	28. Zyklustag (wenige Stunden)	Durchblutungsminderung und Absterben der Funktionalis

3.2 Betroffene Frauen

Viele Patientinnen kommen in die operative Gynäkologie mit der Erwartung, dass ihre gesundheitliche Veränderung mit chirurgischer Therapie erfolgreich behandelt wird. Das ist z. B. bei Frauen der Fall, die wegen einer Gebärmuttersenkung (➤ 4.13) an einer Inkontinenz (➤ 4.12) leiden und nach dem Eingriff auf die Wiedererlangung ihrer Kontinenz hoffen können. Patientinnen mit einem Myom und daraus resultierenden Blutungsanomalien gehen davon aus, dass es ihnen nach der Operation wieder besser gehen wird.

Vereinzelt werden junge Frauen im Alter zwischen 20–25 Jahren mit einer hoch akuten und fieberhaft verlaufenden Adnexitis stationär eingewiesen. Die Therapie erfolgt konservativ. Diese Frauen fürchten sich vor der möglichen Folge einer ungewollten Kinderlosigkeit und wünschen sich v. a. eine gute Heilung.

Nicht wenige Frauen sind jedoch persönlich sehr stark betroffen, weil sie entweder mit der Verdachtsdiagnose oder bereits bestätigten Diagnose eines Malignoms ins Krankenhaus kommen. Das Altersspektrum reicht von Frauen Mitte 20 bis zu hochaltrigen Patientinnen. Fast alle sind in innerer Aufruhr, die sie nach außen aber oft gar nicht zeigen; sie verspüren tiefe Ängste und Unsicherheit hinsichtlich ihrer Zukunft. Diese Patientinnen setzen vertrauensvoll auf jede medizinische und pflegerische Hilfe, sie hoffen immer auf einen „erträglichen" Ausgang ihrer Erkrankung und wünschen sich eine Zukunft mit guter Lebensqualität. Ihre Betroffenheit ist zutiefst davon geprägt, dass alles Bisherige und v. a. Zukünftige plötzlich andere Dimensionen annimmt und gänzlich infrage zu stellen ist. Für manche Frau ist diese Last und Bürde zu schwer und kaum zu bewältigen, während einige Frauen trotzigen Mut und nicht kapitulierende Entschlossenheit aufbringen, alles nur Mögliche zu einem guten Verlauf beizutragen.

Die Pflegenden nehmen alle Patientinnen in ihrer Individualität und jeweiligen Situation an, sie umgeben sie mit feinfühliger Fürsorge und fachkompetenter Pflege.

Der Bedarf an pflegerischer Unterstützung hängt vom Ausmaß der Einschränkungen der Patientin ab. Während Patientinnen nach einer Abrasio sehr schnell wieder selbstständig sind, benötigen sie nach einer Gebärmutterentfernung in den ersten postoperativen Tagen Unterstützung bei verschiedenen Verrichtungen des täglichen Lebens.

3.3 Prävention

Präventive Pflege ➤ 1.2.2

Als **Primärprävention** können Mädchen bzw. ganz junge Frauen zur Vorbeugung des Gebärmutterhalskrebs gegen humane Papillomaviren geimpft werden (➤ 3.14.5).

Patientinnen, bei denen mit der Krebsfrüherkennungsuntersuchung (➤ 1.2.2) eine maligne Erkrankung im Rahmen der **Sekundärprävention** diagnostiziert wurde, werden im fortlaufenden Betreuungsprozess auf tertiärpräventive Maßnahmen aufmerksam gemacht.

Wird z. B. bei einer Frau der zytologische Abstrich mit einem krebsauffälligen Ergebnis befundet, wird sie wegen V. a. ein Zervixkarzinom (➤ 3.12.5) operiert und zudem bestrahlt, um ein Rezidiv zu vermeiden. Ist sie Raucherin, wird sie zudem dazu beraten, den Zigarettenkonsum aufzugeben, weil Rauchen als Risikofaktor für Gebärmutterhalskrebs bekannt ist und Nikotinabstinenz deshalb als ein wichtiger Faktor der *Prävention* gilt.

3.4 Rehabilitation

Rehabilitative Pflege ➤ 1.2.2

Ein nachstationärer Rehabilitationsbedarf besteht v. a. für Patientinnen mit einer Krebserkrankung. Sie haben oft versicherungsrechtliche Fragen oder Probleme, z. B. zu einer Anschlussheilbehandlung, zu einem Schwerbehindertenausweis oder zum Anspruch auf Teilberentung. Üblicherweise wird für die sozialrechtlichen Verfahren nach dem **Sozialgesetzbuch** *(SGB)* frühzeitig der Sozialdienst des Hauses einbezogen bzw. beauftragt. In interdisziplinärer Kooperation werden zusammen mit der Patientin die notwendigen Basisinformationen erhoben und daraus abgeleitet Rehabilitationsmaßnahmen geplant und eingeleitet.

Der klinische Sozialdienst:

- Beantwortet und regelt versicherungsrechtliche Fragen
- Überwacht die Kostenklärung
- Leitet die Antragstellung für die Anschlussheilbehandlung bzw. -rehabilitation ein
- Meldet die Patientin in der Nachsorgeklinik an.

Das **Sozialgesetzbuch IX, Teil 2** sieht für Menschen mit Behinderung zum Nachteilsausgleich z. B. vor:

- Steuerliche Vergünstigungen
- Zusätzliche Urlaubstage

- Besonderen Kündigungsschutz
- Ggf. Vorteile bei einem vorzeitigen Rentenantritt.

Auch hier unterstützt der Sozialdienst die Patientin.

Zusätzlich geben die Pflegenden Adressen von Selbsthilfegruppen und Gesprächskreisen weiter [8].

3.5 Beratung

Grundlagen ➤ 1.2.3

Viele Patientinnen haben Angst vor postoperativen Schmerzen. Die Pflegenden informieren über die postoperative Schmerztherapie (➤ 1.4.4) und beraten die Patientin über Maßnahmen, die sie selbst ergreifen kann, um Schmerzen vorzubeugen. Hierzu gehört z. B. beim Aufstehen mit der flachen Hand gegen die Bauchwunde zu drücken. Auch bei erwartbarer Anspannung der Bauchmuskulatur, wie z.B. beim Husten, wird der Patientin empfohlen, ihre Hand gegen die Narbe zu pressen. Sinnvoll bei einer Abdominal-OP ist es, mit der Patientin schon präoperativ zu üben, wie sie schmerzarm aufstehen kann, damit sie das Vorgehen nach der OP sicher beherrscht.

Zur Beratung gehört außerdem eine umfassende Information bezüglich aller prä- und postoperativen Maßnahmen, um die Mitarbeit und das Vertrauen der Patientin zu stärken. Ist die Patientin informiert, wie sie selbst zu ihrer Genesung beitragen kann und wie die Pflegenden sie dabei unterstützen, z. B. bei der ersten Blasen- oder Darmentleerung, können viele Ängste abgebaut werden.

3.6 Beobachten, Beurteilen, Intervenieren

Grundlagen ➤ 1.2.4

Die Fachkompetenzen zur **Beobachtung, Beurteilung und Intervention** sind insbesondere während der prä-, peri- und postoperativen Betreuung gefragt. Die Pflegenden achten auf Auffälligkeiten, Veränderungen, Abweichungen, Besonderheiten, Komplikationen und vieles mehr im Behandlungs- und Pflegeverlauf. Engmaschige Beobachtungs- und Kontrollaufgaben fallen besonders in der ersten postoperativen Phase an. Zeigen sich pathologische Veränderungen im Herz-Kreislauf-System, ist eine rasche Intervention angezeigt. Bemerken sie eine verstärkte (vaginale) Nachblutung, kontaktieren sie den Arzt und dokumentieren die Beobachtung. Nehmen sie wahr, dass eine Patientin psychoemotional sehr angespannt ist, dann intensivieren sie ihre pflegerischen Bemühungen und versuchen der Patientin durch verstärkte Aufmerksamkeit mit Gesprächsangeboten die Möglichkeit zu geben, Entlastung für sich zu finden.

Die Pflegenden führen ihre Beobachtungsaufgaben individuell und situationsgerecht durch. Dabei beurteilen sie ihre objektiven Ergebnisse genau und korrekt und intervenieren bzw. handeln sachlich und fachlich angemessen und halten ihre verschiedenen Beobachtungen und Maßnahmen in der Akte der Patientin fest.

3.7 Genitalspülung

Ziel der **Genitalspülung** (= Genital*ab*spülung, nicht zu verwechseln mit intravaginaler Spülung) ist die nicht mechanische Reinigung der Vulva. Sie wird angewendet, wenn die Intimpflege mit einem Waschlappen zu schmerzhaft ist, z. B. nach vaginalen Operationen, vaginal-operativen Geburten mit Zange oder Saugglocke (➤ 13.5.2) oder nach *Episiotomie* (➤ 13.5.1).

Material vorbereiten

Die Pflegenden richten für eine Genitalspülung (➤ Abb. 3.4):

- Händedesinfektionsmittel
- Zwei bis drei Paar Einmalhandschuhe
- Abwurfbeutel
- Einmalunterlage
- Steckbecken
- Behältnis mit ½ – 1 l Spülflüssigkeit, z. B. warmes Wasser oder Kamillenlösung
- Einmalwaschlappen
- Einmaltücher zum Abtrocknen
- Frische Vorlage(n)
- Einmalslip.

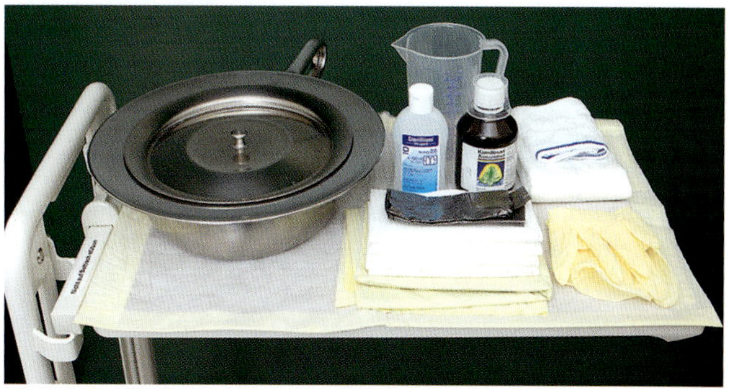

Abb. 3.4 Material für eine Genitalspülung [K115]

Durchführung

Bei der Genitalspülung gehen die Pflegenden wie folgt vor (➤ Abb. 3.5):

- Patientin über Spülung und Vorgehensweise informieren
- Fenster schließen, Zimmer evtl. vorwärmen
- Für Sichtschutz sorgen, ggf. andere Personen aus dem Zimmer bitten
- Patientin bequem auf dem Rücken lagern, aber erst unmittelbar vor der Spülung aufdecken
- Einmalhandschuhe anziehen
- Einmalunterlage als Bettschutz unter das Gesäß legen
- Ggf. beim Herunterziehen des Slips helfen
- Vorlage entfernen und mit den Einmalhandschuhen in den Abwurfbeutel entsorgen
- Steckbecken unterschieben

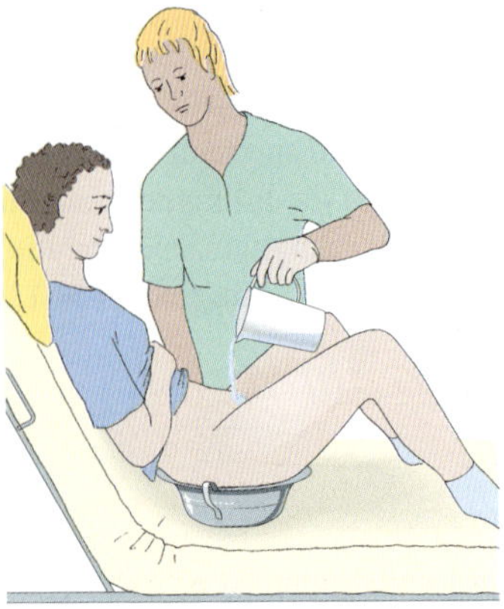

Abb. 3.5 Durchführung einer Genitalspülung [L190]

- Hände desinfizieren und frische Einmalhandschuhe anziehen
- Patientin Beine anwinkeln und leicht spreizen lassen
- Etwas Spülflüssigkeit zur Temperaturprobe über die Innenseite des Oberschenkels fließen lassen (eine Genitalspülung mit zu kaltem oder zu warmem Wasser ist unangenehm)
- Spüllösung über die Oberschenkel und den Damm fließen lassen, anschließend die Schamlippen spreizen und erneut spülen
- Hartnäckige Blutreste, z. B. an den Oberschenkeln, mit weichem, zuvor angefeuchtetem Einmalwaschlappen entfernen
- Steckbecken aus dem Bett entfernen
- Mit Einmaltüchern zuerst um den Scheideneingang herum vorsichtig abtupfen, dann Vulva und zum Schluss Damm und Anus abtrocknen
- Einmalunterlage aus dem Bett entfernen und zusammen mit den Einmalhandschuhen entsorgen
- Patientin beim Vorlegen der Binde und beim Anziehen helfen. Falls die Patientin stark blutet, zieht die Pflegende hierfür wieder Einmalhandschuhe an.

Nachbereitung

Anschließend lagern die Pflegenden die Patientin bequem und decken sie zu. Sie räumen im Zimmer auf, desinfizieren und reinigen bzw. entsorgen das Material.

Die Spülung wird dokumentiert: Zustand der Schleimhaut, Stärke der Sekretion oder der Lochien (➤ 14.2.1), Schmerzen, Wundheilung bei Dammnaht.

3.8 Sitzbad

Sitzbäder dienen der Säuberung des Wundgebiets und der Wundbehandlung durch therapeutische Zusätze, z. B. Kamillenextrakte, die entzündungshemmend und antibakteriell wirken, oder Ichtho®-Bad, das abschwellend wirkt und Juckreiz lindert. Sitzbäder werden meist nicht mehr standardisiert bei verschiedenen Erkrankungen durchgeführt, sondern nur noch bei bestimmten Indikationen, z. B. bei belegter Dammnaht (➤ 12.2.2) oder verzögerter Wundheilung ärztlich verordnet. Die Pflegenden:

- Stellen sicher, dass das Badezimmer frei ist und bringen an der Tür ein Schild mit der Aufschrift „Besetzt" oder „Bitte nicht betreten" an
- Temperieren den Raum angenehm
- Vergewissern sich, dass die Sitzbadewanne sauber und desinfiziert ist
- Informieren die Patientin und fordern sie unmittelbar vor dem Sitzbad zur Blasenentleerung auf
- Füllen die Sitzbadewanne mit Wasser (38–40 °C) und dem angeordneten Badezusatz
- Helfen der Patientin ggf. Schlüpfer und Nachthemd auszuziehen und in der Sitzbadewanne Platz zu nehmen
- Lassen die Patientin bei guter Kreislaufsituation alleine, mit sicher erreichbarer Patientenrufanlage
- Helfen der Patientin nach etwa 10–15 Minuten aus dem Sitzbad heraus, reichen evtl. Handtuch, Slip und Vorlage an
- Desinfizieren die Wanne unter Beachtung der Einwirkzeit des Desinfektionsmittels, reinigen anschließend die Wanne.

Müssen am Tag mehrere Sitzbäder durchgeführt werden, ist eine gute Koordination unabdingbar. Die Hygiene darf wegen des Zeitdrucks nicht vernachlässigt werden.

3.9 Prä- und postoperative Pflege

Gynäkologische Operationen umfassen sowohl diagnostische als auch therapeutische Eingriffe. Viele Eingriffe, z. B. die *Abrasio uteri* (➤ 1.3.13) oder die *Laparoskopie* (➤ 1.3.12), können beiden Zwecken dienen.

Manche Operationen, z. B. die Entfernung des Uterus (*Hysterektomie* ➤ 3.12.4), können **abdominal,** also über einen Bauchschnitt *(Laparotomie),* **vaginal,** also von der Scheide aus, oder laparoskopisch, also **minimal-invasiv** durchgeführt werden. Die Vorteile des vaginalen Zugangs und der minimal-invasiven Chirurgie gegenüber dem abdominalen Zugang sind eine kleinere Wunde, eine schnellere postoperative Mobilisierung und das Fehlen einer sichtbaren Narbe. Nachteilig ist, dass nur ein relativ kleiner Teil des Bauchraums überblickt werden kann und dieser Zugang aus operationstechnischen Gründen teilweise nicht ausreicht. Welcher Weg gewählt wird, hängt von der Grunderkrankung und der Größe des Uterus im Verhältnis zur Weite der Vagina ab. Muss nur der Uterus entfernt werden, ist meist eine vaginale oder minimal-invasive Hysterektomie möglich. Muss der Eingriff aber wie bei einem Uteruskarzinom (➤ 3.12.5) um die Entfernung von Adnexe, Lymphknoten der Beckenwand und parametranem Gewebe erweitert werden, ist ein abdominaler Eingriff unumgänglich.

Präoperative Pflege

Allgemeine präoperative Pflege vor gynäkologischen Operationen ➤ 1.4.2

Die Besonderheiten der präoperativen Pflege fasst ➤ Tab. 3.2 zusammen, wobei es Abweichungen von Klinik zu Klinik gibt. Grundsätzlich sind die hausinternen Leitlinien zu beachten.

Postoperative Pflege

Allgemeine postoperative Pflege nach gynäkologischen Operationen ➤ 1.4.4

Postoperative Überwachung

Neben den üblichen postoperativen Kontrollen, z. B. Vitalzeichen, Beobachtung der Wunde und Drainagen, ist in der Gynäkologie besonders auf vaginale Blutungen zu achten (➤ Tab. 3.3). Anfänglich noch vorhandene vaginale Blutungen lassen i. d. R. kontinuierlich nach. Bei starken oder (wieder) zunehmenden vaginalen Blutungen verständigen die Pflegenden den Arzt. Die Blutungsstärke einzuschätzen ist oft problematisch. Als Anhalt kann die Stärke der Regelblutung gelten, die postoperativ nicht überschritten werden sollte (➤ 3.1).

Lagerung

Den Oberkörper der Patientin leicht erhöht lagern. Nach abdominalen Eingriffen sollten nur in Ausnahmefällen Kissen zur Entlastung der Bauchdecke unter die Knie gelegt werden, da diese die Immobilität unterstützen. Besser ist es, wenn die Patientin ihre Beine öfter bewegt.

Mobilisation

Mit der Mobilisation wird i. d. R. am OP-Tag begonnen. Zum Aufstehen dreht sich die Patientin vorsichtig auf die Seite und setzt sich dann mit Unterstützung der Pflegenden auf (➤ Tab. 3.3).

Tab. 3.2 Pflegerische Maßnahmen vor den häufigsten gynäkologischen Operationen

	Abrasio (➤ 1.3.13)	Konisation (➤ 1.3.13)	Laparoskopie (➤ 1.3.12)	Abdominale/vaginale Hysterektomie (➤ 3.12.4)
Routineuntersuchungen	Blutuntersuchungen nach hausinternen Richtlinien, Urinstatus, Schwangerschaftstest bei allen Frauen im gebärfähigen Alter, EKG ab dem 40. Lebensjahr, Röntgenaufnahme des Thorax ab dem 60. Lebensjahr (hausinterne Leitlinien beachten)			
Zusätzliche Blutuntersuchungen	Bei Abrasio wegen Aborts (➤ 11.2) Blutgruppenbestimmung inkl. Rhesusfaktor	Keine	Blutgruppe inkl. Rhesusfaktor	Blutgruppe inkl. Rhesusfaktor
Körperpflege (➤ 1.4.2)	Nagellack von Finger- und Zehennägeln entfernen; Bauchnabel reinigen, z. B. mit Hautdesinfektionsmittel; Duschen			
Körperhaarentfernung/ Clipping im OP-Gebiet (➤ 1.4.2)	Evtl. Haare an den großen Labien kürzen	Evtl. Haare an den großen Labien kürzen	• Bei *diagnostischer Laparoskopie* Clipping vom unteren Rippenbogen abwärts bis 2 cm oberhalb des Mons pubis • Bei *operativer Laparoskopie* Erweiterung des zu clippenden Hautareals um Mons pubis	Clipping vom unteren Rippenbogen abwärts bis zum Anus (➤ Abb. 1.40)
Darmreinigung	Keine	Keine	2 Klysmen mit Darmrohr	Hoher Reinigungseinlauf am Vorabend, auf Arztanordnung evtl. auch orthograde Darmspülung am Vortag
Thromboseprophylaxe	Medizinische Thromboseprophylaxestrümpfe, ggf. Low-Dose-Heparinisierung (Arztanordnung)			
Ernährung am Vortag	Normalkost	Normalkost	Abends leichte Kost	Ab mittags Kostabbau (Suppe/ klare Brühe, abends nur Tee)
Nahrungskarenz	Ab 22:00 Uhr des Vorabends der Operation			
Besondere Maßnahmen/ Dokumentation	• Körpertemperatur, Puls, Blutdruck, Körpergröße und -gewicht messen und dokumentieren • Aufklärungsgespräch zwischen Patientin und Gynäkologe bzw. Anästhesist über die Operation bzw. die Narkose, anschließend schriftliche Einverständniserklärung der Patientin (➤ 1.4.1) • Spätabendlich nach Arztanordnung Schlaf- oder Beruhigungsmittel verabreichen			
Präoperative Maßnahmen am OP-Tag	• Bett mit Namen der Patientin und Station kennzeichnen • Nachtwäsche der Patientin gegen OP-Hemd tauschen • Ggf. Prothesen, Schmuck, Kontaktlinsen, Hörgerät entfernen • Korrekten Sitz der Thromboseprophylaxestrümpfe kontrollieren • Akte der Patientin und weitere OP-Unterlagen bereitlegen • Vor Verabreichung der Prämedikation zur Blasenentleerung auffordern • Angeordnete Prämedikation bei Abruf verabreichen			

Tab. 3.3 Pflegerische Maßnahmen nach den häufigsten gynäkologischen Operationen

	Abrasio/Konisation (> 1.3.13)	Laparoskopie (> 1.3.12)	Vaginale Hysterektomie (> 3.12.4)	Abdominale Hysterektomie (> 3.12.4)
Blutdruck-, Pulskontrolle, Atmung	**OP-Tag** Zunächst 3-mal stdl., dann je nach Zustand der Patientin und gemessenen Werten **1. postoperativer Tag** Je nach RR-Wert und Befinden der Patientin		**OP-Tag** Zunächst 3-mal stdl., dann alle 2 Std.; auf Arztanordnung während der ersten Stunden O_2 über Nasensonde **1. postoperativer Tag** Bis zum Abführen 3–5-mal tägl., dann je nach gemessenen Werten und Zustand der Patientin, mindestens aber 1-mal tägl.	
Körpertemperatur	Wird meist nur bei Wundinfektionen gemessen (hausinterne Regelung beachten)		**OP-Tag** Einmal nachmessen **Ab 1. postoperativem Tag** • Bis zum Abführen 2-mal tägl., dann 1-mal tägl. • Bei Wundinfektionen und Resorptionsfieber häufiger	
Allgemeinzustand	Hautfarbe, Schweißbildung, Ansprechbarkeit während der Puls- und Blutdruckkontrollen beobachten			
Urinausscheidung	• Spontanurin nach ca. 4–6 Std. abwarten, Toilettengang mit dem 1. Aufstehen verbinden • Liegt eine Tamponade, ist das Wasserlassen manchmal erschwert; Arzt fragen, ob sie entfernt werden kann. Bei starker Blutung vom Arzt neue Tamponade legen lassen		• Suprapubischen oder transurethralen Katheter kontrollieren (Durchgängigkeit: verstopft/abgeknickt?) • Urinmenge feststellen und protokollieren • Auf Makrohämaturie achten wegen möglicher intraoperativer Harnblasen-, Ureterverletzungen • Bei *transurethralem* Katheter tägl. Harnröhreneingang und harnröhrennahen Katheterteil mit Wasser und Seife reinigen • Bei *suprapubischem* Katheter Ableitung tägl. kontrollieren, alle 2 Tage Verband wechseln, Einstichstelle beurteilen, auf gute Fixation achten	
			Katheter meist aber am 1. postoperativen Tag entfernen, evtl. nach Bestimmung des Restharns	Katheter meist am 1. postoperativen Tag entfernen
Stuhlausscheidung	Meist keine Maßnahmen erforderlich		**1. postoperativer Tag** Auf Arztanordnung orales Darmstimulans verabreichen, z. B. Rheogen®, Obstinol® oder Laxoberal®. Hat die Patientin am 2. oder 3. postoperativen Tag noch nicht abgeführt, wird der Darm in hartnäckigen Fällen ggf. mit einem Klysma oder Suppositorium nach Verordnung aktiviert **Ab 1. postoperativem Tag** • Darmtätigkeit durch orale Nahrungszufuhr stimulieren • Auf Blähungen achten, evtl. Darmgeräusche abhören	
Wundgebiet beobachten	• Auf Nachblutungen achten, normal sind am OP-Tag periodenstarke, dann nachlassende Blutungen • Zur selbstständigen vaginalen Blutungskontrolle anleiten	Auf vaginale Blutungen achten **OP-Tag** Pflaster belassen, auf Blutung kontrollieren	• Auf vaginale Blutungen achten • Wundgebiet auf Entzündungszeichen beobachten **Ab 2. postoperativem Tag** Patientin zur selbstständigen Blutungskontrolle anleiten	**OP-Tag** • Verband alle 2 Std. kontrollieren, bei starker Blutung Sandsack zur Wundkompression auflegen • Nach Hausrichtlinien CoolPack zur Schmerzlinderung auflegen • Redon-Drainage/n kontrollieren • Vaginale Blutungen kontrollieren • Naht auf Entzündungszeichen beobachten
Wundversorgung	• Entfällt bei Abrasio • Bei Konisation: Tamponade innerhalb 24 Std. entfernen (Arzt), bei starker Blutung erneut Tamponade einlegen und/oder Wunde mit „Höllenstift" (Silbernitrat, Argentum nitricum) verätzen (Arzt) • Fäden nicht entfernen, sind selbstauflösend	**OP-Tag** Siehe Wundgebiet beobachten **1. postoperativer Tag** Pflaster entfernen	• Tamponade innerhalb 24 Std. entfernen • Genitalvorlagen kontrollieren • Genitalspülung durchführen (> 3.2.6) • Liegt eine Zieldrainage, diese am 2. postoperativen Tag entfernen (i. d. R. Arztaufgabe) • Fäden müssen nicht entfernt werden, sind selbstauflösend	• Verband entfernen, sobald Wunde trocken • Redon-Drainage/n je nach Fördermenge ziehen, meist am 2. postoperativen Tag • Liegt eine Zieldrainage, diese je nach Sekretion, meist um den 4. postoperativen Tag, entfernen (i. d. R. Arztaufgabe) • Fäden meist am 7., Klammern am 10. postoperativen Tag entfernen (> 1.4.4)

Tab. 3.3 Pflegerische Maßnahmen nach den häufigsten gynäkologischen Operationen *(Forts.)*

	Abrasio/Konisation (➤ 1.3.13)	Laparoskopie (➤ 1.3.12)	Vaginale Hysterektomie (➤ 3.12.4)	Abdominale Hysterektomie (➤ 3.12.4)
Körperpflege	• Selten Hilfe nötig • Patientin zum regelmäßigen Wechsel der Genitalvorlage anleiten	• Selten Hilfe nötig • Patientin zum regelmäßigen Wechsel der Genitalvorlage anleiten	**OP-Tag** • Mehrmals Mundpflege wegen Flüssigkeitskarenz anbieten, nach 6 Std. Tee möglich • Abends Teilkörperwäsche im Bett bzw. am Waschbecken (nach Befinden der Patientin) mit Mund-, Lippenpflege durchführen • Genitalspülung (➤ 3.2.6) im Bett durchführen **1. postoperativer Tag** • Bei der Körperpflege unterstützen, je nach Zustand der Patientin im Bett, am Bettrand oder am Waschbecken • Genitalspülung im Bett **2. postoperativer Tag** • Ganzkörperwäsche am Waschbecken mit Unterstützung oder Duschen • Genitalspülung • Einmalvorlagen und Wäsche regelmäßig wechseln; Patientin schrittweise zur Selbstständigkeit anleiten	
Lagerung	Keine besondere Lagerung nötig			
Mobilisation	Nach 4–6 Std. Patientin beim Aufstehen helfen, erstes Aufstehen nach OP immer in Begleitung		**OP-Tag** Patientin am Abend erstmalig aufstehen lassen, dabei auffordern, tief durchzuatmen und nicht auf den Boden zu sehen **1. postoperativer Tag** • Aktivierung/Frühmobilisation (➤ 1.4.4) nach Zustand der Patientin • Patientin zu Bewegungsübungen im Bett anleiten **Ab 2./3. postoperativem Tag** Patientin zur Selbstständigkeit anleiten	
Prophylaxen	• Thromboseprophylaxe/Antikoagulanzientherapie nach Arztanordnung • Andere Prophylaxen in Abhängigkeit vom Allgemeinzustand		• Thromboseprophylaxe: Antikoagulanzientherapie (Arztanordnung), Frühmobilisation, Bewegungsübungen im Bett • Pneumonieprophylaxe: Oberkörperhochlagerung, Frühmobilisation, Überwindung der Schonatmung durch Atemgymnastik, Inhalation, atemstimulierende Einreibung • Dekubitusprophylaxe: Frühmobilisation, Weichlagerung, Bewegungsplan, Hautpflege • Soor- und Parotitisprophylaxe: Mundpflege, z. B. mit Bepanthen®-Lösung	
Ernährung/Kostaufbau	**OP-Tag** 6 Std. nach OP leichte Kost/Vollkost geben, wenn im Anästhesieprotokoll nichts anderes vermerkt wurde	**OP-Tag** Meist abends Suppe bzw. Zwieback und Tee **1. postoperativer Tag** Vollkost	**OP-Tag** Zunächst Nahrungs- und Flüssigkeitskarenz, auch bei vaginaler Hysterektomie wird das Peritoneum eröffnet; nach 6 Std. Tee **1. postoperativer Tag** Tee und Zwieback, Suppe **2. postoperativer Tag** Leichte Kost **3. postoperativer Tag** Vollkost	
Infusionen nach Anästhesieprotokoll verabreichen				
Besonderheiten		Schmerzen von unterhalb des Diaphragma bis zur Nackenpartie sind normal (durch CO_2 verursacht)	Venösen Zugang nach Arztanordnung entfernen **7. postoperativer Tag** Meist Entlassungsuntersuchung	

Viele Patientinnen können gleich bei der Mobilistation in Begleitung einer Pflegenden zur Toilette gehen – in Abhängigkeit vom Allgemeinzustand und dem Schweregrad des operativen Eingriffs –, andere schaffen es kaum, sich vor das Bett zu stellen.

Patientin nach abdominalen Eingriffen dazu anleiten, beim Aufstehen eine Hand mit leichtem Druck auf die OP-Wunde zu legen, um die Schmerzen im Wundgebiet zu mindern.

Die Anforderungen an die Patientin werden von Tag zu Tag unter Berücksichtigung des individuellen Leistungsvermögens gesteigert.

Körperpflege

Viele Frauen wollen ihre Körperpflege baldmöglichst selbstständig durchführen, insbesondere auch, um ihre Intimsphäre zu wahren. Jedoch tut es nicht allen Frauen gut, so schnell auf die Unterstüt-

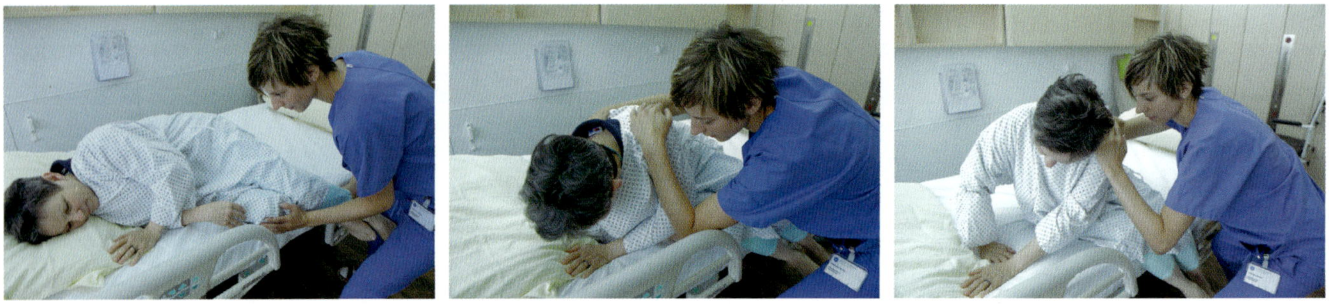

a Die Patientin liegt auf der Seite und schiebt zunächst nur die Beine aus dem Bett.

b Die Patientin drückt sich mit der Hand an der Bettkante ab. Nach abdominalen Eingriffen ist es hilfreich, wenn die Patientin mit einer Hand die Wunde stützt.

c Die Pflegende unterstützt die Patientin an Schulter und Arm, ihren Oberkörper Richtung Becken zu bewegen.

Abb. 3.6 Patientin beim Aufsetzen unterstützen [O166]

zung der Pflegenden zu verzichten. Während die eine Patientin wirklich keine Hilfe mehr benötigt, möchte eine andere den Pflegenden Arbeit abnehmen, obwohl sie sich noch gar nicht so gut fühlt. Deswegen schätzen die Pflegenden immer ab, wie viel Hilfe eine Patientin tatsächlich benötigt – unabhängig davon, was sie verbal äußert –, und bieten ihr Hilfestellung so an, dass die Patientin sie gut akzeptieren und annehmen kann (➤ Abb. 3.6).

Ausscheidungen

Pflege bei liegendem Dauerkatheter ➤ 4.5

Bei vielen Operationen wird intraoperativ ein transurethraler oder suprapubischer Blasenkatheter gelegt, der das Wasserlassen und die Beobachtung des Urins erleichtert. Nach abdominalen Eingriffen wird er i. d. R. am ersten postoperativen Tag gezogen, bei einigen vaginalen Operationen erst zwischen dem 3.–5. postoperativen Tag. In manchen Häusern ist es üblich, vorher Katheterurin für Untersuchungszwecke abzunehmen. Wird der Urin nicht abgeleitet, sollte die Patientin 4–6 Stunden nach der Operation Urin gelassen haben.

Die Darmtätigkeit ist nach größeren abdominalen Eingriffen für einige Tage eingeschränkt. Hörbare Darmgeräusche und das Abgehen von Darmgasen sind Zeichen einer beginnenden Darmperistaltik.

Bei Blähungsbeschwerden helfen neben ärztlich angeordneten Medikamenten auch Fenchel- oder Anistee sowie eine frühe Mobilisierung. Ein zeitweise liegendes Darmrohr kann zwar hilfreich sein, wird von vielen Patientinnen aber als sehr unangenehm empfunden.

Während des gesamten Klinikaufenthalts fragen die Pflegenden die Patientin täglich nach ihrer Darmentleerung. In manchen Häusern ist es üblich, am ersten und zweiten postoperativen Tag nach Hysterektomie Neostigmin, z. B. Prostigmin®, und Dexpanthenol, z. B. Panthenol®, in die Infusion zu geben, um die Darmperistaltik anzuregen und einer Darmatonie vorzubeugen (Arztanordnung). Zusätzlich wird die Darmentleerung am zweiten oder dritten postoperativen Tag durch orale Laxantien oder durch ein Klistier unterstützt (Arztanordnung).

Kostaufbau

Der Kostaufbau hängt von der durchgeführten Operation und vom Allgemeinzustand der Patientin ab.

Nach kleineren Eingriffen können die Patientinnen i. d. R. bereits am Operationsabend Tee und Zwieback oder leichte Kost zu sich nehmen.

Nach größeren Eingriffen erhalten die Patientinnen nach etwa sechs Stunden Tee, sofern sie weder unter Übelkeit noch Erbrechen leiden. Im weiteren Verlauf ist der postoperative Ernährungsplan klinikspezifisch geregelt, ohne dabei jedoch die individuellen Bedürfnisse der Frau außer Acht zu lassen.

Klinikübergreifendes Kriterium für den Kostaufbau ist die einsetzende Darmperistaltik. Sind Darmgeräusche zu hören und gehen Blähungen ab, wird den Patientinnen klare Suppe, Zwieback oder Brei angeboten. Zusätzlich erhalten die Patientinnen ausreichend Tee oder kohlensäurearmes Mineralwasser, um ihren Flüssigkeitsbedarf zu decken.

Abhängig von der weiteren Darmtätigkeit wird die Kost langsam aufgebaut, bis am 3. oder 4. postoperativen Tag die normale Kostform wieder erreicht ist.

Nach der Operation müssen die Patientinnen nicht nur ihre körperlichen Kräfte und ihre Selbstständigkeit wiedererlangen, sondern sie haben oft auch noch die Diagnose, den Verlust eines Organs oder das Fortschreiten ihrer Erkrankung zu verarbeiten. Hilfreich sind hier verständnisvolle Angehörige und Pflegende.

3.10 Hauptbeschwerden und Leitsymptome bei Erkrankungen der Geschlechtsorgane

3.10.1 Fluor

DEFINITION

Fluor *(Fluor genitalis, Fluor vaginalis, Ausfluss):* Physiologische oder pathologische Vaginalsekretion.

Ein leichter, farb- und geruchloser, glasig-schleimiger Ausfluss ist normal. Er hält die Vagina feucht und schützt vor dem Eindringen von Bakterien und Pilzen. Die physiologische Vaginalsekretion ver-

Tab. 3.4 Geruch, Farbe und Konsistenz des Fluor genitalis geben erste Hinweise auf die Ursache und ermöglichen, die weitere Diagnostik gleich in die richtige Richtung zu lenken.

Vorkommen	Geruch	Farbe	Konsistenz
Ovulation	Geruchlos	Farblos, glasig	Schleimig, fadenziehend
Schwangerschaft	Geruchlos	Farblos	Dünnflüssig
Pilzinfektion*	Geruchlos	Weiß-gelblich	Krümelig
Trichomonadeninfektion**	Übel riechend	Gelblich	Schaumig
Gardnerella-vaginalis-Infektion (➤ Tab. 3.8)	Fischartig (Amingeruch)	Farblos bis weißlich	Normal, aber Zunahme der Menge
Mykoplasmen-Infektion***	Geruchlos	Farblos bis weißlich	Dünnflüssig
Gonokokken-Infektion (➤ 3.7.1)	Unspezifisch	Eitrig-trüb bis gelblich-grün	Dickflüssig
Karzinome	Oft faulig	Blutig-bräunlich	Wässrig

* Erreger ist in 90 % der Fälle der Hefepilz Candida albicans.
** Bei Trichomonaden handelt es sich um Protozoen (Urtierchen), die sich durch Geißeln (➤ Abb. 1.18) fortbewegen.
*** Mykoplasmen sind die kleinsten bekannten Bakterien. Sie leben auf den Schleimhäuten des Menschen.

stärkt sich bei sexueller Erregung, in der Zyklusmitte *(periovulatorischer Fluor)* und in der Schwangerschaft, aber auch bei psychischer Belastung, z. B. Prüfungsstress.

Pathologischer Fluor (➤ Abb. 3.7) ist eines der häufigsten Symptome in der Gynäkologie überhaupt und ruft bei den betroffenen Patientinnen oft ein starkes Unsicherheitsgefühl hervor. Mögliche Ursachen des pathologischen Fluors sind z. B. Infektionen (➤ 3.10.1) oder Tumoren der weiblichen Geschlechtsorgane (➤ 3.12.5, ➤ 3.13.3), Fisteln zwischen Harnwegen oder Darm und Vagina (dann mit Urin- bzw. Stuhlbeimengung), hormonelle Störungen sowie Fremdkörper in der Vagina, z. B. der Rückholfaden eines Intrauterinpessars (➤ 8.2.2).

Aus Aussehen, Konsistenz und evtl. Geruch des Fluors sind oft bereits erste Rückschlüsse auf die Ursache möglich (➤ Tab. 3.4).

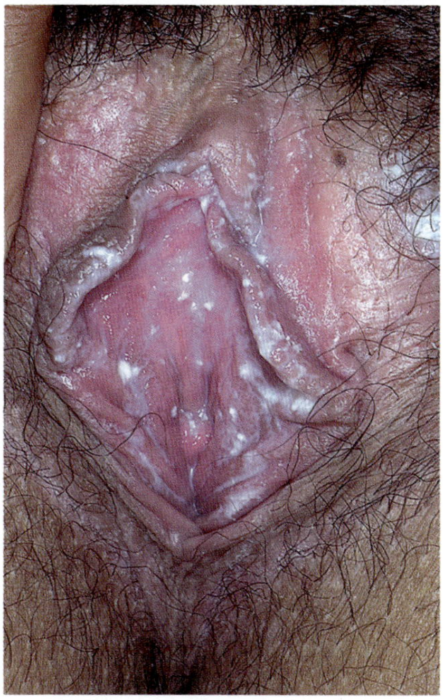

Abb. 3.7 Fluor genitalis (Ausfluss). Die Ursachen des Fluors können in allen Abschnitten der weiblichen Geschlechtsorgane liegen. [E900]

3.10.2 Zyklusstörungen

DEFINITION

Zyklusstörungen *(Menstruationsstörungen):* Abweichungen vom normalen Menstruationszyklus. Können sowohl organisch als auch psychisch bedingt sein.

Eine Übersicht über die Eigenschaften des normalen Menstruationszyklus und über mögliche Zyklusstörungen gibt ➤ Tab. 3.5. Neben den in der Tabelle genannten gynäkologischen Ursachen können auch Allgemeinerkrankungen, z. B. eine schwere Hypertonie oder Gerinnungsstörungen, zu vaginalen Blutungen führen.

VORSICHT!

Vaginale Blutungen, die zyklusunabhängig außerhalb der normalen Menstruation auftreten, sind ein beunruhigendes Zeichen. Sie müssen immer diagnostisch abgeklärt werden, da sie Leitsymptom eines Karzinoms sein können. Insbesondere Blutungen nach der Menopause sind ein erster Hinweis auf ein Endometriumkarzinom (➤ 3.12.5).

Amenorrhö

DEFINITION

Amenorrhö: Ausbleiben der Menstruationsblutung.

Primäre Amenorrhö

Von einer **primären Amenorrhö** spricht man, wenn bei einem Mädchen bis zum 16. Lebensjahr keine Regelblutung einsetzt. Ursächlich in Betracht kommen z. B. funktionsunfähige Ovarien, Störungen im Regelkreis von Hypothalamus und Hypophyse (➤ 3.1), Chromosomenstörungen oder Atresien des Uterus oder der Vagina, wobei das Menstruationsblut nicht nach außen abfließen kann und sich dann schmerzhaft zurückstaut.

Tab. 3.5 Normaler Menstruationszyklus und Zyklusstörungen sowie Postkoitalblutungen im Vergleich [T192]

Bezeichnung	Zyklus [Tage]	Blutungsdauer [Tage]	Blutungsstärke*	Schema	Ursachen/Besonderheiten
Eumenorrhö Normale Menstruationsblutung	25–31	3–6	ca. 50–150 ml (➤ 3.1)	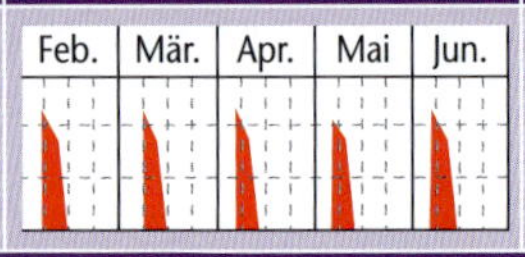	
Störungen der Blutungsdauer					
Menorrhagie Verlängerte Regelblutung	25–31	> 6	Meist erhöht	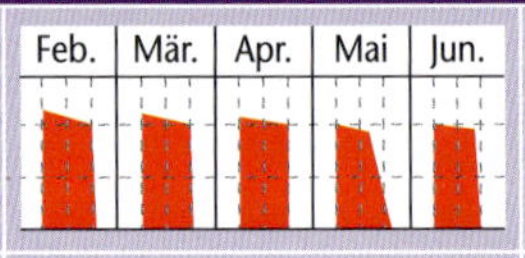	Uteruspolypen (➤ 3.12.4), Myome (➤ 3.12.4), Endometriose (➤ 3.12.2), Gerinnungsstörungen
Brachymenorrhö Verkürzte Regelblutung	25–31	Stunden bis 2,5 Tage	Normal bis vermindert	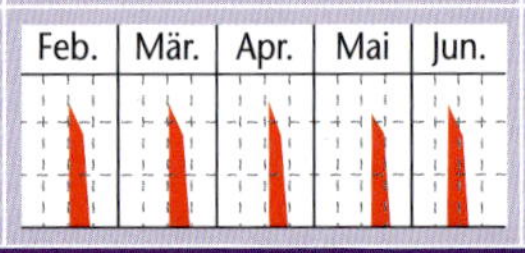	Verschiedene Störungen in Uterus oder Ovarien, Nachtarbeit, Fernreisen, psychische Belastung, Ovulationshemmer (➤ 8.2.3)
Störungen der Blutungsstärke					
Hypermenorrhö Zu starke Regelblutung	25–31	3–6	> 150 ml (> 5 Vorlagen/Tampons pro Tag)	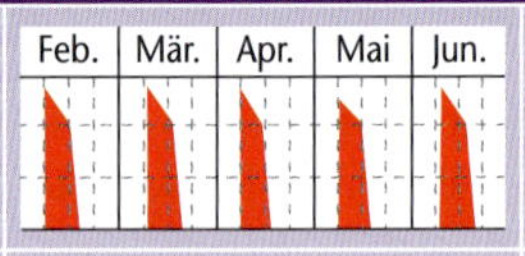	Myome, chronische Entzündungen von Uterus und Adnexe, hormonelle Störungen, Gerinnungsstörungen, Intrauterinpessar (➤ 8.2.2)
Hypomenorrhö Zu schwache Regelblutung	25–31	3–6	< 50 ml	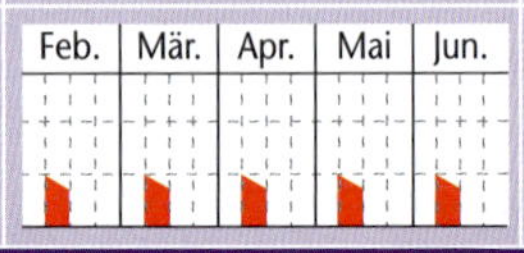	Beginnende Insuffizienz der Ovarien oder Abnahme der Gebärmutterschleimhaut nach Infektionen
Störungen der Blutungshäufigkeit					
Polymenorrhö Unregelmäßig oder regelmäßig verkürzte Zyklen	< 25	3–6	Erhöht, normal oder erniedrigt	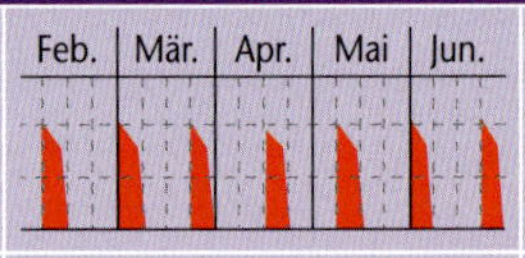	Verkürzung der prä- oder postovulatorischen Phase oder bei anovulatorischen Zyklen; Therapie nur bei Wunsch der Patientin nach normalem Zyklus oder Kinderwunsch
Oligomenorrhö Stark verlängerte Zyklen	> 35	3–6	Erhöht, normal oder erniedrigt	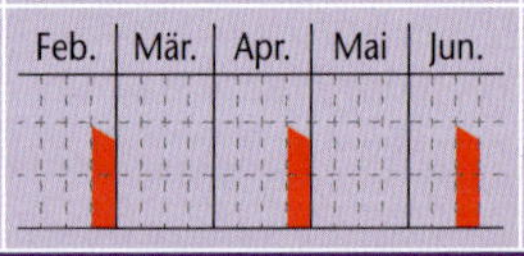	Verlängerte Follikelreifungsphase, auch bei anovulatorischen Zyklen, z. B. in Pubertät und Klimakterium
Zusatzblutungen (alle Blutungen im Verlauf eines Zyklus außerhalb der Menstruation)					
Spotting ** Regelmäßige Zusatz- oder Schmierblutungen, prä-/postmenstruell oder mittzyklisch	Normal	Zusätzlich 1–2 Tage unmittelbar vor/nach der Menstruation oder in der Zyklusmitte	Gering oder variabel	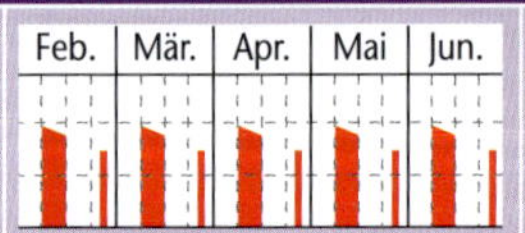	*Zyklusabhängige Schmierblutungen* kurz vor oder nach der Regelblutung oder zum Zeitpunkt der Ovulation basieren meist auf einer gestörten Gelbkörper- oder Endometriumfunktion und sind harmlos. *Zyklusunabhängige Schmierblutungen* haben dagegen oft organische Ursachen, z. B. Uteruspolypen, Endometriumkarzinom, (drohende) Fehlgeburt (➤ 11.2)
Postkoitalblutung Unmittelbar nach Geschlechtsverkehr auftretend			Meist wenig hellrotes Blut		Portioektopie (➤ 1.3.7), vaginale Verletzungen, Zervixkarzinom

* Ein ungefähres Maß (in Abhängigkeit von individuellen Hygienebedürfnissen) ist die Zahl der pro Tag gebrauchten Vorlagen oder Tampons.

** Zusätzlich zum „Spotting" werden auch die Begriffe Metrorrhagie und Zwischenblutung mit teils gleicher, teils unterschiedlicher Bedeutung verwendet, z. B. wird Zwischenblutung synonym zum mittzyklischen Spotting (Ovulationsblutung, Mittelblutung) und Metrorrhagie als zyklusunabhängige Zusatzblutung definiert.

Hymenalatresie ➤ 1.3.4

Sekundäre Amenorrhö

Bei der **sekundären Amenorrhö** bleibt die Regelblutung nach vorher normalen Zyklen mindestens drei Monate lang aus. Physiologisch ist eine Amenorrhö während der Schwangerschaft und in der Stillzeit. Weitere Ursachen sind z. B. körperliche oder psychische Belastungen, Anorexia nervosa, Insuffizienz der Ovarien, androgenbildende Ovarialtumoren (➤ 3.11.5) und Störungen der hormonellen Regulation zwischen Hypothalamus und Hypophyse (➤ 3.1).

Prämenstruelles Syndrom

Zu den Menstruationsstörungen im weiteren Sinne zählen auch die zyklusabhängigen Beschwerden wie das **prämenstruelle Syndrom** *(PMS).* Die betroffenen Frauen leiden kurz vor der Menstruation unter Gereiztheit, depressiver Verstimmung, Kopfschmerzen, Kreislaufbeschwerden, Ödembildung und Spannungsgefühl in den Brüsten. Unmittelbar nach dem Einsetzen der Regelblutung normalisiert sich das Befinden wieder. Als Ursache wird eine Störung des Progesteronstoffwechsels vermutet. Entsprechend besteht die Therapie in einer Behandlung mit Progesteron vor der Regelblutung, z. B. Duphaston®, oder in der Wahl eines Ovulationshemmers (➤ 8.2.3) mit hohem Gestagenanteil. Bei psychovegetativer Labilität der betroffenen Frau können psychotherapeutische Gespräche sowie Verfahren zur Stressminderung hilfreich sein.

Dysmenorrhö

DEFINITION

Dysmenorrhö: Starke, krampfartige Schmerzen im Unterleib unmittelbar vor und während der Menstruation, häufig verbunden mit einem allgemeinen Krankheitsgefühl. Die *primäre Dysmenorrhö* besteht von der Menarche an, die *sekundäre Dysmenorrhö* setzt später ein.

Die meisten Frauen haben v. a. zu Beginn der Menstruation leichte Beschwerden, die sie aber im Beruf und in der Freizeit nicht beeinträchtigen.

Sowohl die primäre als auch die sekundäre Dysmenorrhö können organisch bedingt sein. Bei der **primären Dysmenorrhö** wird v. a. eine gesteigerte *Prostaglandinbildung* im Endometrium diskutiert, was zu verstärkten Uteruskontraktionen und Durchblutungsstörungen führt. Prostaglandine sind hormonähnliche Substanzen, die in fast allen Organen vorkommen und u. a. die Hormonsekretion der Ovarien beeinflussen.

Der **sekundären Dysmenorrhö** liegt häufiger als früher angenommen eine Endometriose (➤ 3.12.2) oder ein Uterus myomatosus (➤ 3.12 4) zugrunde. Deshalb wird die Frau zunächst auf organische Ursachen untersucht, bevor psychische Faktoren hinter der Dysmenorrhö vermutet werden. Diese können eine Rolle spielen und reichen von dem Wunsch, nicht erwachsen werden zu wollen, über die Angst vor Schmerzen bis hin zum „Beweis des Versagens" bei unerfülltem Kinderwunsch. Hinzu kommt, dass auch die Art mit Schmerzen umzugehen geprägt ist von der Biografie der Frau. Diese ist jedoch häufig nicht bekannt und oft auch schwer herauszufinden. Um die Frau zu verstehen, sollte das Gespräch mit ihr gesucht werden. Dann gelingt es vielleicht auch, ihr Verhalten nachzuvollziehen und ihr mögliche Wege aus den evtl. eingefahrenen Verhaltensmustern aufzuzeigen.

Auch wenn die psychischen Komponenten bei einer Dysmenorrhö offensichtlich sein sollten: Immer nehmen Arzt und Pflegende die Beschwerden der Frau und die Frau selbst ernst.

Pflege bei Menstruationsbeschwerden

Frauen, die unter Menstruationsbeschwerden leiden, sollten die Möglichkeit haben, sich zurückziehen und sich selbst etwas Gutes tun zu können oder sich verwöhnen zu lassen. Zum Beispiel kann es den betroffenen Frauen helfen, sich mit einem guten Buch hinzulegen, eine Tasse heißen Tee zu trinken, ein entspannendes Bad zu nehmen, sich Zeit für die eigene Körperpflege zu nehmen oder einen ausgiebigen Spaziergang zu machen. Letztendlich hilft der Frau alles, was entkrampft und die Durchblutung des Unterleibs verbessert.

Wärme setzt bei verkrampften Muskeln den Muskeltonus herab, wodurch sich die Verkrampfungen vielfach lösen und verspannungsbedingte Schmerzen nachlassen. Wärme tut auch psychisch gut: Die Wahrnehmung wird vom Schmerzreiz auf den wohligen Wärmereiz gelenkt. Der ganze Mensch entspannt und seine Atmung wird tiefer und ruhiger.

Aus diesen Gründen empfinden Frauen mit Menstruationsbeschwerden Wärme als wohltuend und lindernd. Diesen Frauen sind z. B. heiße Bauchwickel, feucht-heiße Dampfkompressen, ein entspannendes Bad, etwa mit Melisse oder Schafgarbe, oder Einreibungen im Lenden-Kreuzbein-Bereich zu empfehlen.

3.10.3 Unterbauchschmerzen

Unterbauchschmerzen sind ein häufiger Grund für eine Vorstellung beim Gynäkologen. Sie können durch gynäkologische oder nichtgynäkologische Ursachen bedingt sein (➤ Tab. 3.6).

Um die Ursachen für Schmerzen am äußeren Genitale zu erkennen, genügt meist eine Inspektion. Bei unklaren Unterbauchschmerzen ist die Ursachenklärung dagegen schwierig. Unterschieden werden *akute Unterbauchschmerzen,* z. B. durch eine Extrauteringravidität (➤ 11.1), und *chronische Unterbauchschmerzen.* Bei letzteren ist eine eindeutige Diagnosestellung manchmal nicht möglich, da häufig mehrere Ursachen gleichzeitig vorliegen. Bei der Klärung der Ursache helfen folgende Fragen:

- Wann war die letzte Menstruation? Schmerzen nach Ausbleiben der Menstruation können z. B. durch eine Extrauteringravidität oder Fehlgeburt (➤ 11.2) bedingt sein

Tab. 3.6 Lokalisation des Unterbauchschmerzes bei häufigen gynäkologischen und nichtgynäkologischen Ursachen

	Linker Unterbauch	Mittlerer Unterbauch	Rechter Unterbauch
Gynäkologische Ursachen	• Ovarialzysten und -tumoren (➤ 3.11.3, ➤ 3.11.5, ➤ 3.11.6) • Adnexitis (➤ 3.11.1) • Extrauteringravidität (➤ 11.1)	• Dysmenorrhö • Entzündung der Vagina oder Zervix (➤ 3.13.1) • Fremdkörper in der Vagina (➤ 6.3.2)	• Ovarialzysten und -tumoren (➤ 3.11.3, ➤ 3.11.5, ➤ 3.11.6) • Adnexitis (➤ 3.11.1) • Extrauteringravidität (➤ 11.1)
Nichtgynäkologische Ursachen	• Leistenbruch • Pyelonephritis • Nierenkolik • Sigmadivertikulitis	Zystitis (➤ 4.11.1)	• Appendizitis • Leistenbruch • Pyelonephritis (➤ 4.11.2) • Nierenkolik

- Sind die Schmerzen zyklus- oder situationsabhängig? Die Beschwerden bei der Endometriose (➤ 3.12.2) sind z. B. zyklusabhängig, Unterbauchschmerzen durch rezidivierende Blasenentzündungen jedoch nicht
- Wo sind die Schmerzen z. B. rechts, links, Unterbauch? (➤ Tab. 3.6)
- Welchen Charakter hat der Schmerz? Beispielsweise sind die Schmerzen bei Stieldrehung einer Ovarialzyste (➤ 3.11.3) häufig kolikartig
- Sind die Schmerzen langsam oder rasch entstanden? Der Schmerz bei Perforation einer Extrauteringravidität setzt meist plötzlich ein, der Schmerz bei einer Endometriose oder Adnexitis (➤ 3.11.1) langsam über Stunden.

Bestehen zusätzlich Begleitsymptome wie eine vaginale Blutung oder Fieber? Beide können z. B. auf eine Adnexitis hinweisen.

3.11 Erkrankungen der Tuben und Ovarien

3.11.1 Adnexitis

DEFINITION

Adnexitis *(pelvic inflammatory disease, PID):* Entzündung der Adnexe, also der Tuben *(Salpingitis, Eileiterentzündung)* und der Ovarien *(Oophoritis, Eierstockentzündung).*

Schätzungsweise 10 – 15 % der Frauen im gebärfähigen Alter erkranken mindestens einmal in ihrem Leben an einer **Adnexitis.** Der Altersgipfel liegt bei den jüngeren Frauen um 20–25 Jahre.

Krankheitsentstehung

Während bzw. kurz nach der Menstruation oder im Wochenbett ist der Zervikalkanal geöffnet und der Schleimpfropf nicht vorhanden, sodass pathogene Keime ungehindert aufsteigen und eine *polybakterielle* (durch mehrere Bakterien bedingte) Infektion zunächst der Zervix *(Zervizitis)* und dann – meist asymptomatisch – des übrigen Endometriums hervorrufen können (➤ 3.13.1). Steigen die Keime weiter auf *(aszendierende Infektion),* kommt es zu einer Entzündung der Tuben. Die Ovarien werden dann sekundär mitbefallen. Neben Bakterien sind in bis zu 40 % der Fälle auch Chlamydien (➤ 3.14.4) beteiligt. Eine *hämatogene Entstehung* der Adnexitis, z. B. bei Tuberkulose, ist extrem selten.

Symptome und Untersuchungsbefund

Typische **Symptome** einer akuten Adnexitis sind:
- Akute, meist seitenbetonte Unterbauchschmerzen (obwohl meist linker und rechter Adnex entzündet sind)
- Gelblich-grünlicher, übel riechender Fluor (➤ Tab. 3.4)
- Fieber
- Übelkeit und Erbrechen bei Beteiligung des Peritoneums *(Peritonitis).*

Eine subakute oder chronische Adnexitis zeigt sich durch Unterleibsschmerzen wechselnder Stärke und vielfältige andere Beschwerden, z. B. Schmerzen bei körperlicher Betätigung. Der Übergang zwischen beiden Formen ist fließend.

Bei der gynäkologischen Untersuchung ist die Region um Uterus, Tuben und Ovarien extrem druckschmerzhaft. Die Bewegung des Gebärmutterhalses während der bimanuellen Untersuchung (➤ Abb. 1.13) bereitet der Patientin typischerweise Schmerzen (**Portioschiebe**- oder **Portiowackelschmerz).**

Diagnostik und Differenzialdiagnose

Die Diagnose darf nicht vorschnell gestellt werden, da die Verwechslungsgefahr insbesondere mit einer Appendizitis oder Extrauteringravidität groß ist (➤ Tab. 3.6). Der Diagnosesicherung dienen:
- Abstrichentnahmen (➤ 1.3.6): Ggf. sind die Erreger bereits im Nativabstrich sichtbar. Aus dem Zervikalkanal werden Bakterienkulturen angelegt und ein Abstrich auf Chlamydien angefertigt, obwohl die damit diagnostizierten Erreger nur selten (in etwa 20 %) auch die Erreger der Adnexitis sind. Bei entsprechend verdächtiger Symptomatik wird ein zytologischer Abstrich zum Karzinomausschluss entnommen
- Blutuntersuchung: Bestimmung der Entzündungsparameter, v. a. CRP (➤ 16) und Leukozyten, und des β-hCG (➤ 9.3) zum Ausschluss einer Extrauteringravidität (➤ 11.1)

- Urinuntersuchung: Dem Ausschluss einer Entzündung der unteren Harnwege dienen Urinstatus und -kultur (➤ 4.10.2) aus dem Mittelstrahlurin. Eine Adnexitis und eine Zystitis treten häufig gleichzeitig auf. Um einen Harnstein auszuschließen, dessen klinisches Bild dem einer Adnexitis ebenfalls sehr ähneln kann, werden eine Sonografie der Nieren und ggf. ein i. v.-Urogramm (➤ 4.10.4) durchgeführt. Bei einem Harnstein ist im Unterschied zur Adnexitis auch eine Makro- oder Mikrohämaturie zu erwarten
- Transvaginale Sonografie (➤ 1.3.8): In ca. 50 % der Fälle sind typische Veränderungen der Adnexe, z. B. eine entzündliche Tubenvergrößerung (➤ Abb. 3.8b) oder die geringe Abgrenzbarkeit der Ovarien (➤ Abb. 3.9b), darstellbar. Die sonografische Untersuchung ist ferner wichtig für die Abgrenzung gegenüber einer Appendizitis, einer Extrauteringravidität oder einer geplatzten Ovarialzyste. Außerdem können Komplikationen, z. B. eine **Saktosalpinx** (➤ 3.11.2, ➤ Abb. 3.8a) sonografisch diagnostiziert werden
- Laparoskopie bei weiterhin unklarer Diagnose. Sie ermöglicht eine direkte Abstrichentnahme und eine therapeutische **Abszessdrainage** bei einschmelzender Entzündung.

Behandlungsstrategie

Nach der Abstrichentnahme beginnt der Arzt mit einer intravenösen Antibiotikatherapie, die sich gegen die häufigsten Erreger der Adnexitis richtet, z. B. mit Tetracyclinen und Cephalosporinen (etwa Tygacil® und Zinacef®) oder Gyrasehemmern (etwa Tarivid®). Liegt das Antibiogramm vor, wird die Behandlung ggf. umgestellt. Um die Entzündung auszuheilen, wird die Antibiotikatherapie über 10 Tage zu-

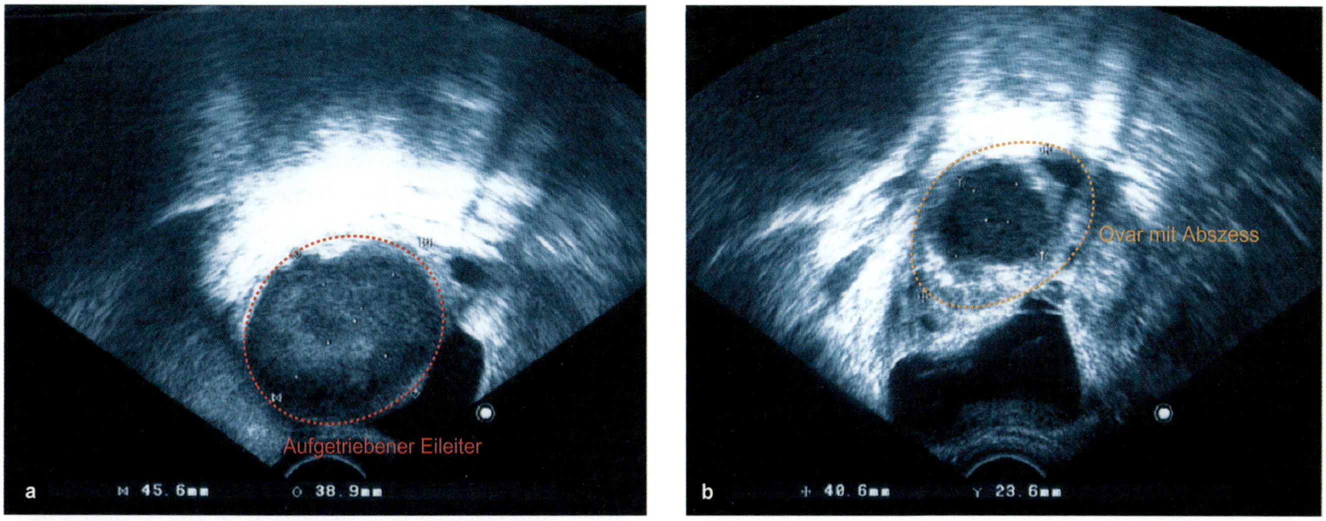

Abb. 3.8 Pyosalpinx rechts (a); Abszess des rechten Ovars (b) [T600]

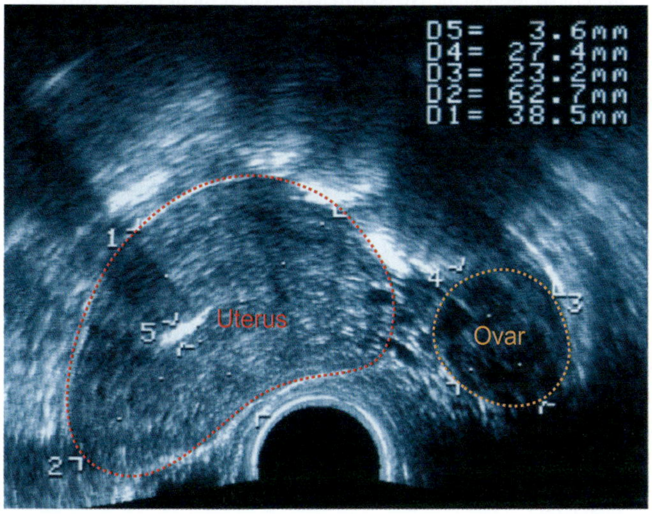

a Sonografische Darstellung des Uterus und des rechten Ovars bei einer gesunden Frau.

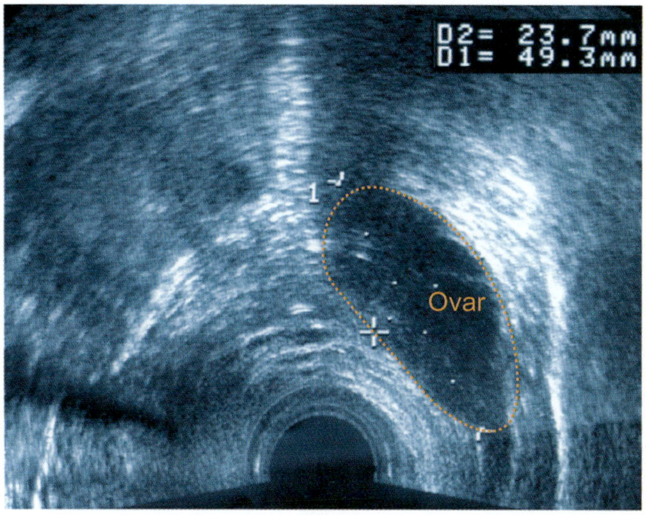

b Sonografische Darstellung des Uterus und des rechten Ovars bei einer Frau mit Adnexitis; die Grenzen des Ovars sind hier leicht verwaschen.

Abb. 3.9 Uterus und rechtes Ovar [T192]

nächst intravenös und bei gutem Ansprechen dann weiter oral durchgeführt. Zusätzlich erhält die Patientin schmerzlindernde und antientzündliche Medikamente, z. B. Diclofenac, etwa in Voltaren®. Trägt die Patientin ein Intrauterinpessar (➤ 8.2.2), muss dieses entfernt werden, da es mit hoher Wahrscheinlichkeit infiziert ist.

Wichtig ist, dass die Patientin Bettruhe einhält, da die Ovarien bei jeder Bewegung an der Bauchwand scheuern und vermehrt Fibrin absondern. Dies führt dann über (Gewebe-)Verklebungen und Verwachsungen *(Adhäsionen)* zu den typischen Komplikationen (siehe Medizinkasten).

Im akuten Stadium (➤ Abb. 3.10) wird lokal Kälte appliziert, im Spätstadium oder chronischem Stadium erhält die Patientin auf Arztanordnung Kurzwellenbestrahlungen und Moorpackungen. Diese sollen die Resorption der entzündungsbedingten Flüssigkeitsansammlungen beschleunigen und die Adhäsionen (➤ Abb. 3.11) lösen.

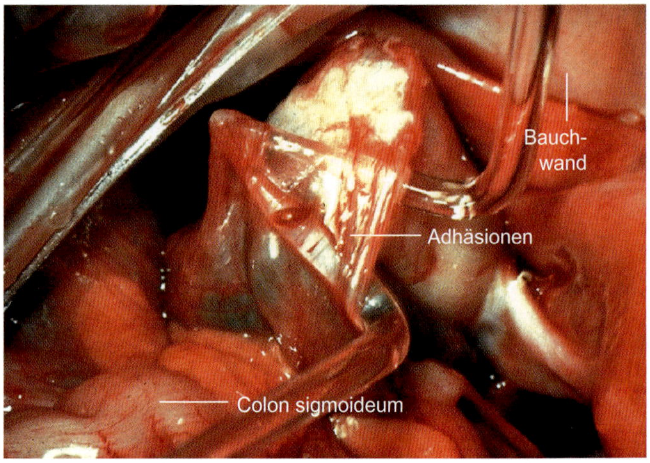

Abb. 3.11 Verwachsungen nach einer Adnexitis im Laparotomiebefund [U350]

Pflege

Die Pflegenden:

- Beobachten die Patientin auf Schmerzen, fragen nach, ob die Analgesie ausreicht (Knierolle zur Bauchdeckenentlastung anbieten)
- Kontrollieren mindestens 2-mal täglich Temperatur, führen ggf. fiebersenkende Maßnahmen durch und stellen viel Flüssigkeit zur Verfügung
- Achten auf Zeichen einer Krankheitsverschlimmerung, z. B. Peritonitiszeichen wie zunehmender Bauchschmerz und Abwehrspannung bis hin zum „brettharten" Bauch
- Beraten die Patientin hinsichtlich möglicher Symptome bei vaginalem Pilzbefall infolge der antibiotischen Therapie, damit sie bei entsprechender Selbstbeobachtung ggf. direkt Rücksprache mit den Pflegenden hält
- Halten Hygieneregeln im Umgang mit den Vorlagen ein (➤ 14.2.1)
- Geben Unterstützung und Hilfe nach Bedarf, da die Patientin im akuten Stadium relative Bettruhe einhalten soll; führen nötige Prophylaxen durch (Thrombose- und Obstipationsprophylaxe)
- Ermöglichen nach Linderung der Beschwerden Unterhaltung und Zeitvertreib, um aufkommende Langeweile und Monotonie zu unterbrechen, z. B. Bücher aus der Krankenhausbibliothek, großzügige Besuchsregelung.

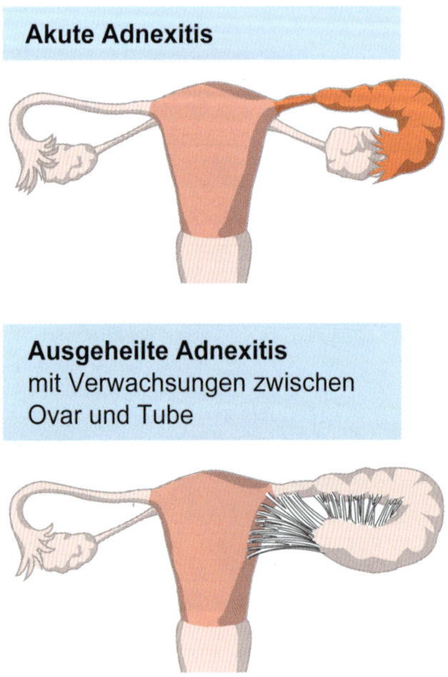

Abb. 3.10 Akute (oben) und ausgeheilte Adnexitis mit Verwachsungen zwischen Ovar, Tube und Uterus (unten) [L138]

Beratung

- Viele Patientinnen werden von berechtigten Ängsten aufgrund möglicher Fertilitätseinschränkungen (➤ 7) geplagt. Die Pflegenden nehmen diese Befürchtungen ernst und vermeiden Bagatellisierungen. Es ist wichtig, dass die Patientin von allen Mitarbeitern identische Auskünfte erhält und nicht durch unterschiedliche Prognosen verunsichert wird. Wenn erforderlich, (auch wiederholte) ärztliche Information in die Wege leiten. Termine so legen, dass auf Wunsch der Patientin auch der Partner an den Beratungsgesprächen zum Kinderwunsch teilnehmen kann
- Wegen der Infektionsgefahr Patientin auf die Bedeutung einer sorgfältigen Intimhygiene hinweisen
- Liegt gleichzeitig eine Zystitis (➤ 4.11.1) vor, wird die Patientin informiert, viel zu trinken, damit die ableitenden Harnwege gut gespült werden. Dies unterstützt die Keimausschwemmung
- Patientin informieren, sich bei Veränderungen, z. B. zunehmende Schmerzen, Magen-Darm-Störungen bei Antibiotikatherapie, zu melden.

Prognose

Akut lebensbedrohliche Formen sind selten. Dazu gehört z. B. die durch ein Aufsteigen der Keime hervorgerufene **Pelveoperitonitis** *(Peritonitis im kleinen Becken)*, die u. a. zu einem Ileus führen kann.

Komplikationen der Adnexitis sind häufig. Sie umfassen:
- Chronifizierung der Erkrankung
- Abszessbildung, z. B. **Tuboovarialabszess,** mit der Notwendigkeit einer Operation, um den Abszess zu spalten und zu drainieren
- Erhöhte Rate an Tubargraviditäten
- Sterilität infolge Eileiterverklebungen (in bis zu 30 % der Fälle).

3.11.2 Tumoren der Tuben

Tumoren der Tuben sind relativ selten. Gutartige Tumoren – hier im Sinne von umschriebener Anschwellung – sind z. B. Endometrioseherde (➤ 3.12.2) oder sackförmig erweiterte Tuben, die am ampullären Ende nahe dem Ovar verklebt und dadurch verschlossen sind und in denen sich Sekret gesammelt hat *(Saktosalpinx).* Handelt es sich bei dem Sekret um seröses Sekret, spricht man von **Hydrosalpinx,** ist die Tube jedoch mit Blut oder Eiter gefüllt, spricht man von **Hämato-** oder **Pyosalpinx.** Machen die Tumoren Beschwerden oder ist eine Ruptur der Tube zu befürchten, werden die Tuben operativ eröffnet.

Das **Tubenkarzinom** stellt eine absolute Rarität dar. Die Stadieneinteilung und Therapie entspricht der des Ovarialkarzinoms (➤ 3.11.6).

3.11.3 Funktionelle Ovarialzysten

DEFINITION

Funktionelle Ovarialzysten: Durch Flüssigkeitsretention bedingte Zysten, die v. a. wegen ihrer Verwechslungsgefahr mit bösartigen Ovarialtumoren von Bedeutung sind. Am häufigsten sind *Follikelzysten* und *Corpus-luteum-Zysten.*

Krankheitsentstehung

Follikelzysten (➤ Abb. 3.12) entstehen, wenn im Ovar zwar ein Eifollikel heranreift, die Ovulation jedoch aufgrund eines hormonellen Ungleichgewichts ausbleibt und der Follikel weiterhin besteht. Sie treten am häufigsten zu Zeiten hormoneller Umstellungen auf, also während und kurz nach der Pubertät und im Klimakterium.

Corpus-luteum-Zysten bilden sich aus dem Gelbkörper (➤ 3.1), oft zu Beginn einer Schwangerschaft.

Symptome, Befund und Diagnostik

Funktionelle Ovarialzysten (➤ Abb. 3.13) zeigen sich durch Zyklusstörungen und geringe Unterbauchschmerzen. Viele Frauen haben aber keine Beschwerden.

Bei der gynäkologischen Untersuchung ist das Ovar mäßig vergrößert und oft leicht druckschmerzhaft. Die Ultraschalluntersuchung ergibt eine höchstens tennisballgroße, einkammerige Zyste ohne solide Anteile.

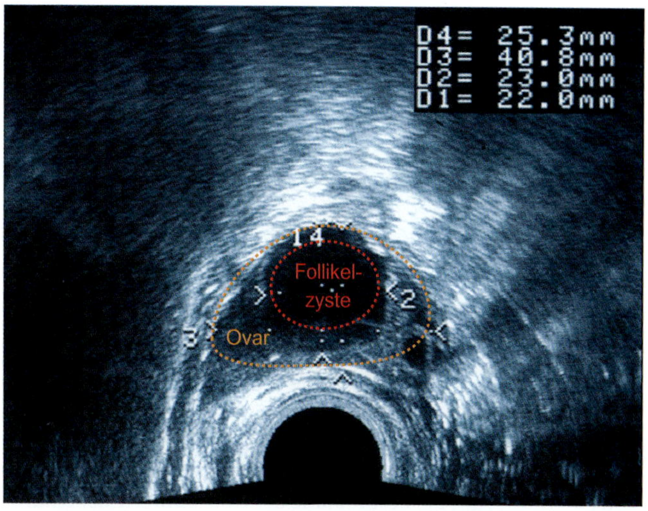

Abb. 3.12 Sonografische Darstellung einer Follikelzyste [T192]

Die Hauptkomplikationen funktioneller Ovarialzysten sind **Zystenruptur** mit Blutung in den Bauchraum und die **Stieldrehung,** wobei sich der ganze Adnex verdreht und sich so die Blutzufuhr abschneidet. Beide Komplikationen können mit akuten Unterbauchschmerzen einhergehen und zum akuten Abdomen führen.

Behandlungsstrategie

Hat die Frau keine oder nur wenig Beschwerden und zeigt die Ultraschallkontrolle keine soliden (d. h. feste, also nicht flüssigkeitsgefüllte) Anteile, kann zunächst abgewartet werden. Ca. 75 % der funktionellen Zysten bilden sich innerhalb von 2–3 Zyklen von selbst zurück. Ansonsten werden im nächsten Zyklus Gestagene gegeben. Hierunter bilden sich weitere 50 % der Zysten zurück. Ist die Zyste nicht zurückgegangen oder zeigen sich bei der Erstuntersuchung mehrere Kammern oder solide Anteile, erfolgt primär eine Operation mit histologischer Abklärung (➤ 3.11.6).

Bei akuten Beschwerden wird sofort laparoskopiert oder bei sehr großen Befunden auch laparotomiert.

3.11.4 Syndrom der polyzystischen Ovarien

DEFINITION

Syndrom der polyzystischen Ovarien (PCO, früher *Stein-Leventhal-Syndrom*)*:* Vorhandensein mehrerer Zysten an beiden Ovarien, kombiniert mit einer *Hyperandrogenämie,* einer Erhöhung der männlichen Sexualhormone *(Androgene)* im Blut.

Krankheitsentstehung

Die Krankheitsentstehung ist bis heute nicht ganz geklärt und vermutlich multifaktoriell. Nach heutigem Kenntnisstand steht bei vielen Patientinnen eine Adipositas mit nachfolgend erhöhter Östrogenproduktion im Fettgewebe und dadurch dauerhaft gesteigerter LH-Sekretion am Anfang des Geschehens. Über mehrere Zwischenschritte resultiert letztlich eine **Hyperandrogenämie** (zu hoher Androgenspiegel im Blut) bei gleichzeitig erhöhtem Östrogenspiegel im Blut und ausbleibenden Ovulationen.

Symptome, Befund und Diagnostik

Klinisch finden sich meist eine Adipositas, ein **Hirsutismus** (männlicher Behaarungstyp) und Amenorrhö mit Sterilität. Die Kapseln der Ovarien sind extrem verdickt und im Ovar sind mehrere nicht gesprungene Follikel zu sehen.

Die Diagnostik stützt sich auf die Sonografie, in der multiple Zysten in beiden Ovarien, die vorwiegend am Rand liegen, zu sehen sind (➤ Abb. 3.13), die Bestimmung der Hormonwerte der Androgene und LH sowie die Laparoskopie, die Zysten und verdickte Kapseln der Ovarien zeigt.

Behandlungsstrategie

Um die Androgenproduktion zu unterdrücken, erhält die Patientin Glukokortikoide. Besteht Kinderwunsch, muss die Ovarialfunktion meist zusätzlich mit Medikamenten angeregt werden, z. B. mit dem Antiöstrogen Clomifen, etwa in Dyneric®, oder mit humanem **Menopausengonadotropin** (HMG), einem Hypophysenvorderlappenhormon, das zu gleichen Teilen aus FSH und LH (➤ 3.1) besteht, etwa in Menogon® oder Pergonal®.

Operativ ist eine Koagulation der Ovarialkapseln mit Laser oder Elektrokauter im Rahmen einer Laparoskopie möglich *(Kapselkoagulation nach Gjönnaess)*. Dadurch wird androgenproduzierendes Ovarialgewebe vermindert [1]. Die Wirkung hält aber nur etwa 6–9 Monate an, weshalb dieses Verfahren meist nur im Rahmen der Sterilitätsbehandlung (➤ 7) eingesetzt wird.

3.11.5 Gutartige Ovarialtumoren

Das Ovar ist histologisch nicht einheitlich aufgebaut und Tumoren können von allen Gewebetypen ausgehen, d. h. von Epithelien, Bindegewebe, Keimstrang und Keimzellen. Daher ist eine exakte Einteilung der Ovarialtumoren sehr komplex (Überblick ➤ Tab. 3.7).

DEFINITION

„Echte" Ovarialtumoren: Gut- und bösartige Tumoren des Ovars (➤ Tab. 3.7).
„Unechte" Ovarialtumoren: Funktionelle Ovarialzysten (➤ 3.11.3).

Schätzungsweise 1 % aller Frauen entwickelt einen **gutartigen Ovarialtumor.** Da sich gut- und bösartige Ovarialtumoren in ihren Symptomen nicht unterscheiden und auch die Ultraschalluntersuchung keine Gewissheit bezüglich der Gutartigkeit des Tumors gibt, wird bei jedem soliden oder solid-zystischen Tumor laparoskopiert oder laparotomiert und das Gewebe histologisch untersucht. Erweist sich der Tumor als gutartig, wird lediglich der Tumor selbst oder das befallene Ovar entfernt.

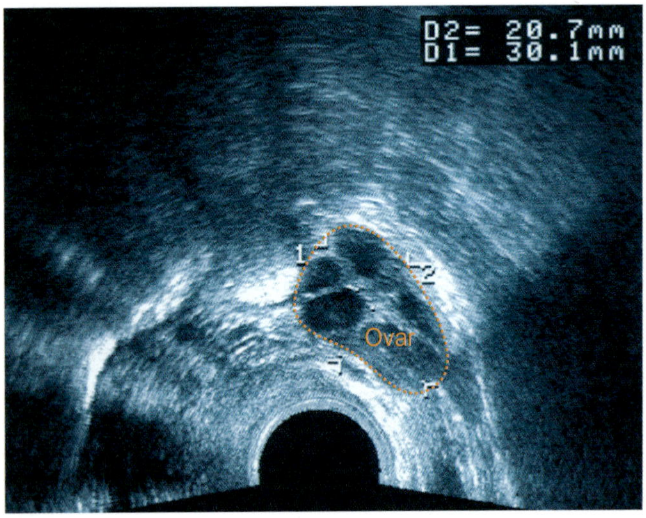

a Sonografische Darstellung eines polyzystischen Ovars.

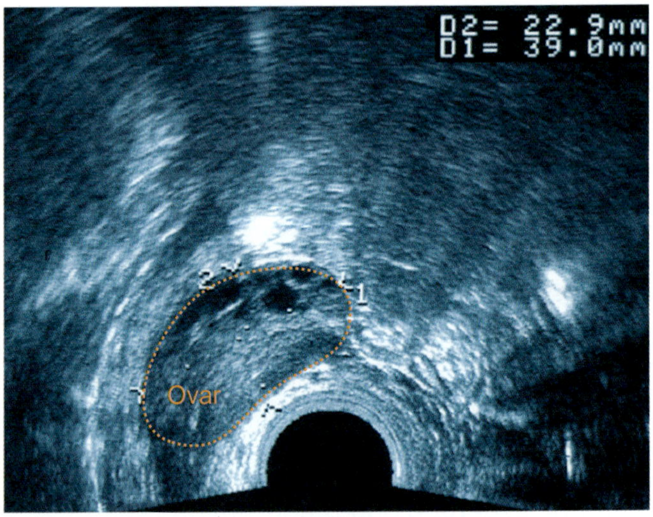

b Sonografische Darstellung eines gesunden Ovars mit kleinen Zysten zu Beginn des Zyklus. Sie entstehen durch Sekretansammlung im Follikelbläschen vor der Ovulation und bilden sich dann i. d. R. wieder zurück. Bleibt die Ovulation aus, können Follikelzysten (▸ Abb. 3.12) entstehen.

Abb. 3.13 Ovar [T192]

Tab. 3.7 Überblick über die häufigsten gut- und bösartigen Ovarialtumoren (Auszug aus der WHO-Klassifikation 2003 [2])

Epitheliale Tumoren (ca. 65–70 %)	
• Seröse Kystome • Muzinöse Kystome	Primär gutartige Tumoren, die aber in 5–20 % maligne entarten. Insbesondere bei muzinösen Kystomen Gefahr der Verschleppung der schleimbildenden Tumorzellen in die Bauchhöhle bei Spontanruptur oder intraoperativer Eröffnung des Kystoms. Dann Entwicklung eines **Pseudomyxoma peritonei** *(Gallertbauch)* mit schlechter Prognose trotz histologischer Gutartigkeit
Ovarialkarzinom	➤ 3.11.6
Keimzelltumoren (ca. 15–25 %)	
• Gutartige Teratome • Bösartige Teratome • Dysgerminome • Chorionkarzinome • Dottersacktumoren • Embryonalzellkarzinome	Mit Ausnahme der gutartigen Teratome bösartige Tumoren, ausgehend von unreifen Keimzellen, embryonalen oder extraembryonalen Zellen, z. B. dem Dottersack. Häufig Mischtumoren. Bei einem Teil AFP (➤ 16) und/oder hCG (➤ 3.1) als Tumormarker nutzbar
Keimstrangtumoren (ca. 48 %), Östrogene und/oder Androgene sezernierend	
• Granulosa- und Thekazelltumoren (Östrogene) • Androblastome (Androgene) • Gynandroblastome (Östrogene und Androgene)	Primär gutartige Tumoren mit Entartungshäufigkeit bis zu 25 %. Durch Hormonbildung typische Symptomatik. Durch Östrogensekretion je nach Lebensalter zu frühe Pubertät, Zyklusstörungen und postmenopausale Blutungen. Bei Androgenproduktion **Virilisierung** (Vermännlichung)
Bindegewebige Tumoren (ca. 5 %)	
Ovarialfibrom	Gutartiger Tumor. Bei ca. 40 % mit Aszites und Pleuraergüssen *(Meigs-Syndrom)*

3.11.6 Bösartige Ovarialtumoren

Ovarialkarzinom

DEFINITION

Ovarialkarzinom: Bösartiger Tumor des Ovars (➤ Abb. 3.14). Man unterscheidet heute den eher langsam wachsenden Typ I, der vom Oberflächenepithel des Ovars ausgeht, und den aggressiven Typ II, der wahrscheinlich seinen Ursprung in der Tube oder dem Epithel des Peritoneums hat [3]. Häufigkeit etwa 25 % der „echten" Ovarialtumoren (➤ 3.11.5). Der Altersgipfel liegt im 6. Lebensjahrzehnt, es können aber auch bereits Mädchen erkranken.

Krankheitsentstehung

Die genaue Ursache des **Ovarialkarzinoms** ist unbekannt, doch konnte eine familiäre Disposition nachgewiesen werden. Vermutet wird ein Zusammenhang zwischen der Anzahl der Ovulationen im Leben einer Frau, bei denen es zu einer Ruptur des Oberflächenepithels mit nachfolgenden Reparationsvorgängen und hoher Zellteilungsrate kommt, und dem Auftreten eines Ovarialkarzinoms. Somit ist das Risiko für ein Ovarialkarzinom immer dann vermindert, wenn weniger Ovulationen stattgefunden haben, z. B. bei langjähriger Einnahme eines Ovulationshemmers, nach mehreren Schwangerschaften und langen Stillzeiten, bei später Menarche und früher Menopause.

Die Metastasierung des Ovarialkarzinoms erfolgt fast ausschließlich intraperitoneal. Befallen werden können alle Organe mit Peritonealüberzug, insbesondere das große Netz, der Douglas-Raum und die Mesenterialwurzel.

Symptome und Untersuchungsbefund

Unabhängig von ihrer Gut- oder Bösartigkeit führen die meisten Ovarialtumoren erst sehr spät zu Beschwerden, da sie eine erhebliche Größe erreichen müssen, bevor sie andere Organe, z. B. die Harnleiter oder den Darm, beeinträchtigen. Daher werden Ovarialtumoren oft nur zufällig, etwa im Rahmen einer Früherkennungsuntersuchung, diagnostiziert und es liegt dann häufig schon ein fortgeschrittenes Tumorstadium vor.

Die Symptome sind meist unspezifisch:
- Unklare Unterbauchschmerzen, je nach Lage und Ausdehnung des Tumors
- Fremdkörpergefühl durch den Tumor, evtl. Zunahme des Leibesumfangs durch den Tumor selbst oder infolge des tumorbedingten Aszites
- Blasenbeschwerden und unspezifische Darmsymptome wie Blähungen, Völlegefühl oder Schmerzen beim Stuhlgang
- Bei Stieldrehung oder Ruptur des Tumors Bild eines akuten Abdomens

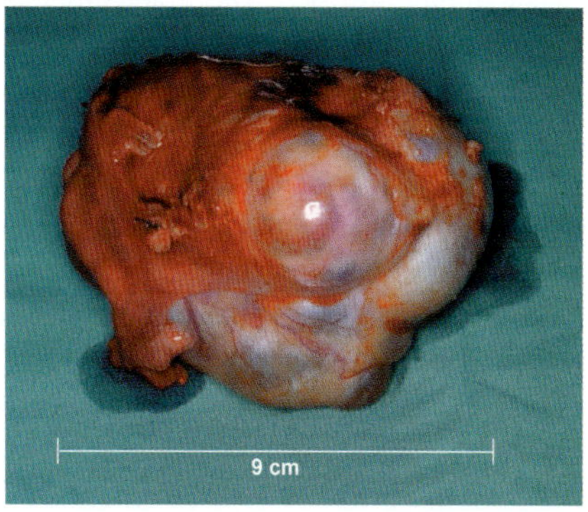

Abb. 3.14 Ovarialkarzinom: Präparat des linken Ovars. Deutlich erkennt man die Karzinomknoten, die vermehrten und vergrößerten Blutgefäße sowie rechts oben den Durchbruch des Tumors durch die Kapsel. [T192]

- In fortgeschrittenen Stadien Allgemeinsymptome wie Leistungsminderung und Gewichtsverlust (typisch ist eine Kachexie bei gleichzeitig aufgetriebenem Leib).

Der Tumor lässt sich meist bei der körperlichen Untersuchung durch die Bauchdecke ertasten. Knoten im Douglas-Raum bei der vaginalen oder rektalen Untersuchung sind Zeichen einer bereits erfolgten Metastasierung in das kleine Becken. Sie werden bei der rektovaginalen oder rektalen Untersuchung festgestellt (➤ 1.3.4).

Diagnostik und Differenzialdiagnose

Die technischen Untersuchungen bestehen in:

- Vaginaler und abdominaler Sonografie: Ist der Tumor solide oder zystisch, ist er in die Umgebung hineingewachsen oder sind Metastasen, z. B. in der Leber, darstellbar? Besteht Aszites?
- Blutuntersuchung: Wichtig sind die allgemeinen Tumorzeichen, z. B. Anämie, sowie die Bestimmung der Tumormarker CEA, CA 125 und CA 72–4 (➤ 1.3.5)
- Staging (➤ 1.5): Die Tumorausdehnung kann durch Rektoskopie bzw. Koloskopie, Zystoskopie (➤ 4.10.5) und i. v.-Urogramm (➤ 4.10.4), evtl. auch zusätzlich durch CT oder Kernspintomografie (➤ 1.3.10), festgestellt werden.

Behandlungsstrategie

Bei allen Ovarialtumoren, bei denen klinisch nicht sicher festgestellt werden kann, ob sie gut- oder bösartig sind, ist die Laparotomie mit **intraoperativer Schnellschnittuntersuchung** des Tumorgewebes Methode der Wahl. Dabei wird das Abdomen mit einem Längsschnitt von der Symphyse bis zum Bauchnabel eröffnet. Ergibt die histologische Untersuchung des Gewebes ein Ovarialkarzinom, wird möglichst radikal operiert. Je radikaler die Erstoperation, desto besser die Prognose. Ziel der operativen Therapie ist die komplette Entfernung aller Tumorherde. Als Mindestoperation werden der Uterus, die Tuben, beide Ovarien, das große Netz und zahlreiche Lymphknoten im kleinen Becken und paraaortal entfernt, manchmal zusätzlich Blasen- oder Darmanteile (ggf. mit Anlage eines *Anus praeter naturalis),* das kleine Netz und die Milz.

Im Anschluss an die Operation wird eine (Poly)Chemotherapie meist über sechs Monate durchgeführt, auf die ein Großteil der Ovarialkarzinome anspricht. Die Strahlentherapie spielt bei Ovarialtumoren nur eine untergeordnete Rolle und wird bei einzelnen inoperablen Tumorherden angewendet oder wenn z. B. bei einer Nierenschädigung keine Chemotherapie möglich ist [4].

Pflege und Beratung

Allgemeine prä- und postoperative Pflege in der Gynäkologie ➤ 1.4.2, ➤ 1.4.4
Pflege vor und nach Operationen an den Geschlechtsorganen ➤ 3.9
Pflege in der gynäkologischen Onkologie ➤ 1.5

In der Regel wird präoperativ eine orthograde Darmspülung angeordnet, da ein leerer Darm intraoperativ eine bessere Sicht gewährleistet und bei Eröffnung des Darms die Infektionsgefahr vermindert ist. Steht schon vor der Operation fest, dass ein Anus praeter angelegt werden muss, schalten die Pflegenden einen Stomatherapeuten ein, der mit der Patientin spricht, ihr ergänzende Informationen zur geplanten Operation gibt, sie zu den Versorgungsmöglichkeiten eines Anus praeter berät, diese später mit der Patientin bis zu deren Selbstständigkeit einübt und ggf. Adressen von Selbsthilfegruppen aushändigt. Neben den üblichen Maßnahmen zur Operationsvorbereitung wird die Haut an der für das Stoma vorgesehenen Stelle mit einem Fettstift (meist vom Stomatherapeuten in Absprache mit dem Operateur) markiert.

Prognose

Bei bösartigen Ovarialtumoren, die noch auf das Ovar beschränkt sind, liegt die 5-Jahres-Überlebensrate bei 70 %. Die Prognose der meisten bösartigen Ovarialtumoren ist jedoch schlecht (5-Jahres-Überlebensrate < 20 %), da zum Zeitpunkt der Diagnose oft bereits Metastasen außerhalb des kleinen Beckens vorhanden sind.
Palliative Pflege ➤ 1.2.2

3.12 Erkrankungen des Uterus

3.12.1 Lageveränderungen und Fehlbildungen

Lageveränderungen

Normalerweise befindet sich der Uterus in **Anteversio-Anteflexio-Stellung** (➤ Abb. 3.15), d. h. der Uterus ist nach vorne geneigt *(antevertiert)* und nach vorne gekippt *(anteflektiert).* Die häufigste Abweichung hiervon ist die Abknickung des Corpus uteri gegen die Zervix nach hinten **(Retroflexio uteri),** bei der es sich streng genommen aber nicht um eine Lageveränderung des Uterus, sondern um eine Veränderung der Zervix- und Korpus*achse* des Uterus (➤ Abb. 3.15) handelt.

Die häufigste Lageveränderung des Uterus ist die Senkung **(Descensus),** die meist zu typischen Beschwerden wie Druckgefühl nach unten und Harninkontinenz führt (➤ 4.12).

Symptome und Untersuchungsbefund

Die **Retroflexio uteri** kann sich in Unterbauch- oder Rückenschmerzen im Bereich der Lendenwirbelsäule vorwiegend während der Menstruation oder in einer erhöhten Rate an Frühaborten (➤ 11.2) äußern. In der Regel wird sie zufällig während der gynäkologischen Tastuntersuchung festgestellt und dann mittels Ultraschall bestätigt.

Behandlungsstrategie

Meist ist keine Therapie notwendig. Bei starken Unterbauchschmerzen oder gehäuft auftretenden Aborten ohne andere erkenn-

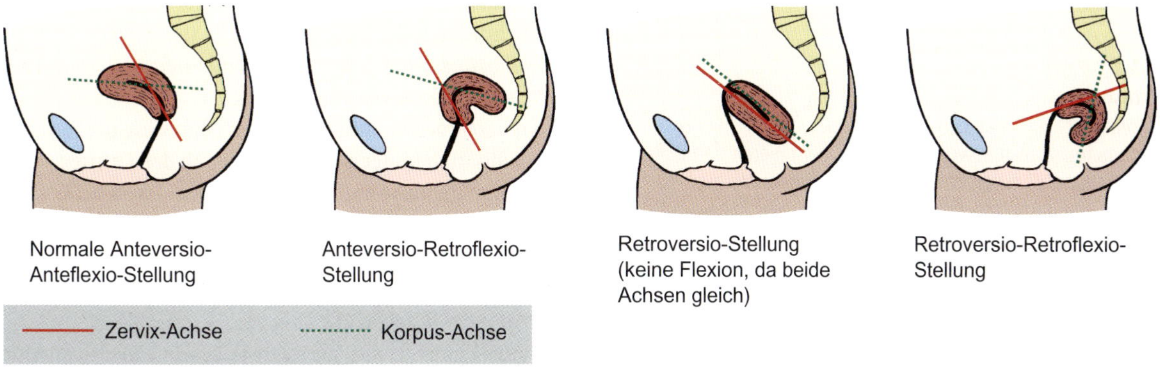

Abb. 3.15 Lageveränderungen des Uterus [A300]

bare Ursache kann eine operative Korrektur erwogen werden. Hierbei werden die Haltebänder *(Ligamente)* der Gebärmutter gekürzt. Da der Uterus seine alte Lage aber häufig nach mehreren Monaten wieder einnimmt, ist der Erfolg der Operation meist nur von kurzer Dauer.

Fehlbildungen des Uterus

Krankheitsentstehung

Der Uterus entwickelt sich aus den *Müller-Gängen.* Dies sind zwei embryonale Geschlechtsgänge, die miteinander verschmelzen und dadurch Tuben, Uterus und obere Vagina bilden. Beim Verschmelzen der Müller-Gänge können Fehlentwicklungen mit unterschiedlichen Uterusseptierungen (lat. *septum* = Scheidewand) auftreten (➤ Abb. 3.16).

In den einfachsten Fällen ist der *Fundus uteri,* der Teil der Gebärmutter, der den Tubenansatz überragt, nicht nach außen gewölbt, sondern lediglich etwas eingezogen **(Uterus arcuatus),** wodurch das Uteruslumen ebenso wie beim **Uterus subseptus** unvollständig unterteilt ist. Beim **Uterus bicornis** ist der Fundus stärker eingezogen, sodass zwei „Hörner“ entstehen. Beim **Uterus septus** setzt sich die mediane Unterteilung des Uterus bis zum oberen Teil der Vagina fort. Im Extremfall können zwei getrennte Uteri und Vaginae vorhanden sein **(Uterus et Vagina duplex).**

Symptome und Untersuchungsbefund

Beim Uterus arcuatus treten keine Beschwerden auf; meist handelt es sich um einen Zufallsbefund während einer Laparoskopie. Beim Uterus subseptus und Uterus septus können sich Probleme beim Austragen einer Schwangerschaft ergeben. Beim Uterus duplex sind bei der Spekulumuntersuchung zwei Portiones uteri sichtbar.

Neben Inspektion und Palpation spielen die Sonografie, die Hysteroskopie (➤ 1.3.12) oder die Chromopertubation (➤ 1.3.12) bei der Diagnostik eine wesentliche Rolle.

Behandlungsstrategie

Die Behandlung richtet sich nach der jeweiligen Fehlbildung. Ein Uterus arcuatus braucht nicht therapiert zu werden. Das intrauterine Septum beim Uterus subseptus und Uterus septus wird bei einer Hysteroskopie abgetragen. Beim Uterus bicornis oder Uterus duplex kommt bei Kinderwunsch eine operative Korrektur mit Vereinigung der beiden Uterusanteile *(OP nach Straßmann)* infrage.

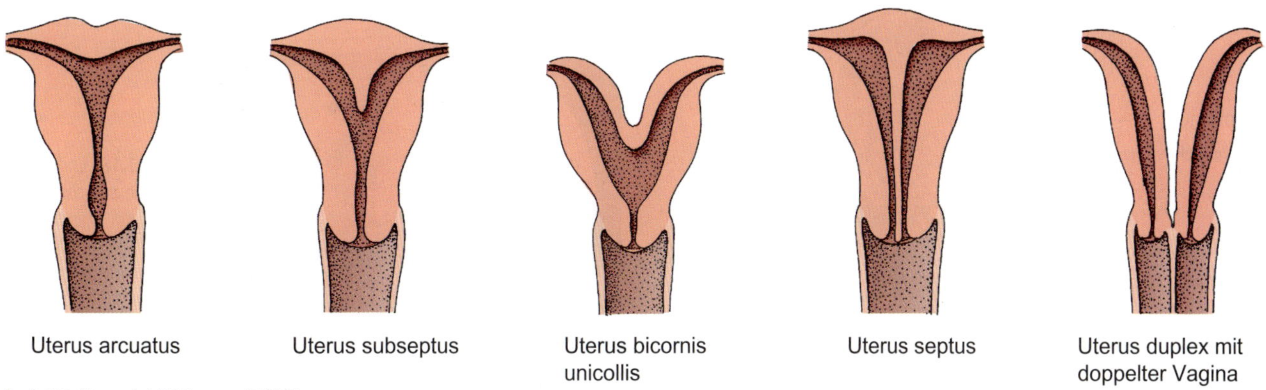

Abb. 3.16 Uterusfehlbildungen [L190]

3.12.2 Endometriose

DEFINITION

Endometriose: Vorkommen von *ektoper* (= am falschen Ort befindlicher) Gebärmutterschleimhaut, d. h. außerhalb des Cavum uteri. Lokalisation der Endometriumzellen sowohl im Bereich der inneren und äußeren Geschlechtsorgane, z. B. Myometrium, Ovarien, Tuben, als auch in entfernten Organen wie Harnblase, Darm, Nabel, Lunge, oder in Laparotomienarben (➤ Abb. 3.17). Befällt Frauen im gebärfähigen Alter und ist eine häufige Sterilitätsursache.

Krankheitsentstehung

Die Ursache der **Endometriose** ist bislang nicht eindeutig geklärt. Es gibt verschiedene Möglichkeiten, wie Endometriumzellen an andere Orte gelangen können. Beispielsweise können sie während der Menstruation zusammen mit dem Menstrualblut *retrograd* („rückwärts") durch die Tuben transportiert werden und sich in der Bauchhöhle einnisten. Des Weiteren können sie im Laufe der embryonalen Entwicklung z. B. in den Ovarien „hängen bleiben" und dort nach der Pubertät Endometrioseherde ausbilden. Außerdem können Endometriumzellen über den Blut- oder Lymphweg in andere Organe gelangen. Nicht zuletzt besteht auch die Möglichkeit, Endometriumzellen während operativer Eingriffe an andere Orte zu verschleppen, wie es z. B. bei der *Narbenendometriose* der Fall ist.

Symptome und Untersuchungsbefund

Die *Funktionalis* (oberste Schicht der Gebärmutterschleimhaut) der Endometriumherde ist wie die Funktionalis im Uterus den hormonellen Veränderungen beim Menstruationszyklus unterworfen und wird auf gleiche Weise während der Menstruation abgestoßen. Das Blut fließt dann entweder in die Bauchhöhle ab und wird hier resorbiert oder es kommt zu einer Ausbildung von Zysten, in die es bei jedem Zyklus einblutet.

Die Symptome hängen von der Lokalisation der Endometriumherde ab:

- Dysmenorrhö (➤ 3.10.2): Die Schmerzen sind meist 1–2 Tage vor Einsetzen der Menstruation am stärksten
- Menorrhagie (➤ Tab. 3.5) bei Endometrioseherden in der Muskelschicht der Gebärmutter
- Kreuzschmerzen und Schmerzen beim Geschlechtsverkehr bei Lokalisation hinter der Zervix oder an den Ovarien
- Makrohämaturie und Blutung aus dem Darm bei Lokalisation in Blase bzw. Darm
- Zystische Auftreibungen des Ovars, falls das Blut nicht abfließen kann. Sie werden wegen ihrer Farbe als **Teer**- oder **Schokoladenzysten** bezeichnet
- Dauerschmerzen bei Verwachsungen infolge der Endometriose
- Sterilität (evtl. einziges Symptom).

Treten bei einer Frau körperliche Beschwerden in konstantem zeitlichem Zusammenhang mit dem Zyklus auf, besteht der Verdacht auf eine Endometriose.

Diagnostik

Die Diagnose kann meist durch eine Laparoskopie gestellt werden, da die häufigsten Endometrioseherde dabei erkennbar sind (➤ Abb. 3.18). Die *Darmendometriose* wird durch eine Darmspiegelung, die *Blasenendometriose* durch eine Zystoskopie (➤ 4.10.5) nachgewiesen.

Behandlungsstrategie und Prognose

Die Behandlung besteht in leichten Fällen in der Gabe eines Ovulationshemmers mit hohem Gestagenanteil. Bei Ovarialzysten oder stärkeren Beschwerden ist eine Operation je nach Ultraschallbefund und Größe der Zysten Therapie der Wahl (➤ Abb. 3.19). Hierbei werden alle sichtbaren Endometrioseherde entfernt und die entstandenen Verwachsungen gelöst. Ist dies nicht vollständig möglich, werden postoperativ Gestagene oder auch GnRH-Analoga, z. B. Enantone®-Gyn, zur Unterdrückung der Hormonproduktion in den Ovarien gegeben [5].

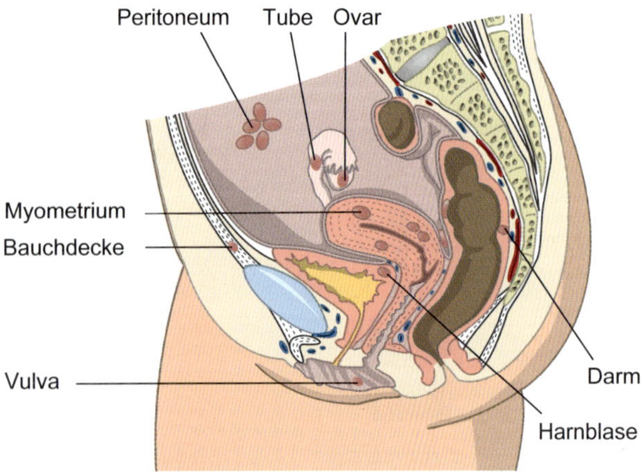

Abb. 3.17 Mögliche Lokalisationen von Endometrioseherden [L138]

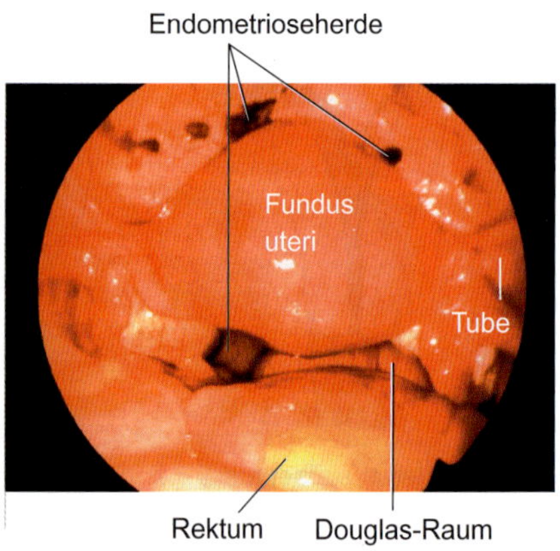

Abb. 3.18 Endometrioseherde zwischen Harnblase und Uterus (oben im Bild) sowie im Douglas-Raum (unten im Bild). Links und rechts sind die Tuben zu erkennen, im Zentrum schaut man von oben auf den Uterus. [U350]

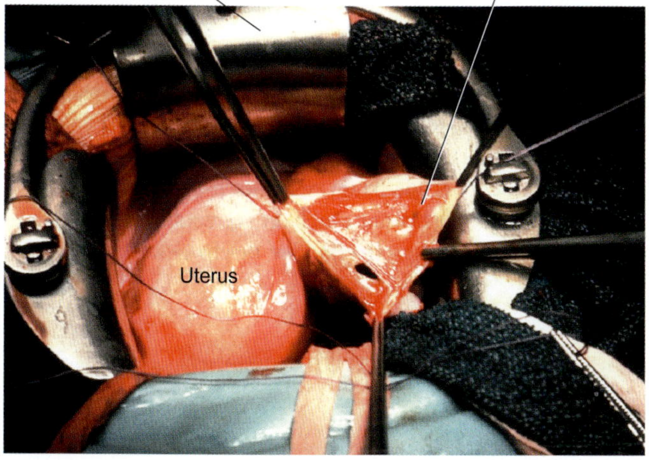

Abb. 3.19 Operationsfeld mit großflächiger Eröffnung der Bauchhöhle bei Endometriose. Hier wurde die Endometriosezyste am Ovar bereits eröffnet. [U350]

Mit der Menopause verschwinden die Beschwerden i. d. R. von selbst, da der hormonelle Wachstumsreiz wegfällt. Ebenso bewirkt eine Schwangerschaft häufig ein komplettes Verschwinden der Endometriose.

Pflege

Patientinnen, bei denen im Rahmen ihres Krankenhausaufenthalts eine Endometriose festgestellt wird, sind durch die Diagnose oft sehr niedergeschlagen. Bei vielen ging dieser Feststellung ein lange gehegter Kinderwunsch voraus, der nun in noch weitere Ferne zu rücken scheint. Daher ist viel Einfühlungsvermögen und Zeit für Gespräche von den Pflegenden erforderlich, um die Patientin zu unterstützen. Hilfreich kann auch der Hinweis auf Selbsthilfegruppen sein, um sich mit anderen Betroffenen auszutauschen und zu informieren [9, 10].

Pflege bei Sterilität und Infertilität ➤ 7

3.12.3 Endometritis

DEFINITION

Endometritis: Entzündung der Gebärmutterschleimhaut. Greift meist schnell auf die Muskulatur über und heißt dann **Endomyometritis.** Ist die Entzündung auf den Zervikalkanal beschränkt, spricht man von **Endometritis cervicis uteri** *(Zervizitis).*

Krankheitsentstehung

Die **Endometritis** ist meist Folge einer aufsteigenden Infektion, z. B. nach operativen Eingriffen in der Gebärmutterhöhle oder nach Geburten, und stellt sehr häufig das Übergangsstadium zu einer Adnexitis (➤ 3.11.1) dar.

Bei intaktem Menstruationszyklus entwickelt sich nur selten eine Endometritis, da mit jeder Menstruation die obere Schicht der Gebärmutterschleimhaut und damit auch oberflächliche Entzündungsherde abgestoßen werden. Besteht aber ein Östrogenmangel bei der Frau, kann sich die *Funktionalis* nicht aufbauen und die Entzündung entwickelt sich auf dem Boden der *Basalis,* der direkt dem Muskel anliegenden Schicht der Gebärmutterschleimhaut, die nicht ausgestoßen wird. Deshalb tritt die Endometritis v. a. in der anöstrogenen Phase nach einem Abort (➤ 11.2), einer Abruptio (➤ 11.3) oder im Wochenbett (➤ 14) auf.

In der Postmenopause ist die Endometritis häufig Folge eines zerfallenden Endometriumkarzinoms, dessen „Gewebetrümmer" den Zervikalkanal verlegen. Dadurch kommt es zu einem Sekretstau im Uterus mit anschließender Entzündung und Eiteransammlung *(Pyometra).*

Untersuchungsbefund und Behandlungsstrategie

Entzündungen des Uterus äußern sich durch einen druckschmerzhaften Uterus und Blutungsstörungen. Körpertemperatur und Entzündungsparameter im Blut (➤ 1.3.5) sind erhöht.

Die Therapie der Endometritis erfolgt stationär durch Bettruhe, Antibiotika i. v. und bei Bedarf Spasmolytika, z. B. Buscopan® Supp. Bei gesichertem Endometritisbefund ist neben der Antibiotikatherapie eine Abrasio (➤ 1.3.13) u. a. zum Ausschluss eines Endometriumkarzinoms erforderlich. Liegt kein Karzinom vor, empfiehlt sich bei Frauen in der Postmenopause eine Behandlung mit Östrogenen und Gestagenen, z. B. mit Presomen®, um die Schleimhaut wieder aufzubauen und widerstandsfähiger zu machen.

Bei einer Pyometra wird der Zervikalkanal dilatiert, der Eiter abgelassen und ein kleines Röhrchen eingelegt, um den Zervikalkanal offen zu halten und ggf. mit verdünnter Betaisodona®-Lösung spülen zu können.

3.12.4 Gutartige Tumoren des Uterus

Uteruspolyp

DEFINITION

Uteruspolyp: Gutartige Schleimhautwucherung im Gebärmutterhalskanal *(Zervixpolyp)* oder in der Gebärmutterhöhle *(Korpuspolyp).*

Symptome

Zervixpolypen (➤ Abb. 3.20) führen oft zu Fluor oder Kontaktblutungen (etwa beim Geschlechtsverkehr), da sie häufig aus dem Gebärmuttermund herausragen und leicht Ulzerationen entwickeln. Nicht wenige Zervixpolypen machen aber gar keine Beschwerden und werden nur zufällig diagnostiziert.

Hauptsymptome von **Korpuspolypen** sind Blutungen außerhalb der Menstruation, meist Schmierblutungen. Manchmal haben die Patientinnen auch Unterbauchschmerzen.

3

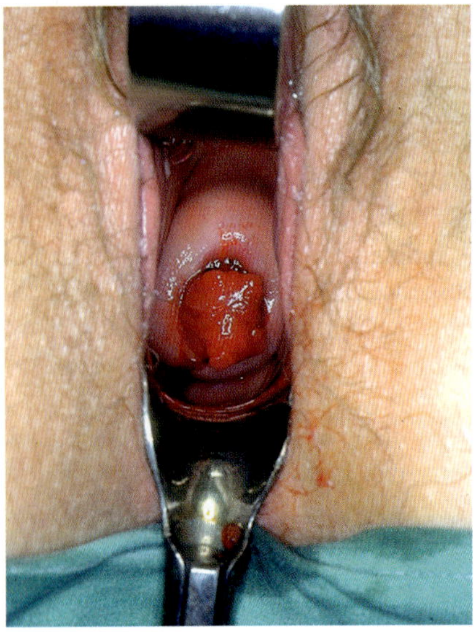

Abb. 3.20 Großer Zervixpolyp, der aus dem Muttermund herausragt (Spekulumbefund). [T192]

Diagnostik und Behandlungsstrategie

Hysteroskopie ➤ 1.3.12
Abrasio ➤ 1.3.13

- **Zervixpolypen** werden fast immer bei der visuellen Inspektion oder mittels Spekulumuntersuchung diagnostiziert. Sie werden – beispielsweise mit einer Kornzange – abgedreht und die Basis des Polypen durch eine anschließende *Abrasio cervicis* abgetragen
- **Korpuspolypen** können nur selten bei der Spekulumuntersuchung gesehen werden. Hier kann eine Hysteroskopie weiterhelfen, bei der der Polyp meist auch gleich entfernt wird. Da ein Polyp mit bloßem Auge aber nicht von einem *exophytisch* (nach außen) wachsenden bösartigen Tumor abgegrenzt werden kann, wird auch eine fraktionierte Abrasio durchgeführt und das gewonnene Material histologisch untersucht.

Uterusmyom

DEFINITION

Uterusmyom: Gutartiger Tumor der glatten Uterusmuskulatur. Sehr häufige Erkrankung, mehr als 30 % aller Frauen über 30 Jahre haben Myome.
Uterus myomatosus: Vorkommen zahlreicher Myome, sodass die Gebärmutterwand von Myomen durchsetzt ist.

Krankheitsentstehung

Myome gehen von der glatten Muskulatur der Gebärmutter aus. Sie können winzig klein sein oder sehr groß und bis zu mehreren kg schwer. Ihre genaue Ursache ist unklar. Sicher ist aber, dass das Myomwachstum durch Östrogene gefördert wird.

Symptome und Untersuchungsbefund

Die Symptome hängen ab von Lage (➤ Abb. 3.21), Anzahl und Größe der Myome:

- Menorrhagie und/oder Hypermenorrhö (➤ Tab. 3.5)
- Metrorrhagie, Spotting (➤ Tab. 3.5)
- Dysmenorrhö (➤ 3.10.2)
- Kreuzschmerzen
- Gehäufte Fehlgeburten (➤ 11.2)
- Bei Druck auf Nachbarorgane Harnaufstau, Dysurie, Obstipation
- Druckgefühl im Unterleib
- Bei Stieldrehung Bild eines akuten Abdomens.

Viele Myome bereiten überhaupt keine Beschwerden. Nach der Menopause beginnen die Myome durch die verminderte Östrogenproduktion i. d. R. zu schrumpfen und die Beschwerden der Patientin hören auf.

Diagnostik und Differenzialdiagnose

Hysteroskopie ➤ 1.3.12
Abrasio ➤ 1.3.13

Bei der gynäkologischen Untersuchung können die Myome meist als Tumor ertastet werden. Die Diagnosesicherung eines Myoms erfolgt v. a. sonografisch. Gelegentlich kann eine Laparoskopie oder – bei submukösen Myomen – eine Hysteroskopie oder fraktionierte Abrasio erforderlich sein.

Bei V. a. einen bösartigen Tumor sind weitere Untersuchungen analog denen bei V. a. ein Zervixkarzinom (➤ 3.12.5) angezeigt.

Behandlungsstrategie

Bei vielen Myomen ist (zunächst) keine Therapie erforderlich. Regelmäßige Kontrollen in Abständen von 3–6 Monaten sollen eine evtl. Entartung zum **Myosarkom** (von den glatten Muskelzellen ausgehender bösartiger Tumor) frühzeitig erfassen.

Bereitet das Myom Beschwerden oder sind Komplikationen zu befürchten, ist eine Operation erforderlich. Bei jungen Frauen mit Kinderwunsch kann das Myom zunächst mit GnRH-Analoga, z. B. Enantone®-Gyn, verkleinert und dann – möglichst laparoskopisch – aus dem Uterus ausgeschält *(enukleiert)* werden. Ist die Fa-

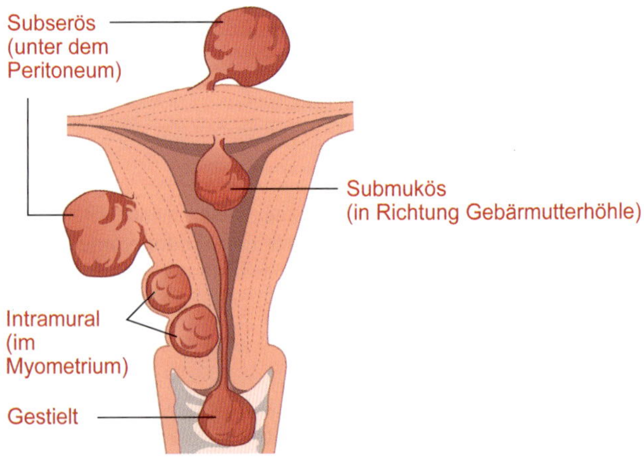

Abb. 3.21 Uterusmyome werden nach ihrer Wuchsrichtung benannt: Man unterscheidet *subseröse* (in Richtung Peritonealhöhle wachsende), *submuköse* (in die Gebärmutterhöhle wachsende) und die häufigen *intramuralen* (im Myometrium liegende) Myome. Auch gestielte Varianten kommen vor. [L190]

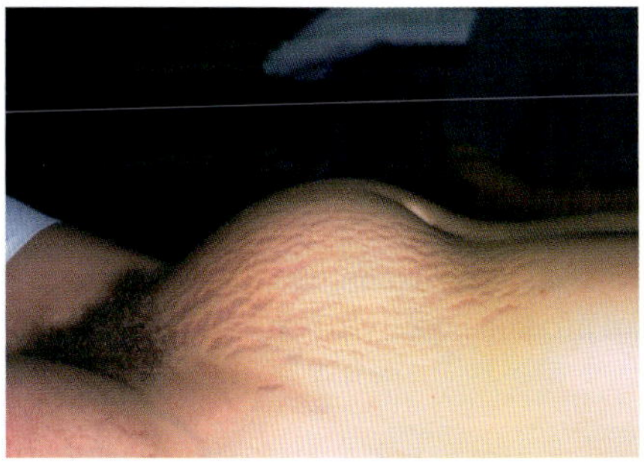

a Die Vorwölbung durch den Uterus myomatosus ist deutlich zu erkennen.

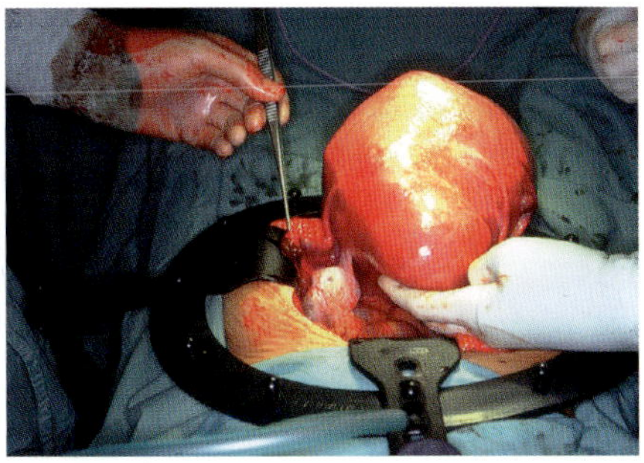

b Eine Hysterektomie in situ, Blick in Längsrichtung. Der Uterus ist vor die Bauchdecken gehoben worden.

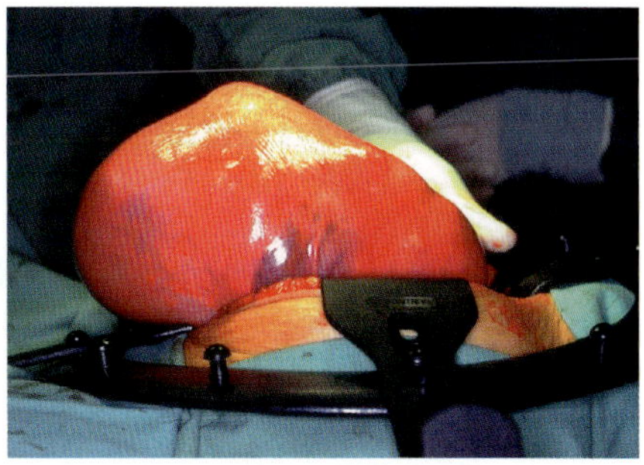

c Eine Hysterektomie in situ, Blick quer zum Körper der Patientin. Der Uterus ist vor die Bauchdecken gehoben worden.

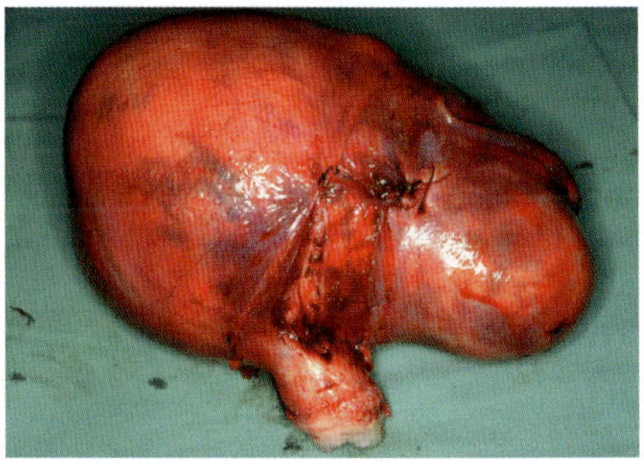

d Der entfernte Uterus. Deutlich sind die Größenzunahme des Uterus und seine Formveränderung zu sehen.

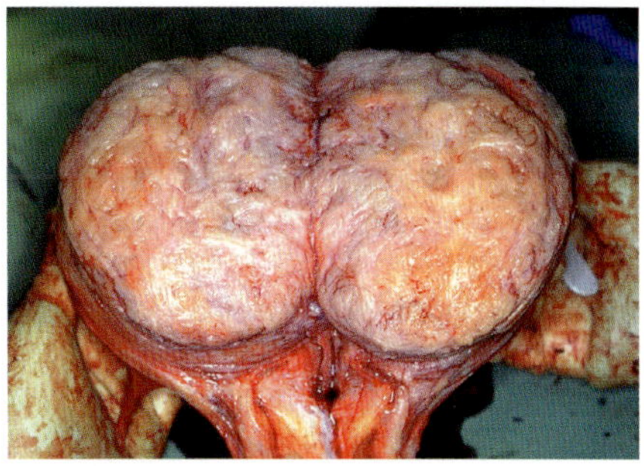

e Der aufgeschnittene Uterus. Der wirbelförmige, aber gleichmäßige Wuchs der Myomfasern ist gut zu erkennen, ebenso die scharfe Begrenzung zum Myometrium.

Abb. 3.22 Hysterektomie bei Uterus myomatosus [T192]

milienplanung abgeschlossen, rät der Arzt i. d. R. zu einer vaginalen, abdominalen oder laparoskopischen **Hysterektomie** (➤ Tab. 3.2, ➤ Tab. 3.3, ➤ Abb. 3.22).

Pflege bei Hysterektomie

Allgemeine prä- und postoperative Pflege in der Gynäkologie ➤ 1.4.2, ➤ 1.4.4

Pflege vor und nach Operationen an den Geschlechtsorganen ➤ 3.9

Die abdominale Hysterektomie gehört zu den größeren gynäkologischen Operationen und stellt für die Frauen eine enorme physische und psychische Belastung dar. Je nach Blutgruppe und Rhesusfaktor sind ggf. vor der Operation Erythrozytenkonzentrate zu bestellen. Patientinnen nach einer vaginalen Hysterektomie sind schneller mobil und selbstständig.

Wundbeobachtung und Wundversorgung

Pflege bei Organverlust am Beispiel der Brustamputation ➤ 2.9.2

Bei **abdominaler Hysterektomie** (➤ Abb. 3.22) legt der Operateur intraoperativ eine oder mehrere Zieldrainagen (meist Robinson-Drainagen, ➤ 1.4.3) zur Sekretableitung. Diese werden von den Pflegenden z. B. auf Durchgängigkeit und geförderte Sekretmenge beobachtet und bei nachlassender Sekretion entfernt. Dies ist i. d. R. um den 4. postoperativen Tag der Fall. Redon-Drainagen werden meist am 2. postoperativen Tag entfernt.

Für die **vaginale Hysterektomie** gilt:

- In den ersten postoperativen Tagen achten die Pflegenden auf vaginale Nachblutungen. Obwohl für 24 Stunden eine Vaginaltamponade liegt, kontrollieren und erneuern sie die Vorlagen regelmäßig. Eine zunehmende Blutung (mehr als bei der normalen Menstruationsblutung) melden die Pflegenden umgehend dem Stationsarzt oder Operateur
- Vaginales Wundsekret entleert sich noch bis zu zwei Wochen nach der Operation. Kleinere Nachblutungen am 7.–10. postoperativen Tag sind durch die Krustenabstoßung bedingt und bedürfen im Regelfall keiner besonderen Therapie
- Zur Kontrolle des Wundbereichs und wegen der vaginalen Absonderungen übernehmen die Pflegenden in den ersten Tagen die Intimpflege. Anfänglich spülen sie das Genitale vorsichtig ab (➤ 3.7).

Bei Scheidenplastiken legen die Pflegenden in Absprache mit dem Arzt zur Schmerzlinderung Kompressen mit kühlender Salbe, z. B. Bepanthen®-Salbe, auf das äußere Genitale.

Beratung

Die Patientin soll sich auch nach dem stationären Aufenthalt noch schonen. Körperliche Belastungen wie schweres Heben und Tragen oder Leistungssport sind zunächst zu meiden. Die Beckenbodengymnastik (➤ 4.8) soll von der Patientin nach dem stationären Aufenthalt weitergeführt werden.

3.12.5 Bösartige Tumoren des Uterus

Bei den bösartigen Tumoren des Uterus sind das **Zervix-** und das **Endometriumkarzinom** *(Korpuskarzinom)* zu unterscheiden. Mit einer Häufigkeit von 1–3 % aller bösartigen Uterustumoren recht selten ist das **Uterussarkom,** das durch Operation und Chemotherapie behandelt wird. Die Prognose des Uterussarkoms ist insgesamt sehr schlecht.

Zervixkarzinom

DEFINITION

Zervixkarzinom *(Kollumkarzinom, Gebärmutterhalskrebs):* Entwickelt sich über die Stadien *Dysplasie* und *Carcinoma in situ.* 95 % der Karzinome sind Plattenepithelkarzinome, nur 4 % Adenokarzinome. Früher häufigster Genitalkrebs der Frau, durch Früherkennungsuntersuchungen (fälschlich auch „Krebsvorsorge" genannt) Häufigkeitssenkung in Mitteleuropa auf ca. 25 % aller Genitalkarzinome. Altersgipfel 45–55 Jahre.
Dysplasie: Reversible Zellveränderungen mit Differenzierungsstörung der Zellen; Einteilung in drei Schweregrade (➤ Tab. 1.3).
Carcinoma in situ: Karzinom, das die Basalmembran noch nicht durchbrochen hat. Letzte Vorstufe vor einem invasiven Karzinom. Altersgipfel 25–40 Jahre.

Krankheitsentstehung

In 80 % aller Fälle entsteht das **Zervixkarzinom** im Übergangsbereich zwischen Portio und Zervix, der sog. *Transformations-* oder *Umwandlungszone* (➤ Abb. 1.24, ➤ Abb. 3.23). Hier stoßen zwei verschiedene Zellarten aufeinander: zum einen das Plattenepithel der Scheide (Vaginalepithel) und zum anderen das Zylinderepithel aus dem Gebärmutterhalskanal (Zervikalkanal). Hier ist auch die Rate an Zellteilungen *(Proliferationen)* am höchsten, mit der Folge, dass die genetischen Informationen im Zellkern nicht immer richtig weitergegeben werden und sich eine Dysplasie entwickelt.

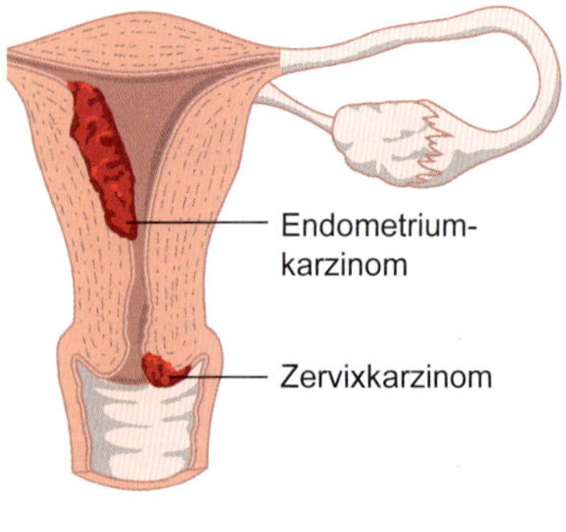

Abb. 3.23 Typische Lokalisationen von Endometrium- und Zervixkarzinom [L138]

Nach heutigem Kenntnisstand entsteht ein Zervixkarzinom nur bei bestehender Infektion mit menschlichen Papillomaviren (➤ 3.14.5). Zusätzlich erhöht sich das Erkrankungsrisiko durch frühen ersten Geschlechtsverkehr, häufigen Partnerwechsel und mangelnde Hygiene. Rauchen ist ein wichtiger Co-Faktor bei der Entstehung des Zervixkarzinoms, da sich Nikotin und dessen Abbauprodukte in sehr hoher Konzentration im Zervikalschleim anreichern.

Prävention

Seit 2007 steht eine **Impfung** gegen die wichtigsten HPV-Typen zur Verfügung, die mit großer Sicherheit 80 % der Infektionen verhindern kann. Die Impfung sollte möglichst vor dem ersten Sexualkontakt erfolgen (➤ 3.14.5).

Symptome und Untersuchungsbefund

Die **Dysplasie** führt zu keinen Symptomen, welche die Frau selbst bemerken könnte, sie kann aber im Rahmen der gynäkologischen Untersuchung mittels (erweiterter) Kolposkopie (➤ 1.3.7) diagnostiziert werden.

Hierbei wird die Portiooberfläche zunächst mit dem Kolposkop betrachtet (➤ Abb. 3.24), dann der zytologische Abstrich durchgeführt (➤ 1.3.6). Anschließend kann, nachdem der Zervixschleim mit Essigsäure betupft und dadurch entfernt wurde, die Abgrenzung der beiden oben erwähnten Epithelarten erleichtert werden, indem die Schiller-Jodprobe (➤ 1.3.7, ➤ Abb. 3.25) durchgeführt wird.

Hat sich über die Dysplasie ein **Zervixkarzinom** entwickelt, bereitet auch dies lange Zeit keine Beschwerden. Erst wenn der Tumor größer wird und mit Geschwürbildung zerfällt, kommt es zu:

- Fleischwasserfarbigem, süßlich riechendem Fluor
- Unregelmäßigen Zwischenblutungen (Metrorrhagien ➤ 3.10.2)
- Kontaktblutungen, z. B. beim Geschlechtsverkehr
- Schmerzen (erst sehr spät).

Oft ist das Zervixkarzinom bei der gynäkologischen Untersuchung im Gebärmuttermund sichtbar.

Diagnostik und Differenzialdiagnose

Auswertung und Klassifikation eines Papanicolaou-Abstrichs ➤ Tab. 1.3

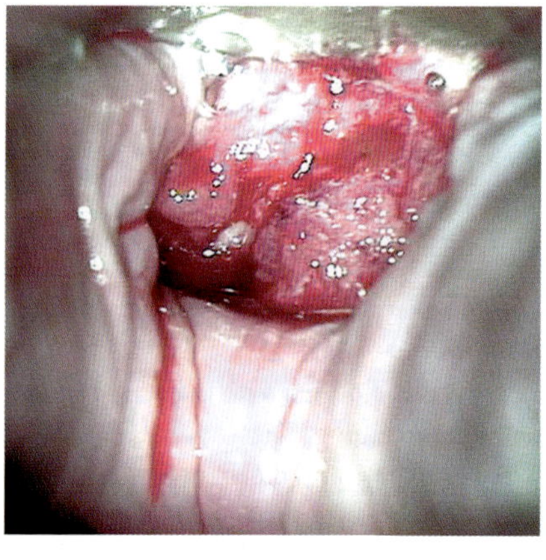

Abb. 3.24 Kolposkopische Aufnahme eines Zervixkarzinoms [T192]

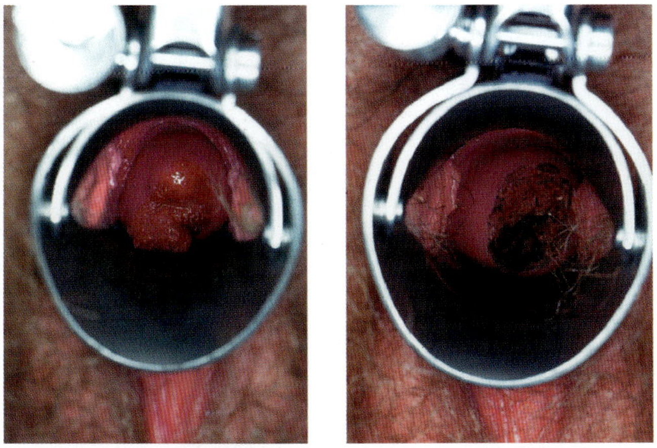

a Ein häufiger Normalbefund bei der Kolposkopie ist die Portioektopie, bei der sich Zylinderepithel aus dem Zervikalkanal auf der Portiooberfläche befindet. Sie ist vor dem äußeren Muttermund als rote Fläche erkennbar. In diesem Bereich besteht ein erhöhtes Dysplasie-Risiko, welches durch Laserbehandlung oder Konisation gesenkt werden kann.

b Kolposkopiebefund einer Ektopie nach Laserbehandlung, zu erkennen ist in der Tiefe die dunkle Wundfläche nach der Koagulation des Gewebes.

Abb. 3.25 Portioektopie [T192]

Die wichtigsten diagnostischen Maßnahmen sind die zytologischen Untersuchungen von Zellabstrichen (➤ 1.3.6), in denen sich die Schweregrade der Dysplasie mit einer Treffsicherheit von 98 % erkennen lassen, und die histologische Untersuchung von entnommenem Gewebe (Konisation, Knipsbiopsie ➤ 1.3.13). Die übrigen technischen Untersuchungen dienen dem Staging (➤ 1.5):

- Blutentnahme:
  - Blutbild: karzinombedingte Anämie?
  - Entzündungsparameter: bei Karzinom erhöht
  - Leberwerte: bei Metastasen erhöht
  - Nierenwerte: Nierenfunktionseinschränkung, wenn die Harnleiter durch den Tumor zusammengedrückt werden
  - Tumormarker SCC und CEA (➤ Abb. 1.14)
- Zystoskopie (➤ 4.10.5) und Rektoskopie wegen der möglichen Ausbreitung des Tumors in Blase bzw. Darm; i. v.-Urogramm, um festzustellen, ob der Tumor die Harnleiter komprimiert
- Sonografie des Ober- und Unterbauchs, Röntgen-Thorax, ggf. Knochenszintigrafie, CT, Kernspintomografie und Lymphografie zur Metastasensuche, typisch für das Zervixkarzinom ist die frühe lymphogene Metastasierung in die Lymphknoten entlang der Aa. iliacae und der Aorta sowie der Beckenwand.

Behandlungsstrategie der Dysplasie

Für die Therapie der Dysplasie ist der Schweregrad von ausschlaggebender Bedeutung. Die leichte Form der Dysplasie (Pap IIID) bildet sich nach einem Jahr in etwa 80 % der Fälle spontan zurück, sodass bei diesen Patientinnen zunächst nur vierteljährlich der Abstrich kontrolliert wird. Sollte aber nach einem Jahr weiterhin eine leichte Dysplasie bestehen, wird ihnen ebenso wie Frauen mit einer schweren Dysplasie oder einem Carcinoma in situ eine Konisation (➤ 1.3.13) empfohlen.

Bei korrekter Durchführung dient die **Konisation** sowohl der Diagnostik, denn der entnommene Kegel wird in der Pathologie untersucht, als auch der Therapie, da das pathologische Gewebe mit Entnahme des Kegels vollständig entfernt wird.
Pflege bei Konisation ➤ 1.3.13

Behandlungsstrategie des Zervixkarzinoms

Die Behandlung des Zervixkarzinoms hängt von der Ausbreitung des Tumors ab. Hauptpfeiler der Behandlung sind die Operation und die Strahlentherapie. Hormon- und Chemotherapie bringen nur wenig Nutzen, da das Karzinom darauf kaum anspricht [6].

Operation

In frühen Krankheitsstadien ist die Behandlung primär operativ. Bei einem Carcinoma in situ reicht eine Konisation i. d. R. aus. Konnte das Carcinoma in situ mit der Konisation nicht vollständig entfernt werden oder hat die Patientin ihre Familienplanung abgeschlossen, wird eine Hysterektomie (➤ 3.12.4) vorgenommen; sie ist auch bei sehr kleinen Tumoren Methode der Wahl.

Ansonsten ist die **Radikaloperation nach Wertheim-Meigs** erforderlich. Dabei werden der Uterus, der seitliche Halteapparat der Gebärmutter (Parametrien ➤ 1.3.4), das obere Scheidendrittel und die Lymphknoten des Abflussgebiets entlang der A. iliaca interna und externa entfernt. Bei (fraglicher) Infiltration werden auch Blasen- oder Darmanteile reseziert. Ist eine postoperative Strahlentherapie erforderlich und die Patientin noch vor den Wechseljahren, werden die Ovarien nach kranial (oben) verlagert und mit je einem Metallclip markiert. Dieser ist röntgendicht und erleichtert bei der Bestrahlungsplanung die Lokalisation der Ovarien, um diese aus dem Bestrahlungsfeld ausblenden zu können.

Strahlentherapie

Pflege nach Strahlentherapie ➤ 1.5.1
Bei unvollständiger Entfernung des Tumors oder der Lymphknoten schließt sich die *postoperative Strahlentherapie* an. Sie erfolgt je nach vermuteter Tumorrestlokalisation als **perkutane Strahlentherapie,** hier wird der krankhafte Prozess von außen durch die intakte Haut hindurch bestrahlt oder als **Kontaktbestrahlung.** Als Kontaktbestrahlung werden Methoden bezeichnet, bei denen Strahlenquelle und Tumor direkten Kontakt zueinander haben. Dazu gehört das **Afterloading-Verfahren,** das die früher übliche *Radiumeinlage* in den Uterus aus Strahlenschutzgründen ersetzt hat. Beim Afterloading-Verfahren wird ein spezieller Applikator, z. B. Zervixstift, Portiokappe oder Zylinder (➤ Abb. 3.26, ➤ Abb. 3.27) in die Gebärmutter und/oder den Scheidenstumpf eingebracht. Hat das Personal den (abgeschirmten) Raum verlassen, wird der Applikator ferngesteuert über ein Schlauchsystem mit einer radioaktiven Strahlenquelle in Form von Kügelchen aus $Caesium^{137}$ oder $Iridium^{192}$ bestückt. Die dann folgende Kontaktbestrahlung dauert je

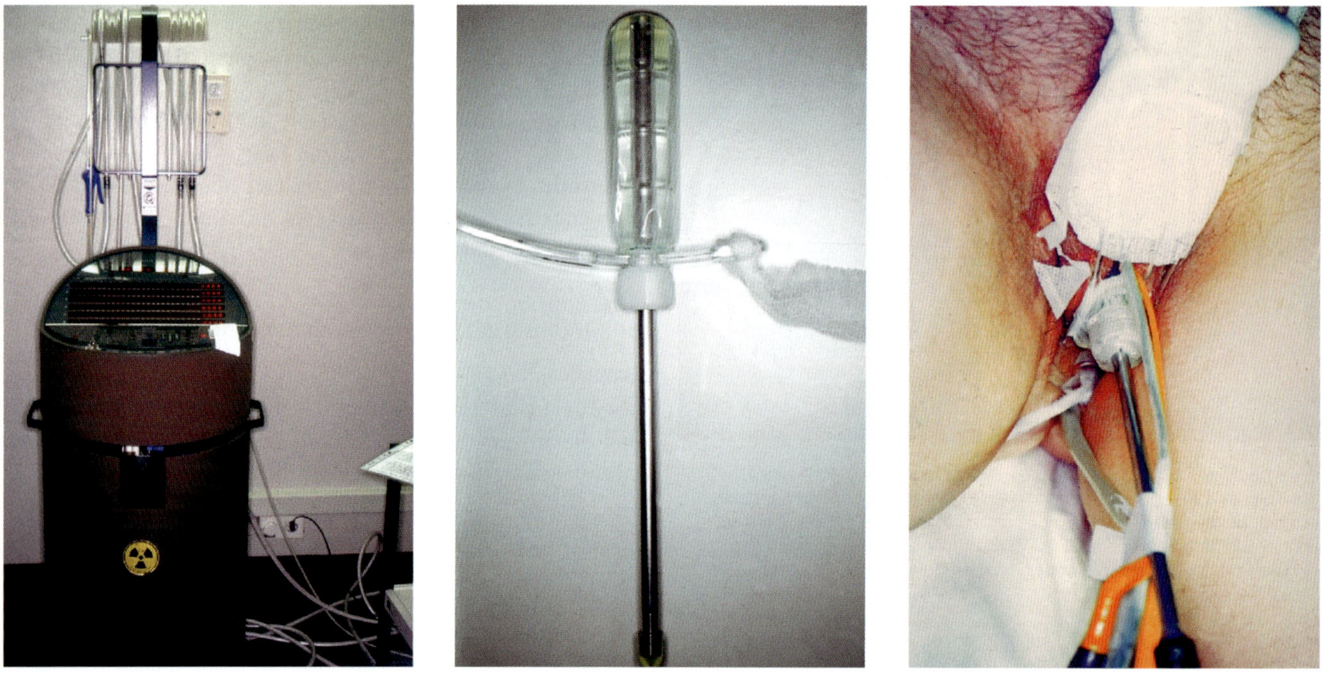

a Ein multifunktionales Afterloading-Gerät mit Bleiumhüllung der Strahlenquelle. Von den vielen Schläuchen wird bei gynäkologischen Bestrahlungen nur einer tatsächlich verwendet.

b Ein Vaginalzylinder zur intravaginalen Strahlenapplikation. Unten wird der entsprechende Schlauch aus Abb. a angeschlossen.

c Situs des eingebrachten Vaginalzylinders sowie eingeführte Messsonden in Rektum und Harnblase zur Messung der Strahlenbelastung. Zur transurethralen Harnableitung wurde ein Blasenkatheter gelegt.

Abb. 3.26 Afterloading-Verfahren [T192]

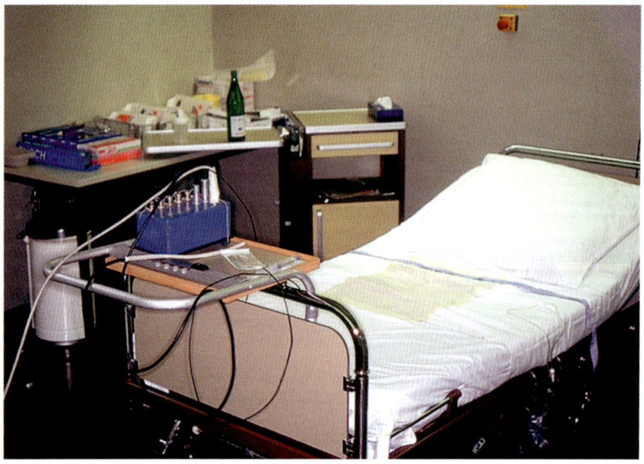

Abb. 3.27 Das Patientenbett mit Kanalanschlüssen. Bei gynäkologischen Bestrahlungen wird nur ein Kanal benutzt. [T192]

nach Intensität der Bestrahlung und verwendetem Isotop wenige Minuten bis einige Stunden. Nach der Bestrahlung werden die Strahlenquellen-Kügelchen automatisch in den bleiumwandeten Tresor zurückgefahren. Dadurch entsteht für das Personal keine Strahlenbelastung. Während der Bestrahlung werden die Patientinnen über einen Monitor überwacht und die Kommunikation erfolgt über eine Sprechanlage. Je nach Schweregrad der Erkrankung werden 3–8 Strahlentherapiesitzungen in mehrwöchentlichen Abständen durchgeführt. Da Harnblase und Darm im Bestrahlungsgebiet liegen, ist mit Nebenwirkungen wie Zystitis, Diarrhö und Strahlenproktitis zu rechnen.

Bei inoperablen Patientinnen oder fortgeschrittener Erkrankung, d. h. wenn der Tumor die Beckenwand bereits erreicht hat, ist die *primäre Radio-Chemotherapie* als Kombination von perkutaner und Kontaktbestrahlung mit einer Chemotherapie die Behandlung der Wahl.

Präoperative Pflege

Allgemeine prä- und postoperative Pflege in der Gynäkologie ➤ 1.4.2, ➤ 1.4.4
Pflege vor und nach Operationen an den Geschlechtsorganen ➤ 3.9
Pflege in der gynäkologischen Onkologie ➤ 1.5
Pflege bei Hysterektomie ➤ 3.12.4

Am Vorabend wird der Darm mit einem hohen Reinigungseinlauf gesäubert. Müssen voraussichtlich Teile des Darms reseziert werden, ordnet der Arzt i. d. R. eine orthograde Darmspülung an. Gilt die Anlage eines Anus praeters als sicher, wird der Stomatherapeut präoperativ in die Pflege einbezogen (➤ 3.11.6).

Postoperative Pflege

- Nach der Operation nach Wertheim-Meigs werden die Frauen in den ersten drei postoperativen Tagen auf der Intensivstation betreut

- Wegen der Entfernung der Lymphbahnen und -knoten kann sich ein **Lymphödem der unteren Extremitäten** entwickeln. Daher werden die Beine der Patientin hochgelagert und Bewegungsübungen durchgeführt, z. B. führt die Patientin im Liegen mit in die Luft gestreckten Beinen kreisende Bewegungen aus oder – wenn diese Aktivierung zu anstrengend ist – sie bewegt den Vorfuß auf und ab.

Prinzipien der Lymphödemprophylaxe ➢ 2.9.2

VORSICHT!

Nach der Radikaloperation nach Wertheim-Meigs zur Lymphödemprophylaxe keine Injektionen am Oberschenkel vornehmen.

Prognose

Bei Früherkennung ist die Prognose des Zervixkarzinoms mit einer 5-Jahres-Überlebensrate von ca. 90 % gut. Hat das Karzinom den Gebärmutterhals überschritten, liegt sie dagegen nur noch bei 50 %.

Endometriumkarzinom

DEFINITION

Endometriumkarzinom *(Korpuskarzinom):* Vom Endometrium ausgehender *Gebärmutterhöhlenkrebs.* Häufigkeitszunahme in den letzten Jahren auf jetzt 25–35 % aller Genitalkarzinome. Altersgipfel 55.–60. Lebensjahr, vor der Menopause selten.

Krankheitsentstehung

Beim **Endometriumkarzinom** handelt es sich meist um ein Adenokarzinom. Im Gegensatz zur infektiösen Genese des Zervixkarzinoms wird beim Endometriumkarzinom als Ursache der Entartung ein lang andauerndes Überwiegen der Östrogene gegenüber den Gestagenen diskutiert *(Östrogendominanz).* Auch eine unkontrollierte Gabe von Östrogenen nach der Menopause zur Linderung der typischen postmenopausalen Beschwerden (➢ 5.1, ➢ 5.2) kann zur Entwicklung eines Endometriumkarzinoms führen. Ferner sind Übergewicht, Hypertonie und Diabetes mellitus Typ II Risikofaktoren.

Symptome und Untersuchungsbefund

Symptome des Endometriumkarzinoms sind:

- Blutungen nach der Menopause, bei Frauen im gebärfähigen Alter Metrorrhagien (➢ Tab. 3.5)
- Eitriger, blutiger oder fleischwasserfarbener Fluor
- Evtl. Schmerzen im Unterbauch.

Die gynäkologische Untersuchung ist oft völlig unauffällig. Erst in Spätstadien fällt eine Vergrößerung der Gebärmutter oder ein im Gebärmuttermund sichtbarer Tumor auf. Bei Verschluss des Gebärmuttermunds mit nachfolgender Entzündung kann es zur **Pyometra** (➢ 3.12.3) kommen.

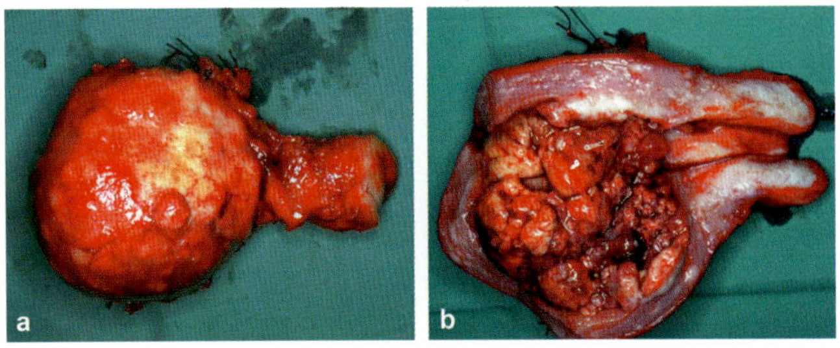

Abb. 3.28 Exstirpierter Uterus mit Endometriumkarzinom. Deutlich sind die Karzinomknoten an der Oberfläche des Uterus zu erkennen (a). Aufgeschnittener Uterus mit Endometriumkarzinom (b) [T192]

Diagnostik und Differenzialdiagnose

Die Veränderungen des Endometriums können oft (vaginal)sonografisch dargestellt werden. Die Sicherung der Diagnose erfolgt durch eine fraktionierte Abrasio (➢ 1.3.13), am besten in Kombination mit einer Hysteroskopie (➢ 1.3.12). Die Staging-Untersuchungen entsprechen denen des Zervixkarzinoms.

Behandlungsstrategie

Wie beim Zervixkarzinom steht die operative Behandlung mit abdominaler Entfernung des Uterus (➢ 3.12.5, ➢ Abb. 3.28), meist einschließlich der Adnexe, oberen Scheidenanteilen und pelvinen Lymphknoten, im Vordergrund.

Vor allem bei nachgewiesenem Lymphknotenbefall, aber auch bei inoperablen Patientinnen erfolgt eine perkutane und/oder *intrakavitäre* (Einbringen des strahlenden Materials in die Scheide) Strahlenbehandlung (➢ 3.12.5). Die Strahlentherapie soll insbesondere Rezidive am Scheidenstumpf verhindern *(Scheidenstumpfprophylaxe).*

Bei Fernmetastasen sprechen v. a. hochdifferenzierte Adenokarzinome mit Hormonrezeptoren auf eine Hormontherapie mit hoch dosierter Gestagengabe an [7]. Dagegen hat eine Chemotherapie nur selten Erfolg.

Pflege

Prä- und postoperative Pflege bei Zervixkarzinom ➢ 3.12.5

Prognose

Da sich das Endometriumkarzinom häufig bereits in einem frühen Stadium durch eine Blutung bemerkbar macht, ist die Prognose insgesamt als sehr gut einzuschätzen. Ist das Karzinom noch auf den Korpusbereich beschränkt, liegt die 5-Jahres-Überlebensrate zwischen 80 % und 95 %. Ist auch die Zervix betroffen, sinkt sie auf ca. 50 %.

3

3.13 Erkrankungen von Vulva und Vagina

3.13.1 Infektionen: Vulvitis, Bartholinitis, Kolpitis und Vulvovaginitis

DEFINITION

Vulvitis: Entzündung der Vulva.
Bartholinitis: Umschriebener Entzündungsprozess im Bereich der Vulva.
Kolpitis *(Vaginitis, Scheidenkatarrh):* Entzündung der Vagina.
Vulvovaginitis: Gemeinsames Auftreten von Vulvitis und Kolpitis.

3

Krankheitsentstehung

Vulvitis

Ursache der **primären Vulvitis** ist zumeist die Reizung des äußeren Genitales:

- Mechanisch, z. B. durch zu enge Wäsche, ungewöhnliche Sexualpraktiken oder reibende Menstruationsbinden
- Chemisch, z. B. durch Seifen oder Deos
- Infektiös, z. B. durch Herpes- oder Papillomaviren (➤ 3.14.5, ➤ 3.14.6).

Die **sekundäre Vulvitis** entsteht als Folge von Entzündungen höher gelegener Abschnitte der Genitalorgane, z. B. einer Kolpitis, oder aber durch einen Östrogenmangel oder eine Allgemeinerkrankung, z. B. Diabetes mellitus.

Bartholinitis

Bei der **Bartholinitis** kommt es zu einer meist einseitigen Entzündung der im dorsalen Anteil der großen Schamlippen gelegenen **Bartholin-Drüsen.** Verschließt sich einer der Drüsenausführungsgänge, die an der Innenseite der kleinen Schamlippen enden, durch eine Entzündung, staut sich das Sekret und es entsteht eine **Bartholin-Abszess** (➤ Abb. 3.29), die bis zu tennisballgroß werden kann.

Kolpitis

Die gesunde Vagina ist durch ihren sauren pH-Wert recht widerstandsfähig gegen Entzündungen. Scheidenspülungen und Antibiotika (➤ Tab. 3.9) können das Scheidenmilieu aber so verändern, dass pathogene Bakterien wie Gardnerella vaginalis, Entero-, Sta-

Tab. 3.8 Zusammenfassende Darstellung häufiger erregerbedingter Kolpitiden (Entzündungen der Vagina). Eine Kolpitis führt oft sekundär zu einer Vulvitis.

Bezeichnung	Erreger	Charakteristische/differenzierende Symptome und Befunde	Therapie
Pilzbedingte Kolpitiden			
Soorkolpitis *(Kolpitis candidamykotica)*	Candida albicans	• Krümelig-bröckeliger, weiß-gelblicher, nicht riechender Fluor, Vaginalwand gerötet • Meist gleichzeitiges Bestehen einer **Soorvulvitis** *(Vulvitis candidamykotica):* Vulva gerötet mit typischen Satellitenherden	• Lokale Antimykotika (stets Vulva und Vagina) über drei Tage, bei Rezidiven und Schwangeren länger • Bei mehrfachen Rezidiven evtl. systemische Therapie bzw. Impfung (➤ 3.13.1, Behandlungsstrategie)
Bakterielle Kolpitiden			
Bakterielle Vaginose *(Aminkolpitis,* früher *Haemophilus-vaginalis-Kolpitis)*	Gardnerella (früher Haemophilus oder Corynebacterium vaginalis) und verschiedene Anaerobier	• Farbloser bis weißlicher, eher dünnflüssiger, unangenehm fischartig riechender Fluor, positiver Amintest (➤ 1.3.6) • Nässegefühl • Oftmals keine typische Hautrötung, wenig Pruritus	• Lokal Metronidazol, evtl. zusätzlich Ansäuerung des Vaginalmilieus • Bei Erfolglosigkeit systemische Gabe von Metronidazol
Chlamydienkolpitis	Chlamydia trachomatis	• Meist sekundär bei Chlamydien-Zervizitis (➤ 3.14.4, Gefahr der aufsteigenden Infektion) • Häufig gleichzeitig Urethritis • Eitriger Fluor • Oft Unterbauchschmerzen, Dysurie, Pollakisurie	• Systemisch Tetrazykline • Bei Schwangerschaft Erythromycin
Kokkenkolpitis, Mischkolpitis	Verschiedene Kokken und andere Bakterien, Mischinfektionen	Gelblich-grüner Fluor	• Lokal Antiseptika oder Antibiotika • Bei Erfolglosigkeit systemisch Antibiotika
Mykoplasmenkolpitis	Mykoplasmen (Mycoplasma hominis, Ureaplasma urealyticum)	Farbloser bis weißlicher, dünnflüssiger, geruchloser Fluor	• Lokal Antiseptika • In der Schwangerschaft bei vorzeitiger Wehentätigkeit systemisch Erythromycin
Protozoenbedingte Kolpitiden			
Trichomonadenkolpitis	Trichomonas vaginalis	• Gelblich-grüner, schaumiger, übel riechender Fluor • Vaginalwand gerötet und geschwollen	• Systemisch Metronidazol • In der Schwangerschaft z. B. Clotrimazol lokal

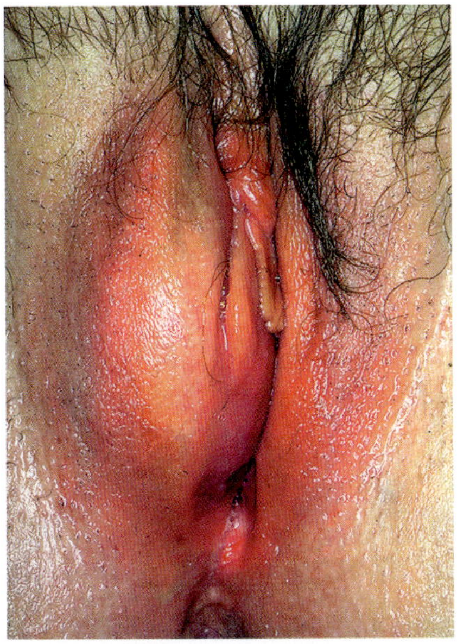

Abb. 3.29 Akute Bartholinitis mit Bartholin-Abszess [T192]

phylo- und Streptokokken), Pilze oder Trichomonaden überwiegen und zu einer **Kolpitis** führen. Östrogenmangel nach der Menopause oder Diabetes mellitus begünstigen die Entwicklung einer Kolpitis, da hier die **Döderlein-Bakterien** fehlen.

Die häufigsten Erreger sind Pilze (Candida albicans), Bakterien aus dem Analbereich (insbesondere E. coli), Trichomonaden und Chlamydien (➤ 3.14.4). Einen Überblick über erregerbedingte Kolpitiden gibt ➤ Tab. 3.8.
Kolpitis senilis ➤ 5.2.1

Symptome und Untersuchungsbefund

Leitsymptome der **Vulvitis** sind brennende Schmerzen und Juckreiz des äußeren Genitales. Bei der **Kolpitis** stehen Schmerzen und Wundgefühl der Vagina sowie ein pathologischer Fluor (➤ Tab. 3.4, ➤ 3.10.1) im Vordergrund. Häufig hat die Patientin auch Schmerzen beim Wasserlassen und Geschlechtsverkehr. Bei einem Bartholin-Abszess bestehen Schmerzen beim Gehen und Sitzen.

Bei der gynäkologischen Untersuchung sind die erkrankten Bezirke deutlich an ihrer Rötung und Schwellung zu erkennen. Die Berührung ist für die Patientin schmerzhaft. Bläschen weisen auf eine *Herpesinfektion* (➤ 3.14.6, ➤ Abb. 3.37), *Condylomata acuminata* (➤ Abb. 3.36) auf eine Infektion durch *Papillomaviren* (➤ 3.14.5), weiße Beläge auf eine *Pilzinfektion* hin.

Diagnostik und Differenzialdiagnose

Die technischen Hilfsuntersuchungen dienen insbesondere dazu, den Erreger zu identifizieren:

- Erregersuche im Nativpräparat, evtl. Anlage einer Kultur (es sind spezielle Fertignährmedien z. B. für Gonokokken, Pilze und Chlamydien erhältlich ➤ 1.3.6)
- Bei älteren Patientinnen mit einer Vulvitis und/oder Kolpitis immer Ausschluss eines Karzinoms der Vulva oder Vagina (➤ 3.13.3).

Behandlungsstrategie

Behandlungsstrategie bei Herpes genitalis ➤ 3.14.6
Behandlungsstrategie bei Condyloma acuminata ➤ 3.14.5
Konnte ein Erreger nachgewiesen werden, steht dessen Beseitigung im Vordergrund. Oft reicht dazu eine Lokalbehandlung durch Cremes oder Scheidenovula aus:

- Vaginaltherapeutika bei Bakterien, Pilzen, Trichomonaden oder Aminkolpitis (➤ Tab. 3.9). Kommt es bei einer Pilzinfektion trotz Einsatz von Vaginaltherapeutika und Beseitigung der (pilz) wachstumsfördernden Umstände, z. B. Eisenmangel und zuckerhaltige Ernährung, zu keiner Heilung, kann auch eine Impfung durchgeführt werden, z. B. Gynatren®
- Bei Bartholinitis **Marsupialisation,** d. h. der Abszess wird operativ eröffnet und die Abszesswand nach außen mit dem Wundrand vernäht (➤ Abb. 3.30). Drainage bis zur Wundheilung
- Wiederherstellung des sauren Vaginalmilieus um Rückfälle zu vermeiden, z. B. durch Milchsäure- bzw. Laktobazillen-Ovula, die in die Scheide eingeführt werden, z. B. Eubiolac® Verla, Gynoflor®
- Bei älteren Patientinnen wird der Östrogenmangel durch lokale oder systemische Östrogengabe ausgeglichen, z. B. Ovestin®-Vaginalovula bzw. Presomen® 0,6 comp. Drg.

Auf Vagina und/oder Vulva beschränkte Erkrankungen können in vielen Fällen durch alleinige Verabreichung von **Vaginaltherapeu-**

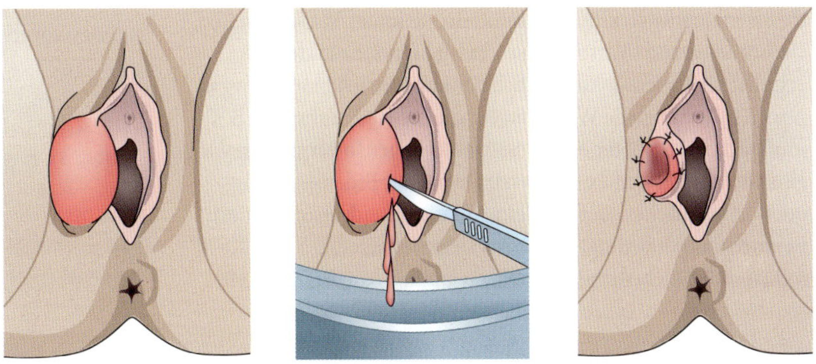

Abb. 3.30 Links: Bartholinitis mit Bartholin-Abszess. Mitte: Inzision der Bartholin-Abszess (in Narkose) und Abfluss des Eiters. Rechts: Marsupialisation der Bartholin-Abszess: Die nach außen umgeschlagene Abszesswand wird mit der Haut vernäht und die Abszess trocknet aus. [L157]

Tab. 3.9 Vaginaltherapeutika

Substanz (Auswahl)	Bsp. Handelsname	Indikationen
Antibiotika und Antimykotika		
Tetracyclin	• Aureomycin® N • Mysteclin®	• Mischinfektionen der Scheide mit Bakterien, Pilzen, z. T. auch Trichomonaden • Vor vaginalen Operationen
• Miconazol • Amphotericin B • Clotrimazol • Econazol • Nystatin	• Daktar® • Ampho-Moronal® • Canesten® • Canifug® • Mykofungin® • Gilt® • Gyno-Pevaryl® • Moronal®	Pilzinfektionen der Scheide, v. a. Candida-Infektionen
Metronidazol	• Clont® • Vagimid®	• Trichomonaden-Infektionen der Scheide, zusätzlich systemische Therapie erforderlich • Aminkolpitis
Hormone		
Östrogene	• Oestriolsalbe® • Ovestin®	Östrogenmangelerscheinungen der Scheide, v. a. Austrocknung, Juckreiz, Infektionsanfälligkeit, entzündliche Veränderungen
Weitere		
Antiseptika	• Betaisodona® • Braunovidon® • Octenisept®	• Scheideninfektionen • Scheidendesinfektion vor operativen Eingriffen
Laktobazillen (in Kombination mit Östrogenen)	Gynoflor®	• Störungen der Vaginalflora • Nachbehandlung nach lokaler Antibiotika-/Antimykotika-Therapie
Milchsäure	Eubiolac® Verla	Wiederherstellung eines sauren Scheidenmilieus, z. B. nach lokaler Antibiotikatherapie oder Infektionen

tika behandelt werden. Dabei handelt es sich um Vaginalcremes oder Vaginaltabletten *(Vaginalovula, Scheidenzäpfchen)*, die bei Körpertemperatur schmelzen oder im Vaginalsekret gelöst werden und dann eine lokale Wirkung ohne (wesentliche) systemische Nebenwirkungen entfalten. Es kann sich dabei sowohl um Einzel- als auch um Kombinationspräparate handeln. Am häufigsten verordnet werden Antimykotika gegen Pilzinfektionen.

Um Rezidive zu vermeiden ist eine Behandlung der Grunderkrankung sowie bei infektiöser Ursache eine *Partnerbehandlung* erforderlich, da es sonst immer wieder zur erneuten Infektion *(Reinfektion)* durch den nicht behandelten, manchmal völlig beschwerdefreien Partner kommt *(Ping-Pong-Infektion)*.

Pflege und Beratung

Die Pflegenden:

- Informieren die Frau über die Vulvitis begünstigende Faktoren, die sie meiden soll, z. B. Waschmittelreste in der Wäsche, Seifen, Deos, engsitzende Wäsche oder Vorlagen mit Plastikfolien
- Schulen die Patientin hinsichtlich der erforderlichen Intimhygiene; sie soll ausgiebige Waschungen, die die Haut aufweichen und Bakterien leichter eindringen lassen, ebenso vermeiden wie einen hart eingestellten Wasserstrahl bei der Bidetbenutzung oder beim Duschen, der die Keime in die Scheide transportiert. Bei mechanisch bedingter Vulvitis sind Sitzbäder, z. B. mit Kamillen- oder Eichenrindenextrakt, erlaubt. Vaginalspülungen zerstören die gesunde Scheidenflora und sind, auch für eine gesunde Frau, obsolet
- Empfehlen gegen Juckreiz Kompressen mit wohltuend kühlender Salbe; bei mechanisch und chemisch bedingter Vulvitis z. B. Bepanthen®-Salbe, Deumavan®, bei Pilzinfektion z. B. Canesten®- oder Daktar®-Creme, die gleichzeitig den Krankheitserreger bekämpft (➤ Tab. 3.9)
- Pflegen die Patientin mit einer Marsupialisation wie nach einer Abrasio (➤ 1.3.13). Zusätzlich führen sie auf Anordnung Genitalspülungen (➤ 3.7) durch, um Krusten zu lösen, wechseln die Vorlagen regelmäßig und entsorgen sie sofort, um eine Keimverschleppung zu vermeiden. Zum Sitzen bieten sie der Patientin ein weiches Sitzkissen an.

Arzt und Pflegende informieren die Patientin, dass die Einhaltung der Therapiedauer maßgeblich für den Erfolg ist und ein verfrühtes Absetzen der Medikation zu Rückfällen führen kann (auch bei Beschwerdefreiheit).

Bei der Verabreichung von Vaginaltherapeutika ist zu beachten:

- Patientin informieren, wie sie die Vaginaltherapeutika selbst einführen kann. Vorher Blase entleeren lassen
- Handschuhe anziehen und das Vaginaltherapeutikum mit dem zusätzlich durch einen Fingerling geschützten Finger oder mit beiliegendem Applikator im hinteren Vaginalabschnitt positionieren
- Am besten unmittelbar vor dem Schlafengehen verabreichen, da im Liegen weniger von der Substanz aus der Vagina abfließt
- Vorlage als Wäscheschutz einlegen.

3.13.2 Gutartige Tumoren von Vulva und Vagina

Gutartige Tumoren von Vulva und Vagina sind extrem selten. An der Vulva kann eine Verlegung des Ausführungsgangs der Bartholin-Drüsen zu einer Zyste führen (➤ Abb. 3.29). Diese wird meist operativ ausgeschält (➤ Abb. 3.30).

Bei der Tastuntersuchung der Vagina finden sich gelegentlich Reste des *Gartner-Gangs* (➤ 3.12.1) aus der Embryonalzeit in einem der Uterusligamente. Diese Reste können zur Ausbildung von Zysten, sog. *Gartner-Gang-Zysten,* führen. Auch hier wird eine operative Ausschälung in Narkose durchgeführt.

3.13.3 Bösartige Tumoren von Vulva und Vagina

DEFINITION

Vulvakarzinom und **Vaginalkarzinom** *(Scheidenkarzinom):* Mit 4 % (Vulvakarzinom) bzw. 1,5 % (Vaginalkarzinom) aller bösartigen Genitaltumoren eher seltene Karzinome. Altersgipfel über 65 Jahre.

Krankheitsentstehung

90 % der Tumoren sind Plattenepithelkarzinome. Obwohl sich bei 90 % aller Vulvakarzinome Papilloma- oder Herpes-2-Viren (➤ 3.14.5, ➤ 3.14.6) nachweisen lassen, ist die Tumorentstehung des Vulvakarzinoms ebenso wie die des Vaginalkarzinoms unklar.

Symptome und Untersuchungsbefund

Bei **Vulvakarzinomen** führt die Patientin meist der quälende, chronische Juckreiz zum Arzt.

Symptome beim **Vaginalkarzinom** sind fleischwasserfarbener Fluor, Blutungen und Beschwerden beim Wasserlassen. Große Tumoren können auch Druckgefühl und Schmerzen hervorrufen.

Bei der gynäkologischen Untersuchung ist der Tumor i. d. R. als Verhärtung, Knoten oder Geschwür sicht- und tastbar. Wichtig ist das Abtasten der regionalen Lymphknoten, da beide Karzinome bevorzugt und rasch lymphogen metastasieren.

Diagnostik und Differenzialdiagnose

Die Diagnose wird durch die histologische Untersuchung eines Biopsats oder einer Probeexzision aus dem verdächtigen Bezirk gesichert. Zystoskopie (➤ 4.10.5), Rektoskopie, i. v.-Urogramm (➤ 4.10.4), da die Harnleiter durch den Tumor verengt werden können, und CT dienen der Feststellung der Tumorausbreitung und Metastasierung.

Behandlungsstrategie

Beim Vulvakarzinom wird der Tumor operativ entfernt. Bei sehr kleinen Tumoren reicht manchmal die Tumorentfernung mit Sicherheitsabstand aus. Ansonsten ist eine **radikale Vulvektomie** erforderlich (➤ Abb. 3.31). Bei inoperablen Patientinnen kommen

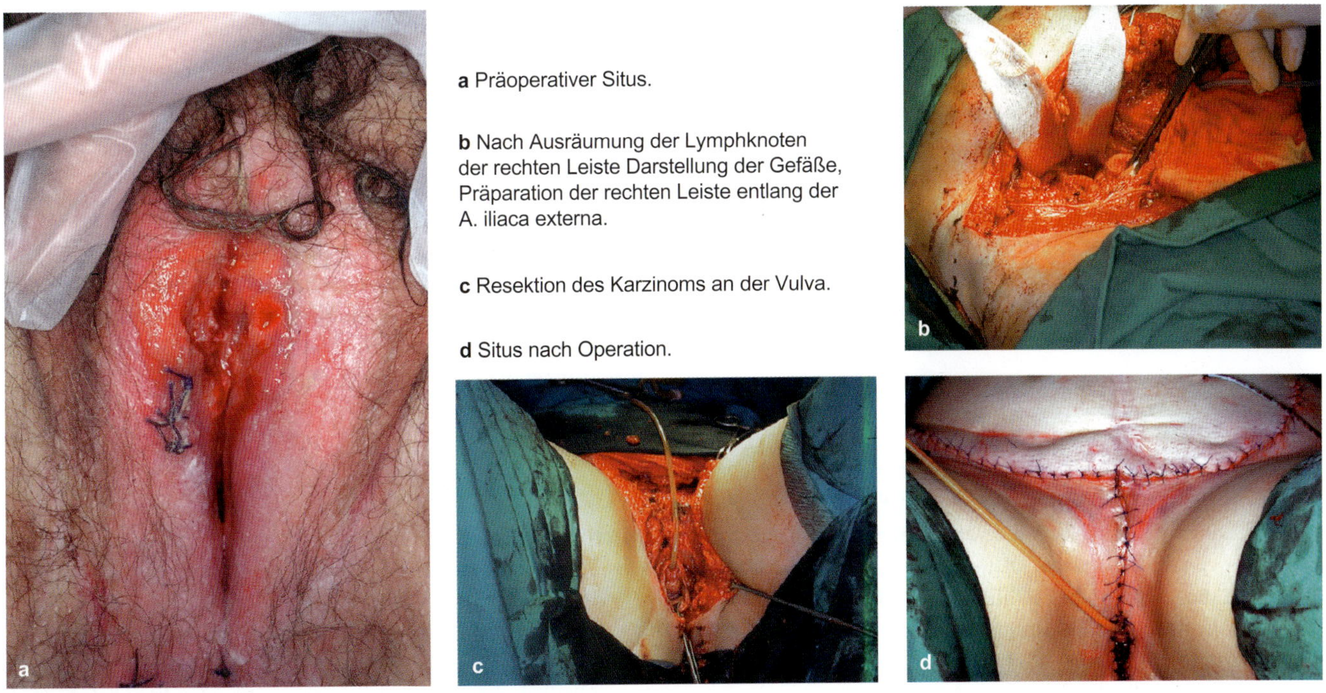

a Präoperativer Situs.

b Nach Ausräumung der Lymphknoten der rechten Leiste Darstellung der Gefäße, Präparation der rechten Leiste entlang der A. iliaca externa.

c Resektion des Karzinoms an der Vulva.

d Situs nach Operation.

Abb. 3.31 Radikale Vulvektomie [T192]

Strahlentherapie und elektrochirurgische Tumorabtragung in Betracht.

Das Vaginalkarzinom wird i. d. R. primär bestrahlt. Angewendet wird dabei meist eine Kombination aus lokaler Bestrahlung des Tumors im Afterloading-Verfahren und perkutaner Bestrahlung der Lymphknoten (➤ 3.12.5). Wegen der Lage der Nachbarorgane im Bestrahlungsgebiet kommen Schleimhautschäden und Fistelbildungen in Harnblase und/oder Rektum häufig vor.

Präoperative Pflege bei Vulvakarzinom

Allgemeine prä- und postoperative Pflege in der Gynäkologie ➤ 1.4.2, ➤ 1.4.4
Pflege vor und nach Operationen an den Geschlechtsorganen ➤ 3.9
Pflege in der gynäkologischen Onkologie ➤ 1.5

Psychische Betreuung

Die Patientinnen bringen zur stationären Aufnahme Untersuchungsbefunde mit, die meist in einer Praxis erhoben wurden und die die Operationsfähigkeit der Patientin bestätigen. Kann vor dem Eingriff der Umfang der Operation definiert werden, wird die Patientin am nächsten Tag operiert. Manchmal besteht zuvor noch Abklärungsbedarf, z. B. über Sitz und Größe des Tumors, das Tumorwachstum (verdrängend? destruierend?), ob es Tumoreinbrüche gibt, z. B. in Gefäße und/oder umgebendes Gewebe, oder es sind genauere Angaben über Metastasierungen erforderlich (siehe Diagnostik und Differenzialdiagnostik). Dann wird am nächsten Tag versucht das Ausmaß bzw. die Ausdehnung des Tumors zu ermitteln. Die Patientin wird im OP unter Narkose untersucht, um den Operationsumfang festzulegen. In einer nachfolgenden Operation, häufig schon am Folgetag, wird die eigentliche Vulvektomie durchgeführt. Das alles kann für die Patientin emotional anstrengend sein. Ihre seelische Belastung ist groß, sie schwankt zwischen Hoffen („vielleicht zeigen die Untersuchungen, dass sich der Arzt zuvor geirrt hat") und Bangen („vielleicht ist der Krebs noch weiter fortgeschritten als vermutet"). Die Pflegenden begegnen den psychischen Anspannungen der Patientin mit Aufmerksamkeit, Einfühlungsvermögen und freundlicher Zuwendung.

Unterstützung bei alltäglichen Verrichtungen

Leider suchen einige Frauen erst dann einen Gynäkologen auf, wenn das Karzinom außer dem Juckreiz schon heftige Schmerzen verursacht. Auch der mit fortschreitender Erkrankung unangenehm auffallende Geruch durch den zunehmenden Gewebezerfall kann schließlich den letzten Anstoß geben, zum Arzt zu gehen. Dies führt dazu, dass sich die Patientinnen, die wegen eines Vulvakarzinoms stationär aufgenommen werden, häufig in einem fortgeschrittenen Tumorstadium befinden und eine schlechte Prognose haben. Für die Pflegenden bedeutet dies, dass die Patientinnen u. U. viel Unterstützung bei den alltäglichen Verrichtungen benötigen.

Aufgrund des höheren Alters sind andere Grunderkrankungen wahrscheinlich, z. B. Koronare Herzkrankheit oder Diabetes mellitus, die bei der Pflege berücksichtigt werden.

Weitere präoperative Pflegemaßnahmen

- Auf Arztanordnung juckreizhemmende und schmerzlindernde Medikamente verabreichen
- Liegt eine Beteiligung der Harnröhre oder -blase vor, wird der Patientin je nach geplanter Operation präoperativ ein transurethraler oder suprapubischer Blasenkatheter gelegt (Vorbereitung der Materialien und Assistenz beim Legen des suprapubischen Katheters)
- Stomatherapeut einschalten, wenn das Karzinom bereits in den Darm eingebrochen ist und ein Anus praeter angelegt werden muss. Der Stomatherapeut kann der Patientin noch fehlende Informationen geben, sie bei der Auswahl der Materialien zur Stomaversorgung beraten bzw. deren Anwendung so lange mit ihr üben, bis die Patientin selbstständig ist. Er kann zudem den Kontakt zu anderen Betroffenen bzw. zu Selbsthilfegruppen einleiten, falls die Patientin dies möchte
- Am Vortag Darm gründlich reinigen, z. B. mit Klean-Prep® oder Endofalk® Classic, bei der die Patientin in 4–6 Stunden vier Liter der hergestellten Lösung trinken muss, oder mit hohen Reinigungseinläufen (Arztanordnung). Bei geplanter Anus-praeter-Anlage die Patientin wie zu einer großen Darmoperation vorbereiten
- Muss kein Anus praeter angelegt werden, darf die Patientin am Tag vor der Vulvektomie noch normal frühstücken. Danach erhält sie Suppe bzw. die angerührte Abführlösung und abends nur noch Tee; anschließend nüchtern lassen
- Clipping vom Bauchnabel bis zum Anus und oberes Drittel der Oberschenkel (➤ Abb. 1.40).

Postoperative Pflege bei Vulvakarzinom

Krankenbeobachtung

Wegen des meist höheren Alters und der ausgedehnten Operation wird die Patientin teilweise bis zum 3.–5. postoperativen Tag auf der Intensivstation betreut. Die Maßnahmen zur Beobachtung sind analog anderen gynäkologischen Operationen (➤ 1.4.4, ➤ 3.9).

Lagerung und Mobilisation

Da während der ersten 5–7 postoperativen Tage keine Mobilisation erlaubt ist, wird die Patientin auf einer Spezialmatratze gelagert, z. B. TheraKair™, die mit Luftkissen und kontinuierlichem Luftstrom für ein druckentlastendes Hautklima sorgt (➤ Abb. 3.32). Die Patientin wird wegen des großen Wundgebiets und der starken Raffung bzw. Dehnung des Restgewebes (➤ Abb. 3.31d) zunächst ausschließlich auf dem Rücken gelagert. Darüber hinaus bekommt sie ein Spreizkissen zwischen die Beine, um so das Gewebe zusätzlich zu weiten. Ab dem 2. postoperativen Tag drehen die Pflegenden

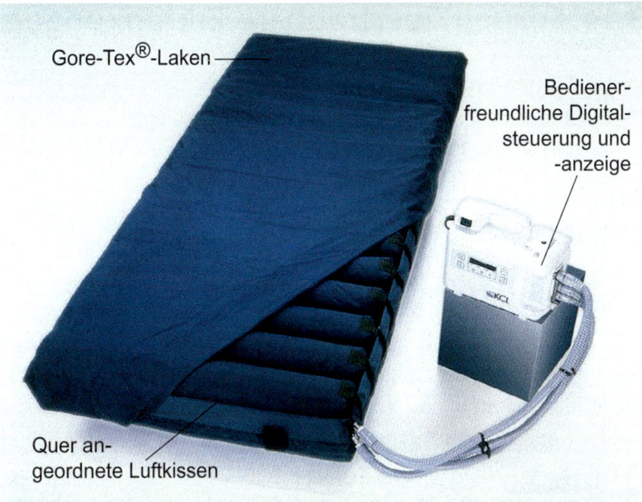

Abb. 3.32 TheraKair™, eine Spezialauflage zur Druckentlastung mit Pulsation, welche die Kapillardurchblutung fördert und den Stoffwechsel in der Haut der Patientin aktiviert. Der Auflagedruck wird insbesondere an dekubitusgefährdeten oder schmerzenden Körperstellen verringert. [U133]

die Patientin zur Durchführung der Körper- und Hautpflege sowie zur Beobachtung von Rücken und Gesäß mit angewinkelten Beinen passiv in die Seitenlage.

Bei komplikationslosem Verlauf wird die Patientin ab dem 7. postoperativen Tag schonend mobilisiert, möglichst direkt von der vertikalen Lage in die Horizontale, um das Wundgebiet nur geringfügig zu belasten. Die Patientin steigert den Bewegungsradius in den Folgetagen je nach Befinden.

Die Pflegenden führen alle notwendigen Prophylaxen durch. Zur Thromboseprophylaxe ordnet der Arzt entweder Heparin i. v. mittels Perfusor an oder s. c.-Injektionen in den Oberarm. Es erfolgen **keine** Injektionen in die Oberschenkel zur Lymphödemprophylaxe oder in die Bauchdecke wegen der unmittelbaren Nähe zum OP-Gebiet.

Wundbeobachtung, Wundversorgung

Die Pflegenden beobachten die Wundverhältnisse auf Aufklaffen der Wundränder *(Nahtdehiszenz)* sowie Taschenbildung und assistieren dem Arzt beim Verbandwechsel. Da das Wundareal großen Spannungen unterliegt, treten gelegentlich Wundheilungsstörungen auf. Dann wird das Wundgebiet mit Ringer-Lösung gespült.

Am 2.–3. postoperativen Tag entfernt der Arzt die oberflächlich ins Wundgebiet eingelegten Redon-Drainagen (➤ 1.4.3).

Je nach Vorgehen in der Klinik und gutem Befinden der Patientin kann sie bei reizlosen Wundverhältnissen ab dem 8. Tag mit lauwarmem Wasser duschen oder die Pflegenden führen nach ärztlicher Anordnung Genitalspülungen mit Zugabe von z. B. Kamillosan® durch (➤ 3.7). Dadurch wird die Wundheilung und -reinigung verbessert.

Ausscheidung

Der Urin fließt in den ersten postoperativen Tagen über eine transurethrale und/oder suprapubische Harnableitung ab. Die Pflegenden beobachten den Urin auf Menge und Beimengungen, z. B. Blut. Ab dem 4.–5. postoperativen Tag beginnen sie mit dem Blasentraining der Patientin. Der suprapubische Katheter wird für jeweils 2 Stunden abgeklemmt. Muss die Patientin dann Wasser lassen, geschieht dies auf transurethralem Weg. Kann die Patientin ihre Blase entleeren, ohne dass Restharn zurückbleibt, werden die Katheter entfernt.

Nach Entfernung der Urinableitungen erlebt manche Patientin Misserfolge und Frustration, weil die Miktion durch Gewebequetschung und Reizung des Nervengeflechts während der Operation erschwert ist, häufig entleert sich anfangs gar kein Spontanharn oder es bleibt doch Restharn zurück. Als noch unangenehmer und verunsichernder empfinden sie, dass der Urinstrahl manchmal nicht in der gewohnten Richtung nach unten, sondern seitlich oder gar nach oben gerichtet fließt oder auch fächerförmig, gespalten oder gedreht *(Palmurie)* sein kann.

Die Patientinnen sind darum auf die Aufklärung durch Pflegende und Ärzte angewiesen. Sie sollen wissen, dass die Auffälligkeiten nachlassen, je länger der Operationstag zurückliegt. Damit sie sich aufgrund der ungewöhnlichen Situation nicht unnötig belasten und die sie irritierende Symptomatik noch verstärken, raten ihnen die Pflegenden zur Miktionsauslösung eine Hand unter den Wasserstrahl am Waschbecken zu halten, was zur Entspannung und Entkrampfung beitragen und somit eine spontane Blasenentleerung unterstützen kann.

Psychische Betreuung

Pflege bei Organverlust am Beispiel der Brustamputation ➤ 2.9.2

Die radikale Vulvektomie ist ein Eingriff, der das äußere Genitale bzw. das Aussehen der Vulva sehr verändert. Zu dieser Veränderung tritt die Auseinandersetzung mit der Krebserkrankung und den weiter zu erwartenden Folgen bzw. Konsequenzen. Es ist daher wichtig, dass die Pflegenden den Patientinnen in dieser Krisensituation Halt und Stütze geben.

Außerdem ist damit zu rechnen, dass auf die Patientin Beschränkungen und Einschnitte im Sexualleben zukommen, z. B. durch Schmerzen beim Geschlechtsverkehr (*Dyspareunie* ➤ 8.1.2), da der Scheideneingang manchmal operativ umschnitten werden muss und so eine Verengung erfährt. Weiter entfällt die sexuelle Stimulationsfähigkeit über die Klitoris. Vertrauen sich die Frauen den Pflegenden mit ihren Ängsten und Unsicherheiten an oder spüren die Pflegenden die Unsicherheit der Frau, vermitteln sie eine Beratung (wenn gewünscht mit dem Partner) durch den Arzt, der dann u. a. auch Informationen geben kann.

Palliative Pflege

Palliative Pflege ➤ 1.2.2

Leider ist es häufig so, dass Patientinnen mit einem Vulvakarzinom wegen der Ausdehnung der Erkrankung und/oder des fortgeschrittenen Alters nicht mehr operativ behandelt werden können. Eine Strahlentherapie kann bei einem palliativen Ansatz durchgeführt werden, langfristige Erfolge sind allerdings nicht zu erwarten. Ebenso ist u. U. eine Lokalbehandlung mit Zytostatika möglich, z. B. 5-Fluorouracil. Häufig wird aber nur noch symptomatisch behandelt: Zur Schmerztherapie werden lokal Xylocain®-Spray oder -Salbe und systemisch periphere Analgetika wie ASS, Paracetamol oder Morphin und Morphinderivate eingesetzt. Die Pflegenden beobachten die Patientin auf die Medikamentenwirkung und sorgen für ein gutes Schmerzmanagement mittels verordneter Schmerztherapie (➤ 1.5, ➤ Abb. 1.46).

3

Die lokale Wundpflege besteht entweder darin, die Wunde trocken zu halten und Infektionen zu vermeiden oder Genitalspülungen durchzuführen. Da der zerfallende Tumor unangenehm riecht, werden Raumsprays oder Geruchstilger, z. B. Nilodor®, angewandt, um die Raumluft zu verbessern. Zudem können geruchsbindende Einlagen genutzt werden.

Vor der Entlassung der Patientin binden die Pflegenden den Sozialdienst des Hauses und das Entlassmanagement ein, die sich mit dem Hausarzt und ggf. dem ambulanten Pflegedienst in Verbindung setzen, damit die häusliche Pflege gewährleistet ist. Auf Wunsch kann der Kontakt zu Selbsthilfegruppen vermittelt werden [11].

Beratung

- Die Pflegenden informieren die Patientin über mögliche Komplikationen der Wundheilung und bitten sie, sich bei Veränderungen, z. B. Blutungen, sofort zu melden
- Die Patientin ist über Maßnahmen zur Infektionsprophylaxe informiert, z. B. durch eine sorgfältige Intimhygiene (Verwendung von Einmalmaterialien)
- Die Pflegenden sind mit der Patientin im Dialog, damit sie im Rahmen der geplanten Schmerzbehandlung mitwirken kann, z. B. durch die Anwendung von Schmerzeinschätzungsinstrumenten oder die pünktliche Einnahme der Analgetika. Sie weiß, dass sie keine Schmerzen aushalten muss und bei Schmerzdurchbrüchen auf die Bedarfsmedikation zurückgreifen kann.

Prognose

Beim *Vulvakarzinom* ohne Lymphknotenmetastasen ist die Prognose mit einer 5-Jahres-Überlebensrate von ca. 80 % gut. Beim Vorliegen von Lymphknotenmetastasen sinkt sie auf ca. 40 %.

Ist ein *Vaginalkarzinom* auf die Scheidenwand begrenzt, liegt die 5-Jahres-Überlebensrate knapp unter 70 %. Bei Infiltration von Nachbarorganen oder Ausdehnung bis zur Beckenwand ist die Prognose schlecht.

Bei beiden Tumoren kommt es häufig zu einem Lymphödem der unteren Extremitäten, das sowohl Nebenwirkung der Therapie als auch Zeichen der fortschreitenden Krebserkrankung sein kann.

3.14 Sexuell übertragbare Erkrankungen

DEFINITION

Sexuell übertragbare Krankheiten (*sexually transmitted diseases, STD, Geschlechtskrankheiten):* Erkrankungen, die vorwiegend über sexuelle Kontakte übertragen werden sowie Erkrankungen, bei denen kein sexueller Kontakt stattgefunden haben muss, die aber dennoch häufig über den Geschlechtsverkehr übertragen werden.

Zu den Erkrankungen, die vorwiegend über sexuelle Kontakte übertragen werden, gehören die (teils) meldepflichtigen „klassischen Geschlechtskrankheiten“ Gonorrhö, Syphilis, Ulcus molle und das Lymphogranuloma inguinale. Zu den Erkrankungen, bei denen kein sexueller Kontakt stattgefunden haben muss, die aber dennoch häufig durch Geschlechtsverkehr übertragen werden, gehören z. B. Papillomavirusinfektionen (➤ 3.14.5) oder unspezifische Genitalinfektionen mit Mykoplasmen, Chlamydien (➤ 3.14.4) und Herpes-Viren (➤ 3.14.6). Auch die HIV- und Hepatitis-B-Infektion, Skabies oder Pedikulose können beim Geschlechtsverkehr übertragen werden.

Pflege

Da die erkrankten Patientinnen vornehmlich zur Diagnose in die Klinik kommen, sind sie v. a. ambulant zu versorgen. Dabei achten die Pflegenden zum Selbstschutz auf die Einhaltung entsprechender Hygienemaßnahmen. Außerdem beraten sie die Frauen über hygienische Verhaltensregeln für zu Hause.

Geschlechtskrankheiten können prinzipiell von jedem sexuell aktiven Menschen erworben werden. Sie kommen keinesfalls nur bei Menschen mit häufig wechselnden Sexualpartnern vor. Dennoch werden diese Erkrankungen teilweise noch immer als „Lustseuchen“ moralisch verurteilt. Das kann manchen Patientinnen sehr unangenehm sein. Eventuell leiden sie selbst unter Gewissensbissen oder beschuldigen ihren Partner, wenn sie glauben, dass die Infektion z. B. Folge einer Affäre ist. Die Patientinnen können aufgrund eigener Schuldgefühle und der Angst vor Zurechtweisung empfindlich reagieren, manchmal zeigen sie sich auch unkooperativ. Die Pflegenden helfen den Patientinnen, indem sie sensibel für die komplexen Gefühle der Frauen sind, ihnen offen begegnen, gleichzeitig vorurteilsfreie Diskretion wahren und sich um ein respektvolles, wertneutrales Verhalten bemühen.

Die Pflegenden hüten sich deshalb vor Spekulationen und pauschalen Verurteilungen, stattdessen verhalten sie sich im Umgang mit den Patientinnen sachlich-neutral und freundlich-aufmerksam zugewandt.

3.14.1 Gonorrhö

DEFINITION

Gonorrhö *(Tripper):* Bakterielle, durch Gonokokken (Neisseria gonorrhoeae ➤ Abb. 3.33) hervorgerufene Infektionskrankheit mit meist deutlichen Beschwerden beim Mann und symptomarmem Verlauf bei der Frau. Befällt hauptsächlich die Schleimhäute des Urogenitaltrakts, aber auch den Analkanal und den Rachen. Häufigste der „klassischen" Geschlechtskrankheiten in Europa.

Bei der **Gonorrhö** besteht keine Meldepflicht nach dem **Infektionsschutzgesetz** *(IfSG).*

Die Inkubationszeit beträgt 2–8 Tage. Zu unterscheiden sind die genitale, die rektale und die orale Infektion sowie die Infektion des Neugeborenen durch die Mutter.

Symptome und Untersuchungsbefund

- Die **genitale Infektion** wird unterteilt in:
  - *Untere Gonorrhö:* Gonokokkenbefall der paraurethralen Drüsen, der *Endozervix* (Schleimhautauskleidung der Cervix uteri), der Ausführungsgänge der Bartholin-Drüsen (➤ 3.13.1) und der Drüsen des Rektums
  - *Obere Gonorrhö:* Gonokokkenbefall des Endometriums und der Adnexe. Bei ca. 50 % der Frauen bleibt eine untere Gonorrhö zunächst unbemerkt, da die Infektion mit unspezifischen Symptomen wie Brennen beim Wasserlassen sowie Rötung und Schmerzen der Vulva beginnt und ansonsten symptomarm verläuft. Später kann ein eitriger grünlicher Ausfluss hinzukommen. Unbehandelt kann die Gonorrhö weiter aufsteigen und bei der Frau zu einer Endometritis (➤ 3.12.3) oder Adnexitis (➤ 3.11.1) führen. Es besteht die Gefahr einer bleibenden Sterilität (➤ 7.4)
- Die **rektale Infektion,** z. B. durch Analverkehr oder Schmierinfektion, zeigt sich v. a. durch geringen analen *Pruritus* (Juckreiz), unklare Beschwerden im Analbereich, Stuhl mit Blut- und Schleimauflagerungen (oft als „Hämorrhoidalbeschwerden" bezeichnet), rektale Schmerzen, *Tenesmen* (anhaltender schmerzhafter Stuhldrang) sowie Völlegefühl und Obstipation
- Eine **orale Infektion** mit Beteiligung von Rachen und Tonsillen ist eher selten. Sie macht sich durch Schleimhautrötung und Schluckbeschwerden bemerkbar
- Beim Neugeborenen einer infizierten Mutter besteht die Gefahr einer **gonorrhoischen Blennorrhö** (*Gonoblennorrhö,* Form der eitrigen Konjunktivitis) durch Kontakt der kindlichen Konjunktiven mit gonokokkenhaltigem Sekret im Geburtskanal (➤ 15.1).

Komplikationen

Unbehandelt kann die Gonorrhö weiter aufsteigen und zur Peritonitis führen. Dabei entwickelt die Patientin ein akutes schweres Krankheitsbild mit Abwehrspannung im Bauchraum, Übelkeit und Erbrechen.

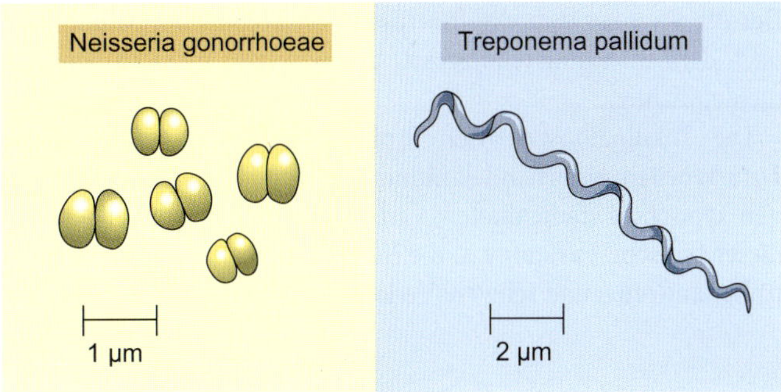

Abb. 3.33 Neisseria gonorrhoeae und Treponema pallidum im lichtmikroskopischen Bild (Schemazeichnung) [L157]

Außerdem können durch hämatogene Streuung extragenitale Komplikationen auftreten wie die Entzündung von Gelenken – insbesondere des Kniegelenks – mit akut einsetzender Schwellung *(Monoarthritis gonorrhoica),* oder der Augen und weiterer Organe. Dadurch kommt es möglicherweise zu einer Pleuritis, Meningitis, Peri- und Endokarditis oder einer Sepsis.

Diagnostik

Zur mikroskopischen Untersuchung eignen sich mit Methylenblau oder nach **Gram** gefärbte Ausstrichpräparate von Genitalsekreten. Dazu entnimmt der Arzt 3–4 Stunden nach der letzten Miktion Abstriche aus der Harnröhre und dem Zervikalkanal, färbt sie entsprechend an (➤ 1.3.6) und begutachtet sie unter dem Mikroskop. Des Weiteren werden Abstriche entnommen und ins Labor geschickt, wo auf speziellen Nährböden eine Bakterienkultur angelegt wird.

Bei komplizierten Verläufen, z. B. mit Monoarthritis gonorrhoica, werden serologische Untersuchungen durchgeführt. Zum Ausschluss einer Syphilis-Infektion können weitere Blutuntersuchungen erforderlich sein (➤ 3.14.2).

Behandlungsstrategie

Die Therapie einer schwer verlaufenden Gonorrhö besteht aus einer hoch dosierten, intravenösen Penicillingabe, mit der sofort, d. h. ohne die Ergebnisse des Antibiogramms abzuwarten, begonnen wird. In leichteren Fällen erfolgt eine orale Einzelbehandlung mit z. B. Ofloxacin-Tabl. (Tarivid®) oder eine i. m.-Einzelbehandlung mit Cefotaxim (Claforan®). Die Therapie schließt immer die Partnerbehandlung ein, um sog. Ping-Pong-Infektionen zu vermeiden. Während der Therapie soll die Patientin generell auf Geschlechtsverkehr verzichten.

3.14.2 Syphilis

DEFINITION

Syphilis *(Lues, harter Schanker):* Durch das Stäbchenbakterium *Treponema pallidum* (➤ Abb. 3.33) hervorgerufene, meldepflichtige Geschlechtskrankheit. Früher v. a. wegen ihrer neurologischen Spätkomplikationen gefürchtet, heute gut mit Antibiotika zu behandeln.

Der direkte oder indirekte Nachweis von Treponema pallidum ist nach dem Infektionsschutzgesetz anonym, also nicht namentlich, meldepflichtig.

Die Inkubationszeit der Syphilis beträgt 3–4, manchmal 1–13 Wochen. Unbehandelt nimmt die Syphilis über Jahrzehnte einen typischen stadienhaften Verlauf. Bei AIDS-Kranken entfällt dieser typische Verlauf, v. a. die Neuro-Lues kann schon erheblich früher auftreten und schwere Verläufe sind häufig.

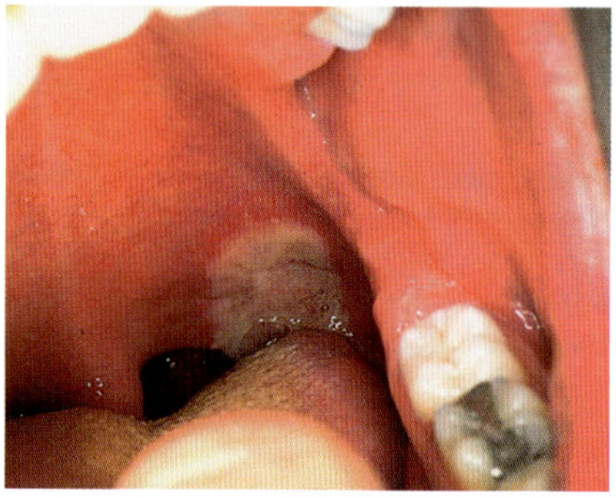

Abb. 3.34 Syphilis-Enanthem am Gaumen (Sekundärstadium) [M123]

Symptome und Untersuchungsbefund

Frühsyphilis

Erstes Stadium (Primärstadium): Etwa 3 Wochen nach der Infektion tritt an der Eintrittsstelle des Erregers der sog. **Primäraffekt** auf, eine Entzündung, die sich zu einem gelblich belegten Ulkus mit derbem Randwall *(Ulcus durum, harter Schanker)* entwickelt. Klinisch auffällig ist die Schmerzlosigkeit des Ulkus.

Etwa 1–2 Wochen nach Auftreten des Primäraffekts schwellen die Lymphknoten in der Leistenregion an **(Primärkomplex).** Die entzündeten Lymphknoten *(Lymphome)* sind schmerzlos, hart und gut verschieblich.

Die klinischen Erscheinungsformen bilden sich innerhalb von 6 Wochen spontan zurück, können aber auch bis zum Auftreten des Sekundärstadiums bestehen bleiben.

Zweites Stadium (Sekundärstadium): Im Sekundärstadium überschwemmen die Treponemen den Organismus. Die Patientin bekommt 6–10 Wochen nach der Infektion uncharakteristische Beschwerden wie Kopf- und Gliederschmerzen sowie generalisierte Lymphknotenschwellungen. Kurz darauf breitet sich ein meist makulopapulöser Ausschlag (Macula = Fleck, Papel = eine über dem Hautniveau liegende Erhabenheit), **Syphilide** genannt, auf Haut und Schleimhäuten (➤ Abb. 3.34) aus, der den ganzen Körper einschließlich Handteller und Fußsohlen befallen kann. Der Inhalt der Papeln ist reich an Erregern. Dieses Syphilis-Exanthem unterscheidet sich von anderen Exanthemen darin, dass es nicht juckt. Das Exanthem klingt nach Monaten spontan ab, kann aber wiederkehren.

Auch **Condyloma lata,** das sind breit aufsitzende, nässende Papeln v. a. an der Vulva, dem Damm und im Analbereich, können in diesem Stadium auftreten. Zusätzlich kommt es zu einem mottenfraßähnlichen, reversiblen Haarausfall.

Die Dauer der Frühsyphilis beträgt unbehandelt etwa 2 Jahre.

Spätsyphilis

Der Verlauf der Syphilis hängt von der Immunitätslage ab. So erkrankt nur ca. ein Drittel der unbehandelten Patienten an einer **Spätsyphilis.**

Drittes Stadium (Tertiärstadium): 3–5 Jahre nach der Infektion bilden sich oberflächliche, mit Krusten überzogene Papeln, die stellenweise narbig abheilen oder ulzerieren. Ferner treten knotige Granulome auf *(Gummen),* die mit der Haut verbacken sind, zur Geschwürsbildung neigen und allmählich ganze Körperareale vernichten können. Die Gummen treten in allen Schichten zwischen Haut und Knochen auf und sitzen an jeder beliebigen Körperstelle. Sie sind im Auge ebenso zu finden wie an der Leber oder im Gehirn. In 10 % der Fälle kommt es zum kardiovaskulären Befall mit einem Aortenaneurysma. Die Herde sind erregerarm, ein Nachweis der Treponemen hieraus kaum möglich.

Viertes Stadium (Quartiärstadium): 10–20 Jahre nach der Infektion treten bei ungefähr 8 % der Patienten neurologische Erscheinungen auf **(Neuro-Lues):**

- Schmerzen, Gangstörungen, fehlende Sehnenreflexe und Pupillenstörungen durch eine Schädigung des Rückenmarks *(Tabes dorsalis)*
- Gedächtnisstörungen, Depressionen, Demenz und Größenwahn durch eine Entzündung der grauen Hirnsubstanz *(progressive Paralyse).* Durch Hirnnervenausfälle kann die Betroffene blind oder taub werden.

Diagnostik

Im Sekundärstadium können die Erreger durch eine mikroskopische Dunkelfelduntersuchung erkannt werden: Zu sehen sind korkenzieherartig gewundene, feine Fäden mit Eigenbeweglichkeit (➤ Abb. 3.33). Verlässlich sind jedoch nur serologische Untersuchungen zur Antikörperdiagnostik im Blut. Sie reagieren ungefähr 2–3 Wochen nach der Infektion:

- Frühestmöglicher Test ist der **FTA-Abs-Test** (Fluoreszenz-**Tre**ponemen-**A**ntikörper-Test). Kurz darauf folgt der **TPHA-Test** (**T**reponema **p**allidum **Hä**magglutinations-Test). Beide Tests arbeiten mit getöteten Treponemen bzw. Treponemenfragmenten als Antigen und sind sehr spezifisch
- Zur Kontrolle der Therapie, insbesondere auch zum Nachweis, ob eine Behandlung Wirkung zeigt, dient der **VDRL-Test** (**Ve**neral **D**isease **R**esearch **L**aboratories) oder der **Cardiolipinflockungstest.** Bei erfolgreicher Behandlung der Syphilis fällt der Titer ab.

Behandlungsstrategie

Mittel der Wahl ist Penicillin, meist intramuskulär als Einmalgabe (bei Penicillinallergie Erythromycin). Der Partner wird auch behandelt. Durch die antibiotische Therapie ist mit einer sicheren Ausheilung ohne folgenschwere Spätkomplikationen zu rechnen. 24 Stunden nach Therapiebeginn besteht keine Infektiosität mehr. Die Syphilis-Serologie wird nach Therapieende wiederholt, um den Therapieerfolg zu überprüfen.

Kurz nach Therapiebeginn Körpertemperatur mehrmals täglich kontrollieren, da es als Reaktion auf den Zerfall der Treponemen durch das Antibiotikum zu einer Zustandsverschlechterung mit Fieber bis hin zu Schock-Symptomen kommen kann *(Jarisch-Herxheimer-Reaktion)*.

Pflege und Beratung

Obwohl das Treponema pallidum außerhalb des Körpers rasch stirbt, sind zur Ausschaltung jedes Risikos für Pflegende (und Mitpatientinnen) in den ersten 24 Stunden nach Beginn der Antibiotikatherapie folgende Maßnahmen zu beachten:

- Nach Möglichkeit der Patientin ein Einzelzimmer geben, in dem alle Pflegeutensilien verbleiben
- Patientin über Infektionswege aufklären. Nach der Intimhygiene oder dem Toilettenbesuch muss sie sich die Hände zuerst desinfizieren und danach waschen
- Einwegmaterialien im Zimmer in ein Behältnis für infektiösen Sondermüll entsorgen, Wäsche sowie Handtücher in den Wäschesack, Steckbecken und Toilettenstuhl nach Gebrauch desinfizieren
- Zum Selbstschutz der Pflegenden wird direkter Hautkontakt mit der Patientin vermieden und bei allen Verrichtungen werden Handschuhe getragen. Besondere Vorsicht ist beim Umgang mit gebrauchten Kanülen geboten, da Treponemen durch Stichverletzungen übertragen werden können.

3.14.3 Ulcus molle

DEFINITION

Ulcus molle *(weicher Schanker)*: Eine in Mitteleuropa seltene, durch das gramnegative Stäbchenbakterium *Haemophilus ducreyi* übertragene Geschlechtskrankheit.

Die Inkubationszeit beträgt 3–5 Tage. Eine Meldepflicht besteht nicht.

- **Symptome** des Ulcus molle sind:
  - Multiple Papulopusteln im Genitalbereich, die sich zu einem schmerzhaften Ulkus mit weichem Rand entwickeln (deswegen *weicher Schanker* im Gegensatz zur Gonorrhö, bei der das Ulkus einen harten Rand hat = harter Schanker)
  - Schwellung der regionalen Lymphknoten zu schmerzhaften, verbackenen Lymphknotenpaketen, sog. **Bubonen,** Einschmelzung und Spontanperforation
- Die **Diagnose** wird durch einen Abstrich mit kulturellem Nachweis in der Mikrobiologie gesichert
- **Behandelt** wird das Ulcus molle mit intravenöser Antibiotikagabe, z. B. Tetrazyklinen (etwa in Supramycin®) oder Sulfonamiden (etwa in Eusaprim® oder Bactrim®) über 2–4 Wochen. Falls die Bubonen sehr prall und schmerzhaft sind, kann der Eiter abpunktiert werden.

VORSICHT!

Beim Abpunktieren des Eiters besondere Vorsicht walten lassen, da er hoch kontagiös ist.

3.14.4 Chlamydien-Infektionen

DEFINITION

Chlamydien: Gramnegative, unbewegliche Bakterien, die sich in den flüssigkeitsgefüllten Hohlräumen von Wirtszellen aufhalten. Unterschieden werden drei verschiedene Hauptgruppen. In der Gynäkologie von Bedeutung ist insbesondere *Chlamydia trachomatis*.

Chlamydia trachomatis: Chlamydie mit verschiedenen pathogenen *Serotypen:*

- Die Serotypen AC führen zu einer Entzündung des Auges *(Trachom)*, wichtige Ursache für Blindheit in tropischen Ländern.
- Die Serotypen DF führen in Europa v. a. zu Harnwegsinfekten, Infektionen am Auge und zu aufsteigenden Infektionen der Geschlechtsorgane (Zervizitis, Adnexitis).
- Die Serotypen L1 L3 rufen die in Mitteleuropa sehr seltene Infektionskrankheit **Lymphogranuloma inguinale** *(Lymphogranuloma venereum, Nicolas-Favre-Krankheit)* hervor. Die Inkubationszeit beträgt 24 Wochen.

Chlamydien-Zervizitis und -Adnexitis

Symptome und Untersuchungsbefund

Die **Chlamydien-Zervizitis** (➤ 3.12.3) ist im Rahmen der Spekulumuntersuchung an einer leicht verletzbaren und geröteten Ektopie der Zervix zu erkennen. Sind die Adnexe betroffen, finden sich die typischen Zeichen einer Adnexitis (➤ 3.11.1).

Diagnostik

Zum Chlamydiennachweis werden mittels kleinem Bürstchen oder Watteträger Zellen aus der Zervix entnommen (➤ 1.3.6). Enthalten diese Zellen Chlamydien, liegt eine Chlamydien-Zervizitis und bei gleichzeitiger Adnexitis-Symptomatik mit großer Wahrscheinlichkeit auch eine chlamydienbedingte Adnexitis vor.

Behandlungsstrategie

Die Chlamydien-Infektion wird mit Tetrazyklinen, bei Unverträglichkeit auch mit Erythromycin behandelt. Bei der Zervizitis reicht eine orale Therapie über 14 Tage aus, im Fall einer Adnexitis werden die Antibiotika i. v. gegeben.

Lymphogranuloma inguinale

Symptome und Untersuchungsbefund

An der Infektionsstelle finden sich rasch ulzerierende, bläschenartige Läsionen, die spontan abheilen. 2–3 Wochen später kommt es zu einer schmerzhaften Schwellung der Lymphknoten, die einschmel-

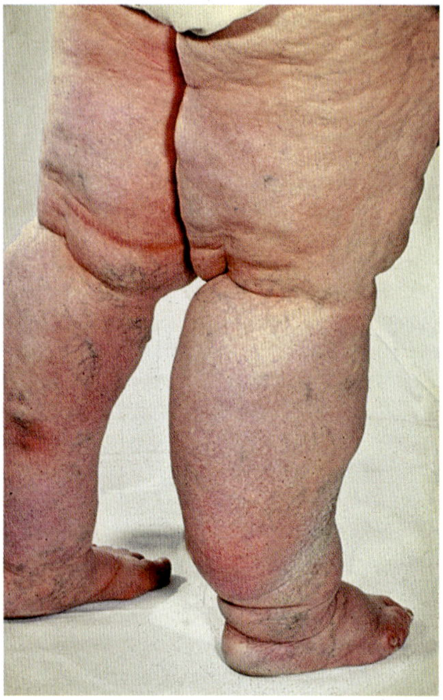

Abb. 3.35 Bei der Elephantiasis handelt es sich um eine durch Lymphstauung verursachte Vergrößerung eines Körperteils. Hier eine besonders ausgeprägte Form an den unteren Extremitäten [M123]

zen und vereitern und mit Ödem- und Fistelbildung einhergehen können. Die Leistengegend ist stark gerötet.

Komplikationen

Bei der Entwicklung einer eitrigen Lymphangitis können die Lymphbahnen verschlossen werden. Dies führt zum Lymphstau mit **Elephantiasis** in den unteren Extremitäten (➤ Abb. 3.35).

Diagnostik

Um die Diagnose zu sichern, werden die geschwollenen Lymphknoten punktiert und das Material zum kulturellen Erregernachweis ins mikrobiologische Labor geschickt.

Behandlungsstrategie

Das Lymphogranuloma inguinale wird wie andere Chlamydien-Infektionen auch mit Tetrazyklinen oral behandelt. Die Therapiedauer hängt von der Lymphknotenschwellung ab. Erst wenn diese zurückgegangen ist, werden die Medikamente abgesetzt (etwa nach 3–6 Wochen). Der Partner wird stets mitbehandelt.

3.14.5 Papillomavirusinfektionen

DEFINITION

Humane Papillomavirusinfektionen *(HPV):* Eine in den letzten Jahren stark zunehmende *Warzenvirusinfektion.* Nahezu 20 % der sexuell aktiven Frauen sind HPV-positiv. Die häufigste HPV-Infektion mit den Serotypen 6 und 11 führt zu **Condylomata acuminata** *(spitze Kondylome, Feigwarzen).* Sie sind primär gutartig.

Es sind aber auch karzinogene Typen bekannt (Serotyp 16, 18, 31, 33 und 52), die für die Entstehung des Zervixkarzinoms (➤ 3.12.5) verantwortlich sind.

Symptome und Untersuchungsbefund

Condylomata acuminata imponieren als papilläre, spitze, hahnenkammartig angeordnete Wucherungen, die hauptsächlich Vulva, Vagina und Portio uteri, aber auch den Analbereich befallen (➤ Abb. 3.36a). Sie können von Stecknadelkopf- bis Hühnereigröße anwachsen.

Je nach Lokalisation ist das klinische Bild etwas anders geprägt: Bei Befall der Portio finden sich flache, weißlich schimmernde *Condylomata plana,* bei Befall der Haut, z. B. im Intimbereich, haben sie das Aussehen von gewöhnlichen grau-weißen Warzen *(Verrucae vulgares).*

Die Inkubationszeit der Condylomata acuminata kann Wochen bis Monate betragen.

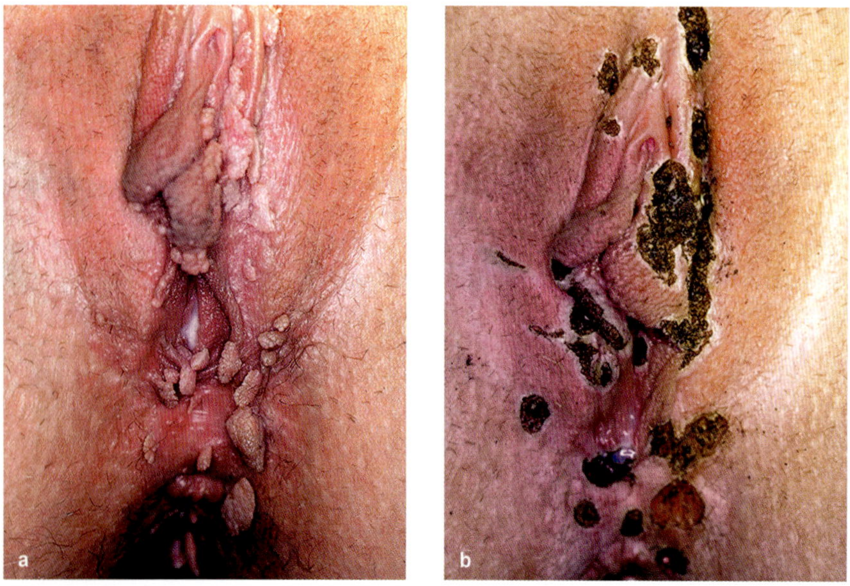

Abb. 3.36 Condylomata acuminata haben sich im Bereich der Vulva bis zum Anus hin ausgedehnt (a). Die Vulva unmittelbar nach Abtragung der Condylomata acuminata mit einem Laser (b) [T192]

Diagnostik

Bisher ist es nicht gelungen, Papillomaviren in Zellkulturen zu vermehren. Doch wurde ein gentechnisches Verfahren entwickelt *(DNS-Typisierung und Hybridisierung)*, mit dem man die DNS der Viren in z. B. durch Knipsbiopsie (➤ 1.3.13) gewonnenem Gewebe nachweisen kann. Auf diese Weise wurden schon mehr als 100 verschiedene Typen von Papillomaviren entdeckt.

Da einige Virustypen mit der Entstehung eines Zervixkarzinoms (➤ 3.12.5) verbunden werden, ist zur frühzeitigen Erkennung eines (drohenden) Zervixkarzinoms die Differenzierung der Papillomaviren von großer Bedeutung.

Differenzialdiagnostisch sind die Condylomata acuminata hauptsächlich von den Condylomata lata bei der Syphilis (➤ 3.14.2) abzugrenzen, die jedoch flacher und breitbasiger sind und nicht in der konglomeratähnlichen Anordnung der Condylomata acuminata wachsen. Außerdem ist immer ein Vulvakarzinom (➤ 3.13.3) auszuschließen, dessen Aussehen den Condylomata acuminata ähneln kann.

Behandlungsstrategie

Bei geringem Befund besteht die Therapie im lokalen Betupfen der Condylomata acuminata mit 1–10-prozentiger Podophylin-Lösung, z. B. Condylox®-Lösung, einem lokal wirkenden Zytostatikum. Bei ausgeprägtem Befund ist ein chirurgisches Vorgehen notwendig, z. B. die elektrische Schlingenabtragung oder die Abtragung mit dem CO_2-Laser (➤ Abb. 3.36b).

Alle Therapiemaßnahmen sind mit einem hohen Rezidivrisiko von ca. 25 % behaftet.

Prävention

Die genitale Infektion mit menschlichen Papillomaviren *(HPV)* ist ein Risikofaktor für die Entwicklung des Zervixkarzinoms (➤ 3.12.5). Mittlerweile steht eine aktive Schutzimpfung gegen die wichtigsten Typen zur Verfügung.

Die Empfehlung lautet, Mädchen möglichst vor Aufnahme von Sexualkontakten zu impfen, deswegen ist der Impfstoff in Deutschland für die Altersgruppe von 9–14 Jahren zugelassen. Eine spätere Impfung ist auch dann noch sinnvoll, wenn keine Infektion mit HPV vorliegt. Dies kann ggf. durch eine spezielle Abstrichuntersuchung überprüft werden, diese Kosten werden allerdings von den meisten Krankenkassen nicht übernommen.

Derzeit ist noch nicht bekannt, in welchem Abstand zur Erstimpfung eine Auffrischimpfung notwendig ist. Man geht aber aufgrund der vorliegenden Daten davon aus, dass diese frühestens nach 10 Jahren erfolgen sollte.

Die Impfung schützt vor 80 % der High-Risk-HPV, deswegen ist es wichtig, die Frauen auch weiterhin zur Früherkennungsuntersuchung zu motivieren.

Ebenso erfolgt durch die Impfung ein Schutz der männlichen Sexualpartner.

3.14.6 Herpes genitalis

DEFINITION

Herpes genitalis: Durch Herpes-simplex-Virus-Typ-2 (HSV-II) hervorgerufene Infektion. Sie ist weit verbreitet: Man geht von einer 20–30-prozentigen Durchseuchung aus. Die Inkubationszeit beträgt 4–21 Tage.

Symptome und Untersuchungsbefund

Einige Tage nach der Infektion treten an der Innenseite der großen und kleinen Labien 2–3 mm große Bläschen mit klarem Inhalt auf (➤ Abb. 3.37), die ein Brennen und Jucken hervorrufen. Es kommt zu vermehrtem Fluor genitalis (➤ 3.10.1) und beim Wasserlassen sowie beim Geschlechtsverkehr treten Schmerzen auf. Bei der klinischen Untersuchung sind die Bläschen meist schon geplatzt. Zurück bleiben kleine, scharf begrenzte Ulzera mit gelblichen zentralen Belägen, rotem Randsaum oder aufgelagerten Krusten. Gelegentlich können eine Erhöhung der Körpertemperatur und eine Schwellung der Lymphknoten beobachtet werden.

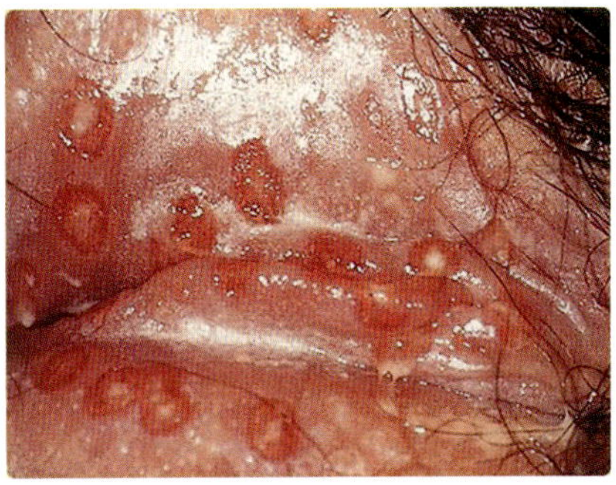

Abb. 3.37 Herpesinfektion der Vulva mit HSV-II [E988]

Diagnostik

Das Herpes-Virus wird durch Direktabstriche aus dem Bläscheninhalt oder aus frischen Erosionen und Anlegen einer Kultur nachgewiesen. Die serologische Untersuchung zum Nachweis von Antikörpern im Blut ist wenig zuverlässig.

Behandlungsstrategie

Mittel der Wahl ist Aciclovir. Dabei handelt es sich jedoch nur um eine symptomatische Therapie, da die Viren durch das Medikament nicht abgetötet werden. Bei einzelnen, kleiner als 2 cm großen Bezirken wird 5-mal am Tag Zovirax®-Creme aufgetragen, bei ausgedehnterem Befall systemisch (oral oder intravenös) behandelt.

Prognose

Herpes genitalis ist eine häufig wiederkehrende Erkrankung. Das Virus überlebt in Ganglien sensibler Nerven und rezidiviert oft bei geschwächter Abwehr im Rahmen anderer Krankheiten, Stress oder bei der Menstruation. Über eine Generalisierung kann es zur Enzephalitis und zu Neuralgien führen.

Transferaufgabe

Die 52-jährige Frau Denner wurde gestern wegen eines Zervixkarzinoms nach Wertheim-Meigs operiert. Der Eingriff und die postoperative Entwicklung verliefen bisher komplikationsfrei.

Aufgabe 1

Beschreiben Sie, welche Aspekte Sie hinsichtlich der pflegerischen Betreuung (➤ 3.12.5) der Patientin berücksichtigen müssen.

Aufgabe 2

Was ist über die chirurgische Therapie hinaus an weiteren Behandlungskonzepten (➤ 3.12.5) denkbar?

Aufgabe 3

Welche ergänzenden Angebote könnten für Frau Denner nach ihrer Entlassung von Interesse sein? Tragen Sie zusammen, was für die Patienten diesbezüglich noch wichtig sein kann bzw. welche weiteren Leistungen sie auf Wunsch beanspruchen kann.

Aufgabe 4

Es gibt Faktoren, die ein Zervixkarzinom begünstigen können. Welche Faktoren können das Erkrankungsrisiko erhöhen?

Literatur und Kontaktadressen

LITERATURNACHWEIS

1. Leitlinien der Deutschen Gesellschaft für Gynäkologie und Geburtshilfe, der Arbeitsgemeinschaft Gynäkologische Endoskopie [AGE] und der Arbeitsgemeinschaft Gynäkologische Onkologie. Laparoskopische Operation von Ovarialtumoren. AWMF-Leitlinien-Register Nr. 015/003.
2. Tavassoli FA, Devilee P. Pathology and genetics of tumours of the breast and female genital organs. World Health Organization. International Agency for Research on Cancer. 2003.
3. Epitheliale Ovarialkarzinome. Aus: www.topgynonko.de/fortbild/ovarkrebs/pdf/tumorigenese.pdf (letzter Zugiff: 12.1.2022).
4. S3-Leitlinie: Diagnostik, Therapie und Nachsorge maligner Ovarialtumoren. September 2021. Aus: www.awmf.org/leitlinien/detail/ll/032-035OL.html (letzter Zugriff: 12.1.2022).
5. S2k-Leitlinie: Diagnostik und Therapie der Endometriose. September 2020. Aus: www.awmf.org/leitlinien/detail/ll/015-045.html (letzter Zugriff: 12.1.2022).
6. S3-Leitlinie: Diagnostik, Therapie und Nachsorge der Patientin mit Zervixkarzinom. März 2021. Aus: www.awmf.org/leitlinien/detail/ll/032-033OL.html (letzter Zugriff: 12.1.2022).
7. S3-Leitlinie: Diagnostik, Therapie und Nachsorge der Patientinnen mit Endometriumkarzinom. April 2018. Aus: https://www.awmf.org/leitlinien/detail/ll/032-034OL.html (letzter Zugriff: 12.1.2022).

KONTAKTADRESSEN

8. Bundesverband Frauenselbsthilfe nach Krebs. www.frauenselbsthilfe.de (letzter Zugriff: 12.1.2022).
9. Endometriose-Vereinigung Deutschland. www.endometriose-vereinigung.de (letzter Zugriff: 12.1.2022).
10. Europäische Endometriose Liga. https://euroendometriosis.com/ (letzter Zugriff: 12.1.2022).
11. VulvaKarzinom-Selbsthilfegruppe. www.vulvakarzinom-shg.de (letzter Zugriff: 12.1.2022).

VERTIEFENDE LITERATUR

Robert Koch-Institut. Empfehlungen der Ständigen Impfkomission (STIKO). Humane Papillomaviren. Aus: www.rki.de/DE/Content/Infekt/Impfen/ImpfungenAZ/HPV/HPV.html (letzter Zugriff 12.1.2022).

Robert Koch-Institut. HPV-Impfung. Faktenbkätter zum Impfen. Aus: www.rki.de/DE/Content/Infekt/Impfen/Materialien/Faktenblaetter/HPV.pdf?__blob=publicationFile (letzter Zugriff: 12.1.2022).

curado. Operation beim Vulvakarzinom: Leben gerettet – und die Lebensqualität? www.curado.de/operation-vulvakarzinom-lebensqualitaet-32062 (letzter Zugriff: 12.1.2022).

Aktuelle Leitlinien zu vielen gynäkologischen Erkrankungen. www.awmf.org/leitlinien/aktuelle-leitlinien.html (letzter Zugriff: 12.1.2022).

KAPITEL

4 Pflege von Frauen mit gynäkologisch-urologischen Erkrankungen

Je nach Beschwerdebild und Spezialisierung des Gynäkologen erfolgt die Betreuung der Betroffenen oft auch interdisziplinär mit einem Urologen.

4.1 Betroffene Frauen

In der Gynäkologie-Urologie durchleben Patientinnen oftmals eine starke Betroffenheit angesichts der meist manifesten Inkontinenz (➤ 4.12). Viele betroffene Frauen leiden schon längere Zeit, weil sie sich wegen der Blasenschwäche schämen und manchmal kaum mehr aus der Wohnung trauen, wenn sie nicht wissen, ob sie jederzeit eine Toilette aufsuchen können. Auch haben viele, insbesondere ältere Frauen Hemmungen über die Genitalregion und evtl. bestehende Probleme wie Gebärmuttersenkung oder -vorfall (➤ 4.13) zu sprechen. Die Pflegende ist sich darüber bewusst, dass es den Frauen auch im Krankenhaus weiterhin sehr peinlich sein kann, über ihre Beschwerden bzw. den Symptomkomplex Auskunft zu geben, da es um einen sehr intimen Bereich geht. Unkontrollierbarer Harnverlust ist noch immer ein gesellschaftliches Tabuthema und viele der betroffenen Frauen scheuen lange Zeit die fachärztliche Konsultation. Hierin kann eine Chance für die Pflegenden liegen. Vor allem Frauen als Pflegende können für manche Patientin zur kompetenten Ansprechpartnerin für ein vertrauliches Gespräch werden.

4.2 Prävention

Präventive Pflege ➤ 1.2.2

4.2.1 Kontinenz

Eine vielversprechende Eigenleistung, um die Harnkontinenz zu erhalten, besteht darin

- Beckenbodentraining (➤ 4.8) einzuüben und stringent durchzuführen
- Schwere Lasten rückengerecht anzuheben bzw. zu tragen.

Pflegende können hier anschauliches Vorbild sein. Ihre Berufsarbeit ist davon geprägt, dass sie sehr oft heben und tragen müssen. Deshalb achten sie bei ihren Tätigkeiten, z. B. bei der Mobilisierung oder Lagerung von Patienten, streng auf präventiv und ergonomisch ausgerichtete Arbeitstechniken, mit denen sie ihre Rücken- und Beckenmuskulatur schonender beanspruchen.

Weitere vorbeugende Maßnahmen um eine Harninkontinenz zu vermeiden sind:

- Konsequente Rückbildungsgymnastik postpartal über mehrere Monate (➤ 14.3)
- Druckerhöhung im Bauchraum, z. B. durch häufiges Heben schwerer Lasten oder starkes Pressen während der Defäkation, vermeiden
- Gewichtsreduktion bei starker Adipositas
- Beckenbodenmuskulatur trainieren (➤ 4.8).

4.2.2 Harnwegsinfekte

Harnwegsinfektionen ➤ 4.11

Eine Flüssigkeitszufuhr von 2 l täglich – sofern keine Kontraindikationen bestehen – ist wichtig, um Harnwegsinfekten vorzubeugen. Bei einer entsprechenden Tagestrinkmenge werden die Harnwege durchgespült und gleichzeitig die Ausschwemmung von Erregern verbessert.

4.3 Rehabilitation

Rehabilitative Pflege ➤ 1.2.2

Rehabilitative Begleitmaßnahmen sollen u. a. das Ergebnis des operativen Therapieerfolgs sichern. Für eine Patientin nach einer Rekonstruktion des Beckenbodens könnte bei einem körperlich anstrengenden Beruf, z. B. Lageristin, Verkäuferin im Obst- und Gemüsehandel, Forst- oder Agrarwirtin, eine innerbetriebliche Umsetzung oder gar eine berufliche Neuorientierung angezeigt sein. Hier kann der Sozialdienst die Patientin über denkbare berufliche Wiedereingliederungsmaßnahmen informieren und ggf. erste Schritte einleiten.

4.4 Beratung

Grundlagen ➤ 1.2.3

Die Pflegenden beraten die Patientin bezüglich aller Maßnahmen zur Unterstützung der Ausscheidung, die aufgrund ihrer Erkrankung notwendig sind. Dazu gehört z. B. die Beratung einer Patientin mit Zystitis über die Notwendigkeit einer ausreichenden Trinkmenge (➤ 4.11.1). Auch die Anleitung, wie ein Miktionsprotokoll zu führen ist, kann Aufgabe pflegerischer Beratung sein. Andere Patientinnen werden zu Maßnahmen bei Descensus uteri beraten (➤ 4.13), Patientinnen mit Harninkontinenz unterstützen die Pflegenden bei der Anwendung von Inkontinenzversorgungssystemen (➤ 4.12.5). Immer wichtiger wird auch die präventive Beratung, um einen starken Beckenboden zu erhalten, weshalb die Schulung zur Stärkung der Kontinenz und die Anleitung zur Beckenbodengymnastik ebenfalls Aufgaben der Pflegenden sind.

4.5 Beobachten, Beurteilen, Intervenieren

Grundlagen ➤ 1.2.4

Beobachtungsaufgaben erstrecken sich besonders auf Ausscheidungsfunktionen, z. B. Urinstatuskontrollen mit Schnelltestverfahren, Fragen nach der Miktion und Nierenleistung, das Allgemeinbefinden der Patientin, aber auch auf ihre Beschwerden. Die Pflegenden beurteilen und bewerten die jeweiligen Ergebnisse im engen Austausch und in kooperativer Absprache mit dem Arzt sowie der Patientin. Interventionen resultieren dabei entweder aus der ärztlichen Anordnung oder aus pflegerischer Notwendigkeit bzw. dem Pflegebedarf der Patientin.

4.6 Ausscheiden

Im Vordergrund stehen die Einschränkungen und Veränderungen im Bereich der **Blasenfunktion.** Zur pflegerischen Unterstützung gehört auch die Versorgung harninkontinenter Patientinnen mit allen notwendigen Hilfsmitteln, ggf. die Anleitung zur Kontinenzförderung und die entsprechende Hautpflege, um die Haut gesund zu erhalten (➤ 4.12.5).

Bei gynäkologisch-urologischen Erkrankungen wird oft die **transurethrale Harnableitung** eingesetzt. Dabei wird ein Blasenkatheter durch die Harnröhre („trans-urethral") in die Blase vorgeschoben.

Diagnostisch dient die transurethrale Harnableitung z. B. der Gewinnung einer Urinprobe *(Katheterurin)* oder dem Einbringen von Kontrastmittel (➤ 4.10.2, ➤ 4.10.4). Therapeutische Indikationen in der Gynäkologie sind Blasenentleerungsstörungen und Harnabflussbehinderungen nach Operationen, z. B. nach Hysterektomie (➤ 3.12.4).

Pflege bei Dauerkatheter

- Blasendauerkatheter regelmäßig auf Durchgängigkeit überprüfen
- Vor Pflegemaßnahmen am Katheter Hände desinfizieren
- Intimhygiene zweimal täglich durchführen. Dabei Harnröhreneingang und Katheter mit Wasser reinigen; bei Verschmutzung mit Stuhl Schleimhautdesinfektionsmittel verwenden, z. B. Octenisept®
- Auf hygienischen Umgang mit dem Drainagesystem achten, d. h. Urin nach Desinfektion nur aus dafür vorgesehener Entnahmestelle abpunktieren, Ablassschlauch nach Desinfektion stets in die Halteschlaufe zurückstecken und das System nie auf dem Boden ablegen

- Katheter und Urinauffangsystem nicht voneinander trennen. Bei spontaner Diskonnektion beide Enden vor dem Zusammenstecken mit Desinfektionsmittel absprühen
- Abknickung und Kompression des Katheterschlauchs vermeiden, da Harnstau die Keimvermehrung und damit eine Infektion der ableitenden Harnwege begünstigt
- (Mobile) Patientinnen darauf hinweisen, dass sie den Urinbeutel nicht über Blasenniveau anheben dürfen, damit kein Urin der Schwerkraft folgend in die Blase zurückfließt
- Urin beobachten auf Farbe, Menge, Aussehen, Geruch und kontinuierlichen Ablauf
- Zur inneren Spülung und damit zur Vermeidung einer starken Urinkonzentration soll die Patientin so viel wie möglich trinken (außer bei ärztlich verordneter Flüssigkeitseinschränkung).

Katheter entfernen

Die Patientinnen in der Gynäkologie benötigen einen Blasenkatheter postoperativ meist nur für kurze Zeit. In Abhängigkeit vom Eingriff wird der Katheter meist zwischen dem 1. und 6. postoperativen Tag entfernt. Die Durchführung geschieht i. d. R. folgendermaßen:

- Patientin informieren und flach auf den Rücken lagern
- Menge des abgelaufenen Urins am Beutel ablesen und mit Einmalhandschuhen in Auffanggefäß entleeren
- Hände desinfizieren und (neue) Einmalhandschuhe anziehen
- Über Ballonzuleitungssystem Blockflüssigkeit mit 20-ml-Spritze entfernen, Spritze entsorgen
- Zellstoff in die eine Hand nehmen, mit der anderen Hand Katheter vorsichtig herausziehen. Katheterspitze mit Zellstoff umwickeln, den Handschuh darüber stülpen und Katheter samt zuvor entleertem Urinauffangsystem in einen Abfalleimer entsorgen. Bei Problemen behutsam vorgehen, Arzt hinzuziehen
- Intimtoilette durchführen (lassen)
- Materialien aufräumen und Maßnahme dokumentieren (einschließlich entleerter Urinmenge)
- In den Folgestunden darauf achten, ob die Patientin spontan Wasser lässt.

4.7 Ernährung

Eine ausreichende Flüssigkeitsversorgung unterstützt die physiologischen Ausscheidungsfunktionen und schützt die Ausscheidungsorgane vor Infektionen. Ballaststoffreiche Ernährung sorgt für eine regelmäßige Verdauung und beugt somit einer Obstipation vor, wodurch unnötige Druckanstiege im Becken beim Toilettengang vermieden werden.

4.8 Beckenbodengymnastik

Beckenbodentraining mit Konen (Scheidenkegeln) ➤ 4.13

Basis für Kontinenz ist eine gut funktionierende Muskulatur. Aus diesem Grund kommt der Beckenbodengymnastik bei der Prophylaxe und Therapie einer Inkontinenz eine besondere Bedeutung zu.

Beckenbodentraining

Das regelmäßige **Training der Beckenbodenmuskulatur** (➤ Tab. 4.1, ➤ Abb. 4.1) kräftigt und strafft den Beckenboden. Die Muskelgruppe kann gezielt und effektiv gestärkt werden. Ist die Patientin gut in die Methode eingeführt und geschult, kann sie die Übungen auch zu Hause eigenständig durchführen.

Beckenbodentraining ist angezeigt bei Blasenschwäche oder nach größeren Eingriffen im Bereich des Beckens, um das Operationsergebnis nachhaltig zu sichern. Vor allem nach Descensus-Operationen (➤ 4.13) ist die Kräftigung der Beckenbodenmuskulatur unerlässlich. Beckenbodentraining ist ebenso nach jeder Entbindung indiziert (➤ 14.3).

Für das Erlernen der Trainingsmethode gibt es keine Altersgrenze, sowohl für junge wie ältere Frauen gibt es therapeutische Notwendigkeiten. Wichtig ist allerdings die Patientin zu motivieren, die Übungen daheim fortzuführen. Sie sollte darüber informiert sein, dass sich Erfolge erst Wochen oder Monate später zeigen und sie deshalb nicht vorzeitig aufgeben darf.

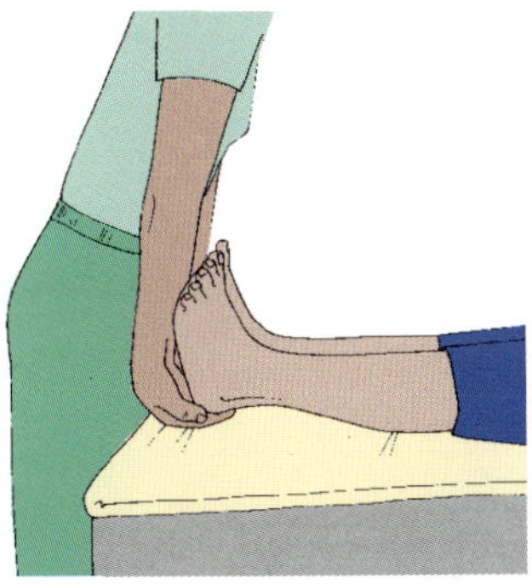

a Die Patientin liegt mit gestreckten Beinen auf dem Rücken. Die beiden Hände der Pflegenden umfassen die Fersen der Patientin, ihre Unterarme stützen die Fußsohlen ab (die Füße bilden einen rechten Winkel zum Unterschenkel). Während der Ausatmung der Patientin übt die Pflegende einen leichten bis mittleren Druck auf die Füße der Patientin aus. Dieser wird über die Beine bis ins Becken weitergeleitet und regt dort die Beckenbodenmuskulatur an. Die Übung wird mehrmals wiederholt.

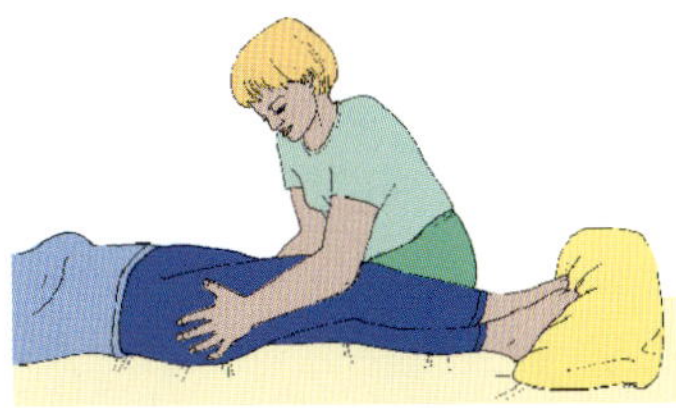

b Die Patientin liegt mit gekreuzten Beinen auf dem Rücken. Während der Ausatmung der Patientin drückt die Pflegende deren Oberschenkel fest zusammen. Die Übung wird einige Male wiederholt.

Abb. 4.1 Passive Beckenbodenübungen [L215]

Tab. 4.1 Aktive Beckenbodenübungen [L215]

Ausgangslage	Durchführung
Flache Rückenlage 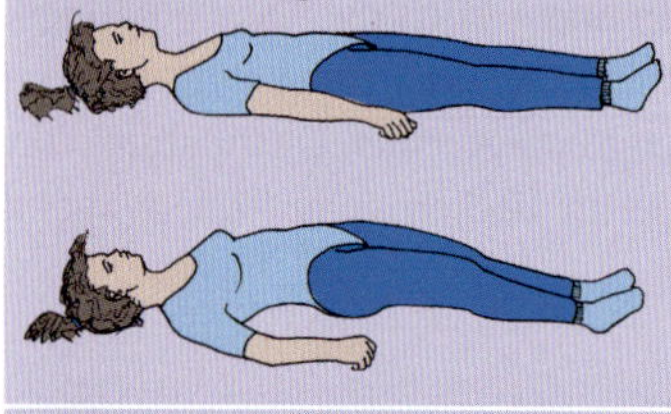	Beckenbodenmuskulatur während der langsamen Ausatmung anspannen (als verschließe man After und Vagina), dabei Gesäß leicht anheben. Danach während einiger Atemzüge entspannen und Übung wiederholen
Rückenlage mit aufgestellten Beinen 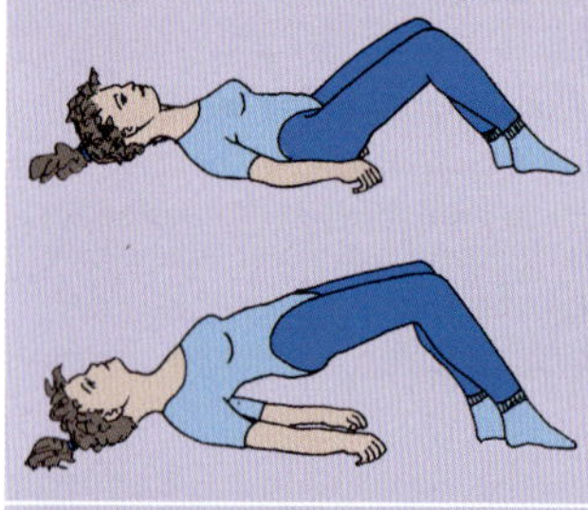	Während der Ausatmung das Kreuz auf die Unterlage drücken, Gesäß und Beckenbodenmuskulatur anspannen und das Gesäß anheben. Danach entspannen und Übung wiederholen
Kopf und Oberkörper liegen auf der Unterlage, die Beine sind leicht angewinkelt 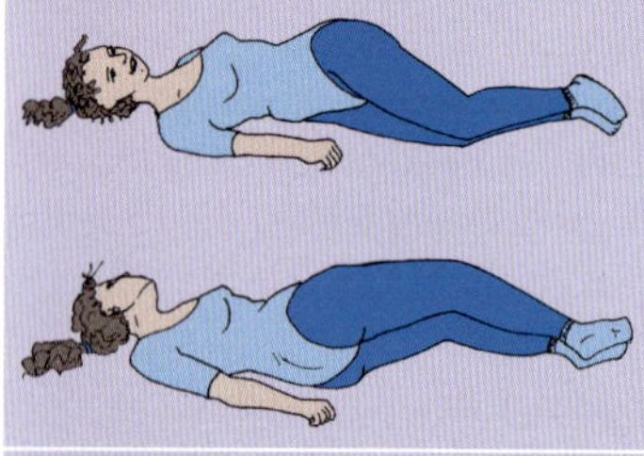	Beine zu einer Seite fallen lassen. Dann während der Ausatmung Gesäß und Beckenbodenmuskulatur anspannen und die Knie auf die andere Seite bringen. Entspannen und Übung zur anderen Seite hin wiederholen
Vierfüßlerstand 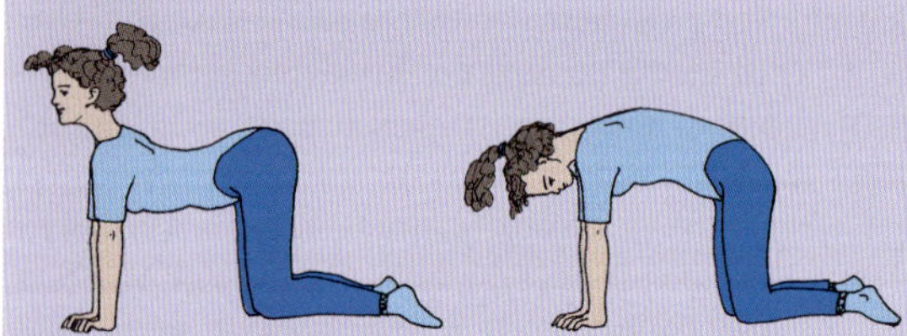	Während der Ausatmung die Wirbelsäule runden („Katzenbuckel") und die Beckenbodenmuskulatur anspannen. In der Entspannungsphase den Rücken durchhängen lassen. Danach die Übung wiederholen
Sitzen mit gegrätschten Beinen, mit den Armen abstützen 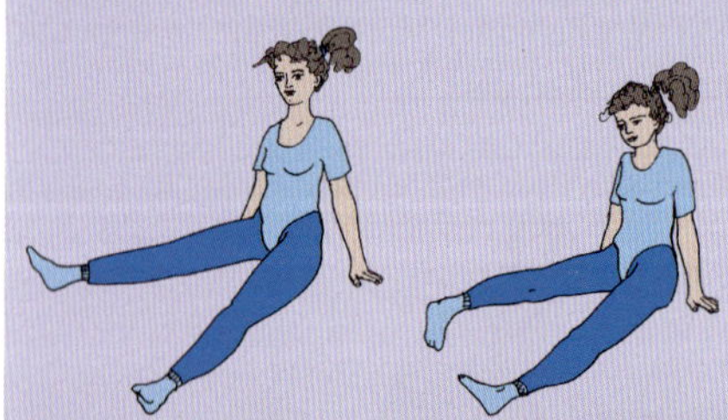	Füße in gleichmäßigem Rhythmus von Anspannung und Entspannung nach innen drehen und wieder nach außen fallen lassen
Flache Rückenlage, Beine anziehen und Knie mit den Händen umfassen 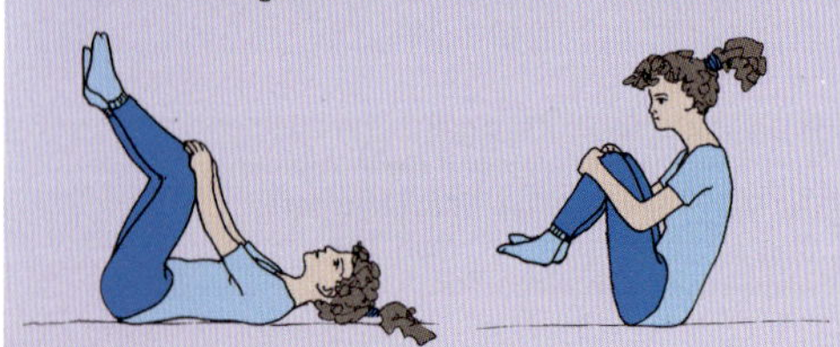	Beckenbodenmuskulatur anspannen und versuchen, zum Sitzen zu kommen (Bauchmuskulatur anspannen), erst in der Rückenlage Beckenbodenmuskulatur wieder entspannen. Übung in gleichmäßigem Rhythmus von Anspannung und Entspannung durchführen

Die Prinzipien des Beckenbodentrainings sind:

- Entsprechende Muskelpartie erkennen
- Beckenboden wahrnehmen
- Beckenboden lockern und aktivieren („anspannen“ und „loslassen“).

Die Patientinnen werden während ihres stationären Aufenthalts in das Beckenbodentraining eingeführt und erlernen dabei verschiedene Übungsschritte. Bei allen Übungen (➤ Tab. 4.1) ist es wichtig, dass die Anspannungsphase immer von der Ausatmung begleitet wird. Dabei wird die Bauchatmung zur Druckentlastung des Bauchraums bevorzugt. Postoperativ sollen die Übungen 2–3 Monate lang durchgeführt werden, bei Harninkontinenz lebenslang (Rezidivprophylaxe). Für jede Übungsphase sind 10–20 Sekunden zu veranschlagen. Die Übungen werden mehrmals wiederholt.

Frisch operierte und ältere Frauen sind häufig nicht in der Lage, die in ➤ Tab. 4.1 beschriebene Beckenbodengymnastik durchzuführen. Alternativ kommen dann passive Beckenbodenübungen in Betracht (➤ Abb. 4.1).

Zusätzlich kann der Patientin eine meist bebilderte Anleitungsbroschüre, wie sie v. a. von Inkontinenzhilfsmittelproduzenten verlegt werden, an die Hand gegeben werden. Auch Internetportale sind eine Informationsquelle zu dieser Thematik, auf die die Patientinnen aufmerksam gemacht werden [6].

4.9 Hauptbeschwerden und Leitbefunde

4.9.1 Pollakisurie

DEFINITION

Pollakisurie: Häufiger Harndrang mit jeweils nur geringer Urinmenge bei i. d. R. normaler Urinmenge über 24 Stunden.

Typischerweise berichtet die Patientin, dass sie „ständig auf die Toilette müsse, aber immer nur für ein paar Tropfen“. Häufige Ursachen einer **Pollakisurie** sind bei Frauen Harnwegsinfekte oder eine **Reizblase** (➤ 4.9.1). Aber auch ein Blasenstein oder ein -tumor kann sich hinter dem beständigen Harndrang verbergen.

4.9.2 Dysurie

DEFINITION

Dysurie: Erschwertes Wasserlassen, meist verbunden mit Schmerzen oder Brennen.

Die **Dysurie** kann so ausgeprägt sein, dass die Patientin aus Angst vor Schmerzen kaum noch wagt, die Toilette aufzusuchen. Ist ein Harnwegsinfekt (➤ 4.11) die Ursache, liegt oft gleichzeitig eine Pollakisurie vor. Tumoren der unteren Harnwege (Blase und Harnröhre) verursachen ebenfalls häufig ein unangenehmes Gefühl oder Schmerzen beim Wasserlassen.

4.9.3 Harninkontinenz

Harninkontinenz ➤ 4.12

4.10 Weg zur Diagnose

Kreatinin-Clearance ➤ 16

4.10.1 Anamnese und gynäkologische Untersuchung

Anamnese auch ➤ 1.3
Gynäkologische Untersuchung ➤ 1.3.4

Kommt die Frau mit gynäkologisch-urologischen Problemen in die Praxis oder Klinik, kann meist bereits durch gezielte Fragen das Krankheitsbild eingegrenzt werden. Der Arzt fragt insbesondere nach:

- Anzahl der Geburten, Körperlänge und Gewicht sowie Kopfumfang der Neugeborenen, Komplikationen bei den Geburten, insbesondere Damm- oder Scheidenrisse
- Operationen oder Bestrahlungen im Genitalbereich
- Erstmaligem Auftreten der Beschwerden
- Zeichen eines Harnwegsinfekts (Dysurie, Pollakisurie)
- Geschätzter Menge des evtl. Urinverlusts
- Zeitpunkt, Anlass, Situation des evtl. Urinverlusts (beim Husten/Niesen, „aus heiterem Himmel“, kontinuierliches Tröpfeln)
- Allgemeinerkrankungen (Diabetes mellitus, neurologische Erkrankungen)
- Problemen bei der Defäkation (harter Stuhl, Schmerzen).

Bei der gynäkologischen Untersuchung mit dem zweiblättrigen Spekulum fordert der Arzt die Patientin auf, kräftig nach unten zu pressen. Hierbei sieht er, wie weit der Uterus in die Vagina hineinrutscht und kann somit das Ausmaß eines evtl. vorliegenden Descensus uteri (➤ 4.13) abschätzen. Danach entfernt er das vordere Blatt des Spekulums und fordert die Patientin erneut auf zu pressen. Jetzt sieht er, ob und wie weit sich die Harnblase in die Vagina hineinwölbt **(Zystozele).** Eine **Blasen-Scheidenfistel** (pathologische Verbindung zwischen Blase und Vagina ➤ 4.12.4) kann er nur erkennen, wenn im Moment der Untersuchung Urin über die Scheide abgeht.

4.10.2 Urinuntersuchung

Urinuntersuchung auch ➤ 1.3.5

Für die Urinuntersuchung wird i. d. R. **Mittelstrahl-** oder **Katheterurin** benötigt. Dieser wird entweder zur Untersuchung des Urinsediments in ein Labor geschickt oder es wird auf der Station bzw. in der gynäkologischen Ambulanz ein Streifen-Schnelltest durchgeführt oder eine Urinkultur angelegt.

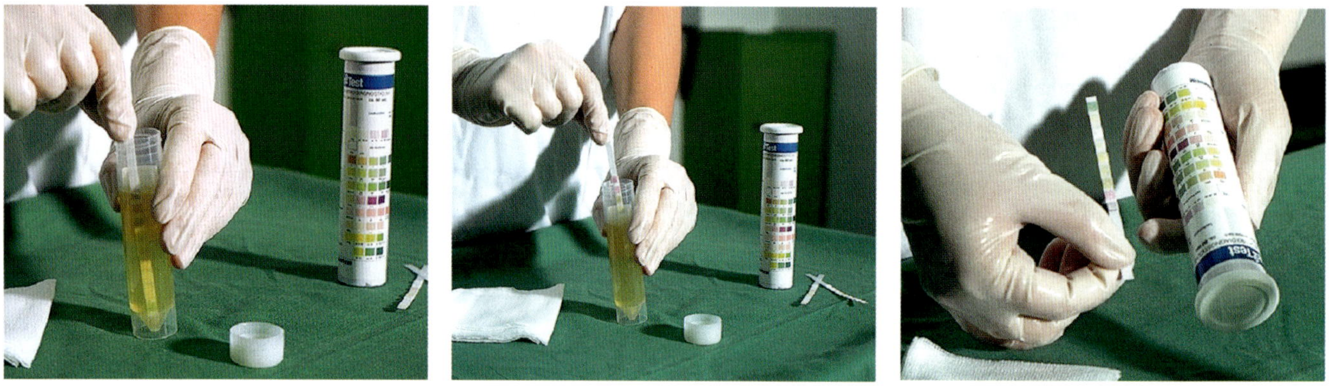

a Teststreifen kurz in den Urin tauchen, sodass alle Testfelder benetzt sind.

b Überschüssigen Urin am Gefäßrand abstreifen.

c Nach der vom Hersteller vorgegebenen Wartezeit die Testfelder mit der Farbskala auf dem Behälter vergleichen. Zu lange Wartezeiten können das Ergebnis verfälschen.

Abb. 4.2 Streifen-Schnelltest zur Urinuntersuchung [K183]

DEFINITION

Mittelstrahlurin: Mittlere Harnportion während der Miktion. Die Patientin lässt ein wenig Urin in die Toilette und unterbricht dann den Harnstrahl. Die folgenden 20–40 ml Urin fängt sie in einem Gefäß auf (= Mittelstrahlurin). Danach entleert die Patientin den restlichen Harn in die Toilette.

Streifen-Schnelltests

Bei **Streifen-Schnelltests** (➤ Abb. 4.2) handelt es sich vorwiegend um etwa fingerlange Teststreifen, auf deren Testfeldern chemische Reagenzien aufgebracht sind, die mit dem Urin reagieren und sich je nach Urinbefund verfärben. Am häufigsten werden Kombinationsteststreifen benutzt mit Testfeldern für Leukozyten, Eiweiß, Blut, Nitrit, Glukose, Urobilinogen, Bilirubin, Ketone sowie den pH-Wert des Urins.

Urinsediment

Zeigt der Teststreifen einen positiven Befund an, wird das **Urinsediment** untersucht. Es besteht aus den festen Bestandteilen des Urins. Der frisch gelassene Urin wird zentrifugiert und der Bodensatz *(Sediment)* unter dem Mikroskop ausgewertet:

- **Erythrozyten:** Sie dürfen nur vereinzelt auftreten (0–3 Erythrozyten pro Gesichtsfeld bzw. 0–5 Erythrozyten/mm^3 Urin). Neben der Zahl ist auch das Aussehen der roten Blutkörperchen wichtig: Erythrozyten aus der Niere sind meist verformt, während solche aus den ableitenden Harnwegen normal aussehen
- **Leukozyten:** Normal sind 0–6 Leukozyten pro Gesichtsfeld bzw. 0–10 Leukozyten/mm^3 Urin
- **Epithelzellen:** Abgeschilferte Zellen der Epithelgewebe von Nieren oder ableitenden Harnwegen dürfen nur vereinzelt vorkommen. Sie weisen bei vermehrtem Auftreten auf entzündliche Veränderungen hin

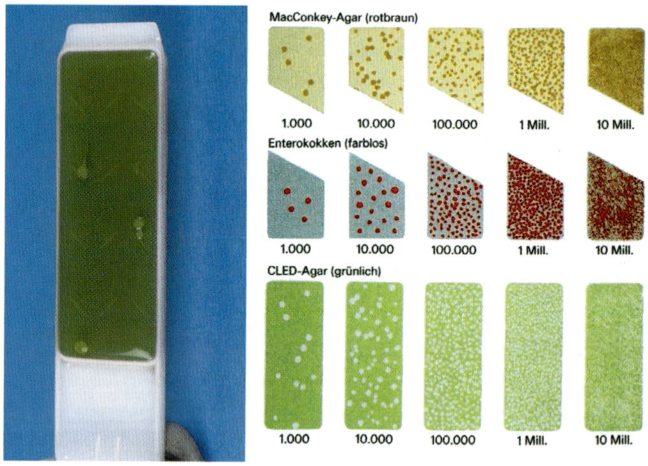

Abb. 4.3 Auf der vom Hersteller des Eintauchnährbodens mitgelieferten Vergleichstafel lässt sich die ungefähre Keimzahl auf dem entsprechenden Nährboden ablesen. Beim hier verwendeten liegt die Keimzahl unter 1.000/ml. [K183, V336]

- **Zylinder** sind rollenförmige Zusammenballungen, die in den Nierentubuli entstehen. *Hyaline Zylinder* bestehen aus Eiweiß und sind auch beim Gesunden, z. B. beim Dursten, in geringer Zahl zu beobachten. Zylinder aus roten oder weißen Blutkörperchen oder Epithelzellen sind immer pathologisch und weisen auf eine Nierenschädigung hin
- Krankhaft sind **Keime** wie Bakterien und Trichomonaden.

Urinkultur

Bei Verdacht auf eine bakterielle Infektion der Nieren oder der ableitenden Harnwege (➤ 4.11.1, ➤ 4.11.2) dient die **Urinkultur** der Keimzahlbestimmung und -differenzierung sowie der Resistenztestung der Keime gegen Antibiotika.

Üblicherweise wird ein gebrauchsfertiger Eintauchnährboden, z. B. Uricult®, in den Urin getaucht und 24 Stunden bei 37 °C bebrütet (➤ Abb. 4.3). Bakterienkolonien sind dann als runde Herde auf dem Nährmedium erkennbar. Ihre Zahl wird anhand einer Vergleichstabelle geschätzt. Bei < 1.000 Keimen/ml Mittelstrahlurin liegt meist eine Verunreinigung vor, bei > 100.000 spricht man von einem eindeutig positiven Befund. Befunde in der „Grauzone" dazwischen sollten kurzfristig kontrolliert werden. Bei Katheterurin sind schon 10.000 Keime/ml als pathologisch zu bewerten.

Bei pathologischem Befund wird der Nährboden anschließend in ein bakteriologisches Labor gesandt, das die Keime auf ihre Sensibilität und Resistenz gegenüber Antibiotika testet.

4.10.3 Sonografie

Sonografie ➤ 1.3.8
Die sonografische Untersuchung (➤ Abb. 4.4) gibt nicht nur Auskunft über Lage, Größe und Form des Uterus, sondern auch über das Ausmaß eines Descensus uteri (➤ 4.13), einer evtl. bestehenden Zystozele (➤ 4.13) und der Abflachung des Urethrablasenwinkels (➤ Abb. 4.9). Dazu setzt der Arzt den Schallkopf bei maximal gefüllter Blase am Damm auf und fordert die Patientin auf zu pressen.

Um den Ausprägungsgrad der Beckenbodenschwäche zu ermitteln, bittet der Arzt die Patientin, die Muskulatur anzuspannen. Je geringer die Beweglichkeit der Muskulatur während des Anspannens ist, desto ausgeprägter ist die Beckenbodenschwäche.

4.10.4 Röntgenuntersuchung

Intravenöses Urogramm

Vor größeren gynäkologischen Operationen wird ein **intravenöses Urogramm** *(i. v.-Pyelogramm)* durchgeführt: Nach Anfertigung einer Abdomenleeraufnahme spritzt der Arzt der Patientin in der Röntgenabteilung ein jodhaltiges Kontrastmittel, das durch die Nie-

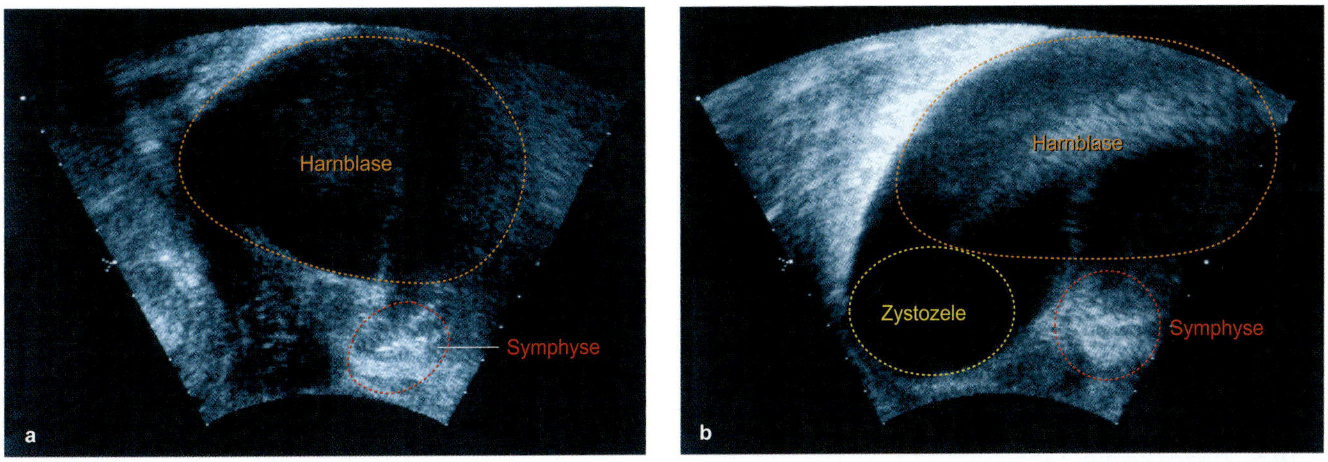

Abb. 4.4 Sonografische Darstellung der Blase in Ruhe (a) und beim Pressen (b). Deutlich zu sehen ist das Tiefertreten der Harnblase vor die Symphyse (Zystozele). [T192]

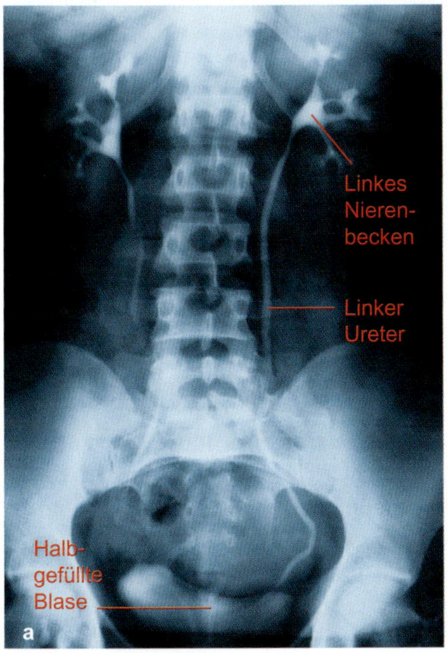

a Normalbefund eines i. v.-Urogramms. Erkennbar sind beide Nierenbecken, die Ureteren und das abgeflossene Kontrastmittel in der Blase. [T170]

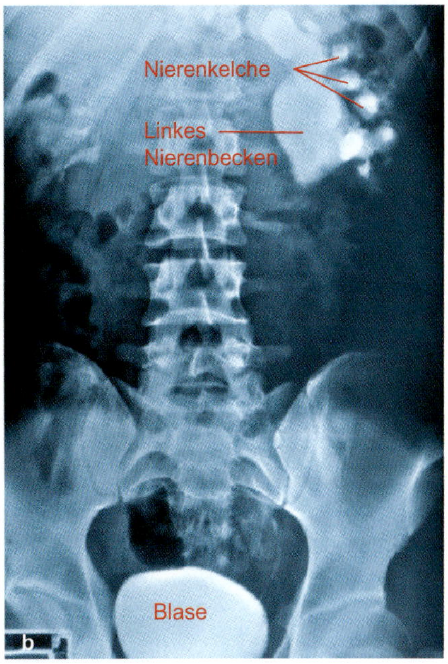

b i. v.-Urogramm bei linksseitiger hochgradiger Verengung des Nierenbeckenausgangs (subpelvine Stenose), z. B. durch einen Ureterstein oder einen den Ureter einengenden Tumor. Der linke Ureter stellt sich überhaupt nicht dar, da das Kontrastmittel die Verengung nicht (sichtbar) überwindet. Rechts hat das Kontrastmittel bereits die Niere verlassen und die Blase erreicht. [R285]

Abb. 4.5 i. v.-Urogramm

ren ausgeschieden wird. Fertigt man in bestimmten, z. B. fünfminütigen, Zeitabständen Röntgenbilder an, erkennt man von Bild zu Bild, wie sich bereits nach wenigen Minuten kontrastierter Harn im Nierenbecken sammelt und – bei normaler Nierenfunktion – nach 15–20 Minuten überwiegend in die Blase ausgeschieden wird.

Die Untersuchung ermöglicht eine Aussage über Lage und Funktion der Nieren und zeigt, ob der Urin regelrecht über Nierenbecken, Harnleiter und Blase abfließt (➤ Abb. 4.5) oder ob Hindernisse, z. B. Steine oder Tumoren, die Passage beeinträchtigen oder sogar zu einem Harnaufstau führen.

Besonders wichtig für den Operateur sind die Informationen über den Sitz der Nieren und den Verlauf der Harnleiter, um diese während der Operation nicht versehentlich zu verletzen.

4

VORSICHT!

Kontraindikationen eines i. v.-Urogramms sind eine hochgradige Nierenfunktionseinschränkung (Kreatininwert im Blut > 2,5 mg/dl) und Kontrastmittelunverträglichkeiten.

Pflege

Die Aufgaben der Pflegenden bestehen darin, die Patientin durch abführende und entblähende Maßnahmen auf die Untersuchung vorzubereiten: Am Vortag der Untersuchung erhält die Patientin milde Abführmittel und leichte, nicht blähende Kost. Am Untersuchungstag selbst werden noch einmal abführende Maßnahmen durchgeführt. Da Luftüberlagerungen die Darstellung der Harnwege erschweren, erhält die Patientin bei Bedarf entblähende Mittel, z. B. sab simplex®.

4.10.5 Zystoskopie

Die **Zystoskopie** *(Blasenspiegelung)* ist eine häufige endoskopische Untersuchung in der Uro-Gynäkologie. Durch die Zystoskopie kann die Harnblase von innen betrachtet werden (➤ Abb. 4.6). Die Untersuchung wird bei V. a. einen bösartigen Tumor eingesetzt, um einen Tumoreinbruch in die Blase auszuschließen, oder sie dient als diagnostische Maßnahme bei der Harninkontinenz (➤ 4.12).

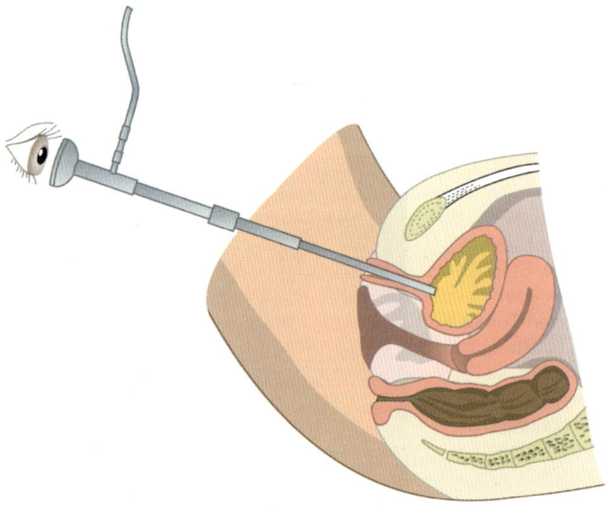

Abb. 4.6 Zystoskopie [L138]

Die Untersuchung erfolgt in Steinschnittlage (➤ 1.3.4). Zuerst wird die Genitalregion samt Harnröhreneingang desinfiziert, mit einem Schlitztuch abgedeckt und dann auf die Schleimhaut ein Lokalanästhetikum, z. B. Instillagel®, aufgebracht.

Beginnt das Lokalanästhetikum zu wirken, schiebt der Untersucher das Zystoskop in die Blase vor, wobei er die Harnröhre auf Veränderungen betrachtet. Damit sich die Blase voll entfaltet und der Untersucher jeden Winkel der Harnblase beurteilen kann, füllt er sie über das Zystoskop unter Sicht mit 150–200 ml angewärmter Kochsalzlösung. Bei der Inspektion achtet er insbesondere auf

- Größe der Harnblase, normal sind 250–500 ml
- Lage und Form der Harnleitermündungen
- Raumfordernde Prozesse
- Blasensteine
- Fistelgänge
- Vorwölbungen und Ausstülpungen der Blasenwand *(Divertikel)*
- Schleimhautbeschaffenheit (entzündliche Rötung).

Pflege

Bis auf eine gründliche Intimtoilette vor der Untersuchung ist keine spezielle Vorbereitung notwendig. Vor der Zystoskopie bereiten die Pflegenden das Untersuchungszimmer und die nötigen Materialien vor und reichen sie dem Arzt während der Untersuchung an. Während der Untersuchung kümmern sie sich um das Befinden der Patientin.

4.10.6 Urodynamik

Mit Hilfe der **Urodynamik** kann sich der Arzt ein genaues Urteil über das Zusammenspiel von Blasen- und Schließmuskelfunktion bilden. Die Urodynamik genießt den höchsten Stellenwert in der Inkontinenzdiagnostik (➤ 4.12).

Uroflowmetrie

Die **Uroflowmetrie** *(Harnflussmessung)* misst nichtinvasiv die Harnmenge pro Zeiteinheit. Man kann sich den Untersuchungsplatz als Toilette mit Durchflussmesser vorstellen (➤ Abb. 4.7).

Die Untersuchung ist schmerzlos, die Patientin lässt den Urin lediglich in einen speziellen Trichter. Die Ergebnisse sind am zuverlässigsten, wenn die Patientin ungestört ist, da das Schamgefühl bei vielen Menschen das Wasserlassen „blockiert".

Der **Harnfluss** *(Flowrate)* ist z. B. bei Einengung der Harnröhre vermindert, etwa durch metastasierende Tumoren im kleinen Becken.

Zystomanometrie

Bei der **Zystomanometrie** *(Zystometrie, Blasendruckmessung)* werden Drucksonden in Blase und Darm vorgeschoben und die Blase mit warmer physiologischer Kochsalzlösung gefüllt.

Während sich die Blase füllt, werden an der sitzenden Patientin der Blaseninnendruck *(intravesikaler Druck)* und der *intraabdominale* (im Darm gemessene) *Druck* kontinuierlich aufgezeichnet und auf einem Papierstreifen ausgedruckt. Die Patientin wird gebeten, mitzuteilen, wann ein erstes Füllungsgefühl einsetzt und wann sie den ersten Harndrang verspürt. Außerdem wird sie alle 1–2 Minuten aufgefordert, zu husten. Wird ein unwillkürlicher Harnabgang registriert, vermerkt dies der Arzt auf dem Messstreifen des Manometers.

Ist die Zystomanometrie beendet, entfernt der Arzt die Drucksonden und zeichnet – sofern die Frau auf dem Urodynamik-Stuhl (➤ Abb. 4.7) sitzt – während der Blasenentleerung ein Uroflow-Profil auf (Uroflowmetrie). Gleichzeitig prüft er dabei, ob die Frau die Miktion gezielt unterbrechen kann oder nicht.

Wurde die Untersuchung auf dem gynäkologischen Stuhl durchgeführt, wird die Patientin zur Harnentleerung auf die Toilette geschickt. Anschließend bestimmt der Arzt sonografisch den Restharn.

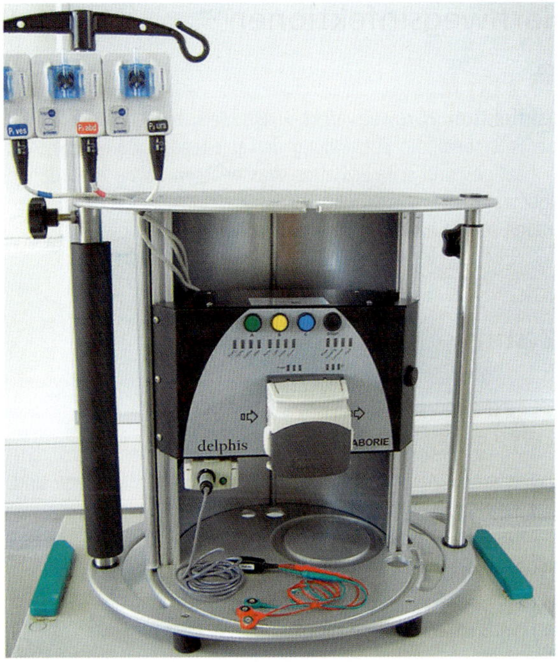

Abb. 4.7 Urodynamik-Messplatz *(Miktionsstuhl)* zur Diagnostik von Blasenentleerungsstörungen. Die Druckverhältnisse in den ableitenden Harnwegen werden gemessen. Dadurch wird die Entleerungsstörung genau differenziert und eine gezielte Therapie ermöglicht. [T192]

Auswertung der Zystomanometrie

Der **intravesikale Druck** setzt sich aus dem intraabdominalen Druck und dem vom Blasenmuskel selbst aufgebauten Druck zusammen. Um zu ermitteln, wie funktionstüchtig der Blasenmuskel ist und ob unwillkürliche Blasenmuskelkontraktionen auftreten, zieht der Arzt vom intravesikalen Druck den intraabdominellen Druck ab; der errechnete Differenzdruck entspricht dem eigentlichen „Blasenmuskeldruck“ (➤ Abb. 4.8).

Urethradruckprofil

Beim **Urethradruckprofil** *(Sphinktermanometrie, Urethrometrie)* wird der Druck in der Urethra (Harnröhre) in Ruhe und während abdominaler Druckerhöhung, z. B. beim Husten, gemessen. Dies geschieht entweder parallel zur intravesikalen Messung, wenn der Arzt eine Messsonde mit zwei Druckmesspunkten verwendet, oder durch kontinuierliches Herausziehen der Drucksonde aus der Blase mit gleichzeitiger Messung der funktionalen Urethralänge (= Abstand zwischen M. sphincter vesicae und M. sphincter urethrae).

Das Urethradruckprofil ermöglicht, die Sphinkterfunktion (Verschlussfunktion) der Harnröhre einzuschätzen und dadurch verschiedene Inkontinenzformen (➤ 4.12) abzugrenzen.

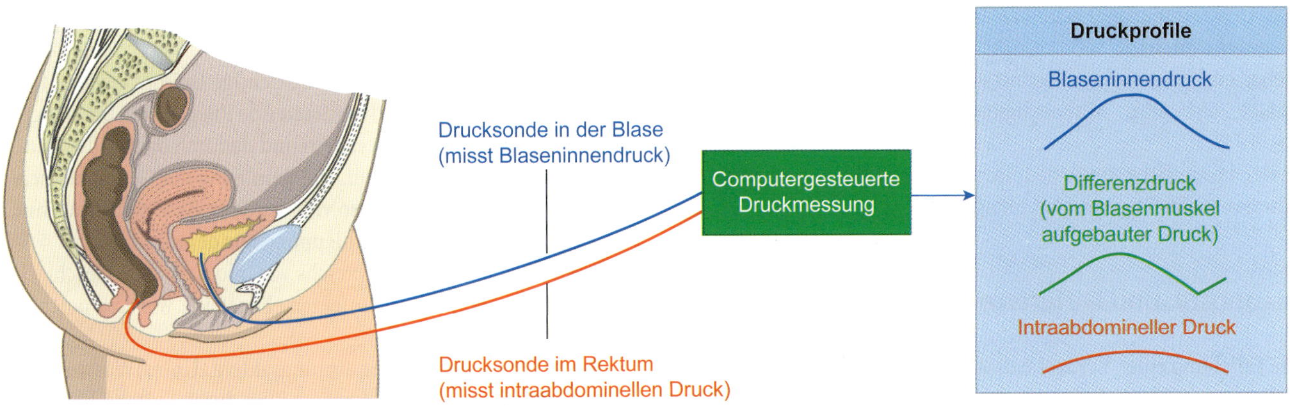

Abb. 4.8 Urodynamische Untersuchung [L138]

4.11 Harnwegsinfektionen

DEFINITION

Harnwegsinfektion *(Harnwegsinfekt, HWI)*: Meist bakteriell, selten viral oder parasitär bedingte Entzündung der ableitenden Harnwege, die sich durch häufiges und schmerzhaftes Wasserlassen sowie evtl. durch Fieber, allgemeines Unwohlsein und Nierenlagerklopfschmerz zeigt. Gehört bei Frauen zu den häufigsten bakteriellen Infektionen überhaupt.

4.11.1 Zystitis

DEFINITION

Zystitis *(Blasenentzündung)*: Zusammen mit der **Urethritis** *(Harnröhrenentzündung)* unkomplizierter Harnwegsinfekt. Die oberen Harnwege sind klinisch nicht beteiligt.

Krankheitsentstehung

Meist wandern **Bakterien** aus dem Darm über die Harnröhre in die Harnblase (*aszendierende* = aufsteigende Infektion). Wegen der räumlichen Nähe von Darm- und Harnröhrenöffnung und ihrer kurzen Harnröhre sind Frauen wesentlich häufiger von der Erkrankung betroffen als Männer.

Begünstigt wird eine **Zystitis** durch Harnabflussstörungen oder Katheterisierung. Als weitere auslösende Faktoren sind Kälte, Nässe, Stress, Geschlechtsverkehr und die Menstruation zu nennen.

Symptome und Untersuchungsbefund

Die klinischen Zeichen einer Zystitis können sich innerhalb weniger Stunden entwickeln. Klassisch ist die **Symptomkombination** aus:

- Häufigem Harndrang alle 10–20 Minuten mit jeweils nur geringer Urinmenge *(Pollakisurie)* bis hin zur Harninkontinenz
- Beschwerden beim Wasserlassen, z. B. Schmerzen oder Brennen *(Dysurie)*
- Evtl. (krampfartige) Schmerzen oberhalb des Schambeins (**Blasentenesmen).**

Fieber und eine stärkere Beeinträchtigung des Allgemeinbefindens weisen auf eine Mitbeteiligung der oberen Harnwege hin (➤ 4.11.2).

Der körperliche Untersuchungsbefund ist bis auf einen Druckschmerz in der Blasenregion unauffällig.

Diagnostik und Differenzialdiagnose

Die Erhebung einer Verdachtsdiagnose ist i. d. R. innerhalb von Minuten durch die typische Anamnese und den Streifen-Schnelltest zur Urinuntersuchung (➤ 4.10.2) möglich. Das Testfeld auf Leukozyten reagiert immer, die Testfelder auf Nitrit und Erythrozyten häufig positiv. Beweisend ist der Keimnachweis in der Urinkultur (➤ 4.10.2). Dort zeigt sich bei unkomplizierten Harnwegsinfektionen in etwa 80 % ein Wachstum von *Escherichia coli.*

Im Gegensatz dazu wachsen bei komplizierten, insbesondere nosokomialen, also im Krankenhaus erworbenen, Infektionen häufig „Problemkeime“, z. B. *Pseudomonaden* (gramnegative stäbchenförmige Bakterien) oder *Klebsiellen* (Gruppe von Enterobakterien) oder es liegt eine Mischinfektion mit mehreren Keimen vor.

Abzugrenzen: Reizblase

Die klinischen Zeichen einer Zystitis treten auch bei der sog. **Reizblase** auf, bei der jedoch keine Keime im Urin nachweisbar sind. Als Ursache werden ein Östrogenmangel und vegetative Einflüsse diskutiert.

Behandlungsstrategie

Bei 80 % der Patientinnen reicht zur Behandlung der unteren Harnwegsinfektion eine Einmalgabe der Antibiotika Fosfomycin, z. B. in Monuril 3000®, oder Amoxicillin, etwa in Clamoxyl®, aus. Bei Rezidiven und rezidivgefährdeten Patientinnen, z. B. Diabetikerinnen, Schwangere, müssen die Antibiotika über mindestens sieben Tage gegeben werden, um alle Krankheitserreger abzutöten. Zusätzlich zur Antibiose soll die Patientin reichlich trinken, u. a. auch Blasen- und Nierentee, um die Harnwege durchzuspülen. Bei starken Schmerzen sind zusätzlich Schmerzmittel und krampflösende Medikamente, z. B. Buscopan®, indiziert.

Der Behandlungserfolg wird eine Woche nach Ende der Antibiotikabehandlung durch eine Urinuntersuchung mit Anlegen einer Kultur gesichert.

Pflege und Beratung

Der Patientin wird erklärt, dass der Infekt nur ausheilen kann, wenn das Antibiotikum entsprechend der Arztanordnung, v. a. bezüglich der Therapiedauer, eingenommen wird, da viele Patientinnen die Medikation nach Beschwerdebesserung eigenmächtig absetzen.

Bei rezidivierenden Harnwegsinfekten ohne Vorliegen begünstigender Faktoren wird die Patientin von der Pflegenden zur allgemeinen Lebensführung beraten:

- Evtl. kann ein Gespräch über die richtige Intimhygiene notwendig sein. Ungünstig sind hautreizende Pflegemittel und lange Bäder, die die Haut aufweichen und dadurch das Eindringen von Bakterien begünstigen. Die Reinigung des Genitalbereichs von vorne nach hinten, also von der Symphyse zum Anus hin, vermindert die Keimeinschleppung aus dem Darm
- Das Waschen des Intimbereichs vor und nach dem Geschlechtsverkehr beugt Harnwegsinfekten ebenso vor wie eine postkoitale Blasenentleerung
- Empfehlung warme, aber atmungsaktive (Unter)Wäsche zu tragen, um einem feucht-warmen Klima durch Luftabschluss, in dem Bakterien besonders gut gedeihen, entgegenzuwirken. Außerdem soll eine Unterkühlung vermieden, auf warme Füße geachtet und Stress nach Möglichkeit abgebaut werden

- Die Patientin zu reichlichem Trinken animieren, mindestens 2 l täglich, solange keine Kontraindikationen vorliegen. Eine hohe Trinkmenge „spült" die Harnwege und schwemmt Bakterien aus (Durchspülungstherapie). Besonders geeignet sind Tees, die eine Diurese verstärken, ohne dass es zu einer wesentlichen Elektrolytverschiebung kommt (Aquaretika)
  - Eine harntreibende Wirkung haben echtes Goldrutenkraut, Ackerschachtelhalm, Birken-, Brennnesselblätter sowie Holunder- oder Schlehenblüten
  - Entzündungshemmend wirken Teezubereitungen aus Kamillenblüten, Schafgarbe
- Die Patientin dazu anhalten, bei bestehendem Harndrang sofort die Toilette aufzusuchen, auch wenn sie dabei auf Hilfe angewiesen ist. Diese Maßnahme verhindert ein Aufsteigen der Infektion
- Liegt eine Infektion vor, regelmäßig Körpertemperatur kontrollieren
- Lokal Wärme zur Beschwerdelinderung applizieren (vorher ärztliche Genehmigung einholen), beispielsweise heiße Bauchwickel oder feucht-heiße Dampfkompressen. Bewährt haben sich auch **Kirschkernkissen** oder eine **Heublumenpackung.**

Prognose

Die unkomplizierte Harnwegsinfektion heilt i. d. R. folgenlos aus.

Bei wiederholten Harnwegsinfekten der Frau außerhalb der Schwangerschaft muss abgeklärt werden, ob begünstigende Faktoren, z. B. Abflusshindernisse oder ein Diabetes mellitus, vorliegen.

4.11.2 Akute Pyelonephritis

DEFINITION

Pyelonephritis *(Nieren- und Nierenbeckenentzündung):* Meist bakteriell bedingte Entzündung des Nierenbeckens und Nierenparenchyms.

Krankheitsentstehung

Die **akute Pyelonephritis** entsteht in erster Linie infolge eines Aufsteigens von bakteriellen Erregern einer Zystitis (➤ 4.11.1) in das Nierenbecken. Dies ist insbesondere bei chronischen Harnwegsinfekten, Vorliegen von Nierensteinen und bei abwehrgeschwächten Patientinnen (nach Operationen, Chemotherapie) der Fall. Auch in der Schwangerschaft und im Wochenbett kann es durch die Weitstellung der Harnleiter leichter zum Aufsteigen der Infektion kommen.

Symptome und Untersuchungsbefund

Im Vordergrund steht auch hier die schmerzhafte Miktion mit Beschwerden, wobei die Symptome ausgeprägter sind als bei einer Zystitis:

- Die Patientin hat Fieber und ist in ihrem Allgemeinbefinden stark beeinträchtigt. Oft bestehen Übelkeit und Erbrechen
- Ein oder beide Nierenlager sind klopfschmerzhaft. Häufig klagen die Patientinnen schon in Ruhe über Rücken- oder Flankenschmerzen.

Diagnostik und Differenzialdiagnose

Ebenso wie bei der Zystitis wird die Diagnose anhand des klinischen Bilds, der Urinuntersuchung und der Urinkultur (➤ 4.10.2) gestellt. Zur Ursachenklärung und um etwaige Komplikationen rechtzeitig zu erfassen, sind darüber hinaus erforderlich:

- Blutuntersuchung: Blutbild (Leukozytose?), CRP, Kreatininbestimmung (Nierenfunktionsverschlechterung?)
- Sonografie der Nieren: Größe der Nieren? Harnaufstau? Nierensteine?
- Suche nach begünstigenden Erkrankungen: Röntgenleeraufnahme (kalkhaltige Steine?), evtl. i. v.-Urogramm (➤ 4.10.4) zum Ausschluss von Abflussbehinderungen, z. B. durch Steine.

4

Behandlungsstrategie

Die intravenöse **Antibiotikatherapie** beginnt sofort nach Abnahme der Urinkultur und dauert mindestens sieben Tage. Je nach Antibiogramm (➤ Abb. 2.9) ist evtl. eine Umstellung auf ein anderes Antibiotikum erforderlich. Zum Einsatz kommen häufig Ampicilline, z. B. Pen-Bristol® oder Unacid®, und Cefalosporine, etwa Zinacef®. Ist die intravenöse Therapie beendet, ist manchmal eine weitere Behandlung mit oralen Antibiotika angezeigt.

Pflege

Zusätzlich zu den Maßnahmen bei Zystitis (➤ 4.11.1) sind erforderlich:

- Bettruhe einhalten lassen und ebenfalls zu reichlichem Trinken (mindestens 3 l täglich) motivieren
- Flüssigkeit bilanzieren, um ein drohendes akutes Nierenversagen frühzeitig zu erkennen.

4.12 Harninkontinenz

DEFINITION

Harninkontinenz: Unwillkürlicher Urinabgang. Unterteilt in:
- **Relative Harninkontinenz,** bei der es nur unter bestimmten Umständen, z. B. beim Husten, zum ungewollten Urinabgang kommt
- **Absolute Harninkontinenz** mit ständigem Urinverlust.

Harnblase und Blasenschließmuskulatur bilden eine funktionelle Einheit, die bei der Harninkontinenz gestört ist. Je nach Ursache der Störung werden unterschiedliche Inkontinenzformen unterschieden.

4.12.1 Dranginkontinenz

DEFINITION

Dranginkontinenz: Zwanghafter Harndrang schon bei geringer Blasenfüllung. Sie wird unterteilt in die *ungehemmte neuropathische Blase*, die *motorische* und die *sensorische Dranginkontinenz.*

Krankheitsentstehung

Ungehemmte neuropathische Blase

Ursache der **ungehemmten neuropathischen Blase** ist der Verlust der bewussten Kontrolle des Miktionszentrums im Gehirn, z. B. bei Demenz, Schlaganfall, Morbus Parkinson, Multipler Sklerose oder einem Hirntumor.

Motorische Dranginkontinenz

Die **motorische Dranginkontinenz** ist Folge einer Übererregbarkeit des *M. detrusor vesicae* aufgrund psychovegetativer Belastungen, z. B. Angst vor einem Konfliktgespräch.

Es kommt zu einer vermehrten Adrenalinausschüttung, die den Tonus des M. detrusor vesicae erhöht – mit der Folge einer verminderten Blasenkapazität. Manchmal ist der Harndrang trotz geringer Harnmenge so groß, dass unwillkürlich Urin abgeht. Bei älteren Frauen kann auch eine Detrusordegeneration Ursache der motorischen Dranginkontinenz sein [1].

Sensorische Dranginkontinenz

Die **sensorische Dranginkontinenz** basiert auf einer Blasenhypersensibilität aufgrund bakterieller Entzündungen, z. B. einer Harnwegsinfektion (➤ 4.11), pathologischer Prozesse der Blasenwand bzw. -schleimhaut oder aufgrund von Blasensteinen und -tumoren.

Sie ist Folge einer reflektorischen Öffnung des unwillkürlichen Verschlusses der inneren Harnröhrenmündung *(M. sphincter vesicae)* mit nachfolgender Relaxation des willkürlichen Schließmuskels *(M. sphincter urethrae),* ohne dass sich die glatte Muskulatur der Blasenwand *(M. detrusor vesicae)* kontrahiert hätte. Nach dieser reflektorischen Öffnung kann es aber durchaus noch zu einer Detrusorkontraktion und damit zu einer aktiven Blasenentleerung kommen.

Symptome, Untersuchungsbefund und Diagnostik

Die Patientinnen berichten typischerweise über einen plötzlich einsetzenden, nicht unterdrückbaren *(imperativen)* Harndrang, sodass die Toilette oft nicht mehr rechtzeitig erreicht wird.

Neben dem Ausschluss einer Harnwegsinfektion durch eine Urinuntersuchung (➤ 4.10.2) ist auch eine Zystoskopie (➤ 4.10.5) Bestandteil der Diagnostik, da hier evtl. vorliegende Blasensteine erkannt werden. Wichtigstes diagnostisches Hilfsmittel um eine Dranginkontinenz zu erkennen, ist die urodynamische Untersuchung (➤ 4.10.6): Auf der Druckkurve werden die unwillkürlichen Kontraktionen der Muskulatur, die für eine Dranginkontinenz typisch sind, gut dargestellt.

Behandlungsstrategie

Bei bestehendem Harnwegsinfekt (➤ 4.11) oder Blasensteinen wird zunächst die Grundkrankheit behandelt. Häufig verschwindet die Dranginkontinenz nach Therapie der zugrunde liegenden Erkrankung.

Bei einer idiopathischen Dranginkontinenz, wenn also keine Ursache gefunden werden konnte, hilft in leichteren Fällen ein Blasentraining (➤ 4.12.5). Ansonsten steht die medikamentöse Therapie im Vordergrund. Zur Entlastung der Blase dienen krampflösende Schmerzmittel *(Spasmoanalgetika),* z. B. N-Butylscopolamin in Buscopan®, oder direkte Muskelrelaxantien, z. B. Propiverin in Mictonorm®. Auch am Zentralnervensystem angreifende Medikamente sind wirksam, z. B. trizyklische Antidepressiva, etwa Tofranil®.

4.12.2 Stressinkontinenz

DEFINITION

Stressinkontinenz: Unwillkürlicher Harnabgang durch eine Schwäche des willkürlichen Schließmuskels. Sie tritt meist unter körperlicher Belastung auf.

Krankheitsentstehung

Die Ursache der **Stressinkontinenz** liegt in einer Senkung des Beckenbodens mit Abflachung des Urethrablasenwinkels (➤ Abb. 4.9) durch eine Schwäche der Muskulatur. Bei Frauen führen insbesondere Schwangerschaften zu einer Beeinträchtigung der Musku-

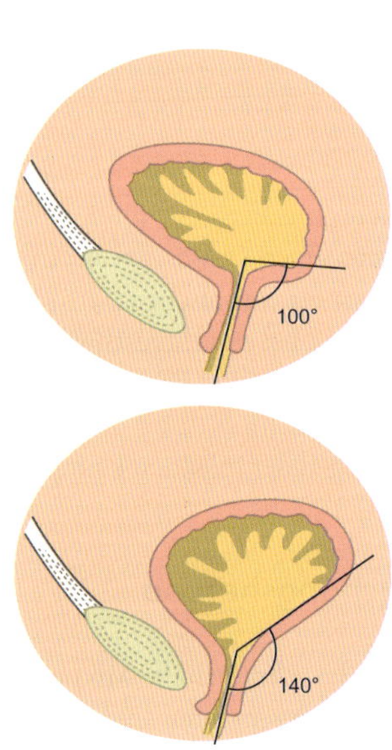

Abb. 4.9 Urethrablasenwinkel im seitlichen Urogramm (schematische Darstellung): Der normale dorsale Winkel beträgt 100° (Bild oben). [L138]

latur und Schädigung des N. pudendus und damit zu einer Beckenbodenschwäche. Diese macht sich i. d. R. aber erst nach der Menopause bemerkbar, wenn die weiblichen Sexualhormone wegfallen und der Östrogenmangel zu einer Atrophie des Urogenitaltrakts und der Beckenbodenmuskulatur führt. Abhängig von der Beschaffenheit des Beckenbodens und der Aufhängeapparate von Harnblase und Uterus kommt es dann zu einem Descensus uteri mit oder ohne Zystozele mit unwillkürlichem Harnabgang.

Symptome, Untersuchungsbefund und Diagnostik

Bei Erhöhung des intraabdominellen Drucks, z. B. beim Husten, Niesen oder Heben, gehen kleine Urinmengen ab. Es werden drei Schweregrade unterschieden (➤ Tab. 4.2).

Über die Spiegeluntersuchung kann der Arzt das Ausmaß eines Descensus uteri (➤ 4.13) feststellen.

Der Urethrablasenwinkel (➤ Abb. 4.9) wird sonografisch oder radiologisch beurteilt. Um zwischen einer Drang- und einer Stressinkontinenz zu differenzieren, werden urodynamische Untersuchungen (➤ 4.10.6) durchgeführt. Mit ihrer Hilfe kann der Arzt den Schweregrad der Inkontinenz objektivieren und messtechnisch bestimmen.

Behandlungsstrategie

Bei Östrogenmangel wird eine systemische Östrogentherapie (kombiniert mit Gestagenen, z. B. Presomen comp.®) oder eine lokale Therapie mit Vaginaltabletten (Ovestin®) durchgeführt. Neben der Beckenbodengymnastik (➤ 4.8) und der Gewichtsreduktion stellen aber die operativen Verfahren bei Stressinkontinenz die wichtigste Behandlungsmöglichkeit dar.

Bei den meisten Operationsverfahren wird versucht, die korrekten anatomischen Verhältnisse bei einer Blasensenkung wiederherzustellen. Hierzu können entweder von der Scheide her (vaginal) oder von den Bauchdecken her (abdominal) Haltebänder oder Fäden gelegt werden, die die Scheide nach vorne (Richtung Symphyse) ziehen, und damit den Blasenboden wieder anheben (➤ Abb. 4.10). Zur Anwendung kommen Bänder, die z. B. hinter der Symphyse (z. B. TVT®-Band) oder durch das Foramen obturatum ausgeleitet werden, und sich durch die spezielle Struktur des Bands im Gewebe selbsttätig verankern (➤ Abb. 4.10).

Ebenso ist bei sehr schlaffer Harnröhre (hypotoner Urethra) die Umspritzung der Harnröhre z. B. mit Hydrogel (Bulkamid®) möglich.
Therapie bei Descensus uteri ➤ 4.13

Tab. 4.2 Schweregrade der Stressinkontinenz

Grad I	Urinabgang nur in aufrechter Haltung bei starkem Husten, Niesen oder Lachen
Grad II	Urinabgang in aufrechter Haltung bereits bei leichter körperlicher Anstrengung (Treppensteigen, Laufen, Lasten tragen)
Grad III	Urinabgang auch im Stehen oder Liegen

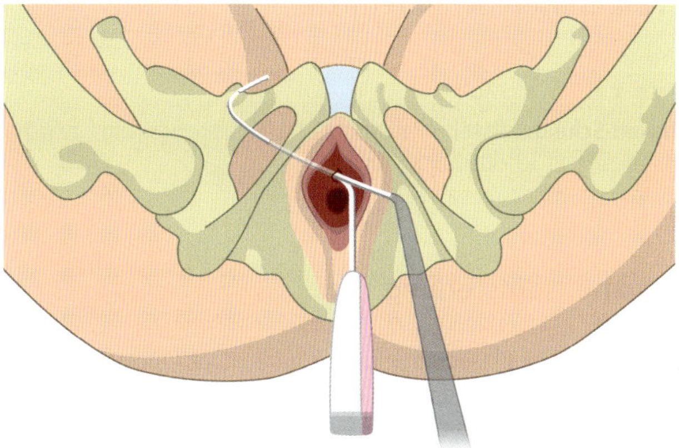

Abb. 4.10 Obturatorband [L138]

4.12.3 Überlaufinkontinenz

DEFINITION
Überlaufinkontinenz: Unwillkürlicher Urinabgang bei übervoller Blase und überdehnter Blasenwand.

Krankheitsentstehung und Symptome

Bei Verengung des Blasenausgangs, etwa durch einen metastasierenden Tumor im kleinen Becken, weitet sich die Blase aus und kann sich nicht mehr zusammenziehen. Bei maximaler Füllung „läuft die Blase über" und es entsteht eine **obstruktive Überlaufinkontinenz.** Weitere mögliche Ursachen für eine Überlaufinkontinenz sind:

- Medikamente, z. B. Spasmolytika, Antidepressiva
- Spinalanästhesie, die eine Parasympathikusblockade im Beckenbereich bewirkt, sodass die Patientinnen keinen Harndrang verspüren
- Stoffwechselerkrankungen wie Diabetes mellitus können zur Harnretention bis hin zur Überlaufinkontinenz führen, sog. **funktionelle Überlaufinkontinenz.**

Behandlungsstrategie

Bei der obstruktiven Überlaufinkontinenz schafft die Sicherung der Harnableitung Abhilfe, z. B. indem ein suprapubischer oder transurethraler Katheter gelegt wird. Manchmal ist auch die operative Sanierung des Blasenausgangs notwendig. Bei der funktionellen Überlaufinkontinenz werden die Frauen zum Wasserlassen aufgefordert, auch wenn sie keinen Harndrang verspüren. Gelingt die spontane Harnentleerung nicht, wird intermittierend einmalkatheterisiert.

4.12.4 Blasen-Scheidenfistel

DEFINITION

Blasen-Scheidenfistel: Pathologischer Verbindungsgang zwischen Harnblase und Scheidenvorderwand.

Krankheitsentstehung

Fisteln zwischen Blase und Scheide können nach Operationen, nach Bestrahlungen und nach schweren, lang verlaufenden Geburten entstehen. Letzteres ist eine Hauptursache für Inkontinenz z. B. in Afrika. Auch durch Tumoren des Blasenbodens oder der Vagina können sich Fisteln zwischen den beiden Organen bilden.

Symptome, Untersuchungsbefund und Diagnostik

Die Patientin bemerkt einen ständigen Urinabgang unabhängig von der körperlichen Belastung. Können die Fistelgänge nicht bereits bei der Spekulumeinstellung oder Zystoskopie (➤ 4.10.5) gesehen werden und besteht der V. a. auf eine Blasen-Scheidenfistel, wird die Harnblase retrograd über einen Katheter mit blauem Farbstoff (Methylenblau) aufgefüllt und ein weißer Mulltupfer in die Vagina eingebracht, welcher sich bei positivem Befund blau färbt. Eine Kontrastmitteldarstellung der Fistelgänge im lateralen Zystogramm ist ebenfalls möglich.

Behandlungsstrategie und Pflege

Die Fistelsanierung setzt immer einen operativen Eingriff voraus. Hierbei muss der Fistelgang oder das Gangsystem vollständig und mit genügendem Sicherheitssaum reseziert werden. Dann erfolgt eine Rekonstruktion von Blase und Scheide, was bei Tumoren allerdings schwierig bis unmöglich sein kann.

Die postoperative Pflege hängt vom Ausmaß der Operation ab. Während nach der Resektion kleiner Fistelgänge ohne Tumorbeteiligung weder eine Drainage noch eine Tamponade liegt, sind nach der Tumorresektion nicht nur multiple Drainagen, sondern auch eine vaginale Tamponade für 24 Stunden und ein Dauerkatheter notwendig.

Kleine vaginale Wunden werden mit 2–3 Stichen verschlossen. Nach einer Tumorentfernung liegt i. d. R. eine große abdominelle Naht vor. Die Pflege der Patientinnen entspricht der nach abdominaler Hysterektomie (➤ 3.12.4 und ➤ Tab. 3.3).

4.12.5 Pflege bei Harninkontinenz

Expertenstandard Förderung der Harnkontinenz in der Pflege

Der Expertenstandard „Förderung der Harnkontinenz in der Pflege" des Deutschen Netzwerks für Qualitätsentwicklung in der Pflege (DNQP) nennt u. a. geschlechtsabhängige Risikofaktoren für die Entstehung einer Inkontinenz. Bei Frauen können Obstipation, Belastung des Beckenbodens durch Schwangerschaft bzw. Entbindung, Adipositas sowie Östrogenmangel zur Entstehung einer Inkontinenz beitragen.
Deshalb beraten Pflegende Patientinnen, bei denen entsprechende Risiken vorliegen, über die Wichtigkeit von z. B. Beckenbodentraining oder Gewichtsanpassung als Präventivmaßnahmen.
Eine weitere Aufgabe Pflegender ist die Beurteilung der Kontinenz oder Inkontinenz entsprechend den Kontinenzprofilen, wie sie der Expertenstandard beschreibt. Die identifizierten Ergebnisse werden dokumentiert. [2]

Psychische Situation der Patientin

Inkontinenz wird von vielen Frauen als peinlich und unangenehm empfunden. Der Verlust der willkürlichen Harnausscheidung ist beschämend und verletzt das Selbstwertgefühl. Denn jeder Mensch

Tab. 4.3 Darstellung der Kontinenzprofile entsprechend dem Expertenstandard zur Förderung der Harnkontinenz [2]

Kontinenzprofil	Merkmal	Beispiel
Kontinenz	• Kein unwillkürlicher Harnverlust • Keine personelle Unterstützung bzw. Hilfe erforderlich • Keine Hilfsmittel nötig	
Unabhängig erreichte Kontinenz	• Kein unwillkürlicher Harnverlust • Keine personelle Unterstützung bzw. Hilfe erforderlich • Durchführung von Maßnahmen selbstständig möglich	Patientin, die ihre Medikamente selbstständig einnimmt, beim Gebrauch von mobilen Toilettenhilfen oder bei der Durchführung von Blasentraining keinen unwillkürlichen Urinverlust hat
Abhängig erreichte Kontinenz	• Kein unwillkürlicher Harnverlust • Personelle Unterstützung bzw. Hilfe bei der Durchführung von Maßnahmen erforderlich	Patientin mit begleiteten Toilettenbesuchen zu individuellen oder zu festgelegten Zeiten
Unabhängig kompensierte Kontinenz	• Unwillkürlicher Harnverlust • Keine personelle Unterstützung bzw. Hilfe erforderlich • Durchführung von Maßnahmen selbstständig möglich	Es besteht unwillkürlicher Urinverlust, aber der Gebrauch und Umgang mit Inkontinenzhilfsmitteln (aufsaugende Hilfsmittel, Blasendauerkatheter) erfolgt selbstständig durch die Patientin
Abhängig kompensierte Kontinenz	• Unwillkürlicher Harnverlust • Personelle Unterstützung bzw. Hilfe bei der Inkontinenzversorgung erforderlich	Kompensierende Maßnahmen sind notwendig und werden von einer anderen Person für die Patientin durchgeführt
Nicht kompensierte Kontinenz	• Unwillkürlicher Harnverlust • Personelle Unterstützung und therapeutische Maßnahmen bzw. Versorgungsangebote werden nicht in Anspruch genommen	Patientin möchte z. B. nicht über ihre Inkontinenz sprechen und beansprucht darum keine personelle Hilfe und Hilfsmittel oder kann die Hilfen aufgrund kognitiver Erkrankungen nicht akzeptieren

(er)lernt als Kind die bewusste Kontrolle über die eigenen Ausscheidungen ebenso wie den hygienischen Umgang damit. Ebenso schweigt der Mensch Zeit seines Lebens darüber wohlerzogen, weil auch das so anerzogen bzw. gelernt wurde. Deshalb empfinden alle Menschen eine Blasenschwäche als psycho-emotionale Belastung, was die gesellschaftliche Tabuisierung von Ausscheidungsvorgängen zusätzlich befördert.

Besonders ältere Menschen erleben Inkontinenz gleichzeitig als Beginn des körperlichen Verfalls. Aus Scham sprechen viele nicht über diese Beeinträchtigung und versuchen, die Symptome zu verbergen. Sie versorgen sich z. B. mit saugstarken Binden und verringern häufig bewusst ihre Flüssigkeitszufuhr, um die Urinproduktion zu reduzieren.

Andere Menschen werden aus Angst vor peinlichen Situationen, z. B. Uringeruch, durchnässte Kleidung, ebenso gemieden wie längere Einkaufsbummel oder sonstige Unternehmungen – aus Sorge nicht rechtzeitig eine (öffentliche) Toilette aufsuchen zu können. Partnerschaften werden aus Scham nicht mehr eingegangen, weil i. d. R. auch eine sexuelle Beziehung erwartet wird und es beim Sexualverkehr zu einem unwillkürlichen Harnabgang kommen kann. So gerät die Betroffene zunehmend in die Selbstisolation. Erst wenn der Leidensdruck sehr hoch ist, wenden sich die Frauen an ihren Hausarzt oder einen urologischen oder gynäkologischen Facharzt. Oft wird das Problem aber auch erst im Rahmen einer anderen Erkrankung im Krankenhaus erfasst.

Im Krankenhaus entwickeln viele Patientinnen Schuldgefühle gegenüber den Pflegenden, denen sie – wie sie annehmen – zusätzliche, unangenehme Arbeit machen und von denen sie sich abhängig fühlen, weil sie oft um Hilfe bitten müssen. Sie empfinden sich als Last und bedauern sich selbst sowie die Pflegenden.

Postoperativ erfahren die Patientinnen rasch eine objektive und subjektive Verbesserung. Mit spürbarem Erfolg fühlen sie sich psychisch besser, von ihren Ängsten entlastet und sie fassen meist wieder Mut Sozialkontakte zu beleben, außerhäusliche Aktivitäten aufzunehmen und erleben die wieder gewonnene Kontinenz als emotionale Befreiung.

> Für manche Patientin ist die Inkontinenz auch ein sog. Krankheitsgewinn, d. h. sie erfährt über die Versorgung Zuwendung und Beachtung durch die Pflegenden oder auch vermehrte Aufmerksamkeit von Angehörigen.

Pflege bei konservativer Therapie

Um der Frau in dieser Situation helfen zu können, ist eine gute Vertrauensbasis notwendig. Dazu fühlen sich die Pflegenden in die Patientin und ihre Situation ein, bringen ihr Verständnis entgegen, hören ihr aufmerksam zu und zeigen ihr Lösungsmöglichkeiten auf, z. B. die Verwendung moderner *Inkontinenzhilfsmittel* bei entsprechender *Hautpflege, Kontinenzförderung* sowie die Maßnahmen einer *gesunden Lebensführung.*

Kann die Harninkontinenz durch konservative Maßnahmen günstig beeinflusst werden, beraten Arzt und Pflegende, ggf. auch ein Sanitätsfachgeschäft, die Frau über die für sie am besten geeignete Inkontinenzversorgung.

Damit wird den betroffenen Frauen eine rundum sichere Versorgung ermöglicht und beschämende Situationen wie unkontrollierter Urinverlust werden weitgehend ausgeräumt.

Gesunde Lebensführung

Die Betroffene kann durch ihr Verhalten, richtige Ernährung und durch Bewegung mithelfen, die Inkontinenz zu lindern und Komplikationen zu vermeiden. So wirken z. B. regelmäßig durchgeführte Beckenbodenübungen (➤ 4.8) einer Harninkontinenz (➤ 4.12) entgegen. Da sowohl starkes Übergewicht als auch eine chronische Obstipation den intraabdominellen Druck auf die Harnblase erhöhen, wirken sie sich negativ auf die Harnkontinenz aus, weswegen der Patientin zu einer Gewichtsreduktion durch eine ballaststoffreiche Diät und viel Bewegung geraten wird. Um den durch Flüssigkeitsreduktion bedingten Harnwegsinfekten (➤ 4.11.1) vorzubeugen, ist eine tägliche Flüssigkeitszufuhr von mindestens 1,5 l Flüssigkeit empfehlenswert, sodass Niere und Blase ausreichend durchgespült werden und die Quellstoffe im Darm bei einer ballaststoffreichen Kost wirken können.

Inkontinenzversorgung

Bei Harninkontinenz ist eine individuell angepasste **Inkontinenzpflege** notwendig, die sich nach dem Schweregrad der Inkontinenz und der Hautbeschaffenheit richtet, aber auch nach den manuellen Fertigkeiten bzw. der Handhabbarkeit für die Patientin ausgewählt wird.

Für die Inkontinenzhygiene stehen aufsaugende Materialien, nichtinvasive und invasive **Harnableitungssysteme** zur Verfügung:

- Bei leichter Blasenschwäche reichen i. d. R. kleine Einlagen, die mit breiten Klebestreifen am Slip fixiert werden
- Für eine ausgeprägte Harninkontinenz stehen optional große, hochsaugfähige *Einlagen* mit speziellen Saugkörpern zur Verfügung, die der Frau mit Inkontinenz Sicherheit geben, z. B. Daisy® oder Licodrop® (➤ Abb. 4.11); teils enthalten sie zusätzlich Geruchsbinder für absolute Diskretion
- Inkontinenzslips (Inkontinenzpants) werden wie normale Unterwäsche (Pull-ups) getragen und bieten der Patientin neben der einfachen Handhabung ein hohes Maß an Sicherheit, maximalen Schutz und angemessenen Tragekomfort; bei starker **Nykturie** kann ggf. eine kombinierte Lösung angestrebt werden (tagsüber Einlage/nachts Inkontinenzslip)
- Besonders für die Pflege schwer kranker und desorientierter Patientinnen wurden Einlagen und Inkontinenzhilfsmittel mit Nässeindikator entwickelt, die durch Veränderung einer Farbmarkierung die Notwendigkeit zum Wechsel anzeigen
- Oftmals wird nach operativen Eingriffen am Genitale vorübergehend ein transurethraler Blasenkatheter zur Harnableitung gelegt (➤ Tab. 3.3); ist eine länger währende Urinableitung erforderlich, ist ein suprapubischer Katheter dem transurethralen vorzuziehen, da bei diesem die Infektionsgefahr geringer ist.

VORSICHT!

Ein transurethraler Katheter stellt wegen seiner Risiken keine Dauerlösung dar.

Hautpflege

Urin und Stuhl haben einen anderen pH-Wert als die Haut und führen bei längerem Hautkontakt über die Schädigung des natürlichen Säureschutzmantels zu Irritationen der Haut bzw. reizen diese durch aggressive Zersetzungsprodukte. Da durch die oft luftundurchlässigen Einlagen oder Inkontinenzslips ein feucht-warmes Klima geschaffen wird, in dem sich Bakterien besonders wohlfühlen, ist die Gefahr von bakteriell bedingten Hautinfektionen und Dekubitalulzera groß.

Entscheidend für die **Hautpflege** ist deshalb ein regelmäßiger Wechsel der Inkontinenzhilfen. Die Pflegenden beraten die Patientin hinsichtlich dieses Erfordernisses, damit das gesunde Hautmilieu erhalten wird.

Nachdem die Inkontinenzhilfe entfernt ist, wird der Genitalbereich mit Wasser und einer ph-neutralen Seife gewaschen und gut getrocknet, besonders auch die Hautfalten im Anal- und Genitalbereich. Bei starker Kontamination im Intimbereich kann ein Reinigungsschaum verwendet werden. Zur Hautpflege bietet der Handel verschiedene Produkte an, z. B. die Komplettpflegesserie MoliCare® Skin. Die Reinigung wird durch milde, waschaktive Substanzen unterstützt, die aber sanft und schonend sind. Zusätze, wie z. B. Vitamin E, sollen die hauteigene Schutzfunktion verstärken. Zur Hautpflege dient eine feuchtigkeitsbindende Wasser-in-Öl-Emulsion mit stark rückfettender Wirkung, die Hautregeneration wird mit zugefügtem Kreatin gefördert.

Grundsätzlich dürfen keine die Haut abdeckenden Produkte wie Vaseline oder Zinkpaste verwendet werden. Zusätzlich ist auf eine ausreichende Flüssigkeitszufuhr zu achten, weil der Feuchtigkeitsgehalt der Haut deren Elastizität beeinflusst [3].

Kontinenzförderung

Ziel der **Kontinenzförderung** ist, die Fähigkeit der Harnblase so zu erhalten bzw. zu trainieren, dass sie nur willkürlich und zu relativ festgelegten Zeiten Urin entleert. Der Expertenstandard zur Förderung der Harnkontinenz nennt hierzu folgende Maßnahmen der Kontinenzförderung:

- Adäquate Flüssigkeitszufuhr
- Vermeidung von Obstipation
- Gewichtsreduktion bei Adipositas
- Erhaltung der Selbstständigkeit bzw. Umgebungsanpassung bzw. Toilettenassistenz
- Beckenbodentraining: Training der Beckenbodenmuskulatur durch spontane und regelmäßige Kontraktionen
- Blasentraining: Verzögerung der Miktion nach verspürtem Harndrang, um die Blasenkapazität zu erhöhen
- Bei pflegebedürftigen Patientinnen: angebotener Toilettengang, Toilettengang zu individuellen bzw. zu festgelegten Zeiten [2].

Voraussetzung für die Kontinenzförderung ist ein *Miktionsprotokoll*, auf dem die Frau vermerkt, wann sie ihre Blase willkürlich und unwillkürlich entleert und wann sie von welchem Getränk wie viel getrunken hat. Ebenso notiert die Patientin, ob sie Harndrang verspürt hat. Wichtig ist eine ausreichende Tagestrinkmenge (täglich 2–3 l, sofern keine Kontraindikation besteht). Liegt das Protokoll vor, bestimmen die Pflegenden zusammen mit der Patientin die Termine für die Toilettengänge. Diese entsprechen am Anfang denen der Entleerungszeiten auf dem vorgelegten Miktionsprotokoll, das während des Harnblasentrainingprogramms fortgeführt wird. Die Betroffene versucht selbst an ihre Termine zu denken, ansons-

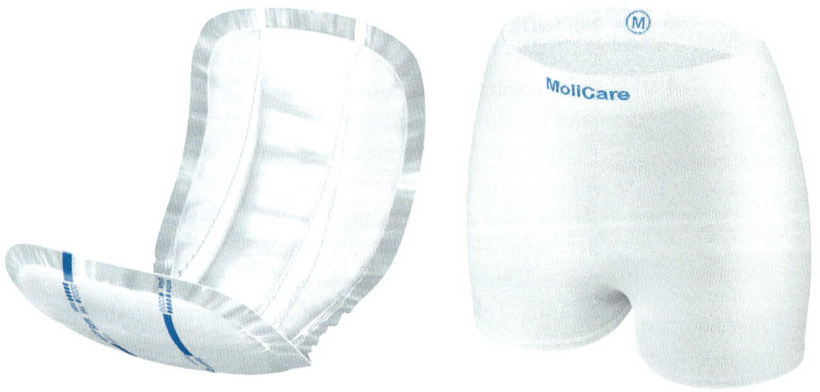

a Hochsaugfähige Einlage, die Gel-Bildner enthält, die die Haut trocken halten und eine Geruchsbildung verhindern. Fixiert wird sie mit Netzhose oder selbstklebendem Haftstreifen. Ein Abdichtungsband an beiden Seiten verhindert das Auslaufen von Urin. Auf der Körperseite besteht die Einlage aus einer hautfreundlichen Textilschicht.

b MoliCare® Premium Fixierhöschen für eine sichere und hygienische Fixierung von Inkontinenzeinlagen. Sie sind aus hochelastischem Material, weich und luftdurchlässig.

Abb. 4.11 Verschiedene Materialien zur Inkontinenzversorgung [V220]

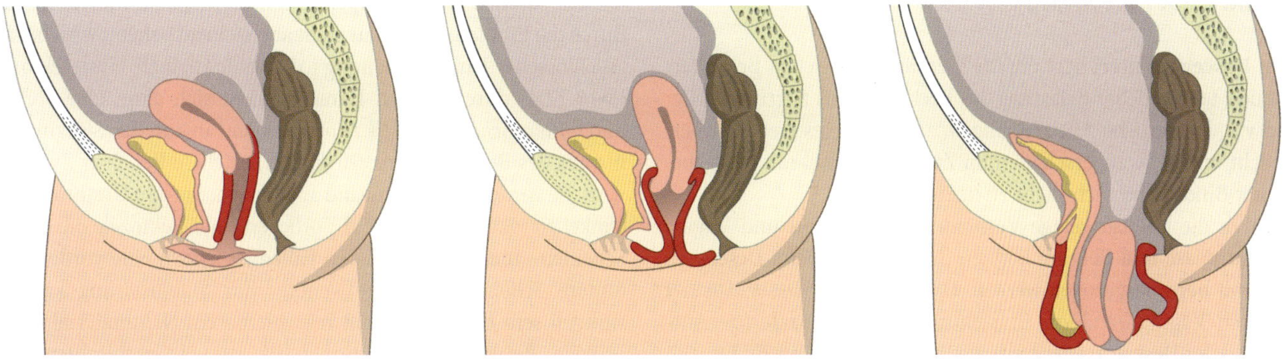

a Physiologische Lage der Beckenorgane zueinander.

b Beginnender Descensus uteri. Der Uterus tritt tiefer. Es kommt meist auch zu einer Zystozele, Rektozele oder Zysto-Rektozele (siehe Text).

c Totalprolaps des Uterus mit „Umstülpung" der Vagina.

Abb. 4.12 Descensus uteri [L138]

ten wird sie von den Pflegenden daran erinnert. Kann die Patientin zur festgelegten Zeit kein Wasser lassen, soll sie es eine halbe Stunde später noch einmal probieren.

Auf keinen Fall soll sie unnötig lange auf der Toilette sitzen bleiben, damit sich kein Gefühl von Misserfolg einstellt. Gelingt der Frau das Wasserlassen zu den festgelegten Zeiten und fließt über einen Zeitraum von zehn Tagen kein Urin mehr unwillkürlich ab, werden die Zeitabstände zwischen den Toilettengängen alle vier Tage um ca. 15 Minuten verlängert.

Beratung zum Kontinenzerhalt

Die kompetente Beratung betroffener Frauen ist wesentlicher Bestandteil in der Betreuung von Patientinnen mit Inkontinenz. Über folgende Punkte werden sie von den Pflegenden informiert bzw. bei der Durchführung angeleitet:

- Gesunde Blasenfunktion, Ursachen der vorliegenden Störung und mögliche Komplikationen
- Möglichkeiten der Kontinenzförderung und Therapie der jeweiligen Inkontinenzform
- Information über verschiedene Inkontinenzhilfsmittelsysteme bzw. die Auswahl des speziell für die Bedürfnisse der Patientin geeigneten Hilfsmittels und Anleitung zur richtigen Anwendung
- Beratung zur geeigneten Hautpflege
- Information zur Gesundheitsförderung durch Beckenbodengymnastik (➤ 4.8)
- Schulung zur Kontinenzförderung
- Informationshinweise auf Beratungsbroschüren und Vermittlung von Kontaktadressen [7]
- Ggf. Hinweis auf ergänzende Behandlungsmethoden durch physiotherapeutische Maßnahmen, z. B. Osteopathie, Bindegewebeintegration oder Cranio-Sakral-Massagen.

4.13 Descensus uteri und Uterusprolaps

Häufiges Symptom bei **Descensus uteri** und **Uterusprolaps** ist die Harninkontinenz, weswegen diese gynäkologischen Erkrankungen in diesem Kapitel abgehandelt werden.

DEFINITION

Descensus uteri: Gebärmuttersenkung. Tiefertreten des Uterus und meist auch der Vaginalwände (Descensus uteri et vaginae) aufgrund einer Schwäche des bindegewebigen Halteapparats.

Uterusprolaps: Gebärmuttervorfall. Schwerste Form des Descensus uteri mit „Umstülpung" der Vagina. Beim Partialprolaps sinken die Vaginalwände und der Uterus teilweise (➤ Abb. 4.12b), beim Totalprolaps vollständig vor die Vulva (➤ Abb. 4.12c, ➤ Abb. 4.13).

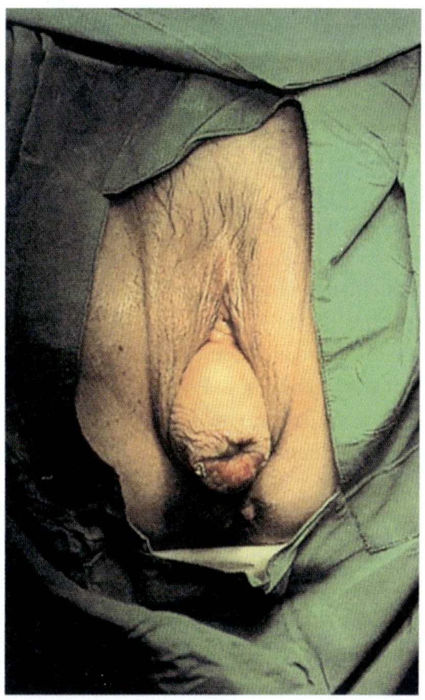

Abb. 4.13 Uterusprolaps. Beim Uterusprolaps wird die Scheidenwand schon durch leichtes Pressen, z. B. während der Defäkation, herausgedrückt. [G059]

Krankheitsentstehung

Dem **Descensus uteri** liegt ein Missverhältnis zwischen Belastbarkeit und tatsächlicher Belastung des Beckenbodens zugrunde. Hier sind v. a. körperliche Anstrengungen, z. B. schweres Heben, Übergewicht und Schwangerschaften im Zusammenspiel mit anlagebedingter Bindegewebsschwäche zu nennen.

Durch die bindegewebige Verbindung von Uterus und Vagina mit Harnblase und Rektum können diese Organe beim Descensus uteri mit heruntergezogen werden. Dann führt der Descensus der vorderen Vaginalwand zur Entstehung einer **Zystozele** (➤ Abb. 4.4) und der Descensus der hinteren Scheidenwand zur Bildung einer **Rektozele** (➤ Abb. 4.12b); die Kombination heißt **Zysto-Rektozele.**

Symptome, Untersuchungsbefund und Diagnostik

Viele Patientinnen haben keinerlei Beschwerden. Hauptsymptome des Descensus uteri sind:

- Druckgefühl nach unten („ich meine immer, mir würde alles da unten rausfallen")
- Uncharakteristische Schmerzen in Unterbauch und Kreuz
- Fluor, da Scheidenwände und Zervix häufig gereizt oder entzündet sind
- Harnwegsinfekte und Obstipation durch descensusbedingte Veränderungen an Blase und Darm, z. B. Abknickung der Urethra
- Harninkontinenz (➤ 4.12), zunächst nur bei körperlicher Anstrengung, später evtl. bis zur Inkontinenz Grad III (➤ Tab. 4.2)
- Geh- und Sitzbehinderung
- Schleimhautulzerationen an prolabiertem Uterus und Vaginalwänden mit z. T. blutigem Ausfluss.

Die Diagnosestellung erfolgt durch die gynäkologische Untersuchung, bei der das Tiefertreten des Uterus sichtbar wird. Beim Pressen kommt es oft zum unwillkürlichen Urinverlust. Technische Untersuchungen, in erster Linie urodynamische Druckmessungen (➤ 4.10.6) und röntgenologische Darstellungen der Harnwege (➤ 4.10.4), helfen, die geeignete Therapie zu finden.

Behandlungsstrategie

Besteht nur eine leichte Harninkontinenz, können Beckenbodengymnastik (➤ 4.8) und – bei älteren Frauen mit Östrogenmangel – die lokale oder systemische Gabe von Östrogenen (in Kombination mit Gestagenen, z. B. Presomen® 0,6 comp.) ausreichen. Durch die Östrogene kommt es zu einer Proliferation der Urethralschleimhaut und damit zu einem besseren Verschluss im Bereich der Harnröhre.

Bereitet die (Stress)Inkontinenz größere Probleme, kann der Urethrablasenwinkel durch die abdominal durchgeführte **Operation nach Marshall-Marchetti** oder durch die **Operation nach Burch** wieder hergestellt werden. Dabei werden Urethra und Harnblase an der Symphyse fixiert.

Ist abzusehen, dass die Operation nach Marshall-Marchetti oder Burch die Probleme der Frau nicht ausreichend behebt, wird bei abgeschlossener Familienplanung i. d. R. eine vaginale Hysterektomie (➤ 3.12.4) durchgeführt. Daran schließt sich dann eine *vordere* und *hintere Scheidenplastik (Kolporraphie)* an, um den Stützmechanismus des Beckenbodens wieder herzustellen: Bei einer Zystozele wird die vordere Scheidenwand angehoben, um den Urethrablasenwinkel zu rekonstruieren, bei Vorliegen einer Rektozele die hintere Scheidenwand. In den meisten Fällen ist jedoch eine vordere und hintere Scheidenplastik notwendig. Zur Stabilisierung kann es sinnvoll sein Netze aus nicht resorbierbarem Nahtmaterial einzubringen. Bei älteren Patientinnen, die keinen Geschlechtsverkehr mehr haben, kann in Ausnahmefällen der Scheideneingang ohne Gebärmutterentfernung verschlossen werden *(Kolpokleisis)*, um das Operationsrisiko möglichst gering zu halten.

Ist die Patientin inoperabel oder stimmt sie einer Operation nicht zu, kann ein der Scheidengröße angepasstes **Pessar** (➤ Abb. 4.14) aus Hartgummi oder Silikon in die Scheide eingelegt werden, um den Uterus in seiner anatomischen Lage zu halten. Hierbei ist zwischen Modellen zu unterscheiden, die nur alle 4–6 Wochen vom Arzt gewechselt werden und zu Druckulzera führen können, sowie Silikon-Modellen, die die Patientin täglich abends herausnehmen und selbst wieder einsetzen kann.

Pflege und Beratung

Allgemeine prä- und postoperative Pflege in der Gynäkologie ➤ 1.4.2, ➤ 1.4.4

Pflege vor und nach Operationen an den Geschlechtsorganen ➤ 3.9

Pflege bei Hysterektomie ➤ 3.12.4

In leichteren Fällen kann durch Gewichtsabnahme und dadurch verringerte Belastung des Beckenbodens sowie konsequente, über

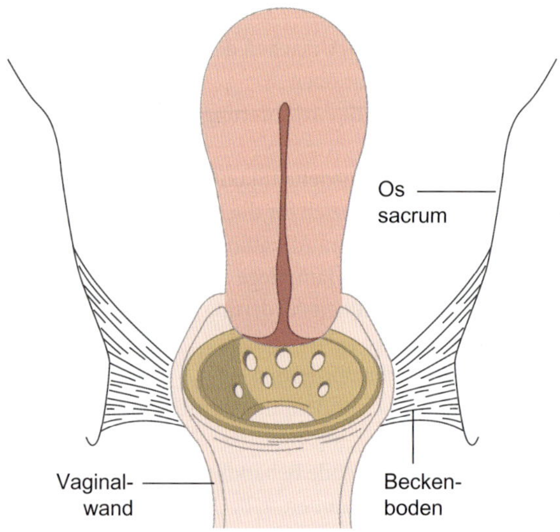

Abb. 4.14 Lage eines Pessars in der Vagina. Es ist in der Levatormuskulatur verankert und fixiert den Uterus in seiner physiologischen Position. [L190]

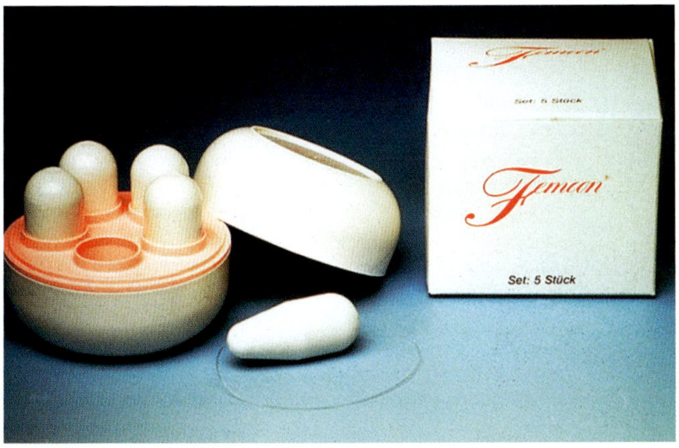

Abb. 4.15 Set von Vaginalkonen zum Training der Beckenbodenmuskulatur [V506]

Monate durchgeführte **Beckenbodengymnastik** (➤ 4.8) eine Operation vermieden werden.

Dazu wird die Patientin zu einer Veränderung des Lebensstils bzw. Eigenleistungen motiviert. Die Pflegenden:

- Motivieren die Patientin die Gymnastik fortzusetzen. Der Erfolg stellt sich nach Wochen oder Monaten ein und auch danach ist es wichtig, weiterhin einzelne Übungen in den Alltag zu integrieren
- Leiten sie nach ärztlicher Anordnung zur Benutzung von *Konen* (Scheidenkegeln, -gewichten ➤ Abb. 4.15) an. Die Konen werden, vergleichbar einem Tampon, in die Vagina eingeführt. Durch das Gewicht des Konus wird die Beckenbodenmuskulatur sensorisch gereizt und sie zieht sich zusammen. Dies verhindert das Herausfallen der Konen. Bei konsequenter Anwendung können schon nach wenigen Wochen immer schwerer werdende Konen gehalten werden. Mit den Konen soll im Stehen und Gehen, aber auch beim Husten, Niesen oder Lachen geübt werden. Zuhause sollte die Patientin die Übungen fortführen.

Prognose

Die Prognose des Descensus uteri ist insgesamt gut. Allerdings erleidet auch bei geeigneter und individuell abgestimmter Operation fast ein Drittel der Patientinnen eine Rezidiv-Harninkontinenz.

Transferaufgabe

Sie arbeiten als Teamleiterin der gynäkologischen Ambulanz an einer Universitätsfrauenklinik. Eine Pflegeschülerin, die seit zwei Wochen bei Ihnen im Praxiseinsatz ist, soll in den nächsten Tagen in gynäkologisch-urologischen Sprechstunden mitarbeiten. Damit sie die dafür notwendigen Vorkenntnisse hat, wollen Sie die Schülerin zuvor umfassend informieren und vorbereiten.

Aufgabe 1

Was sind relevante Informationen für die Schülerin?

Aufgabe 2

Auf welche Besonderheiten weisen Sie sie hin?

Aufgabe 3

Erklären Sie der Schülerin, wie sie die Patientinnen während der Untersuchungen gut betreuen kann (➤ 4.10.4, ➤ 4.10.5).

4

Literatur und Kontaktadressen

LITERATURNACHWEIS

1. Goepel M et al. Harninkontinenz im Alter. Deutsches Ärzteblatt. 2010; 107(30): 531–536. Aus: www.aerzteblatt.de/pdf/107/30/m531.pdf (letzter Zugriff: 12.2.2022).
2. Deutsches Netzwerk für Qualitätsentwicklung in der Pflege (Hrsg.). Expertenstandard Förderung der Harnkontinenz in der Pflege. 1. Aktualisierung. Osnabrück: Eigenverlag 2014.
3. Sachsenmaier B. Hautschutz ist unverzichtbar. Heilberufe spezial: Harninkontinenz. 2004; 7: 42.
4. S2-Leitlinie: Harninkontinenz bei geriatrischen Patienten, Diagnostik und Therapie. Januar 2019. Aus: www.awmf.org/leitlinien/detail/ll/084-001.html (letzter Zugriff: 12.1.2022).
5. S3-Leitlinie: Weiblicher Descensus genitalis, Diagnostik und Therapie. Oktober 2015. Aus: www.awmf.org/leitlinien/detail/ll/015-006.html (letzter Zugriff: 12.1.2022).

KONTAKTADRESSEN

6. Selbsthilfeverband Inkontinenz. www.selbsthilfeverband-inkontinenz.org (letzter Zugriff: 12.2.2022).
7. Deutsche Kontinenzgesellschaft. www.kontinenz-gesellschaft.de (letzter Zugriff: 12.2.2022).

VERTIEFENDE LITERATUR

Thomsen M. Die großen Inkontinenz-Irrtümer. Pflegezeitschrift. 2010; 63(10): 566–599.

Hayder-Beichel D. Personen mit Harninkontinenz professionell unterstützen. Pflegezeitschrift. 2017; 9.

KAPITEL

5 Pflege von Frauen im Klimakterium und Senium

DEFINITION

Klimakterium (der Frau): Wechseljahre (der Frau). Lebensphase der Frau zwischen dem Ende der Fortpflanzungsfähigkeit (also mit Beginn der nachlassenden Ovarialfunktion, etwa ab dem 45. Lebensjahr) und dem Senium. Unterteilt in *Prämenopause* und *Postmenopause.*
Prämenopause: Zeitraum zwischen dem Ende der Fortpflanzungsfähigkeit und der Menopause mit oft unregelmäßig auftretenden Abbruchblutungen.
Menopause *(Menopausenblutung):* Zeitpunkt der letzten Menstruationsblutung infolge der nachlassenden Ovarialfunktion (etwa zwischen dem 50. und 55. Lebensjahr).
Postmenopause: Zeit nach der Menopause.
Senium: Zeit etwa ab dem 60. Lebensjahr.

Frauen werden selten wegen klimakterischer Beschwerden stationär aufgenommen (Ausnahme: diagnostische Abrasio ➤ 1.3.13). In der Regel hat das Ambulanzpersonal Patientinnen mit klimakterischen Beschwerden zu betreuen. Hier kommt es im Wesentlichen darauf an, die Frauen mit ihren Beschwerden ernst zu nehmen, sie in der Kürze der Zeit über eine entsprechende Lebensführung zu beraten und auf Wunsch Informationsbroschüren auszuhändigen und Internetadressen zu nennen [6].

Die Pflegenden beraten Frauen zudem im Rahmen der **Osteoporoseprävention** über geeignete Maßnahmen, um einer Osteoporose vorzubeugen (➤ 5.2.3). Patientinnen mit einer Involutionsdepression (➤ 5.2.4) benötigen viel Einfühlungsvermögen, die Pflegenden planen entsprechend Zeit für die Beratung ein.
Die Pflegenden versuchen mit ihrer Beratung, den Frauen die Umstellungszeit des Klimakteriums auch als eine Chance zur dynamischen Veränderung zu vermitteln und weisen sie darauf hin, dass sie die Wechseljahre für die eigene Gesunderhaltung präventiv nutzen können.

Seelisches Gleichgewicht

Studien haben ergeben, dass die Beschwerden der Wechseljahre umso geringer empfunden werden, je stabiler das **seelische Gleichgewicht** ist [1]. Dieses erlangen Frauen im Klimakterium z. B. über eine stabile Partnerschaft bzw. einen verlässlichen Freundeskreis, finanzielle Absicherung oder regelmäßige Aufgaben, die das Selbstwertgefühl und Selbstvertrauen heben. Deshalb wird Frauen geraten, den kommenden Lebensabschnitt aktiv zu gestalten, z. B. durch Berufstätigkeit, die Wiederaufnahme eines durch Mutterschaft oder Beruf vernachlässigten Hobbys oder dem Nachgehen künstlerischer Neigungen.

Ein stabiles inneres Gleichgewicht ist auch mit erholsamem Schlaf verknüpft. Im Klimakterium kann sich der Lebensrhythmus

Tab. 5.1 Beispiele von Heilpflanzen, die bei klimakterischen Beschwerden eingesetzt werden können.

Heilpflanze	Wirkung
Baldrian	• Beruhigend, entspannend • Schlafunterstützend
Frauenmantel	• Mild spasmolytisch • Beruhigend
Ginseng (nicht bei Hitzewallungen anwenden)	• Tonisierend • Östrogenähnlich
Hopfenzapfen	• Leicht östrogenartig • Beruhigend • Schlaffördernd
Johanniskraut	• Antidepressiv • Ausgleichend
Mönchspfeffer	Zyklusregulierend zu Beginn der Wechseljahre
Nachtkerze	Unterstützt die Hautrückfettung
Salbei	Schweißhemmend
Schafgarbe	Auf Beckenorgane tonisierend
Traubensilberkerze	• Östrogenartig • Beruhigend

ändern und manche Frau klagt über Schlafstörungen oder -losigkeit. Dann kann mit natürlichen Heilmitteln (➤ Tab. 5.1) gegengesteuert werden bzw. für eine den Körper fordernde (und ermüdende) Anstrengung gesorgt werden, z. B. regelmäßige sportliche Herausforderungen. Als ebenso nützliche Empfehlungen können sich Entspannungstechniken, z. B. Yoga, Qigong oder Meditation, erweisen. Dennoch treten gelegentlich Stimmungsschwankungen auf.

Ernährung

Manchmal ist eine Ernährungsumstellung sinnvoll. So deuten Untersuchungen darauf hin, dass bei Frauen durch eine einfache Ernährungsanpassung – mehr Obst, Gemüse, Tofu- und Sojaprodukte sowie Ballaststoffe – nicht nur das Brustkrebsrisiko gesenkt werden kann, sondern dass einige Pflanzenstoffe, z. B. Isoflavon, Omega-6-Fettsäuren und Linolsäure (beides in der Nachtkerze) oder Lignan (in Baldrian), hormonähnliche Wirkungen haben, weswegen sie auch **Phytoöstrogene** genannt werden [1].
Frauen im Klimakterium sollten folgende Grundregeln beachten:

- Normalgewicht anstreben
- Zur Osteoporose-Prophylaxe reichlich Kalzium zuführen (1 g tgl.) in Form von Milch und Milchprodukten, Getreide, Nüssen, Soja sowie Sprossen (➤ 5.2.3)
- Zur Nahrungsergänzung schwarze gemahlene Sesamkörner (1–2 Teel. tgl.)
- Auf ausreichende Vitamin-E-Zufuhr achten, da neuere Untersuchungen gezeigt haben, dass Vitamin E klimakterische Beschwerden wie Hitzewallungen, Schwitzattacken, Reizbarkeit und auch die Trockenheit der Vagina lindern kann. Vitamin E ist enthalten in kalt gepressten Pflanzenölen, Soja, Nüssen und Getreidekeimen
- Kochsalzzufuhr reduzieren, um vermehrter Wassereinlagerung und damit Ödemen vorzubeugen.

Begleitmaßnahmen

Im Rahmen der **Phytotherapie** können neben Heilpflanzen mit einer direkten gynäkologischen Beziehung bei klimakterischen Beschwerden bevorzugt Pflanzen mit vegetativ beruhigender Wirkung eingesetzt werden (➤ Tab. 5.1, ➤ Abb. 5.1).

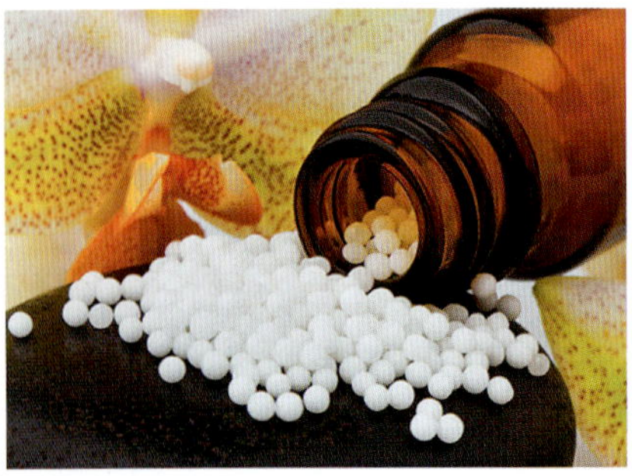

Abb. 5.1 Voraussetzung für eine **homöopathische Therapie** ist eine genaue Kenntnis der Persönlichkeit der Patientin [2]. Welche Symptome stehen im Vordergrund? Wie reagiert die Frau darauf? Diese Beobachtungen bilden die Grundlage für die Auswahl des homöopathischen Mittels. [J787]

Physikalische Maßnahmen können die Therapie der klimakterischen Beschwerden unterstützen. Je nach Symptomatik werden unterschiedliche Anwendungen eingesetzt:

- Bei **Hitzewallungen:**
  - Kühl duschen, bei Bedarf 10-minütige Halbbäder bei 27–28 °C
  - Waschen oder Baden mit kühlenden ätherischen Ölen wie Citronella, Zitrone, Pfefferminze, Salbei oder Grapefruit: Für eine Waschung 2–3 Tr. in 2 Essl. Milch emulgieren und in 3–4 l Wasser geben (für ein Bad ca. 3 Tr. Öl)
- Bei **Atrophie der Genitalorgane:** Moor(sitz)bäder 2–3-mal pro Woche. Sie fördern die Durchblutung und mildern die Trockenheit und Entzündungsanfälligkeit der Vulva und Vagina.

VORSICHT!
Moor(sitz)bäder sind anstrengend und sollten nur bei stabiler Kreislauffunktion durchgeführt werden (nicht bei Hypertonie!). Nach dem Bad unbedingt längere Zeit ruhen. Am besten vormittags durchführen.

- Bei vegetativem **Herzrasen:** Kühle Lavendelölauflage bzw. mit Lavendelwasser (Pflanzenhydrolat) getränkte Mullkompresse auf den Herzbereich legen
- Bei **depressiver Verstimmung:** Bäder mit Immortelle, Jasmin, Rose, Benzoe, Neroli (je 3 Tr. in 2 Essl. Milch emulgieren und in das Badewasser geben)
- Bei **Schlaf- und vegetativen Störungen:**
  - Warme Lavendelölkompresse auf die Brust legen
  - Abends Wechselfußbäder, dazu je ein Gefäß mit 36–38 °C warmem und mit 15–18 °C kühlem Wasser füllen. Nach einem 5-minütigen warmen Fußbad die Füße für 10–15 Sekunden in das kühle Wasser tauchen, dann Vorgang wiederholen, mit dem kalten Wasser enden.

Bewegung

Die Pflegenden regen die Patientin zu einer regelmäßigen, sportlichen Betätigung in Ausdauerdisziplinarten an, z. B. Walken, Laufen, Schwimmen (➤ Abb. 5.2), Rad fahren, ggf. kann aber auch altersentsprechende Gymnastik zum moderaten Einstieg gewählt werden. Sport wirkt erwiesenermaßen dem zunehmenden Knochenabbau durch die Osteoporose (➤ 5.2.3) entgegen und hebt zudem das psychische Wohlbefinden. Patientinnen, die zur Behandlung von Knochenschwund Bisphosphonate einnehmen, wird sogar eine verstärkte körperliche Belastung empfohlen, hier raten die Pflegenden zu Krafttraining.

Trotz Umsetzung dieser Empfehlungen bzw. hilfreichen Strategien ist zwar nicht mit einer völligen Beschwerdefreiheit, sondern eher mit einer Linderung der Beschwerden zu rechnen – aber sie können zum allgemeinen Wohlbefinden der Frauen beitragen und zugleich ihr Selbstbewusstsein in der schwierigen Phase des „biologischen Umbruchs" stärken. Ergänzend zur medizinischen Behandlung kann es der Frau in den Wechseljahren damit gelingen, einen geglückten Wechsel in einen neuen, natürlichen Lebensabschnitt zu vollziehen.

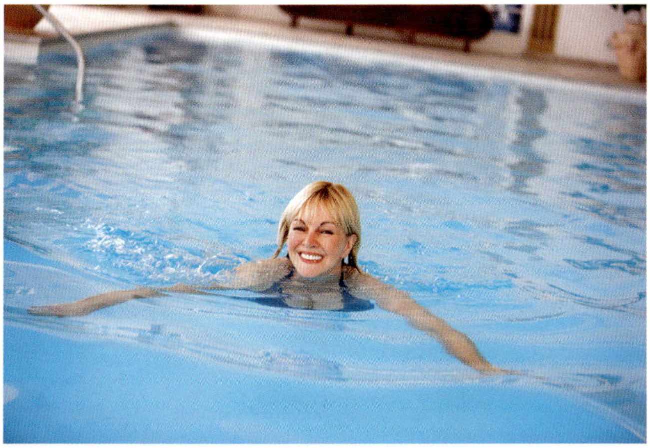

Abb. 5.2 Regelmäßige sportliche Bewegung, z. B. Schwimmen, fördert auch in der Lebensmitte die Gesunderhaltung. So können klimakterische Beschwerden gemildert, die Selbstzufriedenheit gefördert und die Stimmungslage positiv beeinflusst werden. [J787]

5.1 Klimakterisches Syndrom

DEFINITION

Klimakterisches Syndrom *(Menopausensyndrom, Wechseljahrsbeschwerden):* Typische Beschwerdekombination während des Klimakteriums, bedingt durch die nachlassende Ovarialfunktion mit immer geringer werdender Gestagen- und Östrogenproduktion.

Symptome, Untersuchungsbefund und Diagnostik

Alle Frauen haben während des Klimakteriums ein gewisses Maß an Beschwerden, doch während einige Frauen kaum darunter leiden oder mit eigenen „Rezepten" gut zurechtkommen, fühlen sich andere stark beeinträchtigt und nehmen ärztliche Hilfe in Anspruch.

Folgende Symptome sind für das **klimakterische Syndrom** typisch (➤ Abb. 5.3):

- Blutungsstörungen, z. B. durch eine Gelbkörperinsuffizienz (➤ 3.10.2): Dabei handelt es sich meist um Schmierblutungen, die in der zweiten Zyklushälfte oder direkt vor der zu erwartenden Menstruationsblutung auftreten. Aber auch verlängerte Zyklusintervalle ohne Zwischenblutungen können Ausdruck einer Gelbkörperinsuffizienz sein. Da diese Blutungen nicht sicher von Blutungen durch bösartige Erkrankungen zu unterscheiden sind, ist eine diagnostische Abklärung durch eine fraktionierte Abrasio (➤ 1.3.13) erforderlich
- Hitzewallungen, Schweißausbrüche und fleckige Hautrötungen, die meist anfallsartig, häufig auch nachts auftreten und die für die Frau oftmals im Vordergrund der klimakterischen Beschwerden stehen. Sie sind Folge der hormonellen Veränderungen, auf die die Blutgefäße mit einer vasomotorischen Störung reagieren
- Neurovegetative und psychosomatische Beschwerden: Hier sind in erster Linie Schwindel, Herzklopfen, Schwächegefühl, erhöhte Reizbarkeit und Nervosität, Depressionen (➤ 5.2.4) und Schlafstörungen zu nennen
- Atrophie der Genitalien, die sich z. B. durch Trockenheit und Entzündungsanfälligkeit der Vagina und Vulva zeigt
- Allmähliche Rückbildung des Brustparenchyms
- In späteren Jahren Osteoporose (➤ 5.2.3).

5

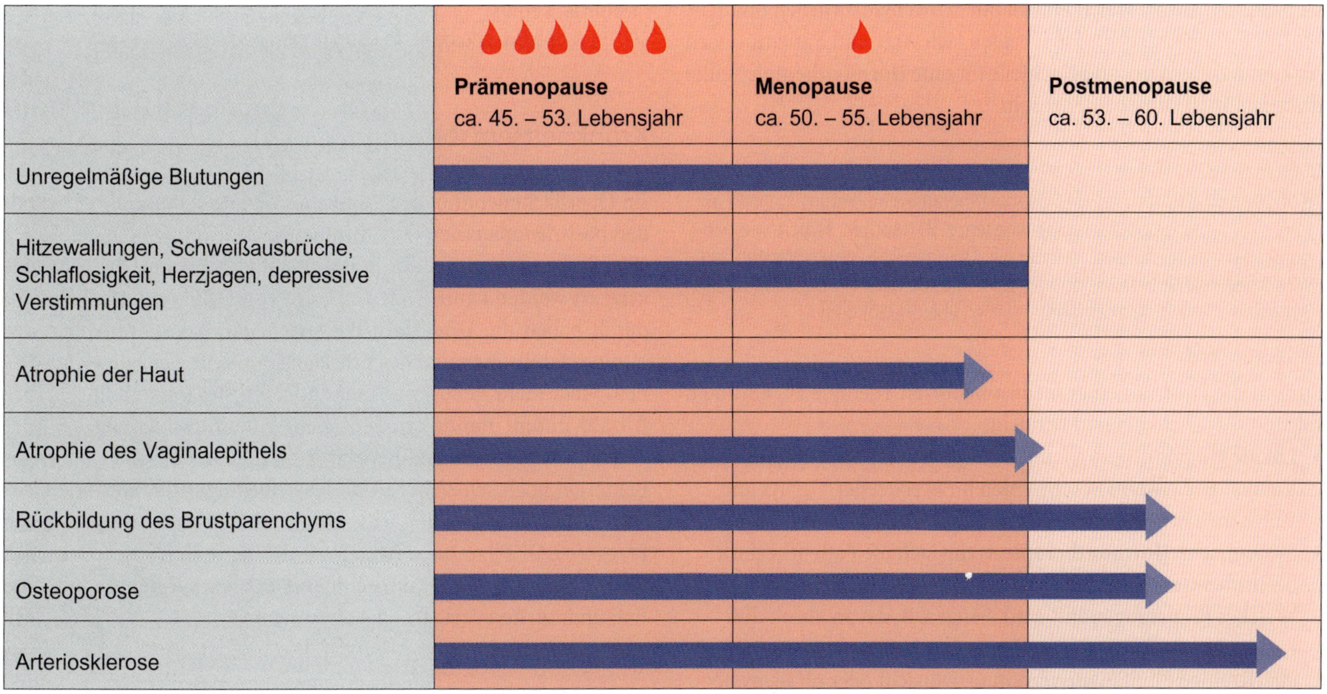

Abb. 5.3 Chronologische Darstellung der Manifestation von Symptomen im Klimakterium [A400]

Differenzialdiagnose

Sucht die Frau ihren Arzt wegen klimakterischer Beschwerden auf, versucht dieser herauszufinden, ob die Probleme Ursache eines Hormonmangels oder ob sie Zeichen einer allgemeinen Lebenskrise sind, um die Frau richtig behandeln zu können. Während die Frau in dem einen Fall evtl. Hormonpräparate benötigt, braucht sie in dem anderen Fall vielleicht eher einen Gesprächspartner, der ihr vermittelt, dass das Klimakterium nicht nur Ende eines Lebensabschnitts, sondern auch Beginn neuer Lebensperspektiven sein kann.

Behandlungsstrategie

Die Behandlungsstrategie verfolgt zwei Ziele: Zum einen soll sie die bereits aufgetretenen Beschwerden lindern, zum anderen soll sie die Frau vor weiteren hormonmangelbedingten Beschwerden schützen, z. B. vor einer Osteoporose (➤ 5.2.3). Um diese Ziele zu erreichen, haben die meisten Ärzte Frauen früher zu einer hormonellen Substitutionsbehandlung geraten, sofern keine Kontraindikation vorlag.

5

Heutzutage wird die Gabe von Hormonen jedoch deutlich kritischer beurteilt, seit Studien bekannt geworden sind, die:

- Einen geringfügigen Anstieg von Herzinfarkten und Schlaganfällen in den ersten zwei Jahren der Östrogeneinnahme aufgezeigt haben (vermutlich bedingt durch ein gering erhöhtes Thromboserisiko in dieser Zeit)
- Ein erhöhtes Brustkrebsrisiko nach fünfjähriger Einnahme von Östrogenen vermuten lassen
- Die Wirksamkeit der Östrogene zur Alzheimer-Prophylaxe nicht bestätigen konnten [3].

Unstrittig ist aber die Wirksamkeit in der Zeit der hormonellen Umstellung, die bei vielen Frauen mit Schweißausbrüchen und Hitzewallungen einhergeht. Entscheiden sich Arzt und Patientin nach Abwägung aller Vor- und Nachteile für eine Hormontherapie, sollte diese auf 5–10 Jahre begrenzt sein.

VORSICHT!

Kontraindikationen für eine Östrogentherapie sind begünstigende Faktoren für thromboembolische Krankheiten, z. B. Rauchen, Hypertonie, Störungen der Blutgerinnung, erhebliches Übergewicht, starke Varizen und vorausgegangene tiefe Venenthrombosen, außerdem östrogenabhängige Tumoren, z. B. Mammakarzinome, sowie Lebererkrankungen.

Stimmt die Patientin einer medikamentösen Therapie zu, kommen folgende Möglichkeiten in Betracht:

- **Lokale Hormontherapie** mit Östrogenen, z. B. mit Ovestin® Vaginalovula, wenn Beschwerden im Bereich der Vagina und Vulva im Vordergrund stehen
- **Systemische Hormontherapie,** wenn sich die Patientin stark beeinträchtigt fühlt oder eine Osteoporose-Prophylaxe wünscht. Welches Präparat gewählt wird, hängt z. B. davon ab, ob die Frau sich vor oder nach der Menopause befindet, ob sie eine gleichzeitige Empfängnisverhütung wünscht oder ob sie hysterektomiert ist. Beispielsweise erhält eine nicht hysterektomierte Frau in der Prämenopause immer eine Kombination aus Östrogenen und Gestagenen, da die alleinige Gabe von Östrogenen ein Endometriumkarzinom (➤ 3.12.5) fördern kann. Zudem beendet die Kombinationstherapie die oft unregelmäßig auftretenden, prämenopausalen Abbruchblutungen, die viele Frauen als belastend empfinden. Es können sowohl Tabletten als auch Hormonpflaster eingesetzt werden.

Weitere Medikamente, insbesondere Antidepressiva und Beruhigungsmittel, kommen nur in Ausnahmefällen zum Einsatz, z. B. bei der Involutionsdepression (➤ 5.2.4).

Viele Frauen haben gemischte Gefühle gegenüber einer Hormontherapie: Einerseits leiden sie unter den Wechseljahren, andererseits empfinden sie eine Hormongabe als „unnatürlich" und haben Angst vor Nebenwirkungen, insbesondere einem erhöhten Krebsrisiko.
Arzt und Pflegende drängen die Patientin zu keiner Entscheidung und lassen ihr so viel Zeit, wie sie braucht. Außerdem stehen sie ihr für Fragen jederzeit zur Verfügung.

5.2 Typische Erkrankungen

Durch die hormonelle Umstellung, insbesondere den Mangel an Östrogenen, kommt es im Klimakterium und Senium zu typischen Organveränderungen.

5.2.1 Kolpitis senilis

Kolpitis während der Geschlechtsreife ➤ 3.13.1

DEFINITION

Kolpitis senilis: Unspezifische Entzündung des Vaginalepithels, die postmenopausal infolge eines Östrogenmangels auftritt.

Krankheitsentstehung

Im Oberflächenepithel der Vagina ist Glykogen eingelagert. Durch den postmenopausalen Östrogenmangel schrumpfen die Zellen des Oberflächenepithels jedoch, sodass nicht mehr genug Glykogen eingelagert werden kann – mit der Folge eines Glykogenmangels. Dadurch haben die **Döderlein-Bakterien,** die das saure Milieu der Vagina stabilisieren und der Erhaltung des Keimgleichgewichts dienen, nicht mehr genügend Nährstoffe, um sich zu vermehren; ihre Anzahl nimmt rapide ab. Dies zieht eine Verschiebung des pH-Werts in den alkalischen Bereich nach sich, in dem die Döderlein-Bakterien noch schlechtere Überlebensbedingungen vorfinden, sodass sie letztendlich völlig fehlen. Daraufhin können sich pathogene Erreger, z. B. Pilze oder Bakterien, die normalerweise durch das saure Milieu am Wachstum gehindert werden, vermehren und eine Entzündung hervorrufen.

Symptome, Untersuchungsbefund und Diagnostik

Die Patientinnen leiden unter einem weißlichen, manchmal auch blutigen Fluor, der meist mit starkem **Pruritus** *(Juckreiz)* einhergeht. Bei der Spekulumeinstellung fällt eine dünne Vaginalwand auf.

Zur Diagnostik reicht das Nativpräparat (➤ 1.3.6) meist aus, eine weitergehende mikrobiologische Untersuchung ist nur selten notwendig.

Behandlungsstrategie

Je nach Erreger der Entzündung werden antimykotische oder antibiotische Substanzen verabreicht.

Als Applikationsformen stehen Vaginalcremes oder Ovula zur Verfügung, deren Anwendung der Patientin von Arzt oder Pflegenden erklärt wird. Um Reinfektionen zu vermeiden und den Heilungsprozess zu beschleunigen, ist außerdem die Wiederherstellung des sauren Vaginalmilieus von entscheidender Bedeutung. Hierzu werden Präparate appliziert, die Milchsäurebakterien enthalten, z. B. Vagiflor®. Zur Behebung des zugrunde liegenden Östrogenmangels und zum Schutz vor weiteren Entzündungen wird zusätzlich eine Hormontherapie mit Östrogenen empfohlen (➤ 5.1).

5.2.2 Lichen sclerosus et atrophicans

DEFINITION

Lichen sclerosus et atrophicans *(Craurosis vulvae, atrophische Dystrophie der Vulva):* Chronische, schwer zu therapierende Erkrankung, bei der die obersten Hautschichten minderdurchblutet werden, was zur Schrumpfung der Haut führt. Betroffen können alle Hautpartien des Körpers sein, jedoch ist die Erkrankung an der Vulva postmenopausaler Frauen am häufigsten anzutreffen.

Krankheitsentstehung

Die Ursache der Erkrankung ist weitgehend unbekannt. Diskutiert wird ein Östrogenmangel, da die Erkrankung hauptsächlich in der Postmenopause auftritt, jedoch sind auch genetische Aspekte sowie ein Autoimmunmechanismus möglich.

Symptome, Befund und Diagnostik

Im Vordergrund der Beschwerden steht ein nahezu unerträglicher *Pruritus.* Bei der Inspektion finden sich weiße (leukoplakische) Areale der Vulva mit pergamentartig dünner Haut, häufig mit Kratzdefekten. Die Ausdehnung der Erkrankung kann sehr unterschiedlich sein: Sie reicht von kleinen, centgroßen Defekten bis zur Umwandlung des gesamten äußeren Genitales mit Schrumpfung der Labien und der Klitoris sowie einer Stenose des Introitus vaginae.

Da das Lichen sclerosus et atrophicans mit einem leicht erhöhten Risiko für das Vulvakarzinom (➤ 3.13.3) einhergeht, entnimmt der Untersucher aus den leukoplakischen Arealen Biopsien zur histologischen Untersuchung.

Behandlungsstrategie

Eine kausale Therapie ist nicht möglich. Allerdings können durch lokale Maßnahmen die Beschwerden gelindert und ein Fortschreiten der Erkrankung verhindert werden. Eine komplette Remission der Erkrankung mit Wiederherstellung des normalen Epithels gelingt nur sehr selten.

Die Behandlung beginnt üblicherweise mit östrogenhaltigen Salben, die den weiteren Abbau des Epithels hemmen. Gegen den Pruritus wirken auch kortisonhaltige Präparate, allerdings führen diese langfristig zur weiteren Schrumpfung der Haut. Eine Kombination von Östrogenen und Kortikosteroiden im Wechsel zeigt jedoch recht gute Erfolge.

Bei ausgedehnten Befunden kann eine Laserkoagulation der leukoplakischen Areale eine Linderung des Pruritus bringen. Nach der Reepithelialisierung der Vaginalhaut sind die leukoplakischen Veränderungen allerdings nicht verschwunden, sondern haben nur ein geringeres Ausmaß als zuvor. Als letzte Maßnahme kann bei sehr großen leukoplakischen Hautarealen und hochgradigem Pruritus auch eine Denervation (Unterbrechung) des N. pudendus durchgeführt werden, der das äußere Genitale sensorisch versorgt.

Pflege

Die Patientinnen werden von den Pflegenden mit der Applikation der verordneten Vaginaltherapeutika (➤ Tab. 3.9) vertraut gemacht und auch über die notwendige Intimpflege aufgeklärt. Dabei erklären die Pflegenden:

- Durchführung von Sitzbädern mit pflegenden oder rückfettenden Substanzen, z. B. Balneum Hermal® oder Ölbad Cordes®; sie raten zur 1- bis 2-maligen Anwendung pro Woche je nach Ausprägung des Pruritus
- Notwendigkeit bei der Intimhygiene auf herkömmliche Seifen zu verzichten.

5.2.3 Osteoporose

DEFINITION

Osteoporose: Generalisierte Knochenerkrankung mit Verminderung der Knochenmasse und erhöhtem Frakturrisiko. Mit ca. 6 Millionen Osteoporose-Patienten in Deutschland ist sie eine häufige Erkrankung.

Die volkswirtschaftlichen Folgen der **Osteoporose** sind enorm: Schätzungsweise 65.000 Schenkelhalsfrakturen sind jährlich in Deutschland Folge der Osteoporose und viele der meist postmenopausalen Patientinnen bleiben in ihrer körperlichen Beweglichkeit eingeschränkt oder sogar dauerhaft pflegebedürftig.

Krankheitsentstehung

Die Ursache der primären Osteoporose ist bislang ungeklärt. Sie wird in zwei Typen differenziert:

- **Typ I** befällt v. a. Frauen nach den Wechseljahren (25 % aller Frauen über 60 Jahre sind betroffen). Der Knochenumsatz und damit auch der Knochenabbau ist typischerweise hoch. Wichtigster Faktor bei der Krankheitsentstehung ist wahrscheinlich der Östrogenmangel der Frau nach der Menopause
- **Typ II** mit niedrigem Knochenumsatz und damit auch geringerem Verlust an Knochenmasse tritt bei ca. 50 % aller über 70-Jährigen auf und nimmt meist einen schleichenden Verlauf
- **Mischformen** sind möglich.

Die Verminderung der Knochenmasse führt zu einer erhöhten Knochenbrüchigkeit (➤ Abb. 5.4, ➤ Abb. 5.5, ➤ Abb. 5.6).

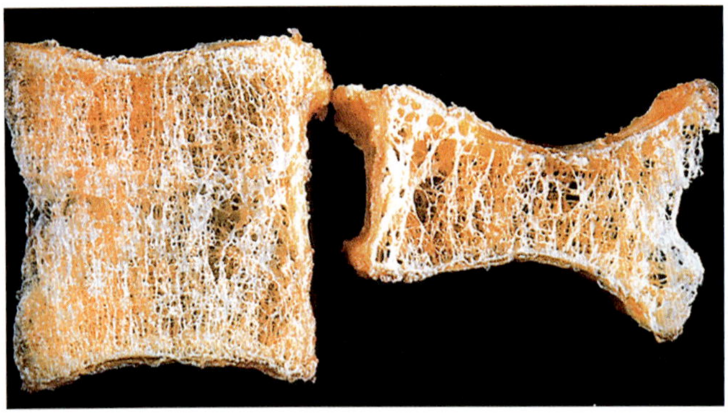

Abb. 5.4 Makroskopisches Präparat zweier Wirbelkörper, links Normalbefund, rechts deutlicher Abbau der Knochenbälkchen bei Osteoporose [E554]

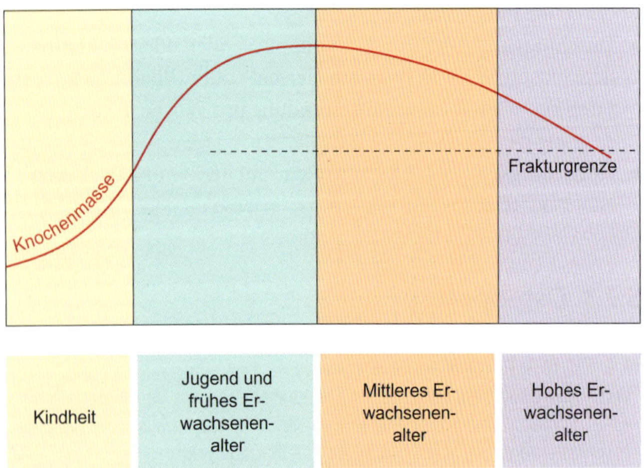

Abb. 5.5 Mineralstoffgehalt des Knochensystems [A400]

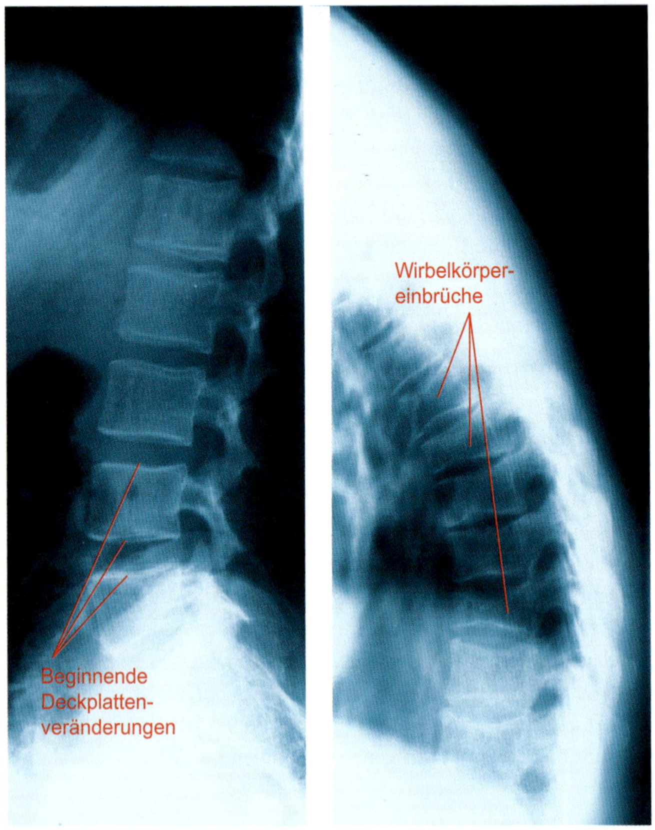

Abb. 5.6 Osteoporose der Lendenwirbelsäule (links) und der Brustwirbelsäule (rechts) in der seitlichen Röntgenaufnahme. Die Wirbelkörper erscheinen fein und durchsichtig, in der Brustwirbelsäule sind sie so porös, dass sie teilweise in sich zusammengestürzt sind. [T170]

Symptome und Untersuchungsbefund

Viele Osteoporose-Patientinnen sind beschwerdefrei, bis sie durch ein sonst harmloses Trauma eine Fraktur erleiden, typischerweise eine Wirbelkörper- oder Schenkelhalsfraktur. Andere berichten über Rückenschmerzen, die durch Wirbelkörperverformungen mit reaktiven Muskelverspannungen und Fehlhaltungen bedingt sind. Auch der „Witwenbuckel" älterer Frauen, der „Tannenbaumeffekt" auf der Haut durch schlaffe quere Falten am Rücken und scheinbar zu lange Arme (durch Rumpfverkürzung) sind Zeichen der Osteoporose.

Diagnostik und Differenzialdiagnose

Die Diagnose der manifesten Osteoporose wird durch Röntgennativaufnahmen gestellt, die eine Kalksalzminderung und Wirbelkörperdeformierung zeigen. Da eine Osteoporose in der normalen Röntgenaufnahme des Knochens erst bei einem Knochenverlust

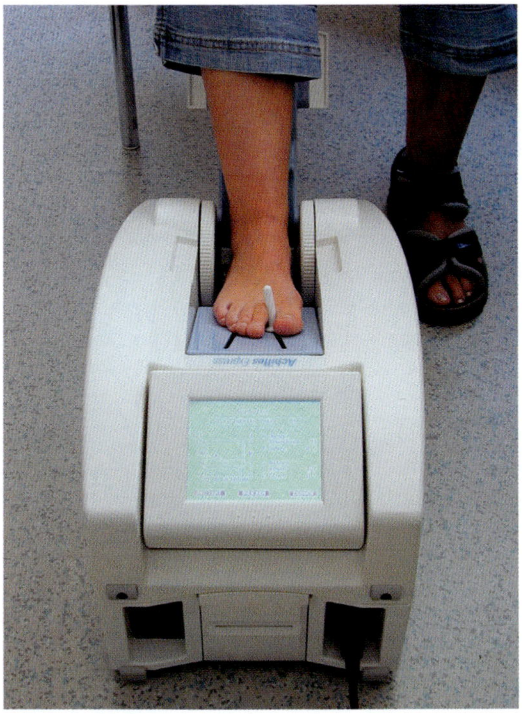

Abb. 5.7 Osteodensitometrie (Knochendichtemessung) [T192]

von ca. 30 % erkennbar ist, eignet sie sich nicht zur Früherkennung. Hierzu ist eine **Knochendichtemessung** *(Osteodensitometrie)* erforderlich, die durch verschiedene röntgendiagnostische und sonografische Methoden möglich ist und Risikopatientinnen empfohlen wird (➤ Abb. 5.7).

Der Abgrenzung zur **Osteomalazie** (zu weicher Knochen mit Verbiegungstendenz, meist durch Störung des Vitamin-D-Stoffwechsels), zu Knochentumoren und anderen Gelenkerkrankungen dienen Blutuntersuchungen, v. a. Bestimmung von Kalzium, Phosphat, Alkalische Phosphatase und Parathormon – die bei der Osteoporose alle Normwerte aufweisen, sowie Skelettszintigrafie, CT und Kernspintomografie.

Behandlungsstrategie

Eine kausale Therapie ist nicht bekannt. Durch Gabe von Östrogenen (siehe Prophylaxe), Kalzium, Kalzitonin (z. B. Karil® s. c.), Vitamin D und evtl. Anabolika (z. B. Primobolan®) oder Bisphosphonaten (etwa Ostac® oder Bonefos®) wird versucht, die Knochenbildung zu fördern und den Knochenabbau zu hemmen.

Bei einer klinisch manifesten Osteoporose ist eine medikamentöse Schmerzbekämpfung, z. B. mit nichtsteroidalen Antirheumatika wie etwa Voltaren®, oft nicht zu umgehen. Auch lokale Infiltrationen mit einem Lokalanästhetikum-Glukokortikoid-Gemisch, z. B. aus Carbostesin® und Fortecortin®, können den Schmerz lindern. Physikalische Therapien wie Massagen oder warme Bäder, physiotherapeutische Übungen zur Muskelstärkung und das Anpassen eines Mieders oder Korsetts bei Wirbelsäulendeformierungen und instabilen Frakturen sind weitere Maßnahmen zur Schmerzbekämpfung.

Die Betroffenen sind v. a. vor Stürzen zu schützen und zum Durchhalten der Therapie zu motivieren. Patientinnen mit Sturzrisiko wird empfohlen, Hüftprotektoren für einen verbesserten Schutz vor einer Schenkelhalsfraktur zu tragen (➤ Abb. 5.8).

Prognose

Ist die Osteoporose einmal vorhanden, lässt sich der Knochen nur noch unvollständig wieder aufbauen.

Prophylaxe und Beratung

Nur eine frühe Prophylaxe kann die Osteoporose verhindern. Hierzu ist nach heutigem Kenntnisstand bei Frauen in der Postmenopause eine niedrigdosierte Östrogenprophylaxe über mindestens 5 Jahre geeignet, da der Körper ohne das Hormon nur wenig Kalzium in die Knochen einbauen kann. Das Östrogen wird mit einem Gestagen kombiniert, um einem erhöhten Endometriumkarzinomrisiko (➤ 3.12.5) vorzubeugen [4].

Wichtig ist eine kompetente Beratung, weil jede Frau in Eigenverantwortung dazu beitragen kann, einer Osteoporose vorzubeugen. Hierzu gehört die Information, schon in jungen Jahren für genügend körperliche Bewegung zu sorgen und durch reichlichen Verzehr von Milch und Milchprodukten, Nüssen, Sonnenblumenkernen, Soja, Sesam und Sprossen eine Kalziumzufuhr von 1 g tgl. sicherzustellen. Außerdem sollte auf eine gesunde Lebensführung, z. B. ohne Rauchen und Stress, geachtet werden. Die Pflegenden vermitteln zusätzlich Informationsbroschüren und verweisen auf entsprechende Internetadressen [7, 8, 9].

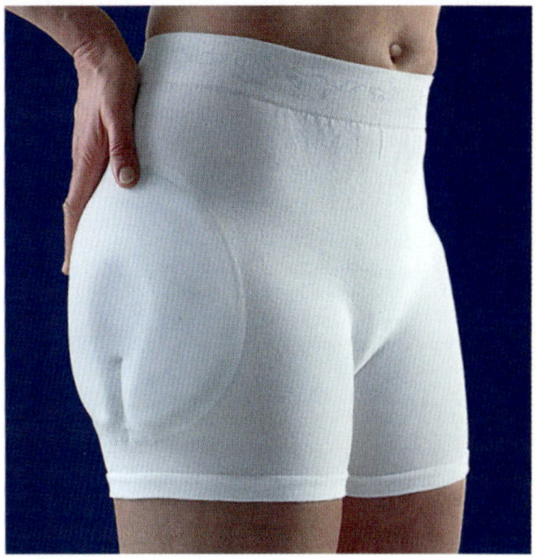

Abb. 5.8 Bei der Osteoporose kommt der Sturzprophylaxe besondere Bedeutung zu. Unterwäsche mit Hüftprotektoren kann die traumatische Kompressionseinwirkung bzw. den mechanischen Druck auf den Oberschenkelknochen bei einem Sturz abfedern. [U118]

5.2.4 Involutionsdepression

DEFINITION

Involutionsdepression *(Involutionspsychose):* Krankheitsbild, unter dem die depressiven Symptome in der Phase des Älterwerdens zusammengefasst werden.

Nicht alle Frauen kommen mit den Umstellungen in den Wechseljahren (➤ 5.1) gut zurecht. Bei manchen Frauen tritt eine behandlungsbedürftige **Involutionsdepression** auf.

Symptome

Zu den depressiven Symptomen in der Phase des Älterwerdens gehören:

- Sozialer Rückzug und Unfähigkeit, neue Beziehungen einzugehen
- Interessensverlust
- Schlafstörungen, die oft mit Schlafmitteln behandelt werden (cave: Risiko der Abhängigkeit)
- Stimmungstiefs, die sich häufig in körperlichen Beschwerden äußern, z. B. in Obstipation, Rückenproblemen oder Druckgefühl auf der Brust
- Antriebsstörungen – der Tag liegt wie ein Berg vor der Frau – und Unfähigkeit, alltägliche Verrichtungen durchzuführen
- Ständiges Grübeln über die eigene Lebenssituation, Verlust an Lebensqualität. Die Frauen fühlen sich leer, ohne Gefühl, ausgebrannt.

Behandlungsstrategie

Zunächst wird eine medikamentöse Therapie mit Antidepressiva und eine ambulante psychotherapeutische Behandlung von einem Psychiater oder Psychologen durchgeführt.

Nimmt der Leidensdruck jedoch zu oder treten Suizidgedanken auf, ist die stationäre Behandlung in der Psychiatrie unumgänglich.

5

Transferaufgabe

An Ihrer Frauenklinik soll erstmalig eine öffentliche Informationsveranstaltung für Frauen im Klimakterium und nach der Menopause durchgeführt werden. Sie sind Mitglied des Projektteams und sollen den Nachmittag thematisch und organisatorisch planen.

Aufgabe 1

Welche Informations- und Beratungsinhalte (➤ 5, ➤ 5.1, ➤ 5.3.2) sind für Frauen in dieser Lebensphase relevant und interessant? Formulieren Sie den Einladungstext für einen Werbeflyer.

Aufgabe 2

Erstellen Sie eine Themenliste mit inhaltlichen Stichpunkten. Entwickeln und strukturieren Sie daraus einen sinnvollen Ablaufplan für die Veranstaltung.

Literatur und Kontaktadressen

LITERATURNACHWEIS

1. Kuhl H, Wiegratz I. Klimakterium, Postmenopause und Hormonsubstitution. 4. A. Bremen: Uni-Med, 2008.
2. Reiche C, Seeling S. Einsatz von Homöopathie im Klimakterium. Pflegezeitschrift. 2005; 7(7): 426–428.
3. Stellungnahme der Deutschen Gesellschaft für Gynäkologie und Geburtshilfe (DGGG). Der Frauenarzt. 2005; 46(2): 96–101.
4. Popp A, Lippuner K. Osteoporoseprävention bei der Frau heute. Journal für Menopause. 2005, 12(1): 5–14.
5. S3-Leitlinie: Peri- und Postmenopause - Diagnostik und Interventionen. Januar 2020. Aus: www.awmf.org/leitlinien/detail/ll/015-062.html (letzter Zugriff: 12.1.2022).

KONTAKTADRESSEN

6. Deutsche Menopause Gesellschaft. www.menopause-gesellschaft.de (letzter Zugriff: 12.1.2022).
7. Bundesselbsthilfeverband für Osteoporose. www.osteoporose-deutschland.de (letzter Zugriff: 12.1.2022).
8. Netzwerk-Osteoporose. www.netzwerk-osteoporose.de (letzter Zugriff: 12.1.2022).
9. http://wechseljahre.gesund.org/ (letzter Zugriff: 12.1.2022).

KAPITEL

6 Pflege in der Kinder- und Jugendgynäkologie

DEFINITION

Kinder- und Jugendgynäkologie: Teilbereich der Gynäkologie, der sich mit Mädchen im Alter von 0 bis ca. 18 Jahren beschäftigt.

Da die Diagnostik und Therapie von Kindern und Jugendlichen spezielle Anforderungen an den Untersucher sowie die Ausstattung der Praxis oder Ambulanz stellt, zeichnet sich die Tendenz ab, diese Altersgruppe in kinder- und jugendgynäkologischen Zentren bzw. Mädchen- und Teenager-Sprechstunden zu behandeln.

Bei kleinen Mädchen stehen Verletzungen und Entzündungen im Genitalbereich im Vordergrund. Bei Jugendlichen nehmen die Abklärung von Blutungsstörungen sowie die Beratung über physiologische Entwicklungsvorgänge, Kontrazeption und Sexualhygiene einen breiten Raum ein.

Erlebnisse in Kindheit und Jugend können das ganze spätere Leben prägen. Der Gynäkologe sollte möglichst behutsam vorgehen, damit das Kind den Arztbesuch künftig nicht mit negativen Erinnerungen verbindet.

Rechtliche Besonderheiten

Heranwachsende Mädchen sind erst mit Vollendung des 18. Lebensjahrs unbeschränkt geschäftsfähig. Ab dann können sie in medizinische Maßnahmen selbst und uneingeschränkt rechtsgültig einwilligen. Es ist jedoch zu beachten, dass bei Handlungen mit starkem höchstpersönlichem Einschlag bei zunehmender Verstandesreife bereits vor dem Erreichen der unbeschränkten Geschäftsfähigkeit eine sogenannte Einwilligungsfähigkeit bestehen kann. Dies betrifft sowohl die **Einwilligung** in operative Eingriffe, z. B. Schwangerschaftsabbruch (➤ 11.3), wie auch in die **Gabe von Medikamenten,** z. B. die „Pille" oder die „Pille danach" (➤ 8.2.3). Am einfachsten ist es aber immer, wenn eine Beratung und Behandlung bei Jugendlichen unter 18 Jahren mit Kenntnis und Einverständnis der Eltern bzw. des sonst zur Personensorge Berechtigten erfolgt.

- Kinder unter 14 Jahren: Außer bei einer Notfallbehandlung ist immer das Einverständnis zumindest eines Personensorgeberechtigten erforderlich. Dieses sollte immer schriftlich vorliegen
- Mädchen von 14–18 Jahren: Ab dem 14. Geburtstag kann eine eigene Einwilligungsfähigkeit bestehen. Hat der behandelnde Arzt den Eindruck, dass die Jugendliche nach entsprechender Aufklärung die Bedeutung, die Risiken und die möglichen Folgen einer medizinischen Maßnahme ausreichend versteht, dann ist das explizite Einverständnis der Eltern nicht notwendig. Dieser Vorgang sollte aber immer genau dokumentiert werden
- Jugendliche von 16–18 Jahren: In den meisten Fällen ist davon auszugehen, dass die Jugendliche, insbesondere bei kontrazeptiven Maßnahmen, die Tragweite versteht und damit selbst einwilligen kann
- Volljährige Frauen mit Beeinträchtigung der Intelligenz und gerichtlich bestellter Betreuung: Maßnahmen zur Kontrazeption, die auf Wunsch der Frau erfolgen, werden regelmäßig durch deren trotz der Betreuung fortbestehende Geschäftsfähigkeit abgedeckt sein. Trotzdem erscheint es sinnvoll, wenn zusätzlich auch das schriftliche Einverständnis des Betreuers vorliegt
- Verhütungsmaßnahmen gegen den Willen der Frau – sie werden sich meist nur mit Zwang durchsetzen lassen – benötigen ebenso wie eine geplante Sterilisation (➤ 8.2.4) zusätzlich zum schriftlich einzuholenden Einverständnis des Betreuers die Zustimmung des Betreuungsgerichts.

Auf Wunsch der jugendlichen Mädchen unterliegen Arzt und Pflegende auch gegenüber den Eltern bzw. Personensorgeberechtigten der **Schweigepflicht.** Das Wissen darum macht es mancher Jugendlichen leichter, sich mit ihren Fragen und Problemen an ihren Arzt zu wenden und ihn ins Vertrauen zu ziehen.

Hormonbedingte Entwicklung im Kindes- und Jugendalter

Kindheit

Weibliche Sexualhormone ➤ 3.1

Nach der Geburt haben Neugeborene noch ein Rest mütterlicher Hormone im Blut. Zusätzlich schüttet die kindliche Hypophyse bei einigen Mädchen bis zum Ende des 12. Lebensmonats LH und FSH aus, mit der Folge eines erhöhten Östriolspiegels, der sich in vaginalem Ausfluss ohne Krankheitswert äußern kann. Während der dann folgenden hormonellen Ruheperiode sind die genannten Hormonspiegel niedrig.

Etwa ab dem 9. Lebensjahr steigt die Empfindlichkeit der Hypophyse auf den niedrigen Östrogenspiegel und sie bildet wieder FSH und LH. Beide Hormone werden auch unter dem Begriff der **hypophysären Gonadotropine** zusammengefasst. An den Ovarien bewirken die Gonadotropine die Heranreifung von **Follikeln** (Eibläschen), in denen Östrogene produziert werden, die ihrerseits eine Reihe körperlicher Veränderungen bewirken.

Pubertät

DEFINITION

Pubertät: Übergangsphase zwischen Kindheit und Erwachsenenalter, in der sich die sekundären Geschlechtsmerkmale entwickeln, die Fertilität erreicht wird und ein Wachstumsschub stattfindet. Diese körperlichen Umwandlungen werden von tief reichenden psychischen Prozessen begleitet. Unterschieden werden die Präpubertät und die Postmenarche.

Präpubertät: Zeitraum zwischen Entwicklungsbeginn der sekundären Geschlechtsmerkmale und der Menarche (ca. 9.–13. Lebensjahr).
Menarche: Zeitpunkt der ersten Menstruationsblutung.
Postmenarche: Zeitraum nach der Menarche, in dem sich der Menstruationszyklus einspielt (ca. 13.–15. Lebensjahr).

Der Anstieg des Östrogenspiegels bewirkt in der **Präpubertät** eine Reihe körperlicher Veränderungen, zu denen auch die Entwicklung der sekundären Geschlechtsorgane gehört:

- **Wachstum:** Mit dem 10. Lebensjahr kommt es neben einem Wachstumsschub des gesamten Körpers auch zu einem ver-

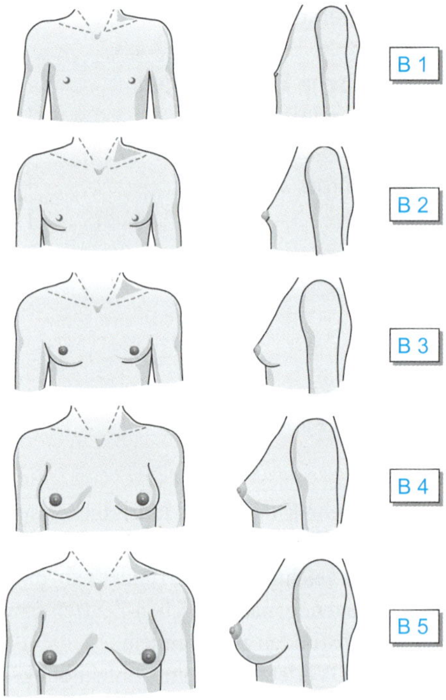

B1. Präpubertäres Stadium. Keine tastbare Brustdrüse.

B2. Beginnende Entwicklung der Brust. Warzenhof vergrößert mit vorgewölbter Brustdrüse darunter.

B3. Brustdrüse ist größer als Warzenhof.

B4. Brustdrüse weiter vergrößert, der Warzenhofbereich hebt sich von der Brustdrüse noch ab.

B5. Die Entwicklung der Brust ist abgeschlossen. Die Vorwölbung des Warzenhofs ist in der Brustkontur verschwunden.

Abb. 6.1 Stadien der Brustentwicklung nach Tanner [L157]

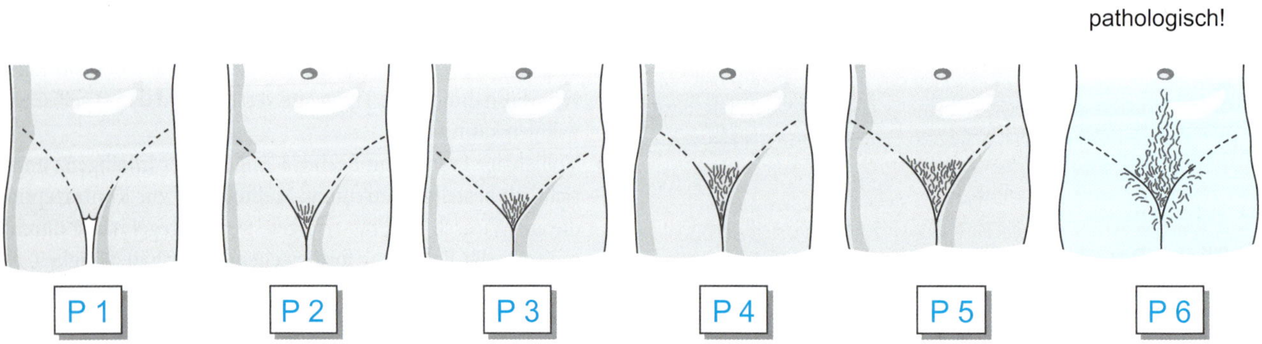

P1. Im präpubertären Stadium ist keine Schambehaarung vorhanden.

P2. Spärliches Wachstum von Schamhaaren vorwiegend entlang der großen Labien.

P3. Schambehaarung in eng umgrenzter Ausdehnung.

P4. Schambehaarung mit geringer Ausdehnung.

P5. Die Schambehaarung ist nach oben horizontal begrenzt (Normalbefund bei Erwachsenen).

P6. Übermäßige Schambehaarung mit Übergreifen auf die Oberschenkel und Ansteigen bis zum Nabel.

Abb. 6.2 Stadien der Schambehaarung nach Tanner [L157]

mehrten Wachstum der inneren Geschlechtsorgane (insbesondere des Uterus) und der Ausdifferenzierung der äußeren Geschlechtsorgane, insbesondere der Schamlippen

- **Thelarche** (Entwicklung der Brüste): Etwa ab dem 11. Lebensjahr beginnt die Knospung der Mammae und Ausdifferenzierung des Drüsenkörpers. Die Pigmentzunahme der Mamille und der Areola geschieht etwa zur gleichen Zeit. Die Ausbildung der Brüste wird nach Tanner in fünf Stadien eingeteilt (➤ Abb. 6.1)
- **Pubarche** (Entwicklung der Schambehaarung): Ebenfalls etwa ab dem 11. Lebensjahr beginnt die Achsel- und Schambehaarung zu wachsen. Diese wird nach Tanner in sechs Stadien eingeteilt (➤ Abb. 6.2)
- **Menarche:** Bei den meisten Mädchen treten die ersten Menstruationsblutungen zwischen dem 13.–14. Lebensjahr auf, ohne dass es dabei jedoch gleich zu **Ovulationen** (Eisprüngen) kommt. Erst nach 1–2 Jahren ist der Zyklus meist so stabil, dass Ovulationen einsetzen.

6.1 Pflege und Beratung

Ein Hauptaufgabengebiet der Pflegenden in der Kinder- und Jugendgynäkologie ist die Assistenz bei gynäkologischen Untersuchungen (➤ 6.2). Die Erkrankungen, mit denen die Pflegenden konfrontiert werden, sind so vielfältig, dass sich daraus keine allgemeingültigen Anforderungen für die Pflege und Beratung der jungen Patientinnen ableiten lassen. Die entsprechenden Aufgaben sind nicht immer einfach für die Pflegenden, weil sie wegen der frühen Entwicklungsstufen ihrer Patientinnen – beginnend beim Kind bis zur jungen Frau in der Adoleszenz – teils auch emotional sehr berührt sind. Hinzu kommt, dass eine Jugendliche mit Entwicklungsstörungen andere Bedürfnisse als ein missbrauchtes Mädchen im Kindesalter hat. Beide brauchen ganz unterschiedliche Unterstützung, z. B. Pflege nach operativen Eingriffen oder in der Bewältigung der Folgen eines sexuellen Übergriffs (➤ 6.5). Von den Pflegenden ist besonders viel Einfühlungsvermögen in den Entwicklungsstand und die spezifische Situation der jungen bzw. sehr jungen Patientinnen gefragt, um sie bestmöglich zu unterstützen und zu begleiten.

Neben dem Aufbau einer vertrauensvollen Beziehung zum Mädchen und der Einbindung der Erziehungsverantwortlichen, richtet sich die Pflege nach den pflegerischen Erfordernissen und Notwendigkeiten. Zugleich lassen die Pflegenden das Kind oder die Jugendliche ihre Anteilnahme spüren und bewahren dennoch auch professionelle Distanz.

6.2 Gynäkologische Untersuchung

Bei der **gynäkologischen Untersuchung** bringen Arzt und Pflegende den Kindern und Jugendlichen ihre ungeteilte Aufmerksamkeit entgegen. Am leichtesten gelingt dies in speziellen kindergynäkologischen Sprechstunden, in denen sich Gynäkologen und Pflegende nur dieser einen Patientengruppe widmen.

Anamnese

Bei kleinen Mädchen erfolgt die Anamneseerhebung über die Begleitperson, meist die Mutter. Währenddessen bemüht sich die Pflegende um eine erste Kontaktaufnahme und spielerische Beschäftigung mit dem Kind, z. B. mit einem Plüschtier oder Bilderbuch.

Anwesenheit der Erziehungsverantwortlichen bei der Untersuchung

Ob die Begleitperson bei der Untersuchung anwesend ist, hängt u. a. ab von deren Beziehung zum Kind, vom Verhalten der begleitenden Person, aber auch das Alter des Kindes spielt eine Rolle. So wollen kleine Mädchen meist gerne ihre Mutter (oder eine andere Vertrauensperson) bei der Untersuchung dabeihaben, während es Jugendlichen oft peinlich ist, wenn eine ihnen bekannte Person bei der Untersuchung zuschaut. Deshalb werden die Jugendlichen vor der Untersuchung in Abwesenheit der Begleitperson dazu befragt. Bringen die Mädchen statt ihrer Mutter ihre Freundin oder ihren Freund zur Untersuchung mit, respektieren Arzt und Pflegende diese Entscheidung.

Ist gerade die Mutter überfürsorglich und lässt der Tochter keine Chance, sich selbst im Gespräch mit dem Arzt zu äußern, wird sie freundlich gebeten, noch einmal im Wartezimmer (➤ Abb. 6.3) Platz zu nehmen.

Bleibt die Mutter bei der Untersuchung dabei, hat es sich bewährt, kleine Mädchen auf dem Schoß der Mutter zu untersuchen, um ihre Angst zu mindern.

Gynäkologische Untersuchung

Die Untersuchung selbst wird bei Kindern oder Jugendlichen in gleicher Reihenfolge durchgeführt wie bei einer erwachsenen Frau (➤ 1.3). Wichtig ist, dem Kind alle diagnostischen und therapeutischen Maßnahmen in einer für sein Alter angemessenen Weise zu erklären, damit es nicht erschreckt und sich künftig vor Ärzten, insbe-

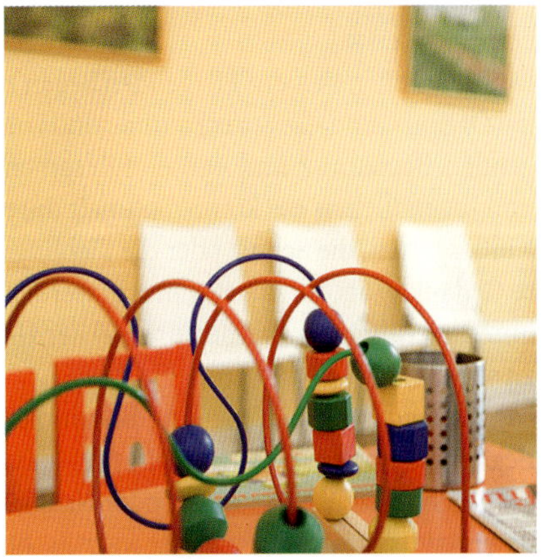

Abb. 6.3 Eine altersgerechte Gestaltung des Wartezimmers mit entsprechendem Mobiliar sowie z. B. Büchern, Zeitschriften, Malutensilien oder Puppen lässt die Angst bei vielen Kindern und Jugendlichen in den Hintergrund treten und macht ihnen und ihren Müttern das Warten leichter. [J787]

6

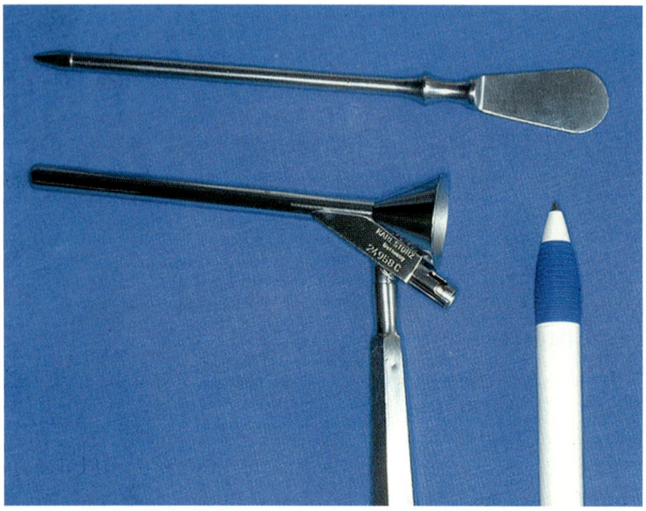

Abb. 6.4 Das Vaginoskop – hier im Größenvergleich mit einem Kugelschreiber – wird zunächst mit Führungsstab eingeführt, der bei richtiger Positionierung entfernt wird. Um Vagina und Portio besser inspizieren zu können, wird anschließend eine Lichtquelle aufgesetzt. [T192]

sondere Gynäkologen, fürchtet. Da in einem Alter von 5–6 Jahren das Schamgefühl oft stark ausgeprägt ist, führt der Arzt die Untersuchung zügig durch, sodass sich die kleine Patientin nicht länger als nötig unbekleidet zeigen muss. Auch helfen Arzt oder Pflegende, indem sie peinlich erscheinende Begriffe selbstverständlich formulieren.

Für die Untersuchung werden kleine Spekula (➤ Abb. 1.12) oder Vaginoskope (➤ Abb. 6.4) verwendet, mit denen eine schonende, atraumatische Untersuchung möglich ist. Das **Vaginoskop** wird v. a. dann eingesetzt, wenn eine Abstrichentnahme oder eine Fremdkörperentfernung (➤ 6.4.2) notwendig ist. Die Tastuntersuchung erfolgt durch das Rektum (➤ Abb. 1.13). Nur bei Jugendlichen, die bereits Tampons benutzen oder Geschlechtsverkehr hatten, kann die Untersuchung auch vaginal durchgeführt werden (➤ Abb. 1.13). Eine evtl. notwendige Sonografie kann von abdominal, mit gefüllter Harnblase, oder bei älteren Mädchen auch von rektal her durchgeführt werden.

Pflege

Aufgaben der Pflegenden bei der gynäkologischen Untersuchung ➤ 1.3.4

Die Hauptaufgaben der Pflegenden liegen zum einen in der optimalen Organisation der Sprechstunde und zum anderen in der beruhigenden Begleitung und ggf. einfühlsamen Ablenkung der Kinder und Jugendlichen. Sie können oftmals durch ein Gespräch über den Kindergarten, die Schule oder die Lieblingsbeschäftigung auf andere Gedanken als die Angst gebracht werden, was ihnen helfen kann, innerlich ruhiger zu werden und bei der Untersuchung entspannter zu sein.

Während der Untersuchung halten die Pflegenden – sofern die Begleitperson dies nicht übernimmt – das Kind sanft fest, damit es sich nicht plötzlich aus Angst oder Neugier, z. B. um zu sehen, was da unten passiert, aufsetzt oder wegrutscht.

Wenn nach der Untersuchung das Aufregendste hinter dem Mädchen liegt, sind viele Mädchen empfänglich für aufklärende Gespräche. Arzt und Pflegende sollten die Gelegenheit nutzen und ihnen Fragen zur Gesundheits- und Sexualerziehung bzw. zur Pflege ihres Körpers beantworten, z. B. wie man einen Menstruationskalender führt, die Pille (➤ 8.2.3) richtig einnimmt, mit Tampons umgeht oder auch welche (Infektions)Risiken bei Genital-Piercings oder ausschließlich ästhetisch begründeten Operationen im Intimbereich bestehen. Mit diesen erklärenden Präventivmaßnahmen steht als Ziel im Vordergrund, dass junge Mädchen und Frauen den eigenen Körper schätzen und schützen lernen. Ein weiterer, zunehmend an Bedeutung gewinnender Beratungsaspekt ist die Information und Aufklärung zu den Impfmodalitäten der HPV-Impfung im frühen Jugendalter zur Verhütung von Gebärmutterhalskrebs (➤ 3.3).

Bei Interesse können den Mädchen und jungen Frauen auch Broschüren über (Intim)Körperpflege, Monatshygiene, Sexualaufklärung und Verhütungsmethoden mitgegeben werden, Diese sind für Arztpraxen oder Krankenhausambulanzen i. d. R. kostenfrei über Arzneimittelfirmen, den Berufsverband der Frauenärzte, pro familia e. V. oder Krankenkassen zu beziehen [6, 7]. Ziel- und altersgruppenorientiert kann auch auf diverse Internetportale verwiesen werden, die sich mit Gesundheitsthemen speziell an junge Mädchen richten [8].

6.3 Häufige gynäkologische Erkrankungen im Kindes- und Jugendalter

6.3.1 Verletzungen

Krankheitsentstehung und Symptome

Verletzungen im Genitalbereich im Kindes- und Jugendalter sind meist Folge von Stürzen beim Spielen, Fahrradfahren oder im Reitsport. Meist handelt es sich dabei um oberflächliche Schürfwunden, Hämatome oder größere Rissverletzungen (➤ Abb. 6.5).

Untersuchungsbefund und Diagnostik

Bei der gynäkologischen Untersuchung stellt der Arzt den Schweregrad der Verletzung fest. Dabei achtet er u. a. auch darauf, ob bei

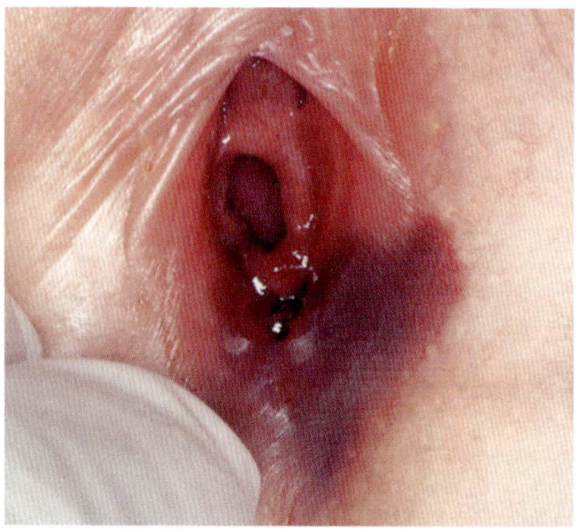

Abb. 6.5 Pfählungsverletzung durch Sturz auf Fahrradstange – Blick auf das äußere Genital mit einem Riss des Damms (bei 6:00 Uhr auf einem Uhrenzifferblatt) [G060]

Verletzungen am äußeren Genitale die Urethra betroffen und/oder ob sie zugeschwollen ist. Ist dies der Fall, kann es zu einem Harnverhalt mit zusätzlichen Schmerzen im Unterbauch kommen. Da die Inspektion nicht immer eine klare Aussage über die Mitbeteiligung der Urethra ermöglicht, wird der Urin des Mädchens auf Erythrozyten untersucht.

Bei schweren Verletzungen ordnet der Arzt zum Ausschluss einer Fraktur eine Röntgenuntersuchung des Beckens an.

Behandlungsstrategie

Die Behandlung von Verletzungen orientiert sich an den Prinzipien der allgemeinen Wundversorgung:

- Desinfektion des Wundgebiets
- Auftragen von abschwellenden, z. B. heparinhaltigen, Salben
- Bei ausgedehnten Verletzungen, Einrissen etc. operative Versorgung, meist in Narkose.

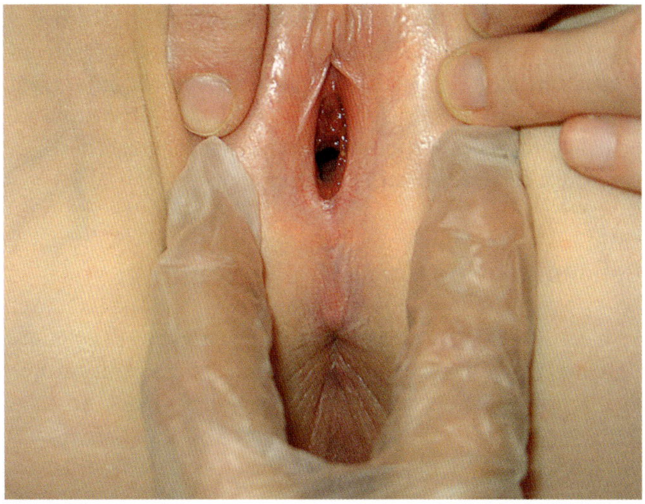

Abb. 6.7 Die unspezifische Vulvovaginitis bei kleinen Mädchen kann durch einen Fremdkörper, aber auch durch falsche Hygiene entstehen. Dabei wirkt der Östrogenmangel vor der Pubertät begünstigend. [F533]

Genitalverstümmelung

Leider ist es in vielen afrikanischen und teilweise auch arabischen Ländern immer noch (Un)Sitte, junge Mädchen einer **Genitalverstümmelung** (engl. *female genital mutilation, FGM, genitale Beschneidung)* (➤ Abb. 6.6) zu unterziehen. Auch in Deutschland wird dieser Ritus teilweise noch von Migranten aus den oben genannten Ländern durchgeführt. Unter anderem deshalb ist die weibliche Genitalverstümmelung seit 2013 ausdrücklich im §226a StGB unter Strafe gestellt. Darin wird benannt, wer die äußeren Genitalien einer weiblichen Person verstümmelt, muss mit einer Freiheitsstrafe von sechs Monaten bzw. bis zu fünf Jahren rechnen.

Je nach Land und Stammestradition gibt es unterschiedliche Formen, die von kleinen Ritzungen bis hin zur kompletten Entfernung des äußeren Genitales einschließlich der Klitoris und anschließender Vernähung des Scheideneingangs gehen. Da die Eingriffe meist unter mangelnden hygienischen Voraussetzungen erfolgen, gibt es häufig Sekundärheilungen mit massiver Narbenbildung.

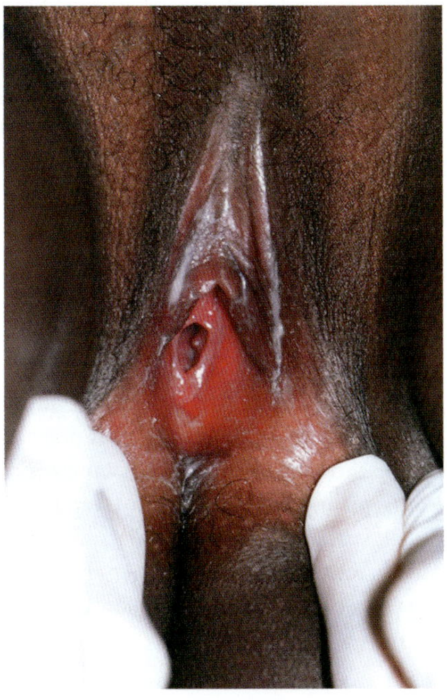

Abb. 6.6 Äußeres Genitale einer Patientin nach Beschneidung; der Scheideneingang ist maximal verengt. [E300]

Aus Schamgefühl suchen die Betroffenen leider nur selten oder nie einen Frauenarzt auf. Probleme können auftreten bei:

- Miktion
- Menarche durch Rückstau des Menstrualbluts (*Hämatometra* ➤ Abb. 1.11)
- (Erstem) Geschlechtsverkehr durch Rissverletzungen im Genitalbereich
- Geburt durch narbige Stenosen.

Körperliche Hilfe kann nur durch die operative Öffnung der Vagina und mögliche plastisch-operative Rekonstruktion des Genitale erfolgen. Die psychischen Folgen für die Betroffenen sind aber mindestens genauso schwerwiegend und wesentlich schwieriger zu behandeln [1].

Die Pflege und Behandlung von Mädchen, die Opfer der weiblichen Genitalverstümmelung wurden, ist für alle Beteiligten schwierig, weil die eigenen Gefühle, Werte und Überzeugungen sehr stark berührt werden.

6.3.2 Intravaginale Fremdkörper

Krankheitsentstehung, Symptome und Diagnostik

Intravaginale Fremdkörper wie Murmeln oder Erdnüsse werden meist beim Spielen in die Vagina gesteckt. Da dies die Mädchen aus Schuldgefühl häufig verschweigen oder einfach vergessen, wird der Fremdkörper oft erst durch übel riechenden Fluor oder Schmerzen entdeckt. Bei der gynäkologischen Untersuchung (➤ Abb. 6.7) mit dem Spekulum oder Vaginoskop sieht der Arzt den Fremdkörper und kann ihn lokalisieren.

6

Plötzlich auftretende, heftige Bauchschmerzen lenken den Verdacht auf eine Perforation, bei der ein spitzer oder scharfer Fremdkörper durch die Vagina hindurch in die freie Bauchhöhle gelangt ist. Da sich im Fall einer Perforation freie Luft in der Bauchhöhle befindet, ordnet der Arzt eine Abdomenleeraufnahme an, durch die er die freie Luft im Abdomen erkennen kann.

Behandlungsstrategie

Befindet sich der Fremdkörper in der Vagina, kann er fast immer bei einer Vaginoskopie mit einer kleinen Fasszange entfernt werden. Hierzu genügt eine leichte Sedierung des Kindes. Anschließend wird eine Lokaltherapie, z. B. mit Ovestin®-Creme, über 4–5 Tage durchgeführt, um die Vaginalhaut wieder aufzubauen.

6.3.3 Blutungsstörungen

Blutungsstörungen in der Kindheit und Präpubertät

In der Kindheit und Präpubertät treten normalerweise keine **vaginalen Blutungen** auf, weswegen jede Blutung in diesen Entwicklungsphasen abgeklärt werden muss. Als mögliche Ursachen kommen in Betracht:

- Fremdkörper oder Verletzungen (➤ 6.3.2)
- Entzündungen
- Hormonelle Störungen (➤ 6).

Blutungsstörungen in der Postmenarche

Hypermenorrhö, Dauerblutung

Hypermenorrhö auch ➤ 3.10.2
In den ersten 1–2 Jahren nach der Menarche treten die Menstruationsblutungen meist unregelmäßig und ohne Ovulation auf (anovulatorische Zyklen), da sich der Hormonhaushalt noch nicht eingespielt hat.

Eine spezifische Behandlung ist nicht notwendig. Lediglich bei übermäßig starker Blutung **(Hypermenorrhö)** oder einer **Dauerblutung** wird mit Hormongabe behandelt. Bei einer Hypermenorrhö verordnet der Arzt Ovulationshemmer (➤ 8.2.3), im Fall einer Dauerblutung ein Präparat mit Gelbkörperhormon, etwa Duphaston® Tabl., das über 10–12 Tage eingenommen wird.

Dysmenorrhö

Dysmenorrhö auch ➤ 3.10.2
Fast 50 % der Mädchen leiden während oder nach der Pubertät unter einer **Dysmenorrhö.** In einem Gespräch erläutert der Arzt ihnen die möglichen Ursachen und weist sie auf wirksame Entspannungsverfahren hin. Eine medikamentöse Behandlung ist bei etwa 10 % der betroffenen Mädchen notwendig. Neben Magnesium oder Buscopan® zur Spasmolyse (Entkrampfung) kommen auch Prostaglandinhemmer, z. B. Urem® forte, ASS®, zum Einsatz.

6.4 Entwicklungsstörungen

6.4.1 Pubertas praecox

DEFINITION
Pubertas praecox: Frühzeitiges Ausreifen der Geschlechtsmerkmale mit einer vor dem 9. Lebensjahr einsetzenden Menarche.

Formen und Ursachen

Bei der **Pubertas praecox vera** entwickeln sich die Geschlechtsmerkmale aufgrund einer verfrühten Hormonproduktion der Hypophyse zu früh. In den meisten Fällen kann keine Ursache für den frühen Beginn der Hormonproduktion gefunden werden *(idiopathische Pubertas praecox vera).* In seltenen Fällen liegen der Erkrankung Tumoren des ZNS oder der Nebennieren zugrunde oder es liegt ein genetischer Defekt vor.

Bei der **Pseudopubertas praecox** produzieren die Ovarien autonom Hormone, meist aufgrund eines Granulosazelltumors (➤ Tab. 3.7).

Symptome und Diagnostik

Den meisten Eltern fällt die vorzeitige Ausbildung der Schambehaarung, Reifung der Brustdrüsen und das Einsetzen der Menstruationsblutung vor dem 10. Lebensjahr auf. Diese Symptome führen dann zur Vorstellung beim Kinderarzt oder Gynäkologen.

Zur Diagnostik werden die Stadien der Geschlechtsreifung nach Tanner (➤ Abb. 6.1; ➤ Abb. 6.2) herangezogen und die Diskrepanz zwischen dem erwarteten und dem aktuell vorliegenden Entwicklungsstadium eingeschätzt. Zur Bestimmung des Östrogen- und Progesteronspiegels sowie der Gonadotropine (➤ 16) wird das Blut untersucht. Um Tumoren auszuschließen bzw. nachzuweisen sind unterschiedliche neurologische, radiologische und ophthalmologische Untersuchungen notwendig.

Behandlungsstrategie

Die Therapie erfolgt durch einen erfahrenen Spezialisten. Bei der idiopathischen Form der Pubertas praecox vera kann die Gonadotropinsekretion medikamentös unterdrückt werden, was zu einer Ruhigstellung der endokrinen Ovarialfunktion führt. Soll die Pubertät später (wieder) altersentsprechend einsetzen, werden die Medikamente abgesetzt. Liegen hormonbildende Tumoren vor, werden sie operativ oder radiologisch entfernt.

Prognose

Die Prognose hängt von der Ursache ab, ist aber in fast allen Fällen günstig. Die Mädchen und deren Eltern werden über die Ursachen und die einzuleitenden Therapieschritte aufgeklärt. Erfolgt keine entsprechende Behandlung, kommt es zu einem vorgezogenen Wachstumsschub, dann aber zu einem vorzeitigen Verschluss der Epiphysenfugen mit Minderwuchs.

6.4.2 Pubertas tarda

DEFINITION
Pubertas tarda: Einsetzen der Pubertätsmerkmale nach dem 14. Lebensjahr, gepaart mit dem Ausbleiben der Menarche bis zum 16. Lebensjahr.

Krankheitsentstehung

Die Ursachen können sehr unterschiedlich sein, infrage kommen:
- Hypothalamische, hypophysäre oder primär ovarielle Störungen
- *Anorexia nervosa,* eine psychische Erkrankung, die mit Magersucht einhergeht
- Mangelernährung
- Genetische Fehlbildungen, z. B. das *Turner-Syndrom,* bei dem ein X-Chromosom fehlt.

In manchen Fällen ist auch eine konstitutionelle Entwicklungsverzögerung der Grund für eine Pubertas tarda, z. B. durch intensives Training bei Hochleistungssport (➤ Abb. 6.8) oder insuffiziente Entwicklung des Körperfetts.

Symptome und Diagnostik

Die meisten Mädchen suchen den Arzt auf, weil bei ihnen noch keine Blutung eingetreten ist und die sekundären Geschlechtsmerkmale nur unzureichend oder gar nicht ausgebildet sind.

Zur Diagnostik der Geschlechtsreifung wird in erster Linie die Tanner-Klassifikation herangezogen (➤ 6), um die Gonadotropinproduktion einzuschätzen wird das Blut untersucht (➤ 16). Um einen Tumor auszuschließen bzw. nachzuweisen werden radiologische Untersuchungen des Schädels veranlasst. Bei V. a. eine genetische Fehlbildung ist eine Chromosomenanalyse erforderlich.

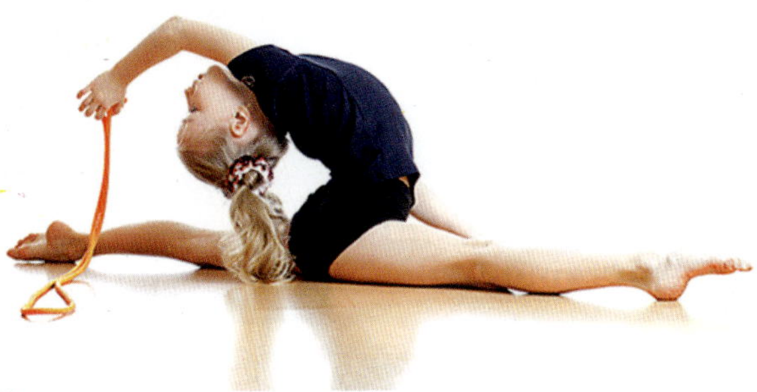

Abb. 6.8 Hochleistungssport kann Ursache einer Pubertas tarda sein. [J787]

Behandlungsstrategie

Die Therapie richtet sich nach der Ursache:
- Niedrige Hormonspiegel werden mit Östrogenen und Gestagenen behandelt, was die Ausreifung der sekundären Geschlechtsorgane bewirkt
- Tumoren werden operativ oder radiologisch entfernt
- Bei genetischen Defekten wird mit Hormonen behandelt, um ein normales äußeres Erscheinungsbild zu erreichen. Eine Stimulation der Ovarien ist jedoch nicht möglich, sodass diese Patientinnen niemals schwanger werden können.

Prognose

Abgesehen von den genetischen Defekten ist die Prognose günstig. Meist gelingt es, die Ursache zu beheben, sodass eine normale weitere Entwicklung möglich ist.

6.5 Sexueller Missbrauch von Mädchen und Jugendlichen

Vorgehen bei Vorliegen eines Sexualdelikts ➤ 8.3

Sexueller Missbrauch von Kindern

„Mit Freiheitsstrafe nicht unter einem Jahr wird bestraft, wer
1. sexuelle Handlungen an einer Person unter vierzehn Jahren (Kind) vornimmt oder an sich von dem Kind vornehmen lässt,…"
(§176 Abs. 1 StGB)

Immer wieder gelangen Berichte über **sexuellen Missbrauch von Kindern und Jugendlichen** in die Öffentlichkeit. Laut Kriminalstatistik finden 90 % der Missbrauchsfälle im Alter zwischen 7 und 14 Jahren statt [2]. Für das Jahr 2020 benennt die polizeiliche Kriminalstatistik, dass 15 694 Kinder bzw. Jugendliche Opfer sexuellen Missbrauchs gewesen sind; davon waren 73 % Mädchen. [2a] Bei den Tätern handelt es sich meist um männliche Familienmitglieder oder Männer aus dem nahen sozialen Umfeld. Die Taten erstrecken sich oft über Monate und Jahre und haben i. d. R. Wiederholungscharakter. Die Zahlen, wie viele Kinder jährlich sexuell missbraucht werden, schwanken stark, je nachdem, welche Dunkelziffer zugrunde gelegt wird.

Leitsymptome

Folgende körperliche Auffälligkeiten lenken den V. a. sexuellen Missbrauch:
- Veränderungen im Genitalbereich
  - Hämatome und Verletzungen im Vulvabereich

  - Genitale, vaginale Blutung
  - Dilatation des Hymens
  - Epitheldefekte wie Abschürfungen oder Einrisse
  - Rezidivierende Vulvovaginitis und Fluorbeschwerden
- Analbereich
  - Hämatome und Fissuren
  - Tonusverlust des Analrings
- Extragenitale Veränderungen
  - Symmetrische Handabdrücke (Haltemarken)
  - Würgemale
  - Verletzungen der Mundhöhle
  - Kratzspuren
- Als weitere Besonderheit kann eine nicht altersentsprechende sexualisierte Sprache bzw. Gestik auffallen.

Diagnostik

Die Befragung und Untersuchung des Mädchens erfolgt äußerst behutsam und dennoch vollständig und detailliert. Einerseits darf dem Kind durch die Untersuchung kein weiteres seelisches Trauma zugefügt werden, andererseits ist es erforderlich, wichtige Beweise für eine Strafverfolgung zu sichern und zu dokumentieren. Bei entsprechender Dokumentation der Verletzungen bzw. Sicherung von DNA-Spuren des Täters nach Sexualdelikten besteht die Chance, dass auf aufwändige Befragungen vor Gericht verzichtet werden kann, da entsprechende Ergebnisse die Glaubwürdigkeit des Opfers unterstützen.

Die Betreuung des Kindes erfolgt immer in Zusammenarbeit mit einer Kinderpsychologin. Folgende Untersuchungsschritte können notwendig sein:

- Körperliche Untersuchung: Hierbei achtet der Arzt auf Hämatome, Verletzungen, Kratzspuren, Schürfungen oder Frakturen. Neben der genauen Beschreibung ist eine Fotodokumentation mit einem Maßstab, Lineal oder Maßband, wichtig
- Untersuchung der Mundhöhle auf Verletzungen
- Untersuchung des Genitalbereichs mit dem Vaginoskop (➤ Abb. 6.4). Liegt der sexuelle Übergriff nicht länger als 48 Stunden zurück, entnimmt der Untersucher einen Abstrich zum Nachweis von Spermien. Verletzungen im Genitalbereich können ggf. mit einem Kolposkop fotografisch dokumentiert werden
- Untersuchung auf sexuell übertragbare Erkrankungen mit Hilfe z. B. von: Nativabstrich, ggf. Abstrich für mikrobiologische Untersuchungen, ggf. Blutabnahme für Tests auf HIV, Hepatitis und Lues
- Untersuchung des Anus: Ein Tonusverlust des muskulären Verschlussapparats deutet auf wiederholte Manipulationen hin
- Auskämmen der Schamhaare, um fremde Haare zu entdecken
- Asservieren der Kleidung, sofern diese nicht gewechselt worden ist.

Höchste Priorität hat die Vermeidung von weiteren psychischen Schäden. Nach dem sexuellen Missbrauch befindet sich das Mädchen in einer absoluten psychischen Ausnahmesituation, die sich in einer Änderung des Verhaltens, etwa in einem Rückzug, in Angstzuständen, aber auch in Wutausbrüchen und gesteigerter Aggressivität äußern kann [3, 4].

Weiteres Vorgehen

Die erlittenen Gewalterfahrungen sind in aller Regel traumatisierend und können für die Opfer langfristige Auswirkungen haben. Die betroffenen Mädchen und Frauen haben deshalb ein Recht auf Gewährung von Schutz und Unterstützung.

Viele Beratungsstellen empfehlen Ärzten und Pflegenden, die den V. a. einen sexuellen Missbrauch hegen, sich erst einmal mit ihnen in Verbindung zu setzen, wobei der Name des Kindes oder verdächtigen Täters nicht genannt werden muss. Hier erhalten sie Empfehlungen, wie sie in dieser speziellen Situation verfahren können [9, 10, 11].

Vorrangig ist, soweit diese als Täter ausscheiden, das Gespräch mit den Personensorgeberechtigten zu suchen, um sie zu motivieren, die Gefahr für ihr Kind ernst zu nehmen und in Kooperation mit kompetenten Stellen, z. B. den oben genannten Beratungsstellen, schützende Maßnahmen zu ergreifen. Diese werden ebenso sorgfältig dokumentiert wie ein evtl. Scheitern dieser Maßnahmen.

Lässt sich auf diese Weise die Gefährdung für das betroffene Kind oder die betroffene Jugendliche nicht beseitigen, erlaubt es das Kinderschutzgesetz, dass Ärzte oder Pflegende das Jugendamt informieren. Von dort aus werden die weiteren notwendigen Schritte eingeleitet.

Im Rahmen der Kontaktaufnahme zu einer Beratungsstelle, z. B. dem Frauennotruf, ist durchaus auch ein telefonischer Erstkontakt möglich [12]. Arzt und Pflegende können Mutter und Kind aber auch die Begleitung zu einer der Beratungsstellen anbieten. Dort kann in geeigneten Fällen auch nach Wegen gesucht werden, dem Kind den weiteren Aufenthalt in der Familie zu ermöglichen, da das kindliche Trauma durch Verlust der Bezugsperson größer als die Angst vor dem Täter sein kann, gerade wenn er im engen sozialen Nahraum, also innerhalb der Familie lebt.

Auch wenn zunächst versucht werden sollte, dem Kind in seiner Familie zu helfen, kann manchmal doch eine Pflegefamilie oder ein Heim der bessere Aufenthaltsort für das Kind sein. Jede Hilfe für das Kind muss individuell abgestimmt sein! Dabei wird, soweit es mit dem Kindeswohl vereinbart werden kann, die Familie eingebunden.

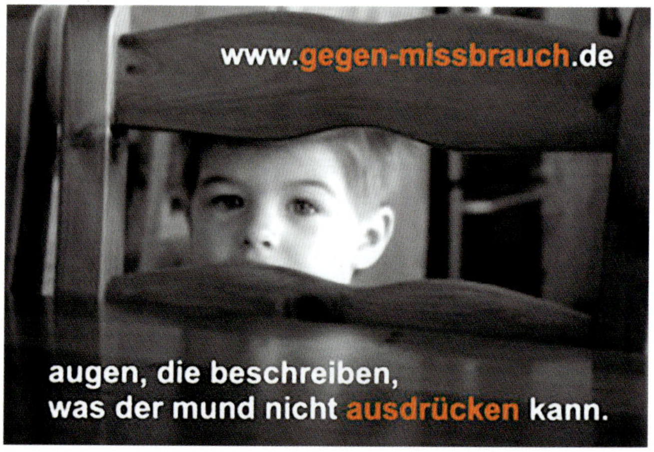

Abb. 6.9 Die verschiedenen Kampagnen diverser Organisationen dienen dazu, die Gesellschaft für das Thema Kindesmissbrauch zu sensibilisieren. Sie sind damit ein wichtiger Bestandteil der Prävention. [W252]

Schweigepflicht

Bei dem Verdacht auf sexuellen Missbrauch stellt sich die Frage nach Wahrung der **Schweigepflicht,** zumal in Deutschland derzeit noch keine Pflicht zur Anzeige von Sexualstraftaten besteht.

Das Fehlen einer Anzeigepflicht bedeutet aber nicht automatisch, dass die Schweigepflicht in jedem Fall zu wahren wäre. Bis vor wenigen Jahren waren aber in Deutschland die Ansichten und die Rechtsprechung hierzu sehr unübersichtlich und teils widersprüchlich. Inzwischen ist durch das bundeseinheitlich geltende Kinderschutzgesetz eine Klärung der Rechtslage eingetreten. §4 des **Bundeskinderschutzgesetzes** *(BKiSchG)* sieht hierzu Folgendes vor: Erlangen (neben anderen Berufsgruppen) Ärzte oder Pflegende im Rahmen ihrer beruflichen Tätigkeit ernsthafte Hinweise auf die Gefährdung des Wohls eines Kindes oder einer Jugendlichen – dazu zählt sicherlich jede Art sexuellen Missbrauchs –, so sollen sie zunächst – es sei denn, dies scheidet wegen der Person des Täters aus – die Situation mit dem Personensorgeberechtigten erörtern. Soweit es nötig ist, sollen sie auch darauf hinwirken, dass der Personensorgeberechtigte geeignete Hilfen in Anspruch nimmt. Führt ein solches Vorgehen zum Erfolg, also zu einer Beseitigung der Gefährdung für das Kind oder die Jugendliche, so bleibt die berufliche Schweigepflicht – mit Ausnahme der etwaigen Durchbrechung eben den Personensorgeberechtigten gegenüber – uneingeschränkt aufrechterhalten.

Wird die Gefährdung nicht beseitigt oder ist eine Zusammenarbeit mit den Personensorgeberechtigten – meist weil sie selbst die Täter sind – nicht möglich, sind Ärzte und Pflegende befugt, das Jugendamt in Kenntnis zu setzen. Diesem obliegt dann die Einleitung der weiter notwendigen Schritte. Der Gesetzgeber wollte mit der Verpflichtung, dass gerade das Jugendamt informiert wird, erreichen, dass eine besonders sachkundige Stelle eingeschaltet wird, um so die sachlich richtige Reaktion auf solche Situationen und Geschehen zu gewährleisten.

Nur ausnahmsweise, nämlich dann, wenn eine rechtzeitige Reaktion des Jugendamts auf eine Gefährdungssituation voraussichtlich nicht mehr möglich ist, darf unter dem Gesichtspunkt des befugten Handelns auch die Polizei eingeschaltet und informiert werden. Zu denken ist beispielsweise daran, dass ein offensichtlich durch sexuellen Missbrauch verletztes Kind nachts in ein Krankenhaus zur Erstversorgung gebracht wird und der dieses Kind bringende Mann, dessen Identität auch noch unklar ist, darauf besteht, das Kind unmittelbar nach der Versorgung wieder mit sich zu nehmen. Denn das Jugendamt wird zum einen nachts kaum zu erreichen sein und hat zum anderen auch keine Möglichkeit, die Mitnahme des Kindes unmittelbar zu verhindern [5].

Der Bruch der Schweigepflicht ohne Einwilligung des Kindes, der Jugendlichen oder des Personensorgeberechtigten ist unter den oben dargestellten Voraussetzungen des Kinderschutzgesetzes (dort §4) und in weiteren Ausnahmefällen unter dem Gesichtspunkt des „befugten Handelns" gerechtfertigt. In diesen Fällen übersteigt das Interesse an der Aufdeckung des Missbrauchs und dem Schutz des Kindes oder der Jugendlichen das Interesse an der Einhaltung der Schweigepflicht.

Pflege

Während der Befragung und Untersuchung schenken die Pflegenden dem Mädchen ihre uneingeschränkte Aufmerksamkeit. Sehr viele Kinder senden (versteckte) Signale aus, die Hinweise auf ihre Leidens- und Opfersituation geben. Deshalb beobachten die Pflegenden das Mädchen und versuchen, ihre verschlüsselten Botschaften hinsichtlich Mimik, Gestik, Körperhaltung, verbaler und auch nonverbaler Mitteilungen wahrzunehmen. Diese Wahrnehmungen werden später mit den Beobachtungen des Untersuchers verglichen bzw. um diese ergänzt.

Transferaufgabe

In der Jugendsprechstunde sucht die 17-jährige Fatima Özlan Rat wegen einer HPV-Impfung. Sie hat von ihrer Schulfreundin Katja erfahren, dass in einer bestimmten Altersgruppe eine Impfmöglichkeit bestehen soll.

Weil Fatima in ihrer Familie niemanden hat, um darüber zu sprechen, ist sie mit Katja zur ambulanten Vorstellung gekommen. Während sie im Warteraum sitzen, finden sie in einer ausliegenden Broschüre erste Informationen.

Nach dem ärztlichen Beratungsgespräch bietet ihr die Gynäkologin Bedenkzeit an, damit sie in aller Ruhe eine Entscheidung treffen kann.

Aufgabe 1

Wann bzw. in welcher Altersspanne wird die HPV-Impfung (➢ 6.2) empfohlen? Warum?

Aufgabe 2

Was soll diese präventive Maßnahme bewirken (➢ 6.2)?

Literatur und Kontaktadressen

LITERATURNACHWEIS

1. Deutscher Berufsverband für Krankenpflege (Hrsg.). Handlungsempfehlungen bei Gewaltverdacht. Aus: https://www.dbfk.de/media/docs/download/Allgemein/DBfK_Handlungsempfehlung_bei_Gewaltverdacht_2014.pdf (letzter Zugriff: 12.2.2022).
2. Egle UT et al. Sexueller Missbrauch, Misshandlung, Vernachlässigung. 4. A. Stuttgart: Schattauer 2015.
2a. Unabhängiger Beauftragter für Fragen des sexuellen Kindesmissbrauchs. Zahlen und Fakten. Sexuelle Gewalt gegen Kinder und Jugendliche. Mai 2021. Aus: https://beauftragter-missbrauch.de/fileadmin/Content/pdf/Zahlen_und_Fakten/Fact_Sheet_Zahlen_und_Fakten_UBSKM.pdf (letzter Zugriff: 12.1.2022)
3. Roediger E. Behutsamer Umgang mit sexuell missbrauchten Patientinnen. Deutsches Ärzteblatt. 2004; 101(42): 2.825–2.829.
4. Rauch E, Weissenrieder N, Peschers U. Sexualdelikte – Diagnostik und Befundinterpretationen. Deutsches Ärzteblatt. 2004; 101(40): 2.682–2.688.
5. Tutsch-Bauer E, Rauch E, Penning R. Rechtsmedizinische Aspekte bei Verdacht auf sexuellen Missbrauch. Deutsches Ärzteblatt. 1998; 95(17): 1.027–1.032.
6. S3-Leitlinie: Impfprävention HPV-assoziierter Neoplasien. Mai 2020. Aus: www.awmf.org/leitlinien/detail/ll/082-002.html (letzter Zugriff: 12.1.2022)

KONTAKTADRESSEN

7. Berufsverband der Frauenärzte. www.bvf.de (letzter Zugriff: 12.2.2022).
8. pro familia Bundesverband. www.profamilia.de (letzter Zugriff: 12.2.2022).
9. Deutscher Kinderschutzbund. www.dksb.de (letzter Zugriff: 12.2.2022).
10. Wildwasser Verein gegen sexuellen Missbrauch. www.wildwasser.de (letzter Zugriff: 12.2.2022).
11. gegen-missbrauch. www.gegen-missbrauch.de (letzter Zugriff: 12.2.2022).
12. N. I. N. A.: Nationale Infoline, Netzwerk und Anlaufstelle zu sexueller Gewalt an Mädchen und Jungen. www.nina-info.de (letzter Zugriff: 12.2.2022).
13. www.frauennotruf.de (letzter Zugriff: 12.2.2022).

WEITERE INTERNETADRESSEN

Gedeon Richter Pharma GmbH. www.mädchensprechstun.de/ (letzter Zugriff: 12.1.2022).

Unabhängiger Beauftragter für Fragen des sexuellen Kindesmissbrauchs. Zahlen zu sexuellem Kindesmissbrauch in Deutschland. Aus: https://beauftragter-missbrauch.de/service/zahlen-fakten (letzter Zugriff: 12.1.2022).

Unabhängiger Beauftragter für Fragen des sexuellen Kindesmissbrauchs. Was tun bei Vermutung und Verdacht auf sexuellen Missbrauch? Aus: https://beauftragter-missbrauch.de/fileadmin/Content/pdf/Zahlen_und_Fakten/Was_tun_bei_Vermutung_und_Verdacht.pdf (letzter Zugriff: 12.1.2022).

VERTIEFENDE LITERATUR

Weiblicher Genitalverstümmelung begegnen. www.change-agent.eu/index.php/about-us/publications/change-publications (letzter Zugriff: 26.7.2017)

Ederberg L. Weiblicher Genitalverstümmelung begegnen. Die Schwester/Der Pfleger. 2017; 56(6): 60–62.

Lecturio. Der Straftatbestand der weiblichen Genitalverstümmelung. Aus: www.lecturio.de/magazin/genitalverstuemmelung/ (letzter Zugriff: 12.2.2022).

Genitalvertümmelung gefährdet 20.000 Mädchen in Deutschland Süddeutsche Zeitung, 6.2.2022 Aus: www.sueddeutsche.de/panorama/hilfsorganisationen-genitalverstuemmelung-gefaehrdet-20-000-maedchen-in-deutschland-dpa.urn-newsml-dpa-com-20090101-220206-99-996309 (letzter Zugriff: 12.2.2022).

Rauch E, Weissenrieder N, Peschers U. Sexualdelikte – Diagnostik und Befundinterpretation. Dtsch Arztebl 2004; 101(40). Aus: www.aerzteblatt.de/archiv/43619/ (letzter Zugriff: 12.1.2022).

KAPITEL

7 Pflege bei Sterilität und Infertilität

DEFINITION

Sterilität: Unvermögen, trotz Kinderwunschs und regelmäßigen ungeschützten Geschlechtsverkehrs schwanger zu werden.
Primäre Sterilität: Unvermögen einer Frau, die noch niemals schwanger war, trotz Kinderwunschs und regelmäßigen ungeschützten Geschlechtsverkehrs schwanger zu werden.
Sekundäre Sterilität: Unvermögen einer Frau, die mindestens einmal schwanger war, trotz Kinderwunschs und regelmäßigen ungeschützten Geschlechtsverkehrs erneut schwanger zu werden.
Infertilität: Unvermögen, eine Schwangerschaft auszutragen. Es kommt zu habituellen Fehlgeburten (➤ 11.2).

In Deutschland bleibt schätzungsweise jedes siebte Paar ungewollt kinderlos. Dabei liegt die Ursache in etwa 30 % bei der Frau (➤ 7.4), in ungefähr 30 % beim Mann und in weiteren 30 % bei beiden Partnern gemeinsam. Bei ca. 10 % der Paare bleibt die Ursache der Sterilität ungeklärt [1].

Bei über 50 % der ungewollt kinderlosen Lebensgemeinschaften, die ärztliche Hilfe in Anspruch nehmen, kann der Wunsch nach einem eigenen Kind erfüllt werden [1].

7.1 Situation der betroffenen Frau

Die Pflegenden begegnen i. d. R. nur den Frauen mit unerfülltem Kinderwunsch, denen die nicht invasiven diagnostischen oder therapeutischen Möglichkeiten nicht weitergeholfen haben und die zu invasiven Maßnahmen bereit sind. Diese Frauen haben bereits eine Reihe von Arztbesuchen und Untersuchungen oder Behandlungen hinter sich, bei denen sie ihre Privatsphäre, insbesondere ihr Sexualleben preisgeben mussten. Viele Frauen empfinden das als peinlich, doch kann es in einigen Fällen auch die Hemmschwelle herabsetzen, über Intimes zu reden. Diesem Verhalten bringen die Pflegenden Verständnis entgegen und helfen den Betroffenen durch respektvolles Zuhören.

Für sehr viele der betroffenen Frauen bedeutet der Weg vom Kinderwunsch zum Wunschkind eine emotionale Berg- und Talfahrt. Nach jeder therapeutischen Maßnahme beginnt für die Frauen eine Zeit zwischen Hoffen und Bangen, bis mit dem Beginn der unerwünschten Menstruationsblutung die große Enttäuschung folgt. So gern manche Frauen über ihre momentane Gefühlslage reden würden, so wenig können sie es oft in der Realität. Zum einen, weil ihr Schamgefühl sie daran hindert, zum anderen, weil Unfruchtbarkeit immer noch mit Schweigen, Leid und Tabuisierung behaftet ist und das persönliche Umfeld irgendwann nichts mehr darüber hören möchte, was wiederum den sozialen Rückzug verstärken kann. Manchmal erschweren Probleme in der Partnerschaft zusätzlich das notwendige Gespräch mit dem Partner.

Viele Frauen stehen unter einem enormen (Erfolgs)Druck und haben mit ambivalenten Gefühlen wie Schuld, Selbstanklage, Wut, Eifersucht, Neid, Hilflosigkeit, Selbstmitleid, Verzweiflung und Trauer zu kämpfen. Sie fühlen sich z. T. in ihrer weiblichen Identität erschüttert. Manchmal kann sich der Wunsch und die Sehnsucht nach dem eigenen Kind fast zur Besessenheit steigern, weshalb einige Frauen jede sich bietende therapeutische Möglichkeit ausschöpfen möchten. Je länger die ungewollte Kinderlosigkeit besteht, desto weniger können die Betroffenen die Realität ignorieren. Untersuchungsbefunde, die den Hoffnungen auf eigene Kinder zuwiderlaufen, können die Frau daher in eine Depression stürzen.

Mit jeder weiteren therapeutischen Maßnahme und jeder neuerlich einsetzenden Blutung setzt sich die emotionale Achterbahn-

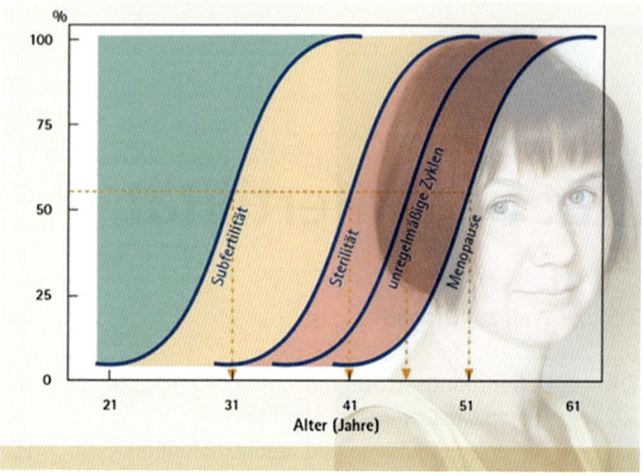

Abb. 7.1 Die meisten Frauen mit unerfülltem Kinderwunsch kennen den physiologischen Zeitverlauf der „biologischen Uhr". Darum fühlen sie sich ohnmächtig, hilflos und traurig, weil die Zeitspanne, in der sie noch schwanger werden können, beständig und unumkehrbar kürzer wird. [Foto: J787]

fahrt der Frau fort. Hinzu kommt das Alter der Patientin, denn je älter sie ist bzw. wird, umso mehr fürchtet sie die unnachgiebig tickende „biologische Uhr".

Die biologisch beste Zeit um schwanger zu werden, ist die Altersspanne zwischen 20 und 30 Jahren (➤ Abb. 7.1). Spätestens ab Ende der 4. Lebensdekade beginnt ein unbarmherziger Wettlauf gegen die Natur, weil die Wechseljahre (➤ 5) unweigerlich näher rücken (werden). Mit zunehmendem Alter nimmt wegen der nachlassenden Funktionsfähigkeit der Eierstöcke die Fruchtbarkeit ab. Und es ist auch nicht mehr garantiert, dass es in jedem Zyklus zu einem Eisprung kommt. Die Patientinnen mit unerfülltem Kinderwunsch wissen darüber i. d. R. selbst sehr gut Bescheid, sie sind meist bestens informiert und müssen dennoch erleben, dass die Zeit gegen sie arbeitet. Auch das führt dazu, dass ihre psychoemotionale Befindlichkeit manchmal sehr vulnerabel sein kann und den Pflegenden viel Verständnis und gelegentlich auch Besonnenheit und Nachsicht abverlangt.

7.2 Situation des Partners der betroffenen Frau

Insbesondere bei **Inseminationsbehandlungen** und der **In-vitro-Fertilisation** (➤ 7.6.3) müssen die Samenzellen durch Masturbation im Krankenhaus oder in der Arztpraxis gewonnen werden. Das ist für Männer oftmals eine unangenehme Situation, weshalb ihnen hierzu üblicherweise ein abgetrennter und intimer Bereich zur Verfügung steht. Da die Pflegenden um diese Problematik wissen, gehen sie äußerst taktvoll mit den Paaren um.

Ein weiteres Problem für die Partner kann sein, dass die Gedanken ihrer Partnerinnen nur noch um ihre Kinderlosigkeit und wie sie diesen unerwünschten Zustand beenden können, kreisen. Oft steht nicht mehr das Kind an sich im Vordergrund, sondern der Weg zum Kind. Viele Frauen vergessen auch, dass ihr Partner unter der Kinderlosigkeit genauso leidet wie sie selbst. Sie fühlen sich einsam und versuchen alles, was am wahrscheinlichsten zu einem Kind führt. Dazu gehört z. B., dass die fruchtbaren Phasen der Frau optimal genutzt werden, was heißt, dass die Partner in dieser Zeit Geschlechtsverkehr haben (müssen), auch wenn sie dazu eigentlich keine Lust verspüren. Das, was einmal (spontan) Freude gemacht hat, artet in „Pflichterfüllung" aus, die für das Wunschkind geleistet wird. Vor allem Männer klagen dann darüber, dass die „Liebe-nach-der-Uhr" kaum noch erotische Stimmung, Lust und Genuss am Liebesspiel zulässt.

7.3 Begleitung durch Pflegende

Bevor die Pflegenden das Gespräch mit der Frau suchen, versuchen sie, sich in die Lage der Frau einzufühlen. Sie können sich z. B. die Frage stellen, was in ihrem Leben anders verlaufen wäre, wenn sie keine Kinder gehabt hätten bzw. welche Auswirkungen es auf ihre Lebensplanung hätte, wenn sie keine Kinder bekommen könnten. Für viele sähe dann ihr Leben ganz anders aus. So geht es auch den Patientinnen. Viele haben z. B. zuerst berufliche Pläne verfolgt und gehofft, eines Tages Kinder zu bekommen. Viele Frauen waren auch schon mehrmals schwanger, konnten jedoch die Schwangerschaft nie bis zum Ende austragen.

So vorbereitet können die Pflegenden der Frau das Gefühl vermitteln, verstanden zu werden und angenommen zu sein. Die kinderlosen Frauen kommen mit der Hoffnung ins Krankenhaus, hier Hilfe zu erfahren und in absehbarer Zeit Mutter zu sein. Deshalb achten die Pflegenden in den Gesprächen darauf, diese Hoffnung nicht zu ersticken, auch wenn sie die Frau für alle Fälle behutsam auf ein Leben ohne Kinder vorbereiten wollen und der Frau helfen möchten, die schmerzliche Wahrheit der möglichen Kinderlosigkeit anzunehmen. Es ist viel Feingefühl erforderlich, um zu erkennen, was und wie viel in der jeweiligen Situation gesagt und geraten werden darf, zumal die Patientinnen meist nur für sehr kurze Zeit in der Klinik sind und es daher schwer ist, ein stabiles Vertrauensverhältnis aufzubauen.

Bleiben alle Bemühungen und Anstrengungen mit den Möglichkeiten moderner Fertilitätsmedizin für eine Schwangerschaft erfolglos, können die Pflegenden den Frauen zur Unterstützung der notwendigen Trauerarbeit Kontakte zu einer der verschiedenen Selbsthilfegruppen vermitteln [3, 4].

Es ist zu bedenken, dass die betroffenen Frauen/Paare zeitlebens an ihrer Kinderlosigkeit zu arbeiten haben. Selbst wenn es dem Paar lange Zeit gut geht und sie den Kummer um das nie gehabte Wunschkind verarbeitet haben und eine veränderte Lebensperspektive entwickeln konnten, reißt die Wunde i. d. R. immer wieder auf, z. B. mit jeder Geburtsanzeige, bei jedem Familienfest, an dem Kinder teilnehmen, und im Alter mit Freunden und Bekannten, die von ihren Enkelkindern erzählen. Deshalb kann die Auseinandersetzung mit anderen betroffenen Frauen/Paaren über längere Zeit hinweg sehr hilfreich und tröstend sein.

Denkbar ist auch eine psychotherapeutische Unterstützung bei dem notwendigen Abschiedsprozess vom unerfüllten Kinderwunsch [5].

7.4 Ursachen der Sterilität bei der Frau

Die Sterilität der Frau kann viele Ursachen haben (➤ Abb. 7.2).

7.4.1 Ovarielle Sterilität

Ursache der **ovariellen Sterilität** ist eine **Ovarialinsuffizienz,** die sich in anovulatorischen Zyklen (Zyklus ohne Eisprung) oder einer *Corpus-luteum-Insuffizienz* (Insuffizienz des Gelbkörpers ➤ Abb. 3.3) äußern kann.

Von einer **primären Ovarialinsuffizienz** spricht man, wenn die Störung im Ovar selbst begründet ist, z. B. bei Fehlbildungen oder nach Bestrahlungen, von **sekundärer Ovarialinsuffizienz,** wenn das Ovar von außen, z. B. durch extragenitale Ursachen (siehe unten), beeinflusst wird.

7.4.2 Tubare Sterilität

Bei der **tubaren Sterilität** liegt ein Verschluss oder eine Beweglichkeitsstörung der Tuben vor. Häufige Ursachen sind frühere Adnexitiden (➤ 3.11.1), Endometrioseherde (➤ 3.12.2) oder Verwachsungen nach vorangegangenen Bauchoperationen.

7.4.3 Uterine Sterilität

Bei der **uterinen Sterilität** handelt es sich meist um eine Infertilität. Dabei wird das Wachstum des Keims (➤ Abb. 7.3) etwa durch Myome (➤ 3.12.4), Fehlbildungen (➤ 3.12.1) oder intrauterine Verwachsungen oder Verklebungen nach Operationen oder Entzündungen verhindert.

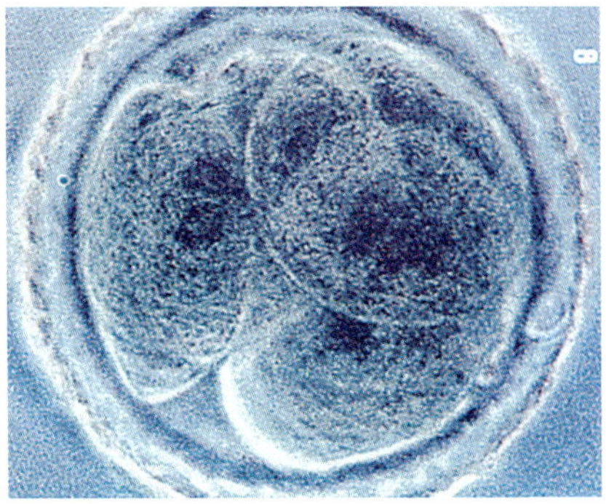

Abb. 7.3 Eizelle nach mehrfacher Teilung im 4-Zell-Stadium [E301]

7.4.4 Zervikale Sterilität

Bei der **zervikalen Sterilität** vermögen die Samenzellen den Schleimpfropf im Gebärmutterhals nicht zu durchdringen. Dies kann bedingt sein durch eine mangelnde Produktion von Zervixschleim etwa bei Östrogenmangel, durch entzündliche oder anatomische Veränderungen, z. B. nach einer Konisation, oder durch immunologische Faktoren, z. B. Spermaantikörper im Zervikalsekret.

7.4.5 Extragenitale Sterilität

Sterilität kann auch **extragenitale Ursachen** haben:

- Psychogener Stress, bewusste oder unbewusste Partnerschaftskonflikte, der Wunsch nach einem Kind mit entsprechend hohem Erwartungsdruck („Zeugungsstress"), Magersucht, Schilddrüsenstörungen oder ein unbehandelter Diabetes mellitus führen zu einer verminderten GnRH-Sekretion des Hypothalamus (➤ 3.1) und dadurch zu einer FSH- und LH-Produktionsstörung mit nachfolgender sekundärer Ovarialinsuffizienz

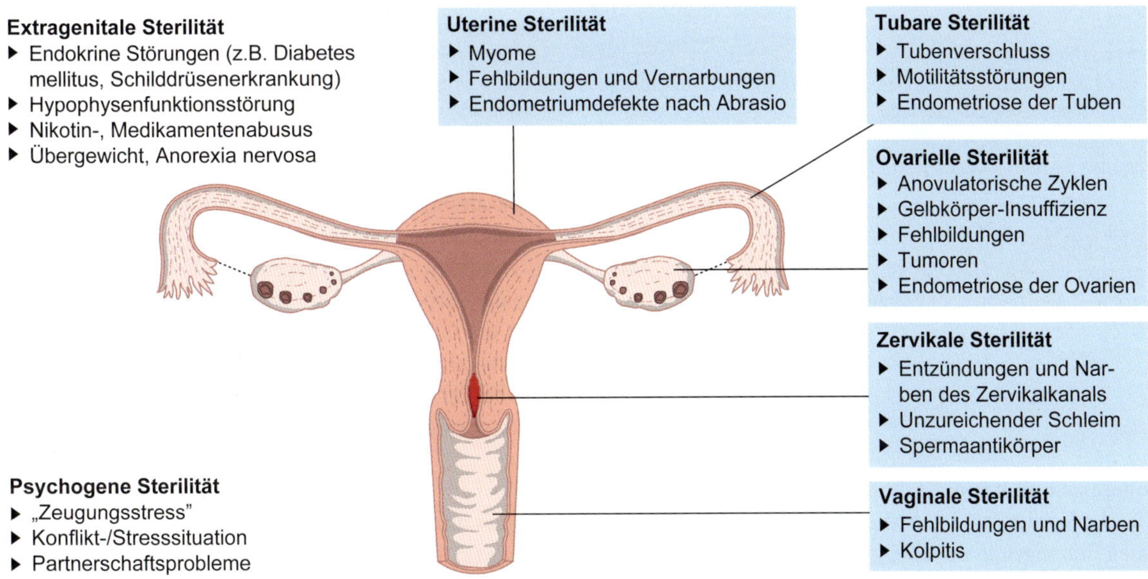

Abb. 7.2 Lokalisation wichtiger Sterilitätsursachen [L138]

- Tumoren der Hypophyse können durch Verdrängung des funktionstüchtigen Hypophysengewebes zu einem Hypogonadotropismus und Prolaktinome der Hypophyse über eine Hyperprolaktinämie zu einer sekundären Ovarialinsuffizienz führen.

7.5 Weg zur Diagnose

Auch bei einem gesunden Paar dauert es bei uneingeschränkter Möglichkeit zum Geschlechtsverkehr durchschnittlich vier Monate bis zur Empfängnis, ist die Frau über 30 Jahre alt, sogar sechs Monate. Daher ist eine weitergehende Sterilitätsdiagnostik i. d. R. erst angezeigt, wenn es nach einem Jahr ungeschützten Geschlechtsverkehrs nicht zu einer Schwangerschaft gekommen ist.

Viele Frauen/Paare belastet die **Sterilitätsdiagnostik** nicht nur körperlich, sondern v. a. auch psychisch. Jedes Gespräch mit dem Arzt, jede Laboruntersuchung und jede invasive Maßnahme, die oft auch noch in jedem Zyklus wiederholt werden müssen, zwingt sie, sich mit der eigenen Kinderlosigkeit und damit mit einem gesellschaftlichen Tabuthema auseinanderzusetzen. Denn obwohl immer mehr Paare von Infertilität und Sterilität betroffen sind, wird die Fähigkeit, Kinder zu empfangen und zu gebären, auch heute noch vielfach als Bestimmung und Lebenssinn der Frau angesehen. Daher kommt es bei ungewollter Kinderlosigkeit oft zu nagenden Selbstzweifeln, depressiven Verstimmungen und Gefühlen sozialer Isolation.

Viele Paare geraten im Rahmen der Diagnostik und Therapie in einen Teufelskreis immer weitergehender invasiver Maßnahmen. Sinnvoll ist hier, zu Beginn der Behandlung in einem offenen Gespräch mit dem Arzt, persönliche Grenzen festzulegen und zu thematisieren, dass auch ein Leben ohne Kinder lebenswert ist. Außerdem wird den Paaren immer wieder zu Pausen in der Diagnostik und Therapie geraten, damit sie Abstand gewinnen und ihre Situation bzw. ihren Kinderwunsch aus der Distanz heraus neu überdenken können.

Die Diagnostik schreitet von weniger eingreifenden zu invasiven Maßnahmen fort. Ganz am Anfang steht deshalb die nichtinvasive *Spermadiagnostik* beim Partner, bevor bei der Frau invasive Maßnahmen ergriffen werden. Oft ist aber eine Mitbehandlung der Frau notwendig, auch wenn die alleinige Ursache der Kinderlosigkeit beim männlichen Partner liegt.

DEFINITION

Spermiogramm: Untersuchung des Ejakulats insbesondere auf Anzahl und Beweglichkeit der Spermien im Rahmen der Sterilitätsdiagnostik.

Anamnese

Die **Anamnese** gibt oft bereits wichtige Hinweise auf die Ursache der Sterilität. Im Vordergrund steht die *Zyklusanamnese.* Beispielsweise können Blutungen in der zweiten Zyklushälfte auf eine Corpus-luteum-Insuffizienz hinweisen und eine Oligo- oder Amenorrhö (➤ 3.10.2) auf anovulatorische Zyklen.

Außerdem fragt der Arzt nach weiteren möglichen Ursachen der Sterilität, z. B. nach einer Adnexitis (➤ 3.11.1) oder anderen Erkrankungen der Geschlechtsorgane, nach Operationen im Abdominalbereich und nach Allgemeinerkrankungen wie Tuberkulose, Diabetes mellitus oder Schilddrüsenstörungen, nach Essstörungen, z. B. Bulimie, nach Medikamenteneinnahme, z. B. Neuroleptika, oder nach bekannten genetischen Sterilitätsursachen in der Familie.

Gynäkologische Untersuchung

Bei der **gynäkologischen Untersuchung** kann ein männlicher Behaarungstyp (➤ Abb. 6.2, P6) als Folge von Hormonstörungen auffallen. Außerdem sind Fehlbildungen des Uterus oder der Vagina erkennbar.

Hormonstörungen ➤ 3.1, ➤ 3.10.2, ➤ Tab. 3.5

Vaginale Sonografie

Sonografie ➤ 1.3.8

Die **vaginale Sonografie** dient v. a. dem Ausschluss von Ovarialtumoren oder Tumoren der Tuben (➤ 3.11.5, ➤ 3.11.6) sowie Uterusfehlbildungen (➤ 3.12.1). Im weiteren Verlauf der Diagnostik oder unter der Therapie kann der sprungbereite Follikel zur Zykluskontrolle nachgewiesen und der Gelbkörper nach der Ovulation beurteilt werden. Außerdem lässt sich die Dicke des Endometriums ausmessen, wodurch der Effekt des Östrogens auf die Gebärmutterschleimhaut abgeschätzt werden kann.

Basaltemperaturkurve

DEFINITION

Basaltemperatur: Morgens vor dem Aufstehen, nach mindestens sechs Stunden Schlaf gemessene Körpertemperatur der Frau. Die Temperaturkontrolle erfolgt täglich und wird anhand eines vorgegebenen Formulars dokumentiert (Basaltemperaturkurve, BTK ➤ Abb. 7.4).

Die **Basaltemperaturkurve** zeigt an, ob bzw. wann eine Ovulation stattgefunden hat und ob die Gelbkörperphase ausreichend lang ist. Als Ausdruck des thermogenetischen Effekts des Progesterons steigt die Körpertemperatur bei einer gesunden Frau nach der Ovulation um 0,4–0,6 °C an und bleibt über mindestens 10–11 Tage deutlich erhöht. Die Basaltemperaturkurve ist nur aussagefähig, wenn bei der Messung folgende Regeln eingehalten werden:

- Immer eine Nachtruhe von mindestens sechs Stunden einhalten
- Immer zur selben Zeit morgens vor dem Aufstehen messen
- Immer das gleiche Thermometer benutzen und die gleiche Methode (axillär, rektal, vaginal, sublingual) wählen
- Krankheiten, v. a. Infektionen, emotionale Ereignisse wie Prüfungsstress und andere außergewöhnliche Situationen, z. B. Rei-

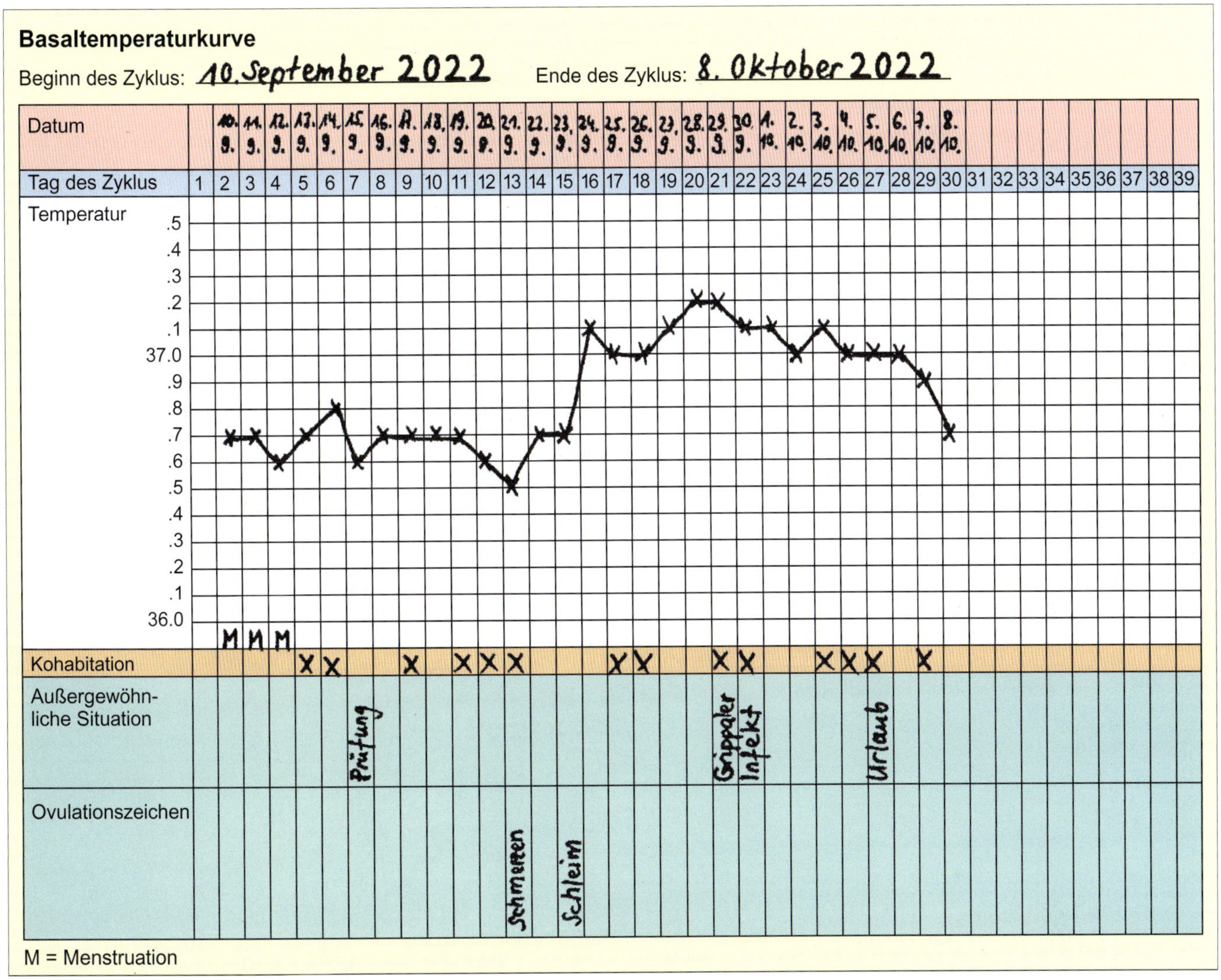

Abb. 7.4 Basaltemperaturkurve eines normalen 28-tägigen Zyklus [A400]

sen, übermäßiger Alkoholgenuss, in der Kurve dokumentieren, da sie die Temperatur beeinflussen und zu einer falschen Schlussfolgerung führen können

- Weiterhin dokumentieren:
  - Tage, an denen eine Kohabitation stattgefunden hat, da die Spermien bei täglicher Kohabitation häufig nicht mehr zeugungsfähig sind und das zur ungewollten Kinderlosigkeit beitragen kann
  - Ovulationszeichen wie Schmerzen und Vaginalsekretion.

Laboruntersuchungen

Die wichtigsten Hormone, z. B. Prolaktin, LH, FSH, Progesteron, Östradiol und Testosteron, werden routinemäßig im Blut bestimmt. Da die Werte entsprechend der hormonellen Veränderungen beim Menstruationszyklus schwanken, achtet der Arzt bei der Interpretation der Werte auf die aktuelle Zyklusphase.

Weitere Routineuntersuchungen sind die Bestimmung der Schilddrüsenwerte, die Untersuchung des Blutbilds und – nach entsprechender Aufklärung der Patientin – die Ermittlung von Antikörpern zum Ausschluss von Infektionen, z. B. Syphilis (➤ 3.14.2), Hepatitis B, HIV oder Röteln.

Funktionstests

Die Funktion des Endometriums wird durch den **Gestagentest** oder – falls dieser negativ ausfallen sollte – durch den **Östrogen-Gestagen-Test** geprüft: Die Patientin nimmt für einen definierten Zeitraum ein Hormonpräparat mit Gestagenen (meist über 10 Tage) oder eine Östrogen/Gestagen-Kombination (meist über 21 Tage) ein. Bei positivem Testergebnis setzt nach Absetzen der Gestagen- bzw. Östrogen-Gestagen-Gabe eine vaginale Blutung ein *(Entzugsblutung)*. Damit kann nachgewiesen werden, dass sich das Endometrium ausreichend aufbauen und anschließend abbluten kann.

Stimulationstests

Durch **Stimulationstests** wird der Regelkreis zwischen Hypothalamus, Hypophyse und Ovarien kontrolliert. Stimulationstests sind nur bei gezielten Fragestellungen indiziert.

Zervix-Score

Unter dem zunehmenden Östrogeneinfluss des heranreifenden Follikels im Ovar nimmt die Zervixschleimmenge zu, bis zum Maximum während der Ovulation, und die Viskosität ab. Der Schleim wird spinnbar und bildet beim Trocknen auf dem Objektträger Kristalle im Farnkraut-Muster.

Nimmt die Viskosität nicht ab, bleibt die hormonell bedingte Verflüssigung des Schleims also aus, können die Spermien den Muttermund nicht passieren. Um zu prüfen, inwieweit die Samenzellen den Zervixschleim durchdringen können, führt der Arzt zum Ovulationszeitpunkt spezielle Tests durch (➤ Tab. 7.1).

Invasive Untersuchungen

Laparoskopie, Chromopertubation, Hysteroskopie ➤ 1.3.12
Hysterosalpingografie ➤ 1.3.9
Konnten die nichtinvasiven Tests die Ursache der Sterilität nicht aufdecken, folgen **invasive Untersuchungen** wie
- Hysterosalpingografie: Eileiterverklebung?
- Hysteroskopie: Uterusfehlbildungen?
- Laparoskopie: Verwachsungen? Endometriose? Ovarialtumoren?

Viele Paare denken erst Anfang bis Mitte dreißig an die Verwirklichung ihres Kinderwunschs. Dabei sollten sie jedoch berücksichtigen, dass die Fruchtbarkeit auch bei gesunden Frauen jenseits des 30. Lebensjahrs erheblich nachlässt. Die Anzahl der ovulatorischen Zyklen sinkt deutlich.

Tab. 7.1 Zervix-Score nach Insler, für jedes der 4 Kriterien werden 0–3 Punkte vergeben, die dann addiert werden. [L190]

Punktzahl	Zervikalsekret-Menge	Muttermundweite	Spinnbarkeit	Farnkraut-Phänomen
0	Kein Sekret	Geschlossen	Keine	Keines 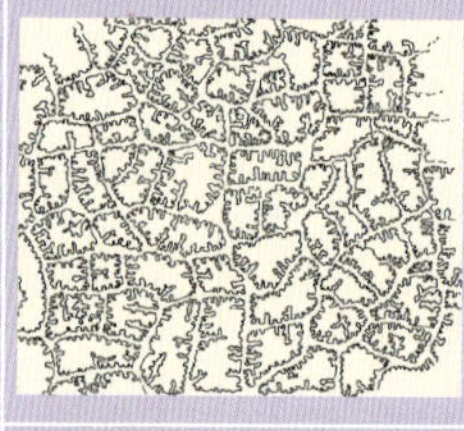
1	Wenig Sekretion	Geschlossen	Auf ¼ der Scheidenlänge	Feine Linien an einigen Stellen 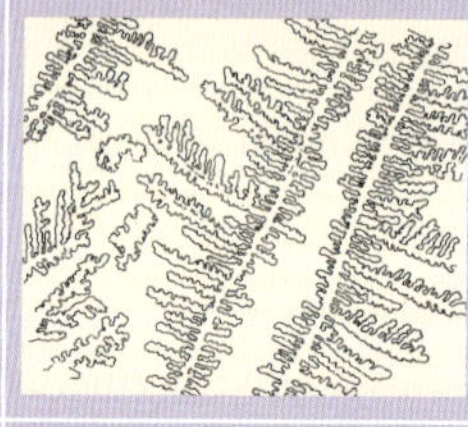
2	Vermehrt glänzende Tropfen im Zervikalkanal	Teilweise offen, leicht sondendurchgängig	Gut ½ der Scheidenlänge	Gutes Farnkraut-Phänomen mit seitlichen Verzweigungen 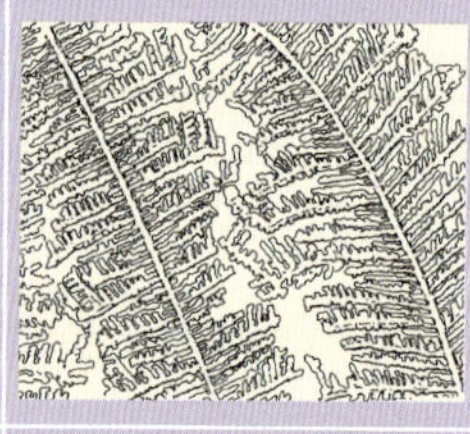
3	Reichlich Sekret fließt spontan aus dem Zervikalkanal	Offen, äußerer Muttermund (Os externum) klaffend	Sehr gut bis vor die Vulva	Volles Farnkraut-Phänomen über das ganze Präparat 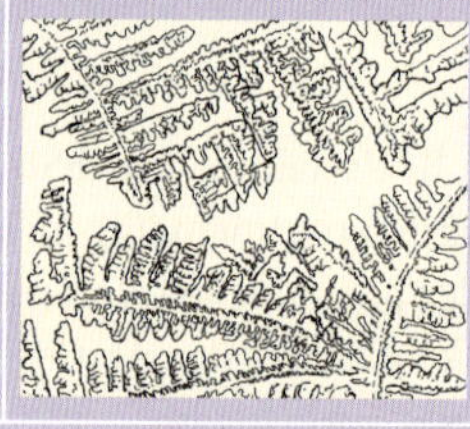

Beurteilung: periovulatorisch optimal 10–12 Punkte, mäßig 8–10 Punkte, schlecht < 8 Punkte

7.6 Behandlungsstrategien

Die Behandlung hängt von der Ursache der Sterilität ab.

7.6.1 Therapie der ovariellen Sterilität

Therapie der primären Ovarialinsuffizienz

Bei einer **primären Ovarialinsuffizienz** (➤ 7.4.1) ist keine ursächliche Behandlung möglich, da die Ovarien irreversibel funktionsunfähig sind, z. B. beim Turner-Syndrom mit Anlage nur eines X-Chromosoms. Bei diesen Patientinnen werden die fehlenden Hormone substituiert, um den Beschwerden, die denen der Wechseljahre ähneln, z. B. Osteoporose (➤ 5.2.3), entgegenzuwirken.

Therapie der sekundären Ovarialinsuffizienz

Bei der **sekundären Ovarialinsuffizienz** (➤ 7.4.1) reicht manchmal eine Normalisierung des Lebensstils aus, z. B. Hektik und Schichtarbeit vermeiden, Konflikte zu lösen versuchen, um eine Ovulation herbeizuführen.

Ist die sekundäre Ovarialinsuffizienz durch Allgemeinerkrankungen wie Schilddrüsenstörungen oder Diabetes mellitus bedingt, werden diese behandelt. Ebenso wird der Frau geraten, Alkohol- und Nikotingenuss einzuschränken; auch der Partner sollte das Rauchen aufgeben.

Die Therapie einer Hyperprolaktinämie hängt von deren Ursache ab:

- Liegen ihr Prolaktinome zugrunde, werden diese in einem neurochirurgischen Eingriff entfernt
- Verursachen Medikamente, z. B. Neuroleptika oder Psychopharmaka, die Hyperprolaktinämie, werden sie reduziert oder die Patientin wird auf andere Medikamente umgestellt
- Sollte das nicht möglich sein, werden zusätzlich Prolaktinhemmer in Tablettenform, z. B. Pravidel®, verabreicht.

Bei einer Störung des Regelkreises zwischen Hypophyse und Ovarien soll die Gabe von Hormonen eine Ovulation herbeiführen. Hierzu werden z. B. Antiöstrogene in Tablettenform, etwa Clomifen®, eingesetzt. Diese täuschen der Hypophyse einen zu niedrigen Östrogenspiegel vor, worauf sie vermehrt FSH ausschüttet. Auch die direkte Gabe von FSH und LH in Form von i. m.-Injektionen ist möglich.

Bei manchen Patientinnen ist es notwendig, vor Beginn der Stimulationstherapie die eigene Hormonproduktion der Hypophyse vollständig zu unterdrücken, z. B. durch die Gabe von GnRH-Analoga wie Zoladex®- oder Enantone®-Gyn. Zur Unterstützung der Gelbkörperphase ist dann häufig die Gabe von Progesteron in oraler Form oder als Vaginalsuppositorien notwendig.

7.6.2 Therapie der tubaren und uterinen Sterilität

Therapie der tubaren Sterilität

Eine **tubare Sterilität** (➤ 7.4.2) wird manchmal bereits durch die diagnostischen Maßnahmen behoben. Beispielsweise kann schon die Injektion des Kontrastmittels bzw. des Farbstoffs bei der *Hysterosalpingografie* oder der *Chromopertubation* (➤ 1.3.12) geringe Verwachsungen lösen. Ansonsten wird durch einen **mikrochirurgischen Eingriff** versucht, die Tubenpassage wiederherzustellen oder den Eiauffangmechanismus am Fimbrientrichter zu rekonstruieren. Da diese Verfahren mit einer hohen Rate an erneuten Verklebungen und Verwachsungen einhergehen, wird beim Tubenverschluss zur **In-vitro-Fertilisation** (➤ 7.6.3) geraten.

Therapie der uterinen Sterilität

Die Ursachen der **uterinen Sterilität** (➤ 7.4.3) können i. d. R. operativ behoben werden.

7.6.3 Therapie der zervikalen Sterilität

Bei der **zervikalen Sterilität** (➤ 7.4.4) wird zunächst eine evtl. zugrunde liegende Entzündung beseitigt. Ansonsten wird versucht, die Zervixschleimqualität durch lokale oder systemische Östrogengaben zu verbessern.

Bei Antikörperbildung gegen das Sperma des Manns sind Kortikosteroide und Kondomverkehr für mehrere Monate angezeigt, um durch Antigenkarenz ein Absinken des Antikörperspiegels zu erreichen. Hilft dies nicht, kommt eine *artifizielle Insemination* in Frage.

Artifizielle Insemination

DEFINITION
Artifizielle Insemination: Künstliches Einbringen von Sperma in das Cavum uteri mittels intrauteriner Insemination oder In-vitro-Fertilisation.

Intrauterine Insemination

Bei zervikaler Sterilität durch Antikörperbildung, aber auch bei verminderter Fruchtbarkeit des Manns (*Subfertilität,* z. B. durch zu wenig bewegliche Samenfäden), kann eine **intrauterine Insemination** (kurz IUI) Erfolg bringen. Dafür ermittelt der Arzt anhand von Basaltemperaturkurven, Ultraschalluntersuchungen von Eierstöcken und Endometrium und des Zervix-Scores (➤ Tab. 7.1) zunächst den optimalen Zeitpunkt und bringt dann die gewaschenen und zentrifugierten Spermien z. B. mit Hilfe einer dünnen Plastiksonde in das Cavum uteri ein. Dieser Eingriff kann problemlos ambulant durchgeführt werden.

In-vitro-Fertilisation

Bei komplettem Verschluss der Tuben oder bei sehr schlechter Samenqualität kann die **In-vitro-Fertilisation** („*Reagenzglasbefruchtung*", IVF) helfen. Durch die Gabe von FSH und LH werden bis zu zehn Follikel zur Sprungreife gebracht, durch Laparoskopie oder vaginale Punktion unter Ultraschallkontrolle entnommen und in ein Reagenzgefäß mit speziellen Kulturmedien eingebracht. Hier werden sie dann von den Samenzellen des Manns befruchtet.

Sind die Spermien des Manns nahezu unbeweglich, ist zusätzlich zur IVF eine sog. **intrazytoplasmatische Spermieninjektion** (kurz ICSI, ➤ Abb. 7.5) möglich, bei der ein Spermienkopf unter dem Mikroskop mit Hilfe einer sehr dünnen Glaskapillare direkt in die Eizelle injiziert wird. Ungefähr zwei Tage später werden maximal drei Embryonen im Mehrzellenstadium (➤ Abb. 7.3) mit einem Spezialkatheter aus dem Reagenzgefäß entnommen und in das Cavum uteri eingebracht (*Embryo-Transfer* oder ET). In der zweiten Zyklushälfte erfolgt eine Hormongabe um die Gelbkörperphase zu unterstützen, die für die Aufrechterhaltung der Schwangerschaft verantwortlich ist.

Bei **Azoospermie,** also dem Fehlen von Spermien im Ejakulat, können Spermien oder Spermatozoen auch chirurgisch aus Nebenhoden oder Hoden gewonnen und zur Befruchtung eingesetzt werden (*mikrochirurgische epididymale Spermienaspiration,* MESA, *testikuläre Spermienextraktion,* TESE).

Die Erfolgsrate für eine ausgetragene Schwangerschaft liegt bei nur 7–8 % je implantiertem Embryo (➤ Abb. 7.6)[1].

In Deutschland werden nie mehr als drei Embryonen übertragen, um die Mutter nicht durch das Risiko einer höhergradigen Mehrlingsschwangerschaft (➤ 9.6.4) zu gefährden. In einigen Ländern,

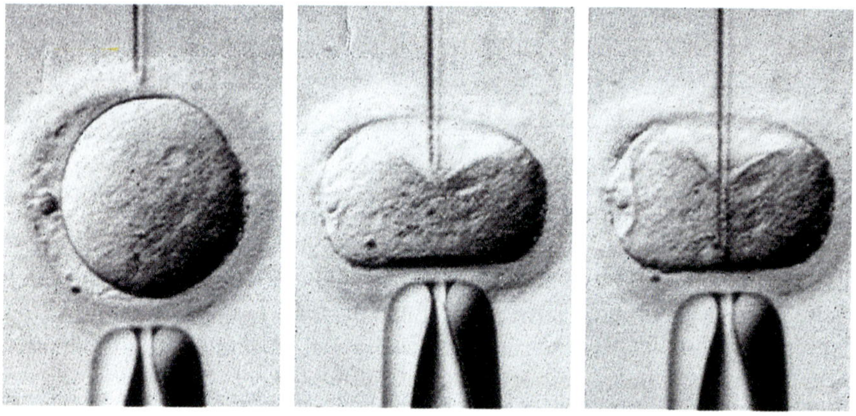

Abb. 7.5 Bei der intrazytoplasmatischen Spermieninjektion (ICSI) wird ein einzelnes Spermium mittels einer Injektionspipette (links) direkt in eine Eizelle (Mitte) eingespritzt, die durch eine Haltepipette (rechts) fixiert wird. [T192]

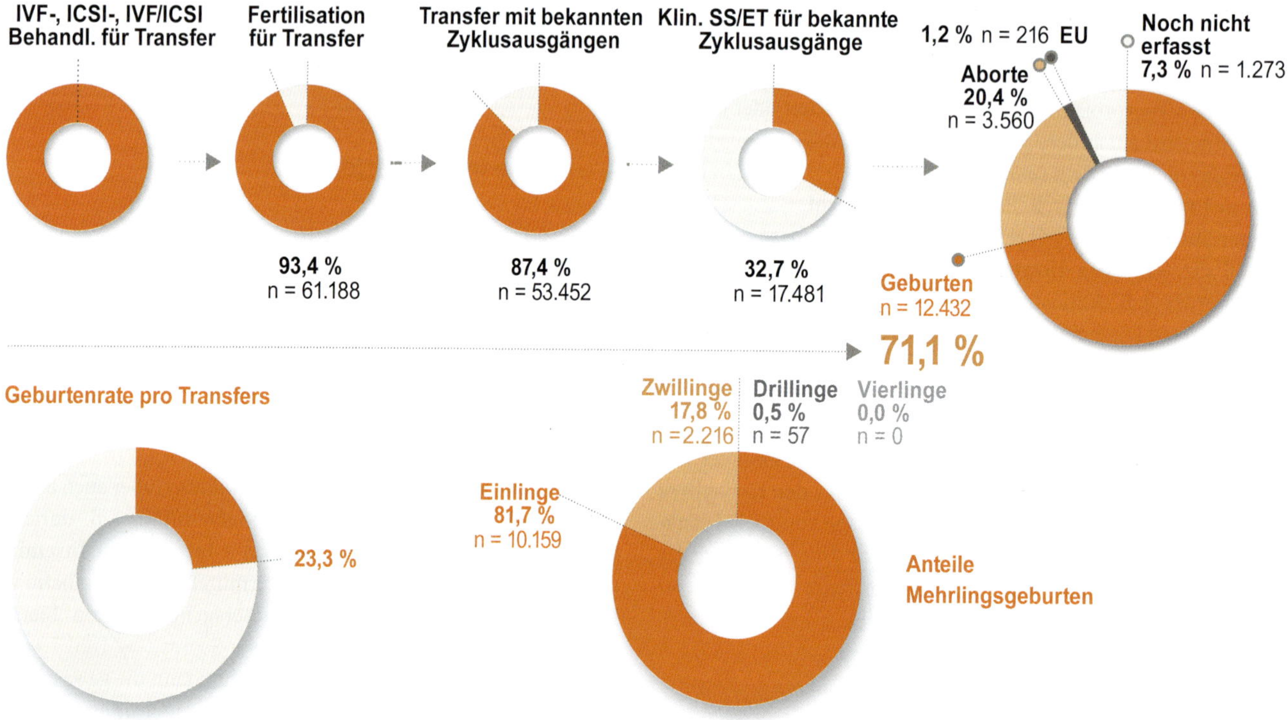

Abb. 7.6 Im Jahr 2018 wurden in Deutschland nach einem Embryo-Transfer 23,6 % Kinder geboren. Dabei kamen 10.143 mal Einlinge, 2.419 mal Zwillinge und 56 mal Drillinge zur Welt. Quelle: Deutsches IVF Register, Jahrbuch 2019, Seite 9 [2]. [W1172]

z. B. USA und Israel, ist der Transfer von mehr als drei Embryonen allerdings gestattet. Sollten hieraus höhergradige Mehrlingsschwangerschaften resultieren, wird in diesen Ländern die Methode des *selektiven Fetozids* (gezieltes Abtöten einzelner Feten) praktiziert.

Erhöhte Fehlbildungsraten treten nach heutigem Kenntnisstand weder bei der intrazellulären Spermieninjektion noch bei der In-vitro-Fertilisation auf [2].

Bei der – in Deutschland allerdings verbotenen – Eizellspende wird die In-vitro-Befruchtung mit der Eizelle einer fremden Frau (Eizellspenderin) vorgenommen. Die Embryonen werden dann der Patientin mit Kinderwunsch implantiert (siehe oben).

Die gesetzlichen Krankenkassen übernehmen die Hälfte der Kosten für höchstens drei IVF-Versuche, jedoch nur bei verheirateten Paaren und wenn die Frau unter 40 Jahre alt ist.

Transferaufgabe

In Deutschland erfüllt sich der Wunsch nach einem eigenen Kind nicht für jedes Paar auf natürliche Weise. Unter entsprechender therapeutischer Behandlung gelingt es jedoch bei über 50 % der ungewollt kinderlosen Lebensgemeinschaften diesen Wunsch Wirklichkeit werden zu lassen.

Aufgabe 1

Definieren Sie den Begriff Sterilität (➤ 7)

Aufgabe 2

Nennen Sie mögliche Sterilitätsursachen (➤ 7.4), die bei Frauen vorliegen können.

Literatur und Kontaktadressen

LITERATURNACHWEIS

1. Ludwig M, Nawroth F, Keck C. Kinderwunschsprechstunde. 3. A. Berlin: Springer, 2015.
2. Deutsches IVF Register. Jahrbuch 2019, S. 9. www.deutsches-ivf-register.de/perch/resources/dir-jahrbuch-2019-de.pdf (letzter Zugriff: 10.12.2021).

KONTAKTADRESSEN

3. Wunschkind. www.wunschkind.de (letzter Zugriff: 12.1.2022).
4. Ungewollt kinderlos. www.ungewolltkinderlos.de (letzter Zugriff: 12.1.2022).
5. Beratungsnetzwerk Kinderwunsch Deutschland, Deutsche Gesellschaft für Kinderwunschberatung. www.bkid.de (letzter Zugriff: 12.1.2022).

VERTIEFENDE LITERATUR

Robert Koch-Institut. Ungewollte Kinderlosigkeit. 2004. Aus: https://edoc.rki.de/handle/176904/3169 (letzter Zugriff: 12.1.2022).

KAPITEL

8 Sexualmedizin und Familienplanung

In einer Repräsentativbefragung der BZgA im Jahr 2019 benennen bei den unter 16-Jährigen 34 % erste Erfahrungen mit Geschlechtsverkehr. In der Gruppe der 17- und 18-Jährigen bestätigen das jeweils 61 % und im Alter ab 22 Jahren erklären rund 9 von 10 jungen Erwachsenen von mindestens einer Koitus-Erfahrung (88–90 %).

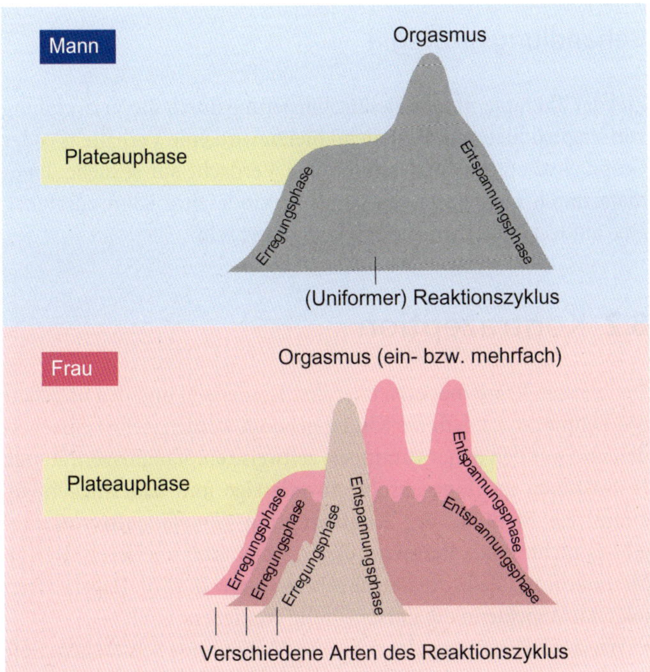

Abb. 8.1 Der Gynäkologe William H. Masters und die Psychologin Virginia E. Johnson teilen den sexuellen Reaktionszyklus in Phasen ein: Erregungs-, Plateau-, Orgasmus- und Entspannungsphase. Die Phasen dauern bei beiden Geschlechtern unterschiedlich lang. Außerdem sind große Unterschiede zwischen verschiedenen Personen gleichen Geschlechts zu beobachten. [L190]

DEFINITION

Libido sexualis (lat. libido: *Begierde, Wollust*): Drang zur Befriedigung sexueller Bedürfnisse.

Orgasmus: Höhepunkt der sexuellen Erregung, der als intensivster körperlicher Genuss empfunden wird.

Die **Libido** nimmt bei Frauen bis zum 35. Lebensjahr kontinuierlich zu und bleibt dann über viele Jahre konstant. Die Orgasmusfähigkeit bleibt in vollem Umfang bis ins hohe Alter erhalten (**sexueller Reaktionszyklus** ➤ Abb. 8.1).

8.1 Störungen der weiblichen Sexualität

Störungen der Sexualität können sowohl körperlich als auch psychisch bedingt sein. Unterschieden werden bei Frauen Libido- und Orgasmusstörungen (➤ 8.1.1), Schmerzen beim intravaginalen Koitus (*Dyspareunie* ➤ 8.1.2) und Vaginismus (➤ 8.1.3). Wichtigstes Instrument zur **Diagnose** sexueller Störungen ist die ausführliche Anamnese, die meist mit Hilfe eines strukturierten Fragebogens erfolgt.

8.1.1 Libido- und Orgasmusstörungen

Krankheitsentstehung

Für **Libidostörungen,** die von einem reduzierten sexuellen Verlangen bis zum völligen Libidoverlust reichen, und **Orgasmusstörungen** können verschiedene Ursachen verantwortlich sein:

- Eigene psychische Hemmungen
  - Sexualität verneinende Erziehung mit reduzierter Erlebnis- und Hingabefähigkeit aus Angst, die Kontrolle über sich zu verlieren; Lust wird evtl. moralisch als Schuld (Sünde) empfunden

- Psychosexuelle Traumata, z. B. nach sexuellem Missbrauch
- Angst vor ungewollter Schwangerschaft
- Psychische Erkrankungen, z. B. Depression
- Angst, bei der Kohabitation von Eltern oder Kindern überrascht zu werden

- Partnerbezogene psychische Hemmungen: Indiz für eine gestörte Partnerbeziehung, indem die Frau über reduzierte Libido oder Orgasmusstörungen den (sexuellen) Kontakt zum Partner ablehnt
- Schmerzen bei der Kohabitation durch gynäkologische Erkrankungen, z. B. Vulvitis, Kolpitis, Endometriose, intraabdominelle Verwachsungen, Atrophie der Vagina im Alter
- Systemische Erkrankungen, etwa Hypothyreose, Diabetes mellitus, Depressionen, Multiple Sklerose
- Medikamente: Bei manchen Frauen kommt es unter Einnahme der Pille (➤ 8.2.3) vermutlich durch die Gestagenwirkung zu reduzierter Libido. Manche Psychopharmaka oder Hypertensiva führen zu **Lubrikationsstörungen** *(die Vagina wird nicht feucht)* und zu einer Reduktion der Orgasmusfähigkeit
- Zustand nach Operationen im Genitalbereich: Oft sind aber nicht die OP-Folgen wie Narbenbildung und Hormonmangel Ursache der sexuellen Dysfunktion, sondern das Gefühl des Verlusts der typischen weiblichen Organe, verbunden mit der Befürchtung, keine „richtige" Frau mehr zu sein.

Behandlungsstrategie

Nach Möglichkeit werden die Ursachen beseitigt, indem Medikamente umgesetzt und Grunderkrankungen therapiert werden. Liegen die Ursachen in einer gestörten Partnerbeziehung oder in sonstigen psychischen Hemmungen, rät der Arzt der Frau oder dem Paar zu einer Sexual-, Verhaltens- oder Paartherapie durch einen besonders geschulten Therapeuten.

8

8.1.2 Dyspareunie

DEFINITION

Dyspareunie: Schmerzen beim intravaginalen Koitus.

Krankheitsentstehung

Ursachen einer **Dyspareunie** können sein:

- Endometriose (➤ 3.12.2), besonders bei Endometrioseherden im Douglas-Raum
- Verwachsungen bei Z. n. Operationen oder Entzündungen im Unterleib
- Vulvitis oder Kolpitis (➤ 3.13.1)
- Atrophie der Genitalien, z. B. bei Östrogenmangel oder Lichen sclerosus et atrophicans (➤ 5.2.2)
- Narben, z. B. nach Episiotomie (➤ 13.5.1) oder Dammverletzungen.

Behandlungsstrategie

Die Therapie richtet sich nach der zugrunde liegenden Erkrankung.

8.1.3 Vaginismus

DEFINITION

Vaginismus *(Scheidenkrampf):* Eine durch psychische Reflexe hervorgerufene Abwehrreaktion der Beckenbodenmuskulatur mit spastischen Kontraktionen, wodurch es zum Verschluss des Introitus vaginae (Scheideneingang) kommt.
Primärer Vaginismus: Ein Eindringen des Penis in die Vagina war noch nie möglich.
Sekundärer Vaginismus: Ein Eindringen des Penis in die Vagina war schon einmal möglich, nun jedoch nicht mehr.

Krankheitsentstehung

Als Ursachen kommen infrage:

- Psychosexuelle Hemmungen, z. B. durch einen die Sexualität tabuisierenden Erziehungsstil oder als Abwehrreaktion gegen den Partner
- Verletzungsangst nach Operationen oder traumatisierenden Geburten
- Psychosexuelle Traumata, z. B. nach Vergewaltigung
- Dyspareunie (➤ 8.1.2).

Behandlungsstrategie

Ziel der Therapie ist eine Desensibilisierung durch die Verwendung von Vaginaldilatoren. Begleitend hierzu wird eine Verhaltens- oder Gesprächstherapie durchgeführt. Bei Verdacht auf sexuelle Traumata durch eine Vergewaltigung im Kindesalter kann zusätzlich eine aufdeckende Psychotherapie indiziert sein.

8.2 Kontrazeption

Die meisten Paare möchten über ihre Kinderzahl und den ungefähren Zeitpunkt, zu dem die Kinder geboren werden, selbst entscheiden und wenden daher zumindest zeitweise empfängnisverhütende Maßnahmen an. Eine absolut zuverlässige und dabei nebenwirkungsfreie Methode der **Kontrazeption** *(Empfängnisverhütung)* gibt es nicht. Beide Partner müssen gemeinsam überlegen, welche Methode ihren Bedürfnissen am ehesten gerecht wird. Dabei sollten folgende Aspekte in die Entscheidung einfließen:

- Wie zuverlässig muss der Schutz sein? Wäre eine Schwangerschaft eine „Katastrophe", z. B. aus gesundheitlichen Gründen, oder geht es „nur" um den Abstand zwischen zwei Geburten? Die Zuverlässigkeit einer Methode wird durch den **Pearl-Index** (➤ Tab. 8.1) angegeben. Ohne Empfängnisverhütung liegt der Pearl-Index bei

Tab. 8.1 Die Zuverlässigkeit verschiedener Kontrazeptiva, gemessen nach dem **Pearl-Index** (Anzahl der ungewollten Schwangerschaften pro 100 Frauenjahre, d. h. Anzahl der Schwangerschaften, die eintreten, wenn 100 Frauen die jeweilige Methode ein Jahr lang anwenden).

Methode	Pearl-Index
Natürliche Verhütungsmethoden (➤ 8.2.1)	
Temperaturmethode	1–3
Periodische Enthaltsamkeit	15–20
Hormonspiegelmethode	1–1,5
Billings-Methode	20–25
Symptothermale Methode	0,5–1
Coitus interruptus (➤ 8.2)	25–30
Mechanische und chemische Verhütungsmethoden (➤ 8.2.2)	
IUP (Intrauterinpessar, Spirale)	2
Caya® Diaphragma	2,3–4
Diaphragma und Spermizid	2
Kondom	3–3,6
Diaphragma	5
Portiokappe	7
Spermizide	8–36
Vaginalschwamm	15
Femidom®	5–21
Hormonelle Verhütungsmethoden (➤ 8.2.3)	
IUS (Mirena®, Jaydess®, Kyleena®)	0,1
Pille	0,2–0,5
Depotgestagene	0,5
Intravaginalring (NuvaRing®)	0,4–0,6
Hormonpflaster (Evra®)	0,9
Morning-after-Pille („Pille danach")	0,5–1
Minipille	3
Sterilisation (➤ 8.2.4)	
Tubenligatur	< 0,2

ungefähr 80, beim **Coitus interruptus,** bei dem der Mann den Penis vor dem Samenerguss aus der Vagina zurückzieht, bei ca. 25. Die „Pille" und die symptothermale Methode sind nach der Sterilisation die sichersten Verhütungsmethoden

- Kommen auch Methoden in Betracht, die Manipulationen an den Geschlechtsorganen kurz vor dem Verkehr erfordern, z. B. Kondome?
- Wie ist die Einstellung insbesondere der Frau zu langjähriger Hormoneinnahme, etwa der „Pille"?
- Sprechen gesundheitliche Gründe gegen bestimmte Formen der Empfängnisverhütung? So ist z. B. die „Pille" bei starken Krampfadern und bei Raucherinnen über 35 Jahren nicht zu empfehlen.
- Wird die Methode zuverlässig angewendet? Insbesondere bei oralen Kontrazeptiva muss die regelmäßige Einnahme gewährleistet sein.

Die Frau sollte sich nicht von Partner, Arzt oder anderen Personen ihres persönlichen Umfelds eine Form der Empfängnisverhütung aufdrängen lassen, sondern die Entscheidung selbst (mit)tragen.

8.2.1 Natürliche Verhütungsmethoden

Natürliche Verhütungsmethoden sind die einzigen Verhütungsmethoden, die weder in den Hormonhaushalt eingreifen noch Manipulationen am Genitale erfordern. Sie verfolgen alle das Ziel, den Geschlechtsverkehr auf die unfruchtbaren Tage im Monatszyklus zu begrenzen. Ihr Problem besteht darin, die (wenigen) Tage des ca. 28-tägigen Zyklus, während der die Frau ein Kind empfangen kann, im Voraus zu bestimmen. Vorsicht: sog. „Verhütungs-Apps" für das Smartphone sind extrem unzuverlässig (auch wenn die Hersteller anderes versprechen) und sollten nicht verwendet werden!

Periodische Enthaltsamkeit

Bei der **periodischen Enthaltsamkeit nach Knaus-Ogino** *(Kalendermethode)* werden die unfruchtbaren Tage aufgrund des *Menstruationskalenders,* d. h. der Aufzeichnungen der letzten Menstruationen im Kalender, berechnet. Bei einem 26- bis 30-tägigen Zyklus nimmt Knaus die fruchtbare Phase vom 9.–17., Ogino vom 8.–19. Zyklustag an. Voraussetzung für die Anwendung ist ein stabiler Zyklus und das Vorliegen eines Menstruationskalenders über mindestens 12 Monate. Für Frauen mit Schichtarbeit oder Nachtdiensten ist die periodische Enthaltsamkeit ungeeignet, da die häufigen Rhythmusverschiebungen den Hormonzyklus stören. Außerdem ist die Methode wenig zuverlässig (➤ Tab. 8.1) und erfordert große Disziplin von beiden Partnern. Nebenwirkungen treten nicht auf.

Temperaturmethode

Grundlage der **Temperaturmethode** ist die Basaltemperaturkurve (➤ 7.5). Die sicher unfruchtbare Zeit beginnt am 3. Tag nach dem Temperaturanstieg in der Zyklusmitte und endet mit dem Einsetzen der Menstruation. Es gibt auch benutzerfreundliche Zyklusrechner zur computerunterstützten Temperaturmethode im Handel, z. B. Lady-Comp. Die Methode ist bei richtiger Anwendung relativ sicher und frei von Nebenwirkungen. Bei fiebrigen Erkrankungen, Stress, Urlaub, späterem Aufstehen und anderen Störfaktoren ist die Basaltemperaturkurve des betreffenden Monats nicht verwertbar und das Paar muss zusätzliche Methoden der Empfängnisverhütung anwenden. Aus diesem Grund ist die Temperaturmethode bei Schicht- oder häufiger Nachtarbeit nicht praktikabel.

Hormonspiegelmethode

Während des Zyklus verändern sich die Hormonkonzentrationen von LH und Östrogen m Urin (➤ Abb. 8.2). Um diese auch zu Hause überprüfen zu können, wurden moderne technische Hilfsmittel entwickelt (➤ Abb. 8.3).

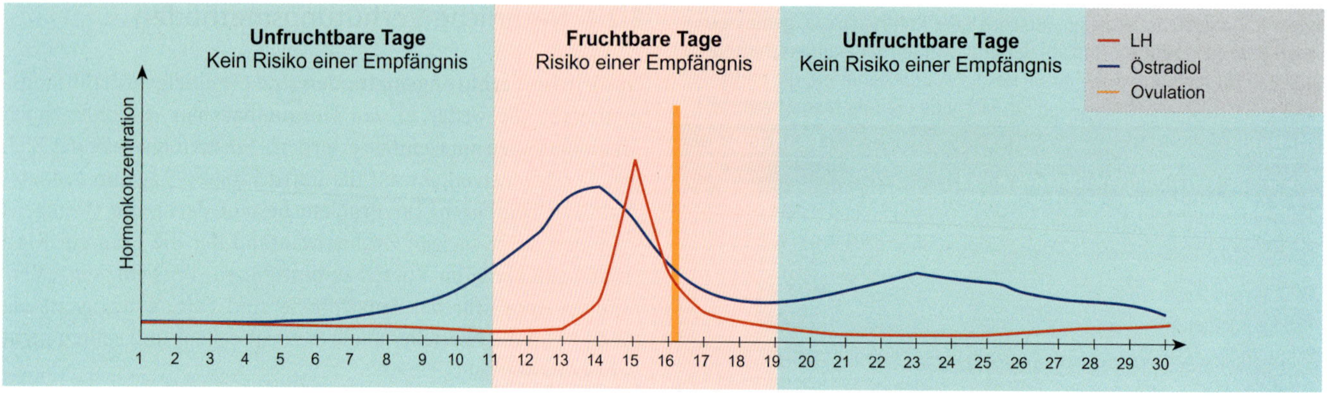

Abb. 8.2 Durchschnittliche Veränderungen der Hormonkonzentrationen im Urin während des Menstruationszyklus [A400]

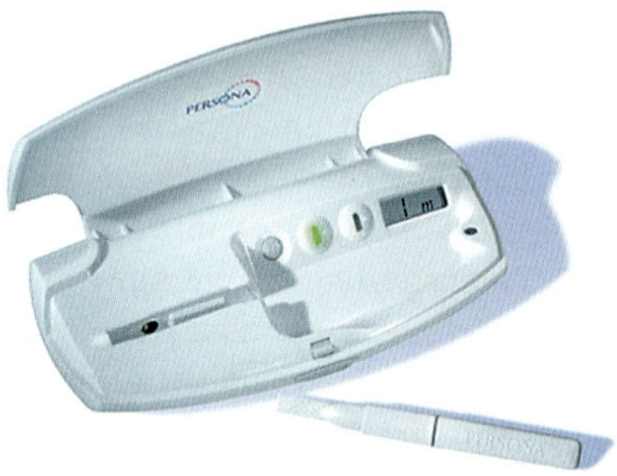

Abb. 8.3 Für die Bestimmung der (un)fruchtbaren Tage im Voraus gibt es inzwischen auch technische Hilfsmittel, wie z. B. den Persona Verhütungsmonitor. Es besteht aus einem Urinteststäbchen, das auf der Grundlage der monoklonalen Antikörper-Technologie arbeitet, und einem etwa handtellergroßen Monitor. Mit dem ersten Urin des Tages führt das System eine Zweifachprüfung auf LH und Östrogen durch, speichert die Ergebnisse und baut so eine Datenbank über den persönlichen Zyklus auf. Anhand dieser Werte und einem prädikativen mathematischen Verfahren ist das System in der Lage, die Tage zu bestimmen, an denen ein Schwangerschaftsrisiko besteht. [V552]

8

Billings-Methode

Zum Zeitpunkt der Ovulation verändert und vermehrt sich der Zervixschleim (➤ 3.10.1, ➤ Tab. 3.1). Er wird völlig klar und „spinnbar", d. h. er lässt sich zwischen zwei Fingern zu einem Faden ausziehen. Frauen mit einiger Erfahrung und viel Gefühl für ihren Körper können den Zeitpunkt der Ovulation dadurch gut eingrenzen. Das Verfahren ist, alleine angewandt, nicht sehr sicher (➤ Tab. 8.1), kann aber nach entsprechender Schulung der Frauen z. B. in Entwicklungsländern trotzdem ein wirkungsvolles Mittel zur Geburtenregelung sein, da keine Hilfsmittel benötigt werden.

Symptothermale Methode

Bei der symptothermalen Methode werden die Temperaturmethode und die Billings-Methode kombiniert.

8.2.2 Mechanische und chemische Verhütungsmethoden

Diaphragma und Portiokappe

Diaphragma (➤ Abb. 8.4) und **Portiokappe** sollen das Eindringen der Samenzellen in den Uterus verhindern. Während das Diaphragma zwei Stunden bis zehn Minuten vor dem Verkehr in die Vagina eingeführt und 6–24 Stunden danach entfernt werden muss, wird die Portiokappe kurz nach der Menstruation eingesetzt und bleibt bis kurz vor der nächsten Regelblutung im Körper. Empfehlenswert ist, das Diaphragma zusätzlich mit **Spermiziden** *(spermienabtötenden Cremes)* zu bestreichen, um die Effizienz zu erhöhen. In beiden Fällen muss die passende Größe vom Arzt ausgemessen werden.

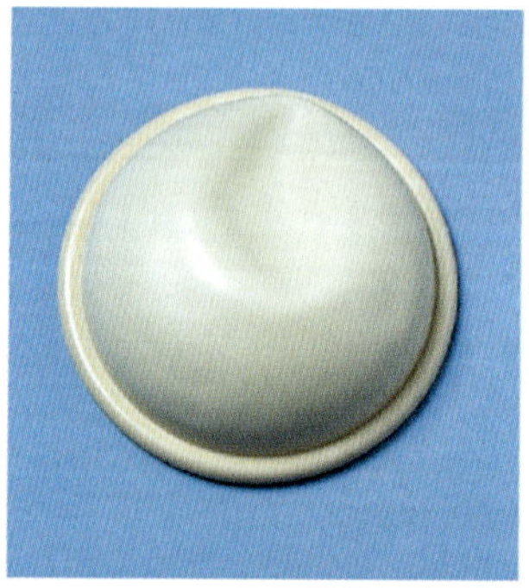

a Das Diaphragma besteht aus einem mit Gummi überzogenen, flexiblen Metallring und einer Membran aus dünnem, nachgiebigem Gummi. Zwar kommt dem Diaphragma eine direkte Barrierefunktion zu, diese ist aber durch die Kontraktion der Vagina nie ganz vollständig und muss deshalb durch ein Spermizid abgesichert werden. [K183]

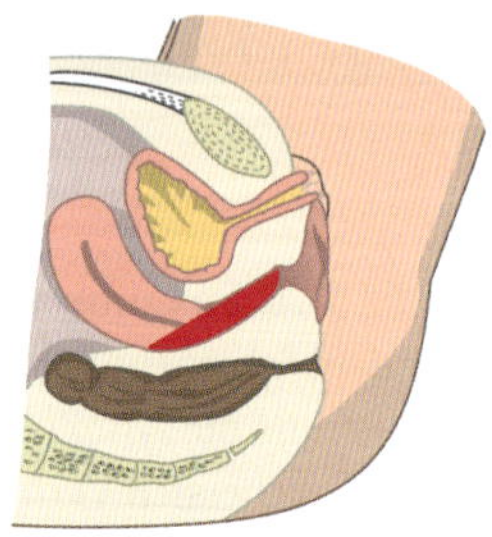

b Lage des Diaphragmas in der Vagina. [L190]

Abb. 8.4 Diaphragma

Der Vorteil der Methoden liegt in einem gewissen Schutz vor aufsteigenden Infektionen und dem Fehlen systemischer Nebenwirkungen. Nachteilig sind der recht hohe Pearl-Index (➤ Tab. 8.1), häufige lokale Reizungen und die Abhängigkeit vom Arzt, wenn die Frau die Portiokappe nicht selbst einführen kann.

Neben dem individuell anzupassenden Diaphragma gibt es auch ein Silikon-Diaphragma in Einheitsgröße (Caya®, ➤ Abb. 8.5), das wie ein Tampon in die Scheide eingeführt wird. Auch hier ist die Kombination mit einem Spermizid-Gel notwendig.

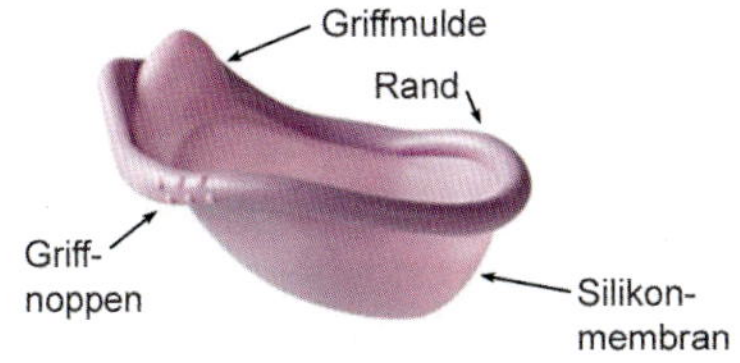

Abb. 8.5 Caya®-Diaphragma [V362]

Spermizide

Spermizide können nicht nur in Verbindung mit dem Diaphragma, sondern auch als alleiniges Empfängnisverhütungsmittel angewandt werden. Am häufigsten sind **Vaginalovula** oder **Vaginalschwämme.** Reizungen der Vaginalhaut sind allerdings recht häufig. Der Pearl-Index von Spermiziden, die als Creme bzw. in Form eines Vaginalschwamms angewandt werden, unterscheidet sich (➤ Tab. 8.1).

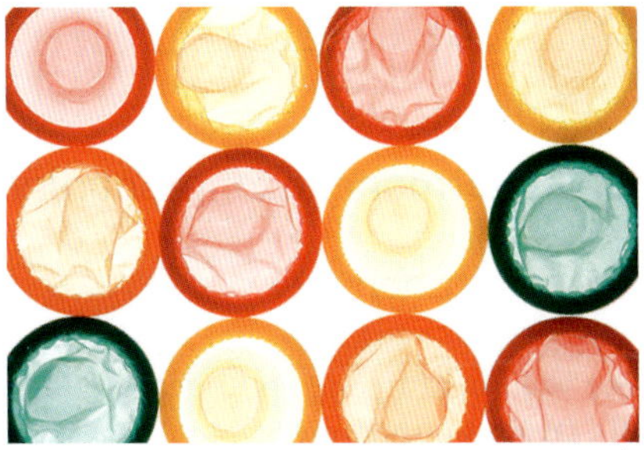

Abb. 8.6 Kondome sind bei korrekter Anwendung ein sicheres Verhütungsmittel und schützen außerdem vor sexuell übertragbaren Krankheiten (➤ 3.14). [J787]

Kondom

Das **Kondom** *(Präservativ* ➤ Abb. 8.6) wird kurz vor dem Geschlechtsverkehr über den erigierten (steifen) Penis gestreift und fängt das Sperma auf. Nach dem Geschlechtsverkehr wird der Penis mit dem Kondom aus der Vagina gezogen, bevor er erschlafft, da das Kondom sonst nicht mehr eng anliegt und leicht abrutscht, sodass Samenflüssigkeit in die Scheide gelangen kann. Vorteile des Kondoms sind fehlende Nebenwirkungen und ein weitgehender Schutz vor Infektionen, z. B. mit dem HI-Virus, bei insgesamt guter Zuverlässigkeit (➤ Tab. 8.1). Allerdings haben v. a. ungeübte Paare oft Probleme mit der Handhabung. Platzt oder reißt ein Kondom, besteht die Möglichkeit, dass die Frau sich vom Gynäkologen zur „Pille danach" beraten lässt (➤ 8.2.3) oder sie direkt in der Apotheke kauft.

Mit **femidom®,** einem Beutel mit zwei Ringen, der die Vagina auskleidet und den Scheidenausgang überragt, gibt es auch ein „Kondom für Frauen". Sein großer Vorteil ist der Schutz vor Infektionen, die die Frau ggf. in sich trägt. Nachteile sind hohe Kosten, ein relativ hoher Pearl-Index (höher als beim herkömmlichen Kondom), umständliche Handhabung und Missempfindungen.

Intrauterinpessar

Zunehmende Verbreitung findet in den letzten Jahren das **Intrauterinpessar** (IUP, auch *Intrauterinspirale,* kurz Spirale) (➤ Abb. 8.7). Das IUP besteht aus Metall oder Kunststoff. Zusätzlich kann es mit Kupfer überzogen sein oder ein Gestagenreservoir enthalten. Es wird vom Arzt unter sterilen Bedingungen in die Gebärmutterhöhle eingelegt und verhindert die Einnistung des befruchteten Eies. Es ist zuverlässig (➤ Tab. 8.1) und abgesehen von halbjährlichen Kontrollen „wartungsfrei". Das IUP kann je nach Typ 3–5 Jahre in der Gebärmutter verbleiben. Manchmal wird es allerdings spontan ausgestoßen, bevorzugt in den ersten Anwendungsmonaten. Nachteilig ist neben verstärkten Menstruationen das gehäufte Auftreten von Adnexitiden (➤ 3.11.1), insbesondere bei Frauen, die noch nicht geboren haben. Daher ist das IUP für diese Frauen nicht empfehlenswert. Eine schwere, aber glücklicherweise seltene Komplikation ist die Perforation des IUP in die freie Bauchhöhle. Dann ist

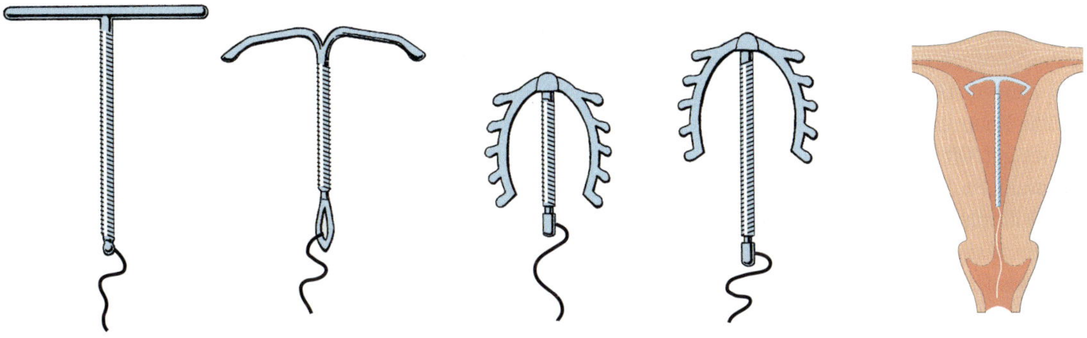

a Verschiedene Intrauterinpessare. Das Fädchen ragt aus dem Muttermund und dient der Lagekontrolle und der späteren Entfernung der Spirale.

b Die Lage eines Intrauterinpessars in der Gebärmutterhöhle.

Abb. 8.7 Intrauterinpessar [L190, L157 (b)]

eine Laparotomie notwendig. Kommt es trotz des IUP zu einer Schwangerschaft, sollte geprüft werden, ob das IUP entfernt werden kann. Ist dies nicht möglich, ist die Fehlgeburtsrate bis auf 50 % erhöht. Das Risiko einer Frühgeburt ist vierfach erhöht, das Fehlbildungsrisiko unverändert.

Neben der konventionellen Spirale gibt es auch Spiralen mit Gestagen-Anteil (Mirena®). Hier ist die kontrazeptive Sicherheit noch höher, außerdem wirkt das Gestagen oft positiv bei starken oder schmerzhaften Regelblutungen.

8.2.3 Hormonelle Empfängnisverhütung

Ovulationshemmer

Die wohl bekannteste Form der hormonellen Kontrazeption sind die **Ovulationshemmer** (*Antibabypille,* kurz **Pille**). Sie enthalten eine Kombination aus Östrogenen und Gestagenen.

Wirkmechanismus und Vorteile

Die Hormonzufuhr von außen unterdrückt die LH-Sekretion in der Mitte des Zyklus (➤ Abb. 8.2) und dadurch die Ovulation (daher der Name *Ovulationshemmer*). Außerdem erschwert die Pille die Wanderfähigkeit der Spermien durch den Gebärmutterhals, indem sie den Zervixschleim wie in den unfruchtbaren Tagen zäh bleiben lässt. Zusätzlich verändert die Pille den Transport der Eizelle durch die Tuben und hemmt die Einnistung der Eizelle durch Einfluss auf das Endometrium. So wird auch in den seltenen Fällen einer Ovulation eine Schwangerschaft verhindert.

Durch diesen Mehrfachschutz ist die Pille außerordentlich zuverlässig (➤ Tab. 8.1). Sie ist auch für junge Frauen mit späterem Kinderwunsch geeignet. Außerdem bessert die Pille menstruationsbedingte Beschwerden und verringert das Risiko für einige gutartige Tumoren der Eierstöcke und der Brust sowie für das Ovarial- und das Endometriumkarzinom.

Nebenwirkungen und Risiken

Den Vorteilen stehen einige Nachteile gegenüber. Neben leichteren Befindlichkeitsstörungen wie Stimmungsschwankungen, Brustspannen, Übelkeit oder Müdigkeit, die zumeist rasch wieder verschwinden, sind an ernsten Nebenwirkungen insbesondere Bluthochdruck und Thromboembolien zu nennen. Daher ist die Pille verschreibungspflichtig und an ärztliche Kontrollen gebunden. Die meisten Frauen vertragen die Pille jedoch gut. Oft kann auch ein Wechsel des Pillenpräparats bei Nebenwirkungen Abhilfe schaffen. Kontraindiziert ist die Pille nach tiefen Venenthrombosen, bei hormonabhängigen bösartigen Tumoren, z. B. dem Mammakarzinom (➤ 2.9), einigen Blut- und Lebererkrankungen sowie bei Raucherinnen über 35 Jahren.

Minipille und Depotgestagene

Die **Minipille,** die lediglich Gestagene enthält, hat sich wegen häufiger Zyklusstörungen und der Notwendigkeit, sie täglich zur gleichen Zeit einzunehmen, nicht so recht durchsetzen können. Ideal ist sie für stillende Frauen.

Noch seltener werden **Depotgestagene** zur Empfängnisverhütung gewählt. Hierbei stehen verschiedene Applikationsformen zur Verfügung, z. B. die intramuskuläre *Dreimonatsspritze* oder ein zwei Jahre haltendes stäbchenförmiges *Implantat* (Implanon NXT®). Vor allem für junge Frauen sind Depotgestagene weniger geeignet, da die Fruchtbarkeit nach Absetzen des Präparats lange vermindert bleibt [2].

Auch in Form einer **Hormonsspirale** (Mirena®) kann das Gestagen kontinuierlich appliziert werden, man spricht dann auch von einem *Intrauterin-System* (IUS). Diese Spirale kann bis zu 5 Jahre belassen werden (➤ 8.2.2).

Vaginaler Östrogen-Gestagen-Ring

Neben der Gabe von oralen Kontrazeptiva ist auch das Einsetzen eines kleinen **Vaginalrings** (NuvaRing®) möglich, der kontinuierlich über 3 Wochen ausreichend Hormone abgibt, um eine sichere Verhütung zu erreichen. Für den Geschlechtsverkehr kann der Ring entfernt werden, er muss es aber nicht. Ein Vorteil besteht darin, dass die Hormone nicht über den Magen-Darm-Trakt aufgenommen und über die Leber verstoffwechselt werden müssen. So entstehen auch bei gleichzeitiger Einnahme anderer Medikamente oder bei einem Magen-Darm-Infekt keine Probleme.

Hormonpflaster

Transdermale **Hormonpflaster** (Evra®) geben kontinuierlich Östrogen und Gestagen ab, ihr Wirkmechanismus ist daher vergleichbar mit dem der „Pille“. Das erste Pflaster wird mit Beginn der Menstruation aufgeklebt, nach einer Woche und nach zwei Wochen wird das Pflaster gewechselt, jeweils am selben Wochentag. Es folgt eine Woche Anwendungspause, in der die Abbruchblutung einsetzen sollte.

Morning-after-Pille

Die **„Morning-after-Pille“** *(postkoitale Kontrazeption, Pille danach)* verhindert als Notfallverhütung durch hohe Hormonmengen (Levonorgestrel) nicht die Befruchtung, sondern verschiebt den Eisprung. Die Frau sollte möglichst innerhalb von 12 Stunden – maximal bis zu 72 Stunden – nach dem ungeschützten Geschlechtsverkehr oder einer Verhütungspanne eine Tablette eines Standardpräparats, z. B. PiDaNa, einnehmen.

Mit dem Gestagen-Antagonist Ulipristal-Acetat (ellaOne®) steht ein weiteres Präparat zur Verfügung, das ohne Rückgang der Erfolgsrate bis zum 5. Tag nach dem Geschlechtsverkehr eingenommen werden kann. Die Dosierung beträgt 1 Tabl. à 30 mg.

Die „Pille danach“ kann zu Übelkeit und Zyklusstörungen führen und ist nur als Notlösung, z. B. nach Reißen eines Kondoms, aber auch nach einer Vergewaltigung (➤ 8.3) geeignet.

Seit März 2015 ist die „Pille danach“ in Deutschland nicht mehr verschreibungspflichtig, sondern kann direkt in der Apotheke gekauft werden. Eine Beratung beim Frauenarzt ist dennoch zu empfehlen, da je nach Zyklus die Anwendung unnötig oder wirkungslos sein kann.

8.2.4 Sterilisation

Die **Sterilisation** des Manns oder der Frau ist die zuverlässigste Methode der Empfängnisverhütung. Sie sollte jedoch nur dann durchgeführt werden, wenn die Familienplanung endgültig abgeschlossen ist, da die Sterilisation trotz gelegentlicher Erfolge mikrochirurgischer Operationen als irreversibel anzusehen ist.

Während die Unterbindung der Samenleiter beim Mann einfach und unter Lokalanästhesie möglich ist, ist die Sterilisation der Frau komplizierter und erfordert eine Vollnarkose und wird i. d. R. als ambulanter Eingriff durchgeführt. Durch die Unterbrechung oder Entfernung der Tuben wird der Eitransport vom Ovar in den Uterus verhindert, sodass die Eizelle nicht befruchtet werden kann. Wegen der Endgültigkeit des Eingriffs ist eine Sterilisation bei Frauen unter 30 Jahren nur ganz selten anzuraten.

Häufigste Methode der Sterilisation bei der Frau ist die **laparoskopische Tubensterilisation,** bei der die Tuben mit Strom koaguliert (verklebt) oder ganz entfernt werden (➤ Abb. 8.8).

Eine Sterilisation kann auch im Rahmen einer Laparotomie aus anderer Indikation, z. B. eines Kaiserschnitts, vorgenommen werden. Eine Laparotomie allein für die Sterilisation wird heute nicht mehr durchgeführt.

Das Operationsrisiko ist bei einem laparoskopischen Eingriff sehr gering. Mit bis zu 5 % viel häufiger sind psychische Probleme nach der Sterilisation, die sich z. B. in sexuellen Störungen (➤ 8.1) äußern können.

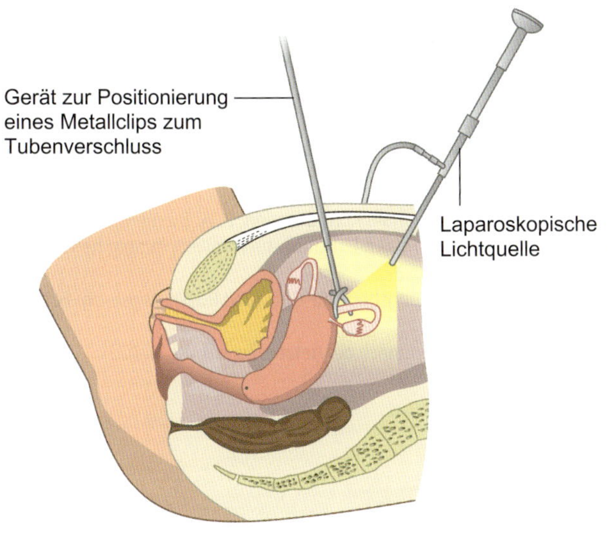

Abb. 8.8 Laparoskopische Tubenligatur zur Empfängnisverhütung: Der Uterus wird aus dem kleinen Becken herausgeschoben. Unter Sicht werden dann die Tuben verschlossen (hier mit Metallclip). [L190]

Damit die Frau zu einem späteren Zeitpunkt nicht unter ihrer Entscheidung leidet und ihrem Partner die Schuld dafür geben kann, ist es bei der Sterilisation besonders wichtig, dass die Frau sich aus freien Stücken zu dieser (endgültigen) Verhütungsmethode entschließt und sich nicht Druck von außen beugt, vielleicht weil der Mann das Problem gelöst sehen will, für sich selbst aber den (bei ihm viel leichteren und risikoärmeren) Eingriff wegen seiner Unwiderrufbarkeit ablehnt.

Pflege

Pflege nach Laparoskopie ➤ 1.4.4, ➤ Tab. 3.2

8.3 Vorgehen bei Vorliegen eines Sexualdelikts

Sexueller Missbrauch von Mädchen und Jugendlichen ➤ 6.5

Mädchen und Frauen nach einer Vergewaltigung oder sexuellem Missbrauch befinden sich in einer extremen psychischen Ausnahmesituation.

Durch Beachtung einiger Grundregeln können Ärzte und Pflegende dem Opfer die Lage zumindest etwas erleichtern:

- Wartezeit kurz halten
- Untersuchung nach Möglichkeit von einer Ärztin durchführen lassen; der Patientin anbieten, dass eine Person ihres Vertrauens anwesend ist
- Anamnese in ruhigem, ungestörtem Raum erheben; sehr behutsam mit dem Mädchen oder der Frau umgehen, zumal dies ihr erster Besuch beim Gynäkologen sein kann
- Der Patientin die weiteren Schritte einschließlich der gynäkologischen Untersuchung ausführlich erklären und bei den einzelnen Maßnahmen erläutern, warum sie in ihrem eigenen Interesse notwendig sind.

Die ärztliche Untersuchung muss trotz der psychischen Situation des Opfers besonders gründlich sein, um keine Verletzungen oder evtl. Spuren des Täters zu übersehen. Unbedingt erforderlich ist eine genaue Dokumentation, damit dem Opfer Wiederholungsbefragungen und -untersuchungen erspart bleiben, z. B. Blutergüsse und Verletzungen mit Lineal als Maßstab fotografieren:

- Ganzkörperuntersuchung, um Hämatome, Würgemale oder Sturzverletzungen zu diagnostizieren: Dabei unbedingt die Mundhöhle inspizieren, um ggf. vorliegende Spermareste oder Verletzungen nach oralem Verkehr zu erkennen
- Gynäkologische Untersuchung, um Verletzungen durch den Geschlechtsverkehr im Genital- und Analbereich zu erfassen und um Abstriche für den Nachweis von Sperma (Nativpräparat zur sofortigen Untersuchung), die serologische Täteridentifikation und die mikrobiologische Untersuchung zu gewinnen. Kommt das Opfer in Begleitung der Kriminalpolizei, bringen diese i. d. R. entsprechende Untersuchungsröhrchen mit. Verletzungen im Genitalbereich können ggf. mit einem Kolposkop fotografisch dokumentiert werden
- Aufbewahren der Kleidungsstücke, sofern diese nicht bereits gewechselt worden sind

- Auskämmen der Schamhaare, um Haare des Täters sicherzustellen. Diese werden zusammen mit der Kleidung, die das Opfer zum Zeitpunkt der Tat trug, in das gerichtsmedizinische Institut geschickt. Empfehlenswert ist, dort vor der Spurensicherung anzurufen und die Vorgehensweise abzustimmen
- Serologische Untersuchungen auf Lues, Gonorrhö und HIV sowie ein Schwangerschaftstest, um „negative Ausgangswerte" zu haben
- Bei Möglichkeit eines Schwangerschaftseintritts Verschreiben der „Pille danach", z. B. ellaOne® (➤ 8.2.3).

Scheinbare Gefasstheit des Opfers spricht nicht gegen eine Gewalttat. Oft ist die Frau noch völlig fassungslos, sie hat noch nicht „so richtig begriffen", was passiert ist. Auch ein Fehlen massiver Befunde ist möglich, da das Opfer evtl. wegen Gewaltandrohung keine Gegenwehr zu leisten wagte oder sich aus Scham und Abscheu bereits geduscht und frisch gekleidet hat.

Pflege

Frauen und Mädchen, die nach sexueller Gewaltanwendung im Krankenhaus untersucht und behandelt werden, reagieren sehr unterschiedlich auf das Erlebte. Die Reaktionen reichen von gefasster Ruhe und Aufmerksamkeit bis hin zu extremer Angst und Unruhe. Vorherrschende, aber in dieser Situation selten ausgedrückte Gefühle sind Schuldzuweisungen an sich selbst, Ohnmacht, Panik, Ekel und Scham. Manche Patientinnen leiden unter körperlichen Beschwerden wie Schmerzen oder Übelkeit.

Das Erlittene wird nicht im Krankenhaus seine Verarbeitung finden. Obwohl das Ausmaß einer solchen Traumatisierung kaum nachvollziehbar ist, die Vorstellungskraft kann dazu wohl nicht ausreichen, können die Pflegenden durch die situationsgerechte Begleitung der Opfer wesentliche Hilfestellungen leisten:

- Die Pflegenden helfen der Patientin, rasch Kontakt zu einer ihr vertrauten Person aufzunehmen
- Sie begleiten die Betroffene mit Sensibilität und Verständnis bei der Untersuchung und der Versorgung von Verletzungen und gehen auf körperliche Beschwerden der Patientin ein
- Möchte die Frau über das Geschehene sprechen, nehmen sich Arzt und Pflegende dafür genügend Zeit; allein schon das verständnisvolle Zuhören kann der Frau weiterhelfen
- Lässt es die psychische und/oder physische Verfassung des Opfers zu, weisen die Pflegenden die Patientin auf die Möglichkeit der raschen Unterstützung und Beratung durch regionale Notrufgruppen für vergewaltigte Frauen und Mädchen hin [4, 5].

8

Transferaufgabe

Eine sichere und gleichzeitig möglichst nebenwirkungsarme Methode zur Empfängnisverhütung kann zeitweise innerhalb des Sexuallebens einer Frau oder eines Paars ein wichtiger Aspekt sein. Da die Möglichkeiten der Kontrazeption heutzutage sehr vielfältig sind, ist es sinnvoll rechtzeitig zu bedenken und zu prüfen, welche Methode den eigenen Bedürfnissen und Belangen am meisten entspricht.

Aufgabe 1

Eine relativ endgültige Version der Kontrazeption ist die Sterilisation (➤ 8.2.4). Daneben gibt es natürliche (➤ 8.2.1), mechanische und chemische Verhütungsalternativen (➤ 8.2.2). Tragen Sie zu jeder Möglichkeit drei Anwendungsarten zusammen.

Aufgabe 2

Sogenannte Ovulationshemmer (➤ 8.2.3) bieten nicht nur Vorteile, sondern bringen auch Nachteile mit sich. Auf welche Nebenwirkungen und Risiken ist bei ihrer Anwendung zu achten?

Literatur und Kontaktadressen

LITERATURNACHWEIS

1. Bundeszentrale für gesundheitliche Aufklärung (Hrsg.). Erste Ergebnisse der neuen Befragungswelle BZgA-Studie „Jugendsexualität". Aus: www.bzga.de/aktuelles/2020-12-03-erste-ergebnisse-der-neuen-befragungswelle-bzga-studie-jugendsexualitaet/ (letzter Zugriff: 12.1.2022).
2. Rötzer J, Rötzer E. Natürliche Empfängnisregelung. Freiburg i. Brsg.: Herder, 2021.
3. Food and Drug Administration: Summary of Safety and Effectiveness Data. Aus: www.accessdata.fda.gov/cdrh_docs/pdf/P010043b.pdf (letzter Zugriff: 12.1.2022).

KONTAKTADRESSEN

4. Bundesverband Frauenberatungsstellen und Frauennotrufe – Frauen gegen Gewalt. www.frauen-gegen-gewalt.de (letzter Zugriff: 12.1.2022).
5. Wildwasser Verein gegen sexuellen Missbrauch. www.wildwasser.de (letzter Zugriff: 12.1.2022).

VERTIEFENDE LITERATUR

Keck C, Tempfer C. Hormonale Kontrazeption. 2. A. Bremen: Uni-Med, 2009.

Raith-Paula E, Frank-Herrmann P. Natürliche Familienplanung heute. 6. A. Berlin: Springer, 2020.

Neumayer P. Das Verhütungsbuch für Girls (und Boys). Augsburg: Foitzick, 2003.

Pille danach. www.pille-danach.de/ (letzter Zugriff: 12.1.2022).

KAPITEL

9 Physiologische Schwangerschaft

Betreuung der Schwangeren: Aufgabengebiet der Geburtshilfe

In Deutschland ist die Betreuung einer **physiologisch verlaufenden Schwangerschaft** sowohl durch eine Hebamme als auch durch einen Arzt oder im Wechsel durch beide Professionen möglich.

Frauen können zwischen den verschiedenen Betreuungsmodellen wählen. Lediglich die im Mutterpass (➤ Abb. 9.13) vorgesehenen Ultraschalluntersuchungen (➤ 9.7.1, ➤ 10.3.2) sind rein ärztliche Aufgabe. Treten Komplikationen auf, überweist die Hebamme die Frau in die gynäkologische Praxis. Neben der Möglichkeit, die Schwangerenvorsorge (➤ 9.7) bei einer Hebamme wahrzunehmen, können Frauen während ihrer gesamten Schwangerschaft – von der gesetzlichen Krankenkasse finanziert – bei Schwangerschaftsbeschwerden und Beratungsbedarf Hebammenhilfe in Anspruch nehmen, unabhängig davon, wer die Schwangerenvorsorge durchführt. Es empfiehlt sich daher, dass Frauen schon früh in der Schwangerschaft Kontakt zu einer Hebamme aufnehmen, die sie dann im besten Fall nicht nur im Wochenbett begleitet, den Geburtsvorbereitungskurs und ggf. auch die Geburt durchführt, sondern die ihr während der gesamten Schwangerschaft als Ansprechpartnerin zur Verfügung steht.

Aufgrund der im **Hebammengesetz** *(HebG)* verankerten Hinzuziehungspflicht muss bei jeder Geburt eine Hebamme anwesend sein [1]. Eine physiologische Geburt darf die Hebamme alleine begleiten, bei Komplikationen oder auf Wunsch der Gebärenden muss sie einen Arzt hinzuziehen. In der klinischen Geburtshilfe arbeiten Hebammen und Gynäkologen eng und respektvoll zusammen.

DEFINITION

Geburtshilfe: Teilgebiet der Frauenheilkunde, das sich mit der Betreuung der schwangeren und gebärenden Frau sowie der Wöchnerin befasst und notwendige operative Eingriffe einschließt.

Kooperation der Fachdisziplinen in der Klinik

Eine optimale Versorgung von Mutter und Kind erfordert die **Kooperation mit weiteren Fachdisziplinen,** z. B. der Pädiatrie für die Versorgung eines gefährdeten Neugeborenen oder Frühgeborenen, der Anästhesie für eine optimale Schmerzerleichterung während der Geburt oder der Pflegefachfrau zur Versorgung von Mutter und Kind im Wochenbett in Zusammenarbeit mit Hebammen. Treten Probleme beim Stillen auf, kann auch eine Stillberaterin hinzugezogen werden.

Beim Modell der sog. **integrierten Wochenbettpflege** versorgen alle Professionen Mutter und Kind gemeinsam im Team mit dem Ziel, dass die Frau möglichst konstante Bezugspersonen hat (Pflege im Wochenbett ➤ 14.3).

9.1 Diagnose: Schwangerschaft

Schwangerschaft und **Geburt** sind – besonders beim ersten Kind – einschneidende Erfahrungen im Leben einer Frau und eines Paars. Frau und Mann werden Mutter und Vater, aus Partnern werden Eltern. Ein neuer Lebensabschnitt beginnt.

Vorfreude auf das Kind während der Schwangerschaft und das überwältigende Glücksgefühl kurz nach der Geburt können die Beziehung eines Paars sehr bestärken. Die Diagnose „Schwangerschaft" macht jedoch nicht jede Frau glücklich. Ungeplante oder ungewollte Schwangerschaften können Frauen und Familien/Partner in Krisen stürzen.

Immer mehr Frauen sind heute Mitte bis Ende 30 oder auch Anfang 40, wenn sie ihr erstes Kind erwarten. Viele waren bis dahin beruflich erfolgreich und wollen diesen Teil ihrer Selbstständigkeit auch als Mutter weiterleben. Da unsere Gesellschaft die dafür notwendigen Unterstützungssysteme noch nicht überall ausreichend anbietet, sind diesbezügliche Sorgen und Ängste nur allzu berechtigt. Dies spiegelt sich in der seit den 1970er Jahren niedrigen Geburtenrate (im Durchschnitt 1,5 Kinder pro Frau), im steigenden Alter der **Erstgebärenden** (heute bei etwa 30 Jahren) und in der zunehmenden Zahl der kinderlosen Frauen wider [1].

Aber auch wenn ein Kind (lange) ersehnt war, kann die Feststellung einer Schwangerschaft die künftige Mutter stark verunsichern. Besonders zu Beginn einer Schwangerschaft gehören nicht nur freudige Erwartung, sondern auch Unsicherheit, Ängste und Ambivalenzen zum Spektrum der Gefühle. Vor allem Paare, die ihre Elternschaft völlig unvorbereitet antreten, sind den Belastungen durch die neue Lebenssituation und ihre Anforderungen häufig nicht gewachsen. So ist es kein Zufall, dass überproportional viele Ehen in den ersten zwei Jahren nach der Geburt eines Kindes zerbrechen.

Umso wichtiger ist, dass Paare sich gemeinsam nicht nur auf die Geburt ihres Kindes, sondern auch auf das Elternwerden vorbereiten und von ihrem sozialen Umfeld unterstützt werden (➤ 9.7.3).

Beratung und Begleitung

Die körperlichen, seelischen und sozialen Veränderungen und die damit verbundenen Verunsicherungen bringen hohen **Beratungsbedarf** mit sich. Da Frauen in der Schwangerschaft meist sehr motiviert sind, gesund zu leben und ungesunde Gewohnheiten, z. B. das Rauchen, aufzugeben oder ihre Ernährung umzustellen, haben Beratung und Begleitung einen hohen Stellenwert (➤ 9.7.3).

Manche Frauen fühlen sich mit der psychischen Umstellung und Verantwortung überfordert oder sehen sich großen sozialen Problemen, z. B. finanziellen Schwierigkeiten, gegenüber. Daher ist bei der Betreuung von Schwangeren nicht nur fachlich kompetente, sondern auch **psychosoziale Begleitung** wichtig, ggf. gekoppelt mit der Organisation entsprechender sozialer Hilfen wie:

- **Schwangerenberatungsstellen:** Jede Schwangere und ihr Partner haben das Recht auf kostenlose Beratung zu psychosozialen Problemen im Kontext der Schwangerschaft. Dazu gehört bei Bedarf z. B. die Schwangerschaftskonfliktberatung (➤ 11.3) oder die Beratung über mögliche finanzielle Unterstützung [21]. Schwangerenberatungsstellen – sowohl von staatlichen als auch von kirchlichen Institutionen – sind in jeder größeren Stadt vertreten [22, 23, 24]
- Die **Familienhebamme** betreut und begleitet die Schwangere und teilweise auch ihre Familie oder ihr Umfeld in schwierigen Situationen, z. B. Mütter im Teenageralter, Mütter mit Migrationshintergrund, mit einer Mehrlingsschwangerschaft oder mit Drogenabusus sowie Frauen, die aus anderen Gründen einen erhöhten Begleitungsbedarf haben, intensiv bis zum Ende des 1. Lebensjahrs des Kindes. Dabei arbeitet die Familienhebamme mit verschiedenen Institutionen vernetzt zusammen [25]
- Der Deutsche Berufsverband für Pflegeberufe (DBfK) koordiniert in einem Kompetenzzentrum die Weiterbildung in der **Familiengesundheitspflege** nach dem WHO-Konzept „Family Health Nursing". Während einer zweijährigen Weiterbildung werden Pflegefachfrauen und Hebammen zu Familiengesundheitspflegenden und -hebammen qualifiziert. [26]

9.2 Schwangerschaftsdauer und Terminberechnung

Die **Schwangerschaftsdauer** (SSW = Schwangerschaftswochen) des Menschen beträgt:

- 266 Tage +/– 2 SSW (= 38 Wochen +/– 2 SSW = 9½ Mondmonate) ab dem Zeitpunkt der Befruchtung oder
- 280 Tage +/– 2 SSW (= 40 Wochen +/– 2 SSW = 10 Mondmonate) ab dem ersten Tag der letzten Menstruation

Die zweite Zählweise ist die in Kliniken und Arztpraxen gebräuchliche, da der Zeitpunkt der letzten Menstruation meist erfragt werden kann, der Zeitpunkt der Befruchtung jedoch oft unbekannt ist. Je nach der verwendeten Zählweise wird die Angabe der Schwangerschaftsdauer in Wochen mit dem Zusatz p. c. (post conceptionem = nach der Befruchtung) oder p. m. (post menstruationem = nach der Menstruation) versehen. Die Angaben in diesem Buch beziehen sich immer auf die letzte Menstruation, also p. m. In Arztpraxen und Kliniken ist es üblich, einen voraussichtlichen Geburtstermin anhand der sog. **Naegele-Regel** (siehe unten) zu berechnen. Bei diesem voraussichtlichen Geburtstermin handelt es sich um den Medianwert: 40+0 SSW, wobei die Zahl nach dem + für die Anzahl der Tage steht, die keine vollständige Woche ergeben. 40+1 bedeutet somit 40 Wochen und ein Tag. Lediglich 3–4 % aller Kinder werden jedoch an diesem errechneten Termin geboren [2]. Sehr viel sinnvoller ist es daher, auch werdenden Eltern gegenüber, von einem wahrscheinlichen Geburtszeitraum zu sprechen, in dem das Kind geboren wird. Dieser spannt sich zwischen der 38+0 und 42+0 SSW auf. Für die Planung einer Haus- oder Geburtshausgeburt ist davon abweichend der Zeitkorridor von 37+0 SSW (Ende der Frühgeburtlichkeit) bis 42+0 SSW gesetzlich möglich. Ab dem errechneten Geburtstermin sollten alle 2–3 Tage ärztliche Kontrolluntersuchungen erfolgen. Ab 40+3 SSW ist nach gesetzlicher Regelung eine Empfehlung an die Schwangere auszusprechen, im Abstand von jeweils weiteren 2–3 Tagen einen Arzt aufzusuchen, um im Rahmen einer Vorsorgeuntersuchung bescheinigen zu lassen, dass nichts gegen die geplante Haus-/Geburtshausgeburt spricht.

Naegele-Regel

Entbindungstermin = Datum des 1. Tags der letzten Menstruation + 7 Tage – 3 Monate + 1 Jahr ± x (x = Abweichung vom 28-tägigen Zyklus in Tagen)

Beispiel:

War der 1. November 2021 der 1. Tag der letzten Regelblutung und hatte die Frau eine durchschnittliche Zyklusdauer von 30 Tagen, so ist der durch Hebamme oder Arzt zunächst berechnete Geburtstermin:
1. November 2021 + 7 Tage = 8. November 2021,
8. November 2021 – 3 Monate = 8. August 2021,
8. August 2021 + 1 Jahr = 8. August 2022,
August 2022 + 2 Tage = **10. August 2022.**

Wahrscheinlicher Geburtszeitraum

Um das Schwangerschaftsalter und den **Geburtszeitraum** zuverlässig zu bestimmen, ist neben der Erhebung der Regelanamnese und der Sexualanamnese zur Ermittlung des mutmaßlichen Konzeptionstermins auch ein früher Ultraschall (➤ 9.7.1) von hoher Bedeutung:

- Bis zur 10. SSW die Scheitel-Steiß-Länge (SSL)
- In der 10.–16. SSW der biparietale Durchmesser (BPD, BIP), also der Querdurchmesser des Kopfs des Embryos bzw. Fetus.

Wichtig ist der Eintrag dieses frühen Ultraschalls in den Mutterpass. Danach können der errechnete Termin, der Geburtszeitraum, aber auch die Mutterschutzfristen nochmals korrigiert werden (➤ Abb. 9.1).

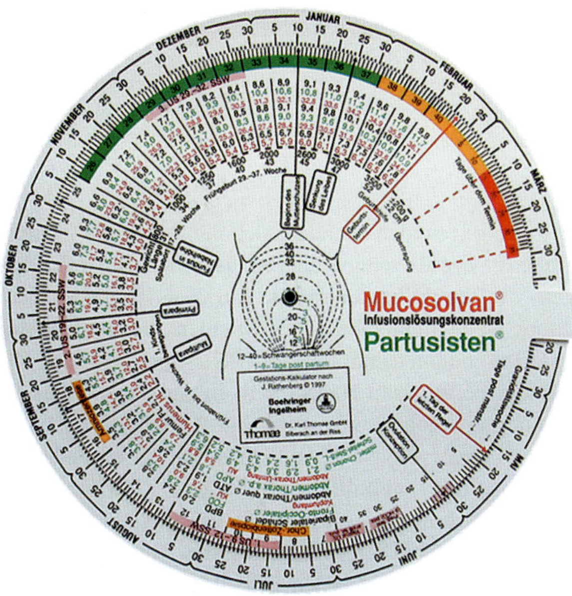

Abb. 9.1 Gravidarium: Wird der Pfeil „1. Tag der letzten Regel" auf der vorderen Scheibe auf das entsprechende Datum auf der hinteren Scheibe gedreht, können die aktuelle Schwangerschaftswoche, das Trimenon, der Geburtszeitraum sowie der Medianwert von 40+0 SSW abgelesen werden, der dem errechneten Geburtstermin (nach der Naegele-Regel) entspricht. [U234]

Die Schwangerschaft wird in drei Abschnitte aufgeteilt:

- **Erstes Trimenon** (Frühschwangerschaft): 1.–3. Monat bzw. 1.–13. Schwangerschaftswoche
- **Zweites Trimenon:** 4.–6. Monat oder 14.–26. SSW
- **Drittes Trimenon** (Spätschwangerschaft): 7. Monat bzw. 27. SSW bis zur Geburt.

9.3 Nachweis der Schwangerschaft

Unterschieden werden:

- Nach ihrer Aussagekraft sichere, wahrscheinliche und unsichere Schwangerschaftszeichen
- Nach dem Zeitpunkt ihres Auftretens frühe und späte Schwangerschaftszeichen.

9.3.1 Sichere Schwangerschaftszeichen

DEFINITION

Sichere Schwangerschaftszeichen: Schwangerschaftszeichen, die vom Kind ausgehen.

Frühe sichere Schwangerschaftszeichen

Zu den **frühen sicheren Schwangerschaftszeichen** zählen:

- Sonografischer Nachweis von Fruchtblase und Dottersackstrukturen (ab der 5. SSW)
- Sonografischer Nachweis der Herzaktionen (ab 7. SSW).

Späte sichere Schwangerschaftszeichen

Zu den **späten sicheren Schwangerschaftszeichen** gehören:

- Tasten von Kindsteilen (ab etwa 18. SSW)
- Fühlen von Kindsbewegungen durch Hebamme oder Arzt (ab 20. SSW)
- Hören von fetalen Herztönen, Zeitraum je nach Untersuchungsmethode variabel; mit Dopton, einem Gerät mit Mikrofon, Verstärker und Lautsprecher, etwa ab der 12. SSW, mit einem Hörrohr, aus Holz oder Metall, ca. ab der 20. SSW.

9.3.2 Wahrscheinliche Schwangerschaftszeichen

DEFINITION

Wahrscheinliche Schwangerschaftszeichen: Diese sind nicht durch das Ungeborene selbst bedingt, sondern z. B. Folge hormoneller Veränderungen des mütterlichen Organismus. Treten sie auf, liegt meist eine Schwangerschaft vor. Differenzialdiagnostisch sollten andere Ursachen abgeklärt werden.

Frühe wahrscheinliche Schwangerschaftszeichen

Zu den wichtigsten **frühen wahrscheinlichen Schwangerschaftszeichen** zählen:

- Das Ausbleiben der Menstruation
- Der hCG-Nachweis, der durch freiverkäufliche Schwangerschaftstests (➤ Abb. 1.15) schon ab vier Tagen vor Ausbleiben der Menstruation gelingt. Da es jedoch – wenn auch selten – β-hCG-produzierende Tumoren gibt (➤ 3.11.4), gehört der β-hCG-Nachweis zu den wahrscheinlichen und nicht zu den sicheren Schwangerschaftszeichen.

Weitere frühe wahrscheinliche Schwangerschaftszeichen sind:

- Erhöhung der Basaltemperatur (➤ 7.5) über 16 Tage nach Ausbleiben der Menstruation
- Livide (bläuliche) Verfärbung der Vagina und Auflockerung des Uterus.

Späte wahrscheinliche Schwangerschaftszeichen

Späte wahrscheinliche Schwangerschaftszeichen sind z. B.:

- Sekretion von Kolostrum (Vormilch) aus der Brust
- Fühlen von Kindsbewegungen durch die Frau, bei Mehrgebärenden ab der 16.–18. SSW, bei Erstgebärenden ab der 18. SSW.

Viele Gynäkologen untersuchen eine Frau, die eine Schwangerschaft vermutet, bei der Erstvorstellung (vaginal)sonografisch. Hierdurch kann nicht nur die Schwangerschaft bestätigt oder ausgeschlossen, sondern auch eine evtl. Extrauteringravidität (➤ 11.1) frühestmöglich diagnostiziert werden. Auch der Ausschluss von fehlangelegten Schwangerschaften, z. B. missed abortion (➤ 11.2), ist zu diesem Zeitpunkt möglich.

Das sehr frühe „Sichtbarmachen" der Schwangerschaft oder des kindlichen Herzschlags kann für Frauen auch belastend sein, wenn sie sich z. B. noch gar nicht sicher sind, ob sie die Schwangerschaft austragen möchten. Hinzu kommt, dass zu diesem frühen Zeitpunkt viele Schwangerschaften durch einen Frühabort (➤ 11.2) enden. Durch die frühe Diagnostik erleben viele Frauen heute den Verlust einer Schwangerschaft, der sonst lediglich als verstärkte Regelblutung wahrgenommen würde.

9.3.3 Unsichere Schwangerschaftszeichen

Auf die **unsicheren Schwangerschaftszeichen** ist – wie der Name sagt – am wenigsten Verlass. Sie sollten aber trotzdem allen Pflegenden bekannt sein, da sie bei Patientinnen in gebärfähigem Alter, die aus einem anderen Grund stationär aufgenommen wurden, auf eine noch unbekannte Schwangerschaft hinweisen können, v. a. wenn mehrere Zeichen gleichzeitig auftreten.

Frühe unsichere Schwangerschaftszeichen

Frühe unsichere Schwangerschaftszeichen sind:

- Spannungsgefühl in den Brüsten
- Pollakisurie: die Blase ist durch die gesteigerte Durchblutung der Organe im Unterleib empfindlicher, was zu häufigerem Wasserlassen führt
- Obstipation durch verminderte Kolonperistaltik
- Übelkeit (Nausea), Erbrechen (Emesis), verstärkte Geruchsempfindlichkeit
- Vermehrter Speichelfluss durch den erhöhten Parasympathikotonus
- Abnorme Gelüste, z. B. Heißhunger auf meist pikante Speisen, oft Abneigung gegen Kaffee, Alkohol und Nikotin
- Labiler Kreislauf
- Müdigkeit
- Verminderte Leistungsfähigkeit
- Labile Gefühlslage aufgrund hormoneller Veränderungen.

Späte unsichere Schwangerschaftszeichen

Zu den **späten unsicheren Schwangerschaftszeichen** gehören:

- Chloasma gravidarum (➤ 9.6.2)
- Zunahme des Leibesumfangs
- Striae (➤ 9.6.2).

9.4 Entwicklung des Kindes

9.4.1 Entwicklung des Kindes im ersten Trimenon

DEFINITION

Zygote: Befruchtete Eizelle.
Embryo: Frucht vom Stadium der Zygote bis zum Abschluss der **Organogenese** (Organbildung) am Ende der 10. SSW p. m.
Trimenon: Schwangerschaftsdrittel.

Bereits wenige Stunden nachdem sich die Kerne von Ei- und Samenzelle zur **Zygote** vereinigt haben, beginnen die ersten **Zellteilungen,** die **Furchungsteilungen.** Am 5.–6. Tag nach der Befruchtung ist ein hohler Zellball entstanden, die **Blastozyste,** die sich an das Endometrium anlagert, welches im graviden Uterus **Dezidua** genannt wird (➤ Abb. 9.2). In der Blastozyste ist eine Verdickung erkennbar, welche die eigentliche Embryonalanlage enthält und **Embryoblast** genannt wird. Die Zellwand der umgebenden Blase, der **Trophoblast,** dient nach der Einnistung *(Nidation)* der Ernährung des Embryos. Gewebsandauende, proteolytische Enzyme ermöglichen dem Keim in das Endometrium einzudringen. Das im Trophoblasten gebildete Schwangerschaftshormon **Choriongonadotropin** *(β-hCG)* verhindert die Rückbildung des progesteronproduzierenden Gelbkörpers (➤ 3.1) und dadurch die Abstoßung der oberen Endometriumschicht, d. h. es kommt zu keiner Menstruationsblutung. Am 13. Tag, d. h. kurz vor dem Ausbleiben der Menstruation, ist der Keim schon vollständig vom Endometrium umgeben und die Nidationsstelle wieder abgeheilt.

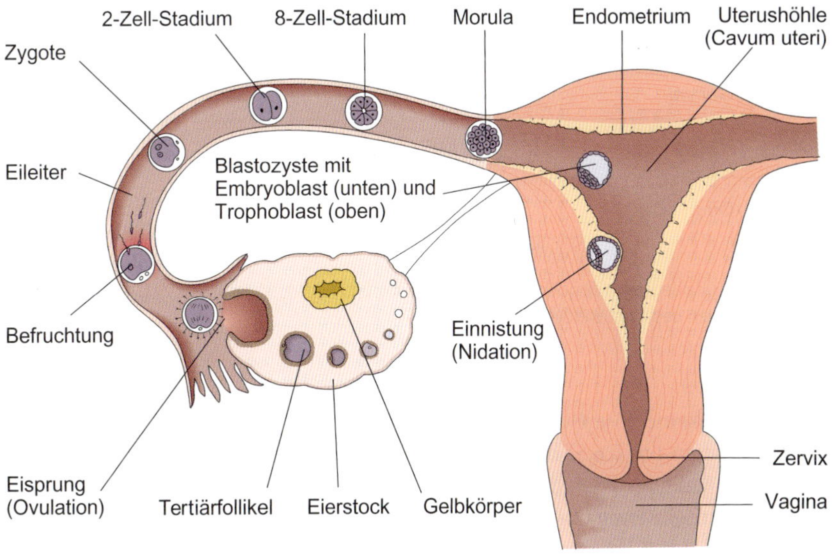

Abb. 9.2 Entwicklung des Keims von der Zygote über das Zweizellenstadium und die Morula (maulbeerähnliche Zellkugel) bis zur Blastozyste, die sich im Endometrium einnistet. [L190]

In den Folgetagen und -wochen differenzieren sich die Gewebe außerordentlich rasch. In den ersten acht Wochen nach der Empfängnis werden alle lebenswichtigen Organe angelegt. Beispielsweise sind schon in der achten Schwangerschaftswoche durch das EEG Hirnströme registrierbar und auch das Herz des Embryos schlägt bereits. Während dieser **Organogenese** rufen (virale) Infektionen, viele Medikamente oder Röntgenstrahlen schwere Fehlbildungen hervor, z. B. Herzfehler, das Fehlen von Armen, Beinen oder bestimmten Gehirnanteilen (➤ Tab. 11.3, ➤ Tab. 11.4).

Da sich die einzelnen Organe während bestimmter Zeiten besonders schnell entwickeln, ist für die Fehlbildung insbesondere der Zeitpunkt und weniger die Art der Schädigung entscheidend (➤ 11.7).

Mehrlinge

Zu einem sehr frühen Zeitpunkt in der Schwangerschaft können sich die Tochterzellen der Zygote völlig trennen und unabhängig voneinander zu zwei genetisch identischen Einzelpersonen entwickeln – zu **eineiigen Zwillingen** (➤ Abb. 9.3a). Das ist in 25 % aller Zwillingsgeburten der Fall [3].

Zweieiige Zwillinge (75 %, ➤ Abb. 9.3b) entstehen, wenn in den Ovarien der Frau zur gleichen Zeit zwei Eizellen springen und von zwei verschiedenen Samenzellen befruchtet werden.

Unter natürlichen Voraussetzungen ist etwa jede 85. Geburt eine Zwillingsgeburt, wobei es deutliche ethnische Unterschiede gibt. Auch das Vorkommen von Mehrlingen in der Familie der Frau spielt eine Rolle, ebenso wie das Alter der Mutter. **Drillinge** sind mit einer Häufigkeit von über 1 : 7.000 Geburten unter natürlichen Voraussetzungen sehr selten (➤ Abb. 9.4).

Bei unvollständiger Trennung entstehen **siamesische Zwillinge,** d. h. die Embryonen sind z. B. an Kopf, Brust oder Bauch miteinander verwachsen. Sind die Kinder lebensfähig, kann nach der Geburt eine operative Trennung versucht werden, falls alle lebenswichtigen Organe zweimal vorhanden oder teilbar sind.

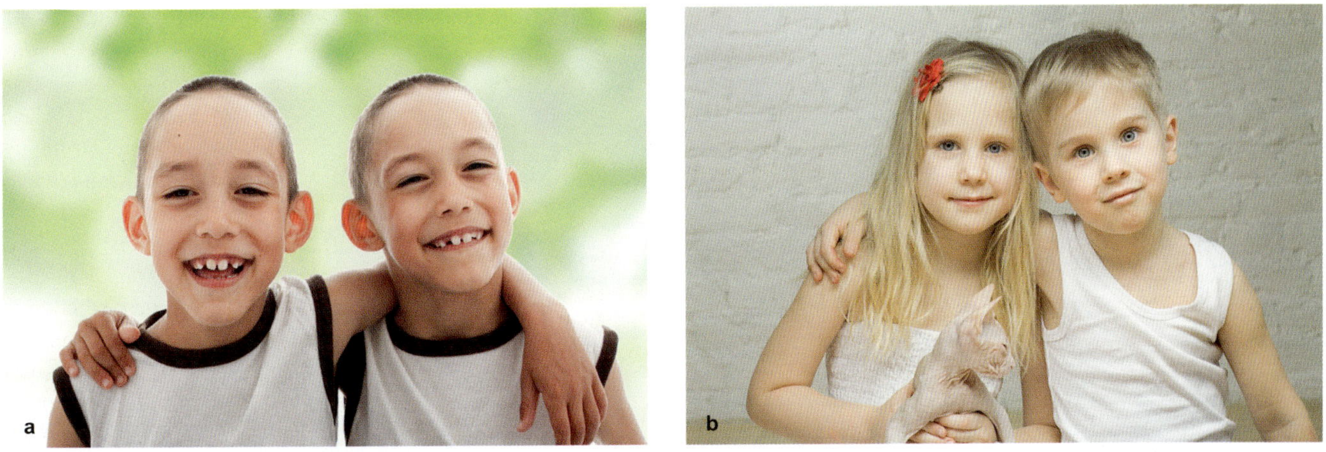

Abb. 9.3 Zwillinge sind nicht gleich Zwillinge. Eineiige Zwillinge haben identische Erbanlagen und das gleiche Geschlecht (a). Zweieiige Zwillinge (b) sind sich nicht ähnlicher als Geschwister unterschiedlichen Alters. [J787]

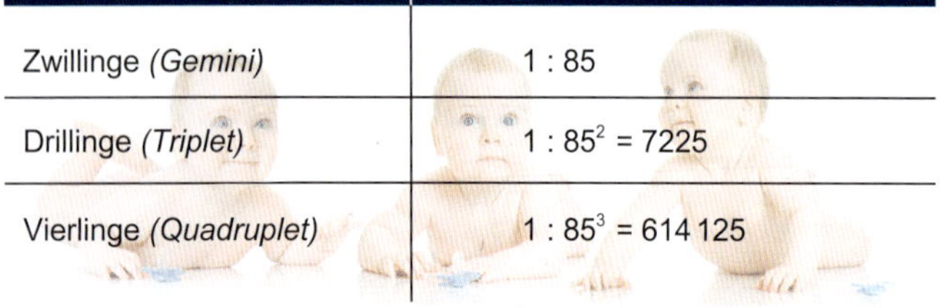

	Häufigkeit spontaner Mehrlingsschwangerschaften
Zwillinge *(Gemini)*	1 : 85
Drillinge *(Triplet)*	1 : 85^2 = 7225
Vierlinge *(Quadruplet)*	1 : 85^3 = 614 125

Abb. 9.4 Mit Hilfe der Hellin-Regel kann die Häufigkeit spontaner Mehrlingsschwangerschaften bestimmt werden. [Foto: J787]

Durch medikamentöse Ovulationsauslösung (➤ 7.6.1) und In-vitro-Fertilisation (➤ 7.6.3) im Rahmen von Kinderwunsch- und Sterilitätsbehandlungen ist die Zahl der **Mehrlingsschwangerschaften** enorm gestiegen (➤ Abb. 7.6). Laut Abschnitt A des Mutterpasses (➤ Abb. 9.16) werden Mehrlingsschwangerschaften als Schwangerschaft mit einem Risiko bezeichnet (➤ 9.7). Nach der Geburt wiegen Kinder einer Mehrlingsschwangerschaft rund 400 g weniger und sind um zwei Wochen in ihrer Reife verzögert gegenüber altersentsprechenden Einlingen. Auch zwischen den Mehrlingen selbst kann es Entwicklungsunterschiede geben.

9.4.2 Entwicklung des Kindes im zweiten und dritten Trimenon

DEFINITION

Fetus *(Fet, Foetus)*: Ungeborenes nach Abschluss der Organogenese, d. h. ab der 11. SSW p. m. bis zum Ende der Schwangerschaft.

Im **zweiten und dritten Trimenon** stehen das Wachstum des Kindes und die Feindifferenzierung der Gewebe im Vordergrund. Die Organe reifen aus und nehmen ihre Funktion auf. Das Ungeborene „übt" immer mehr für das Leben in der Außenwelt: Es bewegt sich, trinkt Fruchtwasser, lässt Urin, kann hören, schläft und hat manchmal Schluckauf. Da Hormone wie Adrenalin und Endorphine über die Plazenta zum Kind gelangen, nimmt das Kind auch emotional am Leben der Mutter teil. Ergebnisse der Hirn- und Bindungsforschung zeigen eindrücklich die große Bedeutung der vorgeburtlichen Beziehung zwischen Mutter und Kind sowie die weitreichenden Folgen von mütterlichem Stress (➤ 9.7.3) auf die kindliche Hirnentwicklung [4, 5, 6]. Die **pränatale Psychologie** und die Bindungsanalyse gehen von einem großen Einfluss des prä- und perinatalen Erlebens und des Dialogs zwischen Mutter und Ungeborenem auf spätere psychologische, psychiatrische, medizinische, soziobiologische und geburtshilfliche Phänomene aus. Der Wissenschaftszweig der pränatalen Psychologie beschäftigt sich daher mit der Erforschung dieser Zusammenhänge, z. B. im Bereich Diabetes, der Therapie prä- und perinatal erworbener Störungen, wie auch deren Prävention im Zusammenhang mit einer umfassenden Schwangerenbetreuung.

9.5 Entwicklung der Plazenta

Während die Blastozyste zunächst noch von Sekreten aus der Uteruswand ernährt werden kann, ist dies ab der 2. Lebenswoche des Embryos nicht mehr möglich. Die Ernährung des immer größer werdenden Embryos übernimmt dann der **Trophoblast,** der um den 12. Tag nach der Empfängnis die Verbindung zum mütterlichen Blut herstellt. Durch Zottenwachstum und weitere Differenzierung entsteht die **Plazenta** (Mutterkuchen), die aus kindlichen und mütterlichen Anteilen besteht und durch die Nabelschnur mit dem Kind verbunden ist (➤ Abb. 9.5, ➤ Abb. 9.6, ➤ Abb. 9.7). Sie ermöglicht einen Stoffaustausch zwischen Mutter und Kind und gewährleistet die Ernährung des Ungeborenen. Zudem produziert die Plazenta schwangerschaftserhaltende Hormone. Mit zunehmender Funktion der Plazenta bildet sich der Gelbkörper (➤ 3.1) zurück, der bis dahin durch seine Progesteronproduktion die Schwangerschaft (mit) aufrechterhalten hat. Zum Zeitpunkt der Geburt ist die Plazenta ein scheibenförmiges Organ von etwa 18–20 cm Durch-

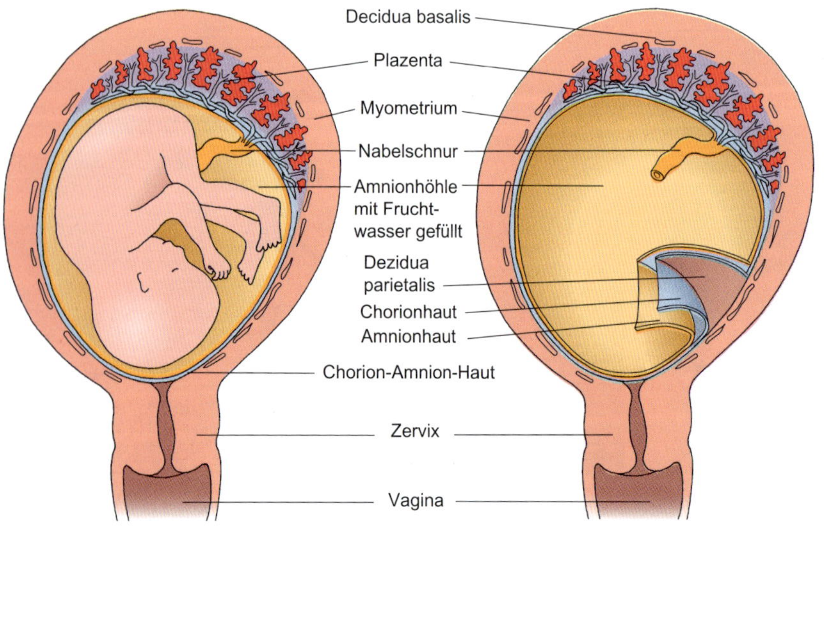

Abb. 9.5 Aufbau der Plazenta und Lage des Embryos im Uterus. Im rechten Bild ist der Embryo nicht dargestellt, dafür aber die Schichtung der einzelnen Eihäute hervorgehoben. [L190]

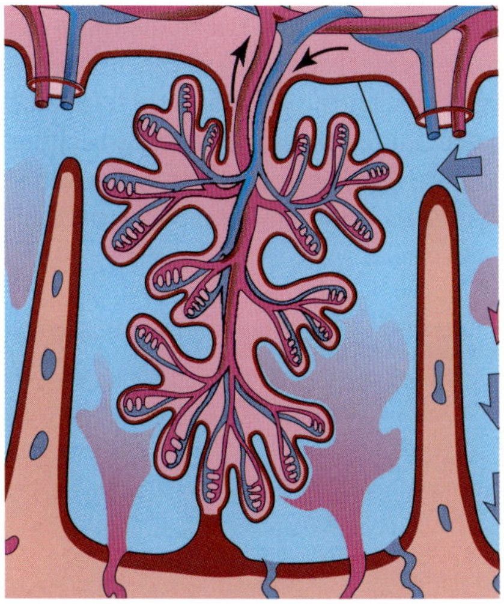

Abb. 9.6 Schemazeichnung von Chorionzotten mit Mikrovilli, die die Oberfläche der Chorionzotten enorm vergrößern. Über die Chorionzotten gelangen Sauerstoff und Nährstoffe vom mütterlichen in den kindlichen Kreislauf. Gleichzeitig werden Kohlendioxid und Abbaustoffe des kindlichen Stoffwechsels in den mütterlichen Kreislauf zurückgeführt. [E581]

messer, 2 cm Dicke und 500–600 g Gewicht. Das Gewicht der Plazenta (➤ Abb. 12.32) beträgt etwa ⅕–⅙ des kindlichen Geburtsgewichts.

Mütterliches und kindliches Blut werden während der gesamten Schwangerschaft durch eine dünne Gewebeschicht in den Zotten getrennt. Diese **Plazentaschranke** stellt die immunologische Barriere zwischen kindlichem („fremdem") und mütterlichem („eigenem") Organismus dar. Während z. B. Sauerstoff, Kohlendioxid und Elektrolyte ungehindert zum Kind gelangen können, werden viele große Moleküle und auch Blutkörperchen zurückgehalten. Nur dadurch können zwei immunologisch verschiedene Individuen, z. B. mit unterschiedlichen Blutgruppen (➤ 11.7.2), ohne Abstoßungsreaktionen in engstem Kontakt miteinander leben.

> Zahlreiche Medikamente und manche Mikroorganismen (insbesondere Viren) können die Plazentaschranke überwinden und zu kindlichen Schäden führen (➤ Tab. 11.3).

9.6 Veränderungen im mütterlichen Organismus während der Schwangerschaft

9.6.1 Veränderungen im ersten Trimenon

Im **ersten Trimenon** ist den meisten Frauen äußerlich noch nichts von der Schwangerschaft anzumerken. Es setzen oft die typischen Zeichen einer Frühschwangerschaft als physiologische Anpassungsreaktion ein: Müdigkeit, Spannen der Brüste, Geruchsempfindlichkeit, Übelkeit, Erbrechen. Hinzu kommt eine erhöhte emotionale Durchlässigkeit, die sich u. a. durch größere Verletzlichkeit, erhöhte Intuition, Stimmungsschwankungen, Ängste und geringere Belastbarkeit bei Stress bemerkbar macht. Ambivalente Gefühle hinsichtlich der Schwangerschaft gehören zu dieser ersten Zeit. Besonders in der Schwangerschaft mit dem ersten Kind, wenn sich das bisherige Leben erheblich ändert, erleben Frauen ganz unterschiedliche Gefühlsebenen – auch wenn das Kind (lange) ersehnt war.

> **Beispiele für eine gestörte Schwangerschaft im ersten Trimenon, die medizinische Hilfe erfordert**
>
> - Hyperemesis gravidarum (➤ 11.8.1)
> - Extrauteringravidität (➤ 11.1)
> - Frühabort (➤ 11.2).

> **Übelkeit**
>
> Vielen Schwangeren hilft bei der in der physiologischen Schwangerschaft üblichen und meist morgendlichen Übelkeit die folgende Mischung ätherischer Öle:
>
> - 30 Tr. Orange
> - 15 Tr. Neroli
> - 8 Tr. Sandelholz
> - 8 Tr. Rosmarin.
>
> Je nach Vorliebe können 3–5 Tr. dieser Mischung in eine Duftlampe gegeben werden oder mit Milch emulgiert im Waschwasser oder auch in einer neutralen Duschgrundlage zum Waschen oder Duschen angewendet werden. Die (morgendliche) Übelkeit ist, auch wenn sie Frauen häufig lästig ist und manche Frauen stärker beeinträchtigt, Zeichen eines Schutzmecha-

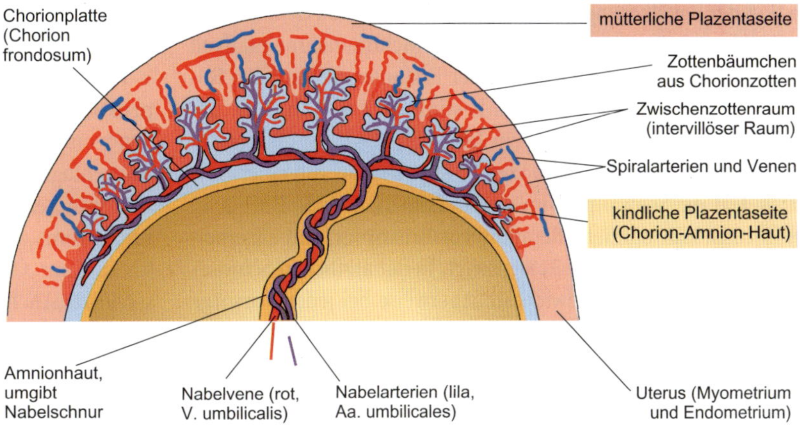

Abb. 9.7 Detailzeichnung der Plazenta mit Darstellung der kindlichen Gefäße, die von unten in die Plazenta treten und sich verzweigen, sowie der mütterlichen Gefäße, die in den Zwischenzottenraum münden, wo der Austausch zwischen mütterlichem und kindlichem Blut stattfindet. [L190]

nismus gegen potenziell fruchtschädigende Stoffe, z. B. gegen Koffein und Alkohol. Unbedingt abzugrenzen ist diese „physiologische Übelkeit" von der sog. Hyperemesis, dem unstillbaren Erbrechen mehrmals am Tag mit schwerer körperlicher Beeinträchtigung über das erste Schwangerschaftsdrittel hinaus.

9.6.2 Veränderungen im zweiten Trimenon

Das **zweite Trimenon** ist normalerweise weniger mit Komplikationen behaftet und die werdende Mutter fühlt sich meist wohl. Folgende Veränderungen sind zu beobachten:

- Es kommt zu einer Veränderung des Blutvolumens und der -zusammensetzung. Das Volumen nimmt um ca. 1–1,5 l zu, gleichzeitig kommt es zu einem Hämatokrit- und Hämoglobinabfall auf ca. 12 g/dl bei einem Grenzwert von 10,5–11 g/dl. Das führt zur sog. „physiologischen Schwangerschaftsanämie". Dadurch verbessert sich die Durchblutung an der maternalen-fetalen Austauschfläche der Plazenta. Zudem steigt das Herzminutenvolumen bei unverändertem Blutdruck an, Atem- und Pulsfrequenz sind erhöht
- Der Tonus der gesamten glatten Muskulatur nimmt ab. Hierdurch werden Obstipation (verminderte Kolonperistaltik), Harnwegsinfekte (Ureteratonie und Neigung zur Restharnbildung), Varizen und Hämorrhoiden begünstigt. Dabei spielen aber auch mechanische Faktoren eine Rolle, z. B. der erschwerte venöse Rückfluss durch den größer werdenden Uterus.

Die körperlichen Veränderungen werden nun auch äußerlich erkennbar. Die Brüste werden voller, der Bauch wächst. Hautpigmentierungen treten insbesondere an den Brustwarzen und in der Mittellinie des Bauchs auf. Dunkle Flecken im Gesicht werden **Chloasma gravidarum** genannt und bleiben manchmal auch nach der Geburt bestehen. Infolge der hormonellen Veränderungen und der starken Hautdehnung durch die Zunahme des Leibesumfangs entstehen v. a. bei Frauen mit Bindegewebsschwäche Schwangerschaftsstreifen *(Striae)*. Bei manchen Frauen können verstärkt Hautunreinheiten auftreten.

Die Meinungen über die erstrebenswerte **Gewichtszunahme** in der Schwangerschaft variieren erheblich. Regelmäßige Gewichtskontrollen in der Schwangerschaft können die Frauen verunsichern. Andererseits sprechen die Zunahme von Diabetes mellitus Typ II in der Bevölkerung und die damit verbundenen Gefahren für das Ungeborene (➤ 11.9.1) dafür, die Gewichtszunahme maßvoll zu kontrollieren. Sinnvoll ist es, bei der Erstuntersuchung den Body-Mass-Index (BMI) der Frau zu bestimmen (➤ Abb. 1.2), um einen Ausgangswert zu haben. Ein BMI von 20–25 ist als normal anzusehen, bei einem BMI von über 35 spricht man von einer Adipositas. Hat die Schwangere im ersten Trimenon einen BMI ≥ 30 oder ≤ 18 ist eine spezielle Beratung zur Ernährung und allgemeinen Lebensführung (➤ 9.7.3) angezeigt. In der ärztlichen Schwangerenvorsorge wird das Gewicht üblicherweise bei jeder Vorsorge kontrolliert und in den Mutterpass (➤ Abb. 9.14) eingetragen. Hebammen gehen hier – sofern kein Risiko vorliegt – meist individueller und in Absprache mit der Frau vor. Laufende Gewichtskontrollen sollten in der Schwangerschaft aus Hebammensicht nur dann erfolgen, wenn sich daraus medizinische Konsequenzen ergeben könnten [7]. Oft wiegen die Frauen sich selbst und tragen das Gewicht entsprechend in den Mutterpass ein. Ernährungsberatung sollte, unabhängig von der die Schwangerenvorsorge/-betreuung durchführenden Profession, einen herausragenden Stellenwert einnehmen (➤ 9.7.3).

Pathologische Phänomene im zweiten Trimenon

- Spätaborte (➤ 11.2)
- Frühgeburten (➤ 11.4.1)

Herausforderungen im zweiten Trimenon können Verunsicherungen und Entscheidungsnöte im Rahmen der Pränataldiagnostik (➤ 10) sein.

9.6.3 Veränderungen im dritten Trimenon

Das dritte Trimenon wird für die werdende Mutter oft körperlich beschwerlicher. Viele Frauen haben Sodbrennen und der „dicke Bauch" ist oft belastend. Die Leistungsfähigkeit der Frau ist vermindert, ihre Unfallgefährdung (Sturz) erhöht.
Weitere häufig auftretende mögliche Beschwernisse sind:

- Kurzatmigkeit
- Zahnfleischbluten (➤ 9.7.2)
- Geschwollene Nasenschleimhäute
- Symphysenschmerzen aufgrund der hormonell bedingten Auflockerung des Symphysengewebes und des zunehmenden Drucks durch den wachsenden Fetus
- Rückenschmerzen sowie Mutterbandschmerzen bedingt durch die Größenzunahme und Verlagerung des Uterus nach vorne.

Ödeme treten bei 80 % aller Schwangeren im Verlauf des letzten Trimenons auf. Treten Ödeme vor der 24. SSW, generalisiert oder in Zusammenhang mit einem Blutdruckanstieg auf, besteht V. a. eine Präeklampsie (➤ 11.8.2).

Das sehr schwierig zu therapierende **Karpaltunnelsyndrom** entsteht aufgrund einer durch Wassereinlagerungen erzeugten Kompression des *N. medianus* im sog. Karpaltunnel, einer knorpelig-bindegewebigen Röhre, die den Nerv durch das Handgelenk führt. Dadurch kommt es zu Kribbeln, brennenden Schmerzen, Taubheitsgefühl und Sensibilitätsstörungen in der betroffenen Hand. In der Schwangerschaft wird das Karpaltunnelsyndrom meist durch Ruhigstellung mit einer Schiene therapiert.

Hochschwangere sind verstärkt für das sog. **Vena-cava-Kompressionssyndrom** (Vena-cava-Syndrom, Rückenlage-Schock-Syndrom) prädisponiert. Hierbei drückt der Uterus besonders in Rückenlage auf die untere Hohlvene, die *V. cava inferior*. Das Herzminutenvolumen nimmt infolge des verminderten venösen Rückstroms zum Herzen ab. Dadurch wird der Frau schwindelig bis hin zur Ohnmacht, sie klagt über Übelkeit, wird blass und schwitzt. Auch die Sauerstoffversorgung des Ungeborenen kann dadurch beeinträchtigt sein. Legt sich die Mutter direkt bei Symptombeginn auf die linke Seite, bilden sich die Erscheinungen sofort zurück. Zur Prophylaxe wird der Schwangeren empfohlen, sich nicht für längere Zeit flach in Rückenlage zu legen, sondern den Oberkörper nach individueller Toleranz zwischen 20 und 45° erhöht zu lagern. Bei der Schwangerenvorsorgeuntersuchung sollten Frauen daher nur kurz und immer mit erhöhtem Oberkörper auf dem Rücken liegen, z. B. bei der manuellen Abtastung des Bauchs oder beim Ultraschall.

Um der Frau die in den letzten Schwangerschaftswochen notwendige Schonung zu ermöglichen und sie vor Betriebsunfällen oder anderen berufsbedingten Gefahren zu schützen, haben Frauen per Gesetz die Möglichkeit, sechs Wochen vor dem errechneten Geburtstermin in den **Mutterschutz** (➤ 9.7.3) zu gehen, d. h. ab der 34+0 SSW. Während dieser Zeit ist sie von der Erwerbstätigkeit befreit, sofern sie nicht freiwillig weiterarbeiten möchte. Die Zustimmung zur Weiterarbeit kann die Frau jederzeit widerrufen.

Pathologische Erscheinungen im dritten Trimenon

- Schwangerschaftsinduzierte Hypertonie, Präeklampsie, Eklampsie (➤ 11.8.2)
- HELLP-Syndrom (➤ 11.8.2)
- Vorzeitige Wehen, Frühgeburt (➤ 11.4.1)
- Plazenta-Komplikationen (➤ 11.5.2).

9.6.4 Mehrlingsschwangerschaften

Ursache und Häufigkeit von Mehrlingsschwangerschaften ➤ 9.4.1

Frauen mit **Mehrlingsschwangerschaften** (➤ Abb. 9.8) sind in erster Linie als gesunde Schwangere anzusehen. Allerdings bringt eine Mehrlingsschwangerschaft eine Mehrbelastung mit sich. Mehrlingsmütter brauchen mehr Verständnis, Beratung und Unterstützung. Häufig sind Schwangerschaftsbeschwerden wie Übelkeit und Erbrechen, Sodbrennen, Schluckauf, Harninkontinenz, Ödeme und Varikosis verstärkt. Die schnell wachsende Gebärmutter bedingt schon bald einen Zwerchfellhochstand, der bei der Schwangeren zu Kurzatmigkeit führt.

Hauptprobleme, die bei Mehrlingsschwangerschaften statistisch häufiger auftreten

- Anämien (➤ 9.6.2)
- Hypertonie
- Gestationsdiabetes (➤ 11.9.1)
- Gestosen (➤ 11.8)
- Zervixinsuffizienz (➤ 11.2)
- Vorzeitige Wehen (➤ 11.4.1)
- Intrauterine Wachstumsverzögerungen
- Frühgeburten (➤ 11.4.1)
- Lageanomalien (➤ 13.2.1)
- Operative Geburten
- Kindliche Fehlbildungen.

Sowohl mütterliche als auch kindliche Morbidität und Mortalität sind erhöht [8].

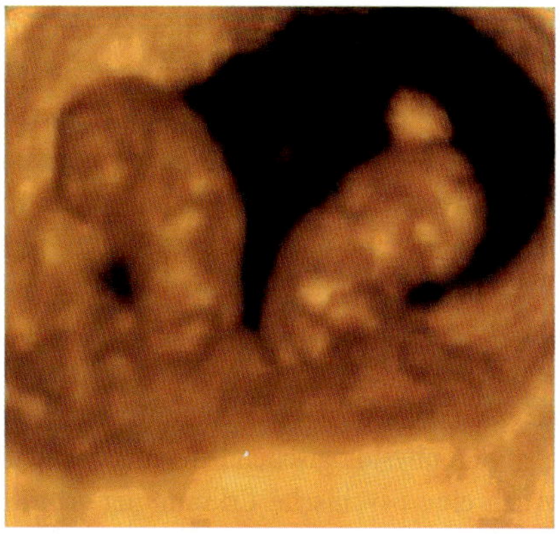

Abb. 9.8 Zweieiige Zwillinge in der 5. SSW [X218]

Aufgrund der beengten Platzverhältnisse finden sich bei Zwillings- und erst recht bei Drillingsgraviditäten häufig vorzeitige Wehen und die Schwangerschaft dauert selten bis zum errechneten Termin. Meist findet die Geburt bei Zwillingen in der 37.–38. SSW statt, bei höhergradigen Mehrlingen noch früher. Die rechtzeitige Teilnahme an einem Geburtsvorbereitungskurs (➤ 9.7.4) ist daher sinnvoll.

Bei Zwillingen wird, je nach Lage der Kinder, eine vaginale Geburt angestrebt, bei höhergradigen Mehrlingen (drei und mehr Kinder) eine Kaiserschnittentbindung empfohlen (➤ 13.2.7, ➤ 13.5.3).

Nach der Geburt sind Mehrlingsmütter einer extremen Mehrbelastung ausgesetzt. Umso wichtiger ist es, sie über mögliche Hilfen zu informieren: So übernehmen Krankenkassen die Kosten für eine Haushaltshilfe und Jugend- und Sozialämter gewähren unter Umständen eine finanzielle Unterstützung. Sehr hilfreich sind Elterninitiativen, deren Adressen den Eltern mitgegeben werden sollten [27, 28].

Mutterschutz bei Mehrlingsschwangerschaften ➤ 9.7.3

9.7 Schwangerenvorsorge

DEFINITION

Schwangerenvorsorge: Maßnahme der geburtshilflichen Präventivversorgung, um die Gesundheit von Mutter und Kind zu schützen bzw. zu erhalten.

Im Rahmen der durch die *Mutterschaftsrichtlinie* geregelten Schwangerenvorsorge werden Frauen mit unkompliziertem Schwangerschaftsverlauf in den ersten Monaten alle vier Wochen und ab der 32. Schwangerschaftswoche alle zwei Wochen untersucht. Bei Mehrlingsschwangerschaften oder anderen Risiken sind häufigere Kontrolluntersuchungen erforderlich.

Risikoschwangerschaft

Schwangerschaft ist ein physiologischer Entwicklungsprozess, der den weiblichen Organismus „naturgemäß" anatomisch und funktionell stark verändert und eine hohe Anpassungsleistung fordert. Daher ist er für die werdende Mutter nicht risikolos. Eine sorgfältige Anamnese (➤ 9.7.1) bildet die Basis für die Erhebung möglicher

Risiken. Die Diagnose **„Risikoschwangerschaft"** bedeutet jedoch nicht unbedingt, dass eine unmittelbare Gefährdung der Schwangeren und/oder des Fetus besteht. Vielmehr wird bei der Risikoeinschätzung zwischen anamnestischen und für die bestehende Schwangerschaft prognostisch bedeutsamen Risiken unterschieden. Eine Reihe anamnestisch erhobener Risiken wie chronische Erkrankungen, z. B. Asthma bronchiale, Morbus Crohn, Struma, und organische Erkrankungen, z. B. essenzielle Hypertonie, Erkrankungen des Stoffwechsels, z. B. Diabetes mellitus, Infektionen, Krebs-, Skelett- und Gelenkerkrankungen und Fehlbildungen können den physiologischen Schwangerschaftsverlauf beeinträchtigen. Auch eine psychische Erkrankung erfordert besondere Aufmerksamkeit und ggf. eine der Schwangerschaft angepasste Therapie [9]. Die anamnestischen Risikofaktoren werden im Abschnitt A des Mutterpasses „Anamnese und allgemeine Befunde" bei der ersten Vorsorgeuntersuchung eingetragen.

Für die bestehende Schwangerschaft und die anstehende Geburt prognostisch bedeutsam sind auch anamnestische Risikofaktoren aus der gynäkologischen und geburtshilflichen Anamnese einer Frau. Dazu gehören u. a. Anzahl und Verlauf von früheren Schwangerschaften, Geburten und Wochenbetten, z. B.

- Fehl- oder Frühgeburten
- Operative Eingriffe am Uterus
- Gestationshypertonie und Präeklampsie
- Schwangerschaftsfolgen
- Wochenbettdepressionen
- Sterilitätsbehandlungen
- Größere Geburtsverletzungen und Geburtskomplikationen.

Von evtl. vorhandenen anamnestischen Risikofaktoren zu unterscheiden sind Risiken, die sich aus dem Verlauf der derzeitigen Schwangerschaft ergeben können, z. B. ein anomaler Sitz der Plazenta, Blutungen, vorzeitige Wehen, eine Mehrlingsschwangerschaft, Infektionen oder hypertensive Erkrankungen (➤ 11.8.2). Auch psychosoziale Faktoren wie sozioökonomischer Status, Alter, z. B. Minderjährigkeit, psychische Erkrankungen, berufliche Tätigkeit oder Migrationshintergrund (➤ Abb. 9.9) können Risiken darstellen. Die Risiken, die sich aus dem derzeitigen Schwangerschaftsverlauf ergeben, werden in Abschnitt B des Mutterpasses „Besondere Befunde im Schwangerschaftsverlauf" eingetragen.

Bei einer Risikoschwangerschaft mit erhöhter Gefährdung für die werdende Mutter und/oder das Kind werden zusätzliche Untersuchungen und ggf. häufigere Kontrollen durchgeführt, um eine evtl. notwendige Therapie rechtzeitig einzuleiten. Sinnvollerweise wird eine Risikoschwangere interprofessionell betreut und versorgt – mit einer guten Absprache zwischen den verschiedenen Disziplinen und Versorgenden.

Historisch gesehen hat die fortschreitend immer intensivere Schwangerenvorsorge nicht nur den wünschenswerten Effekt einer hohen Akzeptanz und Inanspruchnahme, sondern auch eine immense Erweiterung des Risikobegriffs und eine damit einhergehende Medikalisierung und Pathologisierung der Schwangerschaft zur Folge: In Deutschland werden mittlerweile 70–80 % der Schwangeren der Kategorie „Risikoschwangere" zugeordnet [12]. Laut WHO sollten jedoch 60–80 % der Schwangeren eine normal verlaufende Schwangerschaft haben [13]. Eine umfassende Schwangerenbetreuung, die eine prinzipiell salutogenetische Sichtweise mit Wissen um mögliche Pathologien vereint, sollte bedürfnisgerecht und aufmerksam für veränderliche Befindlichkeiten von Mutter und Kind erfolgen. Ziel dabei ist, das Grundvertrauen von Frauen in ihre eigene Kompetenz zu stärken. Beim Umgang mit dem Begriff „Risikoschwangerschaft" ist es daher wichtig, die tatsächlichen (evidenzbasierten) Risiken von den vermeintlichen Risiken, z. B. höheres Alter der Frau, zu unterscheiden [1] und diese sorgsam, z. B. in der Wortwahl, an die Frauen zu kommunizieren.

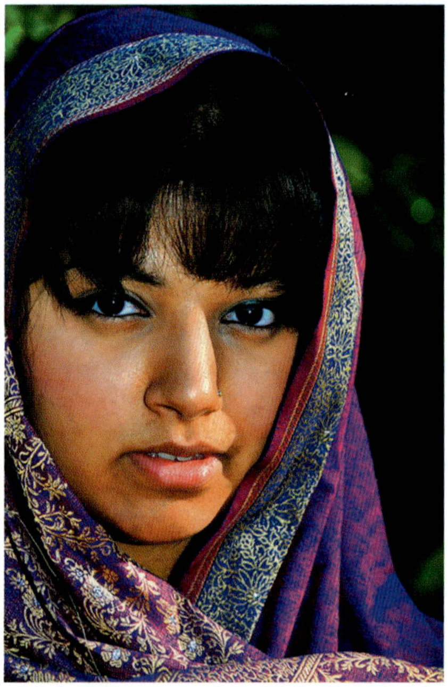

Abb. 9.9 Bei Frauen mit Migrationshintergrund sind sowohl die Säuglingssterblichkeit als auch die perinatale Mortalität unabhängig vom Alter der Schwangeren und der Zahl der Schwangerschaften, jedoch abhängig vom Herkunftsland, der individuellen Migrationsgeschichte und des sozioökonomischen Status in Deutschland erhöht. Die Ursachen hierfür liegen häufig an einem schlechteren Zugang zu Informationen aufgrund von Sprachbarrieren sowie oft damit verbunden zu medizinischer und psychosozialer Versorgung. Daraus resultieren z. B. eine erhöhte Häufigkeit von Infektionen und eine auch daraus resultierende Frühgeburtlichkeit [10]. [J787]

9.7.1 Untersuchungen

Die Schwangere wird regelmäßig untersucht. Dazu gehören [14]:

- **Untersuchungen im Rahmen der ersten Vorstellung**
  - Schwangerschaftsfeststellung
  - Anamnese (Familienanamnese, Eigenanamnese, geburtshilflich-gynäkologische Anamnese, psychosoziale, sozioökonomische und berufliche Situation) sowie Errechnung des voraussichtlichen Geburtstermins bzw. -zeitraums und der Mutterschutzfrist (➤ 9.2)
  - Fragen nach aktuellen Beschwerden, z. B. Blutungen, Schmerzen
  - Feststellen des Körpergewichts (Gewichtszunahmen in der Schwangerschaft ➤ 9.6.2), und Erhebung des Ausgangs-BMI (➤ 9.6.2, ➤ 1.2.2, ➤ Abb. 1.2)

9

- Blutdruckmessung, da ein erhöhter Blutdruck Schwangere und Kind gefährdet sowie Ausgangspunkt für eine schwangerschaftsinduzierte Hypertonie, Präeklampsie etc. sein kann (➤ 11.8.2)
- Urinuntersuchung mit Teststreifen zum Screening auf Leukozyturie und Bakteriurie (Pyelonephritis?), Proteinurie (Präeklampsie?), Glukosurie (Schwangerschaftsdiabetes?) und Ketonurie (Azidose?); je nach Befund können weitergehende mikroskopische, bakteriologische oder klinisch-chemische Urinuntersuchungen (➤ 1.3.5) notwendig sein
- Blutgruppen- und Rhesusfaktorbestimmung mit Antikörpersuchtest
- Test auf Röteln-Antikörper bei Schwangeren ohne Rötelnimmunität
- Kleines Blutbild um den Hb zu bestimmen; Empfehlenswert, jedoch nicht Bestandteil der Mutterschaftsrichtlinie wäre die Bestimmung des Ferritinwerts. Eine hochgradige Eisenmangelanämie gefährdet das Kind. Dann ist die Gabe von Eisenpräparaten angezeigt
- Je nach Risiko oder Infektionszeichen der Schwangeren fallen serologische Untersuchungen an, z. B. auf Toxoplasmose
- Körperliche Untersuchung mit Inspektion hinsichtlich Varizen, Ödemen, Skelettanomalien; Palpation der Mammae zum Ausschluss eines Mammakarzinoms (➤ 2.9)
- Gynäkologische Untersuchung (➤ 1.3.4) zur Kontrolle von Portio und Muttermund; eine vorzeitige Öffnung des Muttermunds ist Zeichen einer drohenden Frühgeburt. Kritisch ist hier anzumerken, dass der Untersuchungsumfang in der Richtlinie unklar ist, sodass es z. T. zur regelmäßigen Kontrolle von Portio und Muttermund kommt. Als Screeningmethode hinsichtlich Frühgeburtsbestrebungen ist diese jedoch nicht evidenzbasiert
- Abstrichentnahme zur Früherkennung eines Zervixkarzinoms (➤ 3.12.5)
- Chlamydien-Test (➤ 3.14.4) aus dem Urin. Dieser ist Bestandteil der Mutterschaftsrichtlinien und wird auch bezahlt. Sinnvoller wäre ein Zervixabstrich, da weniger die Urethritis als vielmehr die Zervizitis durch Chlamydien hier relevant ist.
- Beratung (➤ 9.7.3) zu allen die Schwangerschaft und Geburt betreffenden Fragen und Problemen sowie evtl. Weitervermittlung der Frau an Beratungsstellen oder andere Professionen; hier ist v. a. die Ernährungsberatung zu nennen, aber auch die Beratung zu Sport, Reisen, Genussmittel etc.
- Beratung zu Fragen der vorgeburtlichen Diagnostik (➤ 10)

• **Routineuntersuchungen bei jedem Besuch**
  - Fragen nach Beschwerden, z. B. Blutungen, seit dem letzten Termin beim Arzt oder der Hebamme
  - Messung des Symphysen-Fundus-Abstands und Kontrolle der Lage und Stellung des Kindes mittels Leopold-Handgriffen (➤ 12.1.1) – evidenzbasiert ist diese Kontrolle erst ab der 36. SSW, da sie nur dann geburtshilfliche Relevanz hat
  - Feststellen des Körpergewichts, um Gewichtszunahmen in der Schwangerschaft und Entwicklung des BMI zu beobachten (➤ 9.6.2)
  - Blutdruckmessung (siehe oben)
  - Urinuntersuchung (siehe oben)
  - In regelmäßigen Abständen Hb-Bestimmung im mütterlichen Blut (physiologische Schwangerschaftsanämie ➤ 9.6.2); eine hochgradige Anämie gefährdet das Kind. Dann ist die Gabe von Eisenpräparaten angezeigt
  - Gynäkologische Untersuchung (➤ 1.3.4) zur Kontrolle von Portio und Muttermund (siehe oben)
  - Beratung (➤ 9.7.3) zu allen die Schwangerschaft und Geburt betreffenden Fragen und Problemen sowie evtl. Weitervermittlung der Frau an Experten oder Beratungsstellen

• **Untersuchungen zu bestimmten Zeitpunkten**
  - Laut Mutterschaftsrichtlinie in der 24. – 27+6 SSW Provokationstest mit 50 g Glukose; bei hohen Blutzuckerwerten zeitnah gefolgt von einem oralen Glukosetoleranztest (oGTT) mit 75 g Glukose (➤ 11.9.1)
  - 24.–27. SSW: zweiter Antikörpersuchtest (siehe oben)
  - 28.–30. SSW: bei Rh-negativen Müttern routinemäßige Anti-D-Prophylaxe (➤ 11.7.2)
  - Nach der 32. SSW und möglichst nah am Geburtstermin: serologische Untersuchung auf Hepatitis B, da das Kind postpartal infiziert werden kann und bei entsprechendem Befund unmittelbar nach der Geburt aktiv und passiv geimpft werden muss
  - Ab der 36. SSW. Abstrichentnahmen zur Erkennung von Infektionen des weiblichen Genitales mit B-Streptokokken (➤ 1.3.6).

Zusätzlich werden bei Bedarf neben den drei Routine-Sonografien (Screening) weitere Ultraschalluntersuchungen und/oder in späteren Schwangerschaftsstadien bei Vorliegen bestimmter Indikationen ein CTG durchgeführt (➤ 12.1.2). Bei besonderen Risiken, Auffälligkeiten oder auch auf Wunsch der Frau kommen nach ausführlichen Beratungsgesprächen Maßnahmen zur pränatalen Diagnostik (➤ 10) zur Anwendung.

Sonografie

Sonografie zur Diagnostik von Chromosomenanomalien und Fehlbildungen ➤ 10.3.2

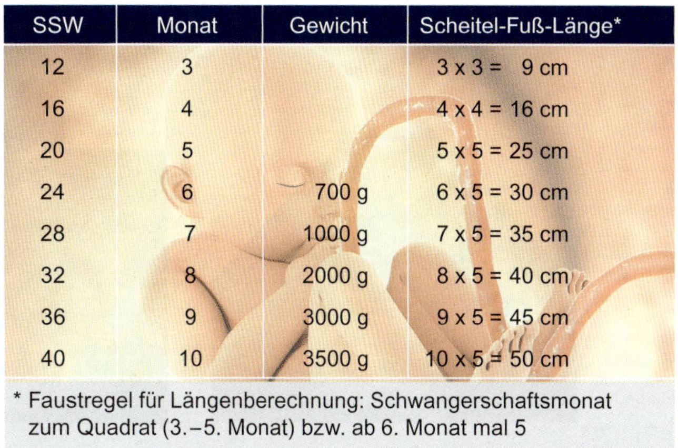

SSW	Monat	Gewicht	Scheitel-Fuß-Länge*
12	3		3 x 3 = 9 cm
16	4		4 x 4 = 16 cm
20	5		5 x 5 = 25 cm
24	6	700 g	6 x 5 = 30 cm
28	7	1000 g	7 x 5 = 35 cm
32	8	2000 g	8 x 5 = 40 cm
36	9	3000 g	9 x 5 = 45 cm
40	10	3500 g	10 x 5 = 50 cm

* Faustregel für Längenberechnung: Schwangerschaftsmonat zum Quadrat (3.–5. Monat) bzw. ab 6. Monat mal 5

Abb. 9.10 Normale Kindslänge und physiologisches Gewicht in Abhängigkeit von der Schwangerschaftsdauer [Foto: J787]

Während einer physiologisch verlaufenden Schwangerschaft sind gemäß der Mutterschaftsrichtlinie drei **Sonografieuntersuchungen** (Ultraschallscreening) (➤ Abb. 9.11) durch den Arzt vorgesehen. Ziel der Untersuchungen ist, das Gestationsalter genau zu bestimmen, die somatische Entwicklung des Fetus zu kontrollieren, nach auffälligen fetalen Merkmalen zu suchen und Mehrlingsschwangerschaften frühzeitig zu erkennen. Je nach Stadium der Schwangerschaft kommen weitere Ziele hinzu:

- 8+0–11+6 SSW: Feststellung der Schwangerschaft, intrauteriner Sitz, Abschätzung oder ggf. Korrektur des Geburtstermins, erste Suche nach Auffälligkeiten, z. B. vergrößertes „Nackenödem“
- 18+0–21+6 SSW: Nachweis des kindlichen Wachstums, Hinweise für Entwicklungsstörungen, z. B. Fruchtwassermenge, körperliche Entwicklung, Plazentalokalisation und -struktur. In diesem Zeitraum kann auch eine erweiterte Ultraschalldiagnostik der fetalen Morphologie durch einen besonders qualifizierten Untersucher stattfinden.
- 28+0–31+6 SSW: Kontrolle der Hinweise für Entwicklungsstörungen (siehe oben), Kindslage. Zudem erlaubt die Sonografie, die Lebenszeichen des Kindes – Herzaktion und Bewegungen – in wenigen Sekunden zu überprüfen.

Weitere Ultraschalluntersuchungen werden nur bei einer bestehenden Indikation durchgeführt. Vielen Eltern ist nicht bewusst, dass eine Ultraschalluntersuchung kein „Babyfernsehen“, sondern ein medizinisches Instrumentarium zur pränatalen Diagnostik mit evtl. weitreichenden Konsequenzen (➤ 10) ist.

Doppler-Sonografie

Mit Hilfe der **Doppler-Sonografie** (➤ Abb. 9.12) können die Strömungsverhältnisse in den kindlichen Blutgefäßen beurteilt werden. Auf diese Weise lassen sich z. B. Gefäßwiderstände und Minderdurchblutungen in den fetalen Gefäßen oder der Plazenta erkennen. Diese Untersuchung wird mit speziellen Ultraschallgeräten durchgeführt.

Indiziert ist sie z. B. bei V. a. fetale Wachstumsretardierung, begründetem Verdacht auf Fehlbildungen oder fetale Erkrankungen, Mehrlingsschwangerschaften mit unterschiedlichem Wachstum der Feten sowie bei schwangerschaftsbedingter Hypertonie oder Z. n. Präeklampsie (➤ 11.8.2).

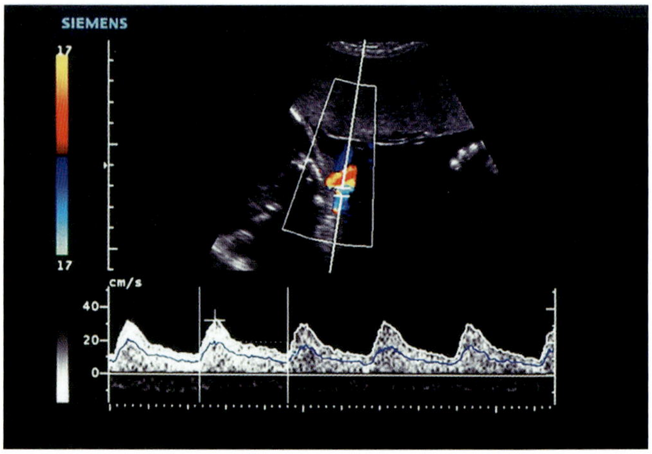

Abb. 9.12 Doppler-Sonografie der Nabelschnurarterie: Jede „Erhebung“ entspricht einem kindlichen Pulsschlag. Es ist zu erkennen, dass während der Systole (hoher Gipfel) und während der Diastole (flachere Strecke danach) immer Blut fließt, da die Kurve nie die Null-Linie erreicht. Es handelt sich hier um ein normales Strömungsprofil. [T192]

9.7.2 Mutterpass

Die Ergebnisse der Untersuchungen werden in den Mutterpass (➤ Abb. 9.13, ➤ Abb. 9.14, ➤ Abb. 9.15, ➤ Abb. 9.16) eingetragen, den die Schwangere stets bei sich tragen sollte. Nach der Schwangerschaft wird er dem Untersuchungsheft für das Neugeborene beigelegt, sodass der Kinderarzt die für das Kind relevanten Daten entnehmen kann. Der Mutterpass bietet Platz für die Dokumentation von zwei Schwangerschaften.

Seit 2022 kann der Mutterpass auch in elektronischer Form als E-Mutterpass in der ePA (elektronische Patientenakte) zur Dokumentation der Vorsorgeuntersuchungen genutzt werden.

Im vorderen Teil finden sich die Ergebnisse der ausführlichen Erstanamnese, der ersten Vorsorgeuntersuchung, die Termin- und Geburtszeitraumbestimmung und die Ergebnisse der serologischen Untersuchungen. Ausnahmen sind die Ergebnisse der Untersuchung auf Syphilis und HIV-Infektion, die grundsätzlich nicht dokumentiert werden dürfen. Es wird lediglich vermerkt, dass die Untersuchungen durchgeführt wurden.

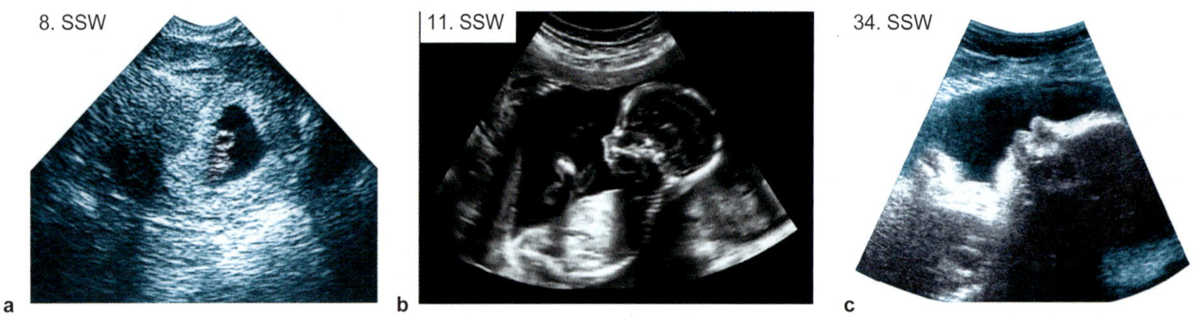

Abb. 9.11 Sonografiebefund des Ungeborenen im Uterus in der 8. SSW (a), 11. SSW (b) und 34. SSW (c). Auf Bild c sind der Kopf und der Oberkörper des Fetus zu sehen. [O144 (a), J787 (b), O145 (c)]

9

Stempel des Arztes/der Klinik/der mitbetreuenden Hebamme

1	2
3	4

Mein nächster Untersuchungstermin:

Tag	Uhrzeit	Tag	Uhrzeit

1

Name: ______

Vorname: ______ geb. am: ______

Wohnort: ______

Bei Namensänderung: Name: ______

Wohnort: ______

Laboruntersuchungen und Rötelnschutz

Blutgruppenzugehörigkeit

A B O

RhD-Status der Schwangeren, RhD-positiv/RhD-negativ *)

*) RhD-positiv bzw. RhD-negativ wörtlich eintragen

Diese Eintragungen entbinden den behandelnden Arzt nicht von seiner Sorgfaltspflicht (z.B. Kreuzprobe)

Datum der Untersuchung: ______

Protokoll-Nr. des Laboratoriums: ______

Antikörper-Suchtest

negativ ☐ positiv, Titer 1: ______

Datum der Untersuchung: ______

Protokoll-Nr. des Laboratoriums: ______

Röteln-Impfung

Nachweis über zwei erfolgte Röteln-impfungen liegt vor: ja ☐ nein ☐

Röteln-Antikörpertest

negativ ☐ positiv, Titer 1: ______

bzw. ☐ IE/ml: ______

Immunität anzunehmen ja ☐ nein ☐

Datum der Untersuchung: ______

Protokoll-Nr. des Laboratoriums: ______

ggf. ergänzende serologische Unter-suchungen: ______

Influenza-Impfung in der Schwangerschaft ja ☐ nein ☐

Pertussis-Impfung in der Schwangerschaft ja ☐ nein ☐

2 Stempel des Arztes Unterschrift des Arztes

Nachweis von Chlamydia trachomatis-DNA aus einer Urinprobe mittels Nukleinsäure-amplifizierendem Test (NAT)

negativ ☐ positiv ☐

Datum der Untersuchung: ______

Protokoll-Nr. des Laboratoriums: ______

Stempel und Unterschrift des Arztes

LSR durchgeführt

am: ______

Protokoll-Nr.: ______

Stempel und Unterschrift des Arztes

(ggf. Ergebnisse weiterer serologischer Untersuchungen siehe Seite 4)

Antikörper-Suchtest-Kontrolle

negativ ☐ positiv, Titer 1: ______

Datum der Untersuchung: ______

Protokoll-Nr. des Laboratoriums: ______

Stempel und Unterschrift des Arztes

Antikörper-Suchtest-Kontrolle

negativ ☐ positiv, Titer 1: ______

Datum der Untersuchung: ______

Protokoll-Nr. des Laboratoriums: ______

Stempel und Unterschrift des Arztes

Röteln-HAH-Test-Kontrolle
(vgl. Abschnitt C Nr. 1 zu b) der Mutterschafts-Richtlinien)

negativ ☐ positiv, Titer 1: ______

Datum der Untersuchung: ______

Protokoll-Nr. des Laboratoriums: ______

ggf. ergänzende serologische Unter-suchungen: ______

Stempel und Unterschrift des Arztes

Nachweis von HBs-Antigen aus dem Serum

negativ ☐ positiv ☐

Datum der Untersuchung: ______

Protokoll-Nr. des Laboratoriums: ______

Stempel und Unterschrift des Arztes

3

Bestimmung des fetalen *RHD*-Status bei RhD-negativen Schwangeren mittels NIPT-*RHD*

RHD-Status des Feten, *RHD*-positiv/*RHD*-negativ *) / Kein Ergebnis

*) *RHD*-positiv bzw. *RHD*-negativ wörtlich eintragen

Datum der Untersuchung: ______

Protokoll-Nr. des Laboratoriums: ______

Stempel und Unterschrift des Arztes

Angaben zu vorangegangenen Schwangerschaften

Jahr	Ausgang der Schwangerschaften und Geburten (Spontange-burt, Sectio, vag. Operation, Abort, Abruptio, EU, Schwanger-schaftsdauer in Wochen, Geburtsverlauf, Komplikationen, Kindsgewicht, Geschlecht):

Beratung der Schwangeren

a) Ernährung (u.a. Jodzufuhr), Medikamente, Genussmittel (Alkohol, Tabak und andere Drogen) ☐
b) Tätigkeit/Beruf, Sport, Reisen ☐
c) Risikoberatung ☐
d) Geburtsvorbereitung/Schwangerschaftsgymnastik ☐
e) Krebsfrüherkennungsuntersuchung ☐
f) Zum HIV-Antikörpertest ☐
• HIV-Antikörpertest durchgeführt: ja ☐ nein ☐
g) Zur Mundgesundheit ☐

4

Abb. 9.13 Auszug aus dem Mutterpass [W868]

Gravidogramm

Zweiter Ak-Suchtest (24.-27. SSW) am: ____________
Anti-D-Prophylaxe (28.-30. SSW) am: ____________
Untersuchung auf Hepatitis B (32.-40. SSW) am: ____________
In der Entbindungsklinik vorgestellt am: ____________

	Datum	Schwangerschaftswoche	SSW ggf. Korr.	Fundusstand Symph.-Fundusabstand	Kindslage	Herztöne	Kindsbewegung	Ödeme	Varikosis	Gewicht	RR syst./diast.	Hb (Ery)	Eiweiß / Zucker / (Nitrit) / (Blut) Sediment ggf. Bakteriolog. Bef.	Vaginale Untersuchung	Risiko-Nr. nach Katalog B	Sonstiges/Therapie/Maßnahmen
1.											/					
2.											/					
3.											/					
4.											/					
5.											/					
6.											/					
7.											/					
8.											/					
9.											/					
10.											/					
11.											/					
12.											/					
13.											/					
14.											/					

7 8

ULTRASCHALL- UNTERSUCHUNGEN

Bemerkungen: (z.B. Ergebnisse aus vorausgegangener Ultraschalluntersuchung)

Datum	SSW (LR)	SSW korrigiert	I. Screening 8 + 0 bis 11 + 6 SSW

Intrauteriner Sitz: ❍ ja ❍ nein
Embryo darstellbar: ❍ ja ❍ nein
Herzaktion: ❍ ja ❍ nein
Mehrlinge: ❍ nein ❍ ja
monochorial: ❍ nein ❍ ja
Auffälligkeiten: ❍ ja ❍ nein ❍ Kontrolle

Zeitgerechte Entwicklung: ❍ ja ❍ nein ❍ Kontrolle

Konsiliaruntersuchung veranlasst: ❍ nein ❍ ja

FS	SSL	BPD

Biometrie I

Bemerkungen:

Datum	SSW (LR)	SSW korrigiert	II. Screening 18 + 0 bis 21 + 6 SSW

a)
Einling: ❍ ja ❍ nein
Herzaktion: ❍ ja ❍ nein
Plazentalok./-struktur: ❍ normal ❍ Kontrolle
Kommentar:

Zeitgerechte Entwicklung: ❍ ja ❍ nein ❍ Kontrolle

b)
Kopf:
Ventrikelauffälligkeiten ❍ ja ❍ nein
Auffälligkeiten der Kopfform ❍ ja ❍ nein
Darstellbarkeit des Kleinhirns ❍ ja ❍ nein

Hals und Rücken:
Unregelmäßigkeiten der dorsalen Hautkontur ❍ ja ❍ nein

Thorax:
Auffällige Herz/Thorax-Relation (Blickdiagnose) ❍ ja ❍ nein
Linksseitige Herzposition ❍ ja ❍ nein
Persistierende Arrhythmie im Untersuchungszeitraum ❍ ja ❍ nein
Darstellbarkeit des Vier-Kammer-Blicks ❍ ja ❍ nein

Rumpf:
Konturunterbrechung an der vorderen Bauchwand ❍ ja ❍ nein
Darstellbarkeit des Magens im linken Oberbauch ❍ ja ❍ nein
Darstellbarkeit der Harnblase ❍ ja ❍ nein

BPD	FOD/KU	ATD	APD/AU	FL

Kontrollbedürftige Befunde hinsichtlich
Fruchtwassermenge: ❍ nein ❍ ja
körperl. Entwicklung: ❍ nein ❍ ja

Konsiliaruntersuchung veranlasst: ❍ nein ❍ ja

Bemerkungen: Biometrie II

Datum	SSW (LR)		III. Screening 28 + 0 bis 31 + 6 SSW

Einling: ❍ ja ❍ nein
Kindslage:
Herzaktion: ❍ ja ❍ nein
Plazentalok./-struktur: ❍ normal ❍ Kontrolle
Kommentar:

Zeitgerechte Entwicklung: ❍ ja ❍ nein ❍ Kontrolle

Kontrollbedürftige Befunde hinsichtlich
Fruchtwassermenge: ❍ nein ❍ ja
körperl. Entwicklung: ❍ nein ❍ ja

Konsiliaruntersuchung veranlasst: ❍ nein ❍ ja

BPD	FOD/KU	ATD	APD/AU	FL

Bemerkungen: Biometrie III

10 11

Abb. 9.14 Auszug aus dem Mutterpass [W868]

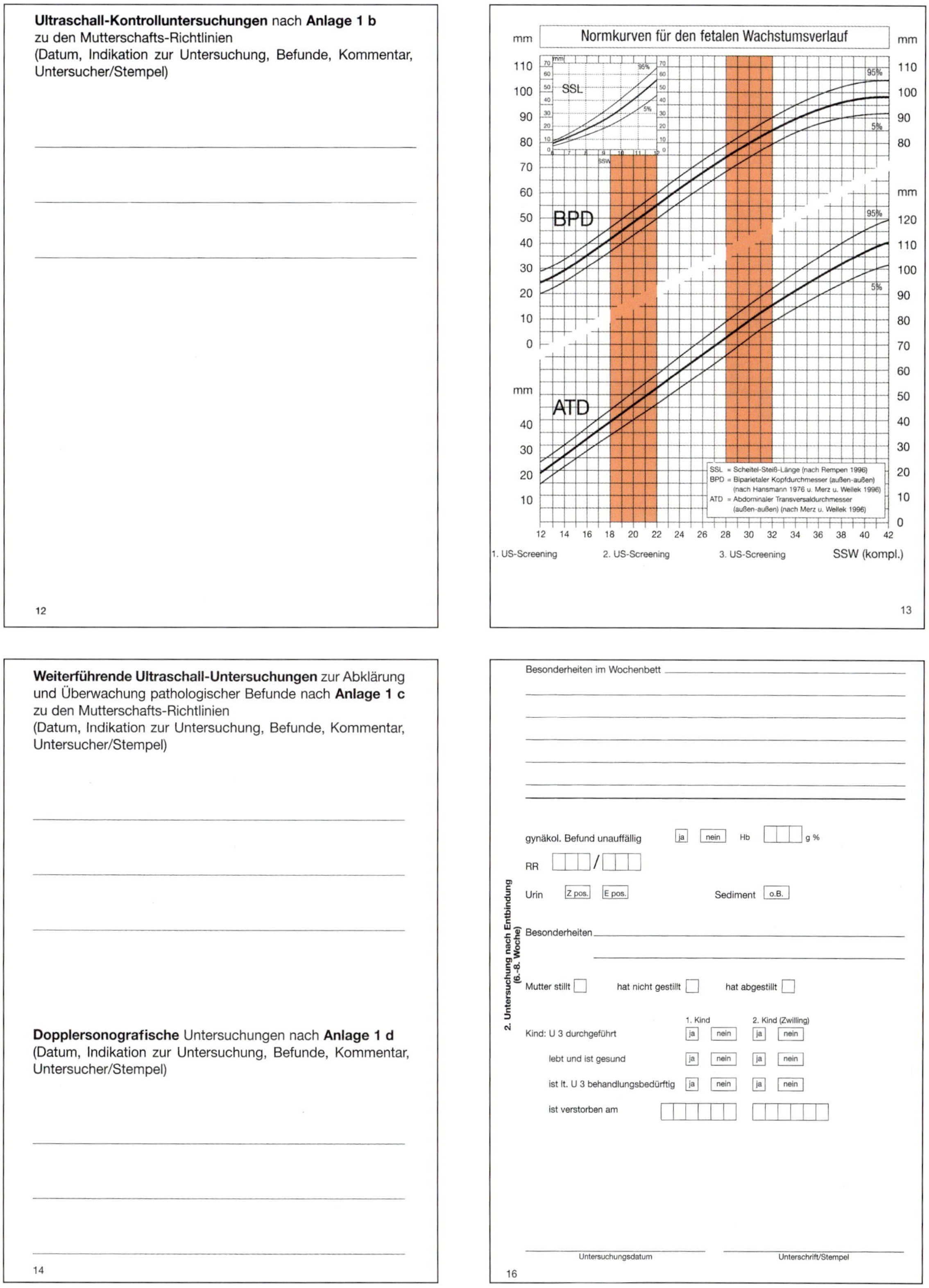
Ultraschall-Kontrolluntersuchungen nach **Anlage 1 b** zu den Mutterschafts-Richtlinien
(Datum, Indikation zur Untersuchung, Befunde, Kommentar, Untersucher/Stempel)

12

13

Weiterführende Ultraschall-Untersuchungen zur Abklärung und Überwachung pathologischer Befunde nach **Anlage 1 c** zu den Mutterschafts-Richtlinien
(Datum, Indikation zur Untersuchung, Befunde, Kommentar, Untersucher/Stempel)

Dopplersonografische Untersuchungen nach **Anlage 1 d**
(Datum, Indikation zur Untersuchung, Befunde, Kommentar, Untersucher/Stempel)

14

Besonderheiten im Wochenbett

2. Untersuchung nach Entbindung (6.–8. Woche)

gynäkol. Befund unauffällig ja nein Hb g %

RR /

Urin Z pos. E pos. Sediment o.B.

Besonderheiten

Mutter stillt hat nicht gestillt hat abgestillt

	1. Kind		2. Kind (Zwilling)	
Kind: U 3 durchgeführt	ja	nein	ja	nein
lebt und ist gesund	ja	nein	ja	nein
ist lt. U 3 behandlungsbedürftig	ja	nein	ja	nein
ist verstorben am				

Untersuchungsdatum Unterschrift/Stempel

16

Abb. 9.15 Auszug aus dem Mutterpass [W868]

9

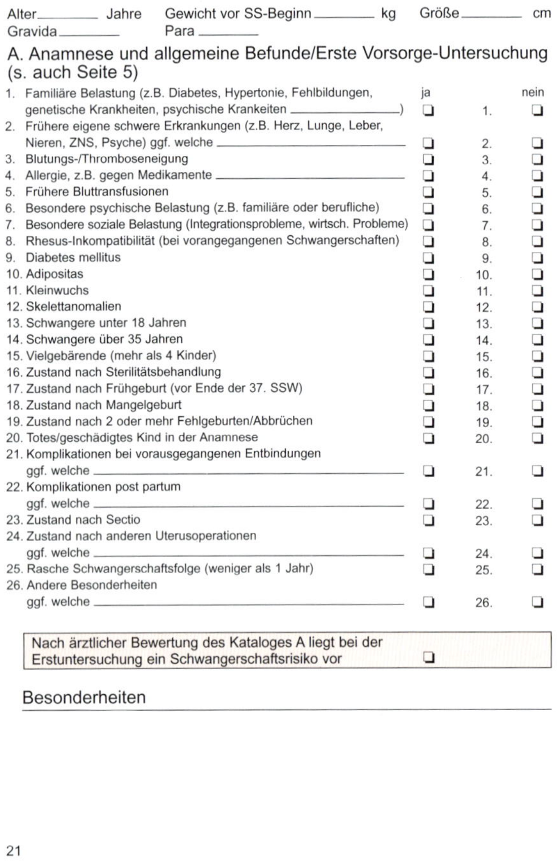
Alter______ Jahre Gewicht vor SS-Beginn______ kg Größe______ cm
Gravida______ Para______

A. Anamnese und allgemeine Befunde/Erste Vorsorge-Untersuchung (s. auch Seite 5)

	ja		nein
1. Familiäre Belastung (z.B. Diabetes, Hypertonie, Fehlbildungen, genetische Krankheiten, psychische Krankeiten ______)	❑	1.	❑
2. Frühere eigene schwere Erkrankungen (z.B. Herz, Lunge, Leber, Nieren, ZNS, Psyche) ggf. welche ______	❑	2.	❑
3. Blutungs-/Thromboseneigung	❑	3.	❑
4. Allergie, z.B. gegen Medikamente ______	❑	4.	❑
5. Frühere Bluttransfusionen	❑	5.	❑
6. Besondere psychische Belastung (z.B. familiäre oder berufliche)	❑	6.	❑
7. Besondere soziale Belastung (Integrationsprobleme, wirtsch. Probleme)	❑	7.	❑
8. Rhesus-Inkompatibilität (bei vorangegangenen Schwangerschaften)	❑	8.	❑
9. Diabetes mellitus	❑	9.	❑
10. Adipositas	❑	10.	❑
11. Kleinwuchs	❑	11.	❑
12. Skelettanomalien	❑	12.	❑
13. Schwangere unter 18 Jahren	❑	13.	❑
14. Schwangere über 35 Jahren	❑	14.	❑
15. Vielgebärende (mehr als 4 Kinder)	❑	15.	❑
16. Zustand nach Sterilitätsbehandlung	❑	16.	❑
17. Zustand nach Frühgeburt (vor Ende der 37. SSW)	❑	17.	❑
18. Zustand nach Mangelgeburt	❑	18.	❑
19. Zustand nach 2 oder mehr Fehlgeburten/Abbrüchen	❑	19.	❑
20. Totes/geschädigtes Kind in der Anamnese	❑	20.	❑
21. Komplikationen bei vorausgegangenen Entbindungen ggf. welche ______	❑	21.	❑
22. Komplikationen post partum ggf. welche ______	❑	22.	❑
23. Zustand nach Sectio	❑	23.	❑
24. Zustand nach anderen Uterusoperationen ggf. welche ______	❑	24.	❑
25. Rasche Schwangerschaftsfolge (weniger als 1 Jahr)	❑	25.	❑
26. Andere Besonderheiten ggf. welche ______	❑	26.	❑

Nach ärztlicher Bewertung des Kataloges A liegt bei der Erstuntersuchung ein Schwangerschaftsrisiko vor ❑

Besonderheiten

21

Abb. 9.16 Auszug aus dem Mutterpass [W868]

In das sog. Gravidogramm werden die Befunde der einzelnen Vorsorgeuntersuchungen eingetragen. Eine weitere Seite ist CTG-Befunden und den Ergebnissen der Ultraschalldiagnostik vorbehalten. Letztere sollten zur schnellen Übersicht etwaiger Abweichungen von der regelrechten Wachstumskurve in die nachfolgende Grafik eingetragen werden. Dieser Übertrag ist jedoch nicht in allen ärztlichen Praxen Usus (➤ Abb. 9.10).

Auf der letzten Seite sind in kurzgefasster Form relevante Daten zu Geburt und Wochenbett dokumentiert.

Manchmal werden in den Patientenunterlagen Abkürzungen wie IVg IIp oder 4 g 2p verwendet. Dies bedeutet Viert-Gravida Zweit-Para.

- **Gravida** gibt die Anzahl aller bisherigen Schwangerschaften einschließlich der aktuellen sowie aller durch Fehlgeburt oder Abbruch vorzeitig beendeten Schwangerschaften an
- **Para** gibt die Zahl der bisherigen Geburten an.

Im obigen Beispiel ist die Frau also zum vierten Mal schwanger und hat bisher zwei Kinder geboren, d. h. eine Schwangerschaft wurde nicht ausgetragen.

9

9.7.3 Beratung der Schwangeren

Insbesondere Frauen, die ihr erstes Kind erwarten, sind oft unsicher, was sie sich und dem Ungeborenen während der Schwangerschaft zumuten dürfen. Als Faustregel gilt, dass eine „gesunde und Maß haltende" Lebensweise mit ausgewogener Ernährung und regelmäßigem Lebensrhythmus das Beste für Mutter und Kind ist.

Im Mittelpunkt der Beratung steht die Stärkung der Schwangeren in der Wahrnehmung ihrer Bedürfnisse, ihrer Kompetenzen und ihrer Eigenverantwortlichkeit [7].

Fetale Programmierung

Bereits im ersten Trimenon findet die „Eichung" lebenswichtiger Stoffwechsel- und Kreislaufparameter des ungeborenen Kindes statt. In den letzten Jahren hat sich die Erkenntnis durchgesetzt, dass in der Schwangerschaft sehr viele Faktoren, z. B. Stress, Ernährung, Noxen, aber auch vieles andere, einen erheblichen Einfluss nicht nur auf die intrauterine Entwicklung haben. Vielmehr können sich diese Einflussfaktoren über die Störung dieser sensiblen Abstimmungsprozesse auch langfristig auf die Gesundheit des geborenen Kindes auswirken. Man spricht von sog. „fetaler oder intrauteriner Programmierung".

Haut- und Zahnpflege

Während der Schwangerschaft wird die **Haut** stärker durchblutet und die Schweißabsonderung ist erhöht. Eine sanfte, pH-neutrale Pflege ist zu empfehlen. Bei vielen schwangeren Frauen wird die Haut schöner. Durch die Veränderungen des Hormonhaushalts und die starke Hautdehnung im Bauchbereich wird die Haut aber auch belastet. Bürstenmassagen, kalte Güsse und leichte Knet- und Zupfmassagen der Bauchhaut mit einem geeigneten Körperöl können die Wahrscheinlichkeit einer Entstehung von **Schwangerschaftsstreifen** *(Striae)* mindern.

Progesteron bewirkt die Auflockerung des Gewebes und aufgrund einer verstärkten Durchblutung besteht während der Schwangerschaft eine erhöhte Neigung für Zahnfleischbluten, Zahnfleischentzündungen, Karies und Gewebswucherungen zwischen den Zähnen, sog. Schwangerschaftsepuliden. Sorgfältige Mundhygiene nach jeder Mahlzeit mit einer weichen Zahnbürste, Mundspülungen, Zahnfleischmassagen, eine zuckerarme und kalziumreiche Ernährung sowie regelmäßige Zahnarztbesuche sind wichtige Empfehlungen zur Prophylaxe und Therapie.

Kleidung

Wahrscheinlich wählt die Schwangere schon aus praktischen Gründen bequeme, weite **Kleidung.** Bei drohender oder bereits bestehender Varikosis sind Kompressionsstrümpfe oder -strumpfhosen und bei besonders schlaffer Bauchdecke ggf. ein sog. Umstandsmieder zu empfehlen. Um den durch die Schwangerschaft ohnehin strapazierten Rücken (➤ Abb. 9.17) nicht noch mehr zu belasten und um die Sturzgefahr durch die veränderte Körperstatik zu minimieren, ist ein Verzicht auf hohe Absätze ratsam.

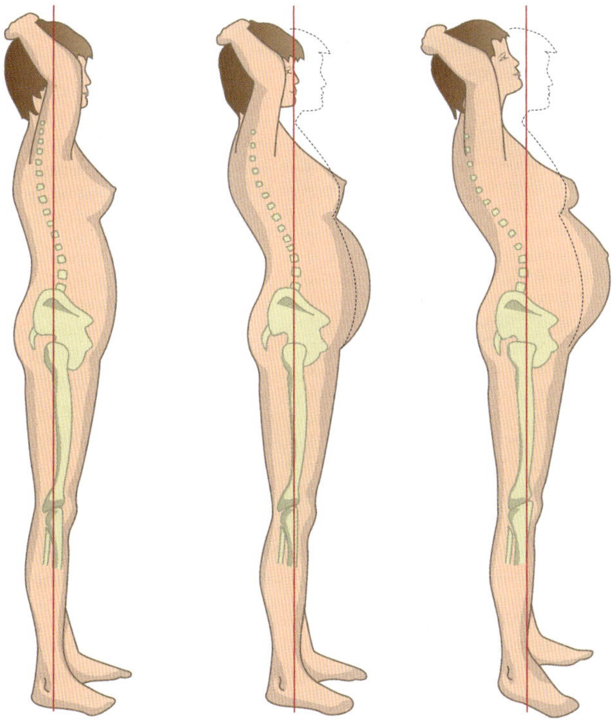

Abb. 9.17 Der Schwerpunkt des Körpers einer Schwangeren verlagert sich mit zunehmendem Leibesumfang nach vorn. Diese Veränderungen führen zu erhöhter Beanspruchung der Wirbelsäule, der Muskeln und Bänder, aber auch der Fußgelenke und der -gewölbe. [L138]

Ernährung

Die physiologischen Umstellungen im Organismus der Schwangeren stellen neue Anforderungen an die **Ernährung.** Grundsätzlich gilt: nicht für zwei, also „doppelt" an Menge essen, sondern doppelt an Qualität, bewusst und mit Freude.

Sinnvoll ist eine ausgewogene, regelmäßige, abwechslungs- und ballaststoffreiche Mischkost, die auch der in der Schwangerschaft häufig vorkommenden Obstipation vorbeugt. Getreideprodukte als vitamin- und mineralstoffreiche Energielieferanten sollten Nahrungsgrundlage sein. Geeignete Getreideprodukte sind Vollkornbrot, -mehl und -reis, „gesundes" Müsli ohne Zuckerzusatz. Ungeeignet sind alle Weißmehlprodukte. Empfehlenswert sind Kartoffeln in fettarmer bzw. -freier Zubereitung, auf frittierte oder Bratkartoffeln sollte verzichtet werden. Reichlich Gemüse, v. a. grünes Blattgemüse – mineralstoff-, wasser- und vitaminreich – gehören roh oder fettarm/-frei zubereitet zu einer ausgewogenen Ernährung. Hülsenfrüchte enthalten zusätzlich noch Stärke. Pro Tag sollten zwei Portionen Obst gegessen werden, am besten in Bio-Qualität mit vitaminreicher Schale. Besonders geeignet sind Äpfel, Birnen, Pflaumen, Kirschen und heimische Beerensorten, v. a. tropische Früchte enthalten dagegen sehr viel Fruchtzucker und sollten nicht übermäßig viel gegessen werden. Wichtig ist auch, Gemüse und Obst vor dem Verzehr gründlich zu waschen.

Generell gilt: Auch eine ausgewogene vegetarische (lacto oder lacto-ovo-vegetabile) Ernährung deckt den Bedarf an allen wichtigen Vitaminen und Mineralien. Schwangere, die sich vegan ernähren, also auf alle tierischen Produkte verzichten, benötigen eine spezialisierte Ernährungsberatung, um zu klären, ob und wie bestimmte Bedarfe ausreichend gedeckt werden können. Die üblichen Kenntnisse zur Ernährung in der Schwangerschaft niedergelassener Gynäkologen und anderer Gesundheitsfachberufe reichen hier meist nicht aus.

Fleisch sollte generell nur in kleineren Portionen verzehrt werden; Gemüse, Getreideprodukte und Kartoffeln (siehe oben) hingegen die Hauptkomponenten der Mahlzeit bleiben. Für den Fleischverzehr ist mageres Fleisch von Hähnchen, Pute, Rind sowie fettarme Wurst, z. B. Geflügelwurst, gekochter Schinken, geeignet. Seefisch ist ein wichtiger Jodlieferant; Fische wie Hering und Lachs enthalten wertvolle mehrfach ungesättigte Fettsäuren. Geeignete Fette sind z. B. in kaltgepressten Ölen zu finden. Raffinierter Zucker ist wegen der potenziellen Schädigung von Vaginal- und Darmflora und der Belastung der Blutzuckerregulation zu meiden, Rohrzucker hingegen zu bevorzugen. Soweit wie möglich sollte auf chemische Zusatzstoffe und künstliche Süßungsmittel verzichtet werden. Weiter sollte ausreichend und hochwertig gesalzen werden, mit Meer- oder Steinsalz.

Bei der Nahrungsaufnahme ist der erhöhte Vitamin- und Mineralstoffbedarf der Schwangeren zu berücksichtigen, der jedoch gut über eine ausgewogene Ernährung gedeckt werden kann. Jod beispielsweise kommt in Seefisch, Champignons und grünem Gemüse vor. Um den Jodbedarf zu decken, sind z. B. zwei Seefischmahlzeiten pro Woche und die Verwendung von jodiertem Speisesalz sinnvoll. Auch wenn die Jodeinnahme durch Nahrungsmittel schwer kalkulierbar ist, sollte eine Substitution mit Jod nur bei nachgewiesenem Mangel erfolgen. Magnesium kommt in grünem Gemüse, Bohnen, Linsen, Kartoffeln, Nüssen und Mandeln vor. Substituiert sollte Magnesium nur werden, wenn Wadenkrämpfe nicht durch Ernährungsumstellung beseitigt werden können. Für ausreichend Kalzium sorgen Käse oder Milch, ein knapper halber Liter täglich.

Vitaminpräparate, v. a. Vitamin-A-Präparate, sollten nur nach Rücksprache mit dem Arzt genommen werden, da zu viel Vitamin A fruchtschädigend wirken kann. Die präkonzeptionelle Zufuhr von 0,4 mg Folsäure, im Idealfall spätestens ab ca. 4 Wochen vor Eintritt der Schwangerschaft bis zum Ende des ersten Trimenons (12. SSW), wird als nachgewiesene Prophylaxe eines Neuralrohrdefekts vom Bundesinstitut für Risikobewertung weiterhin empfohlen [15].

Die Flüssigkeitszufuhr in der Schwangerschaft sollte täglich 2–3 l betragen. Insbesondere Wasser ist für alle Stoffwechselvorgänge bedeutsam, eine ausreichende Flüssigkeitszufuhr mindert auch die Gefahr von Harnwegsinfekten. Geeignet sind v. a. stilles Mineralwasser und ungesüßte Kräuter- und Früchtetees (Kaffee siehe unten). Wegen ihres hohen Zuckergehalts sind Limonaden, Eistee, Fruchtnektar etc. zu meiden. Milch ist kein Getränk, sondern ein Nahrungsmittel und sollte nur in Maßen getrunken werden (siehe oben).

Wegen der Gefahr einer Toxoplasmose-, Listeriose- oder Salmonelleninfektion (➤ Tab. 11.4) sollten Schwangere auf den Verzehr von rohem Fleisch, Mett- und Teewurst, Salami, geräuchertem Schinken, rohen Eiern (auch in

9

Mayonnaise), Rohmilchprodukten und nicht pasteurisierter Milch, z. B. in Rohmilchkäse, verzichten und bei der Zubereitung von Fleischgerichten die allgemeinen Hygieneregeln beachten. Auch bei rohem Fisch, z. B. Sushi, ist Vorsicht geboten. Obst, Gemüse und Salat sollten vor der Zubereitung gründlich gewaschen werden. Ansonsten gilt allgemein eine gute Küchenhygiene.

Im Gegensatz zur landläufigen Vorstellung, dass „das Kind viel braucht", ist der Kalorienbedarf in der Schwangerschaft nur gering erhöht. Das notwendige „Mehr" von ca. 300 kcal (1.250 kJ) täglich im 2. und 3. Trimenon wird schon durch eine Scheibe Vollkornbrot mit Belag oder eine Portion Müsli mit Obst erreicht. Andererseits sind Abmagerungskuren in Schwangerschaft und Stillzeit zu vermeiden, da die Gefahr einer kindlichen Unterversorgung besteht und die Schadstoffbelastung des Kindes durch die Mobilisierung von im Fett gespeicherten Schadstoffen steigen kann.

Je nach Ausgangsgewicht der Frau ist die individuelle Bandbreite der Gewichtszunahme sehr groß: Eine Gewichtszunahme von 1–1,5 kg pro Schwangerschaftsmonat, also eine Gesamtzunahme von etwa 15 kg, kann als Orientierung dienen. Zusätzlicher Beratungsbedarf besteht bei Diabetikerinnen (➤ 11.9.1), stark über- oder untergewichtigen Frauen, anämischen Frauen und Frauen mit Essstörungen.

Zur bewussten Ernährung in der Schwangerschaft gehört neben der Qualität der Lebensmittel auch die Qualität der Esskultur. So sollte langsam, eher in mehreren kleinen Mahlzeiten, sitzend und vorzugsweise in Gesellschaft gegessen und gut gekaut werden. Mehrere über den Tag verteilte kleine Mahlzeiten minimieren auch das in der Schwangerschaft häufige Sodbrennen. Mahlzeiten sollten schonend gegart werden, auf Kühlschrankhygiene ist verstärkt zu achten. Bewusste Ernährung beinhaltet auch den weitestgehenden Verzicht auf industriell hergestellte Mahlzeiten.

Genussmittel

Kaffee, schwarzer Tee und Cola-Getränke enthalten **Koffein** und sollten nur in geringen Mengen getrunken werden. Regelmäßiger übermäßiger Genuss von Koffein kann dazu führen, dass das Kind untergewichtig geboren wird. Außerdem begünstigen diese Substanzen die Freisetzung von Stresshormonen und damit Hypertonie, Unruhe, Magenreizungen und Schlaflosigkeit – Erscheinungen, die in der Schwangerschaft ohnehin verstärkt auftreten. Bei Cola-Getränken ist zusätzlich der Kaloriengehalt zu berücksichtigen, Kaffee und schwarzer Tee sind zudem „Eisenräuber". Auf **Alkohol** sollte eine Frau während der Schwangerschaft völlig verzichten, da die Menge des täglichen Alkoholkonsums, ab dem mit Schädigungen des ungeborenen Kindes zu rechnen ist, bisher noch nicht zweifelsfrei bestimmt werden konnte.

In Deutschland werden jährlich 2.500 Kinder mit alkoholbedingten Schäden geboren. Alkohol führt besonders bei dauerhaft erhöhtem Gebrauch (ca. 0,5 l Bier oder 0,25 l Wein täglich) zu einem erhöhten Risiko für Früh- und Fehlgeburten sowie zu direkt schädigenden Auswirkungen auf das Ungeborene – der typischen Alkoholembryo- und -fetopathie mit Wachstumsretardierung, kraniofazialen Auffälligkeiten und Störungen des Zentralen Nervensystems mit nachfolgend geistig verzögerter Entwicklung und Verhaltensveränderungen (➤ Abb. 9.18).

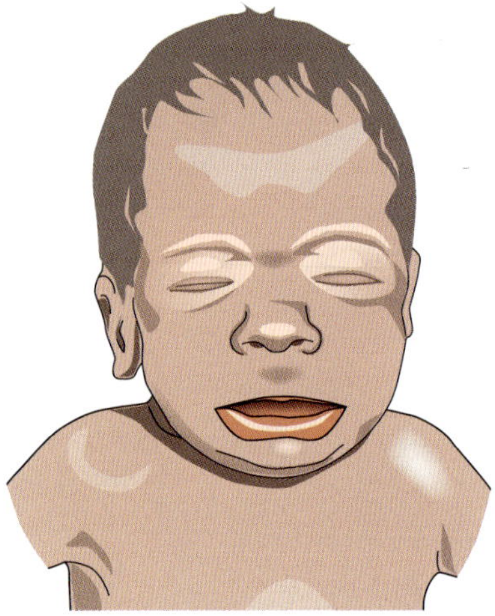

Abb. 9.18 Neugeborenes mit typischen Zeichen einer Alkoholembryopathie (laut S3-Leitlinie zur Diagnostik des fetalen Alkoholsyndroms): schmale Oberlippe; kurze Lidspalte; verstrichenes Philtrum; kurzer, verbreiterter Nasenrücken; Hypoplasie des Unterkiefers; tief sitzende Ohren sowie Anlage kleiner Zähne mit vergrößertem Diastemata [L157]

Im Interesse der eigenen und der Gesundheit ihres Kindes sollten Frauen in der Schwangerschaft unbedingt aufhören zu **rauchen** und den Aufenthalt in rauchbelasteten Räumen meiden, um eine negative fetale Programmierung (siehe oben) des kindlichen Immunsystems zu verhindern [16]. Kinder von Raucherinnen haben eine signifikant erhöhte Rate von Früh- und Totgeburtlichkeit sowie eine erhöhte Säuglingssterblichkeit. Durch jeden Zigarettenzug verengen sich die Gefäße, die zur Plazenta ziehen und das Kind mit Sauerstoff versorgen. Raucherinnen gebären deshalb häufig untergewichtige Kinder, die zudem besonders anfällig für Atemwegserkrankungen inkl. Asthma sind. Alle gesundheitsschädigenden Substanzen werden auch durch Passivrauchen aufgenommen. Die Schwangere, ggf. auch Angehörige/Partner, sollten über die Möglichkeiten der Nikotinentwöhnung beraten werden und zur weitmöglichsten Reduzierung ermuntert werden. Bei der Beratung sollten sowohl die körperliche Nikotinabhängigkeit als auch die psychosoziale Gewöhnung beachtet werden. Ein kompletter Rauchstopp bringt vom ersten Tag an Vorteile für Mutter und Kind. Während in der Schwangerschaft etwa ein Drittel der Frauen mit dem Rauchen aufhört, bleibt von den in der Schwangerschaft nikotinabstinenten Frauen ein halbes Jahr nach der Geburt jedoch nur noch ein Bruchteil stabil rauchfrei [17].

Ein besonderes Problem ist eine Schwangerschaft bei **Drogenabhängigkeit** der werdenden Mutter. Da ein Entzug während der Schwangerschaft ein sehr hohes Risiko darstellt, wird bei Abhängigkeit von Opiat-Drogen, z. B. Heroin, i. d. R. zur Methadonsubstitution geraten. Nach der Geburt bedürfen die Neugeborenen aufgrund ihrer Entzugserscheinungen einer intensiven Überwachung. Die Betreuung von drogenabhängigen Schwangeren sollte immer in einem Netzwerk der verschiedenen Professionen erfolgen (➤ 9.1).

Da mütterlicher und kindlicher Kreislauf eng miteinander verbunden sind, kommen von der Schwangeren eingenommene Genussmittel und Drogen und die in ihnen enthaltenen Schadstoffe beim Ungeborenen an.

Medikamente

Viele **Medikamente** überwinden die **Plazentaschranke** – die Barriere zwischen mütterlichem und kindlichem Kreislauf – und können so das Ungeborene schädigen. Nur wenige Medikamente sind nach heutigem Kenntnisstand für das Kind unbedenklich. Das betrifft auch Impfungen. Auch komplementäre Methoden wie Phytotherapie, Homöopathie, Aromatherapie oder Akupunktur sollten nie eigenmächtig angewandt werden. Bei jedem Arztbesuch sollte eine Schwangere daher auf ihre Schwangerschaft hinweisen. Alle während der Schwangerschaft und Stillzeit eingenommenen Medikamente sollten genau geprüft, Nutzen und Risiko sorgfältig abgewogen werden. Ebenso gefährlich kann aber auch das Unterlassen einer notwendigen Behandlung sein. So sind unbehandelte Infektionen häufig Ursache von Fehl- und Frühgeburten oder kindlichen Schädigungen. Für Penicillinpräparate sind für das Kind bislang keine fetotoxischen Risiken bekannt [29].

Impfungen

Eine Schwangere sollte nur dann geimpft werden, wenn es unvermeidbar ist.

Während passive **Impfungen** mit Verabreichung spezifischer Antikörper in der Schwangerschaft erlaubt sind, z. B. passive Grippe-, Poliomyelitis- oder Tetanusimpfungen, ist bei aktiven Impfungen, v. a. Lebendimpfstoffen, Vorsicht geboten.

Reisen

Prinzipiell braucht eine gesunde Schwangere nicht auf Urlaub zu verzichten. Kann die **Reise** zeitlich flexibel geplant werden, empfiehlt sich das stabile zweite Schwangerschaftsdrittel.

Das am besten geeignete Verkehrsmittel ist die Bahn. Auch Flugreisen gelten trotz der erhöhten Strahlenbelastung bis etwa sechs Wochen vor der Geburt als unbedenklich. Vorsicht ist lediglich bei Z. n. Blutungen, Mehrlingen, vorzeitigen Wehen oder Schwangerschaftserkrankungen geboten. Fernreisen, die meist mit langen Flugzeiten verbunden sind, erhöhen allerdings grundsätzlich die Gefahr einer Thrombose. Weite Autofahrten sind wegen des langen Sitzens ebenfalls ungünstig und sollten, wenn sie nicht vermieden werden können, durch Pausen unterbrochen werden. Bei längeren Reisen – besonders bei Flugreisen – helfen Kompressionsstrümpfe, eine Thrombose zu vermeiden. Weitere hilfreiche Maßnahmen bestehen darin, reichlich zu trinken und Beine sowie Füße regelmäßig zu bewegen.

Einen Tropenaufenthalt sollte die Schwangere wegen des Risikos durch die vorher notwendigen Impfungen, der Möglichkeit von Infektionen, z. B. Malaria, und wegen des Klimawechsels auf einen späteren Zeitpunkt verschieben. Reisen in Gebiete über 2.500 m Höhe oder „Aktiv-Urlaube" mit ungewohnt schweren körperlichen Anstrengungen sind ebenfalls nicht empfehlenswert. In jedem Fall sollte die Schwangere kurz vor einer längeren Reise eine Vorsorgeuntersuchung wahrnehmen und immer ihren Mutterpass mitnehmen.

Sexualität

Die Lust auf **körperliche Liebe** ist bei Schwangeren sehr unterschiedlich. Bei einer normal verlaufenden Schwangerschaft bestehen keinerlei Bedenken gegen Geschlechtsverkehr. Treten jedoch Komplikationen auf, z. B. vaginale Blutungen, eine tiefsitzende Plazenta (➤ 11.5.2) oder eine vorzeitige Öffnung des Muttermunds, oder hatte die Frau bereits mehrere Fehlgeburten, wird der Arzt davon abraten. In der Spätschwangerschaft sollte der Bauch der Schwangeren auch bei der körperlichen Liebe keinem allzu großen Druck ausgesetzt werden. Es ist wichtig, den Mann und werdenden Vater in die Schwangerenbetreuung intensiv einzubeziehen, veränderte sexuelle Bedürfnisse anzusprechen – sowohl vermehrte als auch verminderte Libido der Frau und/oder des Manns – und instinktive Haltungen zu bekräftigen, nach dem Motto: „Erlaubt ist, was beiden gut tut."

Sport

Die meisten Schwangeren können und sollten ihren gewohnten **Sport** weiter ausüben. Wichtig ist, dass die Frau dabei die Grenze ihrer Belastbarkeit spürt. Nicht geeignet sind Leistungssport, Kraftsportarten und Sportarten, bei denen die Frau starken Erschütterungen oder der Gefahr einer Verletzung ausgesetzt ist, z. B. Reiten, Squash, Tennis. Sportarten, die ohne Begleitung in einsamer Umgebung ausgeübt werden, z. B. Waldlauf, oder nicht spontan unterbrochen werden können, z. B. Bergsteigen, sind ebenfalls ungünstig. Am besten ist es zu schwimmen, Rad zu fahren oder zu wandern. Mit neuen Sportarten sollte die Schwangere möglichst nicht beginnen. Außerdem sollte sie sich nicht bis zur völligen Erschöpfung belasten. Neben der klassischen Geburtsvorbereitung (➤ 9.7.4) und Schwangerschaftsgymnastik (➤ Abb. 9.19) gibt es

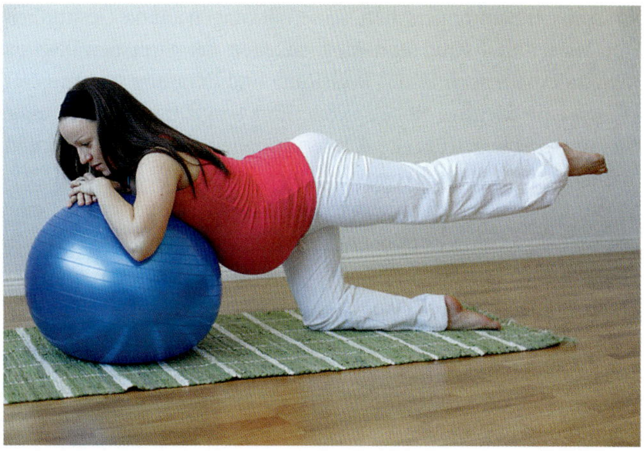

Abb. 9.19 Schwangerschaftsgymnastik, hier Entspannungsübung mit dem Pezzi®-Ball [J787]

heute ein vielfältiges sportliches Angebot, z. B. Yoga, Qigong, Bauchtanz oder Schwangerenschwimmen, auf das die Schwangere aufmerksam gemacht werden sollte. Studien zu den Auswirkungen sportlicher Aktivität in der Schwangerschaft zeigen, dass ausgleichender Sport in der Schwangerschaft das Wohlbefinden steigert und Stress reduziert. Weitere Studien zeigen, dass sportliche Frauen während der Geburt weniger Analgetika und Spasmolytika benötigten und im Wochenbett weniger anfällig für depressive Verstimmungen (➤ 14.6.3) sind [18, 19].

Stress

Viele Aspekte der Moderne, z. B. eine als unsicher empfundene Wirtschaftslage, erhöhter Leistungsdruck am Arbeitsplatz, die Mühen Familie und Beruf zu vereinbaren, Sorgen um die Zukunft und um das Ungeborene haben dazu geführt, dass schwangere Frauen heute (zunehmend) unter **Stress** stehen. Hinweise, dass Stress während der Schwangerschaft die Entwicklung des Ungeborenen beeinflussen kann und negative Auswirkungen auf die Gesundheit des Kindes mit sich bringt, haben sich in den letzten Jahren durch die Forschungsergebnisse zur fetalen Programmierung verfestigt [20]. Alltagsstress während der Schwangerschaft ist mit dem Risiko für eine Fehl- und Frühgeburt und mit einem erhöhten Risiko für zahlreiche organische Krankheiten sowie für psychische Störungen im Baby- und Kindesalter verbunden. Über die Plazenta wird das von der Mutter in Stresssituationen ausgeschüttete Kortisol auf den Fetus übertragen, dessen Kortisolspiegel dann ebenfalls ansteigt. Das hat eine gefäßverengende Wirkung auf den Blutfluss zur Plazenta und führt zu einem verringerten Nährstoffangebot, also einer Mangelversorgung des Ungeborenen. Verstärkt andauernder Stress der Mutter kann sich negativ auf die kindliche Hirnentwicklung auswirken.

Chronischer Stress führt zudem zu einer verminderten Produktion von Oxytocin und damit zu sekundärer Wehenschwäche und infolgedessen zu verlängerten Geburtsverläufen. Chronischer Stress kann aber auch zu Hypertonie und Hyperaktivität der Gebärmutter mit mangelnder Entspannung, hoher Amplitude und spastischen, akuten und fortdauernden Schmerzen führen [11]. Das Phänomen Stress in der Schwangerschaft, seine Wirkungen auf die Gesundheit von Mutter und Kind und Möglichkeiten der Stressbewältigung sollten deshalb auch in der Begleitung und Beratung schwangerer Frauen eine wichtige Rolle spielen. Eine sorgfältige psychosoziale Anamnese sowie frühzeitige Interventionen zur Stressreduktion und konsequente Entlastung der Schwangeren, z. B. durch eine Arbeitsunfähigkeitsbescheinigung, ein Beschäftigungsverbot, eine Haushaltshilfe, eine Kur oder eine Familienhebamme (➤ 9.1) und psychosoziale Beratung, sind wichtige präventive Maßnahmen der begleitenden Berufsgruppen.

Beruf und Mutterschutzgesetz

Viele **Berufe** können während einer Schwangerschaft problemlos ausgeübt werden. Das **Mutterschutzgesetz** *(MuSchG)* schränkt die Berufstätigkeit Schwangerer aber dort ein, wo Mutter und/oder Kind durch die Berufstätigkeit gefährdet würden. Für schwangere Pflegende sind u. a. folgende Tätigkeiten verboten:

- Tätigkeiten, bei denen die Schwangere gesundheitsgefährdenden Stoffen, Strahlen, Gasen oder Dämpfen ausgesetzt ist, z. B. ionisierenden Strahlen (etwa zur Strahlendiagnostik und -therapie), radioaktiven Substanzen, Zytostatika, Formaldehyd, potenziell infektiösen Materialien wie Blut und Körperausscheidungen
- Schwere körperliche Arbeiten, bei denen regelmäßig Lasten von mehr als 5 kg oder gelegentlich mehr als 10 kg gehoben bzw. getragen oder befördert werden müssen, z. B. Patiententransporte oder das Bewegen von Patienten
- Tätigkeiten, bei denen sich die Schwangere häufig strecken oder bücken muss bzw. bei denen sie eine unnatürliche Körperhaltung einnehmen muss, z. B. Bettenmachen
- Tätigkeiten, bei denen die Schwangere einer (erhöhten) Infektionsgefahr ausgesetzt ist, z. B. einer Hepatitisinfektion durch den versehentlichen Kontakt mit kontaminierten Kanülen oder Tröpfcheninfektionen, z. B. mit CMV (Zytomegalie) oder Parvo-Virus B19 (Ringelröteln).

Außerdem sieht das Mutterschutzgesetz vor, dass Schwangere nicht mehr als 8,5 Stunden am Tag bzw. 90 Stunden in 14 Tagen arbeiten. Sonn- und Feiertagsarbeit ist Schwangeren oder Stillenden in Pflegeberufen nur dann erlaubt, wenn ihnen in jeder Woche eine ununterbrochene Ruhezeit von mindestens 24 Stunden im Anschluss an eine Nachtruhe ermöglicht wird. Nachtdienst ist für schwangere Frauen verboten. Nach dem fünften Monat darf die Schwangere auch keine Arbeit verrichten, bei der sie ständig stehen muss, wenn sie mehr als vier Stunden täglich arbeitet. Kann innerhalb des Betriebs keine andere Tätigkeit zugewiesen werden, muss die Frau von ihrer Arbeit insgesamt freigestellt werden.

Die Kündigungsmöglichkeit des Arbeitgebers ist stark eingeschränkt. In den letzten sechs Wochen vor der Entbindung und den ersten acht Wochen nach der Entbindung bei normaler Geburt bzw. zwölf Wochen bei Früh- und Mehrlingsgeburten ist die Frau völlig von der Erwerbstätigkeit befreit. Während das Beschäftigungsverbot nach der Entbindung aber bei angestellten Frauen zwingend eingehalten werden muss, kann die Mutter vor der Geburt freiwillig weiterarbeiten. Diese Zustimmung kann sie jederzeit widerrufen. Hat eine werdende Mutter Zweifel, ob ihre Berufstätigkeit das Ungeborene gefährden könnte, sollte sie ihren Gynäkologen ansprechen.

Hält sich der Arbeitgeber nicht an das Mutterschutzgesetz, muss er mit einer Geldstrafe oder sogar einem Freiheitsentzug von bis zu einem Jahr rechnen.

9.7.4 Vorbereitung auf die Geburt

Geburtsvorbereitungskurse

Ab der 28.–30. SSW sollte die Schwangere einen **Geburtsvorbereitungskurs** besuchen. Diese Kurse werden z. B. von Krankenhäusern, Familienbildungsstätten und freiberuflichen Hebammen angeboten.

Die Gestaltung der Kurse ist unterschiedlich. Es gibt Kurse über einen Zeitraum von 6–8 Wochen, Wochenendkurse, Kurse nur für Frauen, Partnerkurse sowie Kurse mit getrennten Abenden für werdende Mütter und Väter. Geburtsvorbereitungskurse sollten immer folgende Komponenten enthalten:

- Information und Austausch
- Körperarbeit
- Stärkung von Selbstvertrauen
- Entwicklung von Kompetenzen.

Ebenso wichtig wie die Vorbereitung auf die Geburt ist die Vorbereitung auf die Zeit danach, d. h. die Vorbereitung auf das Elternsein und die damit verbundenen Herausforderungen. Informationen über das Wochenbett, Stillen und die erste Zeit mit dem Baby helfen den Eltern, sich auf diese schöne, aber auch anstrengende Zeit einzustellen und vorzusorgen. Zunehmend werden Konzepte für Kurse entwickelt, in denen die Eltern auch nach der Geburt ihrer Kinder weiter begleitet werden. Eine wichtige Rolle spielt auch der Austausch in der Gruppe, aus der im besten Fall ein Netzwerk für die Zeit nach der Geburt entsteht. Spätestens im Verlauf des Geburtsvorbereitungskurses sollten die Frauen mit einer Hebamme Kontakt aufnehmen, die sie im Wochenbett betreuen wird.

Wahl des Geburtsorts

Immer mehr Paare gehen zur Geburt nicht einfach in das nächstgelegene Krankenhaus, sondern beschäftigen sich intensiv mit der Frage, wo ihr Kind zur Welt kommen soll.

Manche Frauen müssen aus medizinischen Gründen auf jeden Fall in einem Krankenhaus entbinden. Bei zu erwartenden schweren, das Kind betreffende Komplikationen, etwa bei sehr frühen Frühgeburten oder schwerer Blutgruppenunverträglichkeit, wird die Schwangere in ein **Perinatalzentrum** eingewiesen, in dem Mutter und Kind maximal intensiv betreut werden können. Als Perinatalperiode wird die Zeit vom Ende der 28. SSW bis zum 7. Lebenstag des Kindes bezeichnet.

Die meisten Frauen haben jedoch die Wahl zwischen verschiedenen Krankenhäusern der Umgebung, Geburtshäusern, also von Hebammen geleiteten Einrichtungen, Hebammenpraxen und einer Hausgeburt. Zudem gibt es in vielen Krankenhäusern die Möglichkeit mit Begleitung durch eine sog. Beleghebamme, die die Frau schon während der Schwangerschaft betreut, zu gebären. Da sich diese Form der Geburtsbegleitung zunehmender Beliebtheit erfreut, sollte sich die Frau möglichst frühzeitig mit einer Beleghebamme in Verbindung setzen [30]. In den meisten Kliniken gibt es sowohl die Möglichkeit einer ambulanten Geburt, bei der Mutter und Kind, wenn alles in Ordnung ist, bereits nach wenigen Stunden die Klinik verlassen (➤ 14.5), als auch die Möglichkeit einer stationären Geburt mit einem Klinikaufenthalt von mehreren Tagen, nach einer vaginalen Spontangeburt meistens 2–3 Tage. Im Fall einer ambulanten Geburt sollte die Hebamme, die die Frau im Wochenbett betreut, bald nach der Geburt benachrichtigt werden, damit sie sich, wenn möglich, noch am gleichen Tag einen Eindruck vom Wohlbefinden von Mutter, Kind und Familie machen kann.

Viele Krankenhäuser bieten im Rahmen ihrer Geburtsvorbereitungskurse oder auch getrennt davon eine Kreißsaalbesichtigung und Gespräche mit den Hebammen und dem medizinischen Personal des Hauses an. Ein Kriterium für die Auswahl einer Klinik kann auch die Philosophie der dort Beschäftigten sein. Einige Kliniken bieten das Konzept **Hebammenkreißsaal** an: In diesem Betreuungsmodell wird die Frau – solange die Geburt komplikationslos verläuft – nur von Hebammen betreut. Nur bei Komplikationen, nicht aber prinzipiell zu jeder Geburt, wie in ärztlich geleiteten Kreißsälen üblich, wird ein Arzt hinzugezogen [1]. Im Hebammenkreißsaal versorgen die Hebammen auch mögliche Geburtsverletzungen. Der Geburt in einem Hebammenkreißsaal gehen Gespräche und Vorsorgeuntersuchungen durch das Hebammenteam voraus. So können sich Schwangere und Hebammen kennenlernen, eine Beziehung aufbauen und gemeinsam über Wünsche, Bedürfnisse und Zuständigkeiten einer rein hebammengeleiteten Geburtshilfe im Krankenhaus sprechen.

Inwieweit die Möglichkeit besteht, während der Geburt mit Akupunktur oder Homöopathie behandelt zu werden oder das Kind in einer bestimmten Stellung oder in der Gebärwanne zu gebären, sollte mit den an der Klinik beschäftigten Hebammen besprochen werden. Grundsätzlich bieten heutzutage viele Kliniken die Möglichkeit an, außerhalb des Kreißbetts stehend, hockend, im Vierfüßlerstand oder in der Gebärwanne zu gebären; nicht alle Hebammen eines Teams haben aber möglicherweise die nötige Erfahrung mit komplementärmedizinischen Verfahren oder allen möglichen Gebärpositionen.

Soll die Geburt zu Hause stattfinden, muss sich die Schwangere vorher mit der Hebamme ihres Vertrauens in Verbindung setzen. In der Regel wird die Hebamme dann auch einige der Vorsorgeuntersuchungen durchführen. Die Schwangere muss die Rufnummer des Handys der Hebamme wissen und die Hebamme muss die häuslichen Bedingungen der Frau kennen. Eine Hausgeburt setzt ausführliche Aufklärungsgespräche, Untersuchungen und eine sorgfältige Risikoselektion durch die betreuende Hebamme voraus; diese Aspekte sind Bestandteil eines Behandlungsvertrags, den die Schwangere mit einer (Geburts)Haushebamme abschließt und den beide unterschreiben. Gemeinsam werden dann die notwendigen Vorbereitungen getroffen.

Ist eine Geburt im Geburtshaus geplant, lernen sich Eltern und Hebammen möglichst einige Monate vor der Geburt kennen. Auch hier prüfen die Hebammen fortlaufend nach strengen Kriterien, ob vom bisherigen Schwangerschaftsverlauf her für Mutter und Kind keine Risiken für eine außerklinische Geburt vorliegen. Die Schwangerenvorsorge wird dann meist abwechselnd in der gynäkologischen Praxis und im Geburtshaus durchgeführt.

Vorbereitung auf den Klinikaufenthalt

Spätestens im 8. Monat sollte die Schwangere ihren „Klinikkoffer“ packen. Er enthält neben den Waschutensilien, bequemer Kleidung wie Leggins oder Jogginghose, Nachthemd, ggf. Bademantel etc.

auch Vorlagen, sofern diese nicht vom Krankenhaus/Geburtshaus gestellt werden, Babywäsche und -bekleidung für den Entlassungstag und „Lieblingsessen oder -getränk als Energielieferant für die Geburt und für die begleitende Person, z. B. Müsliriegel, Schokolade, Iso-Getränk. Plant die Frau zu stillen, sollte sie auch Stillbüstenhalter – zwei Nummern größer als bisher, da die Brust durch den Milcheinschuss an Umfang zunimmt –, evtl. Stilleinlagen und -kissen mitbringen.

Außerdem sollten wichtige Dokumente wie Personalausweis, Krankenkassenkarte und Mutterpass nicht vergessen werden. Das Familienstammbuch oder die Heiratsurkunde (bei Unverheirateten die Geburtsurkunde) sollten zur standesamtlichen Meldung der Geburt vorbereitet, aber nicht unbedingt mit in die Klinik genommen werden.

Transferaufgabe

Jede Schwangerschaft ist von Umstellungen geprägt, die sowohl den Körper als auch die Seele betreffen. Meist werden diese physiologischen Veränderungen von der Schwangeren als dazugehörige Begleiterscheinungen wahrgenommen und akzeptiert.

Aufgabe 1

Über welche typischen Umstellungs- und Anpassungsprozesse (➤ 9.1, ➤ 9.7.3) berichten schwangere Frauen?

Aufgabe 2

Es wird zwischen wahrscheinlichen, unsicheren und sicheren Schwangerschaftszeichen (➤ 9.3.1, ➤ 9.3.2, ➤ 9.3.3) differenziert. Wodurch unterscheiden sich diese Anzeichen?

Aufgabe 3

Wie kann sich Stress (➤ 9.7.3) während der Schwangerschaft bemerkbar machen? Erläutern Sie mögliche Auswirkungen.

9

Literatur und Kontaktadressen

LITERATURNACHWEIS

1. Braun B. Geburten und Geburtshilfe in Deutschland. GEK Schriftenreihe zur Gesundheitsanalyse. Bd. 43. St. Augustin: 2006.
2. Schweizerisches Bundesamt für Statistik. Neugeborene in Schweizer Spitälern 2004. Neuchatel: BFS, 2007.
3. Krüssel JS, Hess AP, Bielfeld P. Häufigkeit und Entwicklungsformen von Mehrlingsschwangerschaften. Der Gynäkologe. 2008; 41(10): 763.
4. Hidas G, Raffei J. Nabelschnur der Seele. 3. A. Gießen: Psychosozial, 2021.
5. Hüther G, Weser I. Das Geheimnis der ersten neun Monate. 5. A. Weinheim: Beltz, 2021.
6. Brisch KH. Schwangerschaft und Geburt. 3. A. Stuttgart: Klett-Cotta, 2019.
7. Deutscher Hebammenverband (Hrsg.). Schwangerenvorsorge durch Hebammen. 3. A. Stuttgart: Hippokrates, 2014.
8. Mändle C, Opitz-Kreuter S. Das Hebammenbuch. 6. A. Stuttgart: Schattauer, 2014.
9. Börgens S. Optimistisch trotz Risikoschwangerschaft. Herzogenrath: Shaker Media, 2016.
10. David M, Borde T, Kentenich, H (Hrsg.). Migration – Frauen – Gesundheit. 3. A. Frankfurt a. Main: Mabuse, 2017.
11. Schmid V. Der Geburtsschmerz. Stuttgart: Hippokrates, 2010.
12. Stiftung Warentest. Untersuchungen zur Früherkennung. Berlin: Stiftung Warentest, 2007.
13. World Health Organization. Recommendations on antenatal care for a positive pregnancy experience. Aus: http://apps.who.int/iris/bitstream/10665/250796/1/9789241549912-eng.pdf?ua=1 (letzter Zugriff: 2.8.2017).
14. Gemeinsamer Bundesausschuss (G-BA). Richtlinien über die ärztliche Betreuung während der Schwangerschaft und nach der Entbindung. 2022. Aus: www.g-ba.de/downloads/62-492-2676/Mu-RL_2021-09-16_iK-2022-01-01.pdf (letzter Zugriff: 12.2.2022).
15. Bundesinstitut für Riskobewertung. Versorgung der deutschen Bevölkerung mit Folsäure noch immer ungenügend. Aus: www.bfr.bund.de/de/presseinformation/2000/10/versorgung_der_deutschen_bevoelkerung_mit_folsaeure_noch_immer_ungenuegend-885.html (letzter Zugriff: 12.2.2022).
16. S3-Leitlinie: Allergieprävention. Update 2014. Aus: www.awmf.org/leitlinien/detail/ll/061-016.html (letzter Zugriff: 12.2.2022).
17. Schneider S et al. Who smokes during pregnancy? An analysis of the German Perinatal Quality Survey. Public Health. 2008; 122(11): 1210–1216.
18. Sulprizio M, Kleinert J. Besseres Selbstwertgefühl durch Sport. Deutsche Hebammenzeitschrift. 2011; 6: 20–24.
19. Hartmann S et al. Der analgetische Effekt von körperlicher Aktivität auf Wehen unter der Geburt. Zeitschrift für Geburtshilfe und Neonatologie. 2005; 209(4): 144–150.
20. Beinder E. Fetalzeit und spätere Gesundheit. Deutsches Ärzteblatt. 2007; 104(10): A-644.

KONTAKTADRESSEN

21. Bundesstiftung Mutter und Kind. www.bundesstiftung-mutter-und-kind.de (letzter Zugriff: 12.2.2022).
22. Profamilia. www.profamilia.de (letzter Zugriff: 12.2.2022).
23. Diakonisches Werk der EKD. www.diakonie.de (letzter Zugriff: 12.2.2022).
24. Sozialdienst katholischer Frauen. www.skf-zentrale.de (letzter Zugriff: 12.2.2022).
25. Deutscher Hebammenverband. www.hebammenverband.de (letzter Zugriff: 12.2.2022).
26. Deutscher Berufsverband für Pflegeberufe. Kompetenzzentrum Familiengesundheitspflege. www.dbfk.de/de/themen/Familiengesundheitspflege.php (letzter Zugriff: 12.1.2022).
27. Nationale Kontakt- und Informationsstelle zur Anregung und Unterstützung von Selbsthilfegruppen. www.nakos.de (letzter Zugriff: 17.7.2017).
28. ABC-Club. Internationale Drillings & Mehrlings-Initiative. www.abc-club.de (letzter Zugriff: 12.2.2022).
29. Arzneimittelsicherheit in Schwangerschaft und Stillzeit. www.embryotox.de (letzter Zugriff: 12.2.2022).
30. Hebammensuche. www.hebammensuche.de (letzter Zugriff: 12.2.2022).

VERTIEFENDE LITERATUR

S3-Leitlinie: Adipositas und Schwangerschaft. Oktober 2020. Aus: www.awmf.org/leitlinien/detail/ll/015-081.html (letzter Zugriff: 12.1.2022).

KAPITEL

10 Pränatale Diagnostik

10.1 Möglichkeiten und Grenzen der pränatalen Diagnostik

DEFINITION

Pränatale Diagnostik (*Pränataldiagnostik,* kurz PND, *vorgeburtliche Diagnostik*): Alle Untersuchungen, die diagnostisch auf das Ungeborene ausgerichtet sind und seinen Zustand untersuchen, um Erkrankungen, Fehlbildungen sowie chromosomale Abweichungen und damit angeborene Störungen des Ungeborenen vor der Geburt zu diagnostizieren oder auszuschließen.

Nach den Mutterschaftsrichtlinien hat jede Schwangere Anspruch auf **pränatale Diagnostik,** im Rahmen von drei Ultraschall-Untersuchungen, die um die 10., 20. und 30. Schwangerschaftswoche durchgeführt werden (➤ 9.7.1, ➤ 10.3.2). Zusätzliche Untersuchungen, z. B. weitere Schalle, Messung der Nackentransparenz *(NT)* oder invasive Maßnahmen wie eine Amniozentese (➤ 10.4.2), werden nur bei entsprechender Indikation von der Krankenkasse erstattet (siehe unten) oder können teilweise als *IGeL* (= **i**ndividuelle **Ge**sundheits**l**eistung) selbst bezahlt werden.

Grenzen und Risiken

Alle werdenden Eltern hoffen auf ein gesundes Kind. Das ist selbstverständlich, zumal sie oft keine Erfahrungen mit Menschen mit Behinderung oder schweren, angeborenen Erkrankungen haben und alles, was dem Menschen unbekannt ist, zunächst als suspekt erscheint und abgelehnt wird. Zudem empfinden viele werdende Eltern – v. a. wenn sie über 30 Jahre alt sind – einen gewissen gesellschaftlichen Druck, die Möglichkeit der pränatalen Diagnostik zu nutzen, da nach dem Empfinden einer breiten Masse ein behindertes Kind heutzutage „nicht mehr nötig" ist. Viele sind der Meinung, dass – hätten die Eltern der pänatalen Diagnostik zugestimmt – eine Krankheit oder Behinderung auf jeden Fall hätte erkannt und das Kind im Mutterleib therapiert oder abgetrieben werden können. Dabei wird aber übersehen, dass es ca. 4.000 vererbbare Erkrankungen gibt. Von diesen wird zurzeit nur knapp 10 % durch die Maßnahmen der pränatalen Diagnostik erkannt und nur ein Bruchteil davon kann therapiert werden. Trotzdem hoffen Eltern, die sich für die pränatale Diagnostik entscheiden, so etwas wie eine Garantie für ein gesundes Kind zu bekommen. Diese vermag aber auch die moderne Medizin natürlich nicht zu geben.

Die Möglichkeiten der vorgeburtlichen Diagnostik werden oft überschätzt. Insgesamt sind etwa 4 % aller Behinderungen (von geringfügigen bis zu gravierenden) angeboren. Nur etwa 1 % dieser Behinderungen ist genetisch bedingt. Ein kleiner Teil der Erkrankungen oder Behinderungen entsteht durch Schädigungen während der Schwangerschaft oder unter der Geburt. Der überaus größte Teil – fast 90 % aller Behinderungen – wird im späteren Leben durch Unfälle oder Krankheiten erworben.

Die schwersten genetischen Fehlbildungen selektiert die Natur selbst durch Frühaborte (➤ 11.2).

Wann ist die pränatale Diagnostik sinnvoll?

Da eine vorgeburtliche Therapie heute nur in wenigen speziellen Fällen möglich ist, ist die pränatale Diagnostik nur sinnvoll, wenn die Frau im Fall einer schweren Schädigung des Kindes zu einem Schwangerschaftsabbruch bereit ist. Möchte sie die Schwangerschaft auf jeden Fall austragen, auch wenn eine schwere Schädigung

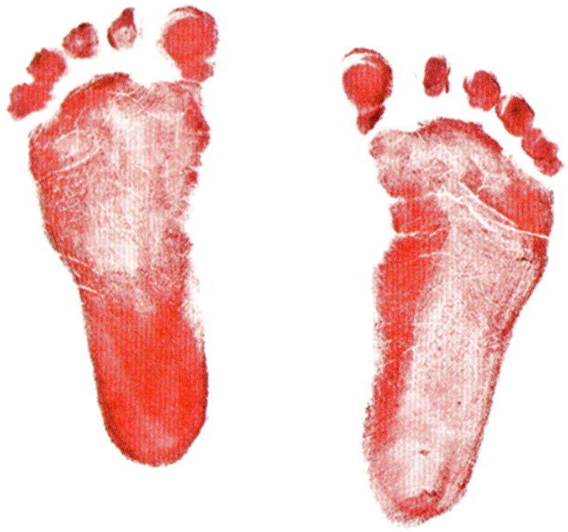

Abb. 10.1 Eltern, die ihr Kind zu früh verloren haben oder deren Neugeborenes kurz nach der Geburt gestorben ist, können Erinnerungen an ihr Kind helfen, z. B. durch Fußabdrücke in einem Erinnerungsalbum. [J787]

des Kindes höchstwahrscheinlich ist, ist der Frau von der pränatalen Diagnostik abzuraten, da das Kind dadurch unnötig gefährdet würde und für sie selbst die psychische Belastung steigt.

Auch wenn die pränatale Diagnostik und die Entscheidung, ob ein Kind abgetrieben wird oder nicht, von einem Paar gemeinsam getroffen wird, ist oft die Frau diejenige, die allein für die Realisierung der Entscheidung verantwortlich ist. Nicht selten geht sie allein zum Beratungsgespräch, allein zur pränatalen Diagnostik und allein zum Schwangerschaftsabbruch. Hier sollten Arzt und Pflegende auf den Partner einwirken, damit er bei den entsprechenden Gesprächen und Maßnahmen dabei ist. Dadurch wird die Last der Entscheidung geteilt und das Paar kann den Verlust des Kindes gemeinsam verarbeiten (➤ Abb. 10.1).

10.2 Psychologische Betreuung

Manche Paare verdrängen die Problematik, die mit der Pränataldiagnostik verbunden ist, und hoffen, dass schon „nichts sein wird". Ergibt die Untersuchung dann eine schwere Schädigung des Kindes, kann das Paar mit der Entscheidung für oder gegen eine Abtreibung völlig überfordert sein und ohne angemessene **Betreuung** in eine schwere Krise geraten.
Wegen der Tragweite der zu treffenden Entscheidungen

- pränatale Diagnostik: ja oder nein,
- Abtreibung: ja oder nein,
- Leben mit einem behinderten oder schwer kranken Kind: ja oder nein

gehört zur pränatalen Diagnostik immer mindestens ein ausführliches Beratungsgespräch mit dem Arzt.

Unabhängig von der letztlich getroffenen Entscheidung sollten die Pflegenden die Entscheidung der Schwangeren respektvoll akzeptieren, auch wenn sie selbst anders entschieden hätten. Sie können i. d. R. davon ausgehen, dass sich die Frau ihre Entscheidung nicht leicht gemacht hat und sogar darunter leidet. Oft möchte sie über ihre Entscheidung und ihre damit verbundenen Schuldgefühle sprechen. Dann nehmen sich die Pflegenden Zeit, hören ihr zu und versuchen, ihr über den Schmerz hinwegzuhelfen. Auf keinen Fall verurteilen sie die Frau, da diese das spüren und sie in noch tiefere Konflikte stürzen würde.

Grundsätzlich lassen sich invasive und nichtinvasive Methoden der pränatalen Diagnostik unterscheiden (➤ 10.3, ➤ 10.4). Während invasive Untersuchungen, bei denen immer auch das Risiko einer Fehlgeburt besteht, häufig mit Ängsten und Verunsicherung verbunden sind, werden nichtinvasive Untersuchungen – wie etwa die Sonografie – von vielen kaum als pränatale Diagnostik mit all ihren Konsequenzen wahrgenommen [1, 2].

10.3 Nichtinvasive pränatale Diagnostik

Die **nichtinvasiven Verfahren der pränatalen Diagnostik** umfassen Blutuntersuchungen sowie die Ultraschalldiagnostik mit ihren vielfältigen Einsatzformen. Die integrierten Screening-Verfahren (➤ 10.3.2) zur Risikoeinschätzung beziehen sowohl Laborparameter im mütterlichen Blut als auch die Ergebnisse der Ultraschalldiagnostik ein.

10.3.1 Laborchemische Tests

Blutuntersuchungen im Rahmen der pränatalen Diagnostik werden im Zusammenhang mit den verschiedenen Screening-Verfahren meist als **i**ndividuelle **Ge**sundheits**l**eistung *(IGeL)* angeboten. Die Ergebnisse geben prozentuale Risikoangaben für eine kindliche Schädigung an, aber keine sichere Diagnosestellung. Daher erfordern auffällige Befunde stets eine weitergehende Abklärung, z. B. durch Sonografie oder Amniozentese (➤ 10.4.2). Aufgrund ihrer möglichen Konsequenzen bedürfen alle Untersuchungen nach dem Gendiagnostikgesetz *(GenDG)* stets der vorherigen Aufklärung, Beratung und Zustimmung der Schwangeren.

AFP

AFP *(α-Fetoprotein)* ist ein Eiweiß, das zunächst im Dottersack und später fast nur in der fetalen Leber produziert wird (➤ 16). Es gelangt mit dem Urin des Ungeborenen ins Fruchtwasser und über die Plazenta ins Blut der Schwangeren.

Bei **Neuralrohrdefekten,** z. B. Spina bifida aperta (*offener Rücken,* ➤ Abb. 10.2b), **Anenzephalie** (nur teilweise geschlossene knöcherne Schädeldecke mit Fehlen wesentlicher Gehirnanteile) oder **Verschlussstörungen der Bauchdecke** gibt der Fetus vermehrt AFP ins Fruchtwasser ab, der AFP-Spiegel in Fruchtwasser und mütterlichem Blut ist erhöht; bei einer **Trisomie 21** (➤ Abb. 10.3) ist er hingegen erniedrigt. Die Bestimmung des AFP-Werts wurde früher im zweiten Trimenon im Rahmen verschiedener Screenings angeboten, ist aber heute durch Ultraschalluntersuchungen weitgehend ersetzt worden.

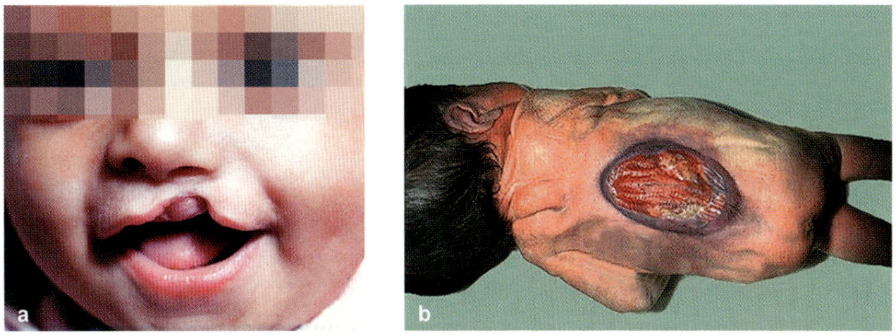

Abb. 10.2 Baby mit Lippen-Kiefer-Gaumen-Spalte (a), Säugling mit thorakolumbaler Spina bifida aperta (b) [T112 (a), E730–2 (b)]

Triple-Diagnostik

Als **Triple-Diagnostik** bezeichnet man die Bestimmung von *AFP, β-HCG* und *freiem Östriol,* das u. a. in der fetalen Nebennierenrinde und der Plazenta produziert wird, im Blut der Schwangeren.

Ein Computer berechnet aus den Untersuchungsergebnissen bei Angabe von Alter und Gewicht der Schwangeren sowie der genauen Schwangerschaftsdauer das statistische Risiko für eine Trisomie 21, einen Neuralrohrdefekt oder andere Chromosomenabweichungen. Der günstigste Zeitpunkt für die Blutabnahme ist die 16. SSW. Die Untersuchung ist eine *IGeL,* da sie hohe Kosten verursacht und aufgrund ihrer Ungenauigkeit einen großen Prozentsatz falsch positiver Ergebnisse bringt, was wiederum die Frauen sehr verunsichert. Der Test wurde weitgehend vom Nackentransparenz-Screening (➤ 10.3.2) abgelöst und wird deshalb nicht mehr empfohlen.
Quadruple-Test ➤ 10.2.3

Präimplantationsdiagnostik

Sonderfall der pränatalen Diagnostik ist die **Präimplantationsdiagnostik** (PID, engl. *preimplantation genetic diagnosis,* PGD) – die vorgeburtliche Untersuchung des Embryos in einem sehr frühen Stadium, die immer eine In-vitro-Fertilisation (➤ 7.6.3) voraussetzt. Im Mehrzellenstadium werden 1–2 Zellen entnommen und untersucht. Nur bei unauffälligem Befund erfolgt der Embryotransfer in den Uterus. Die Präimplantationsdiagnostik ist ethisch umstritten. Seit 2011 ist sie in Deutschland erlaubt, wenn eine hohe Wahrscheinlichkeit für eine schwerwiegende Erbkrankheit besteht. Sie darf nur an hierfür lizensierten Zentren durchgeführt werden. Die Paare müssen sich vorher beraten lassen. Die Entscheidung über die Erlaubnis zur PID trifft in jedem Einzelfall eine Ethikkommission. Eine Untersuchung auf Trisomie 21 ist z. B. nicht zulässig.

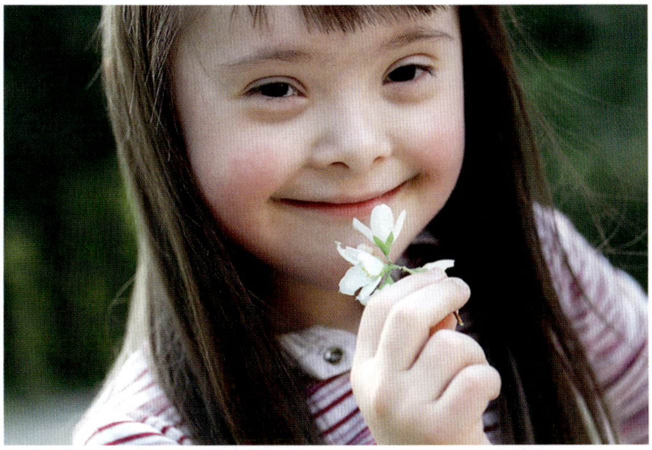

Abb. 10.3 Kind mit einer **Trisomie 21** *(Downsyndrom),* dabei handelt es sich um eine numerische Chromosomenanomalie. Das Chromosom 21 ist dreifach vorhanden. Die Trisomie 21 geht mit typischen Fehlbildungen und mehr oder minder schwerer geistiger Retardierung einher. Obwohl das Downsyndrom im Vergleich zu anderen genetischen Abweichungen eine wesentlich geringere Einschränkung bedeutet, steht es im Mittelpunkt der ethischen Diskussion über Selektion durch pränatale Diagnostik [9]. [J787]

10.3.2 Sonografie

Innerhalb der Pränataldiagnostik nimmt die **Sonografie** eine Doppelfunktion ein, da die Untersuchungen sowohl die Gesundheit der Schwangerschaft überwachen (➤ 9.7.1) als auch für Screening-Untersuchungen des Ungeborenen eingesetzt werden [3, 4].

Moderne Sonografiegeräte vermögen in der Hand eines geübten Untersuchers nicht nur grobe Fehlbildungen wie etwa fehlende Arme oder Beine, sondern auch kleinere, aber trotzdem bedeutsame Auffälligkeiten, z. B. Herzfehler, nachzuweisen. Laut Mutterschaftsrichtlinien sind drei Basis-Ultraschalluntersuchungen bei allen Schwangeren u. a. auch zur Erkennung kindlicher Fehlbildungen vorgesehen (➤ 9.7.1). Ultraschall als eine Säule pränataler Diagnostik bedarf in dieser Form also nicht der besonderen ärztlichen Indikationsstellung, sondern ist integrierter Bestandteil der Schwangerenvorsorge. Die Untersuchungen werden je nach bisheriger Schwangerschaftsdauer abdominal (meist ab der 10. SSW) oder vaginal durchgeführt (➤ 1.3.8). Die Entdeckungsrate ist entscheidend abhängig von der Art der Fehlbildung, der Erfahrung des Untersuchers und der Gerätequalität. Bei Auffälligkeiten wird der Arzt zu weiterer Kontrolle, evtl. in einer spezialisierten Praxis, bzw. in Absprache mit den Eltern zu invasiver Diagnostik (➤ 10.4) raten.

Für viele Schwangere/Paare ist der (sonografische) Blick auf das Baby vor allem ein starkes emotionales Erlebnis. Vielen werdenden Eltern ist dabei nicht bewusst, dass die Sonografieuntersuchungen der gezielten Suche nach Auffälligkeiten dienen. Beim Ungeborenen festgestellte Normabweichungen lösen Unsicherheit und Ängste aus, geben evtl. Anlass zu weiterer (auch invasiver) Diagnostik und können das Paar in letzter Konsequenz vor die Entscheidung eines Schwangerschaftsabbruchs stellen.

Aus diesem Grund muss die Schwangere vor einer Sonografie über die Untersuchung und mögliche Konsequenzen aufgeklärt werden und ihr zustimmen.

9.–12. SSW: Erstes Ultraschall-Screening

Beim **ersten Ultraschall-Screening** sichert der Arzt Schwangerschaftsdiagnose und -alter (➤ 9.7.1). Wichtig sind:

- Sitz der Schwangerschaft (intra- oder extrauterin?)
- Größe der Fruchtblase und des Embryos, da sich zu diesem frühen Zeitpunkt das Alter der Gravidität sehr genau bestimmen lässt
- Frage nach Mehrlingsschwangerschaften (➤ 9.6.4); allerdings ist zu berücksichtigen, dass vor der 10. SSW etwa doppelt so viele Mehrlingsschwangerschaften bestehen wie im weiteren Verlauf, da es oft zu Spontanaborten eines Embryos kommt.

Die isolierte Messung der Nackentransparenz (sog. „NT-screening") ist durch das Ersttrimester-Screening (➤ 10.3.3) ersetzt worden.

19.–22. SSW: Zweites Ultraschall-Screening

Beim **zweiten Screening,** oft auch als **Fehlbildungsultraschall** oder *Herz- und Organschall* bezeichnet, achtet der Arzt auf

- Wachstumsstörungen des Fetus, z. B. Wachstumsretardierung
- Größenverhältnis von Kopf, Rumpf und Extremitäten zueinander sowie die Körperoberfläche, z. B. hinsichtlich Bauchwand- oder Neuralrohrdefekt
- Alle inneren Organe, u. a. Herzkammern und -klappen, Nabelschnurgefäße, Nierenbecken und Gehirn.

Auch eine abnorme Fruchtwassermenge kann auf Fehlbildungen hinweisen. Beispielsweise können Fehlbildungen der kindlichen Nieren mit verringerter Urinproduktion zu einem **Oligohydramnion,** also zu wenig Fruchtwasser (➤ 11.6.3) führen, Schluckstörungen und Ösophagusverschluss dagegen zu einem **Polyhydramnion,** also zu viel Fruchtwasser (➤ 11.6.3).

Ergeben sich bei der Screening-Untersuchung Auffälligkeiten, überweist der Arzt die Schwangere zur weitergehenden sonografischen Feindiagnostik an personell und apparativ entsprechend ausgestattete Zentren. Dort wird u. a. auch auf sog. **Softmarker** gescreent. Diese morphologischen Veränderungen haben isoliert auftretend keinen Krankheitswert, sie kommen jedoch bei Trisomien gehäuft vor. Neben der verdickten Nackentransparenz und auffälligen Werten der Femur- und Humeruslänge gehören ein hyperechogener Darm, Auffälligkeiten am kindlichen Herz, ein erweitertes Nierenbecken, Zysten im Gehirn oder das Fehlen des Nasenbeins dazu.

Treten diese Befunde einzeln auf, sind sie meist harmlos. Erst eine Kombination mehrerer Softmarker stellt ein höheres Risiko für eine Chromosomenabweichung dar. Spezialpraxen können solche Softmarker bereits in der 14.–16. SSW erheben.

Die erweiterte Ultraschalldiagnostik und die Darstellung bzw. der Ausschluss von Softmarkern können Eltern in ihrer Entscheidungsfindung bei Ambivalenz zu invasiver Diagnostik unterstützen. Allerdings liegen nur bei einem Teil der Feten (etwa 50 % der Schwangerschaften mit Trisomie 21) solche Hinweiszeichen vor. Da sich bestimmte Herzfehler meist nur mittels Doppler-Sonografie erkennen lassen, sollte diese Untersuchung bei entsprechendem Verdacht immer durchgeführt werden.

29.–32. SSW: Drittes Ultraschall-Screening

Die **dritte routinemäßige Ultraschalluntersuchung** dient hauptsächlich der Wachstumskontrolle und Lagebestimmung des Kindes, der Plazentalokalisation sowie der abermaligen Beurteilung der Fruchtwassermenge, der Organe und der Extremitäten.

Doppler-Sonografie

Bei V. a. intrauterine Wachstumsretardierung, Fehlbildungen, bei schwangerschaftsbedingter Hypertonie (➤ 11.8.2) oder bei Herz- und Kreislaufproblemen des Fetus wird mittels **Doppler-Sonografie** (➤ Abb. 9.12) die Strömungsgeschwindigkeit in den kindlichen Blutgefäßen gemessen. Aus den Ergebnissen können Maßnahmen vor, während und nach der Geburt abgeleitet werden, z. B. präpartale intrauterine Bluttransfusion über die Nabelschnur oder Medikation bei einer Herzerkrankung. Die Untersuchung wird i. d. R. nach der 20. SSW durchgeführt.

3D-/4D-Sonografie

Für die **3D-/4D-Sonografie** *(dreidimensionale/vierdimensionale Sonografie),* (➤ Abb. 10.4) benötigt der Arzt ein spezielles Sonografiegerät und spezielle Schallköpfe. Die 3D-Sonografie ermöglicht räumliches Sehen, beim 4D-Ultraschall kann zusätzlich die Bewegung des Kindes in Echtzeit gesehen werden. Auch wenn diese Verfahren nur eine geringe diagnostische Bedeutung haben, sind sie bei bestimmten Fragestellungen, z. B. Spina bifida oder Lippen-Kiefer-Gaumen-Spalte (➤ Abb. 10.2a) dem konventionellen 2D-Bild überlegen.

Mittels Ultraschalldiagnostik können heute z. T. sehr detaillierte Angaben über den Zustand des Kindes gemacht werden. Definitive Aussagen über chromosomale Befunde erlaubt jedoch nur die invasive Diagnostik (➤ 10.4).

10

10.3.3 Integrierte Screening-Verfahren

Ersttrimester-Screening (11.–13. SSW)

Dieses als *IGeL* angebotene **Ersttrimester-Screening** zur Risikoberechnung beruht auf der Messung der Nackentransparenz. Die Messung erfordert eine hohe Qualität sowohl des Untersuchers als auch des Ultraschallgeräts und darf nur von Ärzten mit entsprechenden Zertifikaten vorgenommen werden. Neben der Messung der Nackentransparenz wird das Ungeborene genau untersucht (Herzfrequenz, Femurlänge, Extremitäten, Verhältnis von Kopf und Extremitäten, Bauchwand). In die Berechnung des jeweiligen Risikowerts werden einbezogen:

- Dicke der Nackentransparenz
- Exaktes Schwangerschaftsalter
- Statistisches Altersrisiko der Frau
- Hormone: β-HCG und PAPP-A (**p**regnancy **a**ssociated **p**lasma **p**rotein **A**).

Die komplizierten Berechnungen des Risikos können nur computergestützt erfolgen. Ab einem bestimmten Risikowert – meist bei 1 : 100 oder 1 : 150 wird zu invasiver Diagnostik geraten. Die Entdeckungsrate ist mit etwa 85 % höher als beim Triple-Test, die Rate der falsch positiven Ergebnisse liegt bei 5–13 %.

Bei der Messung der Nackentransparenz und beim Ersttrimester-Screening handelt es sich um Methoden der Risikoeinschätzung. Das Ergebnis der Untersuchungen sagt nichts Konkretes über die Gesundheit oder Krankheit des Kindes aus, sondern ist ein mathematisch ermittelter Wert. Größere Gewissheit geben die invasive Diagnostik (➤ 10.4) oder eine spezielle Ultraschalldiagnostik (2. Ultraschall-Screening und Feindiagnostik, ➤ 10.3.2) zu einem späteren Zeitpunkt der Schwangerschaft.

Da es bei den Abweichungen um Zehntelmillimeter geht, die selbst bei besten Ultraschallgeräten nicht so exakt ermittelt werden, sind die Unterschiede bei verschiedenen Untersuchern im Verhältnis zu den geringen Werten hoch.

Risikowerte sind abstrakt, ihre Aussagekraft für den Einzelfall gering und ihre Bewertung in hohem Maß subjektiv. Bei einem auffälligen Screening-Ergebnis entscheidet sich der überwiegende Teil der Frauen für eine invasive Diagnostik. Für eine bewusste Entscheidung sind daher frühzeitige Information und Beratung im Kontext aller Verfahren zur Risikoeinschätzung unabdingbar, sodass sich die werdenden Eltern über ihre eigene Haltung zu den Untersuchungen und möglichen Ergebnissen klar werden und so besser entscheiden können.
Das frühe Screening hat erhebliche psychosoziale Risiken. Zu einem Zeitpunkt, an dem die Auseinandersetzung mit der Schwangerschaft selbst oft noch nicht abgeschlossen ist, müssen sich die Eltern in relativ kurzer Zeit mit Behinderung und Schwangerschaftsabbruch auseinandersetzen und Entscheidungen treffen.

Nichtinvasiver Pränatal-Test (NIPT)

Seit 2012 wird auch in Deutschland ein **Bluttest** für verschiedene Trisomien angeboten. Der Test, bei dem kindliche DNA im Blut der Mutter auf chromosomale Störungen untersucht wird, kann bereits ab der 9+0 SSW p. m. durchgeführt werden. Das Ergebnis liegt nach etwa 10 Tagen vor.

Die kombinierte Sensitivität für verschiedene Trisomien (T21, T18, T13) beträgt 99 %, die Falsch-positiv-Rate 0,15 %. Mit der X-, Y-Analyse kann mit einer Genauigkeit von > 99 % das Geschlecht des Fetus vorhergesagt werden, dieses darf der Mutter in Deutschland aber erst ab der 14+0 SSW (p. m.) mitgeteilt werden, es sei

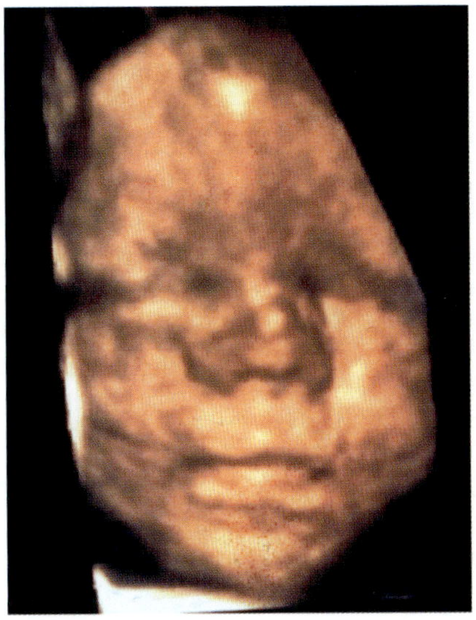

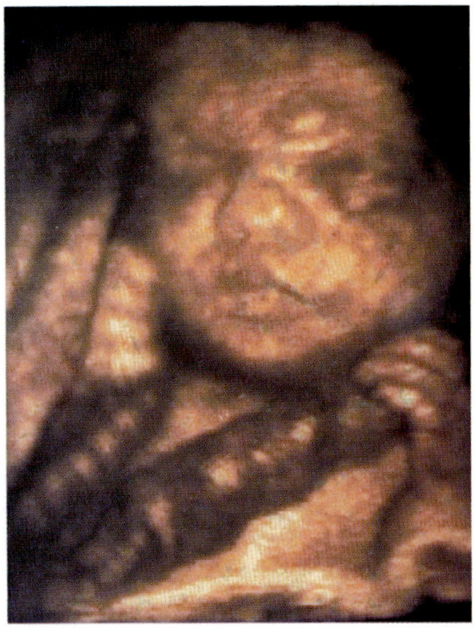

Abb. 10.4 Dreidimensionale Sonografie (3D-Sonografie) [T156]

a Ein normales Gesichtsprofil in der 24. SSW.

b Fetus mit einer Nabelschnurumschlingung in der 28. SSW. I. d. R. ist eine solche Nabelschnurumschlingung harmlos (▸ 11.6.2).

10

denn, es liegen schwere geschlechtschromosomal gebundene Erkrankungen vor.

In Deutschland sind derzeit u. a. folgende Testsysteme verfügbar:

- Harmony-Test®
- Praena-Test®
- Panorama-Test®

Der Test ist derzeit noch eine IGeL und kann z. B. bei Frauen mit einem erhöhten Risiko, wie etwa auffälligen Ergebnissen beim Ersttrimester-Screening, eingesetzt werden. Geplant ist die Einführung der Kostenübernahme durch die Krankenkassen.

Bei einem positiven Ergebnis muss dieses durch eine Amniozentese (➤ 10.4.2) bestätigt werden.

10.4 Invasive pränatale Diagnostik

Zu den **invasiven Verfahren der pränatalen Diagnostik** gehören die Chorionzottenbiopsie, Amniozentese, Nabelschnurpunktion und Fetoskopie. Jedes dieser Verfahren ist mit einem Fehlgeburtsrisiko behaftet, daher ist die Schwangere ausführlich aufzuklären und ihr Einverständnis einzuholen. Das Gendiagnostikgesetz schreibt hier eine angemessene Bedenkzeit zwischen Aufklärung und Eingriff vor – im Allgemeinen sind dies mindestens 24 Stunden.

Frühzeitig in der Schwangerschaft angewandte invasive Verfahren werden überwiegend zur Gewinnung kindlicher Zellen eingesetzt.

- Mit Hilfe eines **Karyogramms** *(Erbgutanalyse)* werden die Chromosomen systematisch dargestellt und anschließend analysiert (➤ Abb. 10.5) um festzustellen,
  - Ob das Kind eine normale Chromosomenanzahl von 46 besitzt oder ob Chromosomen überzählig sind oder fehlen
  - Ob Chromosomenstücke fehlen oder auf andere Chromosomen verlagert sind, was durch Verlust von Erbsubstanz ebenfalls zu Fehlbildungen und geistiger Retardierung führen kann

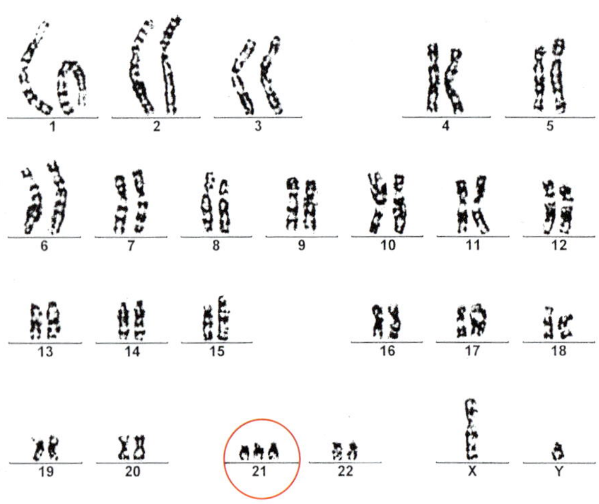

Abb. 10.5 Karyogramm eines Mädchens mit Downsyndrom, Karyotyp: 47, XX, +21 [T192]

  - Welches Geschlecht das Kind hat. Dies spielt insbesondere bei V. a. geschlechtsgebundene Krankheiten eine Rolle, die pränatal nicht direkt nachgewiesen werden können
- Durch molekulargenetische oder biochemische Verfahren können zahlreiche Stoffwechselkrankheiten vor der Geburt diagnostiziert werden, darunter auch die *Mukoviszidose* (Cystische Fibrose, CF), die bei uns häufigste angeborene Stoffwechselerkrankung.

Bei allen invasiven Verfahren der pränatalen Diagnostik ist – je nach Rhesus-Blutgruppensystem von Mutter und Kind – eine Rhesusprophylaxe (➤ 11.7.2) erforderlich, da es bei jedem dieser Verfahren aufgrund der dabei nicht zu umgehenden Verletzungen zu einem – wenn auch geringen – Blutaustausch zwischen Schwangerer und Kind kommen kann, mit ggf. schwerwiegenden Folgen für das Kind.

Während der Wartezeit auf das Untersuchungsergebnis ist die psychische Belastung für die werdenden Eltern sehr groß.

10.4.1 Chorionzottenbiopsie

DEFINITION

Chorionzotten: Bestehen aus kindlichem Gewebe und bilden die äußere Begrenzung der Fruchthöhle (➤ Abb. 9.6).

Chorionzottenbiopsie (kurz CVS von *Chorion Villus Sampling*)*:* Gewinnung von Chorionzotten in der Frühschwangerschaft zur Erstellung eines Karyogramms.

Die **Chorionzottenbiopsie** wird ab der 11. SSW durchgeführt. Hierin liegt auch ihr Hauptvorteil gegenüber der Amniozentese: Die Diagnose einer kindlichen Erkrankung ist deutlich früher möglich, sodass ein eventueller Schwangerschaftsabbruch für die Frau komplikationsärmer und weniger belastend ist.

Mittels Chorionzottenbiopsie können Chromosomenveränderungen und nach gezielter DNA-Analyse auch vererbbare Krankheiten wie Muskel- oder Stoffwechselerkrankungen festgestellt werden. Neuralrohrdefekte können nicht diagnostiziert werden, da der AFP-Wert (➤ 10.3.1) zu diesem Zeitpunkt nicht bestimmt werden kann. Die Ergebnisse der Kurzzeitkulturen liegen bereits nach 1–2 Tagen vor, müssen jedoch durch Langzeitkulturen (Dauer etwa 10 Tage) gesichert werden. Aussagen über Schweregrad und Ausprägung der jeweiligen Erkrankung/Fehlbildung sind nicht möglich.

Die Chorionzottenbiopsie kann *transabdominal* oder *transzervikal* (➤ Abb. 10.6) vorgenommen werden, wegen des erhöhten Blutungsrisikos ist die transzervikale Methode allerdings kaum noch üblich.

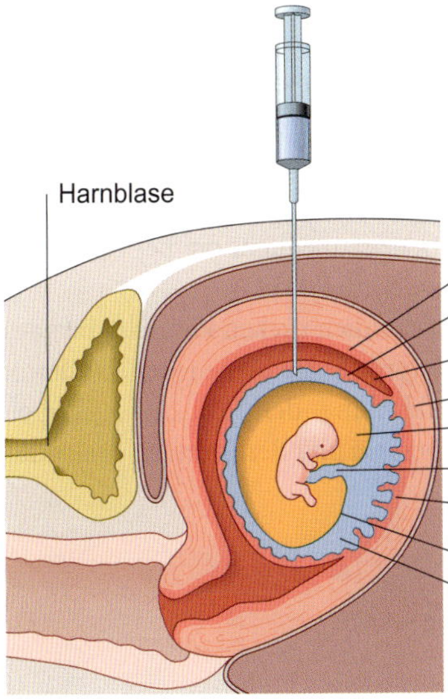

Abb. 10.6 Transabdominale Chorionzottenbiopsie [L190]

Vorbereitung und Durchführung der transabdominalen Chorionzottenbiopsie

Für die **transabdominale Chorionzottenbiopsie** liegt die Frau auf dem Rücken. Nachdem das Abdomen desinfiziert und abgedeckt wurde, wird die Plazenta unter Ultraschallkontrolle durch die mütterliche Bauchdecke hindurch punktiert (vergleichbar dem Vorgehen bei Amniozentese ➤ 10.4.2) und Choriongewebe entnommen. Die Punktionsstelle wird mit einem Lokalanästhetikum betäubt. Während der Untersuchung beruhigen die Pflegenden die oft unruhige und aufgeregte Schwangere und assistieren dem Arzt, indem sie z. B. den Ultraschallkopf fixieren.

Das gewonnene Gewebe wird unmittelbar nach der Entnahme auf Menge und Qualität beurteilt. Anschließend werden die Zellen in einem genetischen Labor untersucht.

Komplikationen

Leichte Schmierblutungen oder geringer Fruchtwasserabgang nach der Punktion sind verhältnismäßig häufig, aber meist vorübergehend. Das **Hauptrisiko** der Chorionzottenbiopsie besteht in der Auslösung einer Fehlgeburt (ca. 1–1,5 %, nach transzervikaler Biopsie höher), wobei die zu diesem Zeitpunkt bestehende natürliche Fehlgeburtenrate von 2,5–4 % einbezogen werden muss [5].

Konnte nicht ausreichend Material gewonnen werden oder treten Interpretationsschwierigkeiten auf, z. B. durch Beimengungen mütterlichen Gewebes oder bei **Mosaiken** (unterschiedliches Erbgut innerhalb eines Organismus infolge von Mutationen), kann nur eine Amniozentese Klärung bringen.

Da es sich bei den untersuchten Zellarten nicht direkt um kindliche Zellen handelt, findet sich eine höhere Rate an Fehldiagnosen und unklaren Befunden als bei der Amniozentese.

Pflege und Beratung nach der Chorionzottenbiopsie

Pflege bei Amniozentese ➤ 10.4.2
- Nach dem Eingriff soll die Schwangere ca. 2 Stunden Bettruhe einhalten und sich über mehrere Tage schonen, schweres Heben und Tragen vermeiden. Außerdem empfiehlt es sich, auf Geschlechtsverkehr, heiße Bäder und Saunabesuche für eine Woche zu verzichten
- Für den Folgetag vereinbaren die Pflegenden mit der Frau einen Termin zur Ultraschallkontrolle des kindlichen Befindens und der Fruchtwassermenge
- Nach einer Woche ist eine weitere Kontrollsonografie sinnvoll.

10.4.2 Amniozentese

DEFINITION

Amniozentese (*Amniocentese*, AC, auch *Amnionpunktion, Fruchtwasserpunktion):* Transabdominale Punktion der Amnionhöhle zur klinisch-chemischen Fruchtwasserdiagnostik und/oder Gewinnung kindlicher Zellen.

Die **Amniozentese** kann zu unterschiedlichen Zeitpunkten in der Schwangerschaft durchgeführt werden. Je nach Zeitpunkt der Durchführung werden unterschieden:
- **Standard-Amniozentese** im 2. Trimenon (ab der 15. SSW), meist um kindliche Zellen aus dem Fruchtwasser zu gewinnen
- **Spätamniozentese** in der 2. Schwangerschaftshälfte, z. B. um Bilirubin im Fruchtwasser bei Unverträglichkeit im Rhesus-Blutgruppensystem (➤ 11.7.2) zu bestimmen oder bei Auffälligkeiten, z. B. Nierenfehlbildungen, nach entsprechender Ultraschalldiagnostik.

Die **Amniozentese** zur Gewinnung kindlicher Zellen wird am besten in der 15.–17. SSW durchgeführt, weil zu diesem Zeitpunkt mit 200 ml genügend Fruchtwasser zur Verfügung steht und die Zelldichte im Fruchtwasser ausreichend hoch ist. Nachteilig ist, dass das Ergebnis der Chromosomenuntersuchung wesentlich später vorliegt als bei der Chorionzottenbiopsie, weswegen die 2-wöchige Wartezeit auf das Ergebnis von vielen Frauen als sehr belastend beschrieben wird. Außerdem ist ein zu diesem späten Zeitpunkt durchgeführter Schwangerschaftsabbruch für die Frau noch belastender (➤ 10.1, ➤ 11.3).

Vorbereitung und Durchführung

In einigen Kliniken wird der Schwangeren vor einer Amniozentese Magnesium zur **Prophylaxe** von Uteruskontraktionen gegeben.

Nachdem das Abdomen desinfiziert und abgedeckt ist, führt der Arzt eine Nadel unter Sonografiekontrolle durch die mütterliche Bauchdecke in die Fruchtwasserhöhle ein (➤ Abb. 10.7) und entnimmt 10–20 ml Fruchtwasser. Gelingt der erste Versuch zur Fruchtwasserpunktion nicht, kann er es ein zweites Mal probieren. Ein dritter Versuch sollte wegen der erhöhten Fehlgeburtsgefahr nicht mehr erfolgen.

Nach der Punktion wird das versandfertige Fruchtwasser zusammen mit den Begleitpapieren in ein genetisches Labor geschickt. Dort werden die sich im Fruchtwasser befindlichen kindlichen Zellen kultiviert und auf Chromosomenaberrationen oder – bei entsprechendem Verdacht – Stoffwechselerkrankungen untersucht. Dies dauert ca. 2 Wochen. Die Diagnosesicherheit beträgt 99,4–99,9 %. 98 % der Befunde sind unauffällig [6].

Als Schnelltest dient die **Fluoreszenz-in-situ-Hybridisierung** *(FISH),* bei der an unkultivierten Zellen die Chromosomen 13, 18, 21, X und Y markiert und die markierten Chromosomen mikroskopisch gezählt werden. Das Ergebnis liegt innerhalb eines Tags vor. Da dieser Test jedoch Störungen der übrigen Chromosomen sowie strukturelle Chromosomenaberrationen nicht erfasst, liefert er nur ein vorläufiges Ergebnis und kann die konventionelle Analyse nicht ersetzen.

Eine dem FISH-Test vergleichbare Schnelldiagnostik ist die Untersuchung chromosomaler Veränderungen mittels eines molekulargenetischen Verfahrens, der **DNA-Analyse.** Dabei wird aus den im Fruchtwasser gewonnenen Zellen die DNA isoliert und kopiert und auf das Vorliegen eines bestimmten Markers untersucht. Dadurch lassen sich Rückschlüsse auf das betreffende Chromosom ziehen, z. B. ob das Chromosom 21 zwei- oder dreimal vorliegt. Auch diese Methode – sie ist in erster Linie ein Trisomie-21-Screening – kann die klassische Chromosomenanalyse nicht ersetzen.

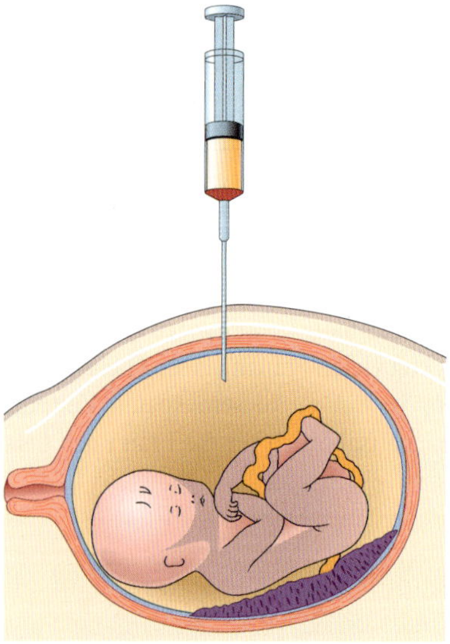

Abb. 10.7 Lage der Punktionsnadel bei der Amniozentese. Viele Frauen fürchten, dass sich das Kind während der Punktion an der Nadel verletzen könnte, jedoch wird die Lage der Nadel ständig im Ultraschall kontrolliert. Außerdem ist die Nadel sehr biegsam und auch bei plötzlichen Kindsbewegungen kommt es praktisch nicht zu kindlichen Verletzungen. [L190]

Außerdem wird bei jeder Amniozentese routinemäßig der AFP-Spiegel im Fruchtwasser bestimmt, da ein erhöhter AFP-Spiegel auf einen Neuralrohrdefekt hinweist. Bei entsprechendem Verdacht ist außerdem die Bestimmung der ZNS-spezifischen Acetylcholinesterase *(ACHE)* aus dem Fruchtwasser möglich, die bei Neuralrohr- oder Brustwanddefekten ebenfalls erhöht ist.

In späteren Schwangerschaftsstadien rücken klinisch-chemische Untersuchungen in den Vordergrund. Sie dienen vielfach der Abschätzung der kindlichen Gefährdung, dem Entscheid über eine evtl. erforderliche pränatale Therapie und Bestimmung des optimalen Entbindungszeitpunkts.

Komplikationen

Die **Komplikationen** reichen von (Schmier)Blutungen und leichtem Fruchtwasserabgang über ausgeprägte Uteruskontraktionen und Verletzungen des Fetus bis hin zur Fehlgeburt mit einem Risiko von ca. 0,5 % [5].

Die lange Wartezeit und Ungewissheit, bis das genaue Ergebnis der Untersuchung vorliegt, wird von vielen Frauen als äußerst belastend empfunden. In diesen Wochen nehmen sie oft die ersten Kindsbewegungen wahr. Gleichzeitig beginnen manche Paare erst jetzt, sich Gedanken über mögliche Konsequenzen zu machen. Für viele Frauen ist es schwer, sich in dieser Situation, in der ihre Schwangerschaft noch zur Disposition steht, emotional darauf einzulassen [7]. Bei auffälligen Befunden gibt es in den meisten Fällen keine Therapie, sondern es steht die Entscheidung über einen späten Schwangerschaftsabbruch (➤ 10.1, ➤ 11.3) an. Der Zeitpunkt eines Abbruchs kann sich noch weiter hinausschieben, wenn das Wachstum der Zellkultur nicht gelingt, was in 2 % der Fall ist [8], und eine Wiederholung der Untersuchung empfohlen wird. Ebenso wie die Chorionzottenbiopsie gibt auch die Amniozentese keine Auskunft über Schweregrad und Ausprägung der erhobenen Befunde. Über selten vorkommende Abweichungen und ihre Auswirkungen sind keine Aussagen möglich.

Pflege und Beratung bei Amniozentese

Die Pflegenden:
- Vereinbaren mit der Schwangeren den Untersuchungstermin
- Informieren die Frau über den Untersuchungsablauf und schicken sie nach dem Gespräch mit dem Arzt, der die Amniozentese durchführt, zur Toilette
- Assistieren während der Untersuchung dem Arzt und beruhigen die Frau
- Helfen der Frau nach der Untersuchung ggf. das Sonografie-Gel und das Hautdesinfektionsmittel zu entfernen und bereiten das gewonnene Material für den Versand vor.

Die Schwangere soll sich nach der Amniozentese für 24 Stunden körperlich schonen. Vor ihrer Entlassung und auch am Folgetag der Untersuchung wird das kindliche Befinden sonografisch kontrolliert.

10.4.3 Nabelschnurpunktion

DEFINITION

Nabelschnurpunktion *(Chordozentese):* Transabdominale Punktion eines Nabelschnurgefäßes zu diagnostischen oder therapeutischen Zwecken. Hauptverfahren zur Gewinnung fetalen Bluts.

Bei der **Nabelschnurpunktion** wird ab der 18. SSW mit einer dünnen Nadel unter sonografischer Sicht durch die mütterliche Bauchwand hindurch ein Nabelschnurgefäß punktiert (➤ Abb. 10.8). Eine Nabelschnurpunktion kann sowohl aus diagnostischen als auch therapeutischen Gründen indiziert sein.

Diagnostische Nabelschnurpunktion

Die **diagnostische Nabelschnurpunktion** dient der fetalen Blutgewinnung, z. B. bei

- Verdacht auf Blutgruppenunverträglichkeit: Bestimmung der Blutgruppe, des Hb und des Bilirubinspiegels des Fetus
- Infektionen des Fetus, z. B. Röteln oder Toxoplasmose
- Untersuchung seltener Erbkrankheiten sowie Stoffwechsel-, Blut- und Muskelerkrankungen
- Fortgeschrittener Schwangerschaft, wenn eine rasche Chromosomenanalyse notwendig ist, denn die Kultur fetaler Lymphozyten aus dem Nabelschnurblut dauert nur wenige Tage.

Jedoch darf nicht die geringste Kontamination mit mütterlichem Blut vorliegen, da sonst z. B. die Antikörper der Mutter als Ausdruck einer kindlichen Infektion fehlinterpretiert werden können.

Eine Nabelschnurpunktion kann ambulant durchgeführt und während der Schwangerschaft mehrmals wiederholt werden. Die Komplikationsrate ist nicht so hoch wie bei der Fetoskopie, jedoch ist die Fehlgeburtsrate um 1–2 % höher als in Kontrollgruppen ohne Eingriff [8].

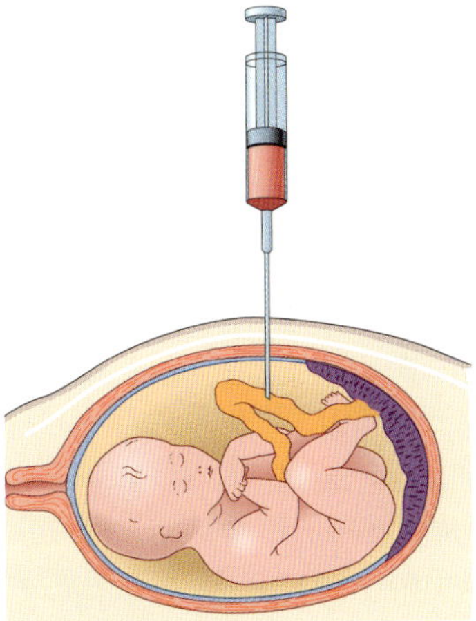

Abb. 10.8 Nabelschnurpunktion [L190]

Therapeutische Nabelschnurpunktion

Für **therapeutische Eingriffe** kann das Kind über ein Anästhetikum, das in die Nabelschnur gespritzt wird, narkotisiert werden. Während das Ungeborene schläft, ist die Schwangere nur örtlich am Bauch betäubt und kann den Eingriff bewusst erleben. Auf diese Weise kann einem Fetus mit angeborenem Verschluss des Harnleiters z. B. ein Katheter in die fetale Blase gelegt und so die Zerstörung der fetalen Nieren verhindert werden. Ist ein Fetus anämisch, kann ihm über die Nabelschnur eine Bluttransfusion gegeben werden. An speziellen Zentren werden auch schon offene Operationen am Fetus durchgeführt, dann allerdings in Allgemeinnarkose der Mutter, z. B. um eine Spina bifida zu schließen. Dabei wird der Fetus mit einer warmen Salzlösung umspült.

10.4.4 Fetoskopie

Bei der **Fetoskopie** wird das Kind mit Hilfe eines Endoskops direkt betrachtet.

Fetoskopien zur reinen Betrachtung des Kindes sind im Zeitalter von Sonografiegeräten mit ausgezeichneter Bildqualität kaum noch indiziert. Früher wurden Fetoskopien auch zur fetalen Therapie durchgeführt, etwa zur pränatalen Bluttransfusion bei schwerer Blutgruppenunverträglichkeit (➤ 11.7.2). Heutzutage wird der Fetus über die Nabelschnur unter Ultraschallkontrolle transfundiert (➤ 10.4.3).

Heute wird fetoskopisch mittels Laser in speziellen Zentren auch eine Verödung von Gefäßanastomosen zwischen Zwillingen beim feto-fetalen Transfusionssyndrom *(FFTS)* vorgenommen, einer seltenen, aber schwerwiegenden Erkrankung, bei der es intrauterin zur Bluttransfusion vom einen zum anderen Zwilling kommt.

Komplikationen der Fetoskopie sind Verletzungen der Plazenta und der Amnionhöhle, Verletzung des Uterus mit Blutung in die Amnionhöhle, Spontanaborte und Frühgeburten.

Transferaufgabe

Während einer Schwangerschaft ist eine vorgeburtliche diagnostische Begleitung anzustreben. Obwohl die verschiedenen Untersuchungen für werdende Eltern einerseits beruhigend und andererseits verunsichernd sein können, ist es dennoch sehr wichtig, dass eine schwangere Frau diese Untersuchungsangebote wahrnimmt.

Aufgabe 1

Auf wie viele Ultraschalluntersuchungen hat eine Schwangere im Rahmen der pränatalen Diagnostik Anspruch?

Aufgabe 2

Aus welchen Gründen wird Pränataldiagnostik über die routinemäßige Schwangerenvorsorge hinausgehend vorgenommen?

Aufgabe 3

Wie beraten Sie eine schwangere Frau nach einer Chorionzottenbiopsie?

Literatur und Kontaktadressen

LITERATURNACHWEIS

1. Goerke K, Steller J, Valet A. Klinikleitfaden Gynäkologie und Geburtshilfe. 11. A. München: Elsevier, 2020.
2. Denger J. Plädoyer für das Leben. Stuttgart: Freies Geistesleben, 1994.
3. Merz E. Sonographische Diagnostik in Gynäkologie und Geburtshilfe. Stuttgart: Thieme, 2002.
4. Entezami M, Albig M, Gasiorek-Wiens A. Ultrasound Diagnosis of Fetal Anomalies. Stuttgart: Thieme, 2003.
5. Wieacker P, Steinhard J. The Prenatal Diagnosis of Genetic Diseases. Deutsches Ärzteblatt international. 2010; 107(48): 857–862.
6. Schneider H (Hrsg.). Die Geburtshilfe. 5. A. Heidelberg: Springer, 2016.
7. Strachota A. Zwischen Hoffen und Bangen. Frankfurt a. Main: Mabuse, 2006.
8. Kiechle M (Hrsg.). Gynäkologie und Geburtshilfe. München: Elsevier, 2011.

KONTAKTADRESSEN

9. Deutsches Down-Syndrom InfoCenter. www.ds-infocenter.de (letzter Zugriff: 12.1.2022).

KAPITEL

11 Pathologische Schwangerschaft

11.1 Extrauteringravidität

DEFINITION

Extrauteringravidität *(EU, EUG, ektope Gravidität):* Einnisten *(Nidation)* der befruchteten Eizelle *(Zygote)* außerhalb des Uterus. Auftreten in ca. 98 % der Fälle als **Tubargravidität** *(Eileiterschwangerschaft)*, selten als **Ovarialgravidität** *(Eierstockschwangerschaft)*, **Abdominalgravidität** *(Bauchhöhlenschwangerschaft, Peritonealgravidität)* mit Einnistung der Eizelle in das Peritoneum oder **Zervixgravidität** (Implantation in der Zervix). Häufigkeit ca. 1–2 % aller Schwangerschaften.

Krankheitsentstehung

Ursache für **Tubar-** und **Abdominalgraviditäten** sind neben einer zu frühen Nidationsreife der Eizelle Veränderungen der Tube, welche die Aufnahme der befruchteten Eizelle am Fimbrienende (➤ Abb. 11.1) verhindern und/oder zu einer gestörten Tubendurchgängigkeit führen. Hier sind z. B. zu nennen:

- Verklebungen und eine gestörte Motilität der Tube bei Schäden der Tubenmuskulatur durch vorangegangene Adnexitiden (➤ 3.11.1)
- Angeborene oder nach Abszessbildung erworbene Divertikel
- Verwachsungen und Verklebungen nach mikrochirurgischen Eingriffen bei tubarer Sterilität (➤ 7.4.2)
- Vernarbungen und Stenosen aufgrund früherer Extrauteringraviditäten
- Tubenstenosen durch Vernarbungen bei Endometriose (➤ 3.12.2)
- Bleibende Tubenwandschädigungen durch von der Scheide aufsteigende Infektionen beim Tragen eines Intrauterinpessars (➤ 8.2.2).

Ursache für die **Ovarialgravidität** ist meist ein gestörter Ei-Auffangmechanismus der Tube. Als ursächlich für die seltene **Zervixgravidität** werden Störungen des Endometriums und/oder eine verspätete Nidationsreife der Eizelle angesehen.

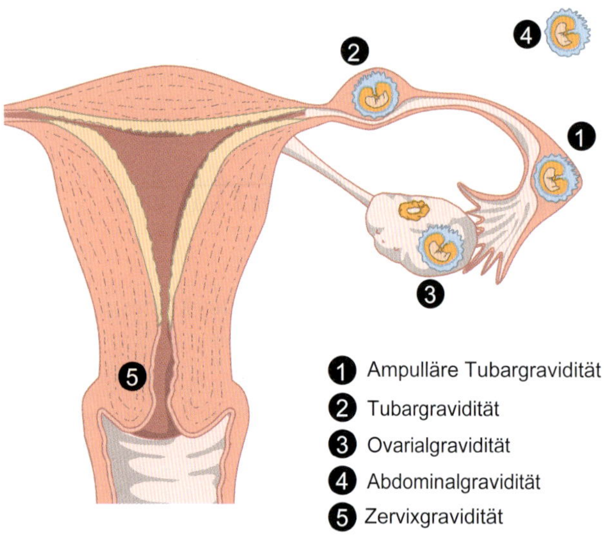

Abb. 11.1 Mögliche Lokalisationen einer Extrauteringravidität; weitaus am häufigsten sind dabei Tubargraviditäten. [L138]

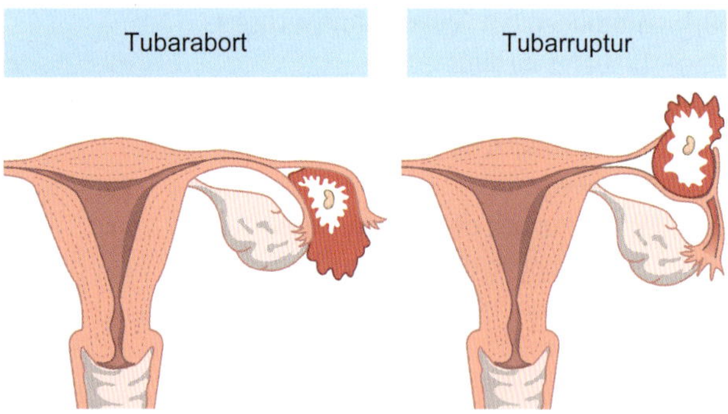

Abb. 11.2 Tubarabort bei Extrauteringravidität im weiten, ovarnahen Abschnitt der Tube und Tubarruptur im engen, uterusnahen Tubenabschnitt [L138]

Symptome

Oft wird eine Extrauteringravidität von den Frauen gar nicht bemerkt, da die Frucht wegen der ungünstigen Nidationsbedingungen, z. B. unzureichende Ernährung, frühzeitig zugrunde geht. Findet eine Nidation statt, hängen die Symptome davon ab, wo sich die Zygote eingenistet hat.

Tubarabort

DEFINITION

Tubarabort: Ausstoßung der Frucht aus der Tube; je nach Lokalisation in die Bauchhöhle oder den Uterus.

Nach Einnistung der Zygote im weiten Abschnitt der Tube – der **ampullären Tubargravidität** – wird die Eizelle an der Nidationsstelle von **Dezidua** überzogen. Hierbei handelt es sich normalerweise um die während einer Schwangerschaft weiterentwickelte Funktionalis der Gebärmutterschleimhaut, doch es können sich auch die Bindegewebszellen der Tubenschleimhaut im Fall einer Schwangerschaft in Deziduazellen umwandeln.

Zunächst hat die Frucht Platz zu wachsen. Reicht der Platz nicht mehr aus, platzt die Dezidua und es kommt zu einer Blutung in die Tubenwand (➤ Abb. 11.2) und das Tubenlumen *(innerer Fruchtkapselaufbruch).* Daraufhin setzen wehenartige Kontraktionen der Tubenwand ein, infolge derer das Hämatom in die Bauchhöhle entleert und das Schwangerschaftsprodukt in die Bauchhöhle ausgestoßen wird. Charakteristisch für diesen **Tubarabort** sind langsam zunehmende Unterleibsschmerzen nach einer vorangegangenen Amenorrhö von 5–7 Wochen (also in der 6.–8. SSW p. m.) und dem Auftreten erster subjektiver Schwangerschaftszeichen (➤ 9.3.3), evtl. setzen auch geringe vaginale Schmierblutungen ein.

In seltenen Fällen wächst die Frucht bei Platzmangel aus dem Fimbrienende der Tube heraus, um ein größeres Areal zum Einnisten zu finden, z. B. im Douglas-, Rektum- oder Dünndarmperitoneum. Dies wird als **sekundäre Abdominalgravidität** bezeichnet.

Tubarruptur

DEFINITION

Tubarruptur: Platzen der Tube; selten.

Nistet sich die Zygote im mittleren, engen Teil der Tube ein *(isthmische Tubargravidität,* ➤ Abb. 11.3), dringen die sich entwickelnden Zotten durch die Muskelwand der Tube bis zum Peritoneum vor. Daraufhin platzt die Dezidua, die Frucht wird in die Bauchhöhle ausgestoßen *(äußerer Fruchtkapselaufbruch),* und es kommt zu starken intraabdominellen Blutungen mit Ausbildung eines akuten Abdomens. Die Frau verspürt plötzlich einsetzende starke Unterleibsschmerzen und Übelkeit, es besteht die Gefahr eines hämorrhagischen Schocks. Diese Symptome treten etwa in der 5.–7. SSW auf. Eine Temperaturerhöhung ist möglich.

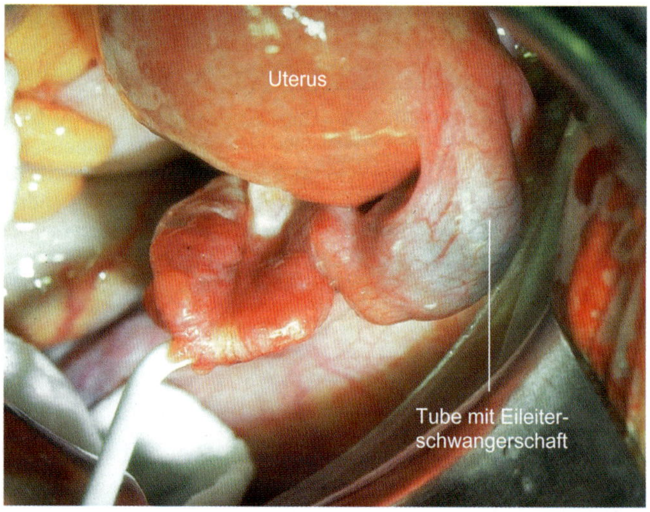

Abb. 11.3 OP-Situs einer isthmischen Tubargravidität. Erkennbar sind der vergrößerte, gut durchblutete Uterus und das linke hyperämisierte Tubenende. Der uterusnahe Tubenabschnitt ist verdickt und schimmert weißlich-livide. [T194]

11

Ovarial-, Abdominal- und Zervixgravidität

Nistet sich die Zygote im Ovar ein, spricht man von **Ovarialgravidität.** In der Regel kommt es in der 6.–7. SSW zum Bild eines akuten Abdomens.

Bei einer **Abdominalgravidität** sind die Symptome uncharakteristisch, da (zunächst) genügend Raum zum Wachsen der Frucht vorhanden ist. Infolge Ernährungsstörungen stirbt die Frucht in aller Regel aber nach einer gewissen Zeit.

Eine **Zervixgravidität** zeigt sich durch Unterbauchschmerzen und Übelkeit.

Diagnostik und Behandlungsstrategie

Kommen die Patientinnen mit dem Bild eines akuten Abdomens ins Krankenhaus, werden sie i. d. R. zunächst von einem Chirurgen untersucht, der dann ein gynäkologisches Konsil in die Wege leitet.

Gynäkologische Untersuchung

Bei einer Tubargravidität ist die verdickte Tube manchmal tastbar. Der Uterus ist weich und aufgelockert, aber meist nicht so groß, wie es der Schwangerschaftsdauer entspräche. Manchmal besteht eine Blutung aus der Zervix (Abbruchblutung bei nachlassender Hormonbildung). Der Unterleib der Patientin ist stark druckschmerzhaft, meist verbunden mit einer deutlichen Abwehrspannung, weswegen die Palpation oft nicht aussagekräftig ist.

Schwangerschaftstest

Der **Schwangerschaftstest** ist positiv, das gemessene β-hCG-Niveau (im Blut) liegt jedoch meist niedriger, als es der Schwangerschaftsdauer entspräche.

Sonografie und Therapie

Für das weitere Vorgehen entscheidend ist die **vaginale Sonografie,** welche die Verdickung der Tube oder Flüssigkeit im Douglas-Raum bei leerer Gebärmutterhöhle zeigt. In der Regel erfolgt dann eine Laparoskopie, welche die Diagnose sichert und gleichzeitig die Entfernung der Frucht unter Erhalt der betroffenen Tube ermöglicht. In Spätstadien oder im Schock wird häufig die gesamte Tube entfernt.

Alternativ kommt heute für einen Teil der Frauen – insbesondere in sehr frühen Stadien oder mit Zervixgravidität – die Gabe des Zytostatikums Methotrexat in Betracht, welches die Frucht sterben lässt.

> Da die Symptome einer Extrauteringravidität sehr vielgestaltig sind und v. a. denen einer Appendizitis, einer Pyelonephritis (➤ 4.11.2) oder Adnexitis (➤ 3.11.1) täuschend ähneln können, fragt der Arzt bei Bauchschmerzen einer Frau im gebärfähigen Alter stets nach dem Zeitpunkt der letzten Regelblutung und veranlasst ggf. entsprechende Untersuchungen, um eine Extrauteringravidität auszuschließen.

Pflege bei Extrauteringravidität

Allgemeine prä- und postoperative Pflege in der Gynäkologie ➤ 1.4.2, ➤ 1.4.4
Pflege vor und nach Operationen an den Geschlechtsorganen ➤ 3.9
Pflege bei Laparoskopie ➤ 1.3.12

Um die psychische Anspannung der Frau durch die Anwesenheit gesunder Neugeborener und glücklicher Wöchnerinnen nicht zu vergrößern, werden Frauen mit V. a. eine Extrauteringravidität auf einer gynäkologischen, nicht geburtshilflichen Station betreut. Die Patientinnen können bei Aufnahme schwer krank, aber auch nur leicht beeinträchtigt sein. Stets ist jedoch damit zu rechnen, dass sich sehr schnell ein akut lebensbedrohlicher Zustand entwickelt. Die Pflegenden:

- Nehmen die Ängste der Patientin ernst und geben ihr psychische Unterstützung. Sie berücksichtigen besonders das emotional angespannte Befinden der Patientin. Nach Wunsch der Patientin und so weit möglich, wird der Partner einbezogen bzw. darin bestärkt, Stütze und Halt zu geben
- Kontrollieren regelmäßig die Vitalzeichen der Patientin und richten ihre Beobachtung gezielt auf (An)Zeichen eines akuten Abdomens
- Sorgen in Kooperation mit dem Arzt dafür, dass bis zu zweimal täglich Blut zur Hb-Kontrolle abgenommen sowie die Blutgruppe der Schwangeren bestimmt wird und je nach Hb-Ergebnis zwei Erythrozytenkonzentrate bereitgestellt werden
- Lassen die Patientin nüchtern; die Flüssigkeitszufuhr wird vom Arzt über Infusionen sichergestellt, wenn die Diagnose noch unklar ist und es bis zur vermutlichen Operation noch länger dauert
- Bereiten die Patientin bei gesicherter Diagnose zur Laparoskopie oder Laparotomie (➤ 1.3.12) vor (ärztliche Anordnung)
- Versorgen die Patientin postoperativ individuell nach Bedarf. Da es sich meist um junge Frauen handelt, verläuft die postoperative Phase i. d. R. komplikationslos. Nicht unterschätzt werden darf die psychische Belastung der Frau, v. a. wenn es sich bei der Extrauteringravidität um die erste Schwangerschaft oder um eine Schwangerschaft mit Hilfe der **Reproduktionsmedizin** (➤ 7.6) handelt oder wenn bereits die zweite Tube entfernt werden musste. Die Frau beginnt in aller Regel um ihr verlorenes Kind zu trauern (➤ 11.2). Fragen bezüglich der Chance auf weitere Schwangerschaften sollten realistisch beantwortet werden, von den Pflegenden allerdings erst nach Aufklärung durch den Arzt. Ist die Patientin noch nicht aufgeklärt, ziehen die Pflegenden zur Beantwortung der Fragen den Arzt hinzu. Fühlt sich die Frau emotional sehr mitgenommen, kann es sinnvoll sein, in Absprache mit der Patientin den Klinikseelsorger einzubinden oder eine psychologische Begleitung hinzuzuziehen Verabreichen auf ärztliche Anordnung bei Rh-negativen Patientinnen eine Anti-D-Prophylaxe (➤ 11.7.2).

Prognose

Die Prognose ist bei rechtzeitiger Diagnosestellung gut. Allerdings ist das Risiko einer Extrauteringravidität nach einer tubenerhaltenden Operation bei einer erneuten Schwangerschaft auf ca. 10–20 % erhöht. Die meisten Patientinnen nehmen dies jedoch im Vergleich zum Verlust der Tube in Kauf.

11.2 Abort

DEFINITION

Abort *(Fehlgeburt):* Vorzeitige Ausstoßung des Embryos oder Fetus bei einem Gewicht von unter 500 g und Fehlen aller Lebenszeichen (Herzschlag, Pulsation der Nabelschnur, Atembewegungen). Nach dem Zeitpunkt unterteilt in **Frühaborte** bis zur 16. SSW und **Spätaborte** nach der 16. SSW.

Die meisten Aborte setzen so früh ein, dass die Frau sie überhaupt nicht bemerkt. Nur etwa 30 % der befruchteten Eizellen führen auch wirklich zu einer ausgetragenen Schwangerschaft [1].

Krankheitsentstehung

Als Ursache für einen **Abort** kommen viele Faktoren in Frage, doch bleibt die eigentliche Ursache in den meisten Fällen unbekannt:

- Chromosomenanomalien (➤ Tab. 11.3)
- Gerinnungsstörungen, insbesondere Thrombophilie (vermehrte Neigung zu Thrombosen)
- Endokrine Faktoren, z. B. eine Corpus-luteum-Insuffizienz (➤ 7.4.1)
- Infektionen, etwa Toxoplasmose (➤ 11.7.3), Zytomegalie (➤ 11.7.3) oder Harnwegsinfekte
- Fehlbildungen des Uterus (➤ 3.12.1) oder Zervixinsuffizienz (Hauptursache von Spätaborten)
- Mütterliche Stoffwechselerkrankungen wie Diabetes mellitus (➤ 11.9.1) oder Hypothyreose
- Psychische Belastungen der Schwangeren
- Umwelteinflüsse und ungesunde Lebensführung der schwangeren Frau
- Immunologische Faktoren, z. B. ein Mangel an **EPF** *(early-pregnancy-factor),* ein Eiweiß, welches die mütterliche Immunantwort herabsetzt und somit eine Abstoßung der Frühschwangerschaft noch vor der Implantation verhindert.

Symptome und Untersuchungsbefund

Die Frau bemerkt die drohende oder beginnende Fehlgeburt meist durch eine schmerzlose vaginale Blutung. Im weiteren Verlauf wird die Blutung stärker und es treten wehenartige, ziehende Unterbauchschmerzen hinzu.

Spätaborte bei Zervixinsuffizienz beginnen meist mit dem Sprung der Fruchtblase ohne Wehen oder Blutungen. Fieber und eitriger Fluor sowie ansteigende Infektionsparameter (etwa CRP) weisen auf einen **febrilen Abort** mit Gebärmutterinfektion hin. Gelangt infektiöses Material in die mütterliche Blutbahn, entwickelt sich der infektiöse, febrile Abort zum **septischen Abort,** bei dem zusätzlich Kreislaufsymptome, ggf. mit ZNS-Beteiligung in Form von Unruhe oder Bewusstseinstrübung bestehen und der zu einem Endotoxinschock führen kann.

Bei der körperlichen Untersuchung ist der Uterus gemäß der Schwangerschaftsdauer vergrößert. Ausnahme ist die **verhaltene Fehlgeburt** *(missed abortion),* bei der die gestorbene Frucht nicht ausgestoßen wird, sondern über Wochen in der Gebärmutter verbleibt. Der Uterus ist hier kleiner als erwartet. Sind ab der 24. SSW keine Lebenszeichen feststellbar, spricht man vom **intrauterinen Fruchttod** *(IUFT).*

Diagnostik und Differenzialdiagnose

Hauptziel der Diagnostik ist, bei unklarem Untersuchungsbefund festzustellen, ob der Embryo noch lebt und daher ein Versuch gerechtfertigt ist, die Schwangerschaft zu erhalten. Dies geschieht mit Hilfe der Sonografie, welche die Herzaktionen und Bewegungen des Embryos darstellt. Außerdem kann eine Verlaufskontrolle des β-hCG-Spiegels im Blut angezeigt sein, da dieser nach dem Sterben der Frucht sinkt.

Bei missed abortion oder septischem Abort können durch den Verbrauch von Gerinnungsfaktoren und Thrombozyten Blutgerinnungsstörungen auftreten, die zu einer gesteigerten Blutungsneigung führen.

Behandlungsstrategie

Bei einem **Abortus imminens,** d. h. einer drohenden Fehlgeburt mit (noch) lebendem Embryo (➤ Tab. 11.1), erfolgt eine konservative Behandlung mit dem Ziel, die Schwangerschaft aufrechtzuerhalten:

- Absolute Bettruhe, erst wenn die Blutung aufgehört hat langsame Mobilisation
- Wehenhemmung durch Magnesium, z. B. Magnesium Verla®, oder nach der 16. SSW durch Tokolytika (➤ 11.4.3)
- Regelmäßige Sonografie- und β-hCG-Kontrollen.

Steht fest, dass der Embryo/Fetus gestorben ist, muss sichergestellt werden, dass der Uterus völlig entleert wird, da Gewebereste z. B. zu Infektionen, Blutungen und Polypen führen können. Ob die Gebärmutterentleerung nach einer spontanen Fehlgeburt vollständig ist *(Abortus completus)* oder ob Reste zurückgeblieben sind *(Abortus incompletus),* kann klinisch meist nicht festgestellt werden. Bei **Frühabort** daher meistens:

- Abrasio (➤ 1.3.13): Bei nicht ausreichend geöffnetem Muttermund können 4–6 Stunden vor dem Eingriff Prostaglandine (➤ 11.4.3) in Form von Vaginaltabletten zur **Zervixreifung** verabreicht werden. Hierdurch wird die Zervix weicher und der Muttermund öffnet sich
- Während oder nach der Abrasio Gabe von Oxytocin oder Methylergometrin (etwa Syntocinon® bzw. Methergin®) zur Unterstützung der Uterusrückbildung und Verkleinerung der Nidationsstelle und damit Blutungsquelle

Tab. 11.1 Frühabortstadien und evtl. vorhandene Symptome [Zeichnungen: L138]

Abortus imminens (drohende Fehlgeburt)	**Abortus incipiens (beginnende, unabwendbare Fehlgeburt)**	**Abortus incompletus (unvollständige Fehlgeburt)**	**Abortus completus (vollständige Fehlgeburt)**	**Missed abortion (verhaltene Fehlgeburt, nicht ausgestoßene Fehlgeburt, IUFT)**
Symptome: • Leichte Blutung oder Wehen • Muttermund ist geschlossen • Embryo lebt	**Symptome:** • Stärkere Blutungen und Wehen • Muttermund öffnet sich • Schwangerschaft irreversibel gestört	**Symptome:** • (Starke) Blutung und/oder Wehen • Muttermund ist offen oder wieder geschlossen • Uterus ist nicht völlig entleert	**Symptome:** • Keine Blutung, evtl. etwas blutiger Fluor • Keine Wehen • Muttermund ist meist wieder geschlossen	**Symptome:** • Keine Blutung, keine Wehen • Muttermund ist geschlossen • Kein Wachstum des Uterus • Embryo gestorben
Befund 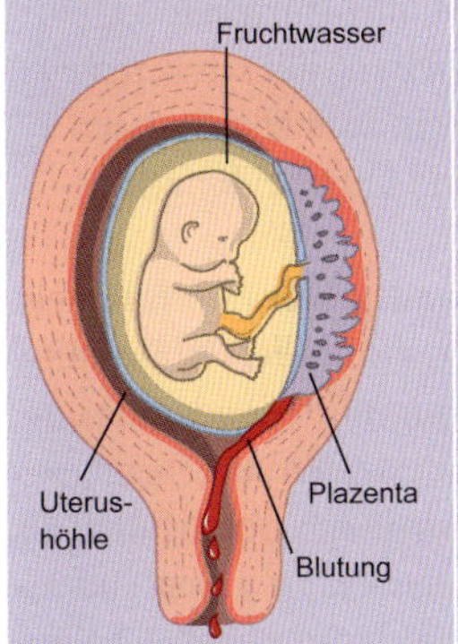	Befund 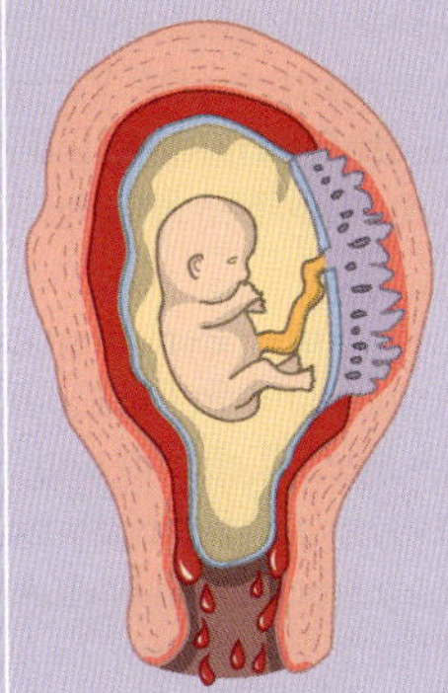	Befund 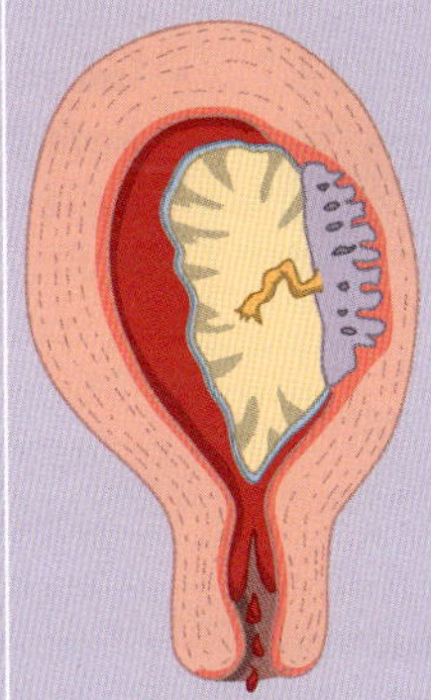	Befund 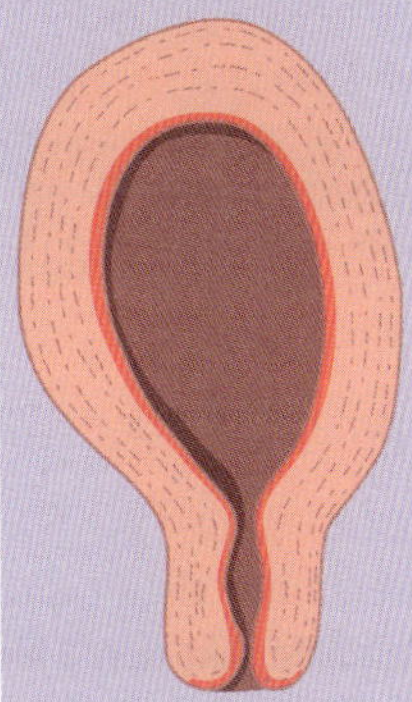	Befund 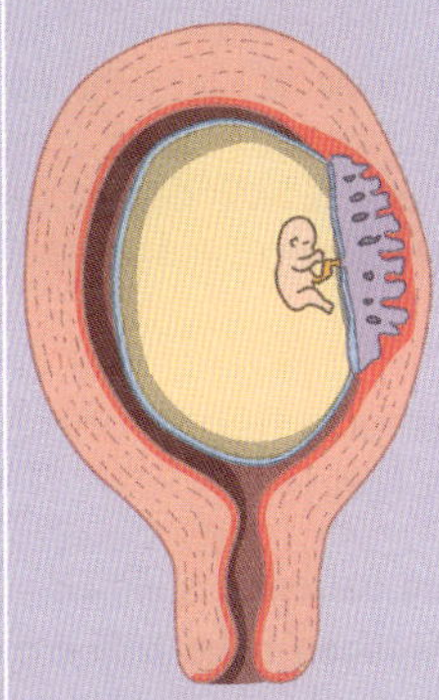

- Bei Rh-negativen Frauen Anti-D-Prophylaxe (➤ 11.7.2), da auch bei einer Fehlgeburt kindliches Blut in den Blutkreislauf der Mutter gelangen kann.

Bei einem **febrilem** oder **septischem Abort** sind zusätzlich eine intravenöse Antibiotikagabe sowie die Verhütung bzw. Behandlung des (drohenden) Schocks und der Gerinnungsstörungen erforderlich.

Eine Besonderheit stellen der **Spätabort** und der **intrauterine Fruchttod** dar, bei dem der Fetus schon zu groß ist, um ausgeschabt zu werden. Er muss geboren werden. Zur Geburtseinleitung des nicht wehenbereiten Uterus werden Prostaglandine, z. B. Nalador®, intravenös und/oder lokal am Gebärmuttermund verabreicht. Wegen der vielen Nebenwirkungen muss die Gebärende dabei engmaschig überwacht werden: Vitalzeichen, Flüssigkeitsbilanz, Infusionstherapie. Auf Wunsch erhält die Frau vom Arzt Analgetika und/oder Sedativa, möglich ist auch eine Periduralanästhesie. Nach dem Eingriff muss der Milchbildung medikamentös entgegengewirkt werden (➤ 14.4.5).

Pflege

Allgemeine prä- und postoperative Pflege in der Gynäkologie ➤ 1.4.2, ➤ 1.4.4
Pflege vor und nach Operationen an den Geschlechtsorganen ➤ 3.9
Pflege nach Abrasio ➤ 1.3.13

Sowohl bei einer drohenden als auch bei einer unabwendbaren Fehlgeburt befindet sich die Frau in einer Krisensituation, die von der Sorge um ihr Ungeborenes bzw. von der Trauer um ihr verlorenes Kind bestimmt ist. Daher ist die psychische Begleitung ein ganz wesentlicher Bestandteil der Pflege.

Um eine Konfrontation der emotional sehr angespannten und trauernden Frau mit den meist glücklichen Wöchnerinnen zu vermeiden, wird die Patientin nach Möglichkeit auf einer gynäkologischen Station betreut.

Pflege und Begleitung bei Abortus imminens

Die Pflegenden:

- Informieren die Patientin über die Notwendigkeit absolute Bettruhe einzuhalten. Sie unterstützen sie entsprechend bei der Körperpflege und führen alle notwendigen Prophylaxen durch
- Kontrollieren regelmäßig die Vitalzeichen, um Schock- oder Infektionszeichen rechtzeitig zu erfassen. Weiter beobachten sie die Patientin auf vaginale Blutungen (Vorlagenkontrolle)
- Vermitteln Ruhe und Gelassenheit, täuschen jedoch die Patientin nicht über den drohenden Verlust des Kindes hinweg. Dem Paar geben sie die Gelegenheit, im geschützten Rahmen ohne Zuhörer über das Geschehen zu sprechen.

Pflege und Begleitung bei Abortus incipiens

Die Patientin wird wie beim Abortus imminens gepflegt, bis feststeht, dass das Kind wirklich gestorben ist. Dann erfolgt die pflegerische Betreuung wie bei Abortus completus (siehe unten).

Pflege und Begleitung bei Abortus completus, incompletus und missed abortion

Die Pflegenden:
- Kontrollieren regelmäßig Vitalzeichen und Blutung
- Treffen auf Anweisung die präoperativen Vorbereitungen der Patientin zur Abrasio (➤ Tab. 3.2)
- Beobachten die Patientin auf Schmerzen; bei starken Schmerzen verabreichen sie Analgetika nach Arztanordnung.

Bezüglich des Entlassungstermins werden die Wünsche der Frau berücksichtigt. Häufig möchten die Frauen schnell entlassen werden, um das Erlebte in Ruhe verarbeiten zu können. Dem Wunsch sollte entsprochen und eine ambulante Nachsorge durch eine Hebamme organisiert werden. Für Frauen, die nach der 12. Schwangerschaftswoche eine Fehlgeburt erleiden, besteht nach dem Mutterschutzgesetz *(MuSchG)* ein Kündigungsschutz bis zum Ablauf von vier Monaten nach dem Abort [3].

Pflege und Begleitung bei Spätabort oder Geburt eines toten Kindes

Für die Patientin stellt das Gebären eines als tot diagnostizierten Kindes einen nahezu übermenschlichen Akt dar. Medizinisch besteht in den meisten Fällen keine Notwendigkeit, die Geburt sofort einzuleiten. Dennoch wird auf Wunsch der meisten Frauen die Geburt sehr schnell medikamentös eingeleitet (➤ 11.4.3). Der Wille, Schmerzen zu erdulden, ist verständlicherweise stark herabgesetzt, die medikamentöse Geburtserleichterung, z. B. die PDA (➤ 12.3.1), kommt deshalb großzügig zum Einsatz.

Die Zeit bis zur Geburt des toten Kindes wird als quälend und sinnlos empfunden, alle Beteiligten sind angespannt und möchten den Verlauf am liebsten beschleunigen, dennoch fertigen sie die Patientin keinesfalls nüchtern oder seelenlos ab. Hebammen, Pflegende und Ärzte sind bemüht, zwischen ihren eigenen Gefühlen und denen der Frau zu unterscheiden und die der Frau wahrzunehmen und zu akzeptieren. Gefühlsausbrüche respektieren sie ebenso wie distanziertes, scheinbar gefühlloses Verhalten. Jede Frau und jedes Paar trauert auf seine Weise um das verlorene Baby und braucht dafür Zeit.
Helfen können Hebammen und Pflegende indem sie:
- **Annahme erleichtern:** Ein achtsamer Umgang mit dem verstorbenen Kind ohne Scheu ermöglicht es auch den Eltern, das tote Kind als ihr Kind anzunehmen, zu betrauern und letztlich in Erinnerung zu bewahren. Zu respektvollem Verhalten gehört, das Kind in eine Decke zu wickeln bzw. anzukleiden und es als ihr Kind zu bezeichnen statt mit lateinischen Fachausdrücken zu belegen
- **Erinnerung ermöglichen:** Die Trauerarbeit gelingt am besten, wenn die Mutter ihr Kind nach der Geburt anschauen, berühren, liebkosen und umarmen darf. Möchte die Mutter das Kind erst später oder überhaupt nicht sehen, ist auch das zu respektieren. Gut ist es Fotos vom Kind zu machen, auch Haare oder ein Fußabdruck können den Eltern als Erinnerung mitgegeben werden (➤ Abb. 10.1). Manchmal besteht bei den Eltern eine große Scheu vor dem Anblick einer „Missgeburt", dem kann vorgebeugt werden, indem das tote Kind behutsam präsentiert wird
- **Trauer respektieren und verstehen:** Für die Mutter ist ein Mensch gestorben, der für sie einzigartig ist und ähnlich betrauert werden muss wie ein toter Erwachsener. Unsensible Aussagen wie „Sie können ja noch mehr Kinder haben" oder emotionslose Kommentare wie „es hätte sowieso keine Chance gehabt" trösten nicht, sondern wirken auf die Mutter gefühlskalt, roh und verständnislos. Die Trauerarbeit um ein verlorenes Kind braucht Zeit und ist schmerzlich. In die Trauer mischen sich teils Selbstvorwürfe und Schuldgefühle, weil die Frau sich quälend fragt, weshalb ihr Körper es nicht schafft ein Kind auszutragen. Darum kann es nach missglückten Schwangerschaften manchmal auf Wunsch der Patientin sinnvoll sein, einen Seelsorger oder den psychologischen Dienst hinzuzuziehen
- **Informationen vermitteln:** Die Verarbeitung der schweren Nachricht kostet die Eltern Kraft und Zeit, zusätzlich müssen völlig unerwartete Aufgaben erledigt und Entscheidungen getroffen werden
  - **Standesamt:** Nach dem **Personenstandsgesetz** *(PStG)* besteht bundesweit Anzeigepflicht für Kinder, die bei der Geburt mindestens 500 g wiegen (Lebend- und Totgeburten) oder die unabhängig von dieser Gewichtsgrenze deswegen als Lebendgeburten gelten, weil bei ihnen nach Austritt aus dem Mutterleib entweder das Herz geschlagen, die Nabelschnur pulsiert oder die Atmung eingesetzt hat. Trifft nichts davon zu, gilt ein Kind als **Fehlgeburt** und muss nicht standesamtlich gemeldet werden. Die **Personenstandsverordnung** *(PStV)* ermöglicht nach §31 eine Fehlgeburt von einer Person, der bei Lebendgeburt die elterliche Sorge zugestanden hätte, beim Geburtsstandesamt anzuzeigen. Es müssen nicht alle Nachweise beim zuständigen Standesamt beigebracht werden wie bei einer Lebendgeburt. Auf Wunsch wird eine Bescheinigung ausgestellt [2]
  - **Bestattung:** Die Vorschriften bezüglich der Bestattung unterliegen dem Länderrecht. Anzeigepflichtige Kinder (siehe oben) werden i. d. R. bestattet, aber auch nach Fehlgeburten haben die Eltern in den meisten Bundesländern das Recht, ein Grab auf einem Friedhof einzurichten und eine Beerdigung

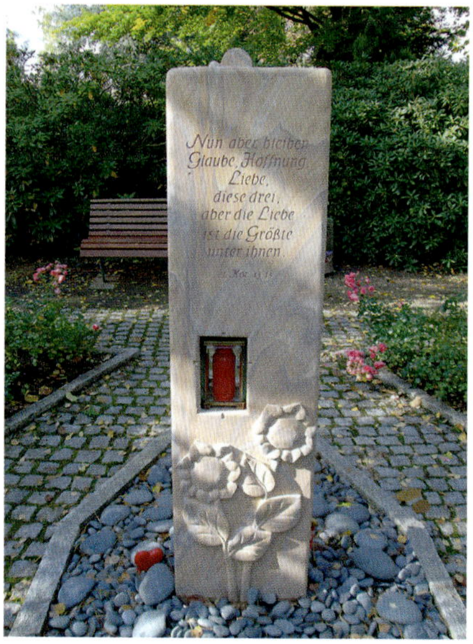

Abb. 11.4 Anonyme Grabstelle für Feten und Totgeburten [W301]

abzuhalten (besteht keine Beerdigungspflicht, entfällt der sonst übliche Zeitrahmen von drei Tagen). Dies kann der Familie helfen, von ihrem Kind selbstbestimmt in Ruhe Abschied zu nehmen. Die Station kann z. B. Adressen von Beerdigungsinstituten bereithalten, ohne direkte Empfehlungen auszusprechen. In vielen Gemeinden gibt es mittlerweile die Möglichkeit der anonymen Bestattung (sog. Sternen- oder Schmetterlingskinder ➤ Abb. 11.4), die Eltern haben dadurch einen Ort für ihre Trauer, ohne die Kosten für eine individuelle Bestattung und Grabpflege bestreiten zu müssen

- **Selbsthilfegruppen:** Diejenigen, mit denen Betroffene am besten über ihren Verlust sprechen können, sind erfahrungsgemäß andere Betroffene. Bei der Entlassung ist die Frau häufig noch nicht in der Lage, Interesse an Elterninitiativen und Selbsthilfegruppen zu entwickeln. Die Pflegenden weisen einfühlsam auf Selbsthilfegruppen hin und geben entsprechende Adressen in Wohnortnähe mit, damit das Paar zu einem späteren Zeitpunkt Kontakt mit diesen aufnehmen kann [16, 17, 18]

Einige große Kliniken bieten Themenabende für Frauen bzw. Paare an, die ihr Kind während der Schwangerschaft, unter der Geburt oder in der frühen Lebenszeit verloren haben. Die trauernden Eltern können an Gesprächsthemen wie Verlust und Abschiednahme oder Trauer um das Kind teilnehmen, aber auch zu Gesprächsrunden über medizinische Belange kommen. Ihnen wird außerdem Raum und Zeit dafür gewährt, dass die Betroffenen miteinander in Kontakt treten und sich über offene Fragen austauschen können. In manchen Häusern laden Krankenhausseelsorger aller Konfessionen die verwaisten Eltern samt Angehörigen ein- oder zweimal im Jahr zu besonderen Verabschiedungs- und Trauergottesdiensten ein.

Prognose und Rezidivprophylaxe

Nach einer Fehlgeburt ist das Risiko einer wiederholten Fehlgeburt bei erneuter Schwangerschaft auf ca. 25 % erhöht. Die Wiederholungsgefahr ist ursachenabhängig. Ist eine vorzeitige Öffnung des Muttermunds *(Zervixinsuffizienz)* Ursache der Fehlgeburt, kann bei einer erneuten Schwangerschaft ein **Cerclagepessar** eingelegt (➤ 11.4.1, ➤ Abb. 11.5) oder eine Cerclage (frz. *Umschlingung*) durchgeführt werden.

Bei der Pessareinlage wird der Zervikalkanal durch einen Ring, bei der Cerclage durch Umschlingung der Zervix mit einem nicht resorbierbaren Faden verschlossen, der rechtzeitig vor der Geburt wieder entfernt wird. Nach zwei oder mehr Fehlgeburten *(habitueller Abort)* ist eine gründliche Ursachensuche empfehlenswert, da dann organische Ursachen wie Gebärmuttererkrankungen oder genetische Schädigungen der Eltern vorliegen können.

Nach einer Cerclage kommt es zu operationsbedingten Vernarbungen, die zu einer langsameren Dehnung der Zervix und dadurch zu einer verlängerten Eröffnungsphase und zu Zervixrissen führen können. Dies sollten Arzt und Hebamme bei der Geburt beachten (➤ 13.1.2).

11.3 Schwangerschaftsabbruch

Eine Elternschaft verändert die weitere Lebensplanung von Mutter (und Vater) einschneidend. Daher denken nicht wenige Paare bei einer ungewollten Schwangerschaft über einen **Schwangerschaftsabbruch** (*Abtreibung, Abruptio,* fälschlich auch *Interruptio = Schwangerschaftsunterbrechung* genannt) nach. Aber auch bei einer gewollten Schwangerschaft kann es Situationen geben, die die Fortsetzung der Schwangerschaft als nicht ratsam erscheinen lassen, z. B. eine Röteln-Infektion der Mutter in den ersten 17 Schwangerschaftswochen (Rötelnembryopathie ➤ 11.7.3).

Indikation

Seit 1995 gilt in Deutschland die gesetzliche Regelung des Schwangerschaftsabbruchs nach §218 **Strafgesetzbuch** *(StGB),* dazu kom-

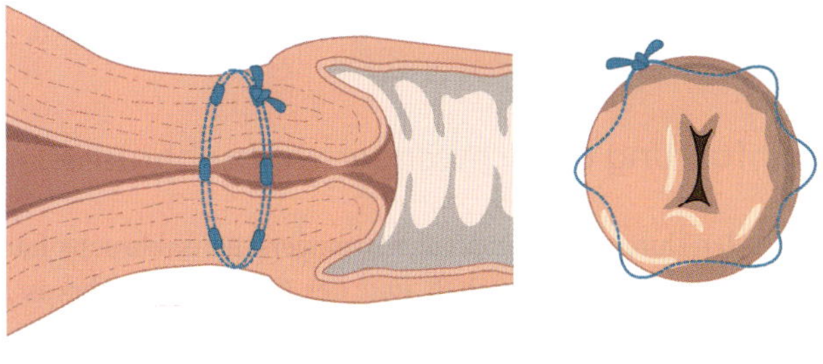

a Prinzip der Cerclage nach McDonald. Der nicht resorbierbare Faden wird im Zickzack durch die Zervixmuskulatur geführt und verknotet (Tabaksbeutelnaht).

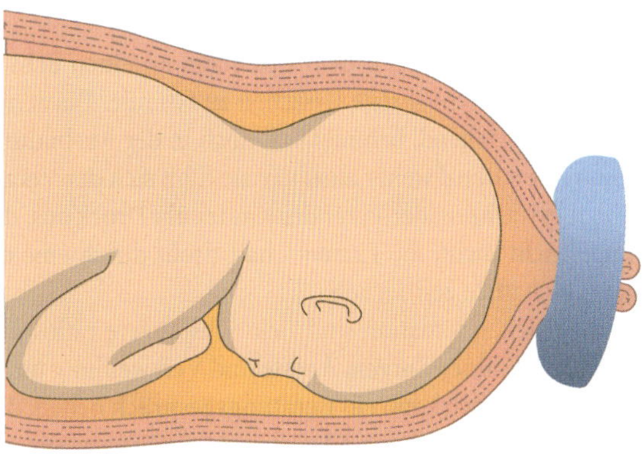

b Eingelegtes Cerclagepessar. Anders als bei der Pessareinlage wegen Inkontinenz (▸ 4.12) wird die kleine Öffnung zum Uterus hin platziert.

Abb. 11.5 Prinzip der Cerclage [L138]

men seit 2009 die Änderungen im Schwangerschaftskonfliktgesetz §2a Abs. 2.

- Ein Abbruch aus **medizinischer Indikation** ist jederzeit während der Schwangerschaft möglich, wenn Gesundheit oder Leben der Schwangeren gefährdet ist und dies nur durch den Abbruch der Schwangerschaft behandelt werden kann, etwa bei einer (neu diagnostizierten) bösartigen Erkrankung. Unter diese Indikation ist auch die frühere embryopathische (kindliche) Indikation bei schweren Fehlbildungen des Ungeborenen subsumiert. Es wird dann von einer so erheblichen psychischen Beeinträchtigung der Schwangeren ausgegangen, dass eine medizinische Indikation gestellt werden kann. Mit der Änderung des **Schwangerschaftskonfliktgesetzes** *(SchKG)* ist hier eine drei Tage umfassende Bedenkzeit zwischen Diagnosemitteilung, Beratung und Indikationsstellung sowie der vermittelnde Hinweis auf psychosoziale Beratung einerseits und dem Abbruch der Schwangerschaft andererseits vorgeschrieben
- Ein Abbruch aus **kriminologischer Indikation,** d. h. die Schwangerschaft ist Folge eines Notzuchtdelikts, ist bis zur 12. SSW p. c. möglich. Die kriminologische Indikation kann nur von einem Amtsarzt festgestellt werden
- Der Schwangerschaftsabbruch auf **Verlangen der Schwangeren** ist rechtswidrig – aber straffrei, wenn:
  - Die Schwangere sich mindestens drei Tage vor dem Eingriff durch eine anerkannte Beratungsstelle hat beraten lassen
  - Der Abbruch durch einen Arzt vorgenommen wird
  - Seit der Empfängnis nicht mehr als 12 Wochen, d. h. seit der letzten Menstruation nicht mehr als 14 Wochen, vergangen sind.

Die Kosten für einen Schwangerschaftsabbruch aus medizinischer oder kriminologischer Indikation werden von den Krankenkassen getragen. Die Kosten für einen Schwangerschaftsabbruch aus anderen Gründen muss die Schwangere selbst tragen. Bei einem niedrigen Einkommen können sie aber teilweise oder ganz vom Sozialamt übernommen werden.

Schwangerschaftskonfliktberatung

In 80–90 % der Fälle liegen dem Gedanken an einen Schwangerschaftsabbruch psychosoziale Ursachen zu Grunde. Die Schwangere ist z. B. alleinstehend, befindet sich noch in der Ausbildung oder will/muss ihren Beruf weiter ausüben; sie fühlt sich der Verantwortung nicht gewachsen; der Vater des Kindes übt Druck aus, das Einkommen reicht nicht; die Partnerschaft droht durch eine erneute Schwangerschaft zu zerbrechen.

In einer solchen Situation sind viele Schwangere ratlos und verzweifelt. Zwar können Sorgen, Ängste und Verzweiflung nicht weggeredet werden, doch kann ein **Beratungsgespräch** helfen, die eigene Situation zu überdenken und vielleicht (neu) zu ordnen.

Die nach §219 StGB notwendige Beratung wird von staatlich anerkannten Beratungsstellen, wie etwa Profamilia oder Diakonie, angeboten [19, 20]. Sie ist kostenlos und wird von persönlich und fachlich qualifizierten Mitarbeitern, z. B. Sozialpädagogen und Psychologen, durchgeführt, die der Schweigepflicht unterliegen. Nimmt die Schwangere Kontakt zur Beratungsstelle auf, erhält sie unverzüglich einen Beratungstermin, auf Wunsch auch anonym.

> Nur wenn die Berater der Schwangeren mit Verständnis und Respekt begegnen und ihr nicht mit Vorbehalten oder vorgefasster Meinung entgegentreten, kann das Beratungsgespräch der Schwangeren wirklich helfen.

Bei der **Beratung** steht der Schutz des ungeborenen Lebens im Vordergrund, die Verantwortung und Entscheidung liegt jedoch allein bei der Frau. Die Berater können die Schwangere aber in ihrer Angst vor der Zukunft begleiten, sie zur Fortsetzung der Schwangerschaft ermutigen und ihr helfen, eine verantwortliche und gewissenhafte Entscheidung zu treffen. Dafür ist es wichtig, der Frau auch Wege aufzuzeigen, wie ein Leben mit dem Kind trotz mancher Schwierigkeiten möglich ist. Die Palette der Hilfsangebote ist breit:

- Informationen über Mutterschutz, Eltern-, Kinder-, und Wohngeld, Elternzeit, Stiftungen und (kirchliche) Hilfsfonds
- Vermittlung finanzieller Hilfen, z. B. ein befristeter monatlicher Unterhalt oder die Übernahme einer Kaution, und materieller Hilfen, z. B. eine Erstlingsausstattung
- Hilfe bei der Wohnungssuche
- Unterstützung beim weiteren Ausbildungsweg
- Vermittlung von Pflege- und Adoptiveltern, Familienpflegerinnen oder Familienhebammen (➤ 9.1)
- Unterstützung beim Aufbau eines privaten Hilfenetzwerks
- Psychosoziale Begleitung auch über die Geburt hinaus und Hilfe bei der Klärung von familiären Konflikten.

> Kommt eine Schwangere zum Schwangerschaftsabbruch in die Klinik, ohne sich ganz sicher zu sein, die richtige Entscheidung getroffen zu haben, können die Pflegenden sie noch einmal auf die verschiedenen Hilfsangebote aufmerksam machen. Dabei äußern sie ihre eigene Meinung nur dann, wenn die Schwangere sie dazu aufgefordert hat und nachdem sie versucht haben, sich in die Situation der Patientin einzufühlen.

Hat sich die Schwangere für einen Abbruch entschieden, akzeptiert der Berater die Entscheidung und händigt ihr den notwendigen Beratungsnachweis aus. Adressen von Ärzten, die einen Schwangerschaftsabbruch durchführen, erfahren die Schwangeren von Krankenkassen oder Gesundheitsämtern, niemals von den Beratern.

Durchführung des Schwangerschaftsabbruchs

Die Art der Durchführung eines Schwangerschaftsabbruchs hängt vom Alter der Schwangerschaft und der Größe des Embryos ab. Grundsätzlich gilt, dass die Gefahr von Komplikationen umso größer ist, je weiter die Schwangerschaft fortgeschritten ist.

- Durch die Zulassung von Mifegyne®, einem Antigestagen, kann auch in Deutschland ein **medikamentöser Schwangerschaftsabbruch** durchgeführt werden. Dies ist allerdings nur bei nachgewiesener, intakter Schwangerschaft, also positivem Befund einer Herzaktion im Ultraschall, und nur bis zum 49. Tag (entspricht der 7. SSW p. m.) möglich. Nach der Pflichtberatung

(siehe oben) und der vorgeschriebenen Wartezeit von drei Tagen erhält die Frau zwei Tabletten sowie zusätzlich ein Prostaglandin, das die Kontraktion der Gebärmutter unterstützt. Die eigentliche Ausstoßung erfolgt dann innerhalb von 24 Stunden. Eine Ultraschallkontrolle und ärztliche Untersuchung sind anschließend notwendig, um nachzuweisen, dass keine Schwangerschaftsreste in der Gebärmutter verblieben sind. Bei diesem Vorgehen liegt die Versagerquote bei ca. 3–4 %
- Bei einem operativen Schwangerschaftsabbruch bis zur 14. SSW p. m. wird die Zervix mit Hegar-Stiften (➤ Abb. 1.37e) so weit aufgedehnt, dass eine **Saugkürette** *(Absaug-Methode)* eingeführt werden kann. Der Eingriff wird entweder in Vollnarkose oder Regionalanästhesie *(Parazervikalblockade)* durchgeführt
- Bei einem späten Schwangerschaftsabbruch – nach der 14. SSW p. m. – muss z. B. mit **Prostaglandinen** (➤ 11.4.3) eine geburtsähnliche Fruchtausstoßung eingeleitet werden. Dies ist für eine Frau physisch wie psychisch äußerst belastend. Auf jeden Fall ist dann wie nach einer spontanen Fehlgeburt eine (Nach)Abrasio (➤ 1.3.13) erforderlich, um sicherzustellen, dass keine Gewebereste in der Gebärmutter zurückbleiben. Bei einem Schwangerschaftsabbruch nach der 16. SSW muss zusätzlich der Milcheinschuss medikamentös mit Bromocriptin, z. B. in Pravidel®, unterdrückt werden.

Alle Frauen erhalten postoperativ zur Förderung der Uteruskontraktion Oxytocin i. v., z. B. in Orasthin®. Nachdem der Embryo/Fetus ausgestoßen bzw. aus dem Uterus herausgeholt worden ist, wird er einschließlich des durch (Nach)Abrasio gewonnenen Gewebes zur histologischen Untersuchung weitergeleitet. Sind noch Gewebereste im Uterus zurückgeblieben, besteht die Gefahr z. B. einer Endometritis (➤ 3.12.3).

Pflege und Beratung nach Schwangerschaftsabbruch

Pflege vor und nach Operationen an den Geschlechtsorganen ➤ 3.9
Pflege bei Abrasio ➤ 1.3.13
Je nach Gepflogenheit des Hauses befinden sich auf der Station nicht nur Frauen, die wegen kindlicher Schädigungen oder eigener schwerer Erkrankungen zu einem Schwangerschaftsabbruch kommen, sondern auch Frauen, die sich aus ganz persönlichen und individuellen Gründen dagegen entscheiden das Kind auszutragen. Diese konfrontieren manche Pflegende stark mit eigenen ethisch-moralischen oder religiösen Einstellungen. Hinzu tritt die psychische Verfassung der Frau, die ggf. beeinflusst wird von Schuldgefühlen, der Situation der Verheimlichung, Partnerschaftskonflikten und/oder Angst vor Verurteilung durch das Stationspersonal. Manche Patientin kann geradezu erleichtert sein, dass sie alle gesetzlich vorgeschriebenen Formalien erfolgreich durchschritten hat und der Schwangerschaftsabbruch vorgenommen werden kann.
Für die Pflegenden gilt daher:
- Die persönliche Einstellung der Frau zu respektieren, ihr Verhalten auf keinen Fall zu verurteilen. Ist dies einer Pflegenden nicht möglich, sollte sie andere Patientinnen auf der Station betreuen, da die betroffene Frau ihre Einstellung auch dann spürt, wenn sie diese zu unterdrücken sucht. Außerdem würde es die Pflegende selbst zu sehr belasten
- Bei Erhebung der Pflegeanamnese unbedingt den Eindruck eines Verhörs vermeiden
- Bei Rh-negativen Frauen auf Arztanordnung Rhesusprophylaxe durchführen (➤ 11.7.2)
- Falls gewünscht, Patientin über Methoden der Empfängnisverhütung beraten bzw. eine Beratung organisieren
- Die Patientin über mögliche Schmerzen, Stärke und Dauer der Blutung aufklären. Tampons soll sie jetzt nicht verwenden
- Patientin erklären, dass Vollbäder und Geschlechtsverkehr erst wieder erlaubt sind, wenn die vaginale Blutung vollständig aufgehört hat – nach ca. 10–12 Tagen
- In allen Phasen der Betreuung gesprächsbereit sein, auf Wunsch der Frau auch unter Einbeziehung des Partners, jedoch auch das Nicht-reden-Wollen akzeptieren
- Gynäkologische Nachuntersuchung vier Wochen später einplanen.

11.4 Störungen der Schwangerschaftsdauer

11.4.1 Frühgeburt

DEFINITION
Frühgeburt: Geburt vor Vollendung der 37. SSW. In Deutschland ca. 7 % aller Geburten [4]. Im Vergleich zu früher wesentlich verbesserte Prognose für das Kind, für sehr kleine Neugeborene unter 750–1.000 g Geburtsgewicht jedoch nach wie vor kritisch.

Ursachen und Risiken

Die Ursachen und Risiken für eine **Frühgeburt** sind zahlreich: Vorzeitige Öffnung des Muttermunds *(Zervixinsuffizienz)*, Uterusfehlbildungen oder -myome, schwangerschaftsinduzierte Hypertonie (➤ 11.8.2), vorangegangene Fehl- oder Frühgeburten, lokale oder allgemeine Infektionen oder hohe (Stress)Belastung, Gefühle der Überforderung bzw. Ängste vor der neuen Verantwortung der Schwangeren. Auch Mehrlinge werden meist zu früh geboren (➤ 9.6.4).

Symptome und Untersuchungsbefund

Die Schwangere erkennt eine drohende Frühgeburt am vorzeitigen Einsetzen von Wehen, die sich auch als uncharakteristische Rückenschmerzen oder durch ein Hartwerden des Leibs äußern können. Der Arzt stellt die vorzeitige Öffnung des Muttermunds bei einer Kontrolluntersuchung fest. Eine viel zu frühe Ruptur der Fruchtblase mit Abgang von Fruchtwasser *(vorzeitiger Blasen-*

sprung ➤ 11.6.1) ist bereits Zeichen einer beginnenden Frühgeburt.

Bei der gynäkologischen Untersuchung sind insbesondere die Beurteilung des Muttermunds (geöffnet oder geschlossen?), der Zervixlänge (lang oder bereits verkürzt?) und der Zervixkonsistenz (weich oder noch hart?) wichtig.

Diagnostik und Differenzialdiagnose

Ziel der technischen Untersuchungen ist, die Ursache der drohenden Frühgeburt herauszufinden und die Gefährdung des Kindes einzuschätzen:

- CTG (➤ 12.1.2), um Häufigkeit und Dauer der Wehen sowie Reaktion des Kindes auf die Wehen (abnormes Absinken der Herzfrequenz?) aufzuzeigen
- Palpatorische Wehenkontrolle (wird der Leib hart?)
- Sonografie zur Ursachensuche (Myom?, Blasensprung?) und um das kindliche Gewicht abzuschätzen
- Bestimmung der Entzündungsparameter im Blut zur Erfassung einer mütterlichen Infektion
- Urinstatus und Vaginalabstrich, da auch Harnwegsinfekte und vaginale Infektionen Ursache einer drohenden Frühgeburt sein können
- Messung des vaginalen pH-Werts mit Indikatorpapier *(Lackmusprobe)* als einfache und schnelle Methode zur Infektionsdiagnostik, da der pH-Wert der Vagina bei Infektionen oder einem Blasensprung in den alkalischen Bereich ansteigt. Bei Unklarheiten kann ein Schnelltest auf Fruchtwasserbestandteile, z. B. Actim PROM® (➤ 11.6.1), helfen zu erkennen, ob ein Blasensprung erfolgt ist
- Spezielle bakteriologische Abstriche, z. B. auf Streptokokken der Gruppe B und Chlamydien.

Behandlungsstrategie

Die Behandlungsstrategie hängt von der Schwangerschaftsdauer und möglichen Ursache der drohenden Frühgeburt ab.

Bei einem geschätzten **Gewicht des Kindes unter 2.000 g** ist das Risiko durch die Unreife meist größer als das durch die mütterliche Grunderkrankung. Daher sind auch invasive Maßnahmen zur Verlängerung der Schwangerschaft gerechtfertigt:

- Bei anhaltender Wehentätigkeit ist die **Tokolyse** (medikamentöse Wehenhemmung, ➤ 11.4.3) durch Magnesium und/oder intravenöse Gabe von β-Sympathomimetika, z. B. Partusisten®, erforderlich. Oft werden zusätzlich Sedativa gegeben, z. B. Diazepam (Valium®)
- Bei Zervixinsuffizienz ist bis zur 28. SSW eine **Cerclage** oder eine Pessareinlage möglich (➤ Abb. 11.5)
- Bei einem vorzeitigen Blasensprung ist das Risiko einer aufsteigenden Infektion sehr groß. Die so entstehende Infektion von Amnionhaut, Amnionhöhle, Plazenta und evtl. auch Fetus wird als **Amnioninfektionssyndrom** *(AIS)* bezeichnet. Tritt es auf, lässt sich die Geburt des Kindes meist nur noch um wenige Tage aufschieben (➤ 11.6.1). Um die kindliche Lungenreife zu fördern *(RDS-Prophylaxe, RDS = respiratory distress syndrome = Atemnotsyndrom des Neugeborenen)* erhält die Frau unter Intensivüberwachung von Mutter und Kind Glukokortikoide. Am schnellsten, d. h. nach frühestens 24 Stunden, wirkt Betamethason (Celestan®) i. m. Wesentlich langsamer wirkt Ambroxol, z. B. Mucosolvan®, über fünf Tage als Infusion.

Bei einem geschätzten **Gewicht des Kindes von über 2.500 g** ist i. d. R. keine eingreifende Behandlung mehr erforderlich. Wichtig ist, das kindliche Befinden zu kontrollieren durch CTG, Sonografie und Doppler-Sonografie der Nabelschnurgefäße. Bei kindlicher Gefährdung wird die Geburt eingeleitet.

Pflege bei drohender Frühgeburt

CTG ➤ 12.1.2
Pflege bei Tokolyse ➤ 11.4.3
Die Pflegenden:

- Erklären der Schwangeren die Notwendigkeit sich körperlich zu schonen bzw. strenge Bettruhe einzuhalten. Bei der Körperpflege unterstützen sie die Patientin, ebenso helfen sie bei der Ausscheidung
- Führen alle erforderlichen Prophylaxen durch, z. B. Thromboseprophylaxe. Sie sorgen für weichen Stuhlgang (Obstipationsprophylaxe), da die Schwangere beim Stuhlgang nicht pressen soll. Erlaubt sind z. B. Quellmittel oder Laktulose
- Schützen die Schwangere vor unnötiger Aufregung bzw. Umgebungseinflüssen. Deshalb achten sie darauf, dass sie keinen grellen Lichtreizen oder zu viel Lärm ausgesetzt ist
- Wissen um die große Anspannung und tiefen Ängste der Schwangeren und ihrer Angehörigen, weshalb sie sich freundlich und gesprächsbereit zeigen, um als mögliche Ansprechpartner wahrgenommen zu werden, zumal Sorgen und Ängste die Kontraktionsbereitschaft des Uterus erhöhen. Frauen mit Frühgeburtsbestrebungen durchleben eine Zeit starker psychoemotionaler Belastung. So entwickeln sie z. B. mitunter Schuldgefühle, weil sie fürchten, durch falsches Handeln oder ungesunden Lebensstil die Frühgeburt provoziert und dadurch als Frau bzw. Mutter versagt zu haben. Gleichzeitig sorgen sie sich um das Befinden ihres Kindes und fragen sich (ver)zweifelnd, ob die Therapie nicht sogar schädlich für das Ungeborene sein könnte. Die Frau benötigt viel Verständnis und Zuwendung, offen geführte Gespräche wirken entlastend, schaffen wiederum Vertrauen und helfen der Patientin bei der Auseinandersetzung mit ihren inneren Konflikten. Der Partner der Patientin oder jede andere Vertrauensperson wird in die (seelische) Begleitung einbezogen, zumal die vertraute Person der Patientin evtl. wiederum Beistand und Kraft geben kann.

Pflege bei vorzeitigem Blasensprung ➤ 11.6.1

11.4.2 Übertragung

Plazentainsuffizienz ➤ 11.5.2

DEFINITION

Übertragung: Überschreitung des errechneten Geburtstermins (ET) um 14 Tage und mehr. Die Ursache ist weitgehend unbekannt.
Echte Übertragung: Die Schwangerschaft dauert länger als 42 Wochen.

Die **Übertragung** stellt für das Kind eine Gefahr dar, da die Plazenta ein Organ mit zeitlich begrenzter Lebensdauer ist und sie ihren Aufgaben nach der üblichen Schwangerschaftsdauer von 40 Wochen nur noch unzureichend nachkommen kann. Dadurch werden die Nähr- und Sauerstoffversorgung des Kindes eingeschränkt. Faktoren, die zu Veränderungen der Gefäßversorgung der Plazenta führen, etwa ein Diabetes mellitus, eine schwangerschaftsinduzierte Hypertonie oder ein Alkohol- und Nikotinabusus, verstärken die Gefahr einer Plazentainsuffizienz noch.

Um eine Gefährdung des Kindes rechtzeitig zu erkennen, kontrollieren Arzt und Hebamme ab dem errechneten Geburtstermin die Plazentafunktion engmaschig. Zu den dazu notwendigen Untersuchungen gehören:

- CTG (➤ 12.1.2), zur Kontrolle der Wehentätigkeit und der kindlichen Herzfrequenmuster
- Sonografie, u. a. zur Kontrolle der Fruchtwassermenge
- Ggf. Amnioskopie zur Beurteilung des Fruchtwassers (➤ 12.1.3), sofern der Muttermund bereits ausreichend geöffnet ist
- Doppler-Sonografie zur Kontrolle der kindlichen und uteroplazentaren Hämodynamik bzw. zur frühzeitigen Erkennung von deren Veränderungen.

Erscheint das Kind gefährdet, leiten Arzt und Hebamme die Geburt mit wehenfördernden Substanzen ein (➤ Abb. 11.6, ➤ 11.4.3).

11.4.3 Uterusmittel

Viele Medikamente beeinflussen den Kontraktionszustand des (schwangeren) Uterus. So können z. B. zahlreiche Abführmittel die Kontraktionen des Uterus verstärken. Medikamente, bei denen die Wirkung auf die Uterusmuskulatur im Vordergrund ihres therapeutischen Einsatzes steht, heißen **Uterusmittel.**

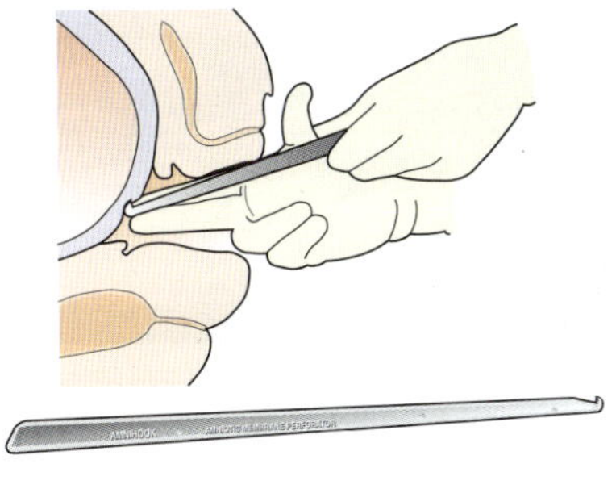

Abb. 11.6 Amniotomie (Sprengung der Fruchtblase): Über den vaginal untersuchenden Finger wird ein Instrument mit einem kleinen Häkchen an die Fruchtblase gebracht und diese eröffnet. [E300]

Tokolytika

Bei vorzeitiger Wehentätigkeit, Operationen am schwangeren Uterus sowie mütterlicher und/oder kindlicher Gefährdung durch die Wehen kann die Gabe von **Tokolytika** *(Wehenhemmer)* angezeigt sein. Fenoterol, z. B. Partusisten®, führt über einen direkten Angriff an den β_2-Rezeptoren des Uterus zur Erschlaffung der glatten Uterusmuskulatur und damit zur Wehenhemmung. Die Nebenwirkungen, insbesondere Tachykardien, ergeben sich größtenteils aus der Wirkung von β-Sympathomimetika an anderen Organen.

Die zweite Substanzklasse sind Oxytocin-Rezeptor-Antagonisten (Atosiban, z. B. Tractocile®), die den wehenauslösenden Oxytocin-Rezeptor an der Uterusmuskulatur blockieren.

In vielen Kliniken wird heute zur Tokolyse auch Nifedipin (Adalat®) oral eingesetzt. Das Medikament ist in Deutschland zwar für diesen Einsatz nicht zugelassen (sog. „off-label-use"), aber sehr wohl wirksam und deutlich nebenwirkungsärmer. Vor der Gabe muss die Patientin über diese Tatsache aufgeklärt werden.

Pflege bei Tokolyse

Die Pflegenden:

- Überwachen die Patientin während der intravenösen Tokolyse engmaschig, da die Wehenhemmer zum Anstieg der Herzfrequenz führen und Herzrhythmusstörungen sowie Blutdruckabfall auftreten können. Die Beobachtung richtet sich auch auf weitere unerwünschte Wirkungen, z. B. Flüssigkeitseinlagerung und feinschlägiger Tremor
- Beobachten bei gleichzeitiger Glukokortikoidgabe die Atmung wegen erhöhter Gefahr für ein Lungenödem und führen eine Pneumonieprophylaxe durch. Bei Atemstörungen benachrichtigen sie sofort den Arzt
- Widmen der Frau Aufmerksamkeit und haben Zeit für Gespräche. Unter der Behandlung mit β-Sympathomimetika können sich depressive Verstimmungen und Unruhe einstellen, die sich durch die Sorge um das Kind evtl. noch verstärken. Zermürbend empfinden die Schwangeren auch die teilweise langwierige Behandlungsdauer. Hinzu kommt, dass zur Therapie die körperliche Schonung bzw. Bettruhe gehört. Das alles führt manchmal zu Unzufriedenheit, Nörgelei und Unausgeglichenheit. Daran sollten die Pflegenden denken und so gut wie möglich für Ablenkung und Entlastung sorgen
- Ermöglichen mit großzügiger Besuchsregelung Austausch und Zweisamkeit mit dem Partner
- Unterstützen die Schwangere während der Bettruhe nach individuellem Bedarf in Alltagsfähigkeiten, in denen sie Einschränkungen erfährt bzw. hinnehmen muss.

Wehenfördernde Substanzen

Wehenfördernde Substanzen steigern die Kontraktionsbereitschaft des schwangeren Uterus. Je nach Anwendung werden sie unterteilt in:

- **Wehenmittel** zur Geburtseinleitung oder bei Wehenschwäche unter der Geburt
- **Kontraktionsmittel** zur Einleitung eines Schwangerschaftsabbruchs, zur Förderung der Plazentaablösung nach der Geburt, zur Blutungsstillung nach Plazentaausstoßung, zur Förderung der Uterusrückbildung im Wochenbett, bei Sectio caesarea (➤ 13.5.3) nach dem Herausholen des Kindes oder nach einer Abrasio.

Oxytocin

Das Hypophysenhinterlappenhormon **Oxytocin** löst physiologischerweise die Geburtswehen aus und erleichtert den „Let-down-Reflex", d. h. die Milchentleerung beim Stillen. Kurz vor, während und nach der Geburt ist die Empfindlichkeit des Uterus auf Oxytocin am höchsten.

Therapeutisch wird Oxytocin, z. B. Syntocinon®, Orasthin®, i. v. zur Geburtseinleitung oder bei Wehenschwäche (i. v. oder i. m.) zur Förderung der Plazentaentwicklung sowie bei Uterusatonie nach der Geburt (➤ 13.4.2) eingesetzt. Sprüht man 2–3 Minuten vor dem Stillen eine Spray-Dosis in die Nasenhöhle, fördert es den Milchfluss und dient damit der Mastitisprophylaxe (➤ 2.8.1, ➤ 14.6.2).

Während der Gabe von Oxytocin werden die Vitalzeichen der Frau engmaschig überwacht. CTG-Kontrollen zeigen die Reaktion des Ungeborenen auf die Wehen. Bei pathologischem CTG darf Oxytocin nicht gegeben werden.

Prostaglandine

Prostaglandine wirken direkt auf die glatte Uterusmuskulatur. Während Dinoproston, z. B. Minprostin®E_2 als Vaginaltablette oder -gel, unter intensiver Überwachung von Mutter und Kind lokal an der Zervix zur Zervixerweichung und Geburtseinleitung eingesetzt wird, dürfen andere Prostaglandine, z. B. Nalador®, nur zur Einleitung eines Schwangerschaftsabbruchs im 2. Trimenon, zur Geburtseinleitung bei intrauterinem Fruchttod oder bei atonischen Blutungen in der Nachgeburtsphase eingesetzt werden.

Secale-Alkaloide

Secale-Alkaloide (*Mutterkorn-Alkaloide,* z. B. Methylergometrin, etwa in Methergin®) wirken ebenfalls direkt auf die glatte Uterusmuskulatur. In der Gynäkologie werden sie zur Förderung der Plazentalösung nach der Geburt des Kindes, bei Uterusatonie, bei einer verzögerten Uterusrückbildung im Wochenbett oder nach einem Kaiserschnitt oder einer Abrasio gegeben.

Sie dürfen nicht zur Geburtseinleitung verabreicht werden. Auch nach der Geburt sollten sie nicht routinemäßig eingesetzt werden, da sie die Milchbildung hemmen und in die Milch übergehen.

11

11.5 Entwicklungsstörungen von Trophoblast und Plazenta

11.5.1 Blasenmole und Chorionkarzinom

DEFINITION

Blasenmole: Blasenartige Degeneration der zottenartigen Chorionausstülpungen *(Plazentazotten)* im ersten Schwangerschaftsdrittel. Die Embryonalanlage geht entweder sekundär zugrunde oder war nie entwicklungsfähig.

Chorionkarzinom *(Chorionepitheliom):* Bösartiger Tumor, der sich aus der Blasenmole entwickelt.

Blasenmole

Bei der gynäkologischen Untersuchung ist der Uterus bei einer **Blasenmole** für die Schwangerschaftsdauer zu groß und doppler-sonografisch sind keine fetalen Herztöne nachweisbar. Die Ultraschalluntersuchung zeigt keine embryonalen oder fetalen Strukturen, sondern die aufgetriebenen Zotten (typisches *Schneegestöberbild* ➤ Abb. 11.7). Da das Molengewebe hormonell hyperaktiv ist, steigen die β-hCG-Werte im mütterlichen Blut auf über 500.000 U/l.

Die Therapie besteht in der medikamentösen Austreibung (➤ 11.2) mit nachfolgender Abrasio (➤ 1.3.13). In Extremfällen kann wegen starker Blutungen eine Hysterektomie (➤ 3.12.4) notwendig werden.

Chorionkarzinom

Aus einer Blasenmole, auch aus Resten, die im Uterus verblieben sind, selten aber auch nach einer Fehlgeburt oder einer ausgetragenen Schwangerschaft, kann sich das sehr bösartige **Chorionkarzi-**

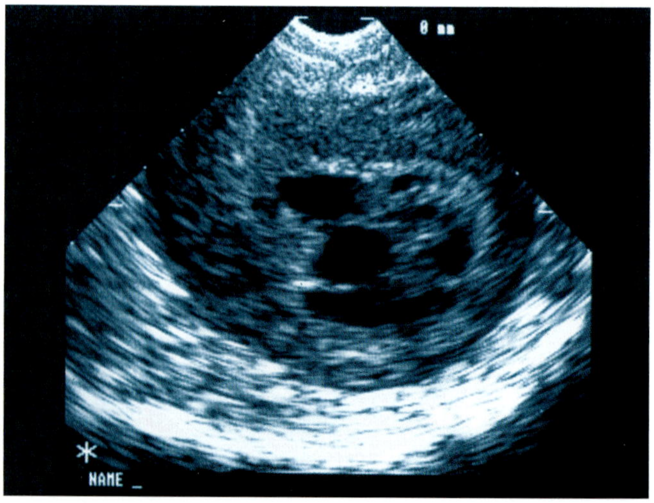

Abb. 11.7 Typisch für die Blasenmole ist das sonografische Schneegestöberbild durch die aufgetriebenen Zotten. [T192]

nom entwickeln, das früh auf dem Blutweg metastasiert, besonders in Lungen, Leber, Knochen, ZNS. Mit einer Chemotherapie (➤ 1.5.2) können dennoch fast alle Frauen geheilt werden.

11.5.2 Störungen der Plazenta

Plazentainsuffizienz

DEFINITION

Plazentainsuffizienz: Leistungsschwäche der Plazenta; ein ausreichender Stoffaustausch zwischen Mutter und Kind ist nicht mehr gewährleistet.

Bei der **chronischen Plazentainsuffizienz** handelt es sich insbesondere um eine nutritive (ernährungsbedingte) Leistungsschwäche, bei der **akuten Plazentainsuffizienz** um eine respiratorische Leistungsschwäche mit Sauerstoffmangel des Ungeborenen.

Krankheitsentstehung

Die **chronische Plazentainsuffizienz** manifestiert sich oft bereits im 2. Trimenon, sodass das Kind bereits Wochen vor dem errechneten Geburtstermin gefährdet ist. Die Leistungsschwäche basiert insbesondere auf:

- Einer Trophoblastschwäche, deren Ursache vermutlich eine Nidationsstörung ist, etwa wenn das Endometrium vor Eintritt der Schwangerschaft durch Abrasiones oder Endometritiden geschädigt worden ist
- Membran- und Parenchymschäden der Plazenta, die sich im Rahmen einer schwangerschaftsinduzierten Hypertonie (➤ 11.8.2) entwickeln können
- Einem schlecht eingestellten Diabetes mellitus (➤ 11.9.1), der bereits zu Gefäßveränderungen geführt hat
- Einem Nikotinabusus, der zu einer Verengung der uteroplazentaren Gefäße führen kann
- Fieberhaften Infekten, diese gehen mit einem erhöhten Sauerstoffbedarf sowohl des mütterlichen als auch des kindlichen Organismus einher, dem die Plazenta nicht gerecht werden kann
- Einer Übertragung (➤ 11.4.2).

Grundlage der **akuten Plazentainsuffizienz** sind i. d. R. die oben genannten chronischen Funktionsstörungen. Weitere Ursachen sind:

- Hypertone Wehenstörungen, z. B. bei Lageanomalien, großen Kindern, Polyhydramnion (➤ 11.6.3)
- Uterine Dauerkontraktionen bei Überdosierung von wehenfördernden Substanzen (➤ 11.4.3)
- Vorzeitige Plazentalösung (➤ 11.5.2) und Nabelschnurkomplikationen (➤ 11.6.2)
- Verzögerte Geburtsverläufe, z. B. bei Wehenanomalien
- Hypotonie und Schockzustände der Schwangeren.

Symptome und Untersuchungsbefund

Bei einer chronischen Plazentainsuffizienz bleibt das Ungeborene im Wachstum zurück (*Small-for-Date-Baby* oder *Small-for-Gestational-Age, SGA*). Hierbei ist der Kopf meist noch normal groß, während der Thorax im Wachstum zurückgeblieben ist (sog. *Kopf-Thorax-Diskrepanz*).

Die Fruchtwassermenge ist meist vermindert, da die Durchblutung der kindlichen Nieren gestört und damit die Harnproduktion herabgesetzt ist.

Unter zusätzlichen Belastungen, z. B. der Geburt, ist die Gefahr einer akuten (respiratorischen) Plazentainsuffizienz mit akutem Sauerstoffmangel erhöht. Für das Kind besteht Lebensgefahr.

Diagnostik

Wichtige Funktionstests bei V. a. eine Plazentainsuffizienz sind Stresstests, z. B. der:

- CTG (➤ 12.2.1)
- Doppler-Sonografie
- Mikroblutuntersuchung (➤ 12.1.4) bei unklaren CTG-Befunden zur Bestimmung des pH-Wertes im Blut des Kindes.

Behandlungsstrategie

Die Therapie hängt von der Ursache der Plazentainsuffizienz ab. Wichtig ist Bettruhe einzuhalten, die mütterlichen Grunderkrankungen zu behandeln sowie die engmaschige Überwachung des Kindes durch CTG, Doppler-Sonografie und abdominale Sonografie. Ob das Kind stärker durch die anhaltende Plazentainsuffizienz oder durch eine Frühgeburt gefährdet ist, muss für den Einzelfall entschieden werden.

Droht das Kind im Mutterleib wegen Sauerstoffmangels zu sterben, wird es intrauterin mittels Akuttokolyse reanimiert, ehe es durch Kaiserschnitt (➤ 13.5.3) geholt wird.

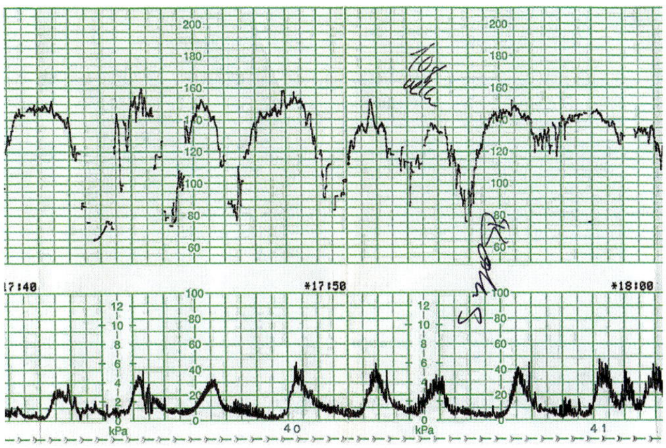

Abb. 11.8 Pathologisches CTG mit einer Spätdezeleration [M417]

Placenta praevia

DEFINITION

Placenta praevia: Abnorme Plazentalokalisation im zervixnahen Teil der Gebärmutter, bei ca. 0,5 % aller Geburten [5]. Unterteilt in (➤ Abb. 11.9):

- **Tiefer Sitz der Plazenta:** Ein Teil der Plazenta befindet sich im zervixnahen Bereich des Uterus
- **Placenta praevia marginalis:** Die Plazenta reicht an den Muttermund heran
- **Placenta praevia partialis:** Die Plazenta überdeckt den Muttermund teilweise
- **Placenta praevia totalis:** Die Plazenta überdeckt den Muttermund völlig.

Die Grenzen zwischen den Plazentalokalisationen sind fließend. So kann eine Placenta praevia marginalis mit zunehmender Eröffnung des Muttermunds unter der Geburt zu einer lebensbedrohenden Placenta praevia partialis werden.

Eine zu tiefe Plazentalokalisation tritt gehäuft nach früherer Schädigung der Gebärmutterschleimhaut, z. B. durch Entzündungen oder Abrasiones, bei Mehr- oder Vielgebärenden und bei schnell aufeinanderfolgenden Schwangerschaften auf.

Symptome und Untersuchungsbefund

Leitsymptom der **Placenta praevia** ist eine schmerzlose, hellrote und intermittierende Blutung ohne Uteruskontraktionen oder Blasensprung im letzten Schwangerschaftsdrittel *(annoncierende Blutung)*. Das Blut ist zumeist mütterlichen Ursprungs. Nur bei den seltenen Zottenabrissen handelt es sich auch um fetales Blut. Bei einer starken Blutung verschlechtert sich das Allgemeinbefinden der Schwangeren entsprechend der äußerlich sichtbaren Blutung. Es besteht die Gefahr eines hämorrhagischen Schocks.

Durch standardisierte sonografische Untersuchungen wird die Placenta praevia immer häufiger bei Routineuntersuchungen diagnostiziert, bevor die Schwangere Beschwerden hat.

Diagnostik und Differenzialdiagnose

Blutet eine schwangere Frau vaginal, kann sich sowohl eine Placenta praevia als auch eine vorzeitige Lösung einer normal sitzenden Plazenta dahinter verbergen. Die Diagnosesicherung erfolgt durch Sonografie und vorsichtige Spekulumuntersuchung. Auf vaginale Tastuntersuchungen verzichtet der Arzt, da er die Plazenta dabei berühren und so eine Blutung provozieren bzw. verstärken könnte.

Ist nicht klar, ob es sich bei dem Blut aus der Vagina um mütterliches oder fetales Blut handelt, wird es im Labor auf **fetales Hämoglobin** *(HbF)* analysiert. Ein Nachweis von HbF bedeutet, dass das Kind Blut verliert und somit stärker gefährdet ist, was eine Dauerüberwachung am CTG oder – je nach Stärke der Blutung – eine zügige Entbindung notwendig macht.

Behandlungsstrategie

Bei noch unreifem Kind und leichter Blutung kann unter engmaschiger Kontrolle von Vitalzeichen, Blutbild, CTG, Sonografie und Doppler-Sonografie eine **Tokolyse** (➤ 11.4.3) versucht werden. Gleichzeitig werden Glukokortikoide zur **Lungenschnellreifung** gegeben (➤ 11.4.1).

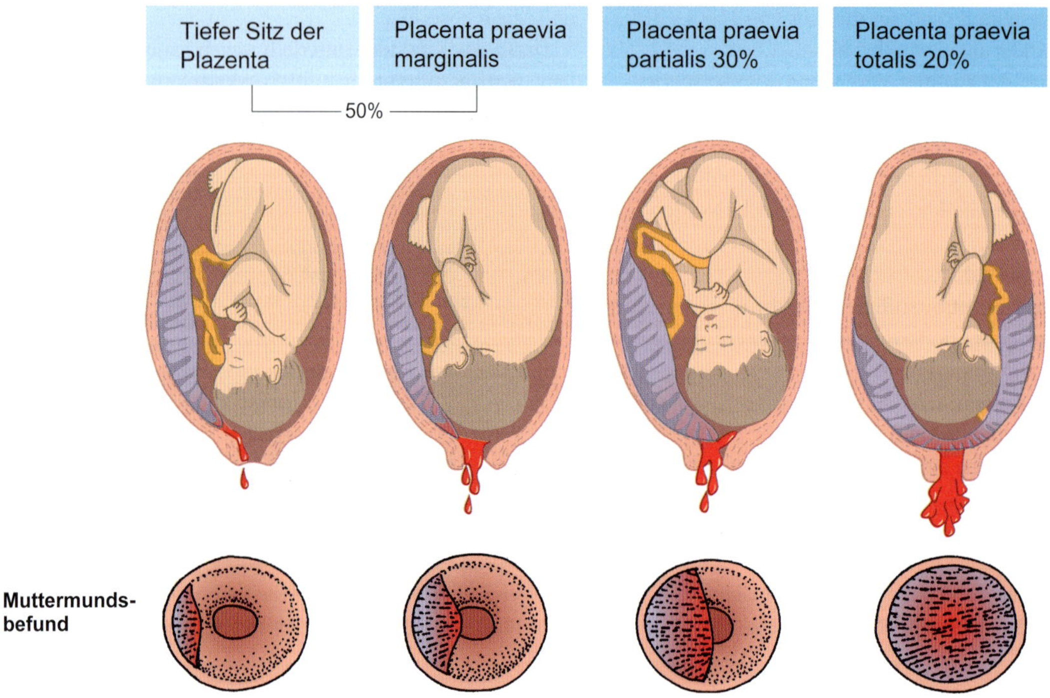

Abb. 11.9 Die vier Formen der Placenta praevia. Die Gefahr einer lebensbedrohlichen Blutung im letzten Schwangerschaftsdrittel oder während der Geburt besteht v. a. bei den letzten drei Formen. [L138 oben, L190 unten]

Tab. 11.2 Schweregradeinteilung der vorzeitigen Plazentalösung [L190]

Schweregrad	Leichte Form	Mittelschwere Form	Schwere Form
	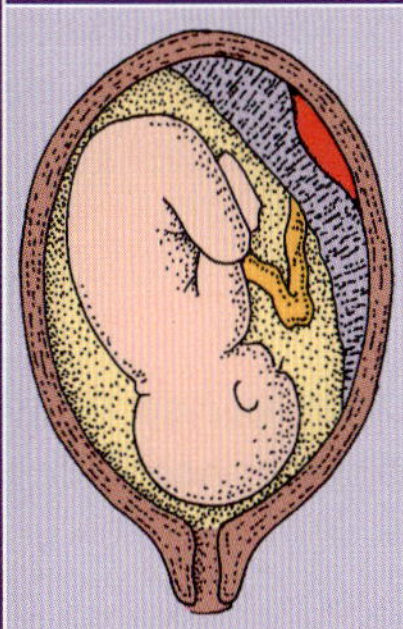	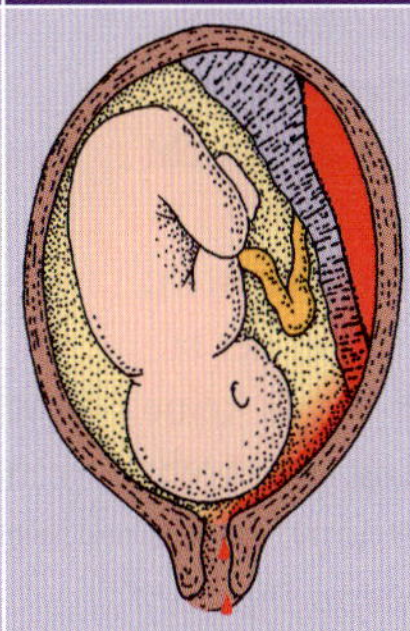	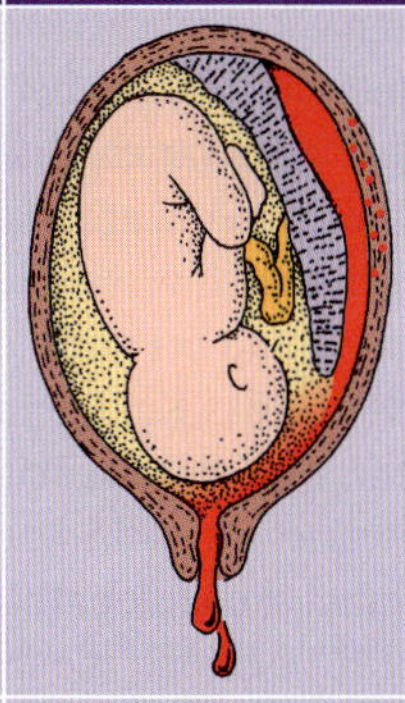
Ablösung der Plazenta von der Haftstelle	• Ablösung der Plazenta an weniger als einem Drittel von der Haftstelle • Bildung eines zentralen retroplazentaren Hämatoms durch Blutung zwischen Uterus und Plazenta	Ablösung der Plazenta an zwei Dritteln von der Haftstelle	Ablösung der Plazenta an mehr als zwei Dritteln von der Haftstelle
Symptome	Keine, oft sonografischer oder postpartaler Zufallsbefund	• In 60–80 % vaginale Blutungen • Allgemeines Unwohlsein, Angst, Schwindel, Atemnot • Fetale Hypoxie (CTG)	• Starke vaginale Blutungen • Bretthart Bauch • Schocksymptomatik • Ggf. Verbrauchskoagulopathie • Intrauteriner Fruchttod (➤ 11.2)

Bei reifem Kind und/oder starker Blutung wird eine zügige **Entbindung** angestrebt:

- Bei einer Placenta praevia totalis wird immer eine Sectio caesarea (➤ 13.5.3) durchgeführt, i. d. R. nach Abschluss der kindlichen Lungenreife, also mit Beginn der 38. SSW
- Bei dem tiefen Sitz der Plazenta, der Placenta praevia marginalis und nur geringer Placenta praevia partialis ist ein vaginaler Entbindungsversuch möglich.

Pflege bei Placenta praevia

Pflege bei Tokolyse ➤ 11.4.3

- Engmaschige Vitalzeichenkontrollen der Schwangeren (RR, Puls, Temperatur) und des Kindes (CTG), Blutuntersuchungen nach Arztanordnung
- Absolute Bettruhe, bevorzugt (Links)Seitenlage zur besseren Durchblutung der Plazenta und Versorgung des Kindes
- Hilfestellung bei der Körperpflege und allen anderen Bedürfnissen
- Notwendige Prophylaxen.

Prognose

Das Kind ist nicht nur durch eigene Blutverluste, sondern auch durch eine Plazentainsuffizienz infolge der verminderten Austauschfläche durch die Ablösung gefährdet. Die kindliche Mortalität liegt bei 10 %, die mütterliche unter 1 % [5].

Vorzeitige Plazentalösung

DEFINITION

Vorzeitige Plazentalösung *(Ablatio placentae, Abruptio placentae):* Teilweise oder vollständige Ablösung der normal sitzenden Plazenta vor der Geburt des Kindes. Dadurch Blutung aus mütterlichen und teilweise auch kindlichen Gefäßen im Bereich der Haftfläche.

Krankheitsentstehung und Symptome

Als häufigste Ursache der **vorzeitigen Plazentalösung** werden Gefäßveränderungen im Bereich der Haftstelle der Plazenta angenommen, wie sie im Rahmen einer schwangerschaftsinduzierten Hypertonie (➤ 11.8.2) auftreten. Eine weitere Ursache kann eine starke Volumenminderung in der Gebärmutterhöhle sein, etwa infolge einer Entlastungspunktion bei Polyhydramnion (➤ 11.6.3) oder der Geburt des ersten Mehrlings. Traumen sind selten Auslöser für eine vorzeitige Lösung der Plazenta. Es werden drei Schweregrade unterschieden (➤ Tab. 11.2).

Der Schweregrad der vorzeitigen Plazentalösung kann nicht über den nach außen sichtbaren Blutverlust erkannt werden. Deswegen ist die intensive Überwachung von Mutter (Vitalzeichenkontrolle, Aussehen) und Kind (CTG) unabdingbar.

Untersuchungsbefund und Diagnostik

Bei der Untersuchung ist der Uterus hart und druckempfindlich. Eine Kontrolle der kindlichen Herztöne ist durch die Abwehrspannung und den harten Bauch („Holzuterus“) hindurch schwierig. Die Diagnose wird sonografisch gesichert.

Behandlungsstrategie

Eine Kausaltherapie ist nicht möglich. Bei nur kleiner partieller Plazentalösung (Sonografiebefund) ist es bei Wohlbefinden von Mutter und Kind vertretbar abzuwarten. Die Behandlung entspricht dann derjenigen bei einer Placenta praevia (siehe oben).

Die Behandlung der mittelschweren und schweren Form besteht in der Schockbekämpfung und bei noch lebendem Kind in der sofortigen Sectio caesarea. Ist das Kind bereits tot oder hat es keine Überlebenschance mehr, wird eine vaginale Entbindung angestrebt (Eröffnung der Fruchtblase, Oxytocin-Dauertropfinfusion). Ist die Frau von einer **Verbrauchskoagulopathie** (*disseminierte intravasale Gerinnung*, kurz *DIC*) bedroht, die durch den Verbrauch von Gerinnungsfaktoren im retroplazentaren Hämatom hervorgerufen werden kann, wird ebenfalls sofort ein Kaiserschnitt durchgeführt. Anschließend erhält die Patientin Heparin oder – bei fortgeschrittener Verbrauchskoagulopathie – Gerinnungsfaktoren oder auch Thrombozyten und wird intensivmedizinisch überwacht.

Pflege bei vorzeitiger Plazentalösung

- Vitalzeichen von Patientin und Kind kontrollieren
- Blutverluste überwachen (ggf. Vorlagen sammeln)
- Fundusstand (➤ 12.1.1) und Leibesumfang beobachten (Zunahme durch Einblutung?)
- Beine hochlagern
- Patientin auf vaginale Entbindung (➤ 12.3) oder Sectio caesarea vorbereiten (➤ 13.5.3)
- Zur stündlichen Flüssigkeitsbilanzierung und Vorbereitung auf eine Sectio auf Arztanordnung Blasenkatheter legen (Urinauffangsystem mit Stundenurinmesskammer verwenden)
- Patientin psychisch beistehen, insbesondere dann, wenn sie ihr Kind tot gebären muss (➤ 11.2)
- Angeordnete Laboruntersuchungen, z. B. zur Kontrolle der Blutgerinnung, veranlassen und alles zur Bluttransfusion vorbereiten. Bei Gabe von Erythrozytenkonzentraten und/oder Gerinnungsfaktoren Patientin auf Unverträglichkeitsreaktionen beobachten.

Prognose

Die kindliche Mortalität ist bei einer vollständigen vorzeitigen Plazentalösung mit 70–90 % sehr hoch. Die mütterliche Sterblichkeit liegt bei ungefähr 0,5 %.

11.6 Störungen von Fruchtblase, Nabelschnur oder Fruchtwasser

11.6.1 Störungen der Fruchtblase

Vorzeitiger Blasensprung

DEFINITION

Vorzeitiger Blasensprung: Zerreißen der Fruchtblase vor Beginn regelmäßiger Wehentätigkeit (➤ Abb. 11.10). Durch den Abgang des Fruchtwassers und die daraus resultierende direkte Verbindung des Uteruskavums zur Außenwelt Risiko einer aufsteigenden Infektion bis hin zum **Amnioninfektionssyndrom** (siehe unten) mit akuter Gefährdung für Mutter und Kind.

Krankheitsentstehung

Als Ursache für den **vorzeitigen Blasensprung** findet sich in den meisten Fällen eine vaginale Infektion, meist mit Bakterien, ganz

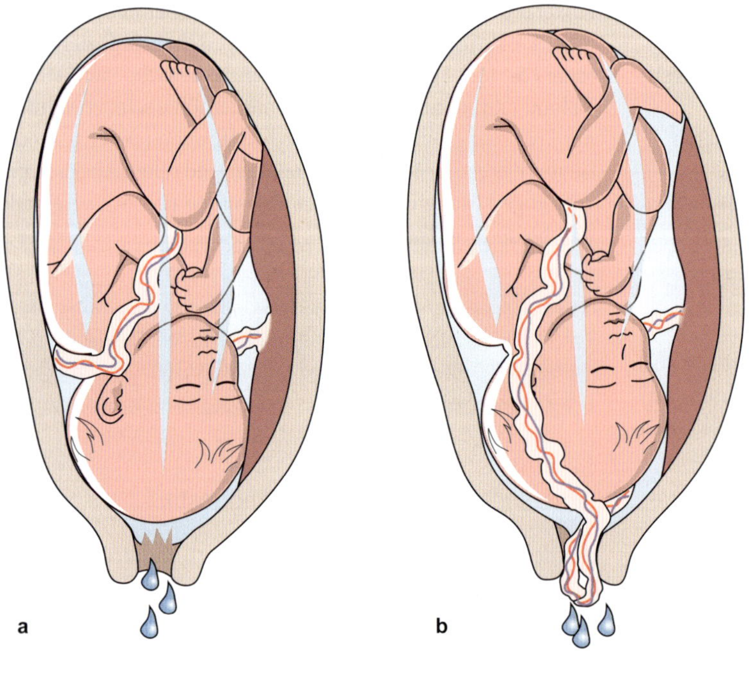

Abb. 11.10 Vorzeitiger Blasensprung, der Muttermund ist noch nicht vollständig eröffnet (a). Nabelschnurvorfall (b) [L157]

selten mit Pilzen. Diese führen zu einer Entzündung des unteren Anteils der Fruchtblase, des **unteren Eipols,** und damit zu einem vorzeitigen Zerreißen der Eihäute.

Auch bei einer Verschlussinsuffizienz der Zervix, z. B. nach Konisation, bei einer vorzeitigen Wehentätigkeit mit Eröffnung des Muttermunds und bei Druck auf den Muttermund von innen, z. B. bei Polyhydramnion oder Mehrlingen, ist das Risiko eines vorzeitigen Blasensprungs deutlich erhöht.

Symptome und Untersuchungsbefund

Leitsymptom ist der Abgang von Fruchtwasser aus der Scheide. Bei einem vorzeitigen Blasensprung geschieht dies meist plötzlich, die abgehende Fruchtwassermenge kann allerdings sehr unterschiedlich sein und von wenigen ml bis zum kompletten Abgang des Fruchtwassers (bis zu 2 l) reichen.

Diagnostik und Differenzialdiagnose

Wichtigste diagnostische Maßnahme ist die **Spiegeleinstellung des Muttermunds,** um den Abgang von Fruchtwasser direkt erkennen zu können.

Um das Fruchtwasser von Scheidensekret zu unterscheiden, machen sich Arzt bzw. Hebamme die Tatsache zunutze, dass Fruchtwasser alkalisch, Scheidensekret hingegen sauer ist. Mit Hilfe eines pH-Streifens oder Lackmuspapiers, das in das Sekret getaucht wird oder auf einer Vorlage der Patientin vor die Vulva gelegt wird, kann der Blasensprung bewiesen werden. Bei nur geringen Flüssigkeitsmengen kann die gewonnene Flüssigkeit mit Hilfe eines Schnelltests, z. B. Actim PROM®, auf das Vorhandensein des Plasmaproteins Fibronektin untersucht werden. Dieses findet sich im Fruchtwasser, nicht jedoch im Scheidensekret in nennenswerter Menge.

In den meisten Fällen wird bei der Untersuchung auch ein mikrobiologischer Abstrich aus der Scheide entnommen, um die darin vorhandenen Bakterien zu identifizieren. Mittels Ultraschall wird die restliche intrauterin verbliebene Fruchtwassermenge geschätzt.
Die wichtigsten Differenzialdiagnosen sind:

- Scheidensekret, z. B. bei vaginalen Infekten
- Abgang von Urin
- Sog. falscher Blasensprung bei Ruptur des Chorions (äußere Eihaut), nicht aber des Amnions (innere Eihaut). Dabei Abgang einer sehr geringen Menge Flüssigkeit, jedoch keine weitere Gefahr.

Behandlungsstrategie

Die Therapie hängt von der Schwangerschaftsdauer und damit der Reife des ungeborenen Kindes ab.

Ab der vollendeten 34. SSW sollte die Geburt bei einem vorzeitigen Blasensprung nicht aufgehalten werden, um nicht das Risiko einer aufsteigenden Infektion einzugehen. Meist setzen bei der Frau spätestens nach 12 Stunden von selbst Wehen ein. Ist dies nicht der Fall, kann die Wehentätigkeit mit Prostaglandinen oder Oxytocin, z. B. Orasthin® (➤ 11.4.3), angeregt werden. Um ein Einschleppen von Keimen zu vermeiden, wird die Frau so selten wie möglich vaginal untersucht. Ist das Kind nach 12–18 Stunden noch nicht geboren, befürworten die meisten Mediziner außerdem eine Antibiotikagabe.

Zwischen der 24. und der 34. SSW ist die Situation schwieriger. Hier wird einerseits die Lungenreifung des Kindes medikamentös unterstützt (➤ 11.4.1), andererseits die Wehentätigkeit der Mutter gehemmt (➤ 11.4.3). Meist werden zusätzlich prophylaktisch Antibiotika gegeben, z. B. Ampicillin i. v., um eine Infektion des Amnions zu verhindern. Befindet sich die Frau bereits zwischen der 32. und 34. SSW, wird in den meisten Kliniken nach Abschluss der Lungenreifebehandlung die Geburt eingeleitet, da das Risiko einer Infektion größer ist als der mögliche Nutzen, den das Kind von einer weiteren Verlängerung der Schwangerschaft hat.

Vor der 32. SSW versuchen Arzt und Hebamme die Schwangerschaft zu erhalten, da Gesundheit und Leben des Neugeborenen aufgrund seiner extremen Unreife bei einer so frühen Entbindung enorm gefährdet wären.

In allen Fällen sind engmaschige Kontrollen des mütterlichen und kindlichen Befindens durch Blutbild, CRP-Bestimmung, regelmäßige Temperaturkontrollen und CTG sowie Sonografie obligat.

Gelegentlich kann es auch wieder zum Verschluss der Fruchtblase kommen, insbesondere dann, wenn die Ruptur nicht am unteren Pol in Nähe des Muttermunds erfolgt ist. In diesen Fällen wird das Fruchtwasser innerhalb weniger Stunden vom Kind wieder nachgebildet.

Pflege bei vorzeitigem Blasensprung

Zusätzlich zur Pflege bei drohender Frühgeburt (➤ 11.4.1) sind beim vorzeitigen Blasensprung erforderlich:

- Regelmäßige, meist 4-stündliche Temperaturmessung, um eine Infektion frühzeitig zu erfassen
- Wegen des erhöhten Infektionsrisikos häufiger Vorlagenwechsel, um eine feuchte Kammer zu verhindern, sowie Genitalspülung (➤ 3.7) nach jeder Ausscheidung.

Amnioninfektionssyndrom

DEFINITION

Amnioninfektionssyndrom *(AIS):* Generalisierte Entzündung der Fruchthöhle, meist bei vorzeitigem Blasensprung, in Einzelfällen auch ohne vorangegangenen Blasensprung nach Durchwanderung von Bakterien, z. B. β-hämolysierende Streptokokken der Gruppe B, durch den unteren Eipol.

Symptome

Zu den klassischen Zeichen einer Infektion wie Fieber, (mütterliche) Tachykardie und -pnoe, Schwitzen, Leukozytose und Erhöhung des CRP kommen ein druckschmerzhafter Uterus und eine im CTG erkennbare kindliche Tachykardie hinzu.

Behandlungsstrategie und Prophylaxe

Ziel der **Behandlung** ist die Infektion zu kontrollieren und die Schwangerschaft möglichst bald zu beenden, wobei meist eine Entbindung durch Kaiserschnitt notwendig ist. Bei einer Schwangerschaftsdauer von 24–34 Wochen und einer leichten Form des AIS versucht der Arzt zuvor noch, die Lungenreife des Kindes unter Antibiotikaschutz zu induzieren. Bei längerer Schwangerschaftsdauer oder schweren Formen des AIS wird die Sectio caesarea (➤ 13.5.3) sofort angestrebt, um Mutter und Kind nicht durch eine mögliche Sepsis zu gefährden.

Wichtigste **Prophylaxe** ist die regelmäßige Kontrolle des vaginalen pH-Werts, da so frühzeitig eine Verschiebung im Keimspektrum zu Ungunsten der Milchsäurebakterien *(Döderlein-Bakterien)*, die einen natürlichen Schutz vor anderen Keimen bilden, erkannt werden kann.

11.6.2 Störungen der Nabelschnur

Die spiralig gedrehte Nabelschnur ist etwa 50 cm lang und ca. 1 cm dick. Sie enthält drei Gefäße zur Versorgung des Kindes: zwei Arterien und eine Vene. Die Arterien transportieren das nähr- und sauerstoffarme fetale Blut zur Plazenta, die Vene das nähr- und sauerstoffreiche Blut von der Plazenta zum Kind. Eine zu kurze oder zu lange Nabelschnur kann geburtshilfliche Komplikationen verursachen.

Nabelschnurumschlingung

Dreht sich das Kind im Mutterleib um seine Längsachse, kann es sich dabei die Nabelschnur um eines seiner Körperteile wickeln. Das kann ein Fuß oder Arm sein, am häufigsten ist es aber der Hals oder die Brust (➤ Abb. 11.10b). In der Regel ist eine solche **Nabelschnurumschlingung** harmlos. Ein Problem stellt sie nur dann dar, wenn die Umschlingung zur Spannung der Schnur führt und so die Sauerstoffversorgung des Kindes gefährdet. In einem solchen Fall ist die sofortige Beendigung der Schwangerschaft durch Sectio caesarea bzw. eine sofortige Geburt erforderlich.

Nabelschnurvorfall

11

DEFINITION

Nabelschnurvorfall: Die Nabelschnur liegt bei gesprungener Fruchtblase vor oder neben dem vorangehenden Kindsteil (➤ Abb. 11.10b).

Der **Nabelschnurvorfall** kommt insbesondere bei Lageanomalien (➤ 13.2.1) vor, da der Beckeneingang dann nicht, wie bei der physiologischen Geburt, durch den Kopf des Kindes abgedichtet wird. Für das Kind stellt der Nabelschnurvorfall eine große Gefährdung dar: Unter der Wehe klemmen der Kopf oder andere Körperteile des Kindes die Nabelschnur mit den lebenswichtigen Blutgefäßen ab und es kommt zu einem lebensbedrohlichen Sauerstoffmangel.

Ein Nabelschnurvorfall erfordert das sofortige Eingreifen des Geburtshelfers (➤ Abb. 11.11). In der Regel ist eine schnelle Beendigung der Geburt durch Sectio caesarea erforderlich.

Insertio velamentosa

DEFINITION

Insertio velamentosa (lat. *inserere* = einlassen, ansetzen; lat. *velamentum* = Hülle): Ansatzanomalie der Nabelschnur auf der fetalen Seite der Plazenta, bei der die Nabelschnur nicht unmittelbar an der Plazenta ansetzt, sondern ein Stück weit entfernt davon (➤ Abb. 11.12).

Bei der **Insertio velamentosa** verlaufen die Nabelschnurgefäße z. T. frei in der Amnion- und Chorionhaut. Wird beim Blasensprung ein solches frei verlaufendes Gefäß aufgerissen, droht das Kind zu verbluten. In diesem Fall muss die Geburt rasch beendet werden, meist als Notfallkaiserschnitt.

11.6.3 Störungen des Fruchtwassers

Das **Fruchtwasser** dient dem Schutz des Kindes vor mechanischen Verletzungen und dem Transport von Nährstoffen. Zum Zeitpunkt der Geburt beträgt die Fruchtwassermenge ungefähr 500–1.000 ml.

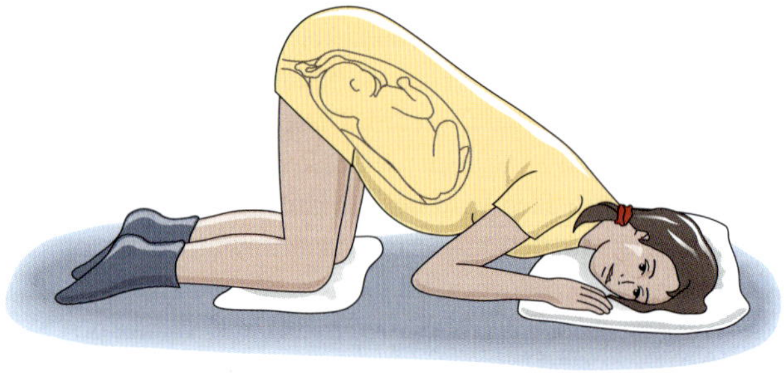

Abb. 11.11 Knie-Ellbogen-Lage, durch das Hochrutschen des Kindes wird der Beckenboden entlastet und eine Kompression der Nabelschnur kann verhindert werden. [L157]

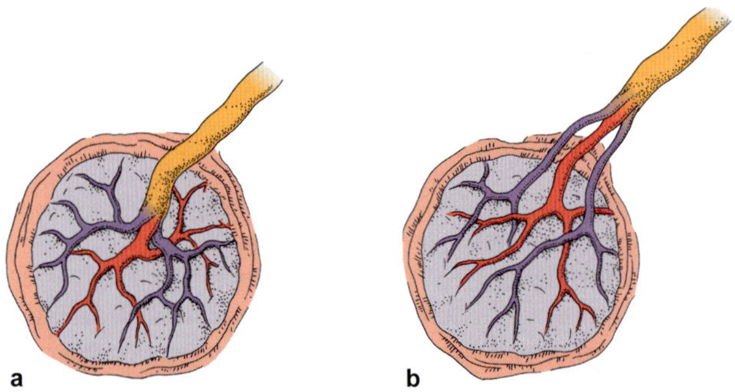

Abb. 11.12 Normalerweise setzt die Nabelschnur unmittelbar an der Plazenta an (a). Bei der Insertio velamentosa setzt sie ein Stück weit entfernt davon an (b). Dadurch sind die Gefäße mobiler und leichter zu verletzen. [L190]

Es wird zunächst nur von der Amnionhaut gebildet. Ab dem 2. Trimenon tragen auch die Urinausscheidung und die Lungenflüssigkeit des Feten zu seiner Gesamtmenge bei.

Polyhydramnion

DEFINITION

Polyhydramnion *(Hydramnion):* Fruchtwassermenge > 1.500–2.000 ml.

Vor allem Fehlbildungen, bei denen die Feten kein Fruchtwasser trinken können, kommen als Ursache eines **Polyhydramnions** in Betracht. So nimmt die Fruchtwassermenge z. B. bei **Anenzephalie** (Fehlen des Schädeldachs und Fehlen bzw. Degeneration wesentlicher Teile des Gehirns), **Spina bifida** (➤ Abb. 10.2b) oder **Ösophagusatresie** (Verschluss des Ösophagus) überdurchschnittlich zu. Differenzialdiagnostisch wird ein Diabetes mellitus, eine Nephritis oder eine Blutgruppenunverträglichkeit der Mutter ausgeschlossen. Die Diagnose wird i. d. R. sonografisch gestellt. Die Behandlung richtet sich nach den Ursachen, z. B. Einstellen des Diabetes mellitus (➤ 11.9.1).

Oligohydramnion

DEFINITION

Oligohydramnion: Fruchtwassermenge < 100 ml.

Ein **Oligohydramnion** kann auf Fehlbildungen der kindlichen Nieren oder Harnwege hinweisen, z. B. Nierenaplasie, Ureter- bzw. Urethrastenose. Auch auf einer Funktionsstörung der Amnionhaut kann eine verminderte Fruchtwassermenge beruhen. Wird ein Oligohydramnion diagnostiziert, überprüft der Arzt immer auch die Plazentafunktion, da das Oligohydramnion häufig mit einer Plazentainsuffizienz (➤ 11.5.2) einhergeht. Auch richten sich die Maßnahmen nach den Ursachen.

11.7 Pathologische Entwicklung des Kindes

11.7.1 Pränatale Schädigung des Kindes

Zahlreiche Faktoren können das Ungeborene schädigen. Welche Folgen schädigende Einflüsse für das Ungeborene haben, hängt dabei v. a. vom Zeitpunkt der Einwirkung ab. Einen Überblick über die verschiedenen Störungstypen gibt ➤ Tab. 11.3.

11.7.2 Blutgruppenunverträglichkeit

Bei **Blutgruppenunverträglichkeiten** zwischen Mutter und Kind kann das Ungeborene durch die Antikörper der Mutter geschädigt werden. Daher wird in der Frühschwangerschaft ein Antikörpersuchtest gegen die häufigsten Blutgruppenantigene im mütterlichen Blut durchgeführt. Bei negativem Ergebnis wird der Test in der 25.–32. SSW wiederholt.

Tab. 11.3 Pränatale Entwicklungsstörungen in verschiedenen Entwicklungsstadien des Kindes. In Anlehnung an die verschiedenen vorgeburtlichen Entwicklungsstadien unterscheidet man vier Störungstypen, die mit jeweils „typischen" Fehlbildungen einhergehen. Die Nennung einer schädigenden Substanz in nur einer Zeile bedeutet nicht, dass sie während der übrigen Phasen ungefährlich ist. Beispielsweise sind bei dem i. d. R. länger andauernden Alkoholabusus embryo- und fetopathische Schäden kaum voneinander zu trennen.

Störungstyp (Zeitpunkt der Störung)	Biologische Vorgänge zum Zeitpunkt der Störung	Resultierende Entwicklungsstörungen
Gametopathie (vor der Befruchtung)	Bildung der männlichen und weiblichen Geschlechtszellen (Samen- bzw. Eizellen)	• Strukturelle oder numerische (= zahlenmäßige) **Chromosomenaberrationen,** z. B. Trisomie 21 • Meist Keimtod (unbemerkt oder Frühabort), bei Überleben i. d. R. mit komplexen und typischen Fehlbildungsmustern einhergehend
Blastopathie (0.–18. Tag nach der Befruchtung)	• Erste Teilungen der Zygote • Entwicklung der Blastozyste • Differenzierung in Embryo- und Trophoblast	• Meist **Keimtod** mit Frühabort (➤ 11.2) • Selten Doppelfehlbildungen (z. B. doppelter Steiß), sehr selten siamesische Zwillinge (= unvollständig getrennte Zwillinge)
Embryopathie (19. Tag – 10. SSW)	• Bildung der Organe und Organsysteme • Organdifferenzierung • Anschluss an den mütterlichen Kreislauf • Ausdifferenzierung der Plazenta	• **Einzelfehlbildungen,** z. B. Fehlbildungen des ZNS, Spina bifida (➤ 10.3.1, ➤ Abb. 10.2b), Herz- und Gefäßanomalien, Lippen-Kiefer-Gaumen-Spalte (➤ Abb. 10.2a) • Hohes Risiko kindlicher Schäden bei mütterlichen Virusinfektionen (z. B. Röteln-Embryopathie ➤ 11.7.3), durch Arznei- oder Genussmittel (z. B. Alkoholembryopathie ➤ 9.7.3) • Art der Fehlbildung abhängig vom Zeitpunkt der Schädigung
Fetopathie (ab 11. SSW)	• Abschluss der Organdifferenzierung • Wachstum und Ausreifung	• Vor allem **Ausreifungsstörungen** mit funktionellen Defekten • Zahlenmäßig am bedeutsamten: Infektionen, z. B. Zytomegalie und Toxoplasmose (➤ 11.7.3)

Rhesusantikörper

Am häufigsten sind **Rh-Antikörper,** die gebildet werden, wenn z. B. durch Transfusion, Fehlgeburt oder Geburt das Rh-positive Blut des Kindes in den Kreislauf der Rh-negativen Mutter gelangt. In nachfolgenden Schwangerschaften mit einem Rh-positiven Kind führen die mütterlichen Antikörper bereits intrauterin zum Abbau der kindlichen Blutkörperchen. Anämie, Gelbsucht (➤ Abb. 11.13) und Ödeme des Ungeborenen können in schweren Fällen zum Tod des Kindes führen *(Morbus haemolyticus fetalis et neonatorum)* und machen deshalb eine intensive Überwachung des Kindes durch Doppler-Sonografie und quantitative Bilirubinbestimmung im Fruchtwasser notwendig. Gegebenenfalls ist die Verlegung der Schwangeren in ein spezielles Zentrum mit der Möglichkeit einer vorgeburtlichen Bluttransfusion (➤ 10.3.2) oder eine vorzeitige Beendigung der Schwangerschaft erforderlich.

Durch i. m.-Injektion von Antikörpern gegen den auf fetale Erythrozyten wirkenden Rhesusfaktor D (*Anti-D-Immunglobulin,* z. B. Rhesogam®) in den ersten 72 Stunden nach dem möglichen Kontakt mit dem Rh-positiven Blut wird die Antikörperbildung bei der Mutter und damit die Erkrankung der Kinder späterer Schwangerschaften verhindert *(Rhesusprophylaxe, Anti-D-Prophylaxe).* Ab der 12. SSW ist es auch möglich, durch eine Blutentnahme bei der Mutter den kindlichen Rh-Faktor zu bestimmen, da immer fetale Erythrozyten über die Plazenta in den mütterlichen Blutkreislauf gelangen. Ist das Ungeborene auch Rh-negativ besteht kein Risiko und auf die Rhesusprophylaxe kann verzichtet werden. Bei Mehrlingsschwangerschaft kann diese Untersuchung nicht angewendet werden.

Rh-negative Schwangere erhalten zwischen der 28. und 30. SSW routinemäßig eine Rhesusprophylaxe, des Weiteren bei invasiven Eingriffen, z. B. Amniozentese (➤ 10.4.2), äußere Wendung (➤ 13.2.2), Fehlgeburt (➤ 11.2), Extrauteringravidität (➤ 11.1) oder Abruptio (➤ 11.3).

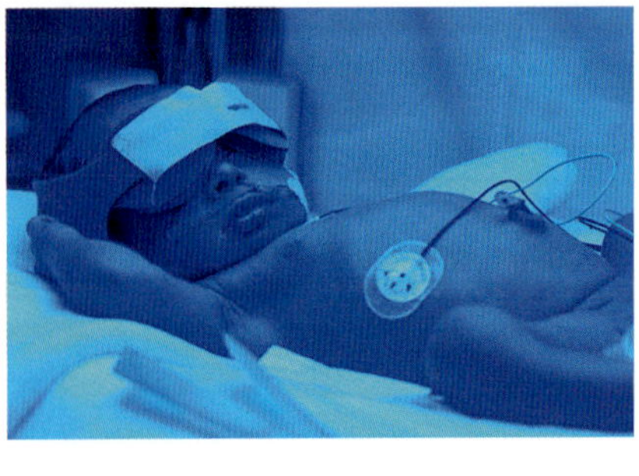

Abb. 11.13 Kind mit Neugeborenenikterus im Inkubator unter Phototherapie [K115]

Weitere Blutgruppenunverträglichkeiten

Auch die übrigen Blutgruppenmerkmale können Ursache einer Antikörperbildung in der Schwangerschaft sein, so z. B. das **AB0-System,** wenn die Mutter Trägerin der Blutgruppe 0 und der Fetus Träger der Blutgruppe A oder B ist (der Vater also die Blutgruppe A, B oder AB hat). Die Anti-A- oder Anti-B-Antikörper der Mutter passieren die Plazenta und gelangen in den fetalen Kreislauf. Vorgeburtliche Schädigungen des Kindes sind aber sehr selten, da sich die Merkmale des AB0-Systems erst gegen Ende der Schwangerschaft voll ausbilden. Nach der Geburt ist das Kind durch Hämolyse mit nachfolgendem Anstieg des Bilirubinspiegels im Blut gefährdet und wird auf gleiche Weise überwacht wie bei Rhesusunverträglichkeit. Eine **AB0-Unverträglichkeit** kann bereits während der ersten Schwangerschaft entstehen.

11.7.3 Generalisierte pränatale Infektionen

Die wichtigsten **generalisierten pränatalen Infektionen** (➤ Tab. 11.4), von denen Gefahren für das Ungeborene ausgehen, sind unter dem Namen **STORCH-Komplex** bekannt:

- **S** = **S**yphilis (Lues)
- **T** = **T**oxoplasmose
- **O** = **O**thers (Andere), z. B. Listeriose, Ringelröteln (Erythema infectiosum acutum, Ohrfeigenkrankheit), Windpocken, HIV, Hepatitis B
- **R** = **R**öteln
- **C** = Zytomegalie (**C**ytomegalie)
- **H** = **H**erpes simplex.

Zika-Virus

Erstmals tauchte in 2015 in Lateinamerika und insbesondere in Brasilien der Verdacht auf, dass eine mütterliche Infektion mit dem **Zika-Virus** im ersten Trimenon der Schwangerschaft zu Fehlbildungen, insbesondere zur fetalen Mikrozephalie führen könnte. Dieser Verdacht wurde in 2016 bestätigt.

Die Übertragung der Viren erfolgt durch Mücken (Gelbfiebermücke und Asiatische Tigermücke) und sexuellen Kontakt. Da es keine Schutzimpfung gibt, wird Schwangeren von Reisen in die entsprechenden Gebiete abgeraten. Schutz vor Mückenstichen (Moskitonetze, Repellents) und die Verwendung von Kondomen tragen ebenfalls zur Risikominimierung bei.

Tab. 11.4 Pränatale Infektionen, von denen eine Gefahr für das Kind ausgeht [6].

	Syphilis (➤ 3.14.2)	Toxoplasmose	Listeriose	Ringelröteln	Windpocken	HIV	Hepatitis B	Röteln	Zytomegalie	Herpes simplex (➤ 3.14.6)
Erreger	Treponema pallidum	Toxoplasma gondii (Protozoen)	Listeria monocytogenes	Parvovirus B 19	Varizella-Zoster-Virus (VZV) aus der Familie der Herpesviren	Human immunodeficiency virus (HIV)	Hepatitis-B-Virus (HBV)	Rubellavirus (Togaviren)	Cytomegalievirus (CMV) aus der Familie der Herpesviren	Herpes-simplex-Viren Typ 1 und 2
Übertragungsmodus	• Sexuell • Transplazentar während Bakteriämie der Mutter • Perinatal bei frischen Syphilisgenitalläsionen.	• Verzehr von Rohfleisch • Kontakt mit infizierten Tieren (Katzenkot), wobei nur die Erstinfektion einer Schwangeren eine Gefahr für das Kind darstellt. Bei vorhandenen Antikörpern gilt auch das Kind als geschützt • Transplazentar.	• Schmierinfektion • Verzehr infizierter Nahrungsmittel, z. B. Rohmilchprodukte • Transplazentar während der Bakteriämie der Mutter • Perinatal oder postpartal.	• Tröpfcheninfektion • Infektion über Blutprodukte • Transplazentar bei Erstinfektion der Mutter.	• Tröpfcheninfektion • Transplazentar.	• Sexuell • Transfusionen • Transplazentar.	• Sexuell • Transplazentar • Perinatal • Über Muttermilch • Blut und Blutprodukte.	• Tröpfcheninfektion • Transplazentar während der Virämie der Mutter.	• Tröpfcheninfektion • Sexuell • Transplazentar • Über die Muttermilch.	• Sexuell • Oral (Speichel) • Transplazentar • Perinatal • Selten aszendierend.
Symptomatik (Mutter)	(➤ 3.14.2)	Grippeähnliche Symptome wie Fieber, Abgeschlagenheit, Durchfälle, meist aber unbemerkt.	• 1. Phase: Temperaturerhöhung, ggf. Schüttelfrost, Lymphknotenschwellung, Pharyngitis, Diarrhö, schmerzhafte Nierenlager • 2. Phase: erneut Temperaturerhöhung, ggf. Amnioninfektion.	• Grippeähnliche Symptome (Fieber, Kopfschmerzen) • Generalisiertes Exanthem • Gelenkschmerzen • Lymphknotenschwellung.	Schwerer Verlauf, u. U. mit Begleitpneumonie	AIDS	• Nach Inkubationszeit von 60–180 Tagen: – Müdigkeit – Ikterus • In manchen Fällen keine Ausheilung, Entwicklung einer chronischen Hepatitis.	• Nach Inkubationszeit von ca. 16 Tagen: – Temperaturerhöhung – Exanthem – Lymphknotenschwellung • Häufig auch asymptomatisch.	Symptomlos	Schmerzhafte Bläschen am äußeren Genitale bzw. am Mund, begleitet von einer grippalen Symptomatik.

Tab. 11.4 Pränatale Infektionen, von denen eine Gefahr für das Kind ausgeht [6]. *(Forts.)*

	Syphilis (➤ 3.14.2)	Toxoplasmose	Listeriose	Ringelröteln	Windpocken	HIV	Hepatitis B	Röteln	Zytomegalie	Herpes simplex (➤ 3.14.6)
Folgen (Kind)	• Fetale Infektionsrate im Primär- und Sekundärstadium 80–100 % • Oft Spätaborte, Früh- oder Totgeburten Sonst: • **Lues connata praecox** mit Hepatosplenomegalie, Lymphadenopathie, Rhinitis, makulopapulösem Exanthem, Anämie • **Lues connata tarda** (nach frühestens 2 Jahren) mit Zahnfehlbildungen, Skelettdeformitäten, Schwerhörigkeit, Keratitis.	• Fetale Infektionsrate im 1. Trimenon < 20 % und im 3. Trimenon ca. 70 % • Oft Spontanabort Sonst: • Motorische und geistige Entwicklungsstörung (80 %) • Krampfleiden (häufig) • Eingeschränkte Sehkraft (50 %) • Schwerhörigkeit (10 %).	• Gelegentlich Abort, Totgeburt oder Geburt eines septischen Neugeborenen • Frühform der **Neugeborenenlisteriose** durch intrauterine Infektion: Atemstörungen, Schockzeichen, septisches Krankheitsbild • Spätform der **Neugeborenenlisteriose** perinatal oder postpartal: Meningoenzephalitis.	• Anämie bis hin zum **Hydrops fetalis** (schwerste Form des Morbus haemolyticus fetalis ➤ 11.7.2) • Intrauteriner Fruchttod (< 10 %).	• **Kongenitales Varizellensyndrom** bei Erstinfektion der Mutter im 1. und 2. Trimenon in < 2 % mit – Hautveränderungen – Hypoplasie von Gliedmaßen – Niedrigem Gewicht – Zerebralen Defekten • Eine Infektion 5–21 Tage vor der Geburt folgenlos wg. der transplazentar übertragenen Antikörper • Bei Infektion in den letzten fünf Tagen vor der Geburt beträgt die Letalität der Neugeborenen 30 %.	• Intrauterine Übertragung sehr selten < 5 % • Übertragungsrate steigt bei intrauterinen Eingriffen wie Amniozentese, Chorionzottenbiopsie (➤ 10.4.1).	Chronische Hepatitis beim Kind möglich.	• Grad der Schädigung hängt von SSW ab. Je früher die intrauterine Infektion, desto schwerer die Folgen • Infektion bis zur 17. SSW: In 30 % **Rötelnembryopathie** *(Gregg-Syndrom)* mit Herzfehler, Augen- und Ohrenschäden, erheblicher geistiger und motorischer Behinderung, Minderwuchs • Infektion ab 17. SSW: Pränatale Rötelninfektion, in ≥ 95 % ohne Folgen für das Kind.	• Häufig asymptomatisch, bei Erstinfektion der Mutter jedoch möglich: – Hepatischer Verlauf: Hepatosplenomegalie, Ikterus – Zerebraler Verlauf: Meningoenzephalitis, Krampfanfälle, gestörte geistige und motorische Entwicklung, Hydrozephalus – Pulmonaler Verlauf: Pneumonie.	• Bei Erstinfektion der Mutter Infektionsrate der Kinder zum Zeitpunkt der Geburt 50 %, bei einem Rezidiv 10 % • Beim **neonatalen Herpes** sterben 60 % der erkrankten Kinder, 20 % behalten bleibende Hirnschäden.

Tab. 11.4 Pränatale Infektionen, von denen eine Gefahr für das Kind ausgeht [6]. *(Forts.)*

	Syphilis (➤ 3.14.2)	Toxoplasmose	Listeriose	Ringelröteln	Windpocken	HIV	Hepatitis B	Röteln	Zytomegalie	Herpes simplex (➤ 3.14.6)
Diagnostik	(➤ 3.14.2)	• Nachweis von IgG- (keine frische Infektion) bzw. IgM-Antikörpern (frische Infektion) im Blut der Mutter • Im Ultraschall intrakranielle Verkalkungen beim Kind.	• Erregernachweis in Blut, Urin, Stuhl, Liquor, Fruchtwasser, Plazentagewebe • Ansteigender Antikörpertiter im Blut.	Nachweis von IgG- und IgM-Antikörpern	Nachweis von IgG- und IgM-Antikörpern plus klinisches Bild	Nachweis HIV-Antikörper und Antigen im Blut	Nachweis von HBs-Ag, Anti-HBc und Anti-HBe im Blut der Mutter.	• Nachweis von IgG- und IgM-Antikörpern • Hämagglutinationshemmtest (HAH-Test) • Erregernachweis in Rachenabstrich, Stuhl, Urin.	• Nachweis von IgG- und IgM-Antikörpern im mütterlichen Blut (bei positivem IgG kein Vorliegen einer gefährlichen Erstinfektion) • Erregernachweis in Speichel, Urin, Blut, Muttermilch.	(➤ 3.14.6)
Therapie/ Prophylaxe	(➤ 3.14.2)	• Vor der 16. SSW Spiramycin, z. B. Rovamycine 500® • Ab der 16. SSW Pyrimethamin, z. B. Daraprim®, plus Sulfonamid, etwa Sulfadiazin-Heyl®.	Antibiotika, z. B. Ampicillin (etwa Binotal®) und Penicilin (z. B. Megacillin®)	Intrauterine Transfusion (➤ 10.3.2) oder postpartale Transfusion	• Zosterhyperimmunglobulingabe bei fehlenden Antikörpern der Mutter bis 72 Stunden nach Virenkontakt (bis zur Geburt sollten möglichst noch 5 Tage vergehen). Postpartal erhält auch das Neugeborene Zosterhyperimmunglobulin • Prophylaxe: Impfung vor der 1. Schwangerschaft mit Lebendimpfstoff.	• Gabe von Retrovir® (Zidovudin 500 mg) oral in der Schwangerschaft • Entbindung durch primäre Sectio in der 37. SSW • Verzicht auf Stillen (➤ 14.4.2) • Therapie des Neugeborenen mit Zidovudin über mehrere Wochen (senkt Infektionsrate auf < 2 %).	• Aktive und passive Impfung des Neugeborenen direkt nach der Geburt • Abstillen nach Impfung **nicht** notwendig.	• Immunglobulingabe bei fehlender Immunität bis zum 8. Tag nach Kontakt mit Viren • Abruptio (➤ 11.3) bei gesicherter Rötelninfektion der Mutter während der ersten 17 SSW • Prophylaxe: Impfung aller Kinder und nicht immuner Mädchen/Frauen im gebärfähigen Alter.	• Keine Therapie möglich • Evtl. Abruptio (➤ 11.3).	• Bei frischen Herpesläsionen am Genitale Sectio caesarea • Lokale Therapie bei der Mutter, z. B. mit Aciclovir ratiopharm® Creme, systemische Virustatika beim Kind etwa mit Aciclovir (etwa Aciclovir ratiopharm® 250 p. i. zur i. v.-Infusion).

11.8 Gestosen

DEFINITION

Gestose: Erkrankung der Schwangeren, die ursächlich durch die Schwangerschaft bedingt ist. Nach dem Zeitpunkt ihres Auftretens unterteilt in **Frühgestosen,** z. B. *Hyperemesis gravidarum,* und **Spätgestosen,** etwa *schwangerschaftsinduzierte Hypertonie.*

Von den Gestosen abzugrenzen sind die Dekompensation bereits vorgeschädigter Organe infolge der schwangerschaftsbedingten Mehrbelastung *(Pfropfgestose)* und das zufällige (zeitliche) Zusammentreffen von Schwangerschaft und Erkrankung.

11.8.1 Hyperemesis gravidarum

DEFINITION

Hyperemesis gravidarum: Übermäßiges Schwangerschaftserbrechen im ersten Trimenon mit erhöhter Gefährdung von Schwangerer und Kind. Häufige Frühgestose. Abzugrenzen von der (leichten) morgendlichen Übelkeit mit Erbrechen *(Emesis gravidarum),* die geradezu typisch für die Frühschwangerschaft ist (ca. 30 % aller Schwangeren [7]) und spätestens in der 16. SSW von selbst aufhört.

Entstehung

Die genaue Entstehung der **Hyperemesis gravidarum** ist noch unklar. Mit Sicherheit spielen hormonelle Faktoren eine Rolle, da es z. B. bei Mehrlingsschwangerschaften oder einer Blasenmole mit ihrem erhöhten β-hCG-Spiegel häufiger zu einer Hyperemesis kommt.

Auf der anderen Seite wird das Erbrechen durch psychische Belastungen verstärkt, z. B. ungeplantes Kind, Probleme in der Partnerschaft, erwartete Schwierigkeiten mit dem Beruf durch das Kind, finanzielle Sorgen.

Symptome, Untersuchungsbefund und Diagnostik

Bei der Hyperemesis gravidarum kann es ab der 6. SSW zu unstillbarem Erbrechen kommen – unabhängig von der Nahrungsaufnahme. Die Frau nimmt an Gewicht ab. Der Flüssigkeitsmangel führt zu deutlichen Kreislaufsymptomen wie Tachykardie und Hypotonie, zu Fieber („Durstfieber") und einer Oligohydramnie (➤ 11.6.3). Der Azetongeruch in der Ausatemluft der Schwangeren weist auf eine metabolische Azidose aufgrund des Kohlenhydratmangels hin. In Extremfällen treten Leberschäden mit Ikterus auf oder die Schwangere ist als Zeichen einer ZNS-Beteiligung benommen und verwirrt.

Die Diagnose ergibt sich aus der Anamnese. Blutuntersuchungen (Kalium, Ketonkörper, Nieren- und Leberwerte, ➤ 16) sind erforderlich, um das Ausmaß der Gefährdung für Mutter und Kind abzuschätzen und z. B. eine Hepatitis als Ursache auszuschließen. Eine sonografische Untersuchung ermöglicht die Abgrenzung von der Blasenmole (➤ 11.5.1).

Behandlungsstrategie

Stationär aufgenommen werden nur schwer erkrankte Frauen. Vorrangig ist dann der Ausgleich des Flüssigkeits- und Elektrolythaushalts durch Infusionen. Anfangs ist meist eine vollständige parenterale Ernährung angezeigt, um die Flüssigkeits- und Elektrolytbilanz sowie den pH-Wert des Bluts zu korrigieren. Eine medikamentöse Behandlung der Übelkeit, evtl. unterstützt durch eine Sedierung, erfolgt nur wenn unbedingt nötig. Dann müssen für Schwangere geeignete Medikamente ausgewählt werden, z. B. Antiemetika (Vomex A®) oder Vitamine (Vitamin-B-Komplex). Bei psychischen Belastungen kann eine Krisenintervention oder Psychotherapie angezeigt sein.

Pflege bei Hyperemesis gravidarum

Bei der Pflege einer Schwangeren mit Hyperemesis gravidarum steht das psychische Wohlbefinden der Frau im Vordergrund. Dazu gehört, dass sich die Pflegenden Zeit für Gespräche mit der Patientin nehmen, ohne dabei aber Probleme zu wälzen: Konfliktgespräche führen sie nur auf Wunsch der Patientin, ansonsten kann sich das Erbrechen verstärken.

Die Pflegenden versuchen herauszufinden, was auslösende Momente für das Erbrechen sind. Verstärkt sich das Erbrechen z. B. nach dem Besuch von Verwandten, sollte über eine Besuchsabsprache nachgedacht werden. Macht sich die Frau wegen der Beschwerden Sorgen um ihr Kind, kann diese Angst durch den Hinweis gemindert werden, dass sie sich doch in Behandlung befindet und auf das Wohlergehen des Ungeborenen geachtet wird. Ist die Frau in sozialen oder finanziellen Nöten, kann der Sozialdienst zur Fachberatung einbezogen werden.

Da die Schwangere häufig schon beim Anblick von Nierenschale oder Einmaltüchern erbricht, sollten diese nicht in Sicht-, aber in Reichweite der Frau stehen. Das Erbrechen kann so häufig sein, dass die Frau sich schon wieder meldet, bevor die Pflegende die mit Erbrochenem gefüllte Nierenschale entsorgt hat.

Ernährung

Nach parenteraler Ernährung erhält die Patientin zunächst Tee, Milch, Zwieback und trockenes Gebäck in kleinen Portionen. Verträgt sie die Anfangsdiät gut, wird die Kost nach Anordnung langsam aufgebaut, z. B. mit Obst, Saft und Quark (➤ Abb. 11.14), später auch mit Huhn und Kalbfleisch. Andere Fleischsorten und Fette werden mit Ausnahme von Butter i. d. R. schlecht vertragen.

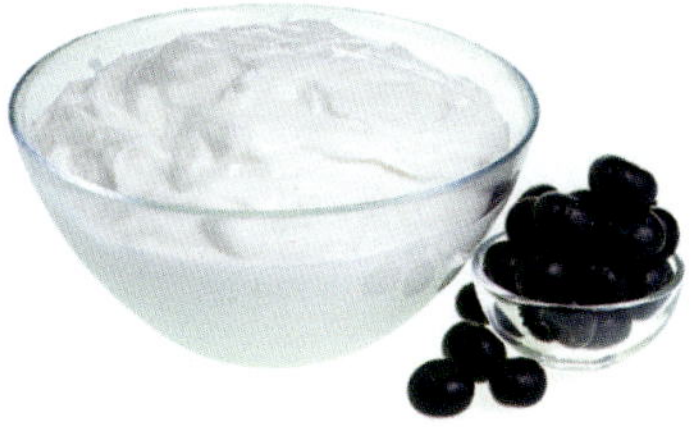

Abb. 11.14 Wenn die Anfangsdiät gut vertragen wird, kann die Kost z. B. mit Obst und Quark langsam aufgebaut werden. [J787]

Damit die Frau die Speisen nicht ablehnt, ist es sinnvoll, immer zeitnah zu fragen, was sie gerne essen möchte, um die Speise in der Küche zu bestellen oder vom Partner mitbringen zu lassen. Die Mahlzeiten sollten appetitlich angerichtet, gut gewürzt und schmackhaft sein.

Körperpflege

Aufgrund ihrer Schwäche ist die Patientin zeitweise auf Hilfe angewiesen. Wegen der Mundtrockenheit durch die Exsikkose ist v.a. auf eine gute Mundpflege zu achten.
Mischung ätherischer Öle gegen Übelkeit ➤ 9.6.1

Beobachtung

Blutdruck und Puls werden mehrfach, die Körpertemperatur einmal täglich kontrolliert, ebenso die Flüssigkeitsbilanz. Zweimal wöchentlich wird die Patientin gewogen.

11.8.2 Schwangerschaftsinduzierte Hypertonie

DEFINITION

Schwangerschaftsinduzierte Hypertonie (*SIH, auch schwangerschaftsinduzierter Bluthochdruck, Gestationshypertonie, früher EPH-Gestose, Schwangerschaftsnephropathie, Schwangerschaftstoxikose*): Spätgestose mit den Hauptsymptomen Hypertonie, Proteinurie und Ödeme. Erhöhte Gefährdung für Mutter und Kind. Mit einer Häufigkeit von 5–10 % aller Schwangeren eine der häufigsten Schwangerschaftskomplikationen überhaupt [8]. Risikogruppen sind Erstgebärende und Frauen mit Mehrlingsschwangerschaften, Diabetes mellitus oder Nierenerkrankungen.

Krankheitsentstehung

Die genaue Ursache der **schwangerschaftsinduzierten Hypertonie** ist ungeklärt. Zurzeit wird als Hauptursache eine gestörte Interaktion des Immunsystems der Mutter mit dem Fremdeiweiß der Zygote während der Nidation diskutiert, mit der Folge, dass der Prostaglandinstoffwechsel gestört ist. Dieses Ungleichgewicht führt zu einer ungenügenden Dilatation der Spiralarterien (Äste der A. uterina), sodass sie leicht thrombosieren, wodurch die Zirkulation des mütterlichen Bluts in den Räumen zwischen den Plazentazotten (*intervillöse Räume* ➤ Abb. 9.6) gestört wird. Daraus resultieren lokale Durchblutungsstörungen sowie eine Wachstumsstörung der Plazenta mit evtl. fetaler Wachstumsretardierung und vorzeitiger Plazentalösung (➤ 11.5.2).

Außerdem führt die ungenügende Durchblutung des Trophoblasten über noch unbekannte toxische Substanzen zu Schädigungen der Endothelzellen, wovon auch die Kapillaren entfernter Organbezirke betroffen sind. So kann Flüssigkeit durch die Kapillarwände in den extravasalen Raum austreten und die Niere vermag nicht mehr die Proteine zurückzuhalten, sodass sie in den Urin gelangen. Die Pathogenese der SIH mit weiteren Auswirkungen der Endothelzellschäden zeigt ➤ Abb. 11.15.

Nicht nur die Höhe des Blutdrucks ist für die Schwere der Erkrankung ausschlaggebend, sondern auch die Beeinträchtigungen von Plazenta, Nieren, Leber und ZNS.

Symptome und Untersuchungsbefund

Die Hauptsymptome der Erkrankung entsprechen der früheren Bezeichnung **EPH-Gestose:**

- **E**dema (dt. Ödeme): Generalisierte Ödeme und eine abnorme Gewichtszunahme von über 500 g/Woche durch die Wassereinlagerung – nicht zu verwechseln mit peripheren Ödemen in den Beinen, die auch bei gesunden Schwangeren auftreten
- **P**roteinurie: Eiweißausscheidung im 24-Stunden-Sammelurin > 0,3 g/l
- **H**ypertonie: Blutdruck über 140/90 mmHg; bedrohlich ist ein Blutdruck von über 160/100 mmHg.

Im Frühstadium der Erkrankung ist lediglich der Blutdruck erhöht, was von der Schwangeren ebenso wie die Eiweißausscheidung selten bemerkt wird. Daher sind regelmäßige Blutdruckkontrollen und Urinuntersuchungen im Rahmen der Schwangerenbetreuung besonders wichtig.

Deutliche Beschwerden hat die Schwangere erst im Stadium der **Präeklampsie,** wenn durch Beeinträchtigung der Gefäßregulation im ZNS Schwindel, Ohrensausen, Kopfschmerzen, Augenflimmern, Sehstörungen wie Doppeltsehen, Übelkeit, Erbrechen oder eine Reflexsteigerung auftreten. Ein Notfall und für Mutter und Kind lebensgefährlich ist die schwerste Verlaufsform, die **Eklampsie,** bei der es zu tonisch-klonischen Krämpfen und Bewusstlosigkeit kommt.

Komplikationen sind vorzeitige Plazentalösung (➤ 11.5.2), Nierenversagen, neurologische Spätschäden nach einem **Status eclampticus,** also einem längere Zeit andauernden, nicht zu unterbrechenden eklamptischen Anfall.

Sonderform: HELLP-Syndrom

Eine Sonderform der SIH ist das **HELLP**-Syndrom, das mit **H**ämolyse, **e**rhöhten **L**eberwerten und Thrombozytopenie (engl. **l**ow **p**la-

11

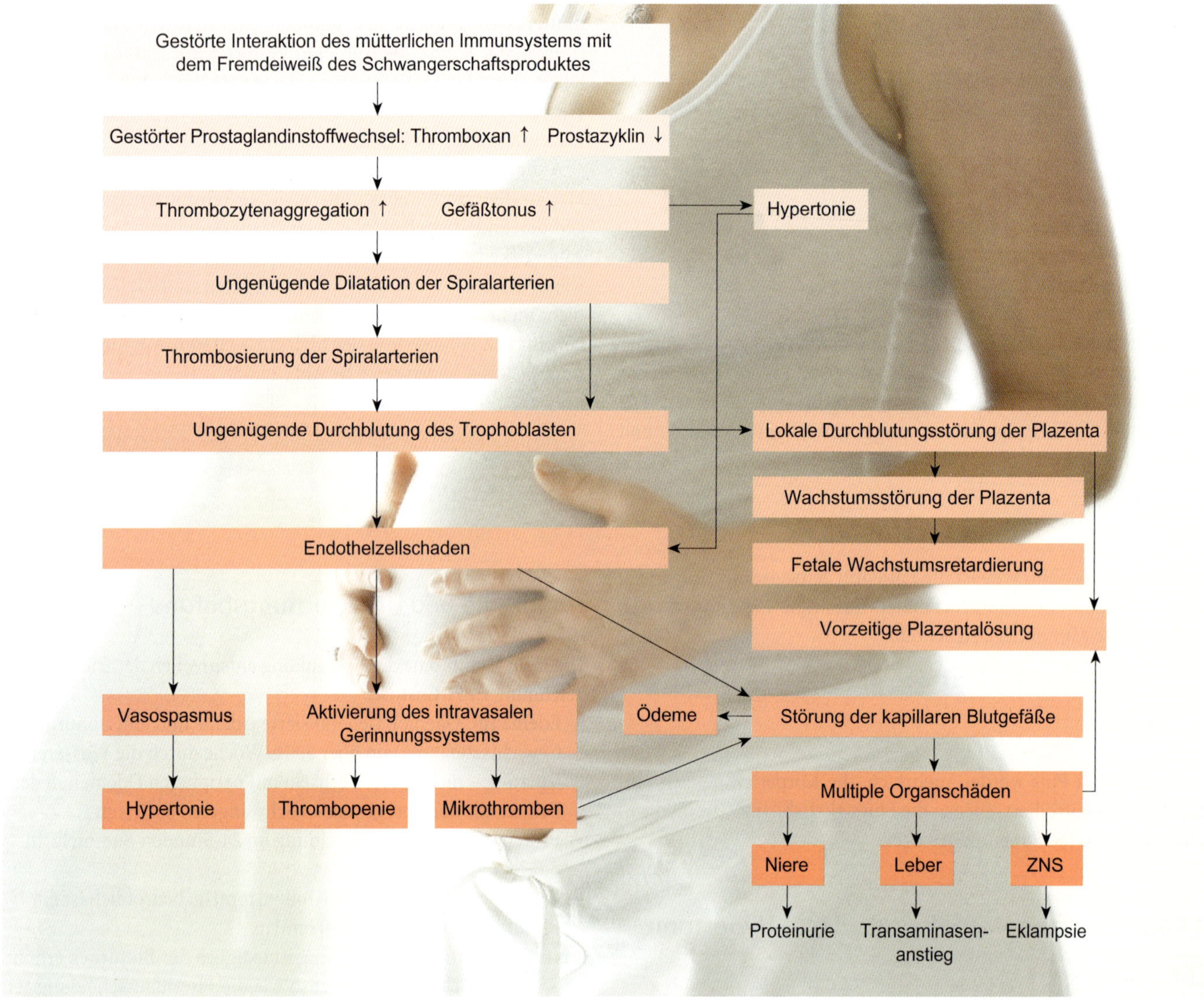

Abb. 11.15 Pathogenese der schwangerschaftsinduzierten Hypertonie [9] [J787]

telets) einhergeht und auf eine durch Gefäßspasmen bedingte Leberschädigung zurückzuführen ist. Es kann sich auch ohne vorherige Gestosesymptome ausbilden. Erstsymptom ist vielfach ein Oberbauchschmerz der Schwangeren.

Im Rahmen des HELLP-Syndroms kann es zu Lebereinblutungen mit Leberruptur und wegen der Thrombozytopenie zu teils massiven postoperativen Blutungen nach einer Sectio caesarea kommen. Die mütterliche Letalität beträgt ca. 2 % [10].

11

Diagnostik und Differenzialdiagnose

Die Diagnose ergibt sich aus dem erstmaligen Auftreten von Hypertonie und Proteinurie im zweiten oder dritten Trimenon. Die technischen Untersuchungen dienen insbesondere der Verlaufskontrolle und der Risikoabschätzung für die Schwangere und ihr Kind:

- Blutuntersuchung: Routinelabor einschließlich Blutbild (mögliche Anämie und Thrombozytopenie), Nierenwerte, Leberwerte, Transaminasen und Gerinnungsstatus (HELLP-Syndrom). Bestimmung des Serumbilirubinspiegels und des Gesamteiweißes
- Urinuntersuchung: Bestimmung von Glukose und Proteinen im Spontanurin
- Dreimal täglich CTG (➤ 12.1.2), um eine kindliche Gefährdung zu erfassen
- Doppler-Sonografie um die Plazentadurchblutung und damit die Versorgung des Kindes zu beurteilen
- Transabdominale Sonografie mit Wachstumsbeurteilung des Kindes, da zurückbleibendes Wachstum ein Warnzeichen ist.

Bei der Pfropfgestose lagert sich die Präeklampsiesymptomatik auf eine bereits bestehende Hypertonie, einen Diabetes mellitus oder eine chronische Nierenschädigung auf. Die Symptome setzen i. d. R. nach der 20. SSW ein. Auch eine Erstmanifestation der genuinen Epilepsie (Epilepsie ohne erkennbare Ursache) ist in der Schwangerschaft möglich.

Behandlungsstrategie

Die Behandlung richtet sich nach der Schwere des Krankheitsbilds und umfasst:

- Blutdrucksenkende Medikamente, v. a. α-Methyl-Dopa, etwa in Presinol®, oder Dihydralazin, etwa in Nepresol®. In leichteren Fällen auch β-Blocker, z. B. Beloc® oder Selectol®
- Magnesium, meist intravenös, z. B. Magnesium Verla®, zur Minderung der Krampfbereitschaft
- Ggf. Sedierung, z. B. mit Diazepam, etwa in Valium®.

Die ursächliche Behandlung bestünde in der Beendigung der Schwangerschaft. Dies ist jedoch wegen der i. d. R. noch bestehenden Unreife des Kindes nicht immer sofort möglich. Es muss abgewogen werden, ob das Kind stärker durch die generelle Mangelversorgung oder durch eine Frühgeburt gefährdet und wie hoch das Risiko für die Mutter ist. Die Art der Entbindung (vaginal oder Sectio) hängt von der Schwangerschaftsdauer und der Zahl der vorangegangenen Geburten ab. Bei Erstgebärenden oder sehr unreifen Kindern ist das Risiko für das Kind i. d. R. bei einer Sectio caesarea geringer, während bei Mehrgebärenden eine vaginale Geburt weniger belastend ist. Bei einer Eklampsie muss die Entbindung sofort durch Sectio erfolgen.

Pflege

Zur Pflege der Patientin mit schwangerschaftsinduzierter Hypertonie zählt neben der sorgfältigen Beobachtung die Schaffung eines günstigen Umfelds. Eine ruhige Atmosphäre, verlässliche Bezugspflege und nach Wunsch die Einbeziehung des Partners in die Pflege sind wichtige Pfeiler in der Betreuung und tragen zur Stabilisierung des Befindens von Schwangerer und Kind bei. Der Schwangeren ist bewusst, dass Ruhe für sie und das Kind am besten ist; gleichzeitig hat sie Angst um ihr Kind. Sie muss über ihre Ängste sprechen können, braucht Zuwendung und Kontakt zu Vertrauenspersonen.

Die Schwangere sollte über Warnsymptome, bei denen sie sich sofort melden soll, aufgeklärt sein. Dies sind: Kopf- und Oberbauchschmerzen, Ohrensausen, Schwindel, Erbrechen, Sehstörungen, Abnahme der Urinmenge. Für Komplikationen steht ein Notfalltablett mit Medikamenten und Intubationsbesteck bereit.

Pflege bei leichter SIH

- Relative Bettruhe mit körperlicher Schonung zur Blutdrucksenkung und Verbesserung der Plazentadurchblutung
- Eiweiß-, vitamin- und ballaststoffreiche Kost mit Spurenelementen, dabei normale Kochsalzzugabe
- Ruhe, ggf. Einzelzimmer und Besuchereinschränkung, und Ausschaltung des Alltags
- Vitalzeichen- und Gewichtskontrollen.

Pflege bei Präeklampsie

- Versorgung der Patientin im Intensiv- oder Überwachungsbereich des Kreißsaals unter Berücksichtigung der individuellen und geburtshilflichen Situation mit Einhaltung absoluter Bettruhe. Die Pflegenden helfen und unterstützen nach Bedarf
- Engmaschige Vitalzeichenkontrolle, Monitoring
- Beobachtung der peripheren Durchblutung: Marmorierung, Puls, Kühle, Blässe
- Überwiegende Linksseitenlagerung der Patientin, um die uteroplazentare Durchblutung zu verbessern
- Reizabschirmung; Schmerzen, Lärm und grelles Licht vermeiden, weil schreckhafte Momente oder Reizimpulse eine Eklampsie auslösen können
- Täglich Gewicht und Ödeme sowie deren Lokalisation kontrollieren
- Flüssigkeit bilanzieren, ggf. mit Blasenkatheter und ZVK. Die Ausscheidung sollte 40 ml/Stunde nicht unter-, der ZVD 6–8 cm H_2O nicht überschreiten
- Kontrolle des Augenhintergrunds durch Konsilarzt wegen möglicher hypertoniebedingter Veränderungen auf ärzliche Anordnung organisieren
- Notwendige Laborkontrollen sicherstellen, z. B. Blutzuckerwerte, Bestimmung von Glukose und Eiweiß im Urin.

Pflege bei Eklampsie

Die Eklampsie ist bestimmt durch tonisch-klonische Krampfanfälle oder Bewusstlosigkeit. Jeder Krampfanfall wird intensivtherapeutisch mit Valium® i. v. und Magnesium i. v. angegangen. Ist der Anfall abgeklungen, bereiten die Pflegenden die Schwangere zur sofortigen Sectio caesarea vor, während der Arzt den Anästhesisten, Pädiater und das OP-Team informiert.

NOTFALL!

Pflegemaßnahmen bei Anfall

- Arzt sofort benachrichtigen (lassen), Patientin nicht alleine lassen
- Sicherheit gewährleisten
- Keine Flüssigkeiten/Medikamente eingeben (Aspirationsgefahr)
- Patientin nach dem Anfall bis zur vollständigen Wiedererlangung des Bewusstseins in stabile Seitenlage bringen (Aspirationsprophylaxe). Nach Erbrechen während des Anfalls Mund auswischen
- Notfalltablett mit Venenverweilkanülen, Diazepam- und z. B. Magnesium Verla®-Ampullen, Guedel-Tubus und Intubationsbesteck bereithalten.

Prognose

In leichten Fällen ist die Prognose gut. In schweren Fällen oder bei Eklampsie verschlechtert sie sich erheblich. Die Müttersterblichkeit liegt bereits bei nur einem eklamptischen Anfall bei 5 %. Die perinatale Sterblichkeit beträgt je nach Schwere der Gestose bis zu 30 % [9].

6–12 Wochen nach der Entbindung wird die Betroffene vom Arzt noch einmal einbestellt, um sie auf weiter bestehende Schäden zu untersuchen.

11.9 Erkrankungen in der Schwangerschaft

11.9.1 Störungen des Glukosestoffwechsels: Diabetes mellitus

DEFINITION

Diabetes mellitus *(Zuckerkrankheit):* Durch Insulinmangel oder verminderte Insulinempfindlichkeit des Körpers bedingte chronische Störung des Glukosestoffwechsels mit Erhöhung des Blutzuckerspiegels bei erniedrigter intrazellulärer Blutzuckerverfügbarkeit.

Vor Einführung des Insulins waren Diabetikerinnen i. d. R. unfruchtbar, da konstant hohe Blutzuckerspiegel zu einer Unterdrückung der Follikelreifung führen. Heute kann nahezu jede Diabetikerin Kinder bekommen. Insgesamt jedoch ist die Schwangerschaft für Mutter und Kind mit einem größeren Risiko behaftet (➤ Tab. 11.5).

Einteilung

Beim **Diabetes mellitus** werden folgende Formen unterschieden:

- **Diabetes mellitus Typ 1,** der meist vor dem 40. Lebensjahr beginnt
- **Diabetes mellitus Typ 2,** der meist erst im höheren Lebensalter auftritt
- Seltene **sekundäre Diabetes-mellitus-Formen,** die Folge z. B. einer Pankreaserkrankung, anderer endokriner Erkrankungen oder bestimmter Arzneimittel sind
- **Gestationsdiabetes** *(Schwangerschaftsdiabetes),* bei dem sich während einer Schwangerschaft erstmalig eine diabetische Stoffwechsellage entwickelt. Er tritt bei 5–8 % aller Schwangeren auf und ist als einzige Diabetesform vorübergehend [11].

Diagnostik

Schwangere mit einem vorbestehenden Diabetes mellitus Typ 1 wissen um ihre Erkrankung und informieren den Arzt in aller Regel bei der Erstvorstellung.

Problematischer ist die Diagnosestellung beim Gestationsdiabetes, da evtl. frühere Blutzuckerkontrollen unauffällig waren und die Erkrankung der werdenden Mutter meist keine Beschwerden bereitet.

Wegen der relativen Häufigkeit des Gestationsdiabetes (fast jede zwölfte Schwangere) und seiner Bedeutung für Mutter und Kind wurde 2012 der orale Glukosetoleranztest mit 50 g Glukose in der 24.–28. SSW in das Screening-Programm der Mutterschaftsrichtlinien aufgenommen [12, 13]. Ansonsten stützt sich die Diagnostik des Gestationsdiabetes auf die Anamnese (Eigen- und Familienanamnese, vorherige Geburt sehr schwerer Kinder?), die Urinuntersuchung (Glukosurie?) und auf die Ultraschalluntersuchung (sehr großes Kind, Polyhydramnion? ➤ 11.6.3).

Behandlungsstrategie

Ist schon vor Eintritt der Schwangerschaft ein Diabetes mellitus bekannt, wissen die Frauen meist gut über ihre Erkrankung und deren Behandlung Bescheid. Bei einer geplanten Schwangerschaft sollte die Frau mindestens drei Monate vor der Konzeption konstant niedrige Blutzuckerwerte aufweisen. Nach der Konzeption werden die Blutzuckerwerte engmaschig kontrolliert, da die Insulinanpassung durch den veränderten Insulinbedarf in den verschiedenen Abschnitten der Schwangerschaft schwierig sein kann.

Tab. 11.5 Komplikationen des Diabetes mellitus in der Schwangerschaft [J787 (links), T192 (rechts)]

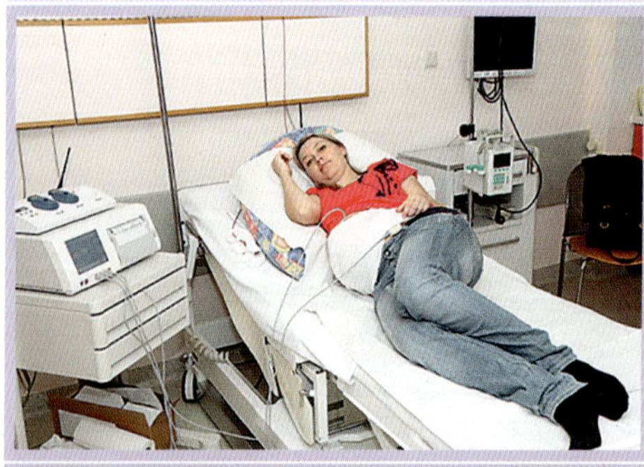	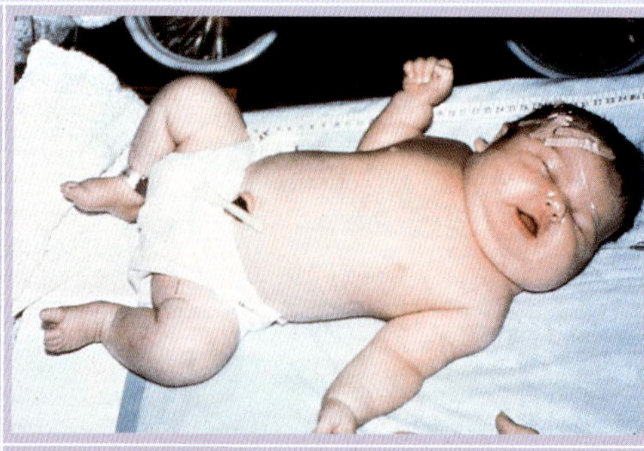
• Verschlechterung des Glukosestoffwechsels • Anfälligkeit gegenüber Infekten im Bereich der Harnwege und des Genitales • Schwangerschaftsinduzierte Hypertonie (➤ 11.8.2) • Riskantere Geburt wegen Riesenbaby	• Abort oder Frühgeburt • Fehlbildungen • Plazentainsuffizienz mit fetaler Wachstumsretardierung • In 40 % aller Schwangerschaften von Diabetikerinnen **Fetopathia diabetica** *(diabetische Fetopathie)* mit: – **Makrosomie** *(Hochwuchs),* Gewicht > 4.500 g, Länge > 55 cm, Vollmondgesicht – Unreife von Leber und Lunge mit postpartalem Atemnotsyndrom – Stoffwechselstörungen mit schweren Hypoglykämien infolge erhöhter Insulinproduktion – Polyhydramnion (➤ 11.6.3) wegen der erhöhten Harnproduktion des Kindes – Intrauteriner Fruchttod

Beim Gestationsdiabetes besteht der erste Therapieschritt darin, eine Diabetesdiät einzuhalten. Reicht diese nicht aus, wird eine Insulintherapie notwendig, um einer Fetopathia diabetica (➤ Tab. 11.5) vorzubeugen. Die Indikation für die Insulintherapie hängt vom BZ-Tagesprofil und vom Glukosetoleranztest ab. Orale Antidiabetika sind wegen ihrer teratogenen (fruchtschädigenden) Wirkung in der Schwangerschaft kontraindiziert.

Jede Schwangerschaft einer Diabetikerin ist eine Risikoschwangerschaft. Das Befinden von Patientin und Kind wird engmaschig ärztlich kontrolliert. Bei guter Stoffwechsellage steht einer Spontangeburt nichts im Weg. Auch während und nach der Geburt sind Mutter und Kind erhöht überwachungsbedürftig.

Pflege von schwangeren Diabetikerinnen

Besteht bei der Schwangeren bereits ein Diabetes mellitus, weiß sie mit ihrer Erkrankung umzugehen. Die Diagnose Gestationsdiabetes kommt für die meisten Frauen allerdings überraschend. Viele Frauen fühlen sich nach Eröffnung der Diagnose verunsichert und brauchen Informationen über die Krankheit und Hinweise, wie sie sich verhalten sollen. Wird ihnen die Diagnose mitgeteilt, gilt der erste Gedanke ihrem Kind, ob sie es austragen können und ob es gesund sein wird. Hier machen Arzt, Hebamme und Pflegende der Frau Mut, weisen sie aber darauf hin, wie elementar ihre Mitarbeit ist.

- Grundsäule jeder Diabetesbehandlung ist die Diäteinhaltung. In interprofessioneller Kooperation ziehen die Pflegenden einen Diätassistenten/Diabetes-Berater hinzu oder beraten die Frau selbst über Ernährungsrichtlinien
- Für das Wohlergehen von Mutter und Kind ist ein ausgeglichener Glukosestoffwechsel wichtig. Zur Übernahme der Selbstkontrolle wird die Frau darin angeleitet, ihren Blutzucker zu bestimmen
- Bewegung senkt den Blutzucker, plötzliche (längere) Anstrengungen sollen vermieden werden, da sie den Blutzucker zu schnell senken – mit der Folge einer Hypoglykämie
- Da die Einstellung des Diabetes mellitus bereits durch die Schwangerschaft erschwert ist, ist Stress zu vermeiden, da dieser eine Mehrbelastung des mütterlichen Organismus bewirkt und zu erhöhtem Insulinbedarf führt
- Schutz vor Infekten – Diabeteskranke sind infektionsgefährdeter
- In der Regel haben die Frauen nach Gesprächen mit dem Arzt oder den Pflegenden und Hebammen weitere Fragen. Daher informieren die Pflegenden zu entsprechenden Schwangerengruppen und nennen geeignete Adressen [21].

11.9.2 Erkrankungen des Herz-Kreislauf-Systems

In der Schwangerschaft ist die Herzarbeit durch das erhöhte Blutvolumen ca. auf das Eineinhalbfache erhöht. Diese vermehrte Herzarbeit vermag das vorgeschädigte Herz einer Mutter evtl. nicht zu leisten. Insbesondere bei Herzklappenstenosen kann sich relativ schnell aus vorherigem Wohlbefinden heraus eine Herzinsuffizienz entwickeln.

Stellt der Arzt bei einer herzkranken Frau eine Schwangerschaft fest, empfiehlt sich eine Kontaktaufnahme mit dem behandelnden Kardiologen, um Chancen und Risiken für Mutter und Kind abzuschätzen. Insbesondere bei hohem Risiko für die Mutter muss die Möglichkeit eines Abbruchs zugunsten der Sicherheit und Gesundheit der Mutter erwogen werden. Ansonsten ist – abhängig von der Schwere der Grunderkrankung – eine intensive Schwangerschafts- und Geburtsüberwachung erforderlich, idealerweise in Kooperation von Gynäkologe und Kardiologe. Letzterer passt ggf. auch die Medikation an die Schwangerschaft an. So ist z. B. Marcumar® in der Schwangerschaft kontraindiziert, sodass zur Gerinnungshemmung auf Heparin s. c. ausgewichen werden muss, das die Schwangere nach entsprechender Anleitung selbst spritzt. Ob eine vaginale Geburt möglich oder eine Sectio erforderlich ist, wird individuell entschieden.

11.9.3 Erkrankungen der Niere und ableitenden Harnwege

Vorbestehende Nierenerkrankungen begünstigen die Entstehung einer Pfropfgestose (➤ 11.8.2).

Eine der häufigsten Komplikationen in der Schwangerschaft sind **Harnwegsinfektionen** (➤ 4.11). Da bis zu 30 % aller Frauen mit unbehandelter Bakteriurie eine **Pyelonephritis** *(Nieren- und Nierenbeckenentzündung)* entwickeln, bei der es zu Fieber mit Schüttelfrost, Flankenschmerz, Endotoxinschock und vorzeitiger Wehentätigkeit mit Frühgeburt kommen kann, wird jede Schwangere mit Bakteriurie antibiotisch behandelt, z. B. mit Amoxicillin oder Ampicillin. Dadurch sind die oben genannten Komplikationen heute sehr selten geworden.

Bei einigen Frauen kommt es im Laufe der Schwangerschaft zu einer chronischen **Niereninsuffizienz** *(langsam zunehmendes Nierenversagen)* mit den klassischen Symptomen Hypertonie, Kreatininerhöhung und Proteinurie. Treten diese in der Frühschwangerschaft auf, empfehlen manche Gynäkologen wegen der schlechten Prognose eine Abruptio. Oft bleibt die zunehmende Nierenfunktionseinschränkung wegen der großen Anpassungsfähigkeit der Nieren jedoch lange symptomlos oder Frühsymptome, in erster Linie eine allgemeine Leistungsschwäche, werden von der Frau als schwangerschaftsbedingt fehlinterpretiert. Um die Erkrankung dennoch frühzeitig zu erkennen und zu behandeln, umfasst die Schwangerenvorsorge regelmäßige Blutdruck- und Urinkontrollen.

11.9.4 Erkrankungen des Magen-Darm-Trakts

Übelkeit, Erbrechen ➤ 11.8.1
Karies-Prophylaxe ➤ 9.7.3

Zahnfleischbluten, Zahnfleischentzündungen

Unter dem Einfluss des erhöhten Östrogenspiegels treten beginnend in der 9. SSW bei ca. 80 % aller Schwangeren Probleme mit dem **Zahnfleisch** auf [14]. Deshalb kommt der Zahn- und Mundpflege eine besondere Bedeutung zu, z. B. mit Pflanzenextrakten wie Kamille, Myrrhe oder Salbei, die lokal aufgetragen werden können.

Sodbrennen, Völlegefühl

Viele Schwangere leiden unter **Sodbrennen** und **Völlegefühl.** Grund dafür ist ein erhöhter Progesteronspiegel, der u. a. bewirkt:

- Tonusverminderung der glatten Muskulatur, etwa im Bereich des unteren Ösophagussphinkters, sodass Magensäure zurückfließen kann
- Abnahme der Motilität des Gastrointestinaltrakts, u. a. mit einer Verlangsamung der Magenentleerung.

Obstipation

Eine weitere Folge der Progesteronwirkung auf die Muskulatur ist das Auftreten einer **Obstipation,** unter der fast alle Schwangeren mehr oder minder stark leiden. Die vielfach notwendige medikamentöse Eisensubstitution verstärkt diese Problematik.

Hilfreich ist in diesen Fällen eine umfassende Ernährungsberatung (➤ 9.7.3). Der Schwangeren wird ballaststoffreiche Kost, reichliche Flüssigkeitsaufnahme – mindestens 2 l am Tag – und regelmäßige körperliche Bewegung empfohlen. Weitere Maßnahmen sind:

- Regelmäßig, langsam und in Ruhe essen, dabei gut kauen
- Evtl. morgens 1–2 Gläser Sauerkrautsaft trinken
- Zur Durchblutung der inneren Organe regelmäßig tief durchatmen (Bauchatmung)
- Ggf. Quellstoffe einnehmen, z. B. 1–2-mal tägl. mit zwei Gläsern Wasser 1 Essl.
  - Leinsamen: nicht vorgequollen, geschrotet
  - Flohsamen: leicht vorgequollen
  - Weizenkleie.

11

11.9.5 Erkrankungen der Lungen

Etwa 1 % aller Schwangeren hat ein Asthma bronchiale, das sich im Verlauf der Schwangerschaft in ca. 30 % bessert, in ca. 20 % verschlechtert und bei ca. 50 % der betroffenen Schwangeren unverändert bleibt [15]. Hat die Frau bereits vor Eintritt der Schwangerschaft Glukokortikoide eingenommen oder mit bronchodilatatorischen Substanzen inhaliert, kann sie diese Therapie während der Schwangerschaft fortsetzen. Unter der Geburt muss die Glukokortikoiddosis u. U. erhöht werden.

Transferaufgabe

Jede Schwangere wünscht sich eine regelhaft verlaufende Schwangerschaftszeit. Ein abweichender bzw. pathologischer Schwangerschaftsverlauf ist sehr belastend und kann zur emotionalen Zerreißprobe werden.

Aufgabe 1

Bei der Extrauteringravidität (➤ 11.1) nistet sich eine befruchtete Eizelle außerhalb der Gebärmutter ein. Eine seltene Komplikation der EUG ist die Tubarruptur (➤ 11.1). Welche Symptome können dabei auftreten?

Aufgabe 2

Definieren Sie, was unter einer Frühgeburt (➤ 11.4.1) verstanden wird.

Aufgabe 3

Bei einer Übertragung (➤ 11.4.2) besteht ein Behandlungsansatz in der medikamentösen Steigerung der Kontraktionsbereitschaft des Uterus. Dazu stehen vorrangig drei Medikamentengruppen (➤ 11.4.3) zur Verfügung. Nennen Sie diese.

Literatur und Kontaktadressen

LITERATURNACHWEIS

1. Hardy K, Hardy PJ. 1st trimester miscarriage: four decades of study. Translational Pediatrics. 2015; 4(2): 189–200.
2. Bundesministerium für Familie, Senioren, Frauen und Jugend. Sternenkinder. Aus: www.bmfsfj.de/bmfsfj/themen/familie/sternenkinder-75368 [letzter Zugriff: 12.1.2022).
3. Mutterschutzgesetz (MuSchG). https://dejure.org/gesetze/MuSchG (letzter Zugriff: 12.01.2022).
4. Institut für Qualitätssicherung und Transparenz im Gesundheitswesen. Geburtshilfe. 2021. Aus: https://iqtig.org/downloads/auswertung/2020/16n1gebh/QSKH_16n1-GEBH_2020_BUAW_V01_2021-08-10.pdf (letzter Zugriff: 12.2.2022).
5. Kiechle M. Gynäkologie und Geburtshilfe. 2. A. München: Elsevier, 2011.
6. Goerke K, Steller J, Valet A. Klinikleitfaden Gynäkologie und Geburtshilfe. 11. A. München: Elsevier, 2021.
7. Mylonas I, Gingelmaier A, Kainer F. Erbrechen in der Schwangerschaft. Deutsches Ärzteblatt. 2007; 104(25): A-1821.
8. Frauenärzte im Netz. Erkrankungen in der Schwangerschaft. Aus: www.frauenaerzte-im-netz.de/de_erkrankungen-in-der-schwangerschaft-schwangerschaftsspezifische-erkrankungen_202.html#Bluthochdruck (letzter Zugriff: 6.8.2017).
9. S2k-Leitlinie: Hypertensive Schwangerschaftserkrankungen: Diagnostik und Therapie. Aus: www.awmf.org/leitlinien/detail/ll/015-018.html (letzter Zugriff: 12.2.2022).
10. Rath W, Friese K. Erkrankungen in der Schwangerschaft. Stuttgart: Thieme, 2005.

11. Kleinwechter H et al. Gestationsdiabetes mellitus (GDM) – Diagnostik, Therapie und Nachsorge. Diabetologie und Stoffwechsel. 2016; 11(S 02): 182–194.
12. Gemeinsamer Bundesausschuss. Richtlinien über die ärztliche Betreuung während der Schwangerschaft und nach der Entbindung. Aus: www.g-ba.de/richtlinien/19/ (letzter Zugriff: 12.2.2022).
13. S3-Leitlinie: Gestationsdiabetes mellitus (GDM). Aus: www.awmf.org/leitlinien/detail/ll/057-008.html (letzter Zugriff: 12.2.2022).
14. Deutsche Gesellschaft für Zahn-, Mund- und Kieferheilkunde. Parodontale Erkrankungen während der Schwangerschaft – Besteht Handlungsbedarf? Aus: www.dgzmk.de/uploads/tx_szdgzmkdocuments/Parodontale_Erkrankungen_waehrend_der_Schwangerschaft:_Besteht_Behandlungsbedarf.pdf (letzter Zugriff: 12.2.2022).
15. Asthma-Sonderfälle: Schwangere und Kinder. Aus: www.evidence.de/Leitlinien/leitlinien-intern/Asthma_Start/Asthma_Text_Sonderfaelle_Schwa/asthma_text_sonderfaelle_schwa.html (letzter Zugriff: 12.2.2022).

KONTAKTADRESSEN

16. Bundesverband verwaiste Eltern und trauernde Geschwister in Deutschland. www.veid.de (letzter Zugriff: 12.2.2022).
17. Initiative Regenbogen „Glücklose Schwangerschaft". www.initiative-regenbogen.de (letzter Zugriff: 12.2.2022).
18. Die Schmetterlingskinder. www.schmetterlingskinder.de (letzter Zugriff: 12.2.2022).
19. Profamilia. www.profamilia.de (letzter Zugriff: 12.2.2022).
20. Diakonisches Werk der EKD. www.diakonie.de (letzter Zugriff: 12.2.2022).
21. Deutsche Diabetes Gesellschaft. www.deutsche-diabetes-gesellschaft.de (letzter Zugriff: 12.2.2022).

VERTIEFENDE LITERATUR UND INFORMATIONEN

Bundesministerium für Familie, Senioren, Frauen und Jugend. Leitfaden zum Mutterschutz. Aus: www.bmfsfj.de/bmfsfj/service/publikationen/leitfaden-zum-mutterschutz-73756 (letzter Zugriff: 12.2.2022).

www.abtreibung.at (letzter Zugriff: 12.2.2022).

www.svss-uspda.ch (letzter Zugriff: 12.2.2022).

S2-Leitlinie: Diagnostik und Therapie von Frauen mit wiederholten Spontanaborten. Februar 2018. Aus: www.awmf.org/leitlinien/detail/ll/015-050.html (letzter Zugriff: 12.01.2022).

S2-Leitlinie: Intrauterine Wachstumsrestriktion. Mai 2017. Aus: www.awmf.org/leitlinien/detail/ll/015-080.html (letzter Zugriff: 12.01.2022).

S2-Leitlinie: Frühgeborene an der Grenze der Lebensfähigkeit. Mai 2020. Aus: www.awmf.org/leitlinien/detail/ll/024-019.html (letzter Zugriff: 12.01.2022).

KAPITEL

12 Physiologische Geburt und Nachgeburtsphase

DEFINITION

Physiologische Geburt *(normale Geburt, regelrechte Geburt, Spontangeburt):* Spontane Entbindung einer Schwangeren von einem reifen, normalgewichtigen Kind aus vorderer Hinterhauptslage (➤ 12.1.1, ➤ Abb. 13.5) nach einer Schwangerschaftsdauer von 38–42 Wochen; trifft auf ca. 80 % aller Geburten zu.

Expertinnenstandard Förderung der physiologischen Geburt

Als richtungsweisend für Hebammen (und andere geburtshilflich Beteiligte) gilt seit 2013 der Expertinnenstandard „Förderung der physiologischen Geburt" [1] des Deutschen Netzwerks für Qualitätsentwicklung in der Pflege und dem Verbund Hebammenforschung.

12.1 Untersuchungen vor und während der Geburt

Mit fortschreitender Schwangerschaft rückt das Kind immer mehr in den Mittelpunkt der **Untersuchungen.**

12.1.1 Bestimmung des Fundusstands sowie Position und Größe des Kindes

Um den Schwangerschaftsverlauf kontrollieren und den Geburtsverlauf abschätzen zu können, bestimmen Arzt und/oder Hebamme regelmäßig den **Fundusstand** des Uterus sowie die **Position und Größe des Kindes.** Dazu wenden sie verschiedene Untersuchungsmethoden vor und während der Geburt an, z. B.:

- Äußere Untersuchung zur Bestimmung von Fundusstand (siehe unten, ➤ Abb. 12.1) sowie Lage und Stellung des Kindes anhand der **Leopold-Handgriffe** (➤ Abb. 12.2)
- (Innere) vaginale Untersuchung, um Haltung, Poleinstellung und Einstellung des Kindes zu ertasten (siehe unten)
- Sonografie.

Weitere Untersuchungen während der Schwangerschaft ➤ 9.7.1

Die erhobenen Daten werden nach jeder Untersuchung im Mutterpass (➤ 9.7.2) dokumentiert.

Typische Fundusstände:		Symphysen-Fundus-Abstand [cm]
40. SSW:	2 QF unterhalb des Rippenbogens	34
36. SSW:	Am Rippenbogen (höchster Stand)	36
32. SSW:	Mitte zwischen Nabel und Xiphoid	29
28. SSW:	3 QF oberhalb des Nabels	26
24. SSW:	Am Nabel	22
20. SSW:	3 QF unterhalb des Nabels	17
16. SSW:	2 QF über der Symphyse	6
12. SSW:	Obere Symphysenkante	0

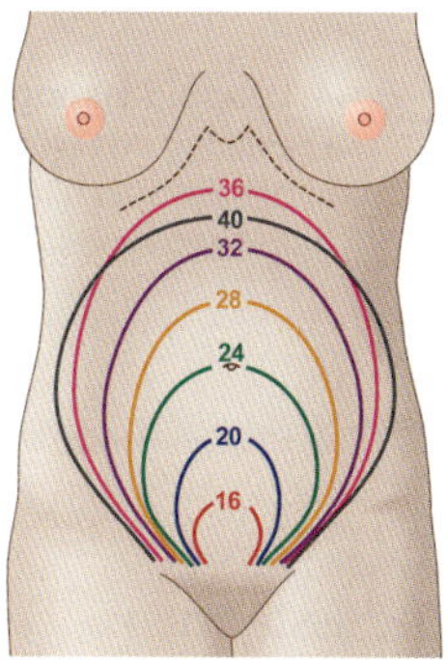

Abb. 12.1 Fundusstände des Uterus im Verlauf der Schwangerschaft. Nach der 36. SSW senkt sich der Uterus wieder etwas ab (QF = Querfinger). [L190]

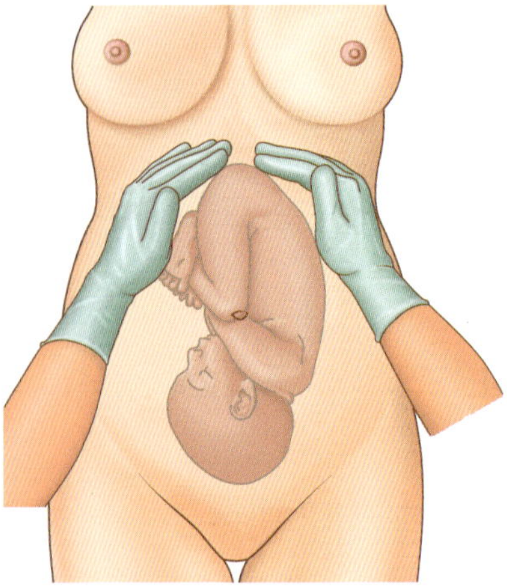

1. Leopold-Handgriff zur Feststellung des Fundusstands.

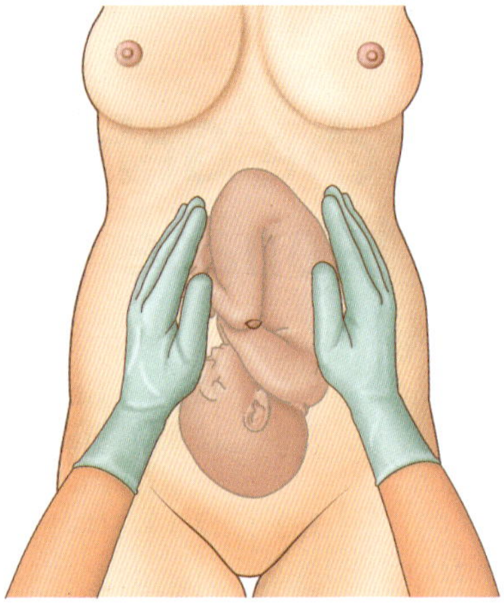

2. Leopold-Handgriff zur Erkennung der Stellung des kindlichen Rückens.

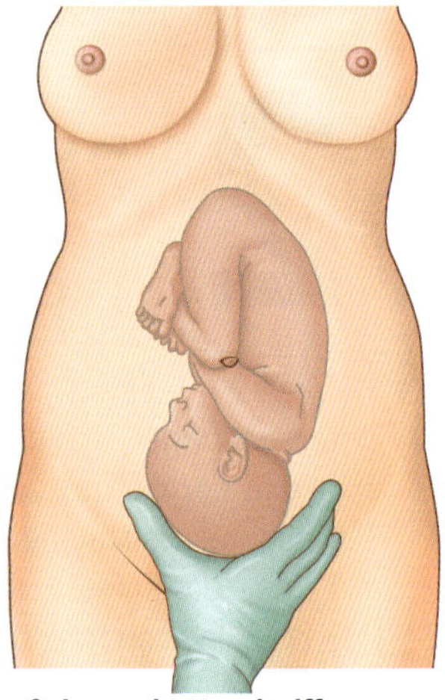

3. Leopold-Handgriff zur Bestimmung des Höhenstands und zur Unterscheidung zwischen Schädel- und Steißlage bei noch nicht in das Becken eingetretenem vorangehenden Kindsteil: Der Kopf ist hart, kugelig und gegenüber dem Rumpf beweglich, der Steiß ist schmaler, weicher und weniger beweglich.

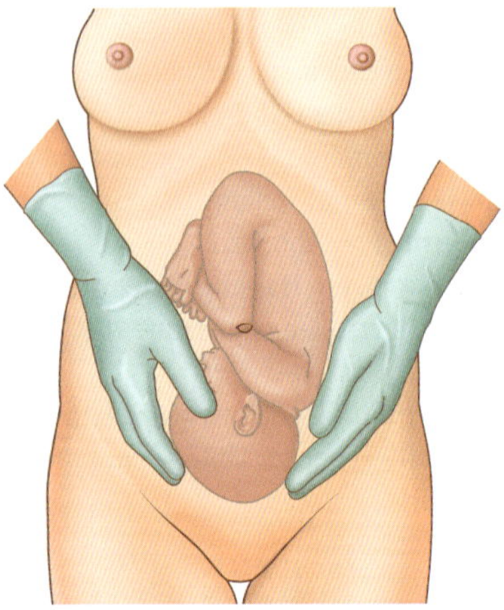

4. Leopold-Handgriff zur Ermittlung des Höhenstands bei in das Becken eingetretenem vorangehenden Kindsteil.

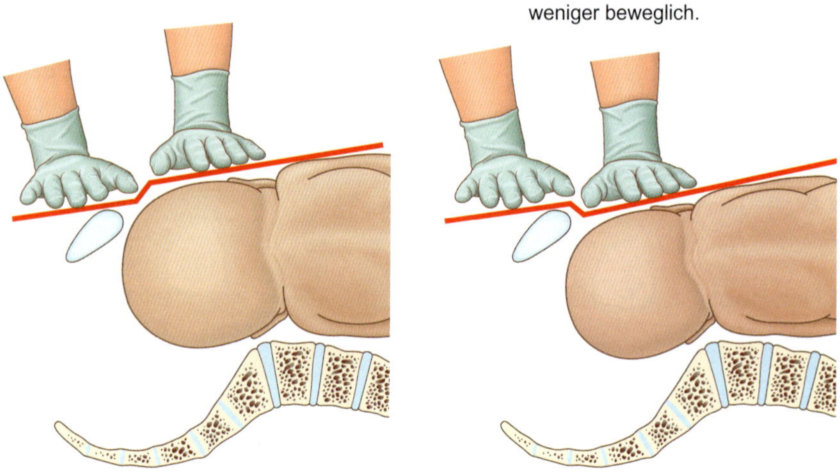

5. Leopold-Handgriff (Zangemeister-Handgriff) zur Feststellung eines Missverhältnisses zwischen Becken und vorangehendem Kindsteil (Zangemeister negativ: Kopf überragt die Symphyse nicht, es liegt also kein Missverhältnis vor; Zangemeister positiv: Kopf überragt die Symphyse deutlich, es liegt ein Missverhältnis vor, Kopf lässt sich ballotieren – mit Daumen und Zeigefinger hin- und herbewegen).

Abb. 12.2 Leopold-Handgriffe [L234]

Fundusstand

DEFINITION

Fundusstand des Uterus: Höhe des oberen Gebärmutterrands (➤ Abb. 12.1).

Die Bestimmung des **Fundusstands der Gebärmutter** dient der Größenbestimmung des Uterus. Der Fundusstand steht bei einer physiologischen Schwangerschaft in enger Beziehung zur Kindsgröße. Da jedoch auch andere Faktoren, z. B. Fruchtwassermenge und Lage des Kindes, die Höhe des Fundusstands beeinflussen, wird die Größe des Kindes heute durch die Sonografie bestimmt.

Überprüfung des Fundusstands im Wochenbett ➤ 14.3, ➤ Abb. 14.4, ➤ Tab. 14.1

Lage

DEFINITION

Lage: Verhältnis der Längsachse des Kindes zur Längsachse des Uterus.

Unterschieden werden (➤ Abb. 12.3):

- **Längslage** (ca. 99 % aller Geburten): Je nach Poleinstellung in *Schädellage* (ca. 96 % aller Geburten) und *Beckenendlage* (etwa 3 % aller Geburten) unterteilt
- **Querlage**
- **Schräglage** (oft auch als Sonderform der Querlage klassifiziert).

Die Lage des Kindes wird anhand der Leopold-Handgriffe und der Sonografie bestimmt.

Details zu Quer- und Schräglage ➤ 13.2.1

Haltung

DEFINITION

Haltung: Beziehung der Kindsteile zueinander, meist des kindlichen Kopfs zum Rumpf.

Die **Haltung** des kindlichen Kopfs wird anhand der Fontanellen (➤ Abb. 12.4) ermittelt. Bei Eintritt in den Beckeneingang unter der Geburt (➤ Abb. 12.16) ist eine **indifferente Haltung** normal, bei der die Fontanellen auf gleicher Höhe stehen (gerader Kopf). Beim Tiefertreten beugt das Kind den Kopf **(Flexionshaltung)** – so ist der für den Geburtsumfang maßgebliche Kopfumfang mit ca. 32 cm (➤ Abb. 13.5) am geringsten. Dabei ist die kleine Fontanelle zu tasten. Tastet der Untersucher die große Fontanelle, handelt es sich um eine **Deflexionshaltung** (gestreckter Kopf). Sie gehört zu den **Haltungsanomalien** (➤ 13.2.3) und ist pathologisch, da sie den für den Geburtsverlauf maßgeblichen Kopfumfang vergrößert.

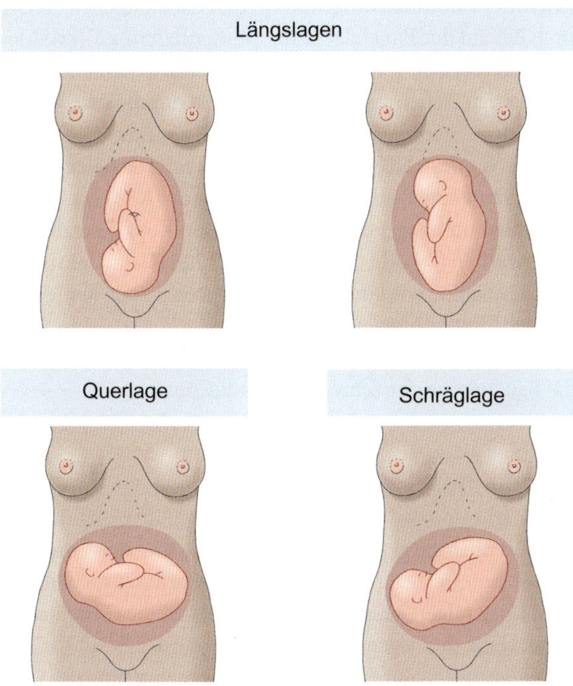

Abb. 12.3 Lageangaben des Kindes im Uterus. Längs-, Quer- und Schräglage beziehen sich auf die Längsachse des Kindes, Schädel- und Beckenendlage auf die Poleinstellung. [L190]

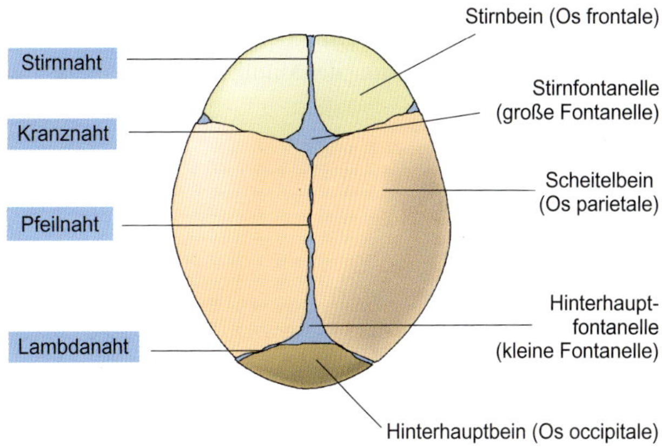

Abb. 12.4 Kleine und große Fontanelle des kindlichen Kopfs unterscheiden sich in Größe und Form. Die sie verbindende Knochennaht heißt Pfeilnaht. Arzt und Hebamme ertasten während der Geburt die Lage der Fontanelle(n) und können daraus schließen, wie der kindliche Kopf im Geburtskanal liegt. [L190]

Poleinstellung

DEFINITION

Poleinstellung: Bezeichnung des vorangehenden Kindsteils.

Bei der **Poleinstellung** werden die Schädellage und die Beckenendlage unterschieden.

In Zusammenhang mit der Haltung des kindlichen Kopfs sind folgende **Schädellagen** möglich (➤ Abb. 13.5):

- **Hinterhauptslage** *(HHL):* Vorangehender Kindsteil ist das Hinterhaupt. Der Untersucher tastet die kleine Fontanelle
- **Vorderhaupts-, Stirn-** und **Gesichtslage** (➤ 13.2.3).

Bei den Beckenendlagen unterscheidet man die Steiß-, Fuß- und Knielage (➤ Abb. 13.3).

Entstehung, Risiken, Behandlungsstrategie von Beckenendlagen ➤ 13.2.2

Einstellung

DEFINITION

Einstellung: Beziehung des vorangehenden Kindsteils zum Geburtskanal. Stimmen die Relationen zwischen vorangehendem Kindsteil und Geburtskanal oder liegt ein Missverhältnis vor?

Physiologisch ist der **hohe Querstand** (Kopf des Kindes steht kurz vor dem Beckeneingang quer), im weiteren Geburtsverlauf gefolgt vom **tiefen Geradstand** (der Kopf des Kindes steht kurz vor dem

Beckenausgang gerade/längs). So kann der vorhandene Raum bestmöglich ausgenutzt werden. Bei **Einstellungsanomalien** (➤ 13.2.4) ist diese Anpassung des kindlichen Kopfs an das mütterliche Becken gestört.

Stellung

DEFINITION

Stellung: Stellung des kindlichen Rückens in Längslage innerhalb des Uterus.

In Längslagen zeigt der Rücken des Kindes bei der **I. Stellung** nach links, bei der **II. Stellung** nach rechts (Merkspruch: **R**ücken **r**echts = zweimal „R" = zweite Stellung). Zur genaueren Bestimmung der Stellung, z. B. wenn der Rücken links vorne liegt, dient die Bezeichnung „a" für vorne und „b" für hinten. Die Stellung wird i. d. R. durch den 2. Leopold-Handgriff ermittelt (➤ Abb. 12.2).

12.1.2 Überwachung von Herztönen und Wehentätigkeit

Die Wehentätigkeit der Schwangeren und die Herztöne des Kindes werden in der zweiten Hälfte der Schwangerschaft im Rahmen der Vorsorgeuntersuchungen regelmäßig sowie unter der Geburt engmaschig oder kontinuierlich überwacht, um Risiken für Mutter und Kind rechtzeitig zu erkennen.

Die Wehentätigkeit lässt sich z. B. durch Tasten der Uteruskontraktion, die Herztöne durch die Auskultation mit dem **Holzstethoskop** (➤ Abb. 12.5) oder mit Hilfe eines elektrisch **verstärkten Mikrofons** (*Doptone®* ➤ Abb. 12.6) überwachen. Für eine kontinuierliche Überwachung beider Parameter hat sich die **Kardiotokografie** durchgesetzt.

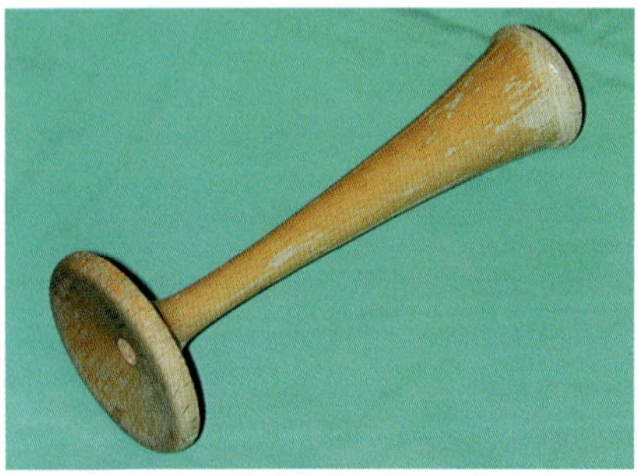

Abb. 12.5 Holzstethoskop zur Auskultation der kindlichen Herztöne [T192]

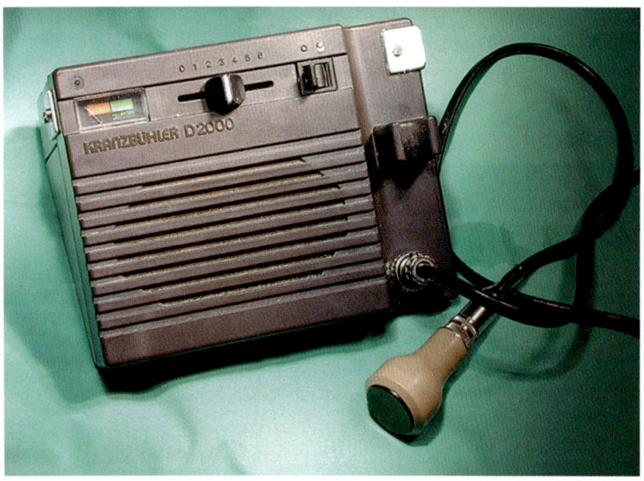

Abb. 12.6 Doptone®, mit seiner Hilfe können die kindlichen Herztöne nicht nur von Hebamme oder Arzt gehört, sondern auch der Mutter demonstriert werden. [T192]

Kardiotokografie

DEFINITION

Kardiotokografie *(Cardiotokografie, CTG):* Kontinuierliche Aufzeichnung von kindlichen Herztönen und Wehentätigkeit. Wird zur Überwachung des kindlichen Befindens in der Spätschwangerschaft und unter der Geburt sowie zur Objektivierung der Wehentätigkeit eingesetzt.

Die Wehentätigkeit wird über einen mechanischen Druckabnehmer *(Tokografie-Aufnehmer, Wehen-Transducer)* auf der Bauchdecke der Mutter registriert. Um die Signale des Kindes zu gewinnen, gibt es verschiedene Möglichkeiten:

- **(Doppler)Ultraschallkardiografie:** Vom Schallkopf des Geräts werden Ultraschallwellen ausgesandt, die von Herz, Aorta oder Nabelschnur reflektiert werden. Durch die Überlagerung *(Interferenz)* der ausgesandten und reflektierten Wellen entsteht ein Ton, der über Mikrofone im Schallkopf aufgenommen wird, sodass die Pulsationen des kindlichen Herzens zu hören sind
- Mittels der **Phonokardiografie** werden die kindlichen Herztöne durch ein auf der Bauchdecke der Mutter fixiertes Mikrofon akustisch registriert. Es wird heute nur noch orientierend eingesetzt, da sich Nebengeräusche – ausgelöst durch Bewegungen des Kindes – störend auf die Ableitung auswirken
- **Direktes fetales EKG** *(interne Kardiografie):* Nach dem Blasensprung kann eine **Kopfschwartenelektrode** *(KSE)* zur Potenzialableitung unter aseptischen Kautelen am Kopf des Kindes befestigt werden (➤ Abb. 12.7, ➤ Abb. 12.8). Dank der modernen CTG-Geräte wird die Kopfschwartenelektrode heute nur noch sehr selten verwendet.

Sowohl Wehen-Transducer als auch Herzton-Transducer werden auf die Bauchdecke der Schwangeren aufgesetzt.

Anlegen eines CTG

- Patientin über die geplante CTG-Kontrolle und das Vorgehen informieren. Gelegenheit geben die Toilette aufzusuchen, da die Harnblase entleert sein soll. Währenddessen die Gurte flach und faltenfrei ins Bett legen (etwa in Nabelhöhe der Frau)
- Gerät überprüfen auf Papiervorrat und Beschriftung des CTG-Streifens mit Vor- und Nachname, Geburtsdatum der Schwangeren, errechnetem Geburtstermin, derzeitiger Medikation sowie aktuellem Datum

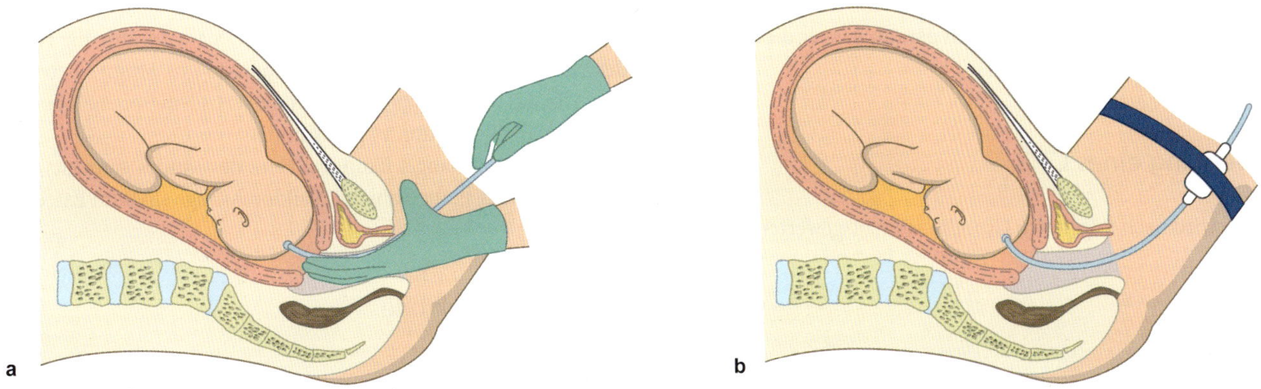

Abb. 12.7 Befestigung einer Kopfschwarten(schraub)elektrode: Während der vaginalen Untersuchung wird die Schraubelektrode über eine Einführhülse 2 mm in die kindliche Kopfhaut eingedreht (nicht im Fontanellenbereich) (a). Anschließend wird das Elektrodenende an der Beinplatte und der Erdungselektrode befestigt (b). [L190]

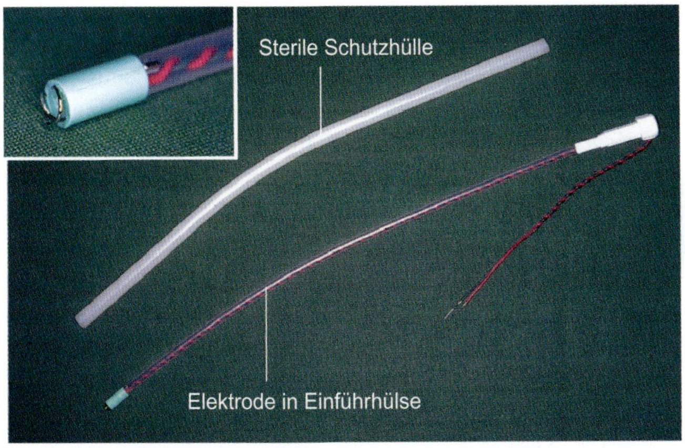

Abb. 12.8 CTG-Kopfschwarten(schraub)elektrode in der Einführhülse und mit steriler Schutzhülle. Ist die Elektrode in der Kopfschwarte fixiert, wird die Einführhülse abgezogen und die Elektrode mit dem CTG-Gerät verbunden. Bildausschnitt: Elektrodenspitze in der Einführhülse [T192]

- Schwangere in bequemer Haltung lagern; um eine Vena-cava-Kompression (➤ 9.6.3) zu vermeiden wird die Frau gebeten, sich in die linke Seitenlage zu drehen oder in eine Schräglage zu legen (Dokumentation)
- Kindslage und -stellung bestimmen, da die kindliche Herzhinterwand für die Erfassung der Herztöne am günstigsten ist und von daher festgestellt werden muss, wo sich der Rücken des Kindes befindet (der Schallkopf wird immer dort angebracht, wo die Herztöne mit dem Holzstethoskop oder Doptone® am besten zu hören sind)
- Tokografie-Aufnehmer (Wehenschreiber) mittels elastischem Gurt (Gummi- oder Textilgurt) nicht zu fest und nicht zu locker über dem Gebärmutterfundus befestigen (ab der 24. SSW in Mittellinie des Bauchs oberhalb des Nabels, bis zur 24. SSW unterhalb des Nabels)
- Herzton-Transducer mit Sonografie-Gel vorbereiten und an der Stelle mit der besten Ableitung mittels elastischem Gurt fixieren (➤ Abb. 12.9). Bei schlechter Ableitungsqualität die Patientin um eine leichte Umlagerung bitten oder nach einer anderen geeigneten Stelle suchen, um die Aufnahmequalität zu verbessern
- Papiertransport am Gerät aktivieren und überprüfen, ob die eingedruckte Uhrzeit stimmt
- Bei guter Aufzeichnung (1 cm/Min.) Papiervorschub kontrollieren und einstellen. In Absprache mit der Schwangeren wird die Lautstärke des Lautsprechers entsprechend justiert. Registrierung des CTG über mindestens 30 Minuten, falls keine anders lautende Anordnung besteht. Jede Lageveränderung und jede an der Frau durchgeführte Maßnahme auf dem CTG-Streifen dokumentieren, z. B. gynäkologische Untersuchung oder Einnahme von Medikamenten
- Bei elektronischer Speicherung des CTG, z. B. in eine zentrale Überwachungsanlage, Zuordnung der Patientin (Name, Vorname) zum CTG am Monitor eingeben.

Bei Auffälligkeiten, z. B. einem suspekten oder pathologischen CTG, hilft eine Pflegende oder Hebamme der Patientin sich umzulagern und kontrolliert daraufhin, ob sich das CTG verbessert, ggf. informiert sie unverzüglich den Arzt.

- Ist die Kontrolle beendet, werden alle Gurte entfernt und der Schwangeren ein Einmaltuch gereicht, damit sie das Gel von ih-

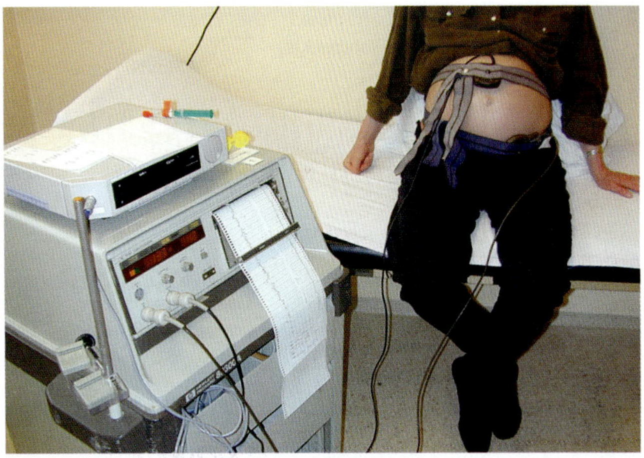

Abb. 12.9 Schwangere Frau während der CTG-Aufzeichnung [T192]

12

rem Bauch abreiben kann. Nachdem der Arzt die CTG-Kurve beurteilt hat, achten die Pflegenden darauf, dass er die Patientin über das Ergebnis informiert.

Auswertung eines CTG

Ein CTG wird nach folgendem Grundmuster ausgewertet:

Baseline

DEFINITION

Baseline *(Niveau, Basalfrequenz):* Mittelwert der fetalen Herzfrequenz über 5–10 Minuten (➤ Abb. 12.10).

Normalerweise liegt die kindliche Herzfrequenz außerhalb einer Wehe zwischen 120 und 150 Schlägen pro Minute.

Ursachen einer kindlichen Tachykardie sind insbesondere Stress, Infektionen oder Medikamente, z. B. β-Sympathomimetika. Physiologisch ist eine Tachykardie bei Bewegungen des Kindes. Eine Bradykardie tritt z. B. beim Vena-cava-Kompressionssyndrom auf. Eine Hypoxie des Kindes kann sich sowohl in einer Tachy- als auch in einer Bradykardie äußern.

Oszillationsfrequenz

DEFINITION

Oszillation *(Fluktuation):* Wehenunabhängige, kurzfristige Schwankungen der kindlichen Herzschlagfrequenz, die Aufschluss über die intrauterine Situation des Kindes geben.
Floating-Line: Linie, die den Mittelwert der Oszillation anzeigt. Im Gegensatz zur Baseline eine geschwungene Linie (➤ Abb. 12.10).
Nulldurchgang: Kreuzungspunkt von kindlicher Herzfrequenzkurve und Floating-Line.

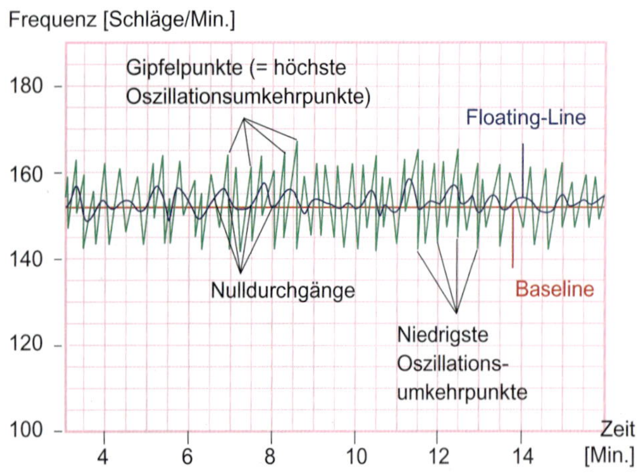

Abb. 12.10 Kindliche Herzfrequenz im CTG mit Bezeichnung von Baseline, Floating-Line, Nulldurchgängen und Gipfelpunkten [A400]

Die **Oszillationsfrequenz** gibt an, wie häufig sich die kindliche Herzfrequenz in einer Minute verändert. Sie wird über die Anzahl der Nulldurchgänge oder der Gipfelpunkte pro Minute berechnet (➤ Abb. 12.10). Normal sind mehr als sechs Nulldurchgänge (oder halb so viele Gipfelpunkte) pro Minute.

Bei Sauerstoffmangel kann das Herz des Kindes ganz gleichförmig schlagen, d. h. die Zahl der Nulldurchgänge sinkt im Extremfall auf Null ab.

Oszillationsamplitude

DEFINITION

Oszillationsamplitude *(Oszillationstyp, Bandbreite, Amplitude):* Differenz zwischen höchster und niedrigster Herzfrequenz des Kindes, d. h. zwischen höchstem und niedrigstem Oszillationsumkehrpunkt. Normal sind 10–25 Schläge pro Minute.

Eine zu geringe (eingeengte) **Oszillationsamplitude** kann Zeichen eines Sauerstoffmangels sein. Oft bedeutet es aber auch nur, dass das Ungeborene gerade schläft. Dann kann man versuchen, es durch Klopfen auf den Bauch der Schwangeren oder durch Lärmreize zu wecken. Als Ursache einer zu großen Amplitude kommen Nabelschnurkomplikationen (➤ 11.6.2) infrage.

Akzelerationen und Dezelerationen

DEFINITION

Akzeleration: Beschleunigung der kindlichen Herzfrequenz, die bis zu 10 Minuten andauern kann.

Sporadische Akzelerationen sind z. B. bei kindlichen Bewegungen zu beobachten.

Als **periodische Akzelerationen** bezeichnet man die Beschleunigung der kindlichen Herzfrequenz mit den Wehen (➤ Abb. 12.11).

Fehlende Akzelerationen können sowohl ein Warnzeichen als auch Ausdruck eines schlafenden Kindes sein.

DEFINITION

Dezeleration: Verlangsamung der kindlichen Herzfrequenz.

Für die Prognose entscheidend ist der Typ des Frequenzabfalls:

- Als **Dip I** *(Frühdezeleration, Einer-Dip)* wird ein Abfall der kindlichen Herzfrequenz zeitgleich zur Wehe (wehensynchron) bezeichnet. Er ist Ausdruck einer Vagusreizung durch Druck auf den kindlichen Kopf, etwa während einer Wehe oder beim Eintritt des Kopfs in das mütterliche Becken. Gesunde Kinder reagieren auf eine Wehe mit einem Anstieg der Herzfrequenz. Frühdezelerationen sind i. d. R. harmlos, aber kontrollbedürftig
- **Dip II** *(Spätdezeleration, Zweier-Dip)* ist ein nach dem Höhepunkt der Wehe (verzögert) einsetzender, langanhaltender Frequenzabfall und deutet auf eine Sauerstoffunterversorgung und damit auf eine Gefährdung des Kindes hin

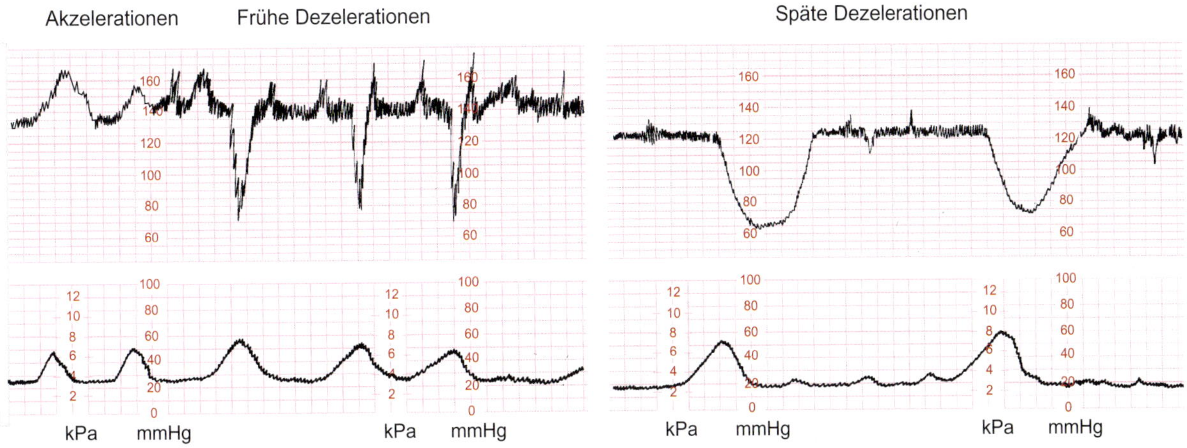

Abb. 12.11 Akzelerationen und Dezelerationen im CTG. Die obere Kurve stellt die kindliche Herzfrequenz dar, die untere Kurve parallel dazu den Basaltonus, die Dauer, die Anzahl (Wehenfrequenz) und die Stärke der Wehen (Wehenamplitude). Die kindliche Herzfrequenz liegt etwa bei 140 (links) bzw. 120 Schlägen/Min. (rechts) und schwankt physiologisch um ungefähr 10 Schläge/Min. Links findet sich eine normale Wehentätigkeit mit Wehen alle 6–7 Minuten von 3 Minuten Wehendauer. Rechts betragen die Wehenabstände 18 Minuten, die Wehen dauern 4 Minuten an. [M417]

- **Variable Dezelerationen** (Dip I und II gemischt), bei denen Beginn, Dauer und Intensität variieren, sind ebenso wie gehäufte **Dip 0** (*Spike,* unter 30 Sekunden dauernder wehenunabhängiger Frequenzabfall) oft bei Nabelschnurkomplikationen zu beobachten, etwa bei Nabelschnurkompressionen in der Eröffnungsphase oder Pressphase (➤ 11.6.2).

Mit Hilfe des **FIGO-Scores** (➤ Tab. 12.1) wird das CTG-Ergebnis objektiviert. Für die definierten Kriterien werden jeweils 0–2 Punkte vergeben.

12.1.3 Amnioskopie

DEFINITION

Amnioskopie *(Fruchtwasserspiegelung):* Vaginale Untersuchung, bei der das Fruchtwasser durch die intakten Eihäute hindurch betrachtet wird. Durchführung in der Spätschwangerschaft oder unter der Geburt, insbesondere bei V. a. Sauerstoffmangel des Ungeborenen.

Voraussetzung für eine **Amnioskopie** ist, dass der Muttermund zumindest für einen Finger durchgängig ist, damit das sterilisierte Amnioskop durch Vagina und Zervix eingeführt werden kann (➤ Abb. 12.12, ➤ Abb. 12.13). Dann wird das Fruchtwasser mit Hilfe einer Lichtquelle beurteilt:

- Das Fruchtwasser ist normalerweise klar oder milchig. **Vernixflocken** *(Käseschmiereflocken)* sind Zeichen eines reifen Kindes. Bei fehlenden Vernixflocken besteht der V. a. eine Übertragung (➤ 11.4.2)
- Eine grüne Verfärbung ist durch **Mekonium** *(Kindspech)* bedingt und gibt damit einen Hinweis auf einen Sauerstoffmangel des Ungeborenen, da dieses bei intrauterinem Sauerstoffdefizit häufig seinen ersten Stuhl absetzt
- Eine gelbliche Verfärbung tritt bei erhöhtem Bilirubinspiegel auf, z. B. bei Rhesusunverträglichkeit (➤ 11.7.2)
- Rotbraunes oder fleischfarbenes Fruchtwasser ist nach intrauterinem Kindstod (➤ 11.2) zu beobachten.

Das Risiko der Untersuchung besteht in der Auslösung vorzeitiger Wehen oder eines Blasensprungs.

Tab. 12.1 FIGO-Score zur Beurteilung des CTG

Punkte	0	1	2
Baseline (Schläge/Min.)	< 100, > 180	100–120 150–180	120–150
Oszillationsamplitude (Schläge/Min.)	< 5	5–10 > 25	10–25
Nulldurchgänge (Anzahl/Min.)	< 2	2–6	> 6
Akzelerationen	Keine	Periodisch	Sporadisch
Dezelerationen	Späte, variable mit ungünstigen Zusatzkriterien*	Variable	Keine, sporadische Dip 0
Beurteilung: • 8–10 Punkte: Kein Anhalt für fetale Gefährdung, 5–7 Punkte: Warnsignal, ≤ 4 Punkte: Bedrohliche fetale Gefährdung			
* Ungünstige CTG-Zusatzkriterien sind z. B. flacher Wiederanstieg der Herzfrequenz, Nichterreichen der ursprünglichen Basalfrequenz.			

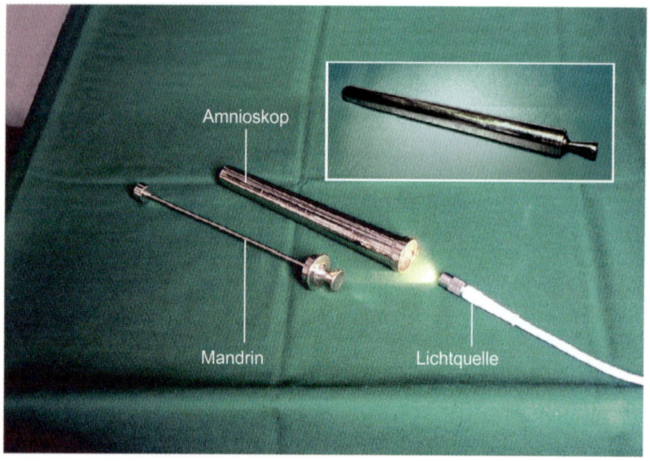

Abb. 12.12 Das Amnioskop besteht aus einer an beiden Enden offenen Hülse und einem am distalen Ende abgerundeten Mandrin, der nach dem Einführen in den Zervikalkanal entfernt wird. Wird die Lichtquelle angeschlossen, kann der Untersucher das Fruchtwasser beurteilen. Amnioskope gibt es in unterschiedlichen Größen. Kleines Bild: Amnioskop mit eingeführtem Mandrin. [T193, K183]

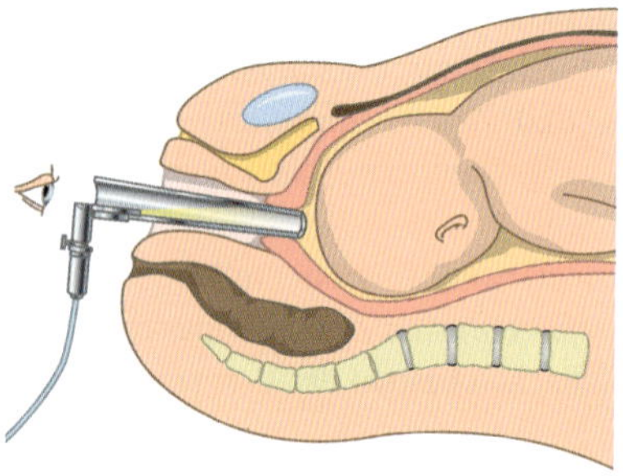

Abb. 12.13 Amnioskopie zur Fruchtwasserbeurteilung [L138]

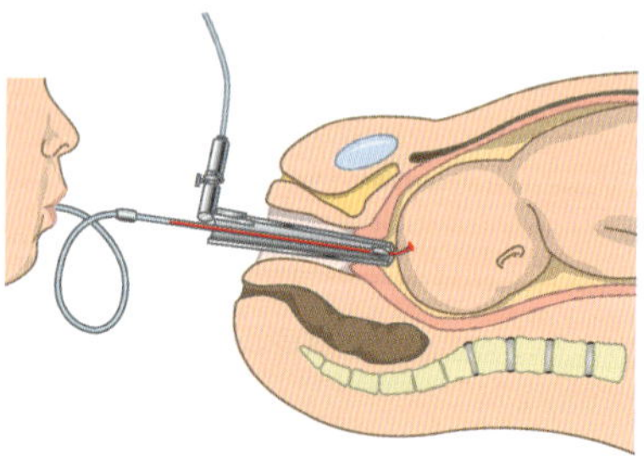

Abb. 12.14 Technik der Mikroblutuntersuchung. Durch ein Amnioskop hindurch wird die Kopfhaut des Kindes mit einer Klinge angeritzt und Blut aus einer Kapillare aspiriert. [L138]

12.1.4 Mikroblutuntersuchung

DEFINITION

Mikroblutuntersuchung (*MBU*, auch *Fetalblutuntersuchung*, kurz *FBU*): Blutgasanalyse und pH-Wert-Bestimmung durch Blutentnahme während der Geburt aus der Kopfhaut des Kindes. Indiziert um die fetale Gefährdung bei zweifelhaftem CTG abzuschätzen.

Voraussetzungen für die **Mikroblutuntersuchung** sind ein bereits stattgefundener Blasensprung (➤ 12.3.1) und ein so weit eröffneter Muttermund, dass ein möglichst großes Amnioskop eingeführt werden kann (➤ Abb. 12.14).

Normal ist ein pH-Wert > 7,3. Als kritische Grenze gilt ein pH von 7,25 in der Eröffnungsphase und ein pH von 7,2 in der Austreibungsphase. Nach kurzfristigen Kontrollen in Abständen von maximal 10 Minuten ist bei weiterem pH-Abfall eine operative Geburtsbeendigung erforderlich.

12.2 Geburtsmechanismen

12.2.1 Wehen

Treibende Geburtskraft sind v. a. die **Wehen.** Dabei handelt es sich um (schmerzhafte) Kontraktionen der Gebärmuttermuskulatur, die den Muttermund öffnen und das Weichteilgewebe des Beckens dehnen. Während der letzten Wochen der Schwangerschaft und unter der Geburt drücken sie das Kind nach kaudal. Nach ihrem zeitlichen Auftreten, ihrer Intensität und Dauer werden unterschieden:

- **Schwangerschaftswehen** sind unregelmäßige, schmerzlose Uteruskontraktionen, die von der Schwangeren als Verhärtung des Bauchs empfunden werden und gegen Ende der Schwangerschaft an Häufigkeit zunehmen. Sie gehen über in Senkwehen
- **Senkwehen** sind unregelmäßige Wehen während der letzten vier Schwangerschaftswochen, die das Kind tiefer treten lassen und den vorangehenden Teil des Kindes fest in den mütterlichen Beckeneingang drücken. Der Leib der Mutter senkt sich dadurch optisch ab. Folge ist ein erhöhter Druck auf die Blase, der häufiges Wasserlassen notwendig macht. Die Atmung wird leichter und der Druck auf den Magen sowie das Sodbrennen lassen nach. Senkwehen können leicht schmerzhaft und krampfartig sein und sind manchmal nur schwer von beginnenden Geburtswehen zu unterscheiden
- Als **Vorwehen** bezeichnet man die wenige Tage vor Geburt intensiver werdenden Senkwehen, die die nahende Geburt anzeigen. Sie sind z. T. recht schmerzhaft und treten in unregelmäßigen, meist großen Abständen auf. Von der Schwangeren werden sie häufig mit Eröffnungswehen verwechselt
- **Geburtswehen:** Die eigentliche Geburt beginnt mit den **Eröffnungswehen,** die der Eröffnung des Muttermunds dienen. Sie treten regelmäßig auf und nehmen im Geburtsverlauf an Stärke und Schmerzhaftigkeit zu. Jede Wehe dauert ca. 20–90 Sekunden. Die sich anschließende **Wehenpause,** also der Zeitraum zwischen zwei Wehen, beträgt zu Beginn der Geburt ungefähr 5–10 Minuten und wird im Laufe der Geburt immer kürzer. Nach vollständiger Muttermunderöffnung wird das Kind durch **Austreibungs-** und **Presswehen** geboren. Presswehen sind Austreibungswehen, die aktiv von der Gebärenden durch die Bauchpresse als weitere Geburtskraft unterstützt werden
- **Nachgeburtswehen** führen zur Lösung und Abstoßung der Plazenta nach der Geburt des Kindes
- **Nachwehen** treten im Wochenbett (➤ 14.2.2) auf und dienen der Rückbildung des Uterus.

12.2.2 Geburtskanal

Während der Geburt muss das Kind das knöcherne Becken der Mutter und einen Weichteilkanal aus unteren Anteilen des Uterus, der Vagina, der Vulva und der Beckenbodenmuskulatur passieren. Dieser Weg wird zusammenfassend als **Geburtskanal** bezeichnet. Folgende Besonderheiten zeichnen den Geburtskanal aus (➤ Abb. 12.15):

- Der **Beckeneingang** ist bei der Frau queroval
- Die **Beckenmitte** ist nahezu kreisförmig
- Der **Beckenausgang** ist längsoval.

Die engste Stelle ist mit ca. 11 cm die **Conjugata vera obstetrica** zwischen dem am weitesten ins kleine Becken vorspringenden Punkt der Symphyse und dem **Promontorium** (nach vorne in das Becken ragender Knochenvorsprung am Übergang zwischen Lendenwirbelsäule und Kreuzbein).

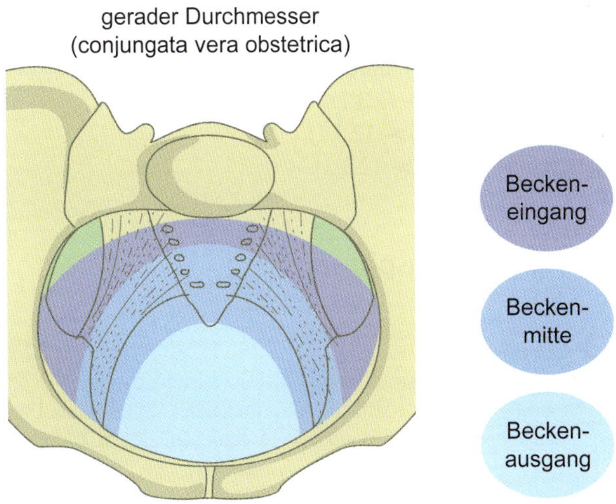

Abb. 12.15 Querschnitt des Geburtskanals mit den drei wichtigen Durchmessern: Beckeneingang (queroval), Beckenmitte (kreisförmig) und Beckenausgang (längsoval) [L138]

Durchtritt des Kindes durch den Geburtskanal

In ca. 92 % aller Geburten aus Schädellage durchtreten die Kinder den Geburtskanal in der vorderen Hinterhauptslage. Um dabei den Engpass des mütterlichen Beckens zu überwinden, passen sich die Kinder dem Geburtskanal an, indem sie sich drehen und beugen (➤ Abb. 12.16).

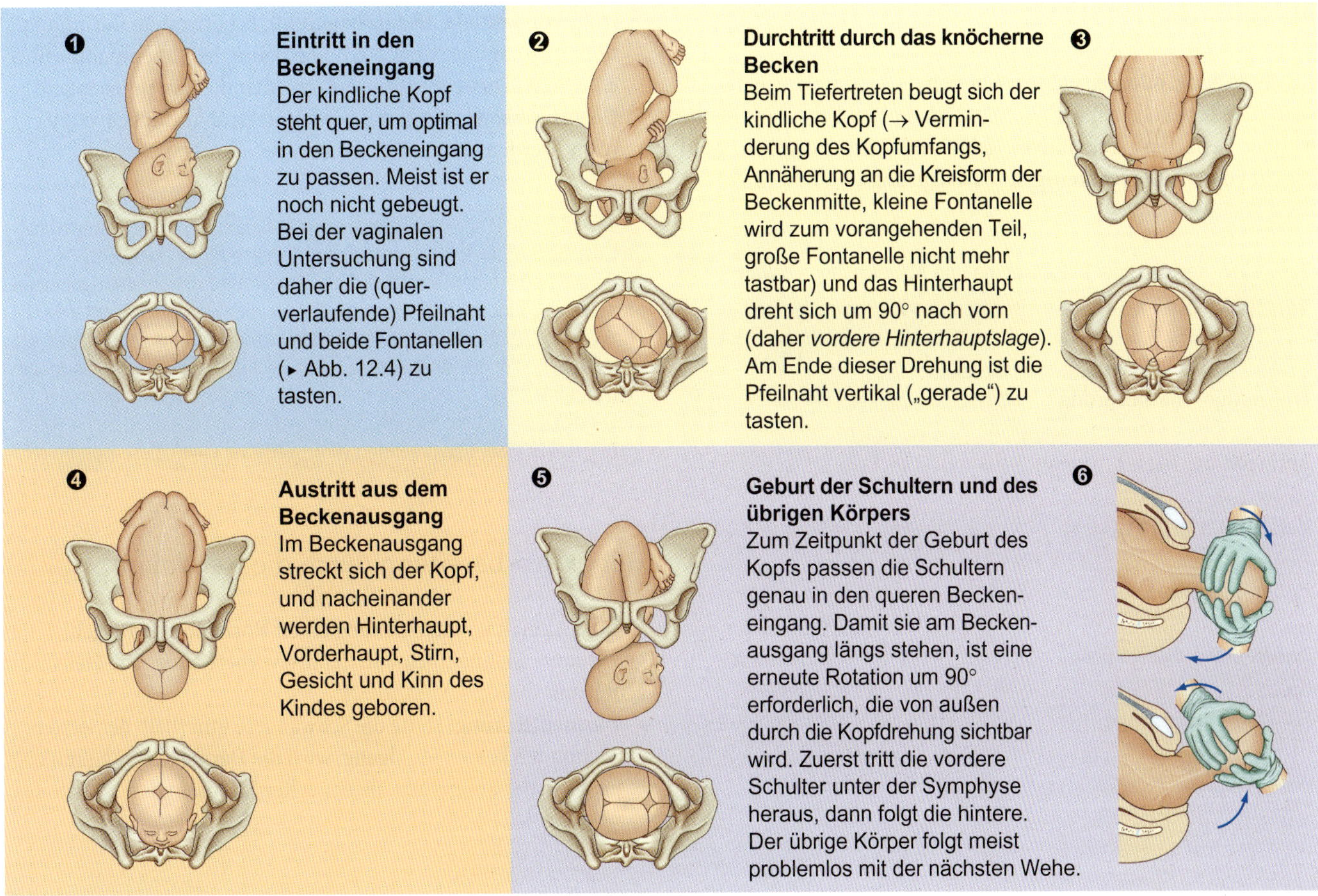

Abb. 12.16 Durchtritt des Kindes durch den Geburtskanal bei vorderer Hinterhauptslage [L234]

12.3 Geburtsverlauf

Der Geburtsverlauf wird unterteilt in:

- Eröffnungsphase (➤ 12.3.1)
- Austreibungsphase (➤ 12.3.2)
- Nachgeburtsphase (➤ 12.3.3).

12.3.1 Eröffnungsphase

DEFINITION

Eröffnungsphase: Phase ab dem Einsetzen regelmäßiger Wehen oder dem Blasensprung bis zur vollständigen Eröffnung des Muttermunds. Dauer bei Erstgebärenden ca. 7–10 Stunden, bei Mehrgebärenden ca. 4 Stunden.

Während der **Eröffnungsphase** wird der kindliche Kopf tiefer in das Becken gedrängt und passt sich durch Drehen und Beugen dem Becken der Mutter an (➤ Abb. 12.16). Unterer Uterusabschnitt, Zervix und Muttermund werden bis zur Kopfdurchlässigkeit, d. h. auf ca. 10–12 cm Durchmesser, gedehnt.

Die Schwangere sollte Klinik, Geburtshaus oder Hebammenpraxis aufsuchen, wenn die Wehen in der Eröffnungsphase regelmäßig alle 5–10 Minuten auftreten.

Blasensprung

Am Ende der Eröffnungsphase wölbt sich die Fruchtblase in den erweiterten Zervikalkanal vor *(Vorblase)* und platzt bei ca. zwei Drittel aller Geburten ohne aktives, geburtshilfliches Vorgehen. Man spricht von einem **rechtzeitigen Blasensprung** (➤ Tab. 12.2).

Tab. 12.2 Rechtzeitiger Blasensprung und Abweichungen davon

Vorzeitiger Blasensprung	Blasensprung vor Beginn der Eröffnungsphase mit der Gefahr einer aufsteigenden Infektion (➤ 11.6.1)
Frühzeitiger Blasensprung	Blasensprung während der Eröffnungsphase
Rechtzeitiger Blasensprung	Blasensprung am Ende der Eröffnungsphase
Verspäteter Blasensprung	Blasensprung nach vollständiger Eröffnung des Muttermunds
Hoher Blasensprung	Blasensprung oberhalb des Muttermunds unter Erhalt der Vorblase
Zweizeitiger Blasensprung *(doppelter Blasensprung)*	Springen der Vorblase nach vorangegangenem hohen Blasensprung
Falscher Blasensprung	Kein Blasensprung, sondern Ruptur des Chorion bei Erhalt des Amnion. Flüssigkeitsmenge maximal 30 ml

Aufnahmeuntersuchung

Durch die Aufnahmeuntersuchung verschaffen sich Hebamme und Arzt ein Bild über den Zustand der Frau und des Ungeborenen:

- Anamnese mit Fragen nach aktuellen Besonderheiten in dieser und/oder vorangegangenen Schwangerschaften sowie Einsichtnahme in den Mutterpass
- Äußere Untersuchung mit palpatorischer Wehenkontrolle und Leopold-Handgriffen (➤ Abb. 12.2)
- Vaginale Untersuchung zur Beurteilung von Zervix und Muttermund, Art und Höhenstand des vorangehenden Kindsteils, Zustand der Fruchtblase und des Geburtskanals (ist die Fruchtblase bereits geplatzt, Handling unter sterilen Kautelen). Bei verdächtigem Fluor wird zur mikrobiologischen Untersuchung ein Nativ- und Zervixabstrich durchgeführt, da eine Keimbesiedelung der Vagina zur Infektion des Kindes während der Geburt führen kann
- CTG zur Objektivierung und Dokumentation der kindlichen Herztöne und der Wehentätigkeit
- Sonografie bei unklaren Untersuchungsergebnissen zur Überprüfung der Kindslage, Abschätzung von kindlichem Geburtsgewicht und Fruchtwassermenge sowie Lokalisation der Plazenta
- Orientierende Allgemeinuntersuchung, z. B. Inspektion auf Krampfadern und Ödeme sowie Blutdruck- und Temperaturkontrollen
- Blutentnahme (nur bei medizinischer Notwendigkeit) zur Kontrolle von Blutbild, Elektrolyten, evtl. Leberwerten, Gerinnung und Entzündungsparametern (ggf. kann die Blutentnahme über eine Venenverweilkanüle erfolgen, über die bei langwierigem Geburtsverlauf z. B. Glukose- oder Elektrolytlösungen verabreicht werden können).

Ab dem Zeitpunkt des **Blasensprungs** befindet sich die Schwangere unter der Geburt, auch wenn noch keine Wehen eingesetzt haben.
Bei noch hoch stehendem kindlichen Kopf besteht die Gefahr, dass Extremitäten des Kindes (Arm, Hand, Fuß) oder die Nabelschnur vorfallen. Ist unklar, ob bereits ein Blasensprung stattgefunden hat, kann neben der Sonografie, die nur noch wenig oder kein Fruchtwasser mehr in der Fruchthöhle zeigt, auch ein Streifen Lackmuspapier oder der Bromthymoltest Aufschluss geben: eine Blaufärbung, die durch das neutrale bis alkalische Fruchtwasser hervorgerufen wird, weist auf einen Blasensprung hin.

Geburtsvorbereitung durch die Hebamme

Hat die Aufnahmeuntersuchung einen Normalbefund ergeben, folgen weitere Maßnahmen zur Geburtsvorbereitung. Die Hebamme achtet auf:

- **Darmentleerung:** Hatte die Schwangere innerhalb der letzten 24 Stunden keinen Stuhlgang, wird die Darmentleerung mit einem Klistier unterstützt, da ein voller Enddarm den Eintritt des

Kopfs in das Becken erschwert und unter der Geburt Stuhl abgehen kann, was vielen Frauen unangenehm ist
- **Blasenentleerung:** Die Hebamme hält die Gebärende ca. alle 3–4 Stunden zur Blasenentleerung an, da sich eine volle Blase störend auf den Geburtsverlauf auswirkt
- **Vollbad:** Zur Linderung von Wehenschmerzen kann die Schwangere ein entspannendes Vollbad nehmen, solange die Fruchtblase noch nicht gesprungen ist. Dabei achten die Pflegenden oder Hebammen auf mögliche Kreislaufprobleme
- **Rasur** der Schambehaarung: Das Kürzen der Schambehaarung bei vaginaler Entbindung ist nicht mehr an allen Kliniken üblich (hausinterne Richtlinien beachten). Ist ein Dammschnitt geplant, wird der Damm rasiert. Bei einer Sectio caesarea (➤ 13.5.3) werden alle Schamhaare oberhalb der Symphyse entfernt bzw. geclippt (vgl. Rasur bei abdominaler Hysterektomie ➤ Tab. 3.2, ➤ Abb. 1.40)
- **Nahrungs- und Flüssigkeitskarenz:** Bei vermutlich unkompliziertem Geburtsverlauf ist keine Nahrungs- und Flüssigkeitskarenz nötig. Gebärende, bei denen sich Komplikationen abzeichnen, bleiben wegen einer evtl. Sectio caesarea (und damit Narkose) nüchtern. Haben sie Durst, sind nach Rücksprache mit den Anästhesisten geringe Mengen Wasser erlaubt. Bei voraussichtlich längerer Geburtsdauer wird Flüssigkeit intravenös zugeführt
- **Vitalzeichenkontrolle:** Die Hebamme kontrolliert den Puls der Gebärenden stündlich, den Blutdruck zweistündlich und die Temperatur vierstündlich (nach dem Blasensprung stündlich)
- **Vaginale Untersuchung** zur Beurteilung der Muttermundweite sowie zur Bestimmung der Position des Kindes (➤ 12.1.1). Die vaginale Untersuchung erfolgt i. d. R. alle 2 Stunden, bei bereits geplatzter Fruchtblase unter sterilen Kautelen.

Schmerzlinderung und psychische Begleitung

Insbesondere Erstgebärende empfinden die Eröffnungsphase als qualvoll lang. Im Vergleich zu Mehrgebärenden sind bei ihnen die (geburtshemmenden) Gewebewiderstände stärker und dadurch auch die (geburtsfördernden) Wehen. Der Muttermund öffnet sich trotz der kräftigen Wehen nur langsam. Viele Frauen haben Angst vor den Schmerzen während der Geburt und davor, dass sie die Schmerzen nicht aushalten können.

Arzt und Hebamme besprechen frühzeitig mit der Gebärenden, welche Möglichkeiten der Schmerzlinderung in Betracht kommen:
- In der Eröffnungsphase werden häufig **Spasmolytika,** z. B. Buscopan®, gegeben, die den gefürchteten Regelkreis „Spasmen – Angst – Schmerz" durchbrechen helfen. Dieser kann im Extremfall einen Geburtsstillstand ohne anatomische Ursache zur Folge haben. Auch **Opioide** sind möglich, am gebräuchlichsten ist hier Pethidin, z. B. Dolantin®. Diese können aber zu einer Atemdepression und zur Sedierung von Gebärender und Kind führen
- Die **Periduralanästhesie** *(PDA, Epiduralanästhesie)* bietet die Möglichkeit einer effektiven Analgesie ohne Sedierung. Dabei wird der Frau das Schmerzmittel, z. B. Bupivacain (etwa Carbostesin®), in den Epiduralraum injiziert (➤ Abb. 12.17). Die PDA ist z. B. angezeigt bei einem verzögerten Geburtsverlauf, bei vaginaler Geburt aus Beckenendlage, Zwillingsgeburten oder bei sehr starkem Geburtsschmerz auf Wunsch der Patientin. Wirkt die PDA noch in der Austreibungsphase, verspürt die Schwangere den Pressdrang manchmal nicht richtig, sodass sich die Geburt verzögern kann. Andere unerwünschte Wirkungen der PDA sind Kreislauf- und Atemstörungen, Kopfschmerzen und im Punktionsbereich Rückenschmerzen
- Beherrschen Hebamme oder Arzt **Akupunktur** oder **Homöopathie,** können diese ebenfalls zur Schmerzlinderung eingesetzt werden
- Schmerzlindernd wirken nicht nur Medikamente, sondern auch **entspannungsfördernde Atemtechniken.** Während eines Geburtsvorbereitungskurses erhalten die Schwangeren Informationen über den Geburtsablauf und es werden ihnen Techniken vermittelt, die den Regelkreis aus Angst, Verspannung und Schmerzen unter der Geburt durchbrechen helfen, z. B. gymnastische Übungen und schmerzlindernde Atemmethoden. So soll die Gebärende in der Eröffnungsphase zu Beginn einer Wehe langsam durch die Nase in den Bauch hinein einatmen und

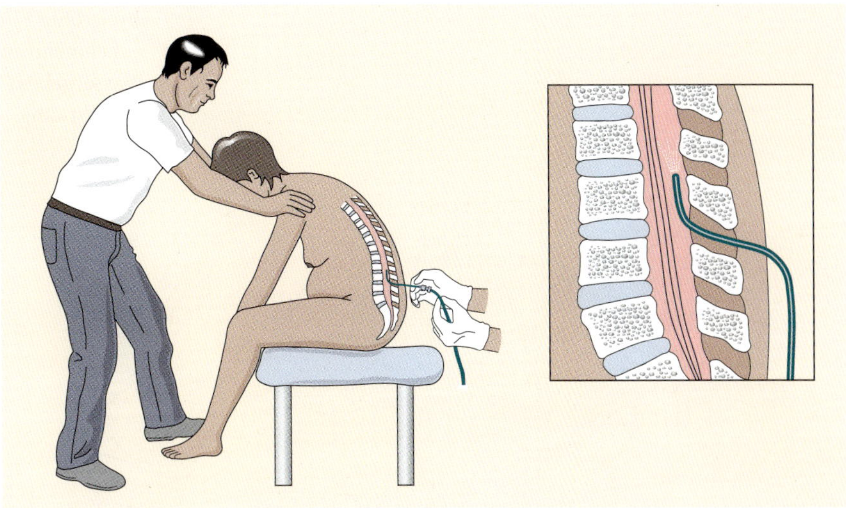

Abb. 12.17 Legen einer Periduralanästhesie (PDA). Die Patientin beugt den Rücken – dies gelingt am besten, wenn zur Unterstützung eine Assistenzperson vor ihr steht. So wird die Hinterkante der Wirbelsäule entlastet und die Punktion gelingt leichter. [L157]

durch den Mund wieder ausatmen und diese Atemtechnik bis zum Wehenende wiederholen.

Schmerzlinderung in der Austreibungsphase (Pudendusblock) ➤ 12.3.2

Der Gebärenden muss erklärt werden, dass ihre Wahl der Schmerztherapie der jeweiligen Situation angepasst werden kann. Denn der Wunsch nach einer „natürlichen" Geburt führt bei vielen (Erst)Gebärenden zunächst zur Ablehnung schmerzlindernder Maßnahmen. Während der Geburt bereut ein Teil der Frauen diese Entscheidung, sie trauen sich dann aber oft nicht, ihre zuvor geäußerte Haltung zu korrigieren.

Die Anwesenheit vertrauter Personen, meist des Partners, empfinden viele Gebärende als sehr hilfreich. Dabei sollte die Anwesenheit bei der Geburt aber nicht als Pflicht oder übliches Vorgehen verstanden werden, sondern freiwillig erfolgen und von den Partnern wirklich gewünscht werden. Möchte der Partner den Kreißsaal verlassen, sollte er dazu jederzeit die Möglichkeit haben. Kann der Partner bei der Geburt nicht anwesend sein – etwa, weil er auf ältere Kinder aufpassen muss – können Familienmitglieder oder Freunde im Kreißsaal bleiben, sofern die Gebärende dies wünscht.

Ein erhöhtes Infektionsrisiko ist durch die Anwesenheit des Partners nicht gegeben, das Tragen von Haube und Überschuhen ist aus hygienischer Sicht unnötig. Gründliches Händewaschen und eine Händedesinfektion sind sinnvoll, bei Symptomen (z. B. Husten, Schnupfen) und im Falle einer Pandemie (wie z. B. bei COVID-19) auch das konsequente Tragen eines Mund-Nasen-Schutzes.

Geht es der Frau und dem Kind gut, kann und soll sich die Gebärende während der Eröffnungsphase ihren Wünschen entsprechend bewegen. Den meisten Frauen hilft es, umherzulaufen und „auf den Beinen" zu sein, zumal die aufrechte Haltung die Eröffnung des Muttermunds beschleunigt.

Viele Gebärende, v. a. Erstgebärende, sind nicht nur durch die Schmerzen, sondern auch durch den u. U. für sie langsamen und mühevollen Geburtsfortschritt zermürbt. Dann ist es sinnvoll, Fortschritte wie z. B. die weitgehende Muttermunderöffnung (➤ Abb. 12.18) oder das Sichtbarwerden des kindlichen Kopfs der Gebärenden mitzuteilen und ihr ggf. mit Hilfe eines Spiegels vor der Vulva zu zeigen.

Gebärpositionen

Die Schwangere sollte abhängig von der geburtshilflichen und individuellen Situation selbst entscheiden dürfen, welche Position(en) sie während der Geburt einnehmen möchte. Die „klassische" Rückenlage im Kreißbett ist ergonomisch ungünstig, da die Schwerkraft nicht genutzt wird, um das Kind tiefertreten und den Geburtskanal passieren zu lassen; die Schwangere muss dies allein durch ihre Muskelarbeit leisten.

In vielen Kliniken, Geburtshäusern und Hebammenpraxen stehen der Schwangeren mehrere Hilfsmittel zur Verfügung, aus denen sie die von ihr gewünschte, angenehmste Position wählen kann:

- Das **Kreißbett** – je nach Hersteller mit unterschiedlichen Funktionen angeboten – ermöglicht die Rücken- und Seitenlage, die sitzende Position und die Vierfüßlerposition (➤ Abb. 12.19) und bietet bei einer langwierigen Geburt die beste Entspannungsmöglichkeit in der Wehenpause
- Eine sitzende Position nimmt die Gebärende auf dem **Gebärstuhl** ein, dessen Sitzfläche vorne einen halbrunden Ausschnitt hat. Er steht direkt auf dem Boden; vor ihm liegt eine weiche abwischbare Matratze mit saugfähigen Unterlagen darauf. Da die Gebärende wegen der Gefahr des hohen venösen Rückstaus nicht lange in dieser Position sitzen sollte, darf sie auf dem Gebärstuhl erst kurz vor Einschneiden des kindlichen Kopfs (➤ 12.3.2) Platz nehmen
- Das Sitzen auf dem **Gebärhocker** entspricht der unterstützten Hockposition (➤ Abb. 12.20, ➤ Abb. 12.21), bei der das Becken der Frau weit geöffnet ist. Anders als in der richtigen Hockposition (➤ Abb. 12.22) kann sich die Frau bei Verwendung eines Hockers auch ausruhen und in der Eröffnungsphase abstützen. Ist der Partner im Kreißsaal anwesend, sitzt er auf einem Stuhl hinter der Frau (➤ Abb. 12.23, ➤ Abb. 12.24), sodass sie sich anlehnen kann
- Das **Geburtsrad** hat eine elastisch aufgehängte Sitzfläche und ermöglicht durch Gewichtsverlagerung Positionsänderungen während der Geburt
- An der Decke aufgehängte **Haltebänder** oder eine **Sprossenwand** dienen zum Festhalten in einer stehenden oder hockenden Position (➤ Abb. 12.25). In dieser Haltung entfaltet die Schwerkraft ihre größte Wirkung
- Zunehmend angeboten und immer häufiger gewünscht wird die **Wassergeburt** wegen ihrer entspannenden und schmerzlindernden Wirkung.

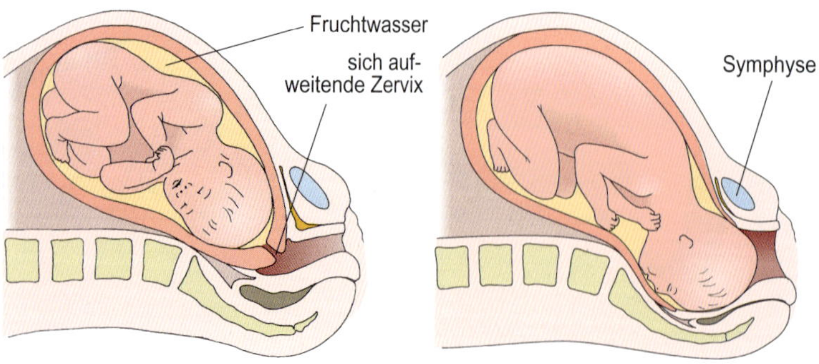

Abb. 12.18 Aufdehnung des Gebärmutterhalses während der Eröffnungsphase. Das Fortschreiten der Geburt erkennt man am „Verstreichen" (d. h. Kürzerwerden) der Zervix und am Weiterwerden des Muttermunds. Das Kind tritt mit dem Kopf in den Geburtskanal ein. Das rechte Bild zeigt den Beginn der Austreibungsphase. [L190]

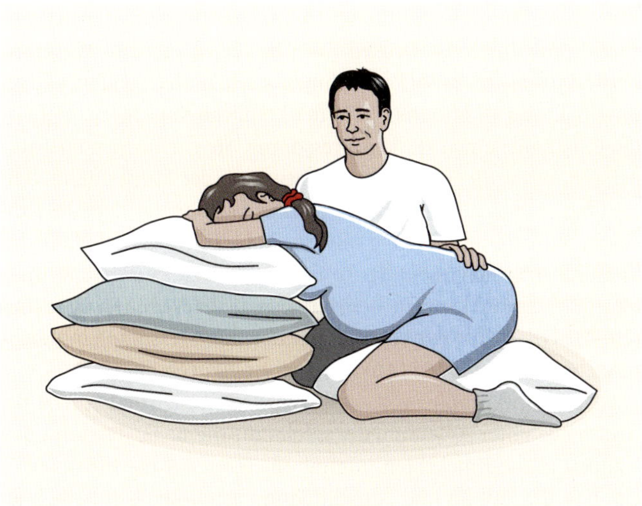

Abb. 12.19 Die Vierfüßlerposition, eine gute Entspannungsmethode zwischen den Wehen [L157]

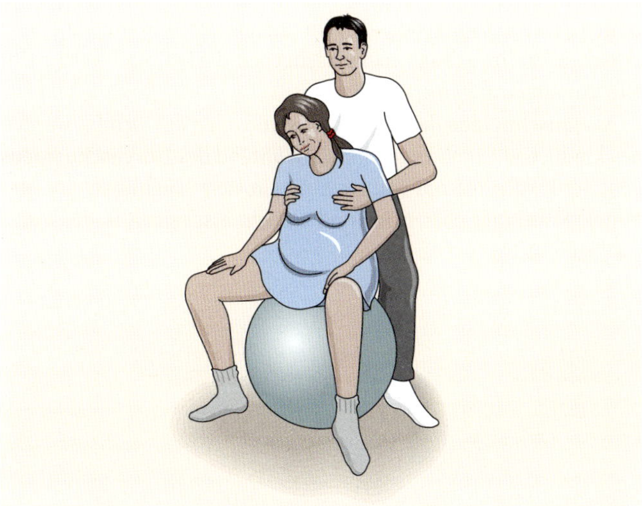

Abb. 12.20 Unterstützte Hockposition [L157]

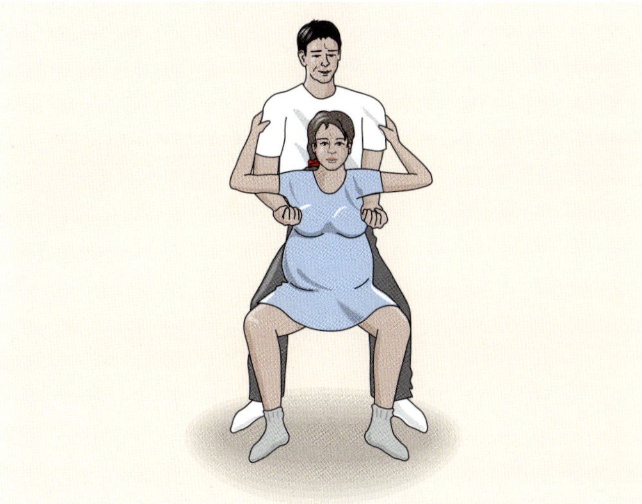

Abb. 12.21 Unterstützte Hockposition ohne Sitzmöbel [L157]

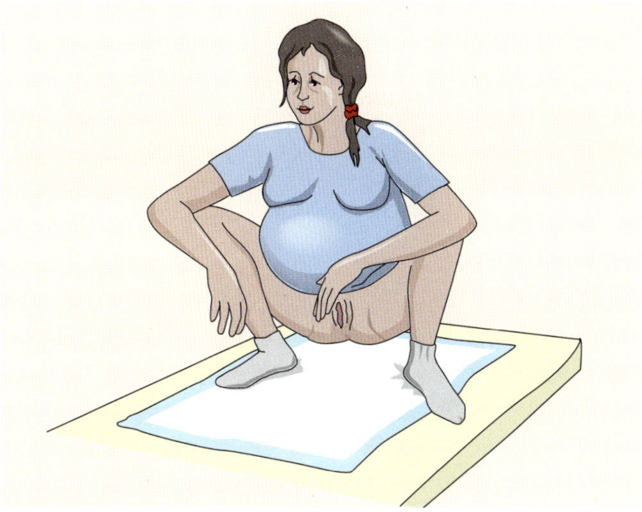

Abb. 12.22 Nicht unterstützte Hockposition [L157]

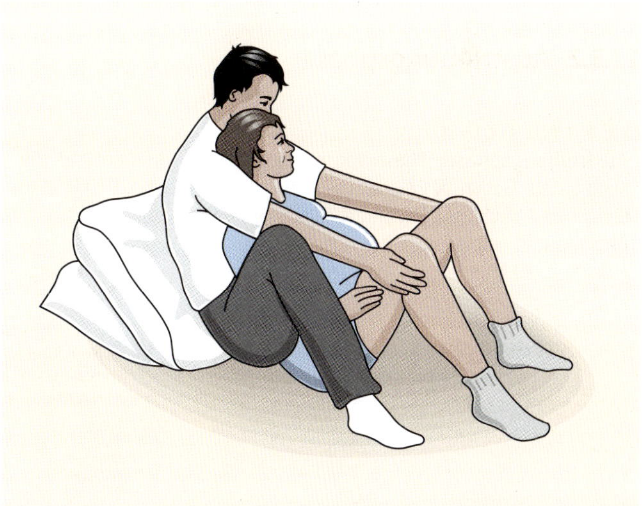

Abb. 12.23 Die Gebärende versucht sich während der Wehenpause in den Armen ihres Partners zu entspannen. [L157]

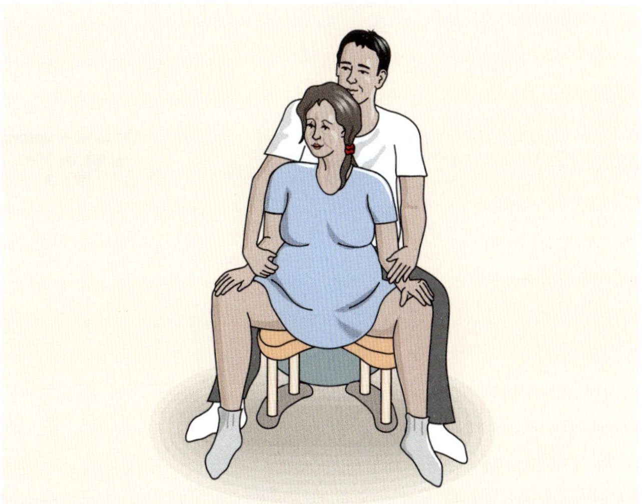

Abb. 12.24 Auf dem Gebärhocker kann sich die Gebärende an ihren hinter ihr sitzenden Partner anlehnen. [L157]

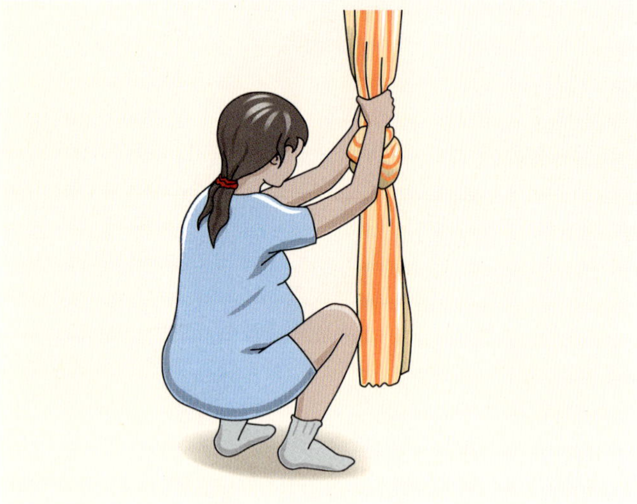

Abb. 12.25 In der tief sitzenden Hockposition hält sich die Gebärende an einem Halteband selbst sicher fest. [L157]

12.3.2 Austreibungsphase

DEFINITION

Austreibungsphase: Phase von der vollständigen Muttermunderöffnung bis zur Geburt des Kindes (➤ Abb. 12.26). Dauer bei Erstgebärenden bis zu 2 Stunden, bei Mehrgebärenden 30–60 Minuten.

Pressphase: Letzte Phase der Austreibungsphase. Dauer bei Erstgebärenden ca. 30 Minuten, bei Mehrgebärenden meist wesentlich weniger.

Mit der Muttermunderöffnung beginnt der Durchtritt des kindlichen Kopfs durch das Becken (➤ Abb. 12.18), sowohl Wehenintensität als auch -häufigkeit nehmen stark zu: bis zu fünf Wehen innerhalb von 10 Minuten. Tritt der kindliche Kopf tiefer, verspürt die Gebärende einen starken Pressdrang. Sie darf jedoch erst mitpressen, wenn die Fruchtblase gesprungen, der Muttermund vollständig eröffnet, also nicht mehr zu tasten ist und der Kopf des Kindes in indifferenter Haltung mit vertikaler Pfeilnaht auf Höhe des Beckenbodens eingestellt ist. Zu frühes Mitpressen erschöpft Mutter und Kind und kann zu Verletzungen an den Geburtswegen führen. Die Gebärende wird dazu angeleitet, den Pressdrang mit mehreren bewussten kurzen (Aus)Atemzügen zu „veratmen".

Ist der Muttermund vollständig eröffnet, beugt und spreizt die Gebärende unter Anleitung der Hebamme die Beine, fasst mit den Händen in die Kniekehlen, nimmt den Kopf auf die Brust, atmet ein, hält die Luft an und „drückt dann nach unten", ohne sich jedoch im Beckenbodenbereich zu verkrampfen. Die Möglichkeit, aktiv mitzuhelfen, ist für die Frau meist eine große Erleichterung. Sie spürt, dass die Geburt bald vorüber sein wird. Umgekehrt empfinden es viele Gebärende als sehr unangenehm, wenn sie einem bestehenden Pressdrang nicht nachgeben dürfen, weil noch nicht alle Voraussetzungen erfüllt sind.

Als **Einschneiden** des Kopfs bezeichnet man das Sichtbarwerden des kindlichen Kopfs in der Vulva. Während des **Durchschneidens** geht der kindliche Kopf von einer maximalen Beugung in eine maximale Streckung über, Stirn und Gesicht erscheinen in der Vulva (➤ Abb. 12.27).

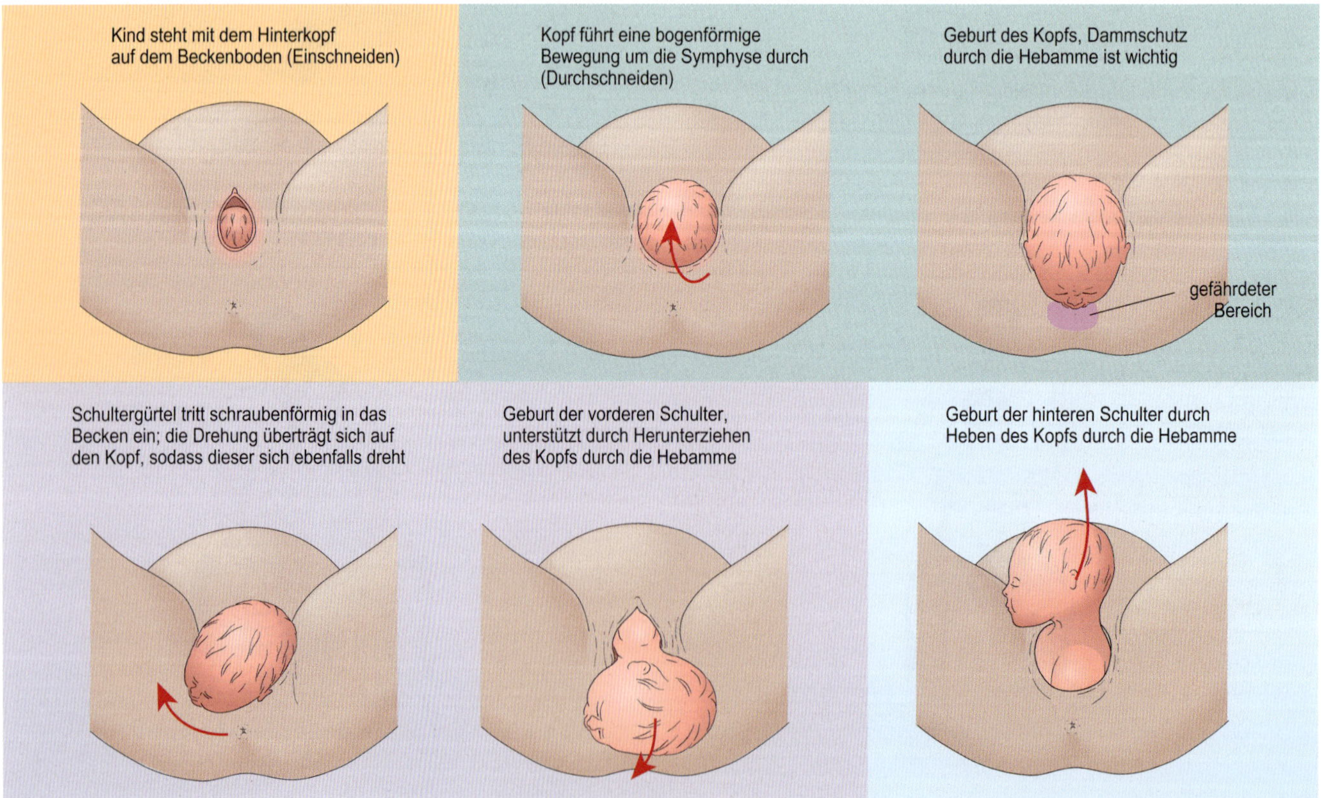

Abb. 12.26 Die letzten Stadien der normal verlaufenden Austreibungsphase [L190]

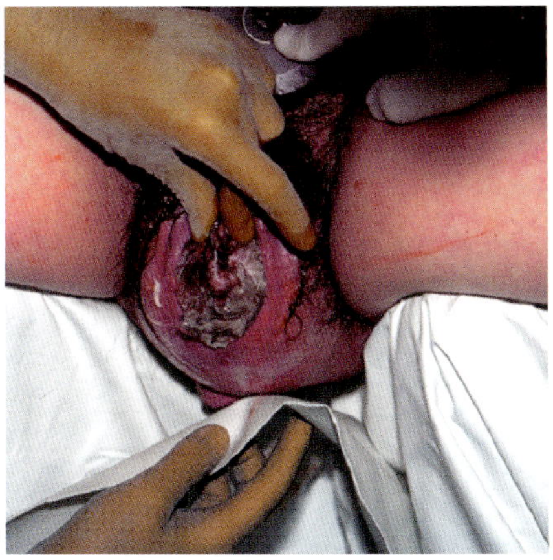

a Der Kopf des Kindes beim Durchschneiden.

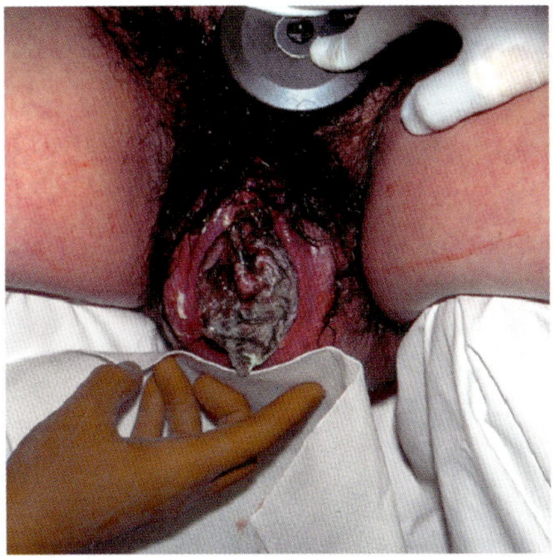

b Zur Überwachung der kindlichen Herztöne hält der zweite Geburtshelfer den Herzton-Transducer in die Nähe des kindlichen Thorax. Die Hebamme begleitet die Schwangere durch die Austreibungsperiode und hält sich bereit zum Dammschutz.

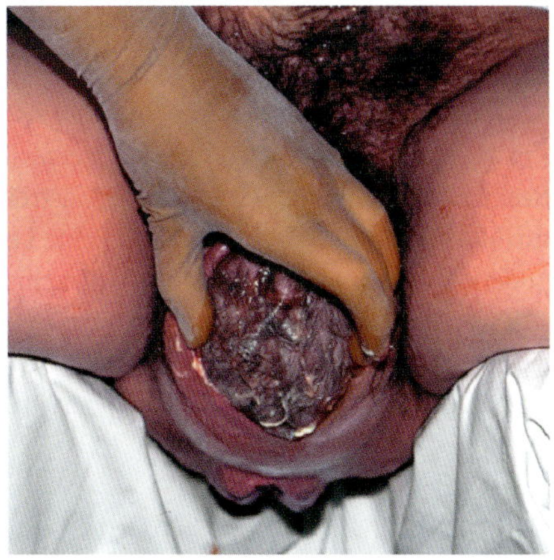

c Bei der nächsten Wehe tritt der Kopf weiter hervor. Der Anus der Gebärenden klafft weit, da die Weichteile im Beckenboden dem kindlichen Kopf weichen müssen.

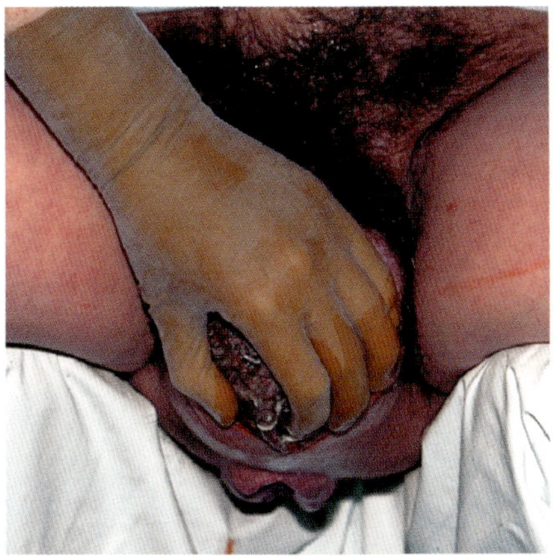

d Die Hebamme reguliert durch leichten Gegendruck das Hervorgleiten des Kopfes.

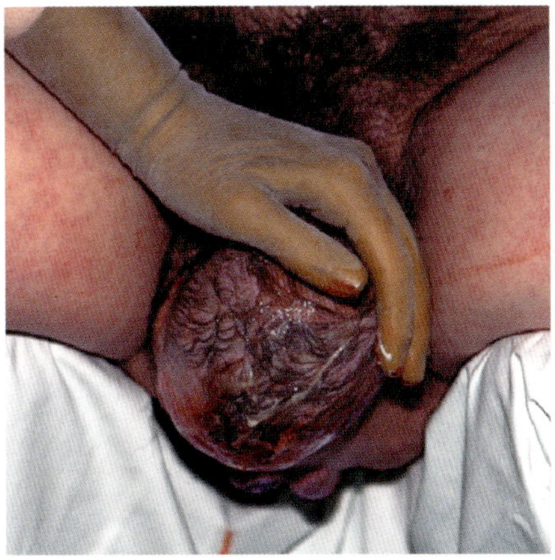

e Das Gesicht ist geboren, Kopf und Schultern drehen sich nun um 90°, damit die Schultern geboren werden können.

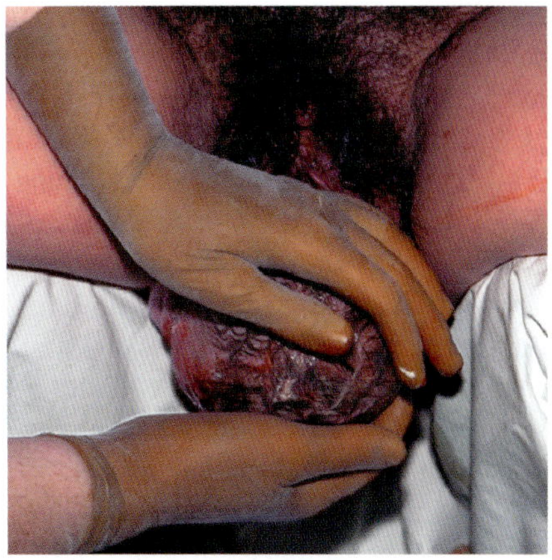

f Die Hebamme fasst den Kopf, der nun zur Seite blickt, und führt ihn nach unten, damit die vordere Schulter bei der nächsten Wehe unter der Symphyse geboren werden kann.

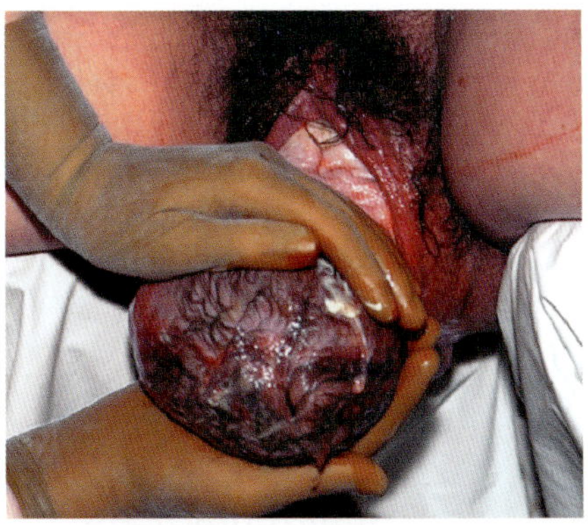

g Die vordere Schulter steckt nur noch in der Vulva. Die Hebamme führt in der nächsten Wehe zur Geburt der hinteren Schulter den Kopf nach oben.

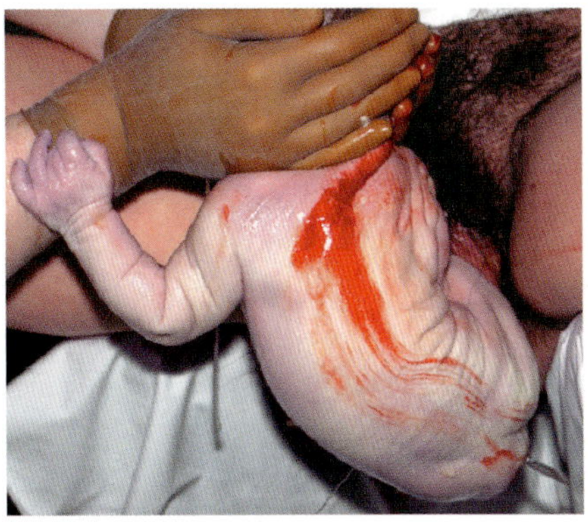

h Ist die zweite Schulter geboren, folgt problemlos der restliche Körper mit der nächsten Wehe nach.

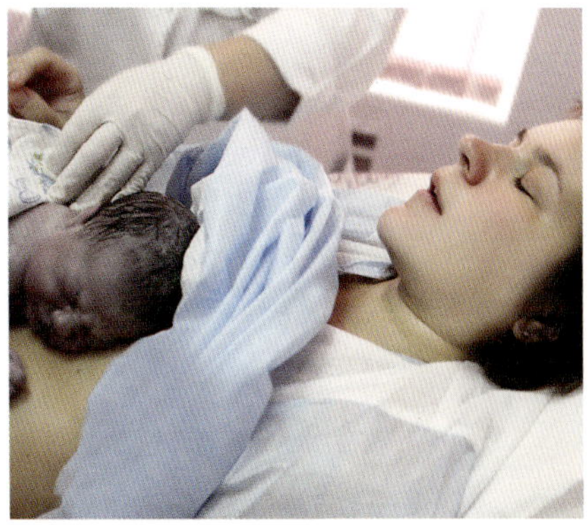

i Das Neugeborene wird der Mutter zur ersten Kontaktaufnahme auf den Bauch gelegt. [J787]

Abb. 12.27 Normaler Geburtsverlauf [K206 (a–h), J787 (i)]

Schmerzlinderung

Schmerzlinderung in der Eröffnungsphase ➤ 12.3.1
Zur Ausschaltung des Dehnungsschmerzes und zur Relaxation der Beckenbodenmuskulatur kann in der Austreibungsphase ein **Pudendusblock** *(Pudendusanästhesie)*, d. h. eine Leitungsanästhesie des N. pudendus, gesetzt werden, indem von vaginal her rechts wie links je 10 ml eines Lokalanästhetikums gespritzt werden. Dadurch werden das untere Vaginaldrittel, die Vulva und der Damm analgesiert. Von Vorteil ist, dass die Gebärende weiter den Pressdrang verspürt.

Dammschutz und Episiotomie

Um ein schonendes Herausgleiten des kindlichen Kopfs zu ermöglichen und um zu verhindern, dass durch ein zu schnelles Durchschneiden des Kopfs das nicht maximal gedehnte mütterliche Gewebe zwischen Vagina und Anus, also der **Damm,** reißt, schützt die Hebamme den Damm, man spricht vom **Dammschutz** (➤ Abb. 12.28). Sobald der kindliche Kopf durchschneidet, soll die Gebärende nicht mehr pressen, sondern ebenso wie bei nicht vollständig eröffnetem Muttermund den Pressdrang „veratmen".

Bei absehbarem Einreißen des Damms, das am Blasswerden der Dammhaut erkennbar ist, zur Verkürzung der Pressphase bei bedenklichem CTG und um Platz bei vaginal-operativen Entbindungen (➤ 13.5.2) zu haben, kann eine **Episiotomie** (*Dammschnitt,* umgangssprachlich auch Epi) durchgeführt werden. Dabei wird der Damm mit einer speziellen Episiotomieschere eingeschnitten. Es gibt drei mögliche Episiotomie-Schnittführungen (➤ Abb. 12.29). Welche Technik angewandt wird, entscheidet der Arzt in Abhängigkeit von der Indikation zur Episiotomie. Allerdings ist es auch möglich, auf den Schnitt zu verzichten und den Damm bewusst reißen zu lassen, **Dammriss** genannt. Das Vorgehen hängt von den jeweiligen Richtlinien des Krankenhauses ab. Geschnitten werden kann ohne Lokalanästhesie, wenn der Schnitt auf dem Höhepunkt einer Wehe erfolgt. Dann drückt der kindliche Kopf auf die Nerven,

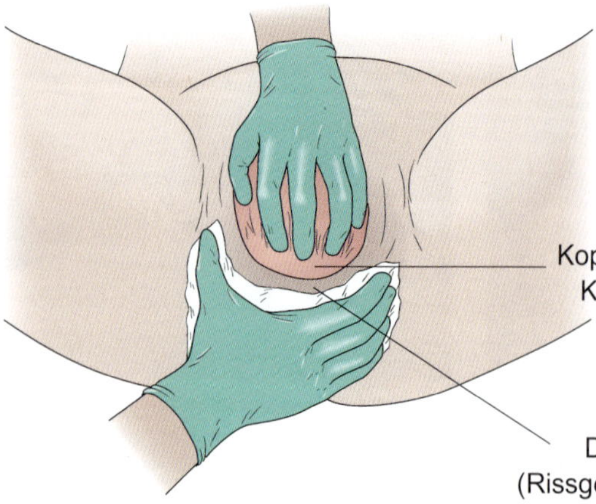

Abb. 12.28 Dammschutz: Die linke Hand der Hebamme führt den Kopf mit leichtem Gegendruck, die rechte Hand schützt ab dem Durchschneiden des kindlichen Kopfs den Damm. [L190]

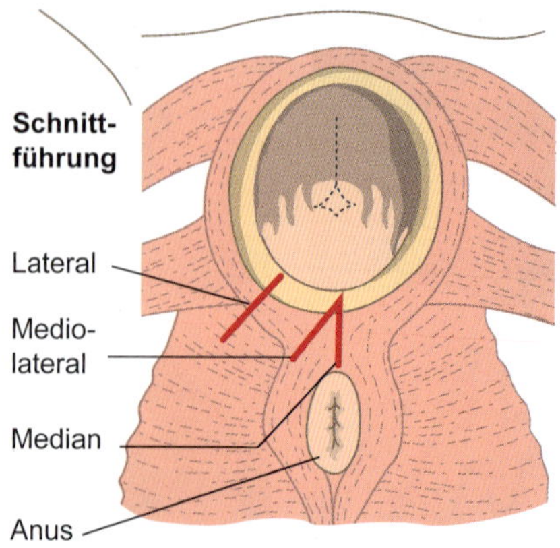

Abb. 12.29 Schnittführungen der Episiotomie, um einen Dammriss während der Austreibungsphase zu verhindern. Am häufigsten ist die mediolaterale Schnittführung. Bei der medianen Schnittführung besteht die Gefahr des Weiterreißens in den analen Sphinkter (➤ 13.3.1). [L138]

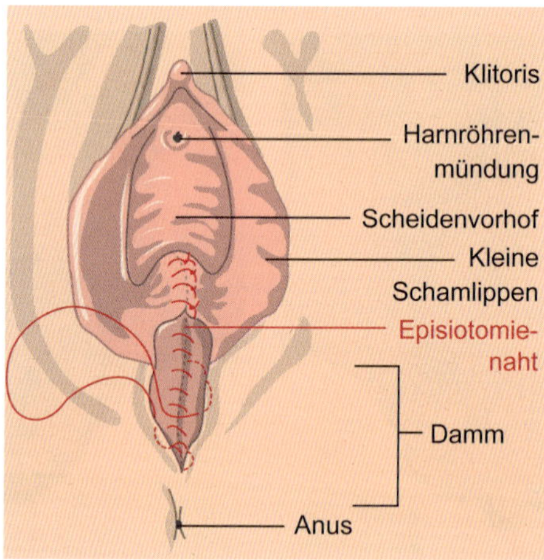

Abb. 12.30 Bei der Dammnaht werden zunächst die hinteren tiefen Ränder der Scheidenwunde genäht, dann folgen tiefe Nähte im subkutanen und Muskelgewebe, zum Schluss erfolgt die Hautnaht. [L138]

wodurch die Schmerzleitung auf natürliche Weise vermindert ist. Ansonsten wird der Damm vorher durch Infiltration eines Lokalanästhetikums betäubt. Nach der Geburt der Plazenta wird der Damm genäht (Dammnaht ➤ Abb. 12.30). Hat die Patientin bis dahin weder eine Periduralanästhesie (➤ 12.3.1) noch einen Pudendusblock (➤ 12.3.2) erhalten, wird das Dammgewebe dazu z. B. mit 10–20 ml Scandicain® 1 % anästhesiert.
Pflege nach Episiotomie ➤ 13.5.1
Erstversorgung des Neugeborenen ➤ 15.1

12.3.3 Nachgeburts- und Postplazentarphase

DEFINITION

Nachgeburtsphase: Phase vom Abnabeln des Kindes bis zur Geburt der Plazenta. Dauer bis zu einer Stunde.
Postplazentarphase: Umfasst die ersten zwei Stunden nach Geburt der Plazenta und ist Beginn des Wochenbetts *(Frühwochenbett).* Da in diesen

12

zwei Stunden die meisten Komplikationen vorkommen, werden die Wöchnerinnen in dieser Zeit engmaschig von den Hebammen im Kreißsaal überwacht.

Wenige Minuten nach der Geburt des Kindes setzen die Nachwehen ein. Sie verkleinern den Uterus und damit die Plazentahaftfläche. Dadurch bildet sich ein **retroplazentares Hämatom** (➤ Abb. 12.31) und die Plazenta wird ausgestoßen.

Um die Plazentalösung zu beschleunigen und den Blutverlust zu verringern wird in vielen Kliniken kurz nach der Geburt des Kindes Oxytocin, z. B. Orasthin® i. v. gespritzt (➤ 11.4.3).

Hebamme oder Arzt kontrolliert die ausgestoßene Plazenta und die Eihäute auf Vollständigkeit (➤ Abb. 12.32). Plazentareste im Uterus können zu Infektionen und Blutungen im Wochenbett führen, selten zu polypartigen Wucherungen oder – sehr selten – zum **Chorionkarzinom** (➤ 11.5.1). Nach Ausstoßung der Plazenta wird bei verstärkter Blutung Methylergometrin, z. B. Methergin®, i. v. zur Unterstützung der Uteruskontraktion verabreicht.

Nach der Geburt der Plazenta werden eventuelle Geburtsverletzungen (➤ 13.3) und/oder der Dammschnitt versorgt. Der Mutter wird dabei geholfen, sich frisch zu machen und sich umzuziehen. Dann sollte sie je nach Wunsch in flacher Rückenlage oder in halbsitzender Position nach Fritsch gelagert werden (➤ Abb. 12.33).

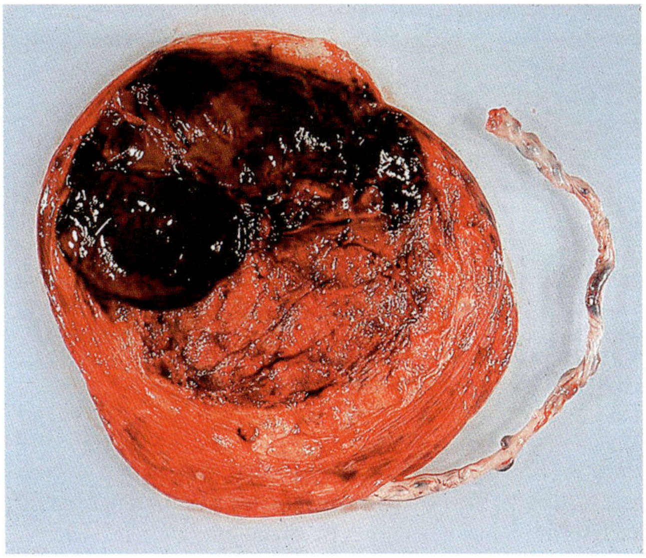

Abb. 12.32 Die Plazenta wird von allen Seiten genau auf Vollständigkeit untersucht. Hier sieht man die mütterliche Seite mit mehreren Koagula im oberen Anteil der Plazenta, die nach einer vorzeitigen Plazentalösung (➤ 11.5.2) entstanden sind. [M416]

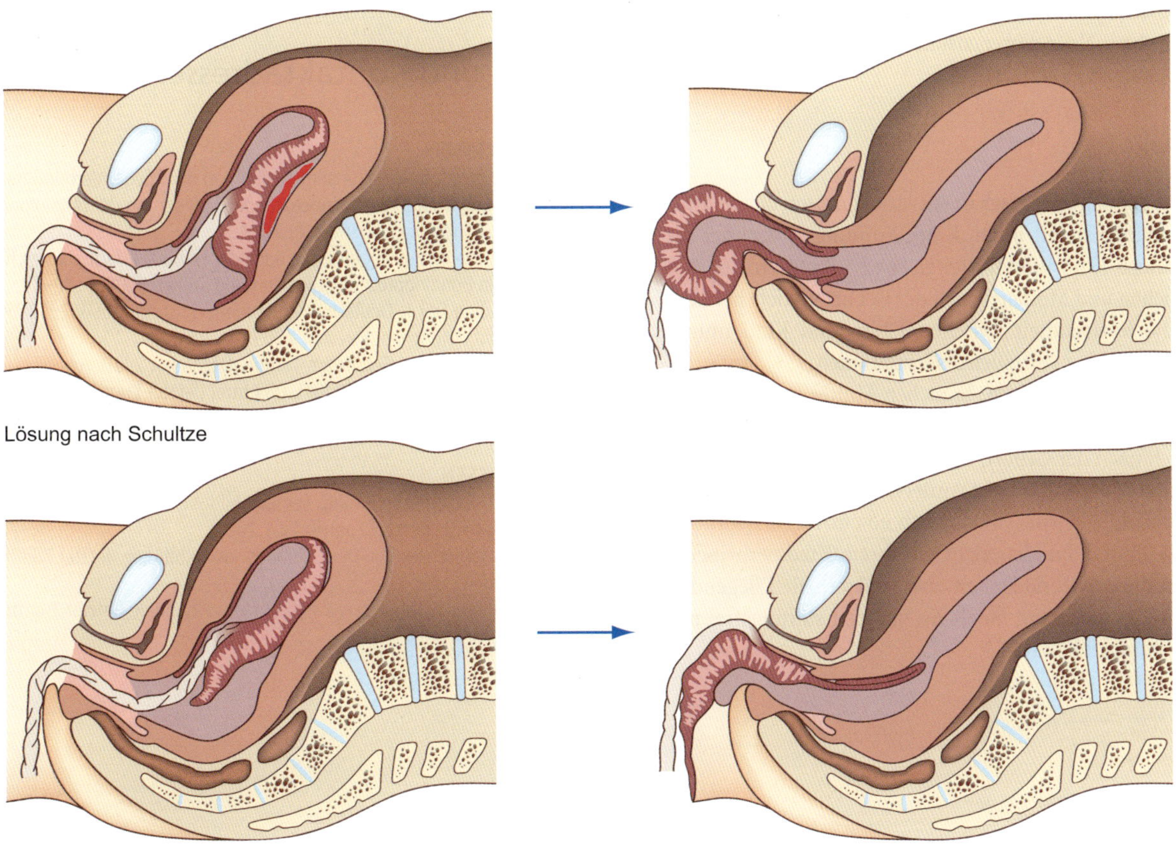

Abb. 12.31 Lösungsmöglichkeiten der Plazenta. Bei der Lösung nach Schultze (obere Bildreihe) beginnt die Lösung zentral und es bildet sich zunächst ein Hämatom hinter der Plazenta, bei der Geburt der Plazenta ist die kindliche Seite zuerst zu sehen. Bei der Lösung nach Duncan (untere Bildreihe) löst sich die Plazenta vom Rand her, bei der Geburt erscheint zunächst die mütterliche Seite. [L234]

12

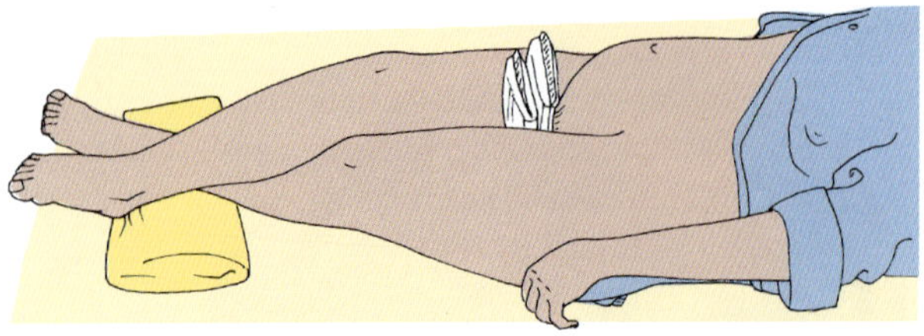

Abb. 12.33 Lagerung nach Fritsch. Die Beine sind gestreckt, die Unterschenkel übereinander geschlagen. Eine saugstarke Vorlage, deren hinterer Teil unter das Gesäß geschoben wird, liegt vor der Vulva. Auf diese Weise sammelt sich das Blut in dem Dreieck zwischen Vulva und Oberschenkel. Eine abnorm starke Blutung kann dadurch sofort erkannt werden. [L215]

Nach 15–30 Minuten wird sie aufgefordert, sich im Bett zu bewegen. Geht es der Frau gut und sind Puls und Blutdruck in Ordnung, kann sie mit Unterstützung der Hebamme kurz aufstehen und evtl. gleichzeitig die Toilette aufsuchen. Die Frühmobilisation ist v. a. bei thrombosegefährdeten Frauen äußerst wichtig.

Optimal ist es, wenn sich Mutter und Kind in einem ruhigen Zimmer, evtl. zusammen mit dem Vater, erholen können. Gemeinsam sollen sie sich ungestört annähern und ihre Mutter- bzw. Eltern-Kind-Beziehung beginnen können.

Treten während dieser Zeit keine Komplikationen, z. B. Nachblutungen auf, werden Mutter und Kind nach ca. zwei Stunden auf die Wöchnerinnen- bzw. Neugeborenenstation verlegt.

Bonding

Schon während der Schwangerschaft entwickelt die werdende Mutter eine Verbundenheit mit ihrem Kind. **Bonding** bezeichnet die Mutter- bzw. Eltern-Kind-Bindung (engl. *bond* = Bund). In den ersten Tagen, Wochen und Monaten nach der Geburt vertieft sich diese Bindung, die Vertrautheit zwischen Eltern und Kind immer mehr, die Familie wächst vertrauensvoll zusammen.

Um diese Bindung zu fördern, brauchen Mutter und Kind viel Zeit mit- und füreinander. Ausgiebiger Haut-zu-Haut-Kontakt möglichst gleich nach der Geburt, das Stillen und viel gemeinsame Zeit wie beim Rooming-in (➤ 14.1) unterstützen das Bonding.

Konnte die Mutter beispielsweise nach einem Kaiserschnitt in Vollnarkose die ersten Stunden nicht mit ihrem Kind verbringen, entwickelt sich diese Verbundenheit etwas später. Die Pflegenden achten darauf, dass die Eltern möglichst viel Zeit störungsfrei mit ihrem Kind verbringen können [2, 3, 4].

Transferaufgabe

Je näher der errechnete Entbindungstermin rückt, umso mehr richtet sich der diagnostische Blick auf das ungeborene Kind. Eine Untersuchung ist die Kontrolle der Kindslage, womit das Verhältnis der kindlichen Längsachse zur Längsachse der Gebärmutter beurteilt wird.

Aufgabe 1

Nennen Sie die verschiedenen Kindslagen (➤ 12.1.1).

Aufgabe 2

Die kindlichen Herztöne und mütterlichen Wehen werden unter der Geburt entweder kontinuierlich oder mit zeitlichen Unterbrechungen mittels der Kardiotokografie überwacht (➤ 12.1.2), um Gefahren für Mutter und Kind frühzeitig zu erfassen. Beschreiben Sie das Anlegen eines CTG.

Aufgabe 3

Wenn sich die Geburt ankündigt und die Aufnahmeuntersuchung einen Normalbefund bzw. keine Besonderheiten zeigt, werden weitere Maßnahmen zur Geburtsvorbereitung durch die Hebamme durchgeführt (➤ 12.1.1, ➤ 12.1.2). Um welche Maßnahmen handelt es sich?

Literatur und Kontaktadressen

LITERATURNACHWEIS

1. Deutsches Netzwerk für Qualitätsentwicklung in der Pflege, Verbund Hebammenforschung (Hrsg.). Expertinnenstandard Förderung der physiologischen Geburt. Osnabrück: Eigenverlag 2013.
2. Spielbichler C. Die ersten Augenblicke nach der Geburt, Informationen für Eltern über den Bondingprozess. Laktation und Stillen. 2004; 1: 12–18.
3. Verney T. Bonding Teil 1. Deutsche Hebammenzeitschrift. 2004; 2: 59–60.
4. Lang C. Bonding. München: Elsevier, 2009.
5. S3-Leitlinie: Die vaginale Geburt am Termin. Dezember 2020. Aus: www.awmf.org/leitlinien/detail/ll/015-083.html (letzter Zugriff: 12.1.2022).

KONTAKTADRESSEN

Gesellschaft für Geburtsvorbereitung, Familienbildung und Frauengesundheit. www.gfg-bv.de (letzter Zugriff: 12.1.2022).

Bund freiberuflicher Hebammen Deutschlands. www.bfhd.de (letzter Zugriff: 12.1.2022).

Deutscher Hebammenverband. www.hebammenverband.de (letzter Zugriff: 12.1.2022).

KAPITEL

13 Pathologische Geburt und Nachgeburtsphase

Zahlreiche Faktoren können zu einem **gestörten Geburtsablauf** (*Dystokie,* von griech. *dys* = schlecht, falsch und *tókos* = Geburt) führen. Je nach Ursache und Ausmaß der Gefährdung für Gebärende und Kind kann zunächst abgewartet werden, reichen konservative Maßnahmen aus oder die Geburt muss innerhalb weniger Minuten operativ beendet werden (➤ Abb. 13.1) [1, 2].

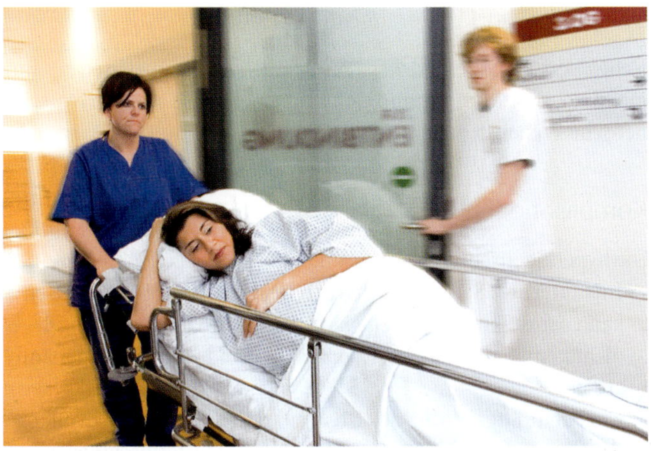

Abb. 13.1 Je nach Ursache des gestörten Geburtsverlaufs und Ausmaß der Gefährdung für Frau und Kind muss die Geburt u. U. innerhalb weniger Minuten operativ beendet werden. Deshalb wird die Gebärende schnellstmöglich vom Kreißsaal in den OP gefahren. [K115]

13.1 Mütterliche Ursachen der pathologischen Geburt: Weichteildystokie

DEFINITION

Weichteildystokie: Regelwidrige Wehentätigkeit und Muttermunderöffnung durch anatomische oder funktionelle Störungen des Myometriums, der Zervix und des Weichteilkanals. Unterschieden werden **Wehen-** und **Zervixdystokien.** Häufigste Ursache einer pathologischen Geburt.

13.1.1 Wehendystokie

DEFINITION

Wehendystokie: Abweichungen von der normalen Wehenfrequenz und -dauer (siehe Kasten). Unterschieden werden **hypo-** und **hyperkinetische Wehenstörungen.** Diese können als **primäre** oder **sekundäre Wehenschwäche** auftreten.

Primäre und sekundäre Wehenschwäche

Bei der **primären Wehenschwäche** sind die Wehen in der Eröffnungsphase quantitativ und/oder qualitativ unzureichend; sie setzen z. B. verzögert ein oder sind zu schwach. Bei der **sekundären Wehenschwäche** reichen die Wehen quantitativ und qualitativ zunächst aus, die Störung bildet sich erst im Geburtsverlauf aus, d. h. die Wehen werden immer schwächer bzw. seltener.

Normale Wehenfrequenz und -dauer

Frühe Eröffnungsphase: 0–1 Wehe in 10 Minuten (0–$^{1}/_{10}$ Minuten)
Späte Eröffnungsphase: 2–3 Wehen in 10 Minuten, Dauer: 30–60 Sekunden pro Wehe
Austreibungsphase: 4–5 Wehen in 10 Minuten, Dauer: 50–90 Sekunden pro Wehe.

Hypokinetische Wehenstörung

DEFINITION

Hypokinetische Wehenstörung *(Wehenschwäche):* Wehenfrequenz in der späten Eröffnungsphase < $^{3}/_{10}$ Minuten bei einer Wehendauer < 30–60 Sekunden pro Wehe. Niedriger Basaltonus < 2,0 kPa/15 mmHg und geringe Wehenamplitude < 30 mmHg (➤ 12.1.2, ➤ Abb. 12.11). Die hypokinetische Wehenstörung tritt v. a. sekundär auf.

Krankheitsentstehung

Bei der **hypokinetischen Wehenstörung** ist die Wehentätigkeit zu schwach, um den Muttermund zu öffnen und das Kind tiefer treten zu lassen. Eine kindliche Gefährdung besteht aber erst in der Austreibungsphase durch den verzögerten Geburtsverlauf.

Anatomische Ursache ist z. B. eine Überdehnung des Myometriums etwa bei Mehrlingsschwangerschaften.

Funktionelle Ursachen können sein:

- Bei der primären Wehenschwäche ein regelwidriger Übergang von den unregelmäßig einsetzenden Vorwehen zu den regelmäßig auftretenden Geburtswehen (➤ 12.2.1)
- Bei der sekundären Wehenschwäche ein erschöpftes Myometrium aufgrund von Elektrolytverlust.

Auch eine volle Harnblase kann reflektorisch eine Wehenschwäche bewirken. Hinzu kommt, dass die volle Blase das Tiefertreten des kindlichen Kopfs erschwert. Das Gleiche gilt für einen vollen Enddarm.

Behandlungsstrategie und Pflege

Maßnahmen bei **primärer Wehenschwäche:**

- Blase und Darm entleeren, um einer reflektorischen Wehenschwäche durch eine volle Blase vorzubeugen und um die wehenfördernde Wirkung eines Klistiers oder Reinigungseinlaufs zu nutzen, da die Erregung der Darmmuskulatur auf das Myometrium übergreift
- Wehen durch Wärme stimulieren, z. B. warmes Bad, Wärmflasche; intravaginale Prostaglandinapplikation, z. B. Prepidil®-Gel (sog. *Priming)* oder individuell dosierte und mittels CTG kontrollierte Oxytocin-Infusion (➤ 11.4.3).

Maßnahmen bei **sekundärer Wehenschwäche:**

- Ruhe- oder Schlafpause ermöglichen, falls die Geburt noch nicht zu weit fortgeschritten ist
- Elektrolytstörungen ausgleichen, insbesondere durch Infusionen mit Kaliumzusatz
- Operative Beendigung der Geburt mittels Vakuumextraktion, wenn der kindliche Kopf die engste Stelle des Beckens bereits überschritten hat (➤ 13.5.2).

Während jeder Geburtsphase tut es der Frau sehr gut, wenn sie vom Personal aufmunternde, bestärkende Unterstützung erfährt und immer wieder ermutigt wird, ihre Kräfte und Energien zu mobilisieren.

Hyperkinetische Wehenstörung

DEFINITION

Hyperkinetische Wehenstörung, unterteilt in zwei Formen:

- **Uterine Hyperaktivität** insbesondere in der späten Eröffnungs- und frühen Austreibungsphase mit hoher Wehenfrequenz > $^{5}/_{10}$ Minuten und/oder hoher Wehenamplitude von > 50 mmHg bei niedrigem Basaltonus. Extremform **Wehensturm.**
- **Uterine Hypertonie** mit normaler Wehenfrequenz, normaler Wehenamplitude und hohem Basaltonus > 2,6 kPa/20 mmHg.

Hyperkinetische Wehenstörungen treten insbesondere primär auf.

Krankheitsentstehung

Die **hyperkinetische Wehenstörung** kommt v. a. bei ängstlichen Frauen vor, deren fehlgesteuertes vegetatives Nervensystem das Myometrium zu einer Überstimulation veranlasst. Auch ein Missverhältnis zwischen vorangehendem Teil und Geburtsweg oder z. B. eine Querlage kann zu einer hyperkinetischen Wehenstörung führen. Selten ist eine Überdosierung von Oxytocin (➤ 11.4.3) Ursache des hyperaktiven Myometriums.

Symptome und Untersuchungsbefund

Neben dem CTG-Befund weist ein schmerzhafter, spastisch zusammengezogener Muttermund während einer Wehe auf eine hyperkinetische Wehenstörung hin.

Komplikationen

Die hyperkinetische Wehenstörung birgt v. a. folgende Gefahren:

- **Intrauteriner Sauerstoffmangel:** Bei zu kurzen Wehenpausen kann der durch die Wehen hervorgerufene Sauerstoffmangel nicht kompensiert werden, sodass das Kind zu wenig Sauerstoff erhält
- **Überdehnungsruptur des Uterus:** Kann das Kind trotz vollständig eröffnetem Muttermund das untere Uterinsegment nicht verlassen (meist bei zu engem Becken oder Querlage mit Armvorfall), nehmen die Wehen extrem an Intensität und Häufigkeit zu *(Wehensturm),* um das Kind gegen den mechanischen

Widerstand auszutreiben. Gelingt dies nicht, rupturiert der Uterus (➤ 13.3.3). Hebamme und Arzt erkennen die Gefahr an den zunehmenden Wehenschmerzen im Bereich des unteren Uterinsegments und daran, dass bei der äußeren Untersuchung die **Bandl-Furche** (*Bandl-Kontraktionsring,* starke Einziehung zwischen unterem Uterinsegment und Hohlmuskel) höher als vier Querfinger über der Symphyse zu tasten ist. Die Frau ist unruhig und leidet oft unter Todesangst
- **Atonische Nachblutung** in der Nachgeburtsphase, da das überlastete Myometrium die Plazentahaftstelle nur unzureichend durch Gefäßkonstriktion verkleinern kann.

Behandlungsstrategie

Bei hyperkinetischen Wehenstörungen ohne fassbare Ursache versuchen Arzt und Hebamme, der Frau das Gebären zu erleichtern, z. B. durch eine Periduralanästhesie, ggf. in Kombination mit einer Tokolyse i. v. (➤ 11.4.3). Zudem versuchen sie, auf die Psyche der Frau einzuwirken, indem sie ihr z. B. die Geburtsvorgänge noch einmal erläutern, ihr vermitteln, dass sie keine Angst zu haben braucht, da sie ja in bester medizinischer und pflegerischer Versorgung ist, mit ihr noch einmal das richtige Atmen durchgehen und ihren Partner bitten, sie seine Nähe deutlich spüren zu lassen.

13.1.2 Zervixdystokie

DEFINITION

Zervixdystokie *(Muttermunddystokie):* Regelwidrigkeiten der Zervix, die die Dilatation des Muttermunds beeinträchtigen.

Bei den Regelwidrigkeiten handelt es sich z. B. um:
- **Zervixnarben,** etwa aufgrund einer Konisation (➤ 1.3.13) oder Cerclage (➤ 11.2). Sie verhindern, dass sich die Zervix unter der Geburt entfaltet und sich der Muttermund öffnet. Die Therapie besteht in einer instrumentellen oder digitalen Aufdehnung der Zervix unter Spekulumeinstellung
- **Verklebung des äußeren Muttermunds** mit den Eihäuten der Vorblase aufgrund einer Entzündung im Zervikalkanal; die Therapie entspricht der von Zervixnarben
- **Zervikale Hypertonien,** die sich z. B. in Form von ringförmigen Einschnürungen *(constriction ring)* bemerkbar machen, welche von den Wehen nach kaudal nicht überwunden werden können. Therapeutisch wird die Relaxation des entsprechenden Zervikalabschnitts mit Schmerzmitteln angestrebt, z. B. Buscopan® oder Dolantin®; ggf. auch mittels Leitungsanästhesie. Nützt dies nichts, erfolgt eine Sectio caesarea.

13.2 Kindliche Ursachen der pathologischen Geburt

13.2.1 Lageanomalien: Quer- und Schräglage

DEFINITION

Lageanomalie: Abweichung von der Längslage des Feten (➤ 12.1.1). Unterteilt in **Querlage** (0,7 % aller Geburten) und **Schräglage** [1].

Krankheitsentstehung

Meist bleibt die Ursache der **Lageanomalie** unklar. Risikofaktoren sind Beckenanomalien oder Myome der Schwangeren, eine Placenta praevia (➤ 11.5.2) oder kindliche Fehlbildungen, die eine zeitgerechte Drehung des Kindes erschweren. Auch bei Frühgeburten, Mehrlingen und Polyhydramnion sowie bei Vielgebärenden mit schlaffer Uteruswand treten Lageanomalien gehäuft auf.

Symptome, Untersuchungsbefund und Diagnostik

Bei der geburtshilflichen Untersuchung ist der Fundusstand für die Schwangerschaftsdauer zu niedrig, der Kopf ist seitlich tastbar und das kleine Becken leer. Eine sichere Diagnosestellung ist durch die Sonografie problemlos möglich.

Komplikationen

Die Lebensgefahr für Frau und Kind beginnt mit Einsetzen der Wehen: Nach dem Blasensprung fällt der Arm des Kindes vor, seine Schulter keilt sich ein und das Kind wird förmlich abgeknickt (*verschleppte Querlage* ➤ Abb. 13.2). Zusätzlich drohen ein Nabelschnurvorfall (➤ 11.6.2) und mit zunehmender Wehentätigkeit eine Uterusruptur (➤ 13.3.3).

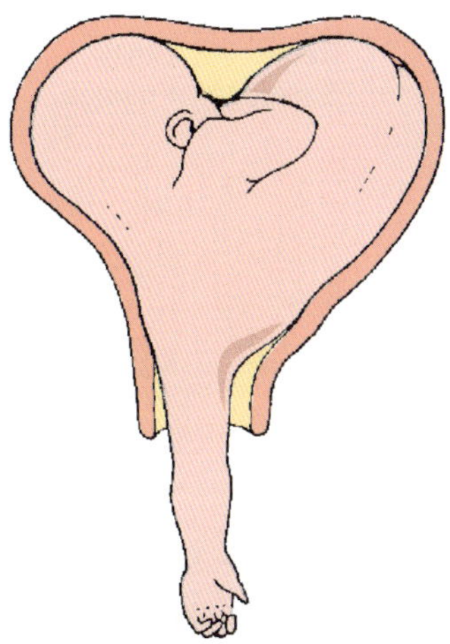

Abb. 13.2 Verschleppte Querlage nach Blasensprung [L157]

Behandlungsstrategie

Bei einer Quer- oder Schräglage ist eine vaginale Geburt unmöglich und stets ein Kaiserschnitt erforderlich, sofern der Versuch einer äußeren Wendung (➤ 13.2.2) fehlgeschlagen ist. Bis dahin sind eine medikamentöse Wehenhemmung (➤ 11.4.3) und Beckenhochlagerung der Gebärenden erforderlich. Bei einem Nabelschnurvorfall muss sofort eine Sectio caesarea durchgeführt werden, um das Leben des Kindes zu retten.

Pflege bei Sectio caesarea ➤ 13.5.3

13.2.2 Anomalie der Poleinstellung: Beckenendlage

Weitere Poleinstellung: Schädellage ➤ 12.1.1, ➤ Abb. 13.5
Haltungsanomalien ➤ 13.2.3

DEFINITION

Beckenendlage: Anomalie der Poleinstellung (➤ 12.1.1, ➤ Abb. 13.3). Statt des Kopfs führen (bei Längslage des Feten) Steißbein, Knie und/oder Füße des Kindes. Häufigkeit etwa 3 % aller Geburten.

Krankheitsentstehung

Die Risikofaktoren für eine **Beckenendlage** entsprechen denen bei Quer- und Schräglage. Meist lässt sich jedoch keine Ursache feststellen.

Symptome, Untersuchungsbefund und Diagnostik

Der Schwangeren fällt evtl. auf, dass „das Kind so weit unten strampelt“. Bei der Untersuchung ist der kindliche Kopf im Fundusbereich tastbar, der vorangehende Teil ist weich.

Die Sonografie sichert die Diagnose und erlaubt eine Größenbestimmung des Fetus sowie den Ausschluss einer Placenta praevia

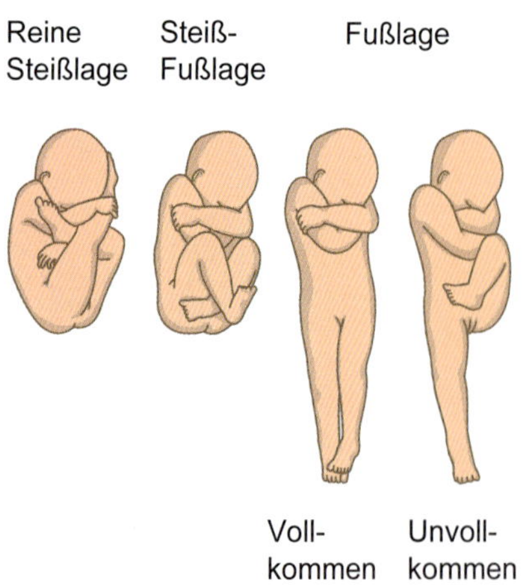

Abb. 13.3 Beckenendlagen [L138]

(➤ 11.5.2) und fetaler Fehlbildungen. Außerdem kann der Arzt die Beinhaltung des Fetus darstellen, die den für die Dehnung des Geburtswegs maßgeblichen Umfang bestimmt und somit für Geburtsverlauf und -management ganz entscheidend ist:

- **Reine (einfache) Steißlage** (am häufigsten): vorangehender Kindsteil ist das Steißbein (geburtshilflich wirksamer Umfang etwa 27 cm)
- **Vollkommene Steiß-Fußlage** (selten): vorangehende Kindsteile sind Steißbein und Füße (geburtshilflich wirksamer Umfang etwa 32 cm)
- **Unvollkommene Fuß- oder Knielage:** vorangehende Kindsteile sind beide Füße oder Knie (geburtshilflich wirksamer Umfang etwa 24 cm).

Komplikationen

Das Risiko der Beckenendlagen besteht darin, dass Füße und Steiß den Geburtskanal nicht so weit dehnen, dass der (größere) Kopf schnell nachfolgen kann. Ab einem bestimmten Zeitpunkt komprimiert der Kopf die Nabelschnur, die ja mit dem Nabel des Kindes vorangeht, aber noch nach oben Verbindung zur Plazenta hat, sodass die Sauerstoffversorgung des Kindes vermindert ist und die Geburt auf jeden Fall innerhalb der nächsten Minuten beendet werden muss. Wegen der unzureichenden Vordehnung des Geburtswegs sind dabei v. a. Kopf, Wirbelsäule und Hals des Kindes erhöhten mechanischen Belastungen ausgesetzt.

Außerdem ist bei einer Beckenendlage wie bei einer Querlage das Risiko eines Nabelschnurvorfalls (➤ 11.6.2) beim Blasensprung erhöht.

Behandlungsstrategie

Zeichnet sich im letzten Schwangerschaftsdrittel eine Beckenendlage ab, empfehlen einige Hebammen und Mediziner zunächst gymnastische Übungen, z. B. die indische Brücke mit zeitweiliger Beckenhochlagerung. Außerdem wird in manchen geburtshilflichen Zentren ab der 38. SSW bei Quer- oder Beckenendlage eine **äußere Wendung** versucht, d. h. der Arzt beabsichtigt, unter gleichzeitiger Tokolyse (➤ 11.4.3) durch Druck von außen das Kind zu einem „Purzelbaum“ zu bewegen. Aufgrund ihrer Risiken, insbesondere einem vorzeitigen Blasensprung, einer Nabelschnurkompression oder einer vorzeitigen Plazentalösung, darf die äußere Wendung nur in Sectio-Bereitschaft und unter ständiger CTG-Kontrolle durchgeführt werden. Kontraindikationen der äußeren Wendung sind z. B. Uterusfehlbildungen, Hydrozephalus (➤ 13.2.6) und Placenta praevia (➤ 11.5.2).

Liegt das Kind einer Erstgebärenden in Beckenendlage, wird nach erfolglosem Versuch einer äußeren Wendung meist eine Sectio caesarea durchgeführt, da das Risiko für das Kind dann geringer ist als bei einer vaginalen Entbindung. Unter bestimmten Voraussetzungen (geschätztes Gewicht des Kindes 2.500–3.500 g, Beckenendlage in einfacher Steißlage, kein vorzeitiger Blasensprung, unauffällige Beckenaustastung, PDA) kann bei Einverständnis der

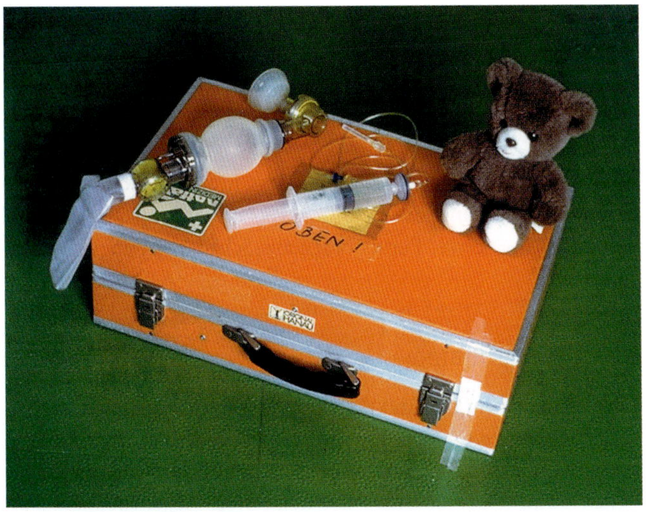

Abb. 13.4 Baby-Notfallkoffer, der bei jeder vaginalen Beckenendlagengeburt bereitgehalten werden sollte. [K183]

Schwangeren auch bei Erstgebärenden eine vaginale Entbindung versucht werden. Bei einer Frau, die bereits Kinder geboren hat, ist der Geburtsweg weicher, sodass eine vaginale Geburt oft möglich ist.

Durch spezielle Handgriffe wie die **Manualhilfe nach Bracht** oder die **Kopflösung nach Veit-Smellie** unterstützt der Arzt die Entwicklung des Kindes. Sobald jedoch Komplikationen auftreten, wird eine Sectio caesarea durchgeführt.

Pflege bei Sectio caesarea ➤ 13.5.3

Der **Kristeller-Handgriff** unterstützt die letzte Phase der Austreibungsphase. Er wird v. a. bei einer Geburt aus Beckenendlage durchgeführt, aber auch bei einer Geburt aus Schädellage, wenn sich der Kopf nur schwer entwickeln lässt oder das CTG pathologisch ist. Ein Helfer übt gleichzeitig mit der Presswehe mit flach aufgelegten Händen Druck auf den Fundus uteri aus, um das Kind nach unten zu schieben. Da der Kristeller-Handgriff für die Gebärende sehr unangenehm ist, bedarf er der sorgfältigen Indikationsstellung.

Nach der Geburt müssen sowohl die Mutter als auch das Kind auf Geburtsverletzungen (➤ 13.3) untersucht und sorgfältig beobachtet werden.

VORSICHT!

Wegen des erhöhten Risikos für das Kind sollte bei jeder vaginalen Beckenendlagengeburt ein Baby-Notfallkoffer (➤ Abb. 13.4) bereitstehen. Außerdem wird nach Möglichkeit vorab ein Team aus Pädiater und Pflegenden informiert, damit es sich für einen evtl. Notfall bereithalten kann.

13.2.3 Haltungsanomalie

DEFINITION

Haltungsanomalie *(Deflexionshaltung):* Schädellage, bei der die physiologische Flexion (Beugung) des kindlichen Kopfs beim Tiefertreten unzureichend ist oder ausbleibt, sodass Scheitel *(Vorderhauptslage)*, Stirn *(Stirnlage)* oder Gesicht *(Gesichtslage)* vorangehen. Stets verbunden mit einer **Stellungsanomalie.**

Je nach Ausmaß der Streckhaltung werden die **Haltungsanomalien** eingeteilt in (➤ Abb. 13.5):

- **Vorderhauptslage:** Der Kopf ist mäßig deflektiert
- **Stirnlage:** Der Kopf ist stark deflektiert, dadurch ist die Stirn führender Kindsteil
- **Gesichtslage:** Der Kopf ist sehr stark deflektiert, dadurch ist das Gesicht führender Kindsteil.

Alle Haltungsanomalien verlaufen mit nach hinten gerichtetem Rücken, d. h. es liegt gleichzeitig eine **Einstellungsanomalie** vor (➤ 13.2.4).

Bedeutung erlangen die Haltungsanomalien dadurch, dass der Geburtsverlauf infolge des größeren Kopfumfangs verzögert ist. Dadurch ist die Gefährdung für Gebärende und Kind erhöht.

Während bei der Vorderhauptslage meist eine vaginale Geburt möglich ist, erfolgt bei Stirn- und Gesichtslage in aller Regel eine Sectio caesarea.

13.2.4 Einstellungsanomalie

DEFINITION

Einstellungsanomalie: Fehlende Anpassung des kindlichen Kopfs an den Geburtskanal. Hauptformen sind der **hohe Geradstand** und der **tiefe Querstand.**

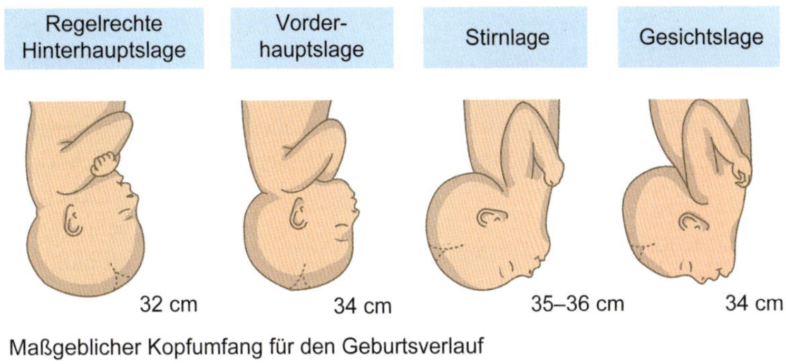

Abb. 13.5 Flexionshaltung (hier regelrechte Hinterhauptslage) sowie verschiedene Deflextionshaltungen, bei denen die Beugung des kindlichen Kopfs beim Durchtritt durch das knöcherne Becken ausbleibt (➤ Abb. 12.15). [L138]

Physiologischerweise steht der kindliche Kopf im querovalen Beckeneingang quer *(hoher Querstand)*, um sich dann beim Tiefertreten zu beugen und zu drehen, sodass er im längsovalen Beckenausgang längs („gerade") steht *(tiefer Geradstand)*.

Bei Einstellungsanomalien ist diese Anpassung des kindlichen Kopfs an die Beckenform gestört.

Hoher Geradstand

Beim **hohen Geradstand** steht der kindliche Kopf vor dem Beckeneingang längs („gerade"). Die Diagnose wird durch Tasten der Pfeilnaht und ggf. durch Ultraschall gesichert. Bleibt die Drehung des Kopfs trotz abwechselnder Lagerung der Gebärenden auf beide Körperseiten und ggf. Spasmolytikagaben aus, erfolgt eine Sectio caesarea.

Tiefer Querstand

Beim **tiefen Querstand** ist die Drehung des Kopfs beim Tiefertreten ausgeblieben, sodass der kindliche Kopf quer auf dem Beckenboden steht. Ursächlich liegt vielfach eine sekundäre Wehenschwäche (➤ 13.1.1) zugrunde.

Therapeutisch wird die Gebärende auf die Seite des kindlichen Hinterhaupts gelagert, um so die Beugung und Drehung des kindlichen Kopfs zu erreichen.

Gegebenenfalls wird die Wehentätigkeit durch Oxytocin-Infusionen (➤ 11.4.3) angeregt. Führen diese Maßnahmen nicht zum gewünschten Erfolg, wird das Kind vaginal-operativ durch Vakuumextraktion entbunden (➤ 13.5.2).

13.2.5 Schulterdystokie

DEFINITION

Schulterdystokie: Einstellungsanomalie der Schulter, bei der sich nach Geburt des Kopfs die vordere Schulter nicht entwickeln lässt.

Bei der **Schulterdystokie** kommt es nach der Geburt des kindlichen Kopfs zu einem Geburtsstillstand. Beim **hohen Schultergeradstand** steht die kindliche Schulterbreite längs im (querovalen) Beckeneingang, beim **tiefen Schulterquerstand** quer im (längsovalen) Beckenausgang.

Krankheitsentstehung

Risikofaktoren für eine Schulterdystokie sind ein hohes kindliches Gewicht (≥ 4.000 g) sowie Adipositas oder Diabetes mellitus der Schwangeren, doch lässt sich im Einzelfall oft keine Ursache finden.

Symptome und Untersuchungsbefund

Leitsymptom der Schulterdystokie ist der Geburtsstillstand nach Geburt des Kopfs, der bereits geborene Kopf des Kindes weicht beim hohen Schultergeradstand wieder zurück (sog. Sektkorken- oder Turtle-Neck-Phänomen) bzw. vollzieht beim tiefen Schulterquerstand nicht die physiologische Drehung.

Komplikationen

Gefährlich wird die Schulterdystokie dem Kind insbesondere durch das hohe Risiko eines Sauerstoffmangels und traumatischen Schädigungen wie etwa Plexus-brachialis-Schäden oder Claviculafrakturen.

Behandlungsstrategie

Zunächst versucht der Arzt die kindliche Schulter von außen zu lösen *(Manöver nach McRoberts)*, mit mehrfachem Strecken und Beugen der mütterlichen Beine in den Hüften bei gleichzeitigem Druck unmittelbar oberhalb der Symphyse. Gegebenenfalls sind auch eine Erweiterung der in diesem Fall nicht zu umgehenden Episiotomie (➤ 13.5.1) und eine Tokolyse (➤ 11.4.3) erforderlich.

13.2.6 Kindliche Fehlbildungen

Auch **kindliche Fehlbildungen** können Ursache eines gestörten Geburtsverlaufs sein.

Zu erwähnen ist insbesondere der **Hydrozephalus** (Erweiterung der Liquorräume im Gehirn und des Schädels), der zu einem massiven Missverhältnis zwischen kindlichem Kopf und mütterlichem Becken führt. Er ist heute durch die routinemäßigen Sonografien in der Schwangerschaft fast immer schon vor der Geburt bekannt. Die Entbindung erfolgt stets durch Sectio caesarea.

Steißteratome (aus verschiedenen Geweben bestehender Tumor) können – je nach Größe – ebenfalls ein Geburtshindernis darstellen, während bei der **Anenzephalie** (➤ 10.3.1) in aller Regel eine vaginale Entbindung möglich ist.

Begleitung von Eltern mit pathologisch entwickeltem Kind

Pflege und Begleitung bei der Geburt eines toten Kindes ➤ 11.2

Selbst bei optimaler Betreuung kann auch heute noch ein Kind (unerwartet) mit Fehlbildungen geboren werden, intrauterin oder kurz nach der Geburt versterben. Für manche Frauen/Eltern kommen Behinderung oder Tod des Babys sehr plötzlich, z. B. bei einer Frühgeburt (➤ 11.4.1), einer pränatal nicht diagnostizierten Fehlbildung oder bei Geburtskomplikationen. Andere wissen bereits vor der Entbindung, dass sie ein schwerstkrankes oder totes Kind gebären werden.

Schock, Trauer, Verzweiflung und Ambivalenz sind die ersten elterlichen Gefühle nach der Geburt eines unerwartet kranken oder behinderten Kindes. Pflegende, Hebammen und Ärzte fühlen sich oft hilflos, vielleicht auch überfordert und selbst sehr betroffen. Für die Eltern ist es in solch schweren Momenten aber ganz wichtig, dass ihnen schon im Kreißsaal einfühlsam und mitfühlend begegnet wird. Dennoch kann sich im Gegensatz zur beschwingten, gelösten

Stimmung nach der Geburt eines gesunden Kindes ratloses Schweigen breit machen oder die Hilflosigkeit der Helfer wird durch hektische Betriebsamkeit als anderes Extrem kaschiert. Oft wird das Kind – ohne dringende medizinische Notwendigkeit – sofort von den Eltern getrennt und der für ein gelingendes Bonding (➤ 12.3.3) so wichtige Erstkontakt zum Kind damit dramatisch erschwert.

Pflegende, Hebammen und Ärzte sollten auch auf die Geburt eines Kindes mit Fehlbildung professionell vorbereitet sein, damit sie den Eltern durch beherztes Annehmen des Kindes erste Unterstützung bei der Begegnung mit ihrem Baby geben können. Besonders wichtig ist, dass die Eltern Gefühle der Ambivalenz zeigen bzw. äußern dürfen.

Wird schon von Eltern gesunder Kinder nur Freude und Begeisterung erwartet, obwohl praktisch alle Eltern insbesondere bei eigener Erschöpfung auch einmal anders empfinden, ist es für Eltern eines kranken oder behinderten Kindes aufgrund des gesellschaftlichen Drucks doppelt schwer, die „negativen Gefühle“, z. B. Ablehnung oder Entsetzen, gegenüber ihrem Kind vor sich und anderen zuzulassen. Erst die Integration dieser tabuisierten Emotionen ermöglicht jedoch eine offene Haltung dem Kind gegenüber. Hier sind Hebammen und Pflegende gefordert, Eltern zu ermutigen, diese Gefühle wahrzunehmen und auszudrücken.

13.2.7 Mehrlingsgeburten

Mehrlingsgeburten sind immer Risikogeburten und bedürfen der besonderen Überwachung der schwangeren Frau und der ungeborenen Kinder. Bei komplikationslosem Verlauf der Schwangerschaft wird die Schwangere meist in der 38. SSW stationär aufgenommen, ansonsten bereits früher. Dass Hebamme und Arzt von einer Mehrlingsgeburt überrascht werden, ist infolge der routinemäßigen Sonografien sehr selten.

Bei reifen Zwillingen kann, falls beide Kinder in Schädellage liegen oder der erste Zwilling in Schädel- und der zweite (eher kleine) Zwilling in Beckenendlage liegt, unter ständiger CTG-Kontrolle und Sectio-Bereitschaft eine vaginale Geburt angestrebt werden. Dabei sollte die Geburt des zweiten Kindes innerhalb von 15–20 Minuten nach der Geburt des ersten erfolgen, da die Gefahr einer vorzeitigen Plazentalösung besteht (➤ 11.5.2). Nach der Geburt ist das Risiko einer Uterusatonie (➤ 13.4.2) erhöht.

In allen übrigen Fällen, z. B. bei anderer Lage der Kinder oder schlechtem Befinden eines Zwillings, oder bei mehr als zwei Kindern wird eine Sectio caesarea (➤ 13.5.3) durchgeführt.

13.3 Mütterliche Geburtsverletzungen

13.3.1 Dammriss

Dammschutz ➤ 12.3.2

Die häufigsten mütterlichen Geburtsverletzungen sind **Dammrisse,** genauer **Scheidendammrisse,** die durch Überdehnung des Damms entstehen. Je nach Schwere der Verletzung werden drei Grade unterschieden:

- **Grad I:** Hauteinriss des Scheideneingangs, der Vagina und des Damms ohne Verletzung der Dammmuskulatur
- **Grad II:** Riss der Dammmuskulatur bis zum analen Sphinkter, der Schließmuskel selbst bleibt aber intakt
- **Grad III:** Dammriss mit Verletzung des analen Sphinkters und manchmal auch der Rektumvorderwand. Das Einreißen der Rektumvorderwand wird gelegentlich auch als Dammriss **IV. Grades** bezeichnet.

Die medizinische Versorgung bei Dammrissen Grad I und II besteht in einer Dammnaht (➤ Abb. 12.30). Bei einem Dammriss Grad III muss der anale Sphinkter sorgfältig rekonstruiert werden, um eine spätere Stuhlinkontinenz zu vermeiden.

Pflege bei Dammriss

Die Pflege bei Dammrissen I. und II. Grades entspricht der Pflege bei Episiotomie (➤ 13.5.1).

Bei einem Dammriss III. Grades muss für weichen Stuhlgang gesorgt werden. Dabei dürfen keine Einläufe oder Suppositorien gegeben werden. Rektale Untersuchungen sind ebenfalls nicht erlaubt.

13.3.2 Zervixriss

Gelegentlich können stark blutende **Zervixrisse** auftreten, die sorgfältig genäht werden müssen. Sie entstehen z. B. bei Zangenentbindungen (➤ 13.5.2), vaginalen Beckenendlagenentwicklungen oder wenn sich der Muttermund noch nicht ganz geöffnet hat, die Gebärende aber schon presst.

13.3.3 Uterusruptur

Für Mutter und Kind lebensgefährlich ist die **Uterusruptur,** d. h. das Zerreißen der Gebärmutter. Aufgrund der guten medizinischen Versorgung ist eine Uterusruptur in Deutschland sehr selten geworden.

Eine Ursache der Uterusruptur ist das Aufplatzen einer Narbe nach vorangegangenen Uterusoperationen, z. B. nach Sectio (➤ 13.5.3) oder Myomenukleationen (➤ 3.12.4). Diese Form der Uterusruptur kann auch (zunächst) schmerzarm verlaufen und heißt dann **stille Ruptur.** Ein intakter Uterus rupturiert insbesondere bei unüberwindbaren Geburtshindernissen, z. B. einer Querlage des Kindes. Hier steigern sich die Wehen zum Wehensturm (➤ 13.1.1), die Uterusmuskulatur kämpft gegen das Hindernis an, der Unterbauch der Frau ist auch außerhalb der Wehe stark druckschmerzhaft und die Gebärende wird immer unruhiger. Bei der Ruptur verspürt die Frau zunächst starke Schmerzen, ist dann aber schmerzfrei, die Wehentätigkeit hört plötzlich auf, die Frau gerät in einen Schock und entwickelt eine Abwehrspannung des Abdomens, das Ungeborene stirbt.

Beim geringsten Verdacht auf eine Uterusruptur sind eine Tokolyse (➤ 11.4.3) und eine Notsectio angezeigt. Ist der Uterus bereits rupturiert, wird sofort laparotomiert. In günstigen Fällen ist eine Uterusübernähung möglich, ansonsten muss die Gebärmutter entfernt werden.

13.4 Plazentalösungsstörung und Uterusatonie

13.4.1 Plazentalösungsstörung

DEFINITION

Plazentalösungsstörung: Gestörte Ablösung der Plazenta von der Uteruswand nach der Geburt des Kindes. Eine Plazentalösungsstörung kann mit und ohne stärkere Blutung einhergehen. Sie ist entweder funktionell – bei Wehenschwäche nach der Geburt, bei überfüllter Harnblase – oder durch zu tiefes Einwachsen der Plazentazotten in die Uteruswand bedingt.

Zunächst wird versucht, die Plazenta nicht-invasiv zu lösen:

- Harnblase entleeren, ist dies nicht spontan möglich, Einmalkatheterisierung; Uterus leicht massieren, um eine Wehe „anzureiben", Coolpacks auflegen
- Kontraktionsmittel injizieren, z. B. Syntocinon® i. m. oder i. v.
- Credé-Handgriff durchführen (➤ Abb. 13.6)
- Akupunktur.

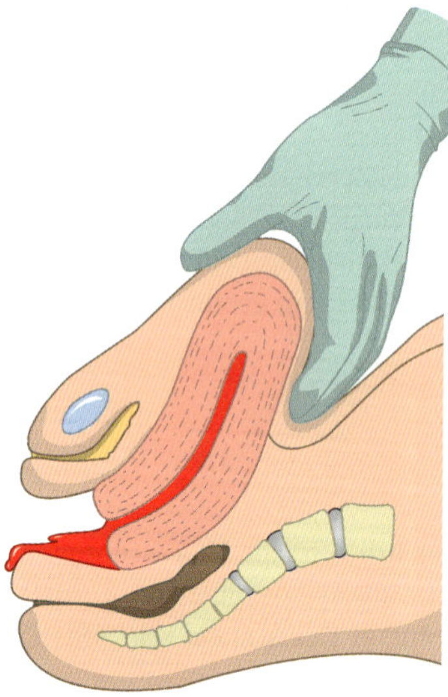

Abb. 13.6 Credé-Handgriff. Der Uterus wird mit einer Hand umfasst (Daumen auf der Vorderseite, die übrigen Finger auf der Hinterseite) und komprimiert. [L138]

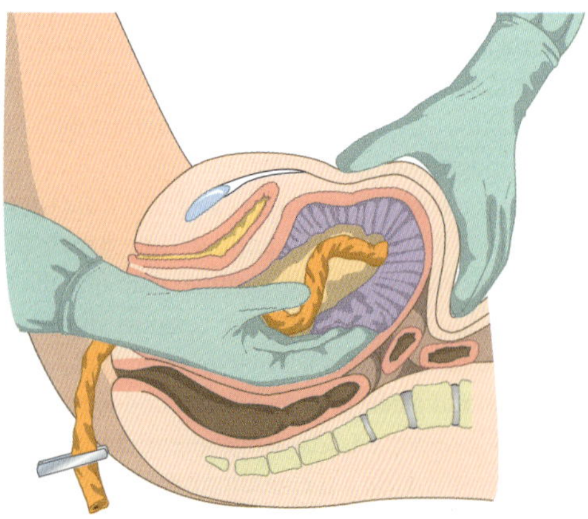

Abb. 13.7 Manuelle Lösung der Plazenta. Anschließend wird vorsichtig eine Abrasio durchgeführt. [L138]

Bleiben diese Maßnahmen erfolglos, muss die Plazenta – evtl. in Kurznarkose – manuell gelöst (➤ Abb. 13.7) und vorsichtig eine Abrasio (➤ 1.3.13) vorgenommen werden. Ist die Plazenta in das Myometrium hineingewachsen (sehr selten), kann sie manuell nicht gelöst werden; meist muss die Gebärmutter dann entfernt werden.

13.4.2 Uterusatonie

DEFINITION

Uterusatonie: Unzureichende Kontraktion der Gebärmutter nach Ausstoßung der Plazenta. Zeigt sich meist durch massive vaginale Blutungen (> 500 ml), manchmal auch durch den kontinuierlichen Abgang kleinerer Blutmengen bei Einblutung in die Gebärmutterhöhle.

VORSICHT!

Atonische Nachblutungen können nicht nur in der Nachgeburtsphase auftreten, sondern auch noch zu Beginn des Wochenbetts.

Ursachen einer **Uterusatonie** sind Kontraktionsschwäche und/oder Überdehnung des Myometriums, z. B. nach einer Mehrlingsschwangerschaft, bei Plazentaresten, nach einer operativen Geburtsbeendigung oder bei Uterus myomatosus (➤ 3.12.4). Entsprechend ist das Leitsymptom der Uterusatonie eine vaginale Blutung bei großem, schlaffem Uterus.

Bei massiven Blutungen wird zunächst versucht, den Uterus während einer Nachwehe „auszudrücken" und durch Anwendung des Credé-Handgriffs (➤ Abb. 13.6) vom Fundus her komprimiert zu halten, damit die Gebärmutterhöhle nicht wieder vollblutet. Gleichzeitig wird versucht, manuell oder medikamentös, z. B. mit Oxytocin (z. B. Orasthin®, Syntocinon®) und/oder Prostaglandinen (z. B. Sulproston = Nalador®), neue Kontraktionen anzuregen. Dabei achten die Pflegenden darauf, dass die Harnblase der Frau leer ist, ggf. wird die Frau katheterisiert. Zur Vasokonstriktion legen sie der Frau Kühlelemente auf.

Blutet die Frau weiterhin stark, führt der Arzt eine Abrasio (➤ 1.3.13) durch, um sicherzustellen, dass keine Plazentareste in der Gebärmutter zurückbleiben. Hilft auch diese nicht, wird die Gebärmutterhöhle tamponiert oder durch spezielle Nähte, z. B. B-Lynch-Naht, versucht, den Uterus zu komprimieren. In seltenen Fällen bleibt als letzte Möglichkeit nur die Entfernung des Uterus (*Hysterektomie* ➤ 3.12.4). Gleichzeitig müssen eine Schocktherapie durchgeführt und andere Ursachen einer Nachblutung ausgeschlossen werden.

Nachblutungen in der Nachgeburtsphase

In der Nachgeburtsphase ist die häufigste Komplikation überhaupt eine zu starke Nachblutung. Folgende Ursachen kommen in Betracht:

- **Plazentalösungsstörung** oder **unvollständige Plazenta,** daher wird die Plazenta stets auf Vollständigkeit überprüft (➤ Abb. 12.32)
- **Uterusatonie,** daher wird von außen getastet, ob der Uterus abnorm groß oder schlaff ist
- **Mütterliche Geburtsverletzungen,** daher wird die Frau hinsichtlich eines Scheiden- oder Zervixrisses untersucht, d. h. es wird postpartal eine vaginale Einstellung mit Spekula vorgenommen

- **Gerinnungsstörungen,** daher werden bei Verdacht Gerinnungsparameter (Thrombozyten, Quick/INR, PTT, Fibrinogen und -spaltprodukte) überprüft.

13.5 Geburtshilfliche Operationen

13.5.1 Episiotomie

Die häufigste geburtshilfliche Operation ist die **Episiotomie** (*Dammschnitt* ➤ 12.3.2). Nach der Geburt der Plazenta werden die Vaginalhaut, die tieferen Dammschichten und die Haut in getrennten Schichten wieder verschlossen. Vorher wird die Frau rektal untersucht, um Darmverletzungen auszuschließen.

Pflege nach Episiotomie

Die Pflegenden:

- Veranlassen in den ersten Tagen nach der Geburt die regelmäßige Spülung des äußeren Genitale (➤ 3.7). Ab dem dritten Tag können ggf. Sitzbäder angeboten werden (➤ 3.8), dabei ist darauf zu achten, dass die Brust nicht mit dem Badewasser in Berührung kommt
- Kontrollieren und beobachten die Dammnaht täglich auf Zeichen eines Hämatoms, einer Infektion oder einer verzögerten Wundheilung. Bei Dehiszenzen (Auseinanderweichen der Wundränder) informieren sie den Arzt und lassen die Patientin nüchtern, da evtl. eine Sekundärnaht erforderlich ist
- Legen bei starkem Spannungsgefühl mehrmals am Tag auf Anordnung Salbentupfer auf, die mit einer Wund-Heilsalbe versehen sind, z. B. Bepanthen®, Actovegin® oder Arnika-Salbe, bzw. mit anästhesierender Wirkung wie Xylocaingel® 2 %
- Applizieren bei Hämatomen in Absprache mit dem Arzt lokal Kälte mit Coolpack oder Quarkumschlag (➤ 14.6.2). Bei einer beginnenden, oberflächlichen Infektion wenden sie trockene Wärme an (Sollux-Lampe) und lassen Luft an die Dammnaht. Aus hygienischen Gründen und um die Wäsche zu schützen unterlegen sie im Dammbereich während der Behandlung eine Einmalunterlage um die Lochien aufzufangen (➤ 14.2.1)
- Bieten zum Sitzen ein weiches Kissen als Polsterung an, da es für die Wöchnerin in den ersten Tagen nach der Geburt sehr unangenehm ist, auf der Naht zu sitzen. Alternativ kann der Patientin auch vorgeschlagen werden, sich auf zwei Sandsäcke zu setzen (unter jede Gesäßhälfte ein Sandsack), sodass die Naht hohlgelagert wird
- Klären bei stärkeren Schmerzen durch Rücksprache mit dem Arzt die Gabe von Analgetika, z. B. Diclofenac, etwa in Voltaren® Supp.
- Versichern der Wöchnerin, dass sie sich jederzeit bei allen Fragen, Unklarheiten, Unsicherheiten und besonders bei akuten Beschwerden an die Pflegenden wenden darf und sollte.

Ob es notwendig ist, den Faden zu entfernen, hängt vom verwendeten Nahtmaterial ab. Meist werden resorbierbare Fäden benutzt, sodass diese nicht gezogen werden müssen.

13.5.2 Vaginal-operative Entbindung

Als **vaginal-operative Entbindungen** werden die **Vakuumextraktion** *(Saugglocken-Entbindung)* und die **Forzeps-Entbindung** (*Zangenentbindung,* von lat. *forceps* = Zange) bezeichnet. Sie sind notwendig, wenn es während der Austreibungsphase (➤ 12.3.2) zu einem Geburtsstillstand kommt.

- Bei der Vakuumextraktion wird eine Saugglocke auf den kindlichen Kopf aufgesetzt und nach Erzeugung eines Unterdrucks das Kind mit der Wehe vorsichtig herausgeleitet (➤ Abb. 13.8, ➤ Abb. 13.9)
- Bei der Forzeps-Entbindung wird eine spezielle Zange um den Kopf des Kindes gelegt und ohne Kraftanwendung geschlossen (➤ Abb. 13.10, ➤ Abb. 13.11). Die Entwicklung des Kindes erfolgt ebenfalls mit der Wehe.

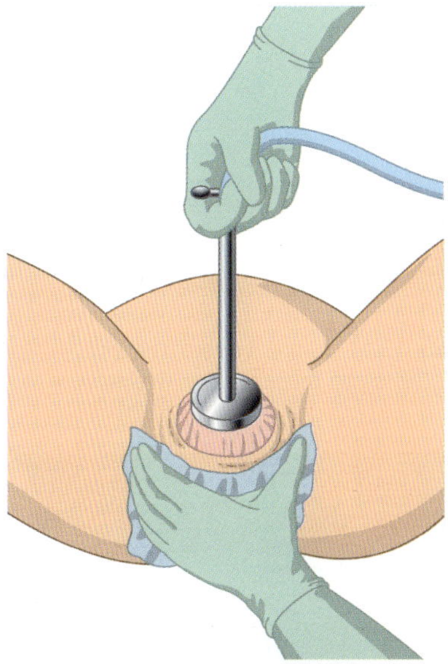

Abb. 13.8 Vaginal-operative Entbindung: Vakuumextraktion bei Schädellage. Die rechte Hand zieht wehensynchron am Extraktor, während die linke den Damm schützt. [L138]

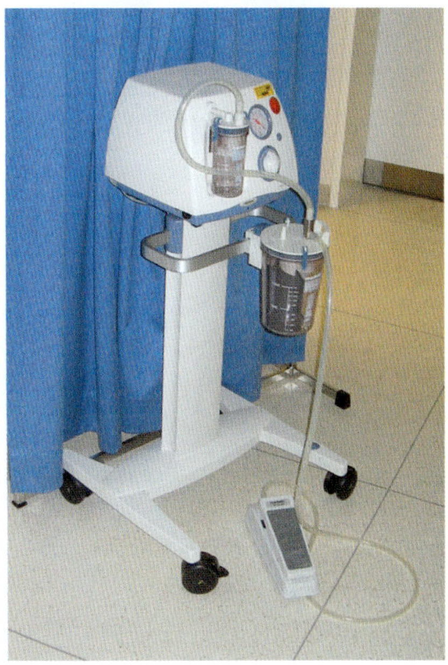

Abb. 13.9 Zum Vakuumextraktor gehören eine Saugglocke, ein Schlauchsystem und eine Vakuumpumpe. [T192]

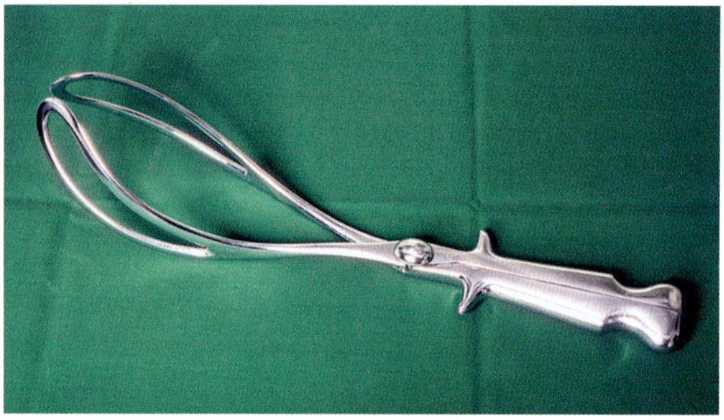

Abb. 13.10 Geburtszange [K183]

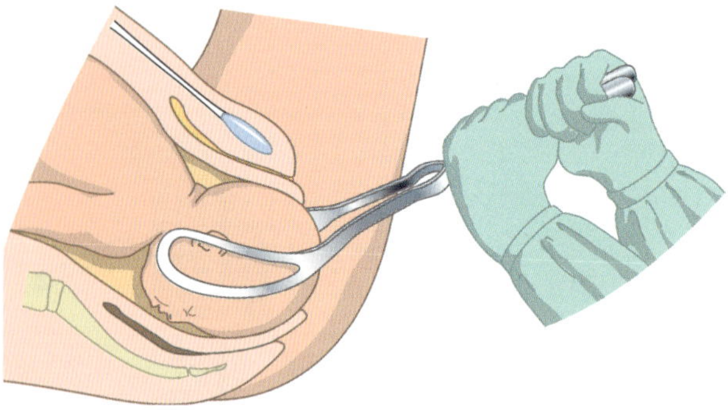

Abb. 13.11 Während einer Wehe wird das Kind mit der ohne Kraftanwendung geschlossenen Zange aus dem Geburtskanal gezogen. [L138]

In beiden Fällen muss eine Episiotomie durchgeführt und die Mutter anschließend sorgfältig auf Rissverletzungen (➤ 13.3) untersucht werden.

Nach der Geburt besteht ein erhöhtes Risiko der Uterusatonie (➤ 13.4.2). Prophylaktisch können Medikamente gegeben werden, die die Uteruskontraktionen unterstützen, z. B. Syntocinon®.

Pflege nach vaginal-operativer Entbindung

Bei der pflegerischen Betreuung der Wöchnerin und des Neugeborenen achten die Pflegenden im Besonderen auf:

- Blutungen oder eine verzögerte Rückbildung des Uterus (➤ 14.6.1, ➤ Abb. 14.4)
- Umfassende Beobachtung des Kindes sowohl nach einer Vakuumextraktion als auch nach einer Zangenentbindung (Monitoring). Nach einer Vakuumextraktion hat das Baby dort, wo die Saugglocke ansetzte, eine entsprechend geformte Kopfgeschwulst, die nach der Geburt innerhalb der ersten Tage verschwindet.

13.5.3 Sectio caesarea

Ist eine vaginale Geburt nicht möglich oder für Gebärende und/oder Kind mit einem unvertretbar hohen Risiko behaftet, wird das Kind durch **Sectio caesarea** (kurz *Sectio, Kaiserschnitt, abdominelle Schnittentbindung*) entbunden, also operativ durch Laparotomie (➤ Abb. 13.12).

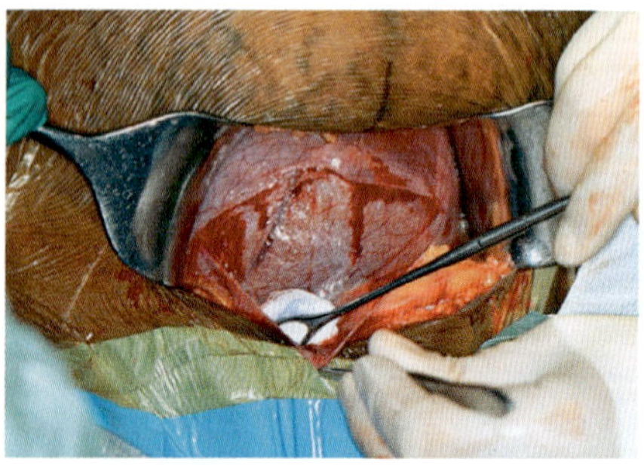

a Die Bauchdecken sind eröffnet.

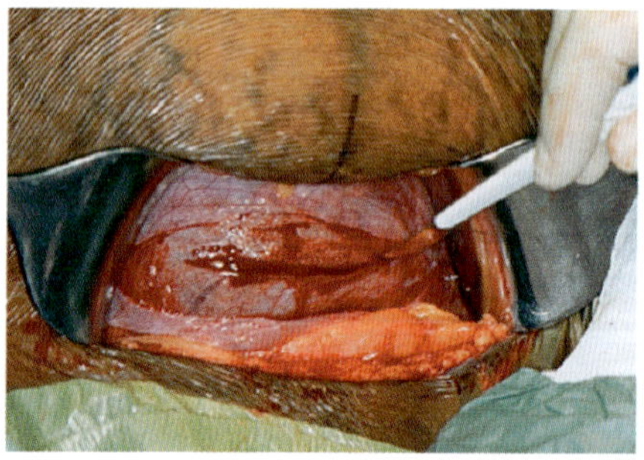

b Mit Skalpell wird die Gebärmuttervorderwand aufgeschnitten.

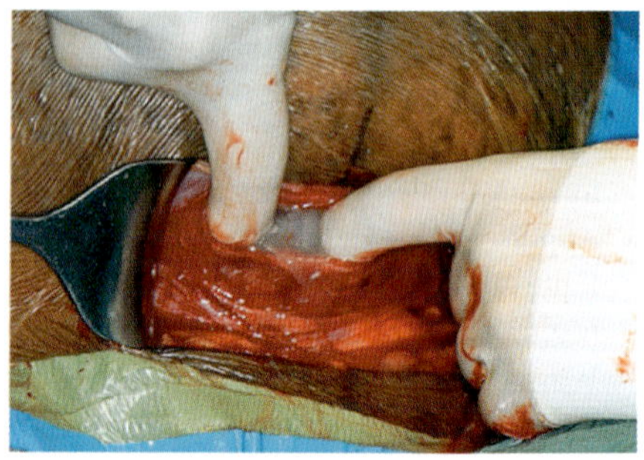

c Der Schnitt wird mit beiden Zeigefingern nach rechts und links weiter gedehnt.

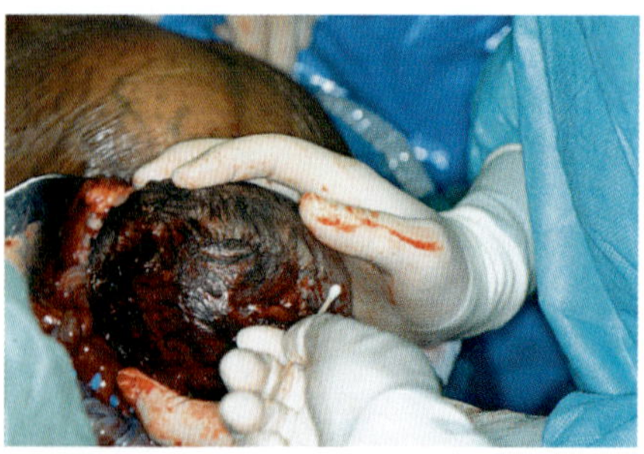

d Entwicklung des kindlichen Kopfes.

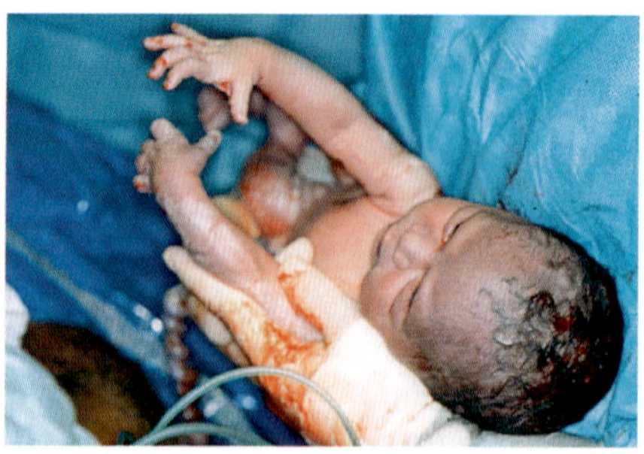

e Das Kind ist geboren.

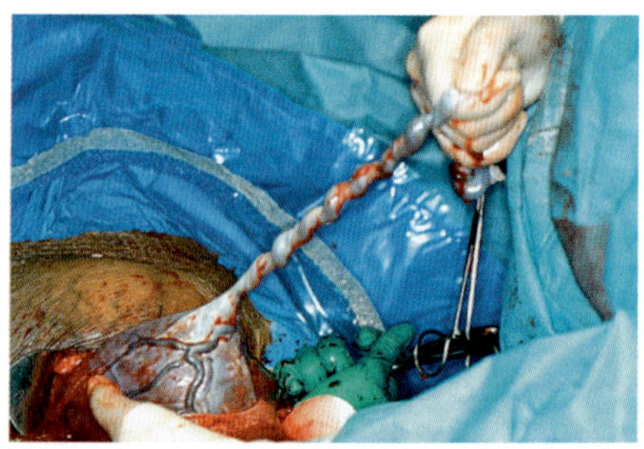

f Durch den Zug an der Nabelschnur wird die Plazenta entfernt.

Abb. 13.12 Sectio caesarea [M416]

Fällt die Entscheidung zur Sectio caesarea bereits vor der Geburt (etwa bei einer Querlage des Kindes ➤ 13.2.1), spricht man von einer **primären** *(elektiven, geplanten)* **Sectio caesarea,** i. d. R. terminiert für 7–10 Tage vor dem errechneten Geburtstermin. Ergibt sich die Indikation jedoch erst im Verlauf der Geburt, handelt es sich um eine **sekundäre Sectio caesarea.**

Je nach Wunsch der Schwangeren und Dringlichkeit des Eingriffs ist die Sectio caesarea unter Vollnarkose oder mit Periduralanästhesie möglich. Im Notfall findet sie immer unter Vollnarkose statt. Nach Eröffnung der Bauchdecken durch einen Schnitt unmittelbar oberhalb der Schamhaargrenze und Eröffnung der Gebärmutter wird das Kind entwickelt, abgenabelt, abgesaugt und an die Hebamme weitergegeben. Danach werden die Plazenta und die Eihäute gewonnen. Ist der Muttermund noch nicht eröffnet, wird er zum besseren Abfluss der Lochien vorsichtig aufgedehnt, ehe alle durchtrennten Schichten der mütterlichen Bauchwunde sorgfältig wieder verschlossen werden.

Heute hat sich weitgehend die sog. „sanfte" Sectio *(Sectio nach Misgav-Ladach)* durchgesetzt. Hierbei wird versucht, nach dem Hautschnitt die darunterliegenden Schichten der mütterlichen Bauchdecke weniger zu schneiden, sondern vielmehr stumpf mit den Fingern zu dehnen. So werden weniger Nerven und Blutgefäße verletzt, die Frau erholt sich nach dem Eingriff schneller und hat weniger Schmerzen.

Komplikationen nach Sectio caesarea

Neben den allgemeinen OP- und Narkoserisiken wie Blutung und Infektion sind bei einem Kaiserschnitt folgende **Komplikationen** möglich, auch wenn sie insgesamt nur sehr selten auftreten:

- Verletzung des Kindes bei der Uterotomie
- Erhöhter Blutverlust im Vergleich zur vaginalen Geburt
- Erhöhte Rate an Atonien
- Verletzung von Harnblase und/oder Darm
- Höheres Risiko für einen weiteren Kaiserschnitt bei der nächsten Geburt
- Uterusruptur (➤ 13.3.3) bei der nächsten Geburt
- Vernarbungen und Verwachsungen mit chronischen Unterbauchschmerzen
- Verlängerte Anpassungsphase für das Kind nach der Geburt, mehr Atemprobleme.

Pflege und Beratung bei Sectio caesarea

Beratung vor der Entlassung ➤ 14.3

Prä- und postoperative Pflege

Allgemeine prä- und postoperative Pflege in der Gynäkologie ➤ 1.4.2, ➤ 1.4.4

Pflege vor und nach Operationen an den Geschlechtsorganen ➤ 3.9

Die Pflegenden:

- Beantworten der Frau ggf. offene Fragen, sofern dafür noch Zeit verbleibt
- Führen alle erforderlichen Maßnahmen ruhig, konzentriert und routiniert durch, um die Gebärende nicht durch unnötige Hektik und eigene Aufgeregtheit zu beunruhigen oder unnötig zu verunsichern, dabei informieren sie die Patientin einfühlsam
- Rasieren bzw. clippen die Körper- und Schambehaarung vom unteren Rippenbogen abwärts bis einschließlich des Mons pubis
- Legen vor der Sectio einen Blasendauerkatheter
- Pflegen und versorgen die Patientin postoperativ wie nach einer abdominalen Hysterektomie (➤ 3.12.4). Zusätzlich beobachten sie täglich Lochien und Uterusinvolution
- Legen der Mutter das Kind möglichst bald an die Brust an oder, falls das nicht möglich ist, versuchen den Milcheinschuss durch Abpumpen anzuregen (Details zum Stillen ➤ 14.4)
- Streben die Frühmobilisation entsprechend dem Befinden und der Kreislaufsituation der Wöchnerin an
- Sorgen bei Rh-negativer Mutter und Rh-positivem Kind für die notwendige Durchführung der Rhesus-Prophylaxe (Arztanordnung) (➤ 11.7.2)
- Verabreichen die Schmerzmedikation nach Arztanordnung, für Stillende eignen sich Paracetamol (bis zu 1 g pro Tag), Diclofenac (bis zu 3 × 100 mg pro Tag)
- Ziehen den Blasenkatheter am OP-Tag unter hygienischen Bedingungen (➤ 4.6), spätestens aber am 1. postoperativen Tag
- Entfernen – falls vorhanden – Drainagen (intraperitoneal oder subfascial) am 1.–3. Tag bzw. nach Sekretfördermenge und ärztlicher Anordnung
- Unterstützen und leiten die Patientin je nach ihren Beschwerden und Schmerzen ab dem 2.–4. postoperativen Tag zur Wochenbettgymnastik (➤ 14.3) in Zusammenarbeit mit der Physiotherapie an
- Informieren die Mutter darüber, dass sie nach 6–8 Wochen wieder sportlichen Aktivitäten nachgehen darf; Ausnahme: Leistungssport frühestens nach 12–16 Wochen.

Psychische Betreuung

Die psychische Verfassung von Frauen nach einer Sectio caesarea ist sehr unterschiedlich, insbesondere bei Wöchnerinnen nach sekundärem Kaiserschnitt. Zwar sind die meisten Frauen erleichtert, dass „dank des Kaiserschnitts letztlich alles gut gelaufen ist". Einige aber fühlen sich um das Geburtserlebnis betrogen und entwickeln Identitätsprobleme, weil sich die meisten Frauen in ihrem Innersten über den Erfolg der normal verlaufenen Geburt bzw. Entbindung definieren. Das äußert sich teils in Schuld- und Versagensgefühlen oder sie sagen, ihr Bauch sei ihnen nun fremd und sie haben Schwierigkeiten, das Neugeborene als ihr Kind anzunehmen und Muttergefühle zu entwickeln. Die Pflegenden bemühen sich, solche oft auch unausgesprochenen Gefühle zu erspüren und aufmerksam darauf einzugehen. Einem Teil der Frauen hilft die (abermalige) Erklärung, warum der Kaiserschnitt notwendig und für das Kind das Beste gewesen ist. Für andere Frauen ist es entlastender, wenn die Pflegenden ihnen erläutern, dass viele Frauen nach einem Kaiserschnitt so empfinden und evtl. Kontakt zu einer ebenfalls Betroffenen vermitteln [5]. Fast alle Kliniken erlauben auch die Anwesenheit des Vaters bei einer Sectio unter PDA, weil so der frühe Vater-

Kind-Kontakt gestärkt wird und der Frau wenigstens ein Teil des Geburtserlebnisses und der ersten Minuten danach ermöglicht wird, wenn auch nur aus zweiter Hand.

Hinzu kommt, dass sich die Frau nach einer Sectio caesarea nicht nur wie jede Wöchnerin in ihre (neue) Mutterrolle hineinfinden muss, sondern dass sie gleichzeitig mit körperlichen Einschränkungen durch die Operation zu kämpfen hat. Die Pflegenden unterstützen die Frau bestmöglich in ihrem Kontakt zum Kind, gleichzeitig achten sie aber auch sorgsam darauf, dass sich die Frau nicht überanstrengt, da dies ihre Erholung verzögern und so Mutter und Kind mehr schaden als helfen würde, d. h. sie geben Hilfestellung nach Bedarf. Günstig ist es, wenn der Vater unterstützend mithilft, da die Frau seine Hilfe oft leichter annehmen und die Familie sich so besser kennenlernen kann.

Immer mehr Schwangere entscheiden sich aus den unterschiedlichsten Gründen mit langem zeitlichem Vorlauf für einen Wunschkaiserschnitt. Diese bewusst getroffene Entscheidung respektieren die Pflegenden vorbehaltlos und widmen sich in ihrer Pflege von Mutter und Kind ebenso intensiv und fürsorglich wie der Wöchnerin, bei der wegen Komplikationen unter der Geburt eine Schnittentbindung akut notwendig geworden war.
Für alle Wöchnerinnen ist es gleichermaßen bedeutsam und wichtig, dass sie eine fachlich gute und gefühlvolle Pflege erfahren, in die ihr Kind ganz selbstverständlich eingeschlossen ist.

Bonding ➤ 12.3.3

Transferaufgabe

Bei einem gestörten Geburtsablauf können zahlreiche Faktoren eine Rolle spielen. Die Behandlungsstrategie richtet sich nach Ursache und Gefährdungsausmaß für die Gebärende und das Kind.

Aufgabe 1

Bei einen gestörten Geburtsablauf gibt es mehrere Behandlungsmöglichkeiten, je nach Ursache und Ausmaß der Gefährdung für die Gebärende und das Kind. Welche Vorgehensweisen bzw. Interventionsmöglichkeiten (➤ 13) kennen Sie?

Aufgabe 2

Der Dammschnitt (➤ 13.5.1) ist die häufigste geburtshilfliche Operation. Wie wird er in Fachkreisen bezeichnet? Was ist bei der Pflege einer Wöchnerin mit Dammschnitt zu beachten?

Aufgabe 3

Die Sectio caesarea (➤ 13.5.3) ist die operative Entbindung durch eine Laparotomie. Ein Kaiserschnitt wird gemacht, wenn eine vaginale Geburt unmöglich ist oder ein unvertretbar hohes Risiko für die gebärende Frau und/oder das Kind vorliegt. Listen Sie Komplikationen auf, die nach einer Sectio caesarea auftreten können.

Aufgabe 4

Wie pflegen Sie eine Wöchnerin nach Kaiserschnitt-Entbindung (➤ 13.5.3)?

Literatur und Kontaktadressen

LITERATURNACHWEIS

1. Goerke K, Steller J, Valet A. Klinikleitfaden Gynäkologie und Geburtshilfe. 11. A. München: Elsevier, 2021.
2. Baltzer J, Friese K, Graf M. Praxis der Gynäkologie und Geburtshilfe. Stuttgart: Thieme, 2004.
3. S2k-Leitlinie: Management von Dammrissen III. und IV. Grades nach vaginaler Geburt. Februar 2020. Aus: www.awmf.org/leitlinien/detail/ll/015-079.html (letzter Zugriff: 12.1.2021).
4. S3-Leitlinie: Die Sectio caesarea. Juni 2020. Aus: www.awmf.org/leitlinien/detail/ll/015-084.html (letzter Zugriff: 12.1.2021).

KONTAKTADRESSEN

5. Kaiserschnitt.ch. www.kaiserschnitt.ch (letzter Zugriff: 12.1.2022).

KAPITEL

14 Pflege im Wochenbett

DEFINITION

Wochenbett *(Puerperium, Kindbett):* Zeit unmittelbar nach Geburt der Plazenta bis zur Involution (Rückbildung) aller Schwangerschaftsveränderungen. Dauer etwa 6–8 Wochen.

14.1 Übernahme der Wöchnerin aus dem Kreißsaal

Versorgung des Neugeborenen ➤ 15

Bei unauffälligem Verlauf der Postplazentarphase (➤ 12.3.3) können Mutter und Kind nach ca. zwei Stunden den Kreißsaal verlassen.

Übergabegespräch

Im Rahmen der Übernahme der Patientin aus dem Kreißsaal wird ein Übergabegespräch geführt (auch ➤ Abb. 14.1).
Die Pflegenden informieren sich über:

- Name und Alter der Frau
- Besonderheiten im Schwangerschaftsverlauf, z. B. Gestationsdiabetes, Hypertonie
- Blutgruppe und Rhesusfaktor, eventuelle auffällige Befunde, z. B. Hepatitis B oder C
- Anzahl bisheriger Geburten: Ist die Frau **Primipara** *(Erstgebärende)* oder **Multipara** *(Mehrgebärende)?*
- Entbindungsmodus, Verlauf von Geburt und Plazentarphase
- Höhe des Blutverlusts
- Art der Schmerzlinderung unter der Geburt (➤ 12.3.1, ➤ 12.3.2)
- Verabreichung von Medikamenten (ja/nein? Welche?)
- Geburtsverletzungen (Episiotomie, Damm-, Scheiden- oder Labienriss?)
- Vitalwerte
- Psychisches Befinden
- Erste Mobilisation (ja/nein? Wann? Komplikationen?)
- Blasenentleerung (ja/nein? Spontan oder nach Katheterisierung? Wann? Wie viel?)
- Angaben zum Kind (Geschlecht, Zustand/Befinden, Verlegung in Kinderklinik/-station?)
- Stillen (ja/nein? Stillversuch erfolgreich?)
- Geplante Maßnahmen für Mutter und/oder Kind, z. B. orthopädisches Konsil beim Kind
- Bezugsperson der Patientin (Partner? Freundin? Eltern?).

Begrüßung und Ankunft der Wöchnerin

Die Pflegenden **begrüßen** die Wöchnerin auf der Station. Sie fragen nach ihrem Befinden und aktuellen Wünschen. Dann kontrollieren sie die Vitalzeichen und Lochien, sie beobachten das Neugeborene hinsichtlich rosigem Aussehen, Atmung und Vitalität. In vielen Häusern findet im Laufe des ersten Tags ein Erstgespräch statt. Inhalte sind z. B.: allgemeine Beratung und Information über das Stil-

Margit Musterfrau

Geburtennummer: **271**

geb. 12.05.1989
Goethestr. 00
80000 München

Alter bei Geburt: 32 Jahre | SSW 38+0 | ET 26.03.2022
II. Gravida II. Para | Zyklus | LP 20.06.2021 | Röteln Titer: 1:64
Röteln-Immunität vorhanden

Aufnahme am: 09.03.2022
Wehenbeginn 11.03.2022 um 17:00

Blasensprung 11.03.2022 um 10:40

Geburt **12.03.2022 um 01:48**

Spontanpartus - vHHL
Anästhesie: PDA – Peridualanästhesie
Arzt: Dr. med. Matthias Mustermann
(L) Dr. med. Christine Musterfrau
Dr. med. Ismail Mustermann
Hebamme: (L) Anja Musterfrau
Komplikationen sub partu:
CTG pathologisch-fetaler Distress (O26.9)
vorzeitiger Blasensprung (O42.1)
Geburtsverletzungen / Kompl. in der Plazentaper.:
Nachblutung infolge Plazentaretention (accreta, adhaerens, unvollständig) (O72.0)

Kind Mädchen; Gewicht 2.840 g, Länge 48 cm, KU 34,0 cm
APGAR 9/10/10 NapH: 7,19 NvpH: 7,34
Vitamin-K-Prophylaxe durchgeführt oral

Verlegung aus dem Kreißsaal (bitte handschriftlich ergänzen)

Verlegung aus dem Kreißsaal am 12.03.2022 um 07:40

Temp: Puls: RR:

Uterus:

Spontanurin: ☐ Ja Aufgestanden: ☐ Ja

Sonstiges:

Weitere Verordnungen:

Hebamme

Abb. 14.1 Dokumentationsbogen (Beispiel). Hier können Pflegende und Ärzte auf der Wochenbettstation nachlesen, wie die Geburt verlief und ob Komplikationen auftraten. Des Weiteren sind in diesem Bogen Informationen zum Kind dokumentiert. [T192]

len, Pflege der Brust, Intimhygiene im Wochenbett und Pflege von Geburtsverletzungen, Jodsubstitution in der Stillzeit. Weiterhin informieren die Pflegenden über das Stoffwechselscreening, das Hörscreening, die Vitamin-D-Prophylaxe, sie geben allgemeine Informationen zur Pflege des Babys und die aktuellen Handlungsempfehlungen bezüglich der Prävention des Plötzlichen Kindstods.

Konzepte zur Unterbringung und Versorgung von Mutter und Kind

Beim **Rooming-in** ist die Mutter mit ihrem Neugeborenen im gleichen Zimmer untergebracht (➤ Abb. 14.2). Es bietet ideale Bedingungen für eine gute (Still)Beziehung und ist die Grundlage für das immer enger werdende Band zwischen Mutter und Kind (Bonding ➤ 12.3.3). Besonders Erstgebärende gewinnen dadurch Sicherheit für die selbstständige Säuglingsversorgung zu Hause. Andererseits kann das Rooming-in für die Wöchnerin auch sehr anstrengend sein. Sind z. B. bis zu drei Mütter und Kinder in einem Zimmer untergebracht, kann der Geräuschpegel durch Besucher und das unvermeidliche Weinen der Babys derart ansteigen, dass die für Mutter und Kind notwendige Ruhe nicht mehr gewährleistet ist. Die Begrenzung der Besuchszeiten und Anzahl der Besucher für Verwandte (außer Vater und Geschwister) und Bekannte trägt zur Entlastung von Mutter und Kind bei. Ein Schild an der Tür „Bitte nicht stören – Mutter und Kind schlafen" kann ebenfalls hilfreich sein, ebenso der Verweis auf ein Besucherzimmer bei mobilen Wöchnerinnen.

In vielen Kliniken wird die **integrative Wochenbettpflege** praktiziert. Mutter und Kind werden nicht getrennt und erfahren eine kontinuierliche und patientenorientierte Betreuung. Dies fördert den Beziehungsaufbau sowie das Wohlbefinden von Mutter und Kind. Die Mutter lernt ihr Kind kennen und kann seine Äußerungen und Signale unterscheiden und verstehen (➤ Abb. 14.3). Auch finden sie ihren gemeinsamen Rhythmus. Ein Pflegeteam aus Hebammen, Pflegefachfrauen und Stillberatern unterstützt und berät sie in dieser sensiblen Phase.

Hygienemaßnahmen auf der Wochenbettstation

Die **Hygienemaßnahmen** auf der Wochenbettstation sollen Mutter und Kind vor Infektionen schützen. Die Pflegenden:

- Organisieren sich nach dem Prinzip der Zimmerpflege, d. h. eine Pflegende betreut eine bestimmte Anzahl von Wöchnerinnen, sie ist für diese verantwortlich und führt die gesamte Pflege einschließlich Organisation und Dokumentation durch
- Wechseln die Bettwäsche nach Bedarf, richten die Betten aber nicht während der Still- und Abpumpzeiten
- Informieren die Wöchnerin umfassend über den Umgang mit Vor- und Einlagen (➤ 14.2.1)
- Desinfizieren sich vor und nach jedem Kontakt mit Mutter und Kind die Hände
- Achten darauf, dass Besucher mit Erkältungen (auch Geschwisterkinder) Abstand zum Neugeborenen halten, damit kein respiratorisches Sekret zum Kind gelangt (Hände nach dem Naseputzen gründlich waschen). Sie informieren Besucher mit Herpes labialis, dass sie direkten Kontakt mit dem Kind vermeiden müssen. Handelt es sich um den Vater, soll er seine Hände gründlich waschen und desinfizieren und einen Mundschutz tragen, ehe er sein Kind berührt
- Pflegen keine Infektionskranken auf der Station, es sei denn, es gibt abgeschlossene Pflegeeinheiten mit einem dem Zimmer zugeordneten Bad/WC. Hier werden Mutter und Kind isoliert, solange sie infektiös sind, z. B. bei A-Streptokokken-Infektion bis 24 Stunden nach Beginn der Antibiotikatherapie
- Beachten die sorgfältige Händehygiene und vermeiden den Kontakt zum Neugeborenen bei eitrigen Infektionen an den Händen oder einem aktiven Herpes labialis. Lässt sich der direkte Kontakt zum Kind bei aktivem Herpes labialis oder respiratorischen Infekten nicht vermeiden, tragen sie einen Mund- und Nasenschutz.

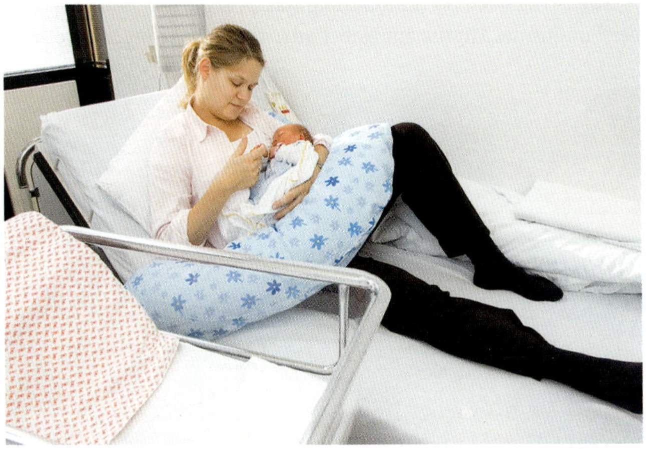

Abb. 14.2 Rooming-in: Mutter und Kind werden zusammen in einem Zimmer untergebracht. Die Mutter kann den Säugling selbstständig versorgen, wobei ihr die Hebamme und Pflegefachfrauen der Wochenbettstation jederzeit für Fragen oder praktische Hilfe zur Verfügung stehen. [K115]

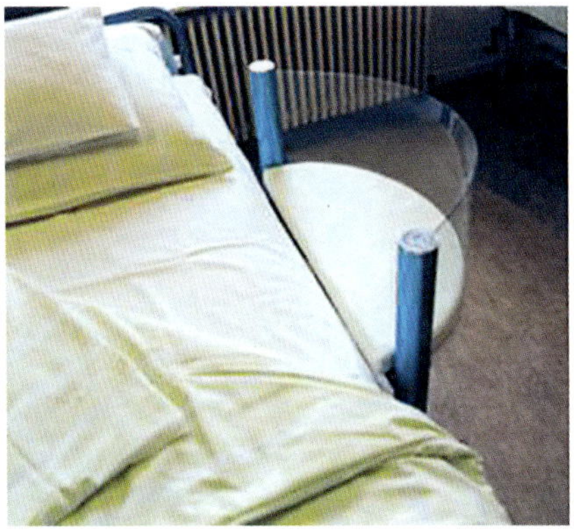

Abb. 14.3 Das Pforzheimer Kinderbett ermöglicht die ständige Nähe von Mutter und Kind. Die Mutter muss keine Angst haben, dass das Kind aus dem Bett fallen oder von ihr erdrückt werden könnte. [V476]

14.2 Veränderungen des mütterlichen Organismus

14.2.1 Lochien

Nach Ablösung der Plazenta besteht im Cavum uteri eine große Wunde, die unter Einwanderung von Leukozyten heilt. Zellreste, Wundsekret, Bakterien, Leukozyten und Blutgerinnsel werden mit Hilfe der **Lochien** *(Wochenfluss)* nach außen transportiert.

Die Farbe der Lochien verändert sich in den ersten drei Wochen (➤ Abb. 14.4) und die Lochienmenge – insgesamt 400–1.200 ml – nimmt ständig ab. Nach 4–6 Wochen versiegen die Lochien. Gleichzeitig fangen die Ovarien langsam mit der Östrogenproduktion an,

Uterusgröße p. p.

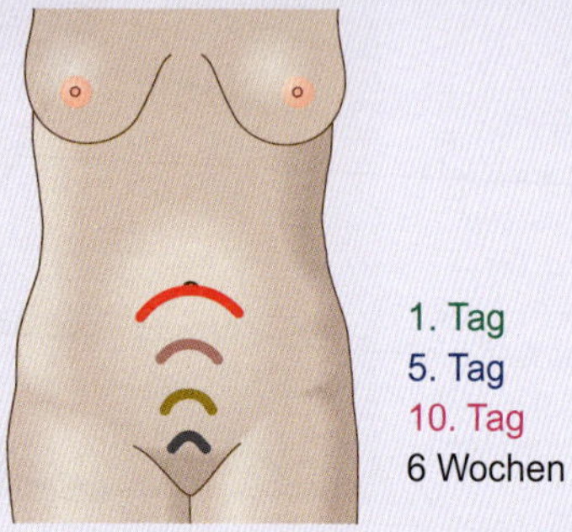

Lochien p. p.

1. Woche	Blutig (Lochia rubra/cruenta)
Ende der 1. Woche	Braun-rötlich (Lochia fusca)
Ende der 2. Woche	Dunkel-gelb (Lochia flava)
Ende der 3. Woche	Grau-weiß (Lochia alba)
Ca. 4–6 Wochen	Versiegen der Lochien

Abb. 14.4 Uterusrückbildung und Veränderung der Lochien. Die Uterusrückbildung wird täglich kontrolliert, indem Pflegende, Hebamme oder Arzt den Fundusstand tasten. [L190]

sodass sich das Endometrium wieder aufbaut und die Wunde der ehemaligen Plazentahaftstelle nach 6–8 Wochen verschlossen ist.

VORSICHT!

Lochien dürfen nicht mit Blutungen verwechselt werden. Lochien sind physiologisch, Blutungen pathologisch (Komplikation!).

Bei Vaginal- und Dammwunden ist die Heilungstendenz trotz der Lochien gut. Selbst ausgedehnte Schnitte heilen meist ohne entzündliche Erscheinungen ab.

Pflege

Lochien sind primär nicht infektiös. Bereits nach 24–36 Stunden haben jedoch aus der Vulvaregion aufsteigende Keime die Gebärmutterhöhle besiedelt. Aufgrund des guten Abwehrsystems des Endometriums, insbesondere durch die große Anzahl eingewanderter Leukozyten, kommt es aber i. d. R. nicht zu einer Entzündung des Uterus (➤ 14.6.1).

Die Pflegenden informieren die Patientin, die Vorlagen häufig zu wechseln, da diese einen optimalen Nährboden für Keime darstellen und das Aufsteigen von Erregern begünstigen können.

Im Umgang mit Lochien ist zu beachten:

- Bei Kontakt mit dem Genitalbereich der Frau immer Handschuhe tragen
- Zum Entfernen der Vorlagen Handschuhe tragen
- Lochien auf Menge (Anzahl der Vorlagen), Farbe, Geruch und Beimengungen kontrollieren
- Gebrauchte Vorlagen und Handschuhe sofort in einen Hygienebeutel geben und in den dafür vorgesehenen Abfalleimer entsorgen
- Nach dem Umgang mit Lochien trotz Handschuhe Hände desinfizieren.

14.2.2 Uterusinvolution

In den Tagen und Wochen nach der Geburt bildet sich der Uterus rasch zurück, dieser Vorgang wird als **Uterusinvolution** bezeichnet. Die Uterusinvolution beruht auf dem verminderten Zellstoffwechsel nach Wegfall der hormonellen Stimulation durch die Plazentahormone und auf der verminderten Uterusdurchblutung durch die Nachwehen.

Die Rückbildungsvorgänge werden von Arzt, Hebamme und Pflegenden regelmäßig überprüft. Da der Fundusstand auch von der Blasenfüllung abhängt, soll die Frau vor der Funduskontrolle die Toilette aufsuchen. Zudem ist es am besten, wenn die Wöchnerin eine flache Rückenlage einnimmt, weil dann die Bauchdecken entspannter sind. Zur Fundusstandkontrolle legt der Untersucher die Handkante in Bauchnabelhöhe senkrecht auf den Bauch der Wöchnerin und drückt die Hand leicht fußwärts. Die Oberkante des Uterus ist als deutlicher Widerstand tastbar (➤ Abb. 14.5). Wird die Hand dann so gekippt, dass die Handfläche dem Bauch aufliegt, kann der Abstand zwischen Uterusfundus und Nabel oder Uterusfundus und Symphyse direkt in Querfingern abgelesen werden.

Am 1. Tag nach der Entbindung (lat. *post partum,* kurz p. p.) ist der Fundus des Uterus am Nabel oder einen Querfinger unterhalb

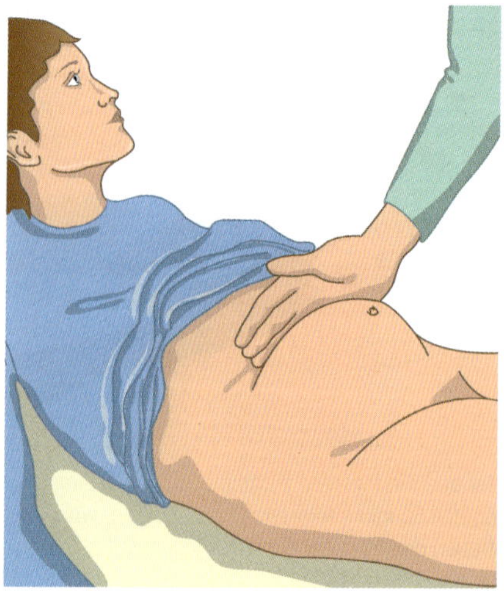

Abb. 14.5 Überprüfung des Fundusstands [L138]

des Nabels zu tasten (individuell sehr verschieden). Täglich ist ein Absinken des Fundus um einen Querfinger zu erwarten. Nach einer Woche kann er zwei Querfinger über der Symphyse ertastet werden, 10 Tage nach der Entbindung in Symphysenhöhe (➤ Abb. 14.4). Nach zwei Wochen ist der Fundus von abdominal nicht mehr zu tasten.

Nach einer Kaiserschnittentbindung (➤ 13.5.3) ist die Gebärmutter stärker aufgerichtet und weniger nach hinten gekippt, weshalb auch der Fundusstand höher ist. Die Involution kann verzögerter verlaufen.

14.2.3 Rückbildung sonstiger Schwangerschaftsveränderungen

Die übrigen Schwangerschaftsveränderungen bilden sich in den Tagen bis Monaten nach der Geburt in unterschiedlichem Tempo zurück.

Nach der Geburt kommt es über 48–72 Stunden zur sog. **Harnflut.** Die Wöchnerin scheidet bis zu 3 l am Tag aus, auch schwitzt sie sehr stark. Bedingt durch die Wasserausscheidung und die Uterusinvolution nimmt die Frau 3–5 kg innerhalb der ersten Woche zusätzlich zu den ca. 5 kg durch die Geburt von selbst ab.

Der Tonus der glatten Muskulatur nimmt wieder zu. Bemerkbar macht sich das v. a. bei Blase und Darm. Der Darm hat wieder mehr Platz und es bilden sich u. U. vermehrt Darmgase.

Die vorher gesteigerte Durchblutung des Herzens nimmt ab, das erhöhte Herzminutenvolumen sinkt. Bei Vorschäden am Herzen kann es im äußersten Fall zum Herzversagen kommen. Die Gefäßlumina werden enger, der Widerstand in den Gefäßen größer. Die Plasmamenge nimmt ab und die Schwangerschaftsanämie schwindet innerhalb der ersten 6–8 Wochen p. p.

Die Bauch- und Beckenbodenmuskulatur gewinnt ihren Tonus zurück und wird straffer. Nach mehreren Geburten kann dies einige Zeit dauern. Bewegung und Rückbildungsgymnastik (➤ Abb. 14.6) unterstützen den Prozess.

Der alte Spannungszustand der Haut kehrt langsam zurück, die Striae vernarben und sehen dann weiß-glänzend aus. Pigmentveränderungen blassen zunehmend ab, können aber auch über Jahre bestehen bleiben.

14.3 Pflege im Wochenbett

Die gesunde Wöchnerin ist nicht krank, aber oft erschöpft und benötigt Unterstützung, da sie Veränderungen an ihrem Körper erfährt und sich zusammen mit ihrem Partner auf eine neue Rolle einstellen muss. Gespräche, Anleitung und Beratung sind von großer Bedeutung. Wichtige pflegerische Tätigkeiten sind im Folgenden beschrieben (auch ➤ Tab. 14.1).

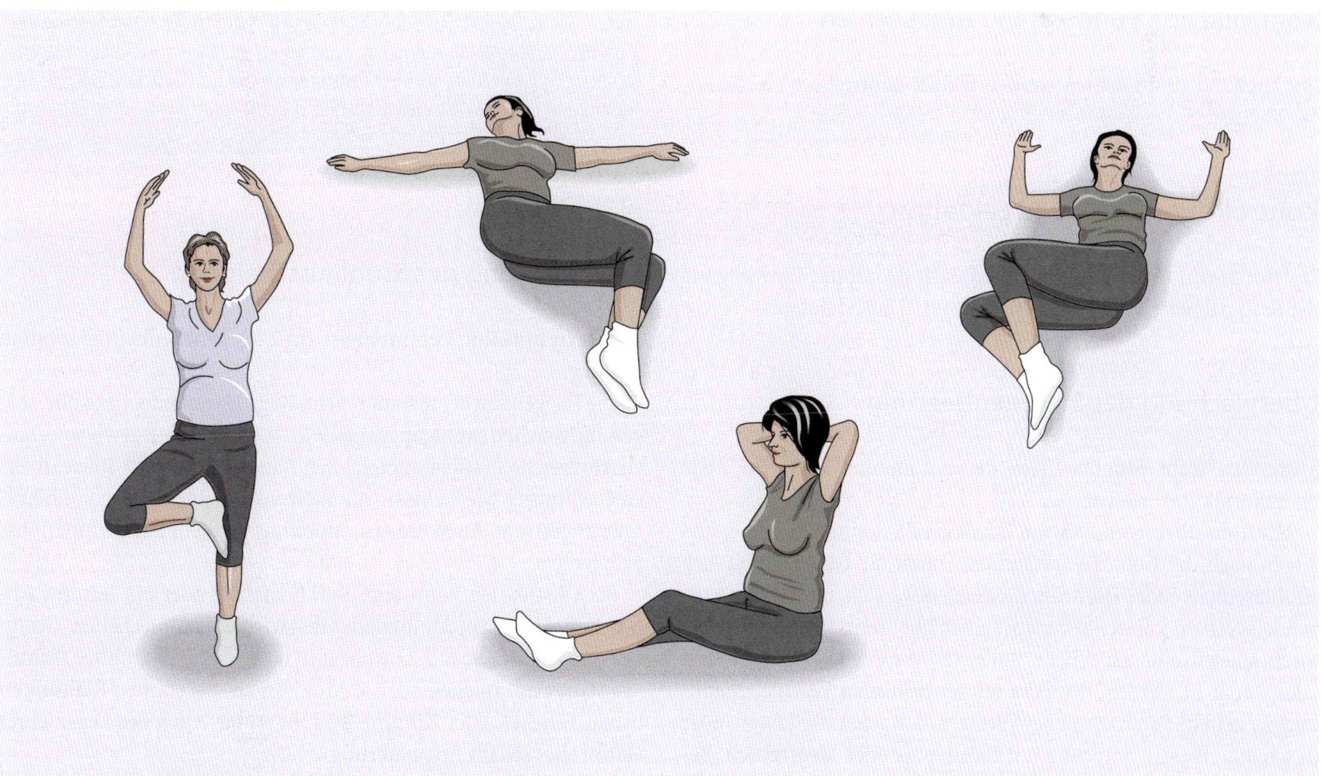

Abb. 14.6 Vier häufig empfohlene Übungen für die Wochenbettgymnastik. Sie fördern die bewusste Wahrnehmung der Atmung und einen stabilen Kreislauf, kräftigen die stark gedehnten Bauchmuskeln und lockern die Rückenmuskulatur. Zu vermeiden sind Hüpf- und Springübungen. [L157]

Tab. 14.1 Maßnahmen zur Überwachung der Wöchnerin in der ersten Woche p. p.

	Tag der Geburt	1. Tag p. p.	2. Tag p. p.	3.–8. Tag p. p.
Temperatur, Puls, RR	1–2-mal tägl. (nur bei besonderer Indikation häufiger) ermitteln			1-mal tägl. ermitteln
Fundusstand (➤ 14.2.2)	3–6-stdl. kontrollieren	1-mal tägl. kontrollieren		
Lochien (➤ 14.2.1)	3–6-stdl. beobachten	1-mal tägl. beobachten		
Brust/Laktation	1-mal am Tag nach dem Stillen Brust inspizieren und evtl. palpieren, je nach Bedarf auch häufiger			
Miktion	Auf ersten Spontanharn spätestens 6 h p. p. achten	1-mal tägl. nachfragen (bei Problemen entsprechend häufiger)		
Defäkation	Auf erste Defäkation spätestens 48 h p. p. achten. Obstipationsprophylaxe durchführen		1-mal tägl. nachfragen; ggf. abführende Maßnahmen ergreifen (Arztanordnung und stationsinterne Richtlinien beachten)	
Psychisches Befinden	Bei jeder Begegnung auf mögliche depressive Verstimmung achten (➤ 14.6.3)			
Blutgruppe der Mutter	Blutgruppe der Mutter im Mutterpass überprüfen. Bei Rh-negativer Frau und Rh-positivem Kind möglichst früh, aber unbedingt innerhalb 72 h p. p. Rh-Prophylaxe nach Arztanordnung durchführen (➤ 11.7.2)			

Kontrolle der Vitalzeichen

Nach einer normalen Geburt wird der Blutdruck einmal täglich gemessen. Bei besonderer Indikation, z. B. verstärkter Blutung post partum, schwangerschaftsinduzierter Hypertonie (➤ 11.8.2) oder nach einem Kaiserschnitt, wird der Blutdruck je nach ärztlicher Anordnung in engeren Abständen kontrolliert. Puls und Temperatur werden 1- bis 2-mal täglich ermittelt, bei Bedarf (etwa bei Fieber) häufiger.

Kontrolle von Fundusstand und Lochien

Fundusstand und Lochien werden täglich kontrolliert (➤ 14.2.1, ➤ 14.2.2).

Kontrolle von Brust und Laktation

Die Brust wird täglich inspiziert und nach Bedarf mit Einwilligung der Frau palpiert, bei Problemen (➤ 14.6.2) auch häufiger.

Überwachung der Blasenentleerung

Spätestens sechs Stunden nach der Entbindung sollte die erste Spontanmiktion erfolgen.

Miktionsstörungen, v. a. ein Harnverhalt, können in den ersten Tagen nach der Geburt vorkommen. Durch die Geburt kann sich ein Blasenhals- oder Harnröhrenödem entwickeln, oder die versorgenden Nerven können reversibel geschädigt sein. Psychische Faktoren spielen eine erhebliche Rolle. In Absprache mit dem Arzt kann versucht werden, der Frau mit einer lokalen Wärmebehandlung zu helfen: durch trockene Wärme, z. B. warmes Gelkissen, oder durch eine Blasenkompresse mit Eukalyptus oder Meerrettich. Bewährt hat sich auch die Gabe eines handelsüblichen Nierentees, Bärentrauben- oder Brennnesselwurzeltees oder die Einnahme von Kürbissamen (morgens und abends 1–2 Essl. Kürbissamen gemahlen oder zerkaut mit Flüssigkeit). Führt dies nicht zum Erfolg und kann die Frau auch nach Einnahme von Spasmolytika oder tonussteigernden Medikamenten, etwa Ubretid®, kein Wasser lassen, wird einmalkatheterisiert, da es sonst zur Blasenüberdehnung mit Refluxgefahr und aufsteigender Infektion von Harnleiter und Niere kommt. Vor der Katheterisierung wird die Blasenfüllung sonografisch geprüft, da das Katheterisieren mit einer Zystitisgefahr verbunden ist.

Der Wöchnerin wird empfohlen, den Unterleib und die Füße warm zu halten und auch ohne starken Harndrang ca. alle 2–3 Stunden die Toilette aufzusuchen, wobei sie darauf hingewiesen wird, dass in der ersten Woche die Harnproduktion erheblich gesteigert ist. Die regelmäßige Blasenentleerung ist wichtig, weil eine volle Blase die Uterusrückbildung behindern kann. Beim Wasserlassen sollte die Patientin nicht unter Zeitdruck gesetzt werden.

Überwachung der Stuhlausscheidung

Die **Darmfunktion** kommt meist am 2.–3. Wochenbetttag spontan in Gang.

Die Pflegenden achten auf regelmäßige Darmentleerung und sorgen für weichen Stuhlgang. Dies wird v. a. durch ausgewogene, ballaststoffreiche Ernährung, reichlich Flüssigkeitszufuhr sowie diverse Quellmittel wie Leinsamen, Weizenkleie oder indische Flohsamen angestrebt. Auch die Frühmobilisation dient der Obstipationsprophylaxe.

Bei Obstipation kann eine Kolonmassage oder ein leichtes Abführmittel (Arztanordnung oder Bedarfsmedikation) helfen. Geeignet sind auch Tees, z. B. Löwenzahn- oder Erdrauchkrauttee, Laktulose, Glyzerinzäpfchen oder Mikroklysmen. Bei starken **Blähungen** bringt Fenchel- oder Kümmeltee Linderung. Auch das Legen eines Darmrohrs schafft Erleichterung.

Eine Wöchnerin mit Episiotomie oder Dammriss (➤ 12.3.2, ➤ 13.5.1) kann eine psychische Blockade aufbauen, weil sie im Wundbereich Schmerzen befürchtet. Oft reicht es, der Frau Zeit zu lassen und sie nicht unter „Erfolgsdruck“ zu setzen. Hilfe bieten in den ersten 24 Stunden nach der Geburt kühlende Calendula-Vorlagen. Nach jedem Toilettengang wird der Genital-Analbereich mit Wasser abgespült und trocken getupft. In den ersten Tagen nach Episiotomie oder Dammriss sollte die Wöchnerin wenig sitzen, ggf. erhält sie auf ärztliche Anordnung eine Schmerzmedikation, z. B. Paracetamol oder Ibuprofen. Leiden Frauen unter Hämorrhoiden, die durch das Pressen unter der Geburt schmerzhaft hervortreten, sind schmerzlindernde Salben oder Hamamelissalbe ebenfalls hilfreich.

Allgemeinbefinden

Da die Frau unter der Geburt viel Blut verlieren kann, kontrolliert der Arzt am 1. Tag p. p. das Blutbild (➢ 16). Je nach Ergebnis wird ein Eisenpräparat verordnet. Die meisten Eisenpräparate haben eine obstipierende Wirkung. Angehörige können z. B. Floradix mit Eisen oder Kräuterblut®-Saft mitbringen, dieser wirkt weniger obstipierend. Auch eine geeignete Ernährung kann Eisenmangel ausgleichen (siehe unten).

Körperpflege

- Bei guten Kreislaufverhältnissen kann die Wöchnerin duschen. Nach einer Sectio (➢ 13.5.3) benötigt die Frau Unterstützung bei der Ganzkörperwäsche (zur Kreislaufanregung lassen die Pflegenden die Patientin vor dem Aufstehen Atem- und Gymnastikübungen durchführen)
- Bei der Körperpflege empfiehlt es sich, auf stark parfümierte Seifen oder Lotionen zu verzichten, da sie den sensiblen Geruchssinn des Neugeborenen irritieren
- Für Brust- und Genitalregion sind getrennte Handtücher notwendig. Die Genitalregion wird zuletzt gereinigt und dabei auf Seife und Waschlappen verzichtet
- Eine Genitalspülung (➢ 3.7) wird mehrfach täglich und nach jedem Toilettengang durchgeführt. Nach einer Sectio wird anfangs ggf. im Bett gespült. Viele postpartale Infektionen sind auf Kontaminationen der sanitären Anlagen zurückzuführen. Die Pflegenden klären die Patientin darüber auf, dass sie den direkten Körperkontakt mit Dusche oder Bidet meiden sollte
- Die Wöchnerin wird zum sorgfältigen Händewaschen und zur Händedesinfektion nach jedem Toilettengang sowie vor dem Stillen und jedem Kontakt mit ihrem Baby angehalten. Zu Hause ist eine Händedesinfektion nicht mehr erforderlich
- Die Brust wird einmal täglich ohne Seife gewaschen. Die stillende Mutter sollte einen gut sitzenden Still-BH tragen, die Stilleinlagen sind regelmäßig zu wechseln. Desinfektionsmaßnahmen oder die prophylaktische Anwendung von Salben verändern das normale Hautmilieu der Brust
- Die Pflegenden informieren die Wöchnerin, dass es einige Wochen nach der Geburt zu vermehrtem Haarausfall kommen kann. Dieser ist durch die hormonelle Umstellung bedingt und bildet sich in der Folgezeit fast immer zurück.

Frühmobilisation

Richtiges Aufstehen ➢ Abb. 3.6
Die Wöchnerin sollte 2–4 Stunden nach einer physiologischen Geburt aufstehen. Das frühe Aufstehen dient sowohl der Thromboseprophylaxe als auch der Pneumonie- und Obstipationsprophylaxe. Des Weiteren fördert es die spontane Blasenentleerung, regt Kreislauf- und Stoffwechselfunktionen an und steigert das psychische und physische Wohlbefinden der Frau.

Nach Sectio caesarea, bei Eklampsie (➢ 11.8.2), Symphysenschäden, tiefer Phlebitis oder Thrombose sowie nach PDA (➢ 12.3.1) wird mit der Mobilisation länger gewartet (Arztanordnung beachten). Dann sollte die Frau jedoch medizinische Thromboseprophylaxestrümpfe (MTS) tragen; liegt keine Arztanordnung dafür vor, holen die Pflegenden sie vor dem Anziehen der Strümpfe ein.

Manche Frauen haben wegen des Blutverlusts unter der Geburt und des starken Wasserverlusts durch die Harnflut Kreislaufprobleme, die durch gymnastische Übungen zur Verbesserung der Kreislaufsituation überwunden werden können. Die Wöchnerin wird zur Toilette begleitet und erhält Hilfe bei der Körperpflege bis der Kreislauf stabil ist.

Wochenbettgymnastik

Die **Wochenbettgymnastik** beginnt am zweiten Tag p. p. und dauert bis ca. 6–8 Wochen nach der Geburt. Sie wird unter Anleitung von Hebammen oder Physiotherapeuten durchgeführt.
Die Wochenbettgymnastik dient zur:

- Frühmobilisation
- Anregung von Kreislauf, Atmung und Stoffwechsel
- Unterstützung der Blasen- und Darmentleerung
- Thromboseprophylaxe
- Förderung des physischen und psychischen Wohlergehens
- Beschleunigung der Involutionsvorgänge
- Festigung der Bauch- und Beckenbodenmuskulatur (Descensusprophylaxe ➢ 4.13). Diese Übungen werden erst nach einigen Wochen durchgeführt, wenn die Bauch- und Beckenbodenmuskulatur wieder zu ihrem normalen Tonus zurückgefunden haben.

Einige der häufigsten Übungen sind in ➢ Abb. 14.6 dargestellt. Alle Übungen können von der Wöchnerin durchgeführt werden. Jede Frau muss individuell entscheiden, welche Übungen ihr je nach Tagesform und ggf. Zustand der Sectionarbe möglich sind. Sie sollte sich nicht überanstrengen.

Nach 6–8 Wochen löst die **Rückbildungsgymnastik** die Wochenbettgymnastik ab. Die konsequente Durchführung der Übungen ist für eine Zeit von mindestens sechs Monaten zu empfehlen.
Übungen für die Beckenbodenmuskulatur ➢ 4.8

Ernährung

- Für Wöchnerinnen nach einer Sectio-Entbindung wird bis zum ersten Abführen leichte, dann normale Kost bestellt. Eine abwechslungsreiche und ausgewogene Mischkost (eiweiß-, ballaststoff-, vitamin- und mineralstoffreich) ist zu empfehlen
- Stillende Frauen dürfen alles essen, was ihnen schmeckt. Sogar blähende Lebensmittel wie Rettich, Kohl oder Hülsenfrüchte brauchen sie nicht zu meiden, da Blähungen beim Kind in den ersten Monaten aufgrund der physiologischen Darmunreife auftreten
- Koffeinhaltige Getränke, z. B. Kaffee, Schwarztee, sollte eine stillende Frau nur in Maßen trinken. Ein übermäßiger Genuss kann zu unruhigen Babys führen. Gleiches gilt für Schokolade und Kakao
- Während der Stillperiode (➤ 14.4) sollte die Frau keine Schlankheitskuren durchführen oder die Kalorienzufuhr reduzieren, da die im Fettgewebe gespeicherten Schadstoffe beim Abnehmen freigesetzt werden und in die Muttermilch gelangen
- Alkohol und Nikotin sowie der unkritische Gebrauch von Medikamenten sind zu vermeiden [1a]
- Einem Eisenmangel kann durch eine geeignete Kost vorgebeugt werden. Die besten Eisenlieferanten sind Fleisch und Fisch, die Aufnahme von Eisen aus pflanzlichen Nahrungsmitteln wie Hülsenfrüchten, Hirse und Nüssen kann durch gleichzeitige Vitamin-C-Zufuhr gesteigert werden [1].

Trinkmenge beeinflusst nicht Milchmenge

Die Mutter sollte ihrem Durst entsprechend trinken, etwa 2–3 l am Tag. Die stillende Frau hat einen erhöhten Flüssigkeitsbedarf. Geeignete Getränke sind Mineralwasser ohne Kohlensäure, ungesüßte Kräuter- oder Früchtetees, Milchbildungstee sowie verdünnte Obst- und Gemüsesäfte. Vermehrtes Trinken erhöht nicht die Milchmenge, es hemmt eher die Milchbildung [2].

Psychische Begleitung

- Bei über 50 % aller Wöchnerinnen weicht das anfängliche Glücks- und Hochgefühl etwa am 3.–10. Tag nach der Geburt mit ambivalenten Gefühlen, innerer Unruhe und leicht depressiven Verstimmungen (*Baby-Blues* ➤ 14.6.3). Die betroffenen Frauen leiden unter Traurigkeit und Weinen, Müdigkeit, Erschöpfung, Stimmungsschwankungen, Ruhelosigkeit, Schlafproblemen, Reizbarkeit, Konzentrationsstörungen sowie Ängstlichkeit. Die Pflegenden erklären der Frau und ihrem Partner, dass dies aufgrund der hormonellen und körperlichen Umstellung normal und kein Anlass zur Besorgnis ist. Die neue Familie muss sich erst gegenseitig kennenlernen und aneinander gewöhnen. Die Erwartung an die Mutter, dass die Bedürfnisse ihres Kindes an erster Stelle stehen, ist für sie eine neue Situation, denn während der Schwangerschaft stand sie im Mittelpunkt
- Durch eine offene Frage, z. B. „Wie geht es Ihnen?" oder „Wie fühlen Sie sich?" erfahren die Pflegenden am ehesten von Problemen. Geduldiges Zuhören und Zeit für Gespräche sind die beste Unterstützung. Alle an der Versorgung Beteiligten sollten auf Fragen übereinstimmende Antworten geben, da unterschiedliche Äußerungen verwirren. Die Pflegenden bieten der Patientin häufig Anleitung in der Pflege und Betreuung des Kindes an (➤ Abb. 14.7) und sie ermutigen und bestärken sie im Umgang mit dem Neugeborenen, damit sie Sicherheit gewinnt
- Viele Wöchnerinnen brauchen Ruhe, begrenzte Besuchszeiten können hilfreich sein.

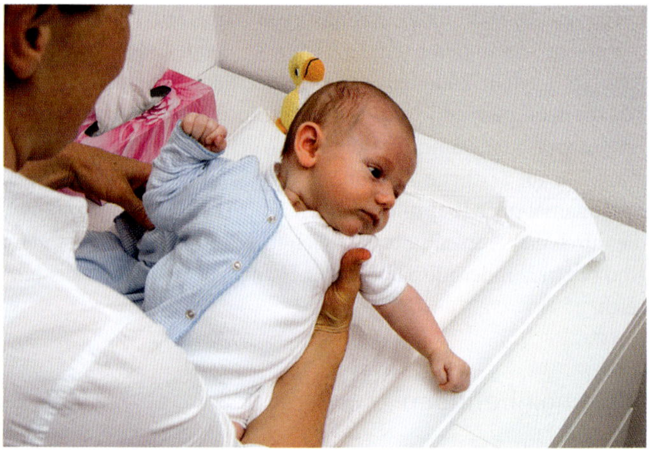

Abb. 14.7 Während ihres Aufenthalts wird die Mutter in der Säuglingspflege angeleitet. Sie gewinnt Sicherheit im Umgang mit ihrem Kind. Hier zeigt eine Pflegende, wie ein Neugeborenes kinästhetisch gewickelt und angezogen wird. [K313]

Beratung vor der Entlassung

Nach komplikationsloser vaginaler Entbindung werden Mutter und Kind meist am 3. Tag p. p. und nach einer Sectio caesarea zwischen dem 5. und 7. Tag p. p. entlassen. Ein abschließendes Beratungsgespräch informiert über:

- **Hebammenhilfe:** Die Mutter hat Anspruch auf tägliche Hebammenhilfe bis zum 10. Tag nach der Geburt. Bei Bedarf sind ohne ärztliche Anordnung bis zu 16 weitere Besuche vom 11. Tag bis zum Ablauf von 12 Wochen möglich. Nach Ablauf der 12 Wochen stehen der Frau bei Stillschwierigkeiten bis zu 8 Besuche bis zum Ende der Abstillphase zu. Weitere Besuche können bei Notwendigkeit ärztlich verordnet werden. Die Frau sollte vor der Entlassung den ersten Termin mit der Hebamme vereinbaren
- **Mutterschutz:** Die berufstätige Frau wird an den achtwöchigen Mutterschutz nach einer physiologischen Geburt erinnert. Nach Früh- oder Mehrlingsgeburten verlängert er sich um vier Wochen, bei Frühgeburten zusätzlich um den Zeitraum, der vor der Entbindung nicht in Anspruch genommen wurde (➤ 9.7.3). Wird bei einem Kind innerhalb von 8 Wochen nach seiner Geburt eine Behinderung festgestellt, kann die Mutter eine Verlängerung der Schutzfrist von acht auf zwölf Wochen beantragen [3]
- **Hygiene:** Die Pflegenden weisen die Wöchnerin erneut auf die Hygienemaßnahmen hin, da das Neugeborene weiterhin keinen Kontakt zu den Lochien haben sollte

- **Menstruation:** Die erste Menstruation ist bei nicht Stillenden nach 5–10 Wochen zu erwarten. Dann kann die Frau wieder Tampons verwenden. Bei Stillenden ist eine Vorhersage über die Beendigung der sekundären Amenorrhö nicht möglich
- **Geschlechtsverkehr** ist nach einer normalen Geburt aus medizinischer Sicht möglich, wenn der Wochenfluss versiegt ist – nach ca. 4–6 Wochen. Ausschlaggebend ist die innere Bereitschaft der Frau. Der Zeitpunkt ist individuell unterschiedlich. Die Frau Pflegenden weisen die Frau darauf hin, dass Stillen keinen ausreichenden Schutz vor einer Schwangerschaft bietet. Es empfiehlt sich ein Kondom zu verwenden, bis die ursprüngliche Verhütungsmethode wieder angewendet wird
- **Nächste gynäkologische Untersuchung:** Nach 4–6 Wochen sollte sich die Frau beim niedergelassenen Gynäkologen vorstellen. Die Empfängnisverhütung wird nochmals besprochen, denn die Geburtswunden sind geheilt und die Rückbildungsvorgänge abgeschlossen. Treten Beschwerden, vor allem Fieber, Stirnkopfschmerzen und verringerte Lochialblutung, Unterbauchschmerzen, erneut blutige Lochien, Brustschmerzen oder -rötung auf, sollte die Frau sofort ihre Hebamme oder den Arzt aufsuchen
- **Weitere Schwangerschaften:** Nach einer normalen vaginalen Entbindung wird angeraten, mit einer weiteren Schwangerschaft ein halbes Jahr, nach einer Sectio caesarea ein volles Jahr zu warten
- **Früherkennungsuntersuchungen des Kindes:** Die U2 am 3.–10. Lebenstag, die Screening-Untersuchungen im Blut des Neugeborenen sowie das Hörscreening (➤ 15.1) werden i. d. R. im Krankenhaus durchgeführt. Für die U3 in der 4.–6. Lebenswoche sollte die Mutter rechtzeitig einen Termin beim niedergelassenen Kinderarzt vereinbaren
- **Rachitis- und Kariesprophylaxe beim Kind:** Die Mutter wird über Rachitis- und Kariesprophylaxe, z. B. mit D-Fluoretten®, aufgeklärt (➤ 15.2.1).

14.4 Stillen

Muttermilch *(Frauenmilch)* ist von der Nährstoffzusammensetzung und aufgrund des Immunitätsschutzes die beste Nahrung für das Neugeborene (➤ 15.2.1) bzw. den Säugling.

In der Schwangerschaft nimmt das Brustdrüsengewebe – und damit die Brust – durch steigende Östrogen- und Progesteronproduktion an Größe zu. Es findet jedoch noch keine nennenswerte Milchbildung statt, manchmal wird etwas Kolostrum abgesondert.

Postpartal fallen nach der Ausstoßung der hormonproduzierenden Plazenta die Hormonspiegel im mütterlichen Blut stark ab, sodass zwei für das Stillen wesentliche Hormone ihre Wirkung entfalten können (➤ Abb. 14.8):

- **Prolaktin** *(Milchbildungshormon),* das die Milchbildung *(Laktogenese)* fördert
- **Oxytocin** *(Milchspendehormon),* das die Milchentleerung *(Galaktokinese)* vermittelt (➤ 11.4.3).

Die Ausschüttung von Adrenalin durch Schmerzen, Überforderungsgefühle, Verspannungen, Sorgen oder Stress behindern die Bildung von Prolaktin und Oxytocin.

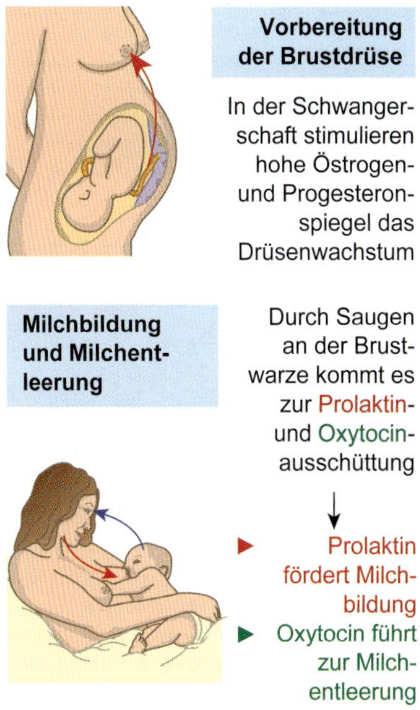

Abb. 14.8 Hormonelle Regelung von Brustdrüsenentwicklung, Milchbildung und Milchentleerung. Das Saugen stimuliert die Ausschüttung von Oxytocin und Prolaktin (blauer Pfeil), dadurch wird die Milchbildung und -entleerung (roter Pfeil) gefördert. [L138]

Die **initiale Brustdrüsenschwellung** (*IBDS*, sog. Milcheinschuss) erfolgt i. d. R. am 2.–4. Tag nach der Geburt. Er ist ein physiologischer Vorgang. Die Brüste werden größer und können spannen, sie fühlen sich geschwollen und wärmer an *(initiale Brustdrüsenschwellung).* Für die Schwellung ist v. a. die vermehrte Zirkulation von Blut- und Lymphflüssigkeit verantwortlich, nur ein geringer Anteil ist durch mehr Milch bedingt. Temperaturerhöhungen bis zu 38,0 °C für maximal zwei Tage sind normal. Linderung bringen:

- **Vor dem Stillen:** Brust wärmen, sanft massieren
- **Nach dem Stillen:** Brust kühlen (➤ 14.4.1), Kind häufig anlegen, überschüssige Milch ggf. ausstreichen [4].

14.4.1 Stillberatung und -anleitung

Abstillen ➤ 14.4.5

Während der Schwangerschaft werden Frauen idealerweise in Geburtsvorbereitungskursen oder bei den Vorsorgeuntersuchungen von Hebammen, Stillberatern oder auch Gynäkologen über die Vor- und Nachteile (➤ Abb. 14.9), die Physiologie und die praktische Durchführung des **Stillens** aufgeklärt. Entscheiden muss sich jede Frau selbst nach ihren persönlichen Möglichkeiten und Wertvorstellungen. Möchte eine Frau nicht stillen, aktzeptieren die Pflegenden ihre Entscheidung. Möchte eine werdende Mutter stillen, ist es nicht nötig, die Brust vorzubereiten. Manipulationen, z. B. Abrubbeln, können zudem vorzeitige Wehentätigkeit auslösen (Vorsicht bei Neigung zu Frühgeburt!). Luft, Licht und Sonne tun der Brust gut. Sie sollte nur mit klarem Wasser gewaschen werden. Zu beachten ist, dass die Funktion der Montgomerydrüsen, die um die Mamille herum liegen und ein leicht antiseptisches und schützendes Sekret absondern, durch Eincremen von Mamille und Areola *(Brustwarzenhof)* beeinträchtigt wird.

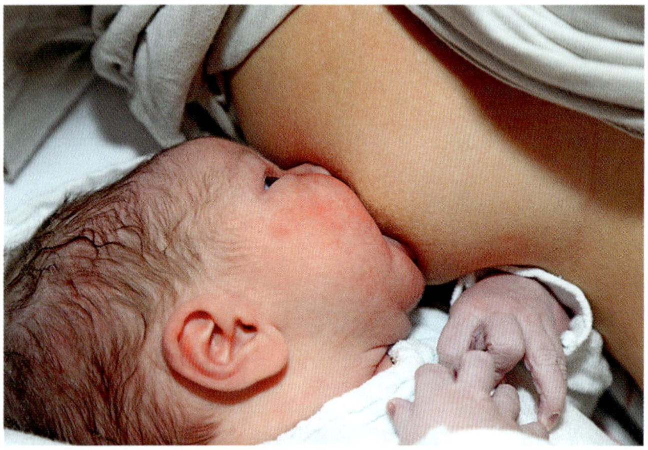

Abb. 14.9 Stillen ermöglicht einen intensiven und natürlichen Kontakt zwischen Mutter und Kind. Es ist eine praktische und vollwertige Art der Ernährung. Die Muttermilch enthält außerdem Abwehrstoffe, die den Säugling weniger anfällig für Infektionen machen. [J787]

Die wichtigste Voraussetzung für eine erfolgreiche Stillbeziehung ist geduldige und ermutigende Unterstützung. Erstgebärende brauchen anfangs mehr Beratung und Anleitung.

Entscheidenden Einfluss auf einen positiven Stillbeginn hat die Hebamme im Kreißsaal. Sie unterstützt das erste Anlegen. Gelingt das erste Anlegen nicht, wird die Mutter beruhigt, denn anfängliche Probleme bedeuten keinesfalls, dass es zu dauerhaften Stillschwierigkeiten kommen muss.

Auf der Wochenbettstation wird die Frau bestmöglich unterstützt, dort werden die Weichen für eine erfolgreiche Stillbeziehung gestellt. Widersprüchliche Aussagen verunsichern die Frau. Das in einigen Häusern übliche Wiegen des Kindes vor und nach der Mahlzeit und unbedachte Äußerungen wie „es hat ja nur 30 g getrunken" verstärken die Verunsicherung, beeinträchtigen die Stillbeziehung, wirken demotivierend und können Versagensängste auslösen. Ein zusätzlich gereichtes Teefläschchen vermittelt der Mutter, dass das Stillen nicht ausreichend sei. Geduldige Hilfe, wertvolle Informationen, z. B. dazu, dass das Kolostrum zwar i. d. R. an Menge sehr gering, aufgrund seiner Zusammensetzung aber dennoch sehr wertvoll für das Kind ist, und bestärkende Ermutigung bei Schwierigkeiten helfen der Wöchnerin, Vertrauen in ihre Stillfähigkeit zu gewinnen.

Die Aufklärungsarbeit und Wissensvermittlung, dass die enge körperliche Nähe mit dem direkten Haut-zu-Haut-Kontakt während des Stillens das wechselseitige Kennenlernen und den beiderseitigen Aufbau von Vertrautheit zwischen Mutter und Kind bzw. das Bonding begünstigt (➤ 12.3.3) sind wesentliche Beratungsinhalte.

Auch Ungestörtheit während der Stillzeiten ist wichtig. Ist die im Zimmer der Patientin nicht gegeben, wäre ein Stillzimmer ideal.

Zeitpunkt des Stillens

Das Kind soll während der ersten Stunde nach der Geburt angelegt werden. Dies ist auch nach einer Sectio caesarea möglich.

Häufiges Anlegen ist wichtig, weil:

- Das Kind dann gehaltvolles Kolostrum trinkt, das schon bei kleiner Menge reich an Antikörpern ist
- Die Darmperistaltik des Säuglings angeregt und das **Mekonium** (*Kindspech,* der in der Fetalzeit im Darm gebildete Darminhalt des Neugeborenen) schneller ausgeschieden wird
- Die IBDS weniger heftig ist, sodass die Mutter diesen fast gar nicht bemerkt
- Die Mutter-Kind-Beziehung durch jedes Anlegen intensiviert wird.

Das Stillen gelingt am besten, wenn das Kind angelegt wird, wenn es Hungerzeichen zeigt *(Ad-libitum-Fütterung).* Meldet es sich nicht, wird es anfänglich alle 3–4 Stunden angelegt, um die Milchbildung anzuregen und einen Milchstau oder eine Mastitis (➤ 14.6.2) zu vermeiden. Ab dem 2. Lebenstag wird das Neugeborene 8–12-mal gestillt, auch nachts, da die Prolaktinausschüttung dann am höchsten ist. Schläft das Baby, wird es zum Stillen sanft geweckt, z. B. durch zarte Berührungen und die Stimme der Mutter.

Neugeborenen, die gestillt werden, geben die Pflegenden keinen Sauger oder Schnuller. Besser ist es, sie bei Bedarf zu stillen und ihnen zwischen den Mahlzeiten Ruhe zu gönnen.

Vorbereitung

- Kommt der Milchfluss schwer in Gang, helfen folgende Maßnahmen:
  - Brüste mit einer feuchtwarmen Baumwollwindel wärmen (vorher Temperaturprobe durchführen, um Verbrennungen zu verhindern) oder warm duschen
  - Milch vom Brustansatz zur Mamille ausstreichen, Brustgewebe behutsam und sanft mit den Fingerbeeren massieren
  - Rückenmassage rechts und links neben der Wirbelsäule sowie unterhalb der Schulterblätter mit festem Druck der Fingerknöchel, danach die seitlichen Rückenpartien ausstreichen. Oft setzt durch diese Massage der Milchspendereflex ein, die Milch beginnt zu fließen
  - 2–3 mal tgl. Brüste mit Aussparung von Mamille und Areola nach einer Stillmahlzeit vorsichtig mit Milchbildungsöl, z. B. von Weleda, bestreichen; ggf. Ölreste entfernen, bevor das Neugeborene erneut angelegt wird
- Um die Milchbildung zu steigern eignen sich:
  - Milchbildungstee (Anis, Fenchel, Kümmel zu gleichen Teilen oder als Fertigtee, z. B. von Weleda)
  - Ca. alle zwei Stunden anlegen bzw. abpumpen oder Wechselstillen (siehe unten)
  - Zeit zum Ausruhen.

Pfefferminz-, Hibiskus- und Salbeitee sowie stark kohlensäurehaltiges Mineralwasser hemmen die Milchbildung, deshalb werden sie Stillenden nur bei zu hoher Milchproduktion *(Hypergalaktie)* angeboten.

- Vor dem Stillen desinfiziert sich die Mutter die Hände – zu Hause werden die Hände gewaschen – und nimmt eine bequeme Haltung ein. Lagerungshilfsmittel wie Stillkissen, Fußbank und Decken können dabei helfen. Weil Stillen durstig macht, sollte ein Getränk bereitstehen
- Stilleinlage entfernen und die Mamillen mit klarem Wasser waschen.

Anlegen und Stillen

Die Pflegenden informieren die Mutter über die richtige Anlegetechnik (➤ Abb. 14.10) und die verschiedenen Stillpositionen (➤ Abb. 14.11). Das erste Anlegen findet im Beisein einer Hebamme oder Pflegenden statt, sie können jederzeit helfen und unterstützen.

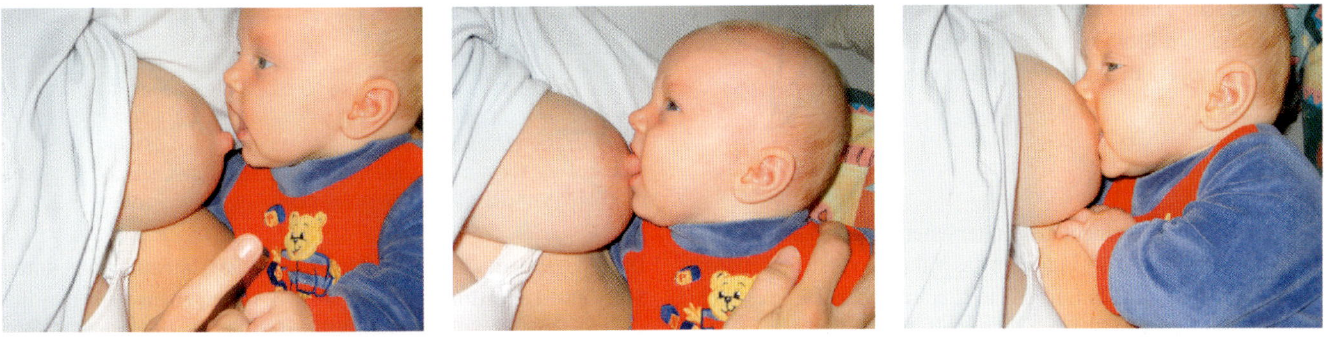

a Die Mutter führt das Kind zur Brust, nicht umgekehrt. Dabei sollte das Kind so liegen, dass es seinen Kopf nicht drehen muss. Der Bauch des Kindes liegt am Bauch der Mutter. Nase und Kinn des Kindes liegen an der Brust der Mutter an. Ist seine Nasenatmung behindert, wird der Po des Kindes näher an den Körper der Mutter herangezogen. Ohr, Schulter und Becken des Kindes bilden eine Linie.

b Der Mund des Kindes sollte weit geöffnet sein, damit das Kind die Mamille und möglichst weite Teile der Areola (Warzenhof) in den Mund nehmen kann. Ist der Mund nicht weit geöffnet, kann die Mutter den Suchreflex auslösen, indem sie die Unterlippe des Kindes mit ihrer Mamille berührt.

c Ist das Kind korrekt angelegt, kann es die Brust gut entleeren und wunde Mamillen werden vermieden. Bei Bedarf (im Bild nicht sichtbar) kann die Mutter ihre Brust im C-Griff stützen und führen. Dabei umfasst sie ihre Brust von unten mit vier Fingern, der Daumen liegt oben mit 1–2 cm Abstand über der Areola.

Abb. 14.10 Richtiges Anlegen des Kindes an die Brust [O408]

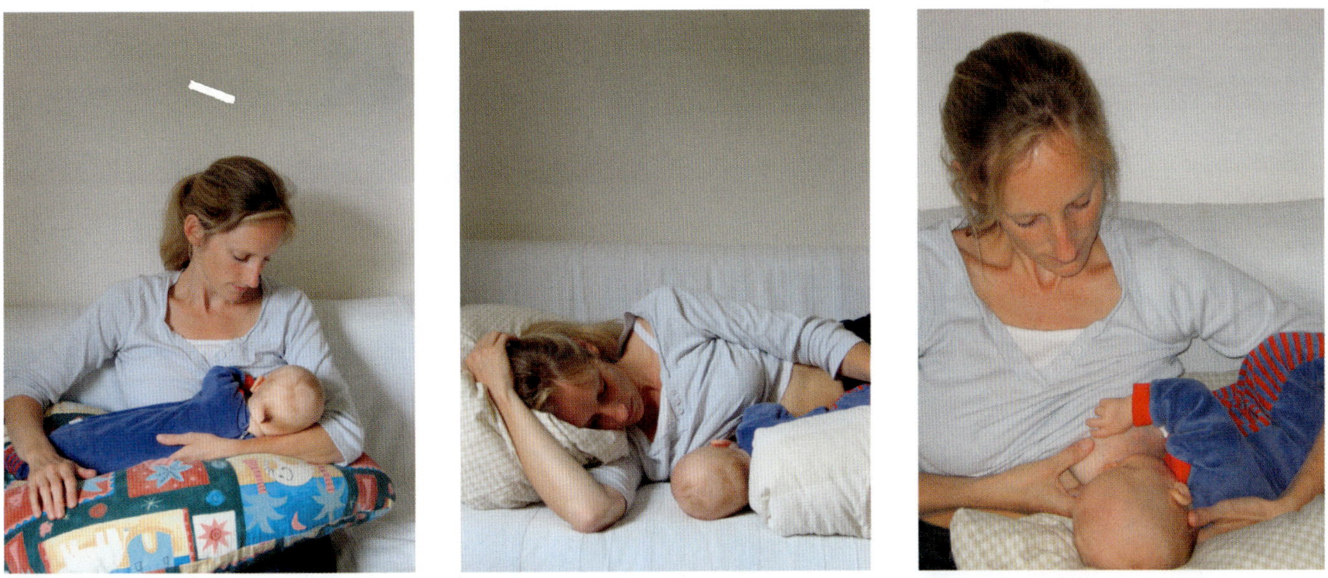

a Wiegegriff: Die Mutter nimmt eine bequeme Haltung ein. Ein Stillkissen stützt ihren Unterarm, die Füße stellt sie auf einem Fußschemel ab. Damit das Baby die Brust erreichen kann, liegt der Bauch des Kindes am Bauch der Mutter.

b Stillen im Liegen: Mutter und Kind liegen einander seitlich zugewandt. Der Kopf der Mutter wird durch ein Kissen abgestützt und zwischen die Knie klemmt sie sich ein Kissen. Ein Kissen im Rücken verleiht Stabilität.

c Rückengriff: Nach einer Sectio, bei unruhigen Kindern oder extrem großer Brust bewährt sich die Fußballhaltung. Die Mutter legt ihr Kind neben sich auf ein (Still)Kissen und hält den Kopf des Babys in ihrer Hand, wobei der Unterarm auf dem Kissen aufliegt und den kindlichen Rücken stützt.

Abb. 14.11 Verschiedene Stillpositionen [O408]

Das Baby wird so lange angelegt, wie es trinken möchte (etwa 15–20 Minuten an jeder Brust). Nach ca. 3 Minuten effektiven Saugens wird der Milchspendereflex ausgelöst und das Kind beginnt zu schlucken.

Beim schläfrigen Kind oder bei geringer Milchmenge wird während der Mahlzeit mehrmals zwischen den Brüsten gewechselt (*Weck-* oder *Wechselstillen).* Durch die vielen kleinen Prolaktin- und Oxytocinausschüttungen wird die Milchbildung optimal in Gang gebracht. Die nächste Mahlzeit wird mit der sich am schwersten anfühlenden Brust begonnen, dies ist i. d. R. die bei der letzten Mahlzeit weniger oder gar nicht getrunkenen Brust.

Nachbereitung

- Nach dem Stillen schiebt die Mutter einen Finger behutsam in den Mundwinkel des Kindes um das Vakuum vorsichtig zu lösen. Würde sie die Mamille einfach herausziehen, käme es leichter zur Bildung von Rhagaden (➤ Abb. 14.12)
- Dann nimmt die Mutter das Baby hoch, sodass der Kopf des Kindes seitlich auf der mütterlichen Schulter liegt. Durch vorsichtiges Klopfen und Reiben des Rückens wird es zum Aufstoßen angeregt
- Nach dem Anlegen lässt die Mutter den Speichel des Kindes sowie Milchreste an der Brust trocknen. Bilden sich Rhagaden, ist die Stilltechnik zu überprüfen. Salben wie Purelan® oder Lansinoh® werden sparsam angewendet, besser ist es Muttermilch auf der Mamille zu verteilen.

VORSICHT!

Die Brust darf nicht mit Honig gepflegt werden. Ist der Honig mit Clostridien verunreinigt, die der Säugling beim Stillen aufnimmt, kann dies zum gefährlichen Säuglingsbotulismus führen. Es kommt zur zunehmenden Lähmung aller Muskeln bis zur Atemlähmung. Unbemerkt führt der Säuglingsbotulismus zum Tod des Kindes. Deswegen sollen Kinder im ersten Lebensjahr keinen Honig (auch nicht in Tees oder in der Milch) zu sich nehmen.

Verschiedene Methoden um die Brust zu kühlen:

- **Quarkauflage** (➤ 14.6.2)
- Gekühlte, wieder verwendbare **Kalt-/Warm-Kompressen** wie Kirschkernsäckchen (➤ Abb. 14.13). Die Kirschkerne nehmen die Kälte im Kühlschrank auf und geben sie langsam wieder ab. Zu Hause eignen sich tiefgefrorene Erbsen, die in ein Tuch eingeschlagen werden
- **Kataplasmenauflage,** z. B. Kytta-Plasma®
- **Weißkohlauflage.**

In der Stillzeit soll die Mutter keine Medikamente eigenmächtig einnehmen, da sie nicht weiß, ob und wie viel von dem Medikament in die Muttermilch übergeht und welche (Aus)Wirkungen es auf das Kind hat. Auf Alkohol und Nikotin verzichtet die Stillende komplett, beide Stoffe gehen in die Muttermilch über.

Die Pflegenden weisen die Mutter auf die Unterstützung durch **Still- und Laktationsberater** (➤ 14.4.3) hin, ebenso auf den Besuch regionaler **Stillgruppen/Stillcafes,** ggf. vermitteln sie Kontaktadressen [6, 7, 8].

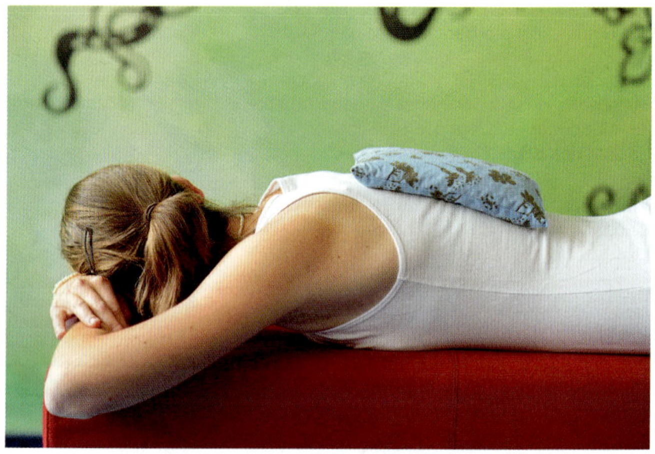

Abb. 14.13 Beispiel für ein Kirschkernsäckchen, das auch zum Kühlen der Brust verwendet werden kann. [K340]

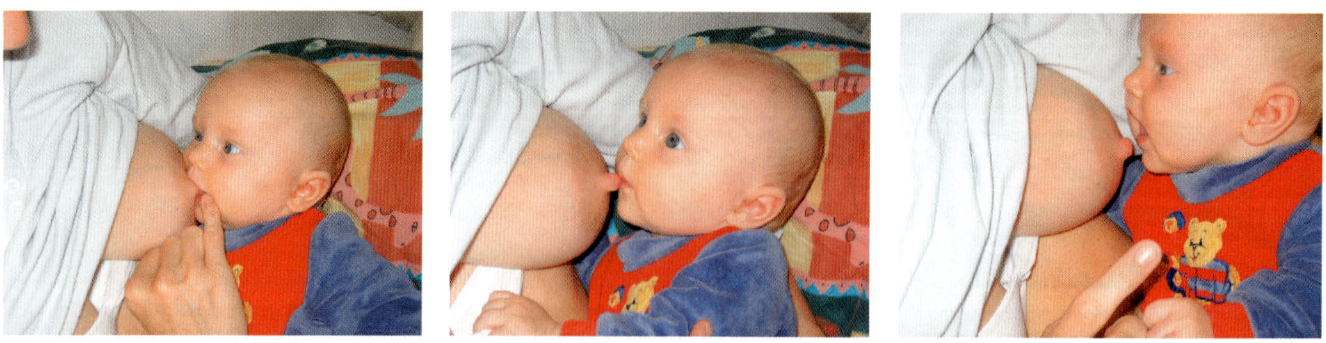

a Nach Beendigung der Mahlzeit schiebt die Mutter ihren kleinen Finger zwischen Brust und Mundwinkel des Kindes und löst so das entstandene Vakuum. Ihr Fingernagel sollte kurz sein, um Verletzungen des Kindes zu vermeiden.

b Milch- und Speichelreste lässt die Mutter auf der Mamille bzw. der Areola trocknen, sie sind die besten Pflegemittel.

c Zeigt das Kind erneut Suchverhalten, ist der Hunger ggf. noch nicht gestillt. Die Mutter legt es erneut oder an die andere Brust an. Als Nuckel zur Beruhigung sollte die Brust jedoch nicht eingesetzt werden, um wunden Mamillen vorzubeugen.

Abb. 14.12 Abnehmen des Kindes von der Brust [O408]

14.4.2 Stillhindernisse und Stillhilfsmittel

Stillhindernisse

DEFINITION

Stillhindernisse: Erkrankungen oder anatomische Gegebenheiten, die das Stillen be- oder verhindern bzw. die einen völligen Verzicht auf das Stillen erfordern. Unterteilt in **absolute** und **relative Stillhindernisse.**

Absolute mütterliche Stillhindernisse

- HIV-Infektion
- HTLV-1 (Human-T-Zell-Leukämievirus Typ 1)
- Chemotherapie
- Immunsuppressive Therapie
- Hyperlipoproteinämie (Typ 1)
- Alkoholismus.

Absolute kindliche Stillhindernisse

Zu den **absoluten kindlichen Stillhindernissen** gehören Erkrankungen des Galaktosestoffwechsels (Galaktosämie) und einige andere Stoffwechselerkrankungen mit Eiweißunverträglichkeiten.

Relative mütterliche Stillhindernisse

- Schwere Allgemeinerkrankung, bei der die Mutter zu schwach ist um zu stillen
- Bakterielle Infektionen (doppelseitige Streptokokkenmastitis, Tuberkulose, Diphterie, Listerien)
- Virusinfektionen (Hepatitis C, Herpes simplex, Zytomegalie, Varizella-Zoster, Masern)
- Parasitäre Infektionen (Trichomonaden)
- Chronische Erkrankungen (Cystische Fibrose)
- Gabe von radioaktiven Substanzen
- Postpartale Psychose (➤ 14.6.3)
- Nikotin- und Drogenabusus.

Treten die o. g. relativen Stillhindernisse auf, reicht es oft, dass die Mutter nur einige Tage die Muttermilch abpumpt und verwirft, oft kann sie nach wenigen Tagen schon wieder stillen.

Relative kindliche Stillhindernisse

- Trinkschwäche bei unreifem Kind oder Neugeborenen/Säuglingen mit Herzfehler, Pneumonie, Neuropathie
- Fehlbildungen, z. B. eine schwere Lippen-Kiefer-Gaumen-Spalte (*LGK,* ➤ Abb. 10.2a) oder ein abnorm kleiner Unterkiefer
- Mundkrankheiten, z. B. Mundsoor oder Aphthen.

Bei relativen kindlichen Stillhindernissen sollte die Mutter die Milch abpumpen. Sie kann dem Baby z. B. über eine Sonde verabreicht werden. Für LKG-Kinder stehen spezielle Sauger (z. B. SpecialNeeds® Sauger) oder Brusternährungssets zum Stillen an der Brust zur Verfügung. So bleiben dem Kind einige Vorteile der Muttermilchernährung erhalten. Ist das Stillhindernis nicht von Dauer und überwunden, z. B. nach Frühgeburt, kann die Mutter versuchen, das Kind anzulegen.

Stillhilfsmittel

Stillhilfsmittel wie Warzenformer (Brustschilder, Niplette®), Brustwarzenschoner, Stillhütchen (Brusthütchen, Saughütchen)

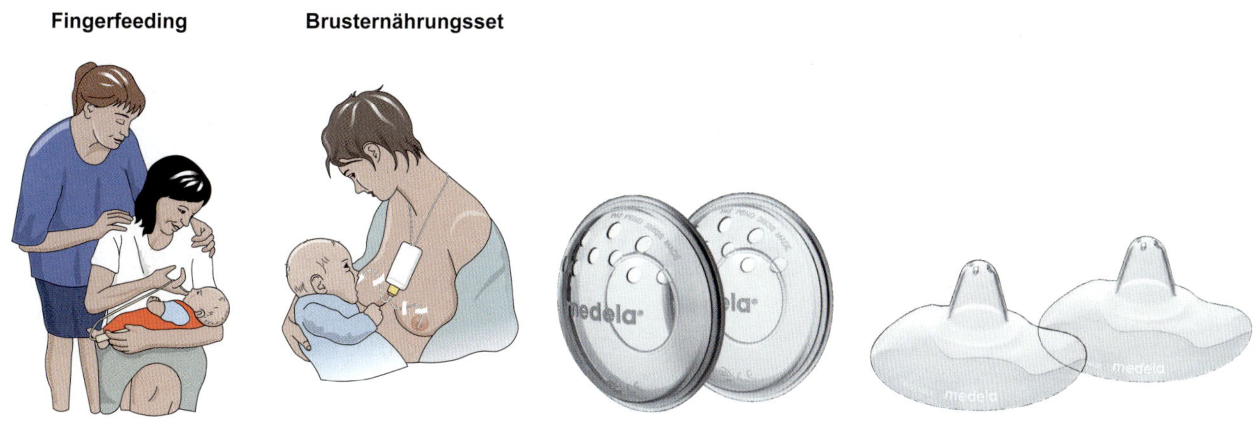

a Links: Die Mutter gibt ihrem Kind die abgepumpte Milch über eine Spritze oder mit einer feinen Sonde, während sie etwa das erste Glied ihres Fingers in den Mund des Kindes steckt. Am Finger kann eine ähnliche Saugbewegung wie an der Mamille geübt werden. Rechts: Abgepumpte Milch wird in ein Behältnis gefüllt, das sich die Frau um den Hals hängt. Über jeweils einen feinen Schlauch wird die Milch direkt zu den Mamillen geleitet. Das Kind erlernt die normale Saugbewegung wie beim Stillen, muss sich jedoch weniger anstrengen, da die Milch leichter fließt.

b Der Mamillenschoner vermindert den Druck der Kleidung auf den Warzenhof (Areola) und die Brustwarze (Mamille). Er wird über die Mamille gestülpt und zwischen den Stillmahlzeiten in den BH eingelegt.

c Stillhütchen unterstützen vorübergehend bei Flach-, Hohl- oder Schlupfwarzen. Vor dem Anlegen wird der Rand umgeklappt und dann das Stillhütchen auf die angefeuchtete Mamille aufgelegt. Die Hütchengröße ist mit der Größe der Mamille abzustimmen.

Abb. 14.14 Stillhilfsmittel [L157 (a); U144 (b,c)]

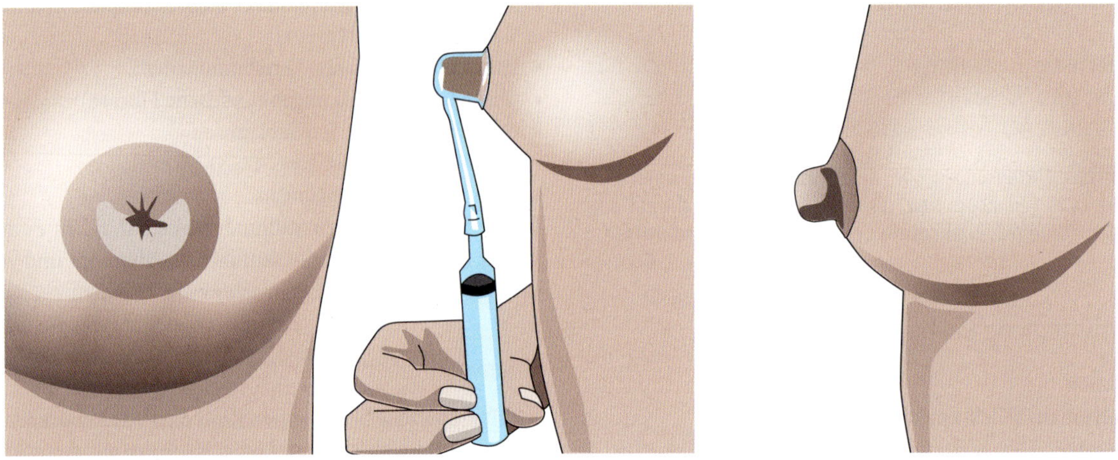

Abb. 14.15 Anwendung der Niplette® bei Hohlwarzen: Durch Sog wird die Mamille aufgerichtet. [L157]

(➤ Abb. 14.14) oder Pumpen können hilfreich sein, haben aber auch Nachteile:

- **Warzenformer** sind bei ausgeprägten Hohl- oder Flachwarzen eine gute Stillhilfe. Wichtiger als die Form der Mamille ist die richtige Anlegetechnik (siehe oben). Auch die Niplette® kann bei Hohlwarzen hilfreich sein (➤ Abb. 14.15)
- **Brustwarzenschoner** werden zur schnelleren Heilung von entzündeten Mamillen in den BH eingelegt (➤ Abb. 14.14b)
- **Stillhütchen** können vorübergehend bei Flach-, Hohl- oder Schlupfwarzen unterstützen (➤ Abb. 14.14c). Bei wunden Mamillen verschlimmern sie eher das Problem. Längere Anwendung führt oft zu Stillproblemen, da die Kinder eine falsche Zungenbewegung und Saugtechnik erlernen und vereinzelt ohne Stillhütchen nicht mehr an der Brust trinken. Auch werden die Nervenbahnen der Brust nicht genügend stimuliert, sodass die Prolaktin- und Oxytocinausschüttung und damit auch die Milchbildung zurückgeht (➤ Abb. 14.8)
- (**Elektrische) Milchpumpen** werden eingesetzt, wenn Mutter und Kind vorübergehend getrennt werden müssen, z. B. nach Verlegung des Kindes in eine andere Klinik. Bei einer übervollen Brust oder einem Milchstau (➤ Abb. 14.16) wird überschüssige Milch nach dem Stillen ausgestrichen, in Ausnahmefällen wird die Milch abgepumpt.

Richtiges Abpumpen

Vor dem **Abpumpen** sollte die Frau die Brust mit klarem Wasser waschen, dann eine bequeme Haltung einnehmen. Zu unterscheiden ist, ob zu Beginn der Stillzeit oder zu einem späteren Zeitpunkt abgepumpt wird.

Zu Beginn der Stillzeit:

- Abwechselnd jede Brust ca. 7 Minuten, dann ca. 5 Minuten, dann ca. 3 Minuten abpumpen (➤ Abb. 14.17); besser ist „doppelpumpen“ mit einer Milchpumpe, die gleichzeitig an beiden Brüsten angesetzt werden kann, dies regt die Milchbildung mehr an und spart Zeit
- Nach ca. 3 Stunden den Vorgang wiederholen
- In der Nacht kann die Mutter auch 5–6 Stunden schlafen, bevor sie wieder abpumpt.

Im Verlauf der Stillzeit pumpt die Mutter vor der Mahlzeit des Kindes die benötigte Menge ab.

> Kommt die Milchbildung nicht so recht in Gang, kann u. U. ein Foto des Babys weiterhelfen.

Bei jeder Brustmahlzeit sind die ersten Milchtropfen mit Keimen behaftet, die besonders für kleine Frühgeborene ungünstig sind. Deshalb erst etwas Milch ausstreichen und diese ersten Tropfen verwerfen (gilt nicht für das Kolostrum). Im Krankenhaus werden Glasflaschen verwendet, um die Milch einzufrieren. Sie lassen sich

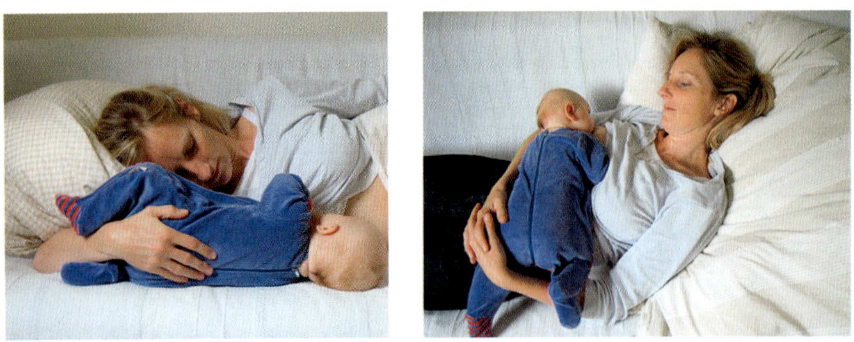

Abb. 14.16 Stillen bei Milchstau [O408]

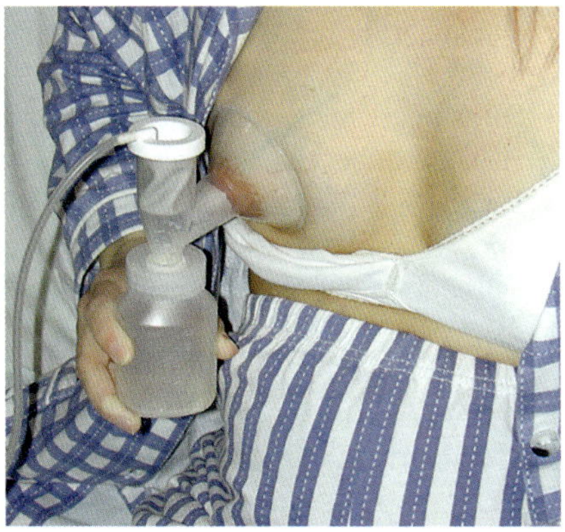

Abb. 14.17 Wöchnerin beim Abpumpen [T192]

gut reinigen und können im Autoklaven sterilisiert werden. Zu Hause eignen sich Plastikbeutel (Muttermilchbeutel aus Polyethylen), da sie Platz sparen.

Umgang mit Muttermilch

Muttermilch muss aseptisch behandelt werden. Sie kann bei Zimmertemperatur (25 °C) ca. 4 Stunden aufbewahrt werden, sollte dann aber umgehend verfüttert werden.

Im Kühlschrank (4–6 °C) kann Muttermilch bis zu 72 Stunden gelagert werden, sie darf dabei jedoch nicht im Türfach stehen. Im Tiefkühlfach mit Tür ist die Muttermilch ca. 3 Monate und im Tiefkühlgerät bei konstant −20 °C bis 6 Monate haltbar. Die Milchflaschen werden daher mit Datum, Uhrzeit und Namen gekennzeichnet. Zum Transport, z. B. in die Kinderklinik, darf die Kühlkette nicht unterbrochen werden, sinnvoll ist daher eine Kühltasche mit Kühlakkus. Muttermilch kann unter fließend warmem Wasser erwärmt werden, auch ein Flaschenwärmer (37 °C) ist geeignet. Vorteilhafter ist es, die Milch über Nacht im Kühlschrank aufzutauen. Ungeöffnet kann Muttermilch nach dem Auftauen bis zu 24 Stunden dem Kind gegeben werden, nach Öffnung des Lagerungsgefäßes ist die Milch innerhalb von 12 Stunden zu verbrauchen.

Die Mikrowelle ist zum Erwärmen der Muttermilch nicht zu empfehlen, da die Lipase, die für die Fettverdauung wichtig ist, zerstört wird. Zudem leiden Vitamin C und Immunglobuline. Außerdem erfolgt die Erwärmung nicht gleichmäßig, die Mikrowelle erzeugt „heiße Inseln", durch die Verbrühungsgefahr droht [5].

14.4.3 Zusatzqualifikation Still- und Laktationsberatung

In Deutschland ist die Weiterbildung im Bereich **Still- und Laktationsberatung** u. a. möglich beim Europäischen Institut für Stillen und Laktation (ELACTA, [9]) sowie beim Ausbildungszentrum für Laktation und Stillen [10]. Eine abgeschlossene Ausbildung in einem pflegerischen Beruf sowie der Nachweis von mindestens 1.000 Praxisstunden in der Stillberatung und 90 Stunden laktationsspezifische Ausbildung in den letzten 5 Jahren sind Voraussetzung für die Zulassung zum Examen. Die Ausbildung umfasst ca. 150 Stunden und eine Facharbeit zu einem Laktationsthema. Vermittelt werden Kenntnisse u. a. zur Physiologie der Laktation, Zusammensetzung der Muttermilch, zum Stillen bei Erkrankungen der Mutter oder des Kindes, zu Schadstoffen in der Muttermilch. Das international anerkannte Examen berechtigt die Absolventen der Weiterbildung, den Titel „LaktationsberaterIn IBCLC" *(International Board Certified Lactation Consultant)* zu führen.

14.4.4 Babyfreundliches Krankenhaus

Die WHO-/UNICEF-Initiative „Stillfreundliches Krankenhaus" wurde 2006 in Initiative „Babyfreundliches Krankenhaus" umbenannt und glich sich so der internationalen Bezeichnung „Baby-friendly Hospital Initiative" an.

Ziel ist, das Stillen in Krankenhäusern aktiv durch die Umsetzung der „Zehn Schritte zum erfolgreichen Stillen" zu fördern und zu gewährleisten, dass der internationale Kodex zur Vermarktung von Muttermilch-Ersatzprodukten eingehalten wird. Die „Zehn Schritte zum erfolgreichen Stillen" umfassen:

1. Schriftliche Richtlinien zur Stillförderung, über die alle Pflegenden unterrichtet sind
2. Regelmäßige Schulungen des gesamten Mitarbeiterteams in Theorie und Praxis
3. Information aller schwangeren Frauen über das Stillen
4. Möglichkeit das Kind innerhalb der ersten halben Stunde nach der Geburt anlegen zu können
5. Demonstration der richtigen Anlegetechnik und Information der Mutter, wie die Milchproduktion aufrechterhalten wird, auch im Fall einer Trennung von Mutter und Kind
6. Keine Gabe von Flüssigkeit zusätzlich zur Muttermilch, wenn dies nicht aus medizinischen Gründen nötig ist
7. Rooming-in: Mutter und Kind können so viel Zeit miteinander verbringen, wie sie möchten
8. Ermunterung zum Stillen nach Bedarf
9. Keine Sauger oder Schnuller für gestillte Kinder
10. Förderung zur Bildung von Stillgruppen und Herstellung des Kontakts zu solchen Gruppen bei der Entlassung.

Kliniken, die diese zehn Schritte umsetzen, können die Auszeichnung „Babyfreundliches Krankenhaus" erhalten [11]. Sie sind an der Plakette mit dem Motiv „Maternity" von Pablo Picasso zu erkennen. Nach 3 Jahren wird der Qualitätsstandard der Kliniken durch ein Nachgutachten überprüft.

14.4.5 Abstillen

Ernährung des Säuglings ➤ 15.2.1

Möchte oder darf die Frau nicht stillen oder wurde das Kind tot geboren, erhält die Frau i. d. R. nach der Geburt einmalig 1 mg Cabergolin, z. B. 2 Tabletten Dostinex®. Zusätzlich wird die Brust gekühlt und ein straff sitzender Still-BH getragen, der die Brust hebt, was die Durchblutung mindert. Zudem bieten die Pflegenden Pfefferminz- und Salbeitee an, die die Milchbildung hemmen. Auch homöopathische Mittel können das Abstillen unterstützen.

14.5 Ambulante Geburt

Bei einer **ambulanten Geburt** wird das Kind in der Klinik geboren. Die Mutter verlässt mit ihrem Neugeborenen nach 4–6 Stunden das Krankenhaus, um ihr Frühwochenbett zu Hause zu verbringen. Sie wird dort von einer Hebamme betreut.

Vorbereitung

Gerade wenn eine ambulante Geburt geplant ist, sollten sich die werdenden Eltern schon im Vorfeld um eine Hebamme für die Nachsorge und einen Kinderarzt für die U2 (2. Früherkennungsuntersuchung) kümmern. In jeder Stadt und Region gibt es sog. „Hebammen-Listen", auf denen die Namen und Adressen der freiberuflich tätigen Hebammen verzeichnet sind. Meist verfügen gynäkologische Praxen oder geburtshilfliche Abteilungen der Kliniken über diese Listen. In manchen Städten gibt es auch Hebammenzentralen, die Hebammen zur Nachsorge vermitteln.

Die Frau sollte in einem Vorgespräch mit der Hebamme die Betreuung nach der Geburt vereinbaren. Dabei wird sich die Hebamme nach dem Wochenbettverlauf bei vorangegangenen Geburten erkundigen und der werdenden Mutter erklären, was vorzubereiten ist. Zudem muss die Frau wissen, dass bei auftretenden Problemen ein Klinikaufenthalt nötig werden kann.

Voraussetzungen

Voraussetzungen für eine ambulante Geburt bzw. für ein Frühwochenbett zu Hause sind:

- Normaler Geburtsverlauf
- Gesundes, reifes Neugeborenes
- Gewährleistung, dass der Vater des Kindes oder eine andere Betreuungsperson rund um die Uhr da ist und das „Wochenbettmanagement" übernimmt (einkaufen, waschen, kochen, Ämtergänge erledigen, größere Kinder versorgen, Besuche begrenzen)
- Keine Alltagsverpflichtungen der Frau, sodass sie sich ausschließlich ihren Bedürfnissen und denen des Babys widmen kann, also v. a. dem stillen und ruhen kann
- Geringe Entfernung zwischen Wohnsitz der Frau und dem der Hebamme. Letztere sollte am Tag der Entlassung bereits bei der jungen Familie vorbeischauen können.

Aufgaben der Hebamme im Kreißsaal vor der Entlassung

Die Frau bleibt bei einer ambulanten Geburt statt der sonst üblichen 2 Stunden für mindestens 4 Stunden p. p. im Kreißsaal. Während der Kreißsaalüberwachung erledigt die Hebamme dann Aufgaben, die bis zur Entlassung der Frau durchzuführen sind:

- Postpartale Überwachung der Wöchnerin (➤ 12.3.3)
- Sicherstellung, dass die U1 durchgeführt wird
- Durchführung der Vitamin-K-Prophylaxe (2 Tropfen Konakion®, ➤ 15.1)
- Sorgfältige Untersuchung der Frau vor der Entlassung durch Hebamme oder Gynäkologen
- Fertigstellen (lassen) von Kurzbrief, Mutterpass (➤ Abb. 9.13) und Vorsorgeheft des Kindes
- Falls notwendig, Notration an Vorlagen mitgeben, bis die Frau die Wochenbettpackung der nachsorgenden Hebamme erhält.

Aufgaben der Hebamme im häuslichen Wochenbett

Die Hebamme kontrolliert

- Bei der Mutter:
  - Allgemeinzustand, Temperatur, Puls, Blutdruck
  - Blasenentleerung, Verdauung
  - Abheilung der Geburtswunden
  - Uterusrückbildung
  - Wochenfluss
  - Brust, Stilltechnik
- Beim Kind:
  - Allgemeinzustand, Temperatur, Hautfarbe
  - Verhalten
  - Abheilen des Nabels
  - Trinkverhalten
  - Ausscheidungen
  - Gewichtsentwicklung
  - Vorliegen einer Neugeborenengelbsucht
  - Ab 36 Stunden nach der Geburt Entnahme von Fersenblut für Screening-Untersuchung auf Stoffwechselstörungen (➤ 15.1).

Neben diesen Kontrollen dient der Besuch der Hebamme v. a. dazu, Informationen, Vertrauen und Sicherheit im Umgang mit dem Kind zu vermitteln (auch ➤ 14.3). Die Hebamme nimmt sich viel Zeit zum Gespräch und zur Beantwortung aller Fragen, weist die Eltern darauf hin, rechtzeitig die Vorsorgeuntersuchung U2 für das Kind in Anspruch zu nehmen und bespricht das Thema der Karies- und Rachitisprophylaxe, die ab der 2. Lebenswoche durchgeführt wird, z. B. mit D-Fluoretten 500®.

14.6 Pathologisches Wochenbett

14.6.1 Störungen der Rückbildungsvorgänge

Subinvolutio uteri

DEFINITION

Subinvolutio uteri: Verzögerte Uterusrückbildung im Wochenbett, d. h. der Uterusfundus steht höher als es dem Wochenbetttag entspricht.

Eine asymptomatische Verzögerung der Uterusrückbildung tritt nach Mehrlingsschwangerschaften, nach einer Sectio caesarea oder bei Frauen auf, die schon mehrere Kinder geboren haben. Die

Tab. 14.2 Klinische Differenzierung zwischen asymptomatischer Verzögerung der Uterusrückbildung, Lochialstau, Endometritis und Endomyometritis.

	Asymptomatische Verzögerung der Uterusrückbildung	Lochialstau	Endometritis	Endomyometritis
Uterus	Groß, weich, nicht druckschmerzhaft	Groß, weich, druckschmerzhaft	Groß, weich, druckschmerzhaft	Groß, weich, spontan und auf Druck schmerzhaft
Lochien	Normal	Reduziert oder fehlend	Vermehrt, übel riechend	Vermehrt, übel riechend
Vaginale Blutung	Keine	Keine	Gering	Stark
Fieber	Nein	37,5–38 °C	Ca. 38 °C	38–40 °C

14

Wöchnerin ist beschwerdefrei. Bei der Funduskontrolle (➤ Abb. 14.5) wird festgestellt, dass der Uterus höher steht als erwartet. Er ist nicht gut kontrahiert, weich und im Gegensatz zum Lochialstau nicht druckschmerzhaft.

Regelmäßige Blasen- und Darmentleerung, 1–2 mal täglich Bauchlage für 20 Minuten und ausreichend Bewegung fördern die Uterusrückbildung. Arzt, Hebamme und Pflegende weisen die Wöchnerin auf den Vorteil regelmäßigen Stillens hin, denn jeder Stillakt setzt Oxytocin frei, das u. a. auch Myometriumkontraktionen bewirkt. Therapeutisch können Rückbildungstee (Frauenmantel und Hirtentäschelkraut) und Kontraktionsmittel nach Arztverordnung gegeben werden, z. B. Oxytocin als Kurzinfusion. Sind zurückgebliebene Eihaut- oder Plazentareste Ursache der verzögerten Uterusrückbildung, ist eine Abrasio erforderlich.

Hat die Patientin zusätzlich zur Rückbildungsverzögerung Fieber, kommen ursächlich v. a. ein Lochialstau und eine Gebärmutterentzündung in Betracht (➤ Tab. 14.2).

Lochialstau

DEFINITION

Lochialstau *(Lochiometra):* Stauung der Lochien in der Uterushöhle.

Ist der Muttermund im Wochenbett verschlossen, etwa infolge unzureichender Aufdehnung nach einer Sectio caesarea, oder z. B. durch Blutkoagel, Reste der Eihaut oder Retroflexio der noch großen und schweren Gebärmutter verlegt, können die Lochien nicht abfließen und sammeln sich in der Uterushöhle.

Typischerweise bekommt die Wöchnerin 3–7 Tage nach der Entbindung hohes Fieber und Stirnkopfschmerzen. Der Uterus ist für den Wochenbetttag zu groß, nicht gut kontrahiert und stark druckschmerzhaft. Die Lochien sind (fast) versiegt. Bei der Spekulumuntersuchung zeigt sich ein (fast) geschlossener Muttermund. Sonografisch kann das gestaute Lochialsekret in der Uterushöhle dargestellt werden.

Die Behandlung besteht zunächst in der Gabe von Spasmolytika, um einen evtl. bestehenden Zervixspasmus zu überwinden, und mit beginnender Spasmolyse in der Gabe von Kontraktionsmitteln. Manchmal ist eine digitale oder instrumentelle Erweiterung des Muttermunds erforderlich, damit die Lochien abfließen können. Ist eine Retroflexio uteri die Ursache des Lochialstaus, hat sich die Bauchlage nach jedem Stillen bewährt. Dabei kippt der Uterus nach vorn, die Zervix wird frei und das Blut kann – unterstützt durch das Stillen und seine oxytocinbedingten Myometriumkontraktionen – abfließen.

Die Pflegenden kontrollieren täglich die Körpertemperatur der Wöchnerin und achten auf eine regelmäßige Blasen- und Darmentleerung der Frau sowie ausreichend Bewegung durch Aufstehen und Wochenbettgymnastik. Auch können durch Massage am Uterusfundus Wehen „angerieben“ werden.

Puerperalfieber

DEFINITION

Puerperalfieber *(Kindbettfieber, Wochenbettfieber):* Sammelbezeichnung für fieberhafte Erkrankungen im Wochenbett, die durch bakterielle Infektion der Geburtswunde bedingt sind, etwa Infektion der Episiotomie, Endometritis oder Myometritis. Steigt die Infektion weiter auf, kann sich eine Adnexitis (➤ 3.11.1) mit nachfolgender Pelveoperitonitis entwickeln.
Endometritis puerperalis: Entzündung der Plazentahaftstelle und des Endometriums. Auftreten meist um den 3.–4. Tag p. p. (auch ➤ 3.12.3).
Endomyometritis: Eindringen der Keime zusätzlich in die obere Muskelschicht, z. B. Streptokokken A und B, Staphylokokken, E. coli.

Symptome und Untersuchungsbefund bei Endometritis und Endomyometritis

Neben den in ➤ Tab. 14.2 genannten typischen Symptomen bei **Endometritis** und **Endomyometritis** im Wochenbett können sich auch Kopfschmerzen, insbesondere im Bereich der Stirn, zeigen.

Diagnostik und Differenzialdiagnose bei Endometritis und Endomyometritis

Bei der Blutuntersuchung sind die Entzündungsparameter (BB, CRP) auffällig. Daher wird ein bakteriologischer Abstrich zur Erregeridentifizierung angelegt. Eventuell ist eine sonografische Kontrolle des Uteruscavums auf Plazenta- oder Eihautreste notwendig.

Behandlungsstrategie bei Endometritis und Endomyometritis

Zunächst werden symptomatisch krampflösende Medikamente, z. B. Butylscopolamin, etwa in Buscopan®, gegeben. Bei fortschreitender

Erkrankung und v. a. bei Auftreten von hohem Fieber sind in der Praxis Einstieg mit Breitband-Antibiotika (Sepsisgefahr), ggf. Wechsel des Antibiotikums nach Antibiogramm, und Bettruhe indiziert. Im Wochenbett sollten zusätzlich Medikamente gegeben werden, die den Uterus zur Kontraktion anregen, z. B. Oxytocin in Syntocinon®.

Pflege bei Endometritis und Endomyometritis

Pflege bei Endometritis ➤ 3.12.3
Pflege bei Adnexitis ➤ 3.11.1

Prognose bei Endometritis und Endomyometritis

Die Prognose ist insgesamt gut, doch besteht stets die Gefahr, dass die Entzündung weiter aufsteigt und zu einer Adnexitis und Pelveoperitonitis führt. Lebensgefährliche Komplikation einer Gebärmutterentzündung im Wochenbett ist die **Puerperalsepsis,** bei der die Erreger vom Uterus aus in die Blutbahn gelangen. Dieses schwere, mit allen Zeichen der Sepsis einhergehende Krankheitsbild erfordert auch heute, trotz Antibiotika und Gerinnungspräparaten, oft noch eine Entfernung des Uterus, um das Leben der Mutter zu retten.

14.6.2 Milchstau und Mastitis puerperalis

Mastitis nonpuerperalis ➤ 2.8.1

DEFINITION

Mastitis puerperalis *(Brustdrüsenentzündung im Wochenbett):* Neben dem **Milchstau** eine der häufigsten Wochenbettkomplikationen überhaupt. Vor allem bei Erstgebärenden auftretend. Beginn typischerweise gut eine Woche nach der Geburt, kann aber während der gesamten Stillzeit auftreten. In 75 % aller Fälle einseitig.

Krankheitsentstehung

Ursachen des **Milchstaus** sind i. d. R.:

- Gestörter Milchspendereflex mit daraus folgender Abflussbehinderung, häufig durch Stress verursacht
- Mechanische Abflussbehinderung, z. B. ein zu eng sitzender BH
- Mangelnde Entleerung der Brust.

Für die Entstehung der typischen **Mastitis puerperalis** sind Bakterien, meist Staphylokokkus aureus, verantwortlich. Die Übertragung erfolgt bei unzureichender Hygiene, z. B. durch die Berührung der Brust mit kontaminierten Händen oder keimbesiedeltem Nasen-Rachen-Raums von Mutter, Kind oder Krankenhauspersonal. Die Keime gelangen entweder über kleine Hautwunden, meist wunde Mamillen, ins Gewebe und verbreiten sich entlang der Lymphbahnen oder sie besiedeln die Milchgänge und breiten sich vom Drüsengewebe in das umliegende Gewebe aus. Auch ein Milchstau kann durch ungenügende Entleerung der Brust eine Mastitis begünstigen, da vorhandene Keime sich wie im „stehenden Gewässer“ rasch vermehren können *(Stauungsmastitis).*

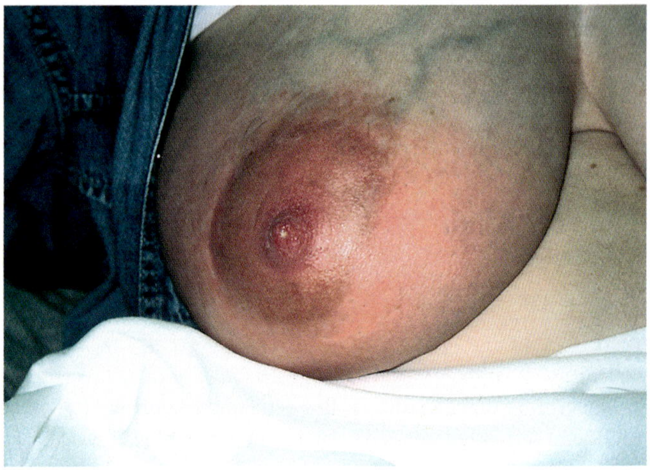

Abb. 14.18 Mastitis [M307]

Symptome und Untersuchungsbefund

Ein Milchstau und eine Mastitis puerperalis sind schwer voneinander abzugrenzen, da die Symptome fast gleich und die Übergänge fließend sind:

- Schmerzhafte Schwellung der betroffenen Brustpartie mit Rötung und Überwärmung der Haut, häufig mit gleichseitiger Schwellung der Achsellymphknoten
- Oft hohes Fieber und allgemeines Krankheitsgefühl mit Kopf- und Gliederschmerzen (bei Mastitis immer vorhanden)
- Bei der Mastitis in 4–12 % der Fälle Abszessbildung nach 1–3 Tagen.

Diagnostik und Differenzialdiagnose

Die Diagnose erfolgt anhand des klinischen Bilds. Zusätzlich ist die Bestimmung der Entzündungszeichen im Blut und bei V. a. Abszessbildung eine Sonografieuntersuchung notwendig. Auch der Leukozytengehalt und die Keimzahlbestimmung in der Muttermilch können Aufschluss geben (Mastitis: Leukozyten $\geq 10^6$/ml und Keimzahl $\geq 10^3$/ml Milch).

Pflege bei Milchstau und Mastitis

- Im frühen Stadium Brustentleerung durch häufiges und korrektes Anlegen des Kindes oder Ausstreichen der Milch (➤ 14.4.1). Dies ist meist sehr schmerzhaft, aber doch die wirksamste Therapie. Wechselnde Stillpositionen unterstützen eine optimale Entleerung. Selten ist bei fortgeschrittener Mastitis ein Abpumpen und Verwerfen der Milch erforderlich (Staphylokokken in der Milch führen zu gastrointestinalen Symptomen beim Kind)
- Körperliche Schonung
- Feuchte Wärme und sanfte Brustmassage vor dem Stillen
- Kühlung mit Quarkauflagen, Kühlelementen (➤ 14.4.1) oder Weißkohl nach dem Stillen
- Auf Arztanordnung fiebersenkende und schmerzstillende Mitteln verabreichen

- Tritt keine Besserung nach 24-stündiger konservativer Behandlung ein, sollte ein Antibiotikum verordnet werden.

Quarkauflage

Kalte **Quarkauflagen** eignen sich zur Lokaltherapie einer beginnenden Mastitis. Sie kühlen, hemmen Entzündungen, lindern Schmerzen und leiten Wärme nach außen ab. Sie können mehrmals täglich aufgelegt werden.

Vorbereitung

Die Pflegenden achten darauf, dass der Raum angenehm temperiert und ohne Zugluft ist. Die Frau darf nicht frösteln, sie soll sich gut warm fühlen, bei kalten Füßen z. B. Wärmflasche anbieten. Bevor die Materialien vorbereitet werden, informieren die Pflegenden die Patientin über die geplante Maßnahme und holen ihre Zustimmung ein. An Material wird benötigt:

- Außentuch aus Frottee (größer als das Innentuch), ggf. BH
- Baumwollinnentuch oder 10 × 10 cm Kompressen, die so groß sind, dass die Entzündungsfläche gut bedeckt ist
- Magerquark, Nierenschale und (Einmal)Spatel.

Durchführung

Die Pflegenden:

- Achten auf die Einhaltung der hygienischen Richtlinien, um nicht noch mehr Erreger über die Mamille in das entzündete Brustgewebe einzubringen
- Breiten das Innentuch aus und streichen den Quark mittig ca. 0,5 cm dick auf die Größe der zu behandelnden Entzündung aus. Die Enden des Tuchs falten sie links und rechts über der Quarkschicht zusammen, sodass später nur eine Lage Stoff zwischen Quark und Haut liegt
- Legen den in Stoff gehüllten Quark auf den Entzündungsherd der Brust. Die Mamille sparen sie aus und decken die Auflage mit dem Außentuch ab. Ist der BH der Patientin groß genug, sie die Patientin ihn zur Befestigung der Quarkauflage an
- Belassen der Auflage für ca. 20 Minuten, sofern die Patientin sie gut verträgt, d. h. die Schmerzen werden nicht stärker und die Patientin fröstelt nicht
- Führen die Maßnahme zu Beginn 3-mal hintereinander durch (Auflagezeit jeweils 20 Minuten). Danach führen sie die Lokalbehandlung 3-mal täglich durch, ggf. auch mehrere Auflagen, manchmal genügt auch eine Auflage pro Tag. Bleibt die Auflage länger liegen, kann ein Wärmestau entstehen, der den Entzündungsprozess verschlimmern kann
- Reinigen nach Entfernung des Quarks vorsichtig die Brust und lassen die Patientin für 30–60 Minuten ruhen.

VORSICHT!

- Milchprodukte sind wärme-, licht- und luftempfindlich. Angefangene Quarkpäckchen werden z. B. mit Folie zugedeckt und kühl und dunkel gelagert. Sie sind maximal 3 Tage haltbar (Mindesthaltbarkeitsdatum beachten!)
- Nicht anwenden bei Patientinnen mit Milcheiweißallergie.

Milchstau- und Mastitisprophylaxe

- Richtige Anlegetechniken
- Einhaltung der Hygieneregeln, Händedesinfektion bzw. gründliches Waschen vor dem Stillen
- Sorgfältige Brustpflege (➤ 14.4.1)
- Unverzügliche Behandlung von Rhagaden der Mamillen, z. B. mit sparsam aufgetragener Lansinoh®- oder Purelansalbe®. Alternativ die Mamillen mit Muttermilch bestreichen und an der Luft (an)trocknen lassen
- Sensibel sein für seelische Probleme der Frau und Zeit nehmen für Gespräche.

Behandlungsstrategie bei Mastitis

Bei fortgeschrittener Mastitis und anhaltendem Fieber über 24–36 Stunden trotz oben genannter Maßnahmen beginnt der Arzt mit einer Antibiotikatherapie, z. B. Flucloxacillin, etwa in Staphylex®. Nach Einschmelzung des Abszesses sind eine meist radiäre Inzision, eine Gegeninzision am tiefsten Punkt des Abszesses und das Einlegen einer Lasche erforderlich, um das Sekret abzuleiten. Auch eine Punktion des Abszesses unter sonografischer Kontrolle ist möglich. Zusätzlich werden entzündungshemmende Medikamente verabreicht, z. B. Ibuprofen oder Diclofenac, etwa in Voltaren®. Äußerst selten werden Prolaktinhemmer in niedriger Dosierung gegeben, z. B. Cabergolin (Dostinex®) oder Bromocriptin (Pravidel®). Bei verschiedenen Antibiotika ist es zeitweilig notwendig abzupumpen und die Muttermilch zu verwerfen. Grundsätzlich kann aber auch bei einer Mastitis gestillt werden.

Prognose

Die Prognose einer Mastitis ist bei entsprechender Antibiotikagabe gut. Bei schlechter Abwehrlage der Mutter kann es zur Sepsis kommen. Nach Abszessbildung und -drainage kann eine kosmetisch störende Narbe zurückbleiben. Chronische Entzündungen (meist ohne Fieber) und Fistelungen sind möglich.

14.6.3 Extragenitale Erkrankungen

Fieber im Wochenbett

VORSICHT!

Das **Fieber** im Wochenbett ist nicht zu verwechseln mit dem Puerperalfieber (➤ 14.6.1). Während das Puerperalfieber per Definition stets genitale Ursachen hat, hat das Fieber im Wochenbett extragenitale Ursachen.

Harnwegsinfekte, Mastitiden (➤ 14.6.2), Thrombophlebitiden und grippale Infekte sind die häufigsten Auslöser von Fieber im Wochenbett.

Thrombophlebitis

Während der Schwangerschaft und im Wochenbett ist das Risiko einer **Thrombophlebitis** erhöht. Es besteht eine Entzündung der oberflächlichen Venen. Die Venen erscheinen als druckschmerzhafter, geröteter Strang, die Umgebung ist gerötet, überwärmt, teilweise auch geschwollen. Die Frauen fühlen sich häufig in ihrem Allgemeinbefinden eingeschränkt.

Begünstigend für die Entstehung einer Thrombophlebitis wirken eine vorbestehende Varikosis, die beschleunigte Blutgerinnung während der Schwangerschaft sowie in die Blutbahn eingeschwemmtes thromboplastinhaltiges Material aus Plazenta und Fruchtwasser.
Folgende Allgemeinmaßnahmen beugen einer Thrombose vor:
- Postpartale Frühmobilisation (wirkungsvollste Präventionsmaßnahme)
- Beine hochlagern
- Venen ausstreichen
- Blutrückstromfördernde Gymnastik, regelmäßige körperliche Bewegung (Gehen statt Stehen)
- Auf Arztanordnung Thromboseprophylaxe mit Heparin.

Postpartale psychische Probleme

Psychische Probleme in Form von depressiven Verstimmungen betreffen etwa 60 % aller Frauen nach der Geburt, mehr oder weniger stark ausgeprägt. Die hauptsächlichen Symptome sind Niedergeschlagenheit, Sorge mit dem Kind nicht zurechtzukommen und Angst vor einer generellen Überforderung in der neuen Rolle als Mutter. Diese Form der „Verstimmung" wird auch als **Baby-Blues** bezeichnet. Verstärkt werden können die Symptome durch Ermüdung und Erschöpfung nach anstrengender Geburt und die nun eingeschränkte Nachtruhe. In diesen Fällen kann es hilfreich sein, das Rooming-in (➤ 14.1) nur am Tag durchzuführen und die Betreuung des Kindes nachts in die Hände der Pflegenden zu geben.

Unbedingt davon abzugrenzen sind Neurosen und v. a. die echte Wochenbettdepression (siehe unten). Hierbei handelt es sich um eine psychiatrische Erkrankung, die einer umgehenden fachärztlichen stationären Behandlung bedarf.

Baby-Blues

DEFINITION

Baby-Blues *(Maternity-Blues)*: Kurze Phase einer seelischen Labilität bis zur leichten depressiven Verstimmung zwischen dem 2. und 10. Tag p. p., von der mehr als jede zweite Mutter betroffen ist. Kommt v. a. bei Frauen im Krankenhaus vor; bei ambulanten Geburten und häuslichen Entbindungen seltener.

Der **Baby-Blues** ist i. d. R. von kurzer Dauer (2–3 Tage). Arzt oder Pflegende klären die Frau und ihren Partner über den Stimmungseinbruch auf. Sie versichern der Wöchnerin, dass sie unbesorgt sein kann, weil Medikamente im Normalfall nicht erforderlich sind. Die Frau braucht stattdessen viel Verständnis und liebevolle Unterstützung.

Postpartale psychiatrische Erkrankungen

Im Gegensatz zum Baby-Blues sind die **postpartale Neurose** und die **postpartale Psychose** extrem seltene psychiatrische Krankheitsbilder (weniger als 1 : 5.000 Geburten), die fachärztlicher Therapie bedürfen. Beide treten meist erst nach der Entlassung auf [12, 13].

Postpartale Psychose

Bei der **postpartalen Psychose** handelt es sich um einen Zustand schwerer postpartaler Depression. Sie tritt meist innerhalb der ersten sechs Wochen nach der Geburt auf und kann sich durch massive Verwirrtheit, starke Stimmungsschwankungen, Realitätsverlust, Halluzinationen und Agitiertheit (motorische Unruhe und gesteigerte körperliche Erregbarkeit) zeigen (➤ Abb. 14.19). Das Suizid- und Kindstötungsrisiko ist erhöht. Grundsätzlich wird angestrebt, Mutter und Kind während der notwendigen stationären psychiatrischen Therapie nicht zu trennen. Bei konsequenter Behandlung ist die Prognose beim ersten Auftreten relativ günstig, die Rezidivgefahr bei einer weiteren Geburt jedoch hoch.

Postpartale Neurose

Die **postpartale Neurose** kann Wochen andauern und ist gekennzeichnet durch starkes Weinen, Inkompetenzgefühle und Erschöpfungszustände sowie gesteigerte Angst und Sorge um das Kind. Suizidgefahr und Kindstötungsrisiko sind gering.

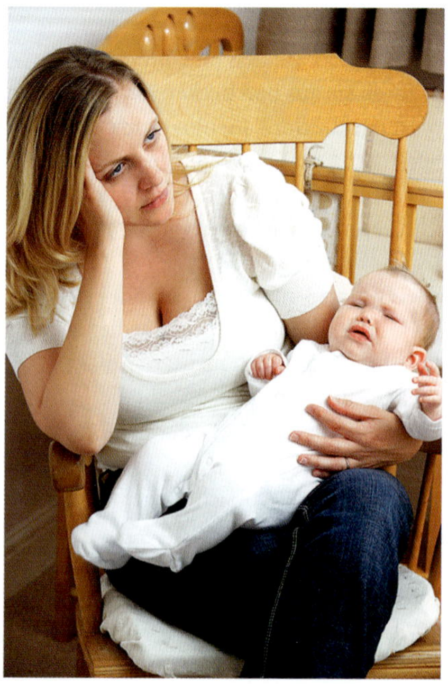

Abb. 14.19 Frauen mit postpartaler Psychose leiden unter Verwirrtheit, Halluzinationen und Realitätsverlust. In seltenen Fällen kann dies bis zur Tötung des Kindes und/oder Suizid der Mutter führen. [J787]

Transferaufgabe

Frau Maaser hat vor zwei Tagen ein gesundes Mädchen geboren. Während der Schwangerschaft hat sie einen Geburtsvorbereitungskurs besucht und sich zum Stillen belesen.

Eine erste Stillanleitung erfolgte gleich im Kreißsaal. Seitens der Pflegenden wurde diese am nächsten Tag fortgesetzt. Trotzdem fühlt sich die Wöchnerin nach eigenem Bekunden unsicher und bittet darum, dass bei der nächsten Stillmahlzeit nochmals eine Pflegende bei ihr bleibt, zumal es auch ihr erstes Kind ist. Sie äußert auch, dass es ihr wichtig wäre, dass sie anschließend erneut beraten und informiert wird.

Aufgabe 1

Worauf richten Sie Ihre Beobachtungen während die Wöchnerin ihre Tochter stillt (➤ 14.4.1)?

Aufgabe 2

Wie beraten Sie Frau Maaser anschließend (➤ 14.1.1)?

Aufgabe 3

Welche Informationen, Empfehlungen und Hinweise geben Sie ihr für daheim mit (➤ 14.4.1)?

Literatur und Kontaktadressen

LITERATURNACHWEIS

1. Eugster G. Ernährung in besonderen Zeiten. Laktation und Stillen. 2003; 4: 136–143.
1a. Pharmakovigilanz- und Beratungszentrum für Embryonaltoxikologie. www.embryotox.de/ (letzter Zugriff: 12.1.2022)
2. Mohrbacher N, Stock J. Handbuch für die Stillberatung. 2. A. La Leche Liga Deutschland. Hille, 2002.
3. Bundesministerium für Familie, Senioren, Frauen und Jugend. Mutterschutzgesetz. Aus: www.bmfsfj.de/bmfsfj/service/gesetze/gesetz-zur-neuregelung-des-mutterschutzrechts-73762 (letzter Zugriff: 12.1.2022).
4. Both D, Frischknecht K. Stillen kompakt. München: Elsevier, 2007.
5. Springer S. Stillmanagement und Laktation. Bd. 2. Leipzig: Leipziger Universitätsverlag, 1998.

KONTAKTADRESSEN

6. Berufsverband Deutscher Laktationsberaterinnen IBCLC. www.bdl-stillen.de (letzter Zugriff: 12.1.2022).
7. La Leche Liga Deutschland. www.lalecheliga.de (letzter Zugriff: 12.1.2022).
8. Arbeitsgemeinschaft Freier Stillgruppen Bundesverband. www.afs-stillen.de (letzter Zugriff: 12.1.202).
9. Europäisches Institut für Stillen und Laktation. www.stillen-institut.com (letzter Zugriff: 12.1.2022).
10. Ausbildungszentrum Laktation und Stillen. www.stillen.de (letzter Zugriff: 12.1.2022).
11. WHO-/Unicef-Initiative „Babyfreundliches Krankenhaus". www.babyfreundlich.org (letzter Zugriff: 12.2.2022).
12. Marcé Gesellschaft für Peripartale Psychische Erkrankungen. www.marce-gesellschaft.de (letzter Zugriff: 12.1.2022).
13. Schatten & Licht www.schatten-und-licht.de (letzter Zugriff: 12.2.2022).

VERTIEFENDE LITERATUR

Harder U. Wochenbettbetreuung in der Klinik und zu Hause. 4. A. Stuttgart: Hippokrates, 2015.
Stiefel A, Brendel K, Bauer N. Hebammenkunde. 6. A. Stuttgart: Thieme, 2022.

KAPITEL

15 Versorgung des Neugeborenen und Säuglings

15.1 Erstversorgung des Neugeborenen

Das gesunde Neugeborene beginnt direkt nach der Geburt zu atmen und oft auch zu schreien. Die **Versorgung im Kreißsaal** umfasst:

- **Absaugen:** Nur bei dick grünem Fruchtwasser, das den pränatalen Mekoniumabgang als Folge einer kindlichen Hypoxie anzeigt, oder bei Atemproblemen durch Fruchtwasser oder Schleim im Rachenraum saugt die Hebamme oder der Arzt Mund, Nase und Rachenraum des Kindes mit einem sterilen Absaugkatheter ab, um eine Mekoniumaspiration zu verhindern. Dies kann schon vor der Abnabelung oder auf dem Bauch der Mutter geschehen
- **Abnabeln:** In der Regel wird das Neugeborene abgenabelt, nachdem die Nabelschnur aufgehört hat zu pulsieren. Ein sofortiges Abnabeln ist nur notwendig bei deprimierten, d. h. in den Vitalfunktionen beeinträchtigten, Kindern, bei Hepatitis-B- oder HIV-Infektion der Mutter (➤ Tab. 11.4) und bei Rhesus-negativen Müttern, um einen Keim- bzw. Antigenübertritt zu vermeiden (➤ 11.7.2). Die erste Nabelklemme wird ca. 10 cm, die zweite Klemme ca. 13 cm vom Nabel des Kindes entfernt gesetzt und die Nabelschnur zwischen beiden Klemmen mit einer sterilen Nabelschere durchtrennt. Häufig darf dies der Vater übernehmen. Die endgültige Abnabelung erfolgt nach dem Wiegen und Messen des Neugeborenen. Dazu wird eine Einmal-Klemme verwendet, die ca. 2 cm vom Bauch des Kindes entfernt angebracht wird. Der Nabelrest wird mit einer sterilen Schere abgeschnitten. Entsprechend hausinterner Richtlinien wird der Nabel entweder offen oder geschlossen mit sterilen Kompressen und Bauchbinde versorgt (auch ➤ 15.2.2)
- **Apgar-Wert bestimmen** (➤ Tab. 15.1): Die Hebamme oder der Arzt bestimmt eine, fünf und zehn Minuten nach der Geburt den Apgar-Wert und entnimmt zur pH-Bestimmung Blut aus der Nabelschnurarterie. Der ärztliche Geburtshelfer horcht Herz und Lungen ab. Alle Werte dienen dazu, den Zustand des Kindes unmittelbar nach der Geburt zu beurteilen
- **Kontaktaufnahme und Stillen:** Nach der Geburt wird das gesunde Neugeborene der Mutter auf den Bauch gelegt und mit einem warmen Tuch zugedeckt (➤ Abb. 15.1). Es hört die Herztöne der Mutter und beruhigt sich meist bald. Während dieser Kennenlern- und Erholungsphase sucht das Kind die Mamille der Mutter und beginnt zu saugen. Diese erste Annäherung soll nicht unterbrochen werden, sie ist wichtig für das Bonding zwischen Mutter und Kind (➤ 12.3.3)
- **Wiegen, Messen und Kennzeichnen:** Nach einer angemessenen Zeitspanne wird das Kind von der Hebamme gemessen. Sie ermittelt die Körperlänge (extreme Streckung im Hüftgelenk vermeiden), den Kopfumfang (frontookzipitaler Umfang, entspricht dem Hutmaß) (➤ Abb. 15.2) und das Körpergewicht (➤ Abb. 15.3). Die **Käseschmiere** *(Vernix caseosa)* auf der Haut

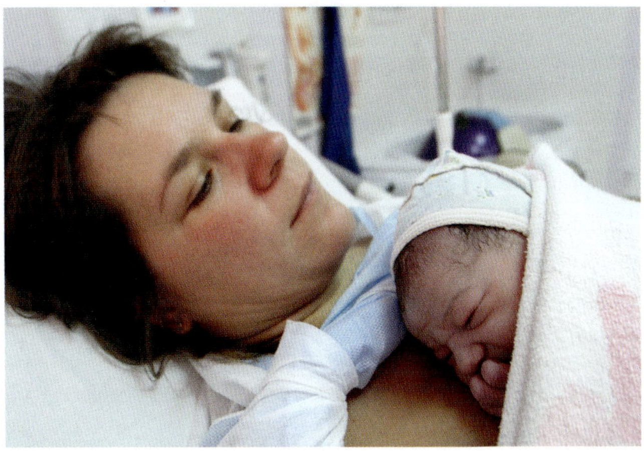

Abb. 15.1 Das Neugeborene wird der Mutter auf den Bauch gelegt und mit einem warmen Tuch zugedeckt. Der direkte Hautkontakt gibt Mutter und Kind tiefes Wohlbehagen und unterstützt das Bonding (➤ 12.3.3). Das Neugeborene erkennt den Herzschlag der Mutter wieder und erfährt so Sicherheit und Geborgenheit. Auch für die Mutter ist es ein wertvoller Augenblick; die erste Möglichkeit für zärtliche und innige Berührungen und liebevoll geflüsterte Koseworte an ihr Kind. [J787]

des Neugeborenen, die die Haut intrauterin schützt und unter der Geburt als Gleitmittel dient, ist ein natürlicher Hautschutz und zieht nach und nach ein (➤ 15.2.4). Anschließend erhält das Baby im Beisein eines Elternteils ein mit (Nach)Namen, Geburtsdatum und -zeit beschriftetes Band ans Handgelenk und wird angekleidet häufig 2 Bändchen: Handgelenk und Fuß
- **Prophylaxen:** Um eine Vitamin-K-Mangelblutung zu vermeiden, erhält das Neugeborene Vitamin-K-Tropfen (Konakion®) jeweils zwei Tropfen oral (= 2 mg) nach der Geburt. Weitere Gaben erfolgen dann zur U2 (3.–10. Tag) und U3 (4.–6. Woche). Besteht bei der Mutter eine nachgewiesene Gonokokkeninfektion, und nach einer Chlamydieninfektion wird zur Vorbeugung einer eitrigen Bindehautentzündung (*Gonoblennorrhö* ➤ 3.14.1) das Kind prophylaktisch mit einer antibiotischen Augensalbe behandelt, z. B. Erythromycin
- **Neugeborenen-Erstuntersuchung:** In den ersten zwei Stunden nach der Geburt, nimmt ein Arzt (Pädiater oder Gynäkologe) oder eine Hebamme die Neugeborenen-Erstuntersuchung (U1) vor und dokumentiert diese im Vorsorgeheft.

Bei einigen Kindern besteht eine Diskrepanz zwischen dem errechneten und dem tatsächlichen Geburtstermin. Andere werden zwar am errechneten Termin geboren, scheinen aber noch nicht oder zu reif zu sein. Bei diesen Kindern sowie allen Neugeborenen mit einem Geburtsgewicht unter 2.500 g wird das **Gestationsalter** *(Tragzeit)* des Neugeborenen anhand des sogenannten Reifeschemas nach Farr oder Petrussa berechnet. Für definierte Kriterien, z. B. Hautbeschaffenheit, Ohrform, Form der Brustwarze, Beurteilung des Genitales, Lanugobehaarung, Fußsohlenfurchung (➤ Abb. 15.4) werden Punkte vergeben. Die Gesamtpunktzahl steht in direkter Beziehung zum geschätzten Gestationsalter.

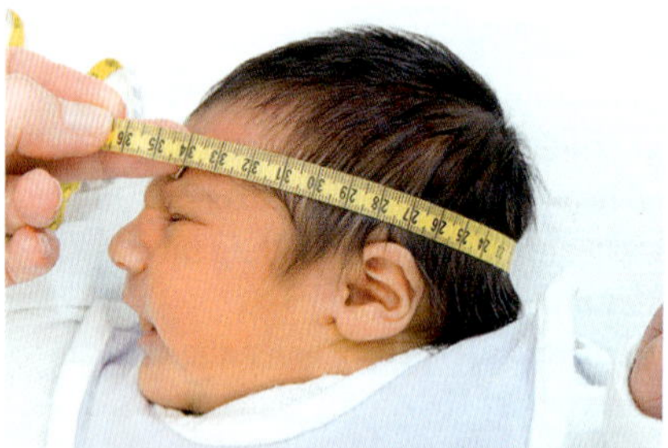

Abb. 15.2 Messung des Kopfumfangs [K115]

Tab. 15.1 Apgar-Schema. Das von der Anästhesistin Virginia Apgar entwickelte Punkte-Schema dient der Vitalitätsbeurteilung von Neugeborenen unmittelbar nach der Geburt. Zur Gedächtnisstütze werden die Beurteilungskriterien so formuliert, dass ihre Anfangsbuchstaben ebenfalls das Wort „Apgar" ergeben, hier die meistgebräuchlichen Bezeichnungen.

Beurteilungskriterium	Bewertung		
	0 Punkte	1 Punkt	2 Punkte
Atembewegungen	Keine (Apnoe)	Flach, unregelmäßig, Schnappatmung	Regelmäßige Atmung, kräftiges Schreien
Puls	Nicht wahrnehmbar	< 100/Min.	> 100/Min.
Grundtonus (Muskeltonus, Aktivität)	Schlaffer Tonus, keine Bewegungen	Geringer Tonus, wenig Bewegungen	Guter Tonus, aktive Bewegungen
Aussehen (Hautfarbe)	Blau (zyanotisch), weiß/blass	Stamm rosa, Extremitäten blau	Vollständig rosa
Reflexerregbarkeit (Reaktion auf Hautreiz oder Absaugen)	Keine Reaktion	Grimassieren, geringe Reaktion	Schreien, Husten, Niesen, abwehrende Reaktion

Beurteilung anhand der Gesamtpunktzahl: 7–10: unauffällig; 4–6: mäßige Depression; < 4: schwere Depression, akute Gefährdung

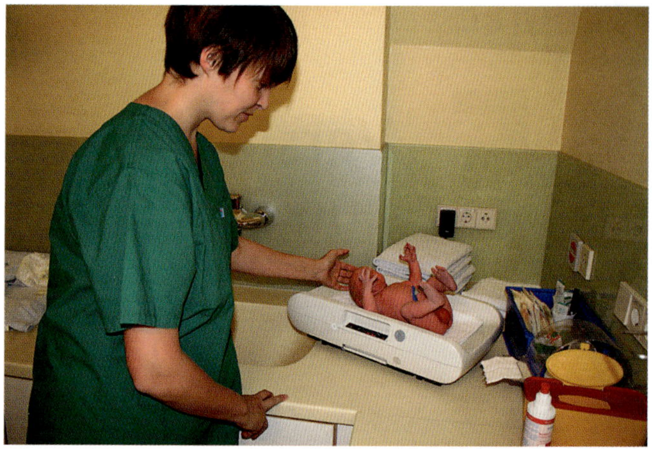

Abb. 15.3 Das Neugeborene wird gemessen und gewogen. [T192]

Weitere Untersuchungen in den ersten Lebenstagen:
- Ab der 36. Lebensstunde wird dem Neugeborenen, nach schriftlichem Einverständnis der Eltern, Blut abgenommen (meist aus der Ferse), um die Früherkennungsuntersuchung auf Phenylketonurie (PKU), Hypothyreose, Galaktosämie und weitere Stoffwechselerkrankungen durchzuführen
- Zwischen dem 3.–10. Lebenstag erfolgt die zweite Vorsorgeuntersuchung (U2) durch einen Kinderarzt
- Screening auf Herzfehler durch Messung der Sauerstoffsättigung über einen Hautsensor am Fuß ab dem 2. Lebenstag. Bei Werten unter 96 % wird die Messung wiederholt, bestätigt sich die niedrige Sättigung muss umgehend eine kinderärztliche oder kinderkardiologische Untersuchung erfolgen
- Neugeborenen-Hörscreening zum Ausschluss von Schwerhörigkeit oder Taubheit bis zum 3. Lebenstag.

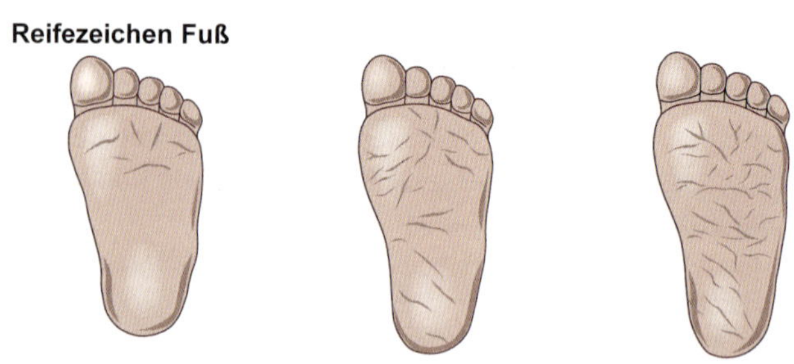

Abb. 15.4 Fuß eines Frühgeborenen mit Falten im vorderen Fußanteil (links); Fuß eines Neugeborenen der 38. SSW mit Zunahme der Falten Richtung Ferse (Mitte); Fuß eines Reifgeborenen mit Falten und Fußlinien über der gesamten Sohle (rechts) [L157]

15.2 Versorgung des Säuglings

Pflegefachfrauen und Hebammen sind durch ihre Ausbildung befähigt Neugeborene zu versorgen. Die Mütter haben auf diese Weise eine Ansprechpartnerin, die sowohl für sie selbst zuständig ist als auch z. B. in Fragen zur Ernährung des Neugeborenen und bei seiner Versorgung anleitet, berät und ggf. Kontaktadressen vermittelt, z. B. zur Stillberatung [4].

15.2.1 Ernährung des Säuglings

Die **Muttermilch** *(Frauenmilch)* erfüllt alle Anforderungen an eine ideale Säuglingsnahrung und ist die optimale Ernährung für ein Neugeborenes. Die Erfindung der Milchsterilisation 1883 und die Versorgung mit gebrauchsfertiger Säuglingsmilch Ende der 1940er-Jahre ließ die bis dahin hohe Sterblichkeit nicht gestillter Kinder sinken. Inzwischen stehen weitgehend an die physiologischen Bedürfnisse des Säuglings angepasste Ersatznahrungen zur Verfügung – von denen die westliche Welt eine Zeit lang so beeindruckt war, dass das Stillen fast verdrängt wurde.

Richtlinien für die Säuglingsernährung

Empfohlen wird, den Säugling in den ersten 6 Lebensmonaten ausschließlich („voll") zu stillen *(natürliche Ernährung)*. Für diese erste Lebensphase ist Muttermilch die optimale Nahrung (➤ Tab. 15.2). Als Ersatz, z. B. bei Stillhindernissen (➤ 14.4.2), und als Anschlussnahrung nach dem Stillen, stehen industriell auf Kuhmilchbasis hergestellte Säuglingsmilchen zur Verfügung *(Formulanahrung, Muttermilchersatznahrung)*. Nach Vollendung des 4. Lebensmonats kann, sofern der Säugling schon Interesse am Essen zeigt, allmählich Milchmahlzeit für Milchmahlzeit durch halbfeste oder feste Kost ersetzt werden *(Beikost)*.

Stillen

Stillen ➤ 14.4

Stillen bietet zahlreiche Vorteile für Mutter und Kind, denn Muttermilch:

- Ist den Organleistungen des Säuglings optimal angepasst
- Deckt trotz ihrer hohen Konzentration an Nährstoffen den Wasserbedarf des Säuglings
- Liefert einen natürlichen Infektionsschutz und enthält reichlich Immunglobuline der Klasse A *(IgA)*, die die Darmschleimhaut auskleiden und Erreger abwehren
- Bietet größtmöglichen Schutz vor einer allergischen Erkrankung des Kindes
- Ist jederzeit verfügbar, ideal temperiert und preiswert
- Hat, bedingt durch einen hohen Anteil an langkettig ungesättigten Fettsäuren, einen positiven Einfluss auf die neurologische Entwicklung des Säuglings
- Ist besonders für Frühgeborene sehr wertvoll.

Stillen und die dadurch ausgelösten hormonellen Veränderungen fördern bei der Mutter die Rückbildung des Uterus und reduzieren ihr Risiko, an Brustkrebs zu erkranken. Gleichzeitig vertieft sich die Mutter-Kind-Beziehung.

Muttermilchersatznahrung

Je nach Alter des Kindes werden verschiedene **Muttermilchersatznahrungen** unterschieden. **Säuglingsanfangsnahrungen** sind für das gesamte 1. Lebensjahr geeignet. Sind sie mit der Vorsilbe „Pre" versehen, z. B. Aptamil Pre®, Beba Optipro Pre®, enthalten sie als einziges Kohlenhydrat Laktose *(Milchzucker)*. Diese eignen sich für die Ernährung „nach Bedarf", da kaum Gefahr der Überfütterung besteht. Anfangsnahrungen mit der Kennzeichnung „1", z. B. Humana 1®, Hipp 1 Bio®, enthalten zusätzlich zur Laktose weitere Kohlenhydrate. Für diese Milcharten hat der Säugling möglicherweise keine Appetitkontrolle, sie eignen sich deshalb nicht zur Fütterung nach Bedarf.

Folgenahrungen sind meist mit der Kennzeichnung „2" versehen, z. B. Milumil 2®, Bebivita 2®, und werden frühestens zu Beginn der Beikostfütterung eingeführt. Ihre Kohlenhydratkonzentration ist gegenüber den Säuglingsanfangsnahrungen erhöht, auch der Proteingehalt ist höher und dadurch kuhmilchähnlicher.

Hypoallergene Formulanahrung *(HA-Nahrungen):* Durch Zerkleinerung bzw. Aufschlüsselung der Eiweiße soll diese Milch vermindert antigen wirksam, d. h. weniger allergieauslösend, sein. Sie werden bei familiärem Risiko zur Atopie, wenn z. B. ein oder beide Elternteile an Heuschnupfen, Asthma bronchiale oder Neurodermitis erkrankt sind, empfohlen. Ihre Wirksamkeit ist umstritten. Bei bereits eingetretenen Kuhmilchprotein-Allergien haben sie kei-

Tab. 15.2 Im Vergleich zu Muttermilch ist Kuhmilch eiweiß- und mineralstoffreicher, aber milchzuckerärmer. Energie- und Fettgehalt sind etwa gleich. Die zumeist auf Kuhmilchbasis hergestellten industriellen Muttermilchersatznahrungen versuchen die Unterschiede auszugleichen.

Gehalt in 100 ml	Muttermilch	Kuh-Vollmilch	Muttermilchersatznahrung	
			„Pre"-Nahrungen	Andere Formulanahrungen
Energie [kcal (kJ)]	69 (288)	66 (276)	67 (280) bis 75 (314)	68 (284) bis 78 (326)
Protein [g]	0,9	3,3	1,4–1,8	bis 2,7
Fett [g]	3,8	3,7	3,1–4,6	3,0–3,7
Kohlenhydrate [g]	7,0*	4,8*	5–10	bis 50 % der Gesamtkalorien**
Mineralstoffe [g]	0,2	0,7	Bis 0,39	bis 0,45

* Enthält nur Laktose
** Enthält verschiedene Kohlenhydrate

nen Vorteil, da die enthaltenen Eiweißstoffe noch immer den ursprünglichen Kuhmilcheiweißen ähneln. In diesem Fall wird eine höhergradig aufgeschlüsselte und bitter schmeckende Hydrolysat-Nahrung angeraten, z. B. Alfare® oder Pregomin®.

Formulanahrung auf Soja-Basis: Diese Milchen enthalten Soja anstelle von Kuhmilchproteinen und statt des Milchzuckers andere Zuckerarten, z. B. Dextrinmaltose. Sie werden v. a. zur Behandlung von Laktoseintoleranz eingesetzt.

Zusätzlich gibt es **Sondernahrungen,** z. B. Frühgeborenennahrungen oder Spezialnahrungen für Kinder mit Stoffwechselerkrankungen.

Wie viel füttern?

Gesunde Säuglinge werden nach Bedarf *(ad libitum)* gefüttert, d. h. das Kind bestimmt die Nahrungsmenge.
Trinkmengen der ersten 7 Tage:

- Am ersten Lebenstag 5–10 ml pro Mahlzeit (30–80 ml/Tag)
- Vom 2.–7. Tag wird die Trinkmenge um täglich 10 ml pro Mahlzeit gesteigert
- Ab dem 8. Tag trinkt das Kind ca. ⅛ seines Körpergewichts und ab dem 4. Monat ca. $^1/_7$ seines Gewichts pro Tag.

Trinkt ein gestilltes Neugeborenes mehr, ist keine Einschränkung notwendig. Bei großer Hitze oder Fieber wird häufiger und kurz angelegt, um dem Kind die wässrige und durstlöschende Vordermilch zu geben. Seltener ist es notwendig, abgekochtes Wasser oder ungezuckerten Tee anzubieten.

> In der Regel reicht es aus, das Kind bei den Früherkennungsuntersuchungen und sonstigen Arztterminen zu wiegen. Nimmt ein gestillter Säugling allerdings ungenügend zu, wird die Trinkmenge durch eine **Stillprobe** über 24 Stunden überprüft. Das Kind wird jeweils mit gleicher Kleidung vor und nach der Mahlzeit gewogen, die Differenz entspricht der getrunkenen Milchmenge.

Wie oft füttern?

Bei der Fütterung nach Bedarf entscheidet der Säugling über die Häufigkeit der Mahlzeiten. Oft stellt sich bereits ab der 3. Lebenswoche ein Rhythmus mit bis zu 12 Mahlzeiten am Tag ein. Gestillte Kinder melden sich i. d. R. häufiger zu den Mahlzeiten als „Flaschenkinder“. In einigen Kliniken werden Neugeborene alle 3–4 Stunden gefüttert.

Nahrungszusätze

Empfohlen wird, dass der Säugling während des gesamten ersten Lebensjahrs täglich eine **Vitamin-D-Fluorid-Tablette** zur Rachitis- und Kariesprophylaxe erhält [1].

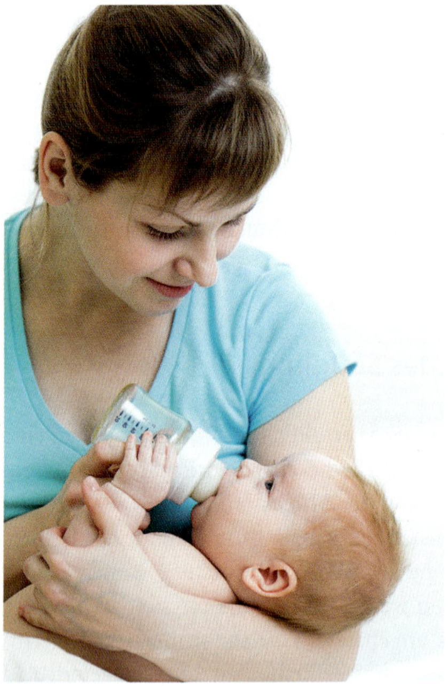

Abb. 15.5 Halbsitzende Fütterungsposition, die einen guten Blickkontakt zwischen fütternder Person und Säugling erlaubt. [M552]

Füttern des Säuglings mit der Flasche

In den meisten Kliniken werden flüssige Fertignahrungen verabreicht. Milchpulver wird mit abgekochtem Wasser zubereitet – für jede Mahlzeit frisch. In der Regel werden sterile Sauger und Flaschen benutzt.

> **VORSICHT!**
> Wegen der raschen Keimvermehrung (Milch ist ein idealer Nährboden für Krankheitserreger) darf Milch nicht in einer Thermosflasche warm gehalten werden.

- Der Säugling sollte spontan erwacht sein, denn geweckte Babys sind oft noch schläfrig und trinken schlecht. Den Säugling vor der Mahlzeit zu wickeln ist nicht nötig, da durch das Füttern oft eine Darmentleerung ausgelöst wird. Jedoch werden manche Kinder durch das Wickeln wacher und trinken besser
- Zum Füttern wird der Säugling in halbsitzender Position im Arm gehalten, sodass Blickkontakt zur fütternden Person möglich ist (➤ Abb. 15.5). Alternativ kann das Baby gegen die Oberschenkel der fütternden Person gelehnt werden, dazu stellt sie beide Füße auf einen Hocker. Den Säugling mit abgestützter Flasche auf eine Unterlage zu legen birgt ein hohes Aspirationsrisiko und wird den emotionalen Bedürfnissen des Kindes nicht gerecht. Der Säugling muss die Flasche nicht leer trinken. Reste werden immer verworfen
- Legt der Säugling eine Trinkpause ein, nimmt die fütternde Person ihn so hoch, dass der Kopf des Kindes auf ihrer Schulter liegt. Durch vorsichtiges Klopfen oder Reiben des Rückens wird das Aufstoßen erleichtert. Ein aktives Unterbrechen der Mahlzeit ist nur bei Kindern mit Blähungsproblemen erforderlich. Am Ende der Mahlzeit sollte der Säugling ein „Bäuerchen“ machen
- Dann wird das Baby gewickelt (➤ 15.2.5) und zum Schlafen auf den Rücken gelegt.

Probleme bei der Nahrungsaufnahme

Nahrungsverweigerung

Gesunde Säuglinge sind regelmäßig hungrig. Verweigert ein Säugling mehr als eine Mahlzeit hintereinander oder trinkt er über mehrere Mahlzeiten sehr schlecht, spricht man von **Nahrungsverweigerung.** Dies kann auf die unterschiedlichsten Erkrankungen, z. B. Infektionen, hinweisen und ist daher stets ernst zu nehmen.

„Spucken" und Erbrechen

„Speikinder sind Gedeihkinder" sagt der Volksmund und meint mit „Speien" das Herauslaufen kleiner Nahrungsmengen nach dem Füttern, oft beim Aufstoßen. Dieses Phänomen ist häufig und – solange die Kinder gedeihen – nicht beunruhigend. Echtes Erbrechen jedoch, also größere Nahrungsmengen, oft im Schwall oder „Strahl", ist meist ein Krankheitszeichen und sollte bei wiederholtem Auftreten Anlass zur Untersuchung des Kindes geben.

15.2.2 Nabelpflege

Die **Nabelpflege** dient dem Infektionsschutz und erfolgt nach hausinternen Richtlinien. Nach dem endgültigen Abnabeln (➤ 15.1) steht noch ein 1–2 cm langer Nabelstumpf, der eintrocknet und nach ca. 7–10 Tagen abfällt. Die verbleibende kleine Wunde heilt rasch ab.

In vielen Häusern wird die offene Nabelpflege durchgeführt: Nach vorheriger Händedesinfektion wird der Nabelstumpf mindestens einmal am Tag mit einer sterilen Kompresse und einem geeigneten Desinfektionsmittel desinfiziert und gereinigt. Eine Kompresse wird anschließend um den Nabelschnurrest gewickelt, um zu verhindern, dass die Nabelklemme oder der Nabelstumpf in die Bauchhaut drückt. Auf die Bauchhaut soll möglichst wenig Puder gelangen, da er die Haut stark austrocknet. Auch darf er nicht in die Atemwege des Säuglings gelangen. Alternativpräparat ist z. B. Weleda Wecesin® mit Arnika. Ist der Nabelschnurrest abgefallen, wird der Nabel desinfiziert und mit einer trockenen Kompresse abgedeckt.

15.2.3 Handling des Säuglings

DEFINITION

Handling: Alle Pflegetätigkeiten werden so ausgeführt, dass sie die Bewegungsentwicklung des gesunden Säuglings fördern.

Tragen, Drehen und Hochnehmen des Säuglings

Es gibt unterschiedliche Varianten, wie ein Säugling getragen, gedreht oder hochgenommen werden kann. Empfohlen wird heute das Hochnehmen und Tragen auf der Basis von Kinaesthetics Infant Handling. Die ➤ Abb. 15.6, ➤ Abb. 15.7, ➤ Abb. 15.8 und ➤ Abb. 15.9 zeigen einige empfehlenswerte Beispiele.

Lagern und Betten des Säuglings

Lagern

Die Rückenlage wird seit einigen Jahren als sicherste Schlafposition zur Vermeidung des **Plötzlichen Kindstods** empfohlen (➤ Abb. 15.10). Zur Förderung der motorischen Entwicklung kann das Kind in Wachphasen auf den Bauch gelegt werden. Ein guter Kompromiss kann sein (➤ Tab. 15.3):

- Zum Schlafen die Rückenlage anwenden, nach den Mahlzeiten im Wechsel die Seitenlage einsetzen, um Verformungen des noch weichen Schädels und Druckstellen zu vermeiden
- In Wachzeiten Rücken- und Bauchlage abwechseln, die Rückenlage ermöglicht Blickkontakte und mit den Händen zu spielen, die Bauchlage fördert z. B. das Kopfheben
- Ältere Säuglinge bestimmen ihre Schlafposition selbst.

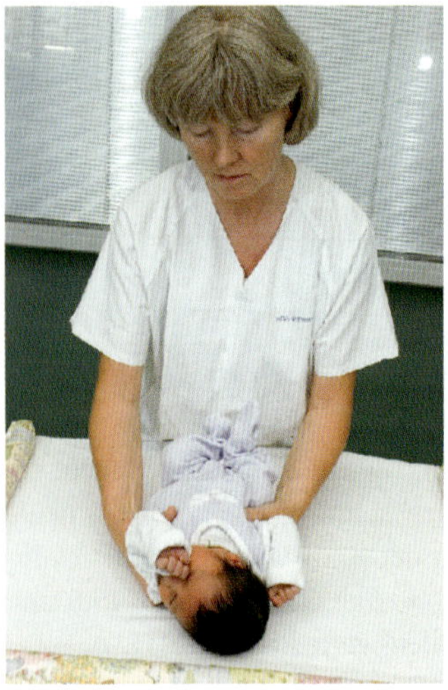

a Mit beiden Händen unter die Schulterblätter des Kindes greifen …

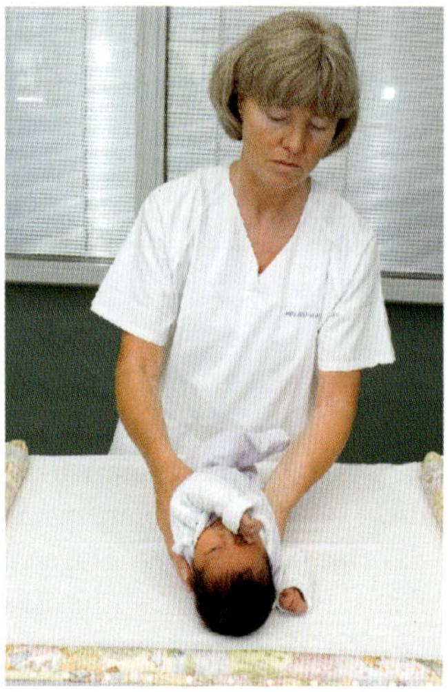

b ... Kind zur Seite …

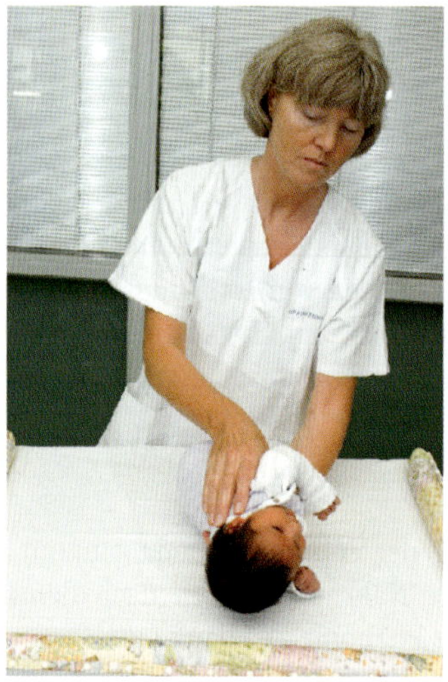

c … und über die Seitenlage hinaus drehen.

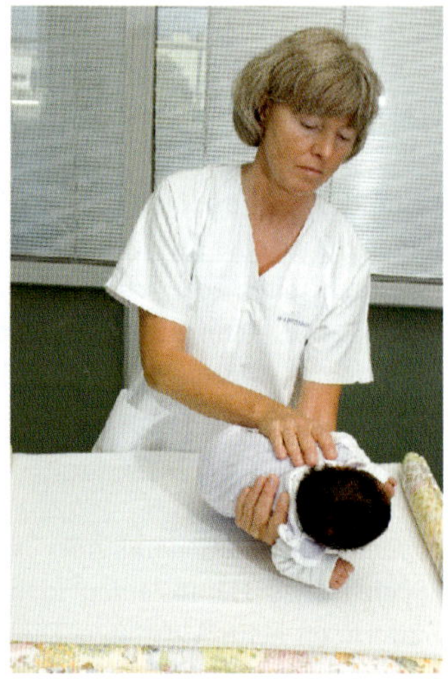

d In einer spiraligen Bewegung …

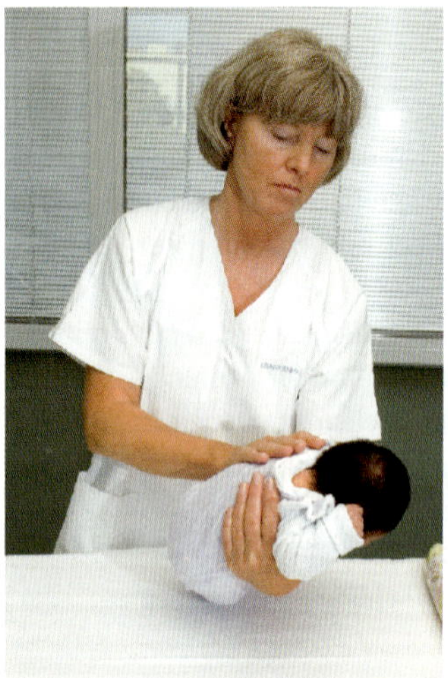

e … zuerst den Oberkörper von der Unterlage abheben …

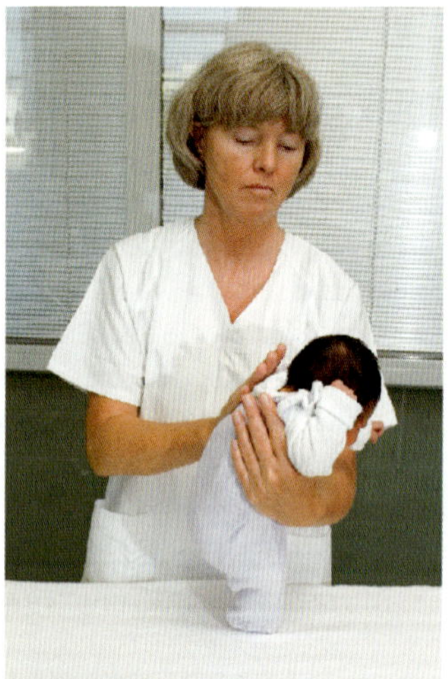

f … das Kind in die Senkrechte bringen …

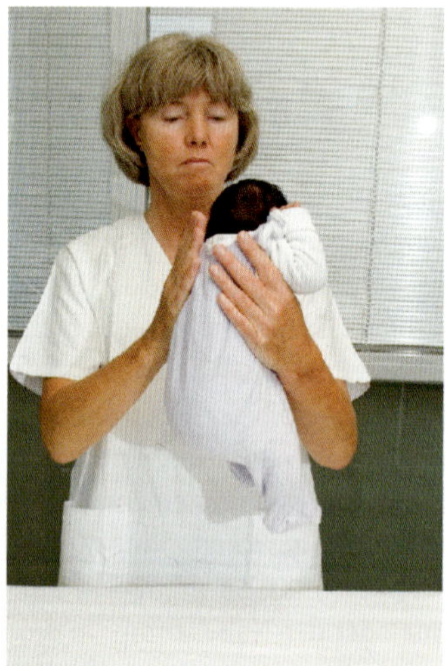

g … und hochnehmen. Die Beine verlassen als letztes die Unterlage.

Abb. 15.6 Hochheben aus der Rückenlage [K115]

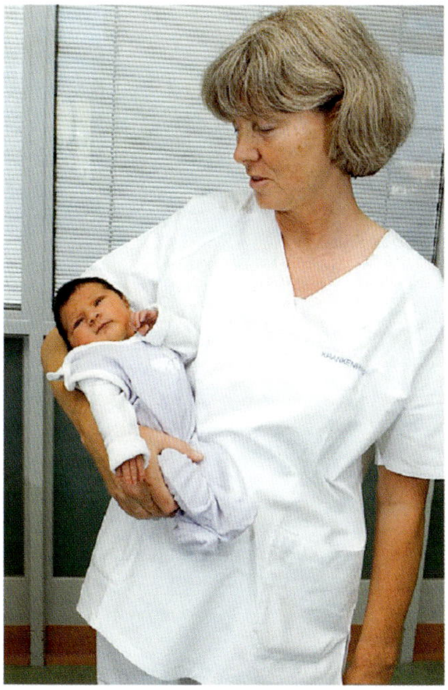

a Tragen in Rückenlage: Das Kind liegt auf dem Unterarm, der äußere Oberschenkel wird in lockerer Beugehaltung fixiert.

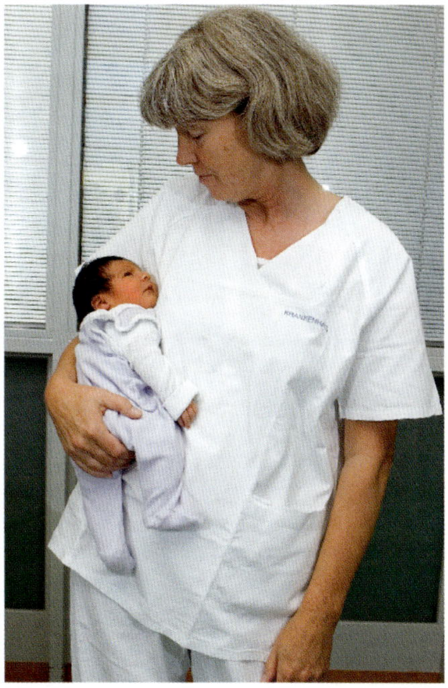

b Tragen in aufrechter „Rückenlage“ mit einer Hand. Die Pflegefachfrau legt ihre Hand in den Schritt des Kindes und stabilisiert es mit ihrem Unterarm. Sie kann den Säugling zum Körper zugewandt oder …

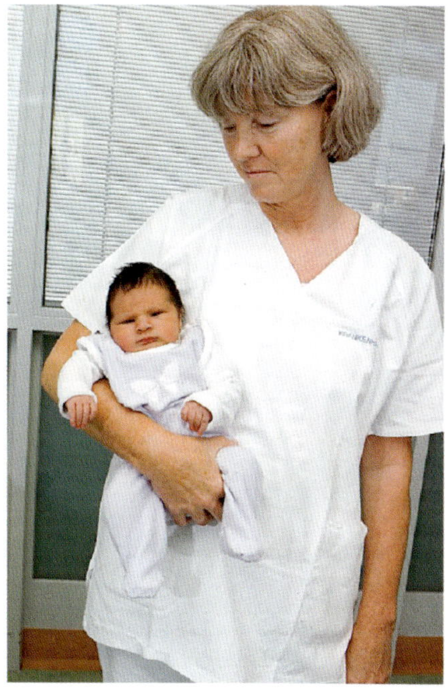

c … vom Körper abgewandt tragen.

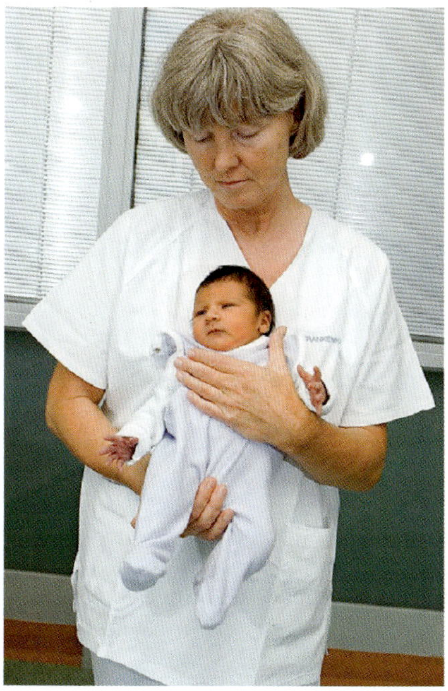

d Tragen in aufrechter „Rückenlage“ mit zwei Händen. Eine Hand greift zwischen den Beinen hindurch zum Unterbauch, die zweite Hand hält die Brust des Kindes.

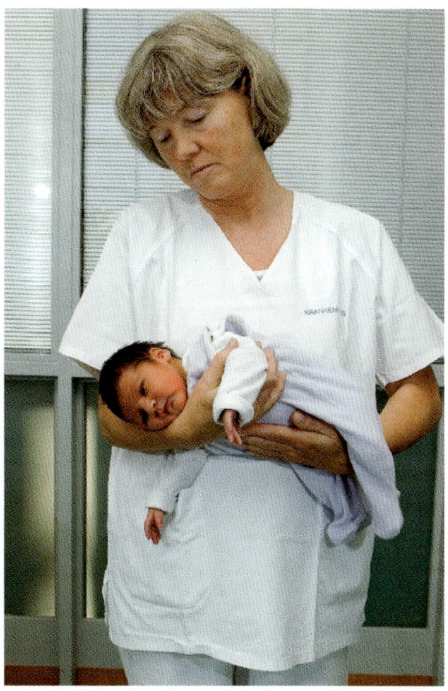

e Tragen in Bauchlage. Eine Hand stützt den Oberkörper, die zweite greift von hinten zum Unterbauch.

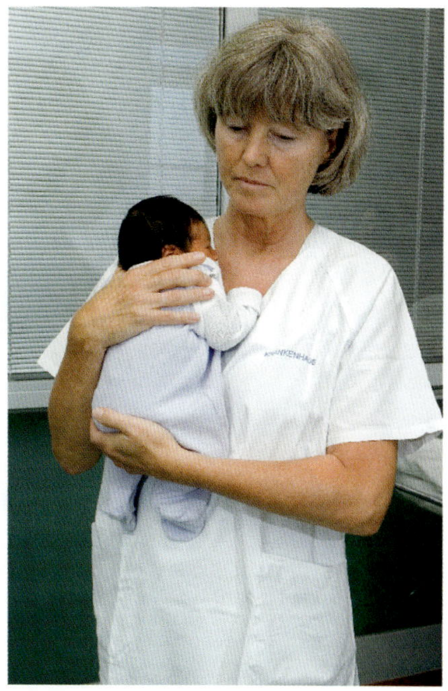

f Tragen an der Schulter in „Bauchlage“. Eine Hand unterstützt das Gesäß, die zweite hält den Rücken und ggf. den Kopf.

Abb. 15.7 Tragen des Kindes (verschiedene Möglichkeiten) [K115]

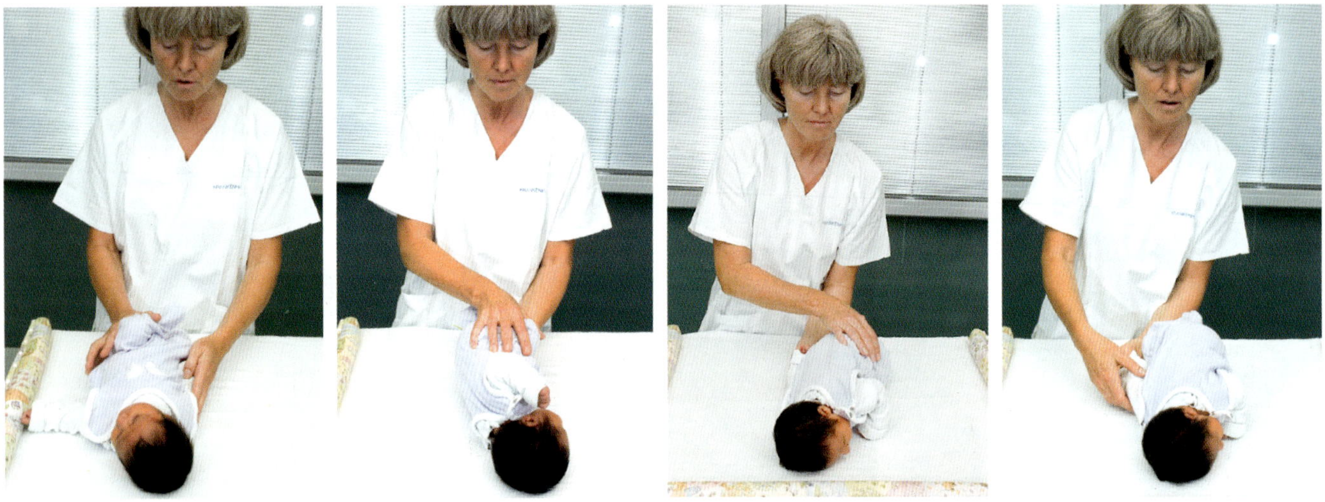

a Der rechte Arm des Kindes wird angelegt und die Schulter leicht nach unten geschoben. Gleichzeitig wird das linke Bein gebeugt und die Hüfte leicht nach oben gebracht. Das Kind macht dadurch eine spiralige Bewegung.

b Das Kind in die Seitenlage bringen ...

c … und auf den Bauch drehen.

d Zum Schluss den rechten Arm nach oben führen.

Abb. 15.8 Drehen von der Rücken- in die Bauchlage [K115]

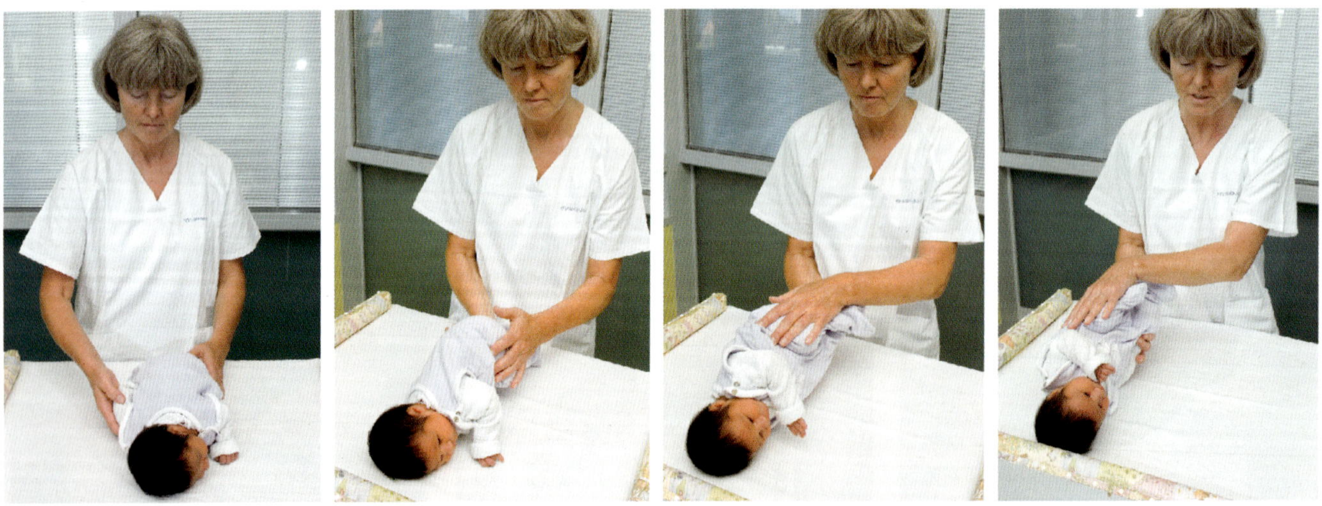

a Den rechten Arm des Kindes neben den Rumpf legen.

b Die Drehbewegung am Unterkörper des Kindes beginnen. Dazu ein Bein anwinkeln und eine Spiralbewegung einleiten.

c Anschließend hebt sich der Oberkörper von der Unterlage ab …

d … und das Kind kann vollends auf den Rücken gedreht werden.

Abb. 15.9 Drehen von der Bauch- in die Rückenlage [K115]

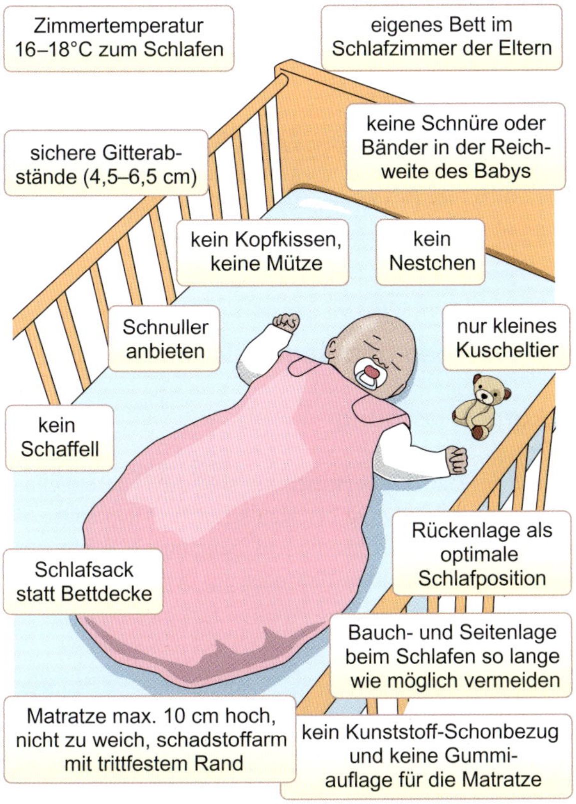
Zimmertemperatur 16–18°C zum Schlafen
eigenes Bett im Schlafzimmer der Eltern
sichere Gitterabstände (4,5–6,5 cm)
keine Schnüre oder Bänder in der Reichweite des Babys
kein Kopfkissen, keine Mütze
kein Nestchen
Schnuller anbieten
nur kleines Kuscheltier
kein Schaffell
Rückenlage als optimale Schlafposition
Schlafsack statt Bettdecke
Bauch- und Seitenlage beim Schlafen so lange wie möglich vermeiden
Matratze max. 10 cm hoch, nicht zu weich, schadstoffarm mit trittfestem Rand
kein Kunststoff-Schonbezug und keine Gummiauflage für die Matratze

Abb. 15.10 Empfehlungen der Schlafforschung für die Schlafumgebung eines Säuglings [5] [L157]

Betten

Die Wahl des **Betts** richtet sich nach der Größe bzw. dem Entwicklungsstand und einer möglichen Erkrankung des Kindes. Die wichtigsten Bettarten in der Klinik sind:

- **Inkubator** *(Brutkasten)* für Früh- und Risikogeborene (➤ Abb. 15.11)
- **Wärmebett** für Säuglinge mit schwankender Körpertemperatur, z. B. Frühgeborene, die aus dem Inkubator ausgeschleust werden. Unter der Matratze befindet sich eine beheizbare Metallplatte, deren Temperatur reguliert werden kann
- „Normales" Säuglingsbett unterschiedlicher Größe.

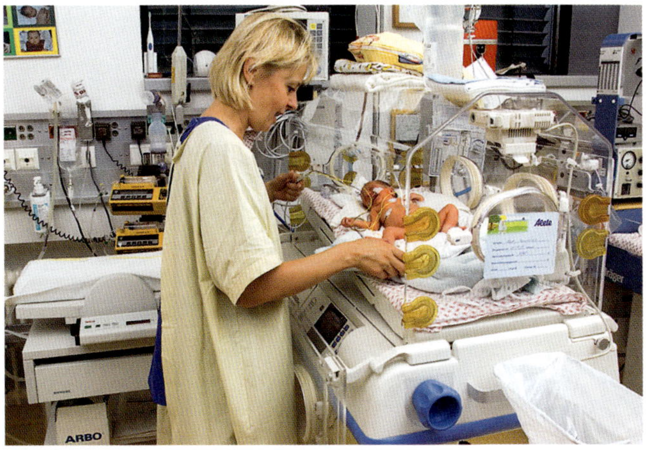

Abb. 15.11 Im Inkubator hat das Früh- oder Risikogeborene einen besonderen Schutzraum, da dort ein konstantes Milieu, z. B. hinsichtlich Temperatur und Sauerstoffkonzentration, aufrechterhalten werden kann. [K115]

Kinaesthetics Infant Handling

DEFINITION

Kinaesthetics/Kinästhetik (von griech. *kinesis* = Bewegung, *aisthesis* = Empfindung): Lehre von der Bewegungsempfindung.

Kinaesthetics Infant Handling: Konzept, um bei allen Pflegetätigkeiten kindliche Ressourcen zu erkennen und zu unterstützen. Die Kinder werden in ihrer natürlichen Bewegung unterstützt, aber nicht fremdbestimmt. Darum wird Kinaesthetics Infant Handling auch als entwicklungsförderndes Handling bezeichnet.

Ungeborene Kinder führen im Mutterleib fast ausschließlich Spiralbewegungen aus (siehe unten). Diese Bewegungsmuster lassen sich bei allen Kindern ca. bis zum zweiten Lebensjahr beobachten.

Im Fruchtwasser liegt jedoch ein anderes Milieu vor als nach der Geburt. Neugeborene werden mit dem Start ins Leben mit der Schwerkraft konfrontiert. Das macht die (Fort)Bewegung viel schwerer und die Kinder brauchen die Unterstützung von Erwachsenen. Vielen jungen Eltern ist dies nicht bewusst, daher sind die Pflegenden in der Verantwortung, Eltern im Umgang mit ihrem Neugeborenen fachkompetent zu unterstützen.

Tab. 15.3 Vergleich verschiedener Lagerungsmöglichkeiten für Säuglinge

Lagerung	Vorteile	Nachteile	Durchführung	Indikation
Seitenlage	Aspirationsschutz Rechtsseitenlage: Erleichterung der Magenentleerung	Rutschen oder Rollen des Säuglings in die Bauch- oder Rückenlage	Kind auf die Seite legen, unten liegenden Arm hervorholen Handtuchrolle in den Rücken legen, um Zurückfallen zu verhindern	Rechtsseitenlage nach der Mahlzeit
Rückenlage	Gute Blickmöglichkeiten für wache Kinder	Aspirationsgefahr	Kind flach (ohne Kissen) auf dem Rücken lagern	Schlafposition
Bauchlage	Aspirationsschutz	Risikofaktor für den Plötzlichen Kindstod	Kind flach (ohne Kissen) auf den Bauch legen, Arme unter dem Rumpf vorholen	Wachzeiten

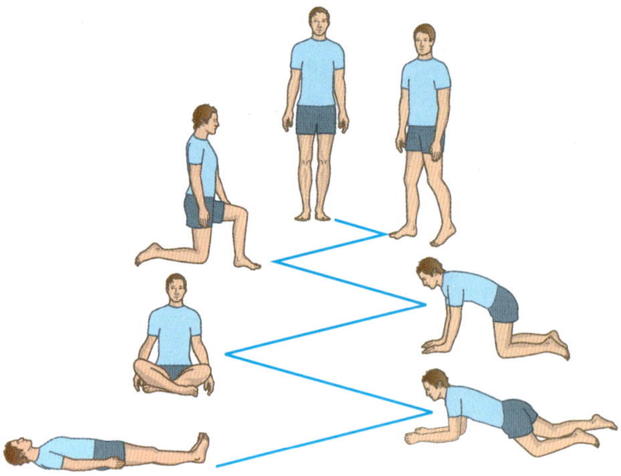

Abb. 15.12 Die sieben Grundpositionen. Nach der Rückenlage folgen die aufgestützte Bauchlage, der Schneidersitz, der Vierfüßlerstand, der Einbeinkniestand, der Einbeinstand und zuletzt der Stand [3]. [L138]

Spiralbewegungen *(Drehbewegungen)* benötigen wenig Muskelkraft und Fähigkeit zur Bewegungskontrolle. **Parallelbewegungen** *(Beuge- und Streckbewegungen)* sind das überwiegende Bewegungsmuster von Erwachsenen, um sich von einer Position in die andere zu begeben. Sie erfordern eine hohe Kompetenz an Bewegungskontrolle sowie viel Muskelkraft und entsprechen damit nicht den kindlichen Fähigkeiten.

Menschen streben danach, höher in den Raum zu gelangen um sich fortzubewegen. Um diese Fähigkeit zu erlangen, durchlaufen Kinder unterschiedliche Entwicklungspositionen, auch Grundpositionen genannt (➤ Abb. 15.12).

Bei all diesen Positionen befindet sich das Kind mit unterschiedlichen Körperteilen auf der unterstützenden Fläche und bewegt sich in Spiralen. So hat es zu jeder Zeit die Kontrolle über seinen Körper und behält die Orientierung.

Der Windelwechsel beispielsweise ist beim Neugeborenen ein wechselseitiger gemeinsamer Prozess: Der Erwachsene hilft dem Kind sein Gewicht zu organisieren. Er dreht es langsam über seine Körperteile (Kopf, Brustkorb, Becken, Arme und Beine) von einer Seite auf die andere. Dies geschieht mit Zug und Druck. Dabei ist das Kind aktiv am Bewegungsablauf beteiligt. Außerdem wird über die Drehung der Darm angeregt, Stuhl und Luft können leichter ausgeschieden werden.

Beim Handling, z. B. beim Drehen vom Rücken auf den Bauch oder umgekehrt, unterstützen die Pflegenden das Neugeborene stets so, dass es den Kontakt zu der Wickelauflage nicht verliert. Das geschieht in einer Drehbewegung auf dem Wickeltisch, ohne dass das Kind den Kontakt zur Unterlage verliert. Beim Hochnehmen aus dem Bett oder vom Wickeltisch auf den Arm wird das Kind ebenfalls über eine drehende Bewegung aufgenommen. Dabei achten die Pflegenden darauf, dass die schweren Körperteile – in diesem Fall das Gesäß – kontinuierlich eine Unterstützung erfahren. Werden die Babys von der Unterlage abgehoben und in der Luft gedreht, kann dies aufgrund einer Irritation des vestibulären Organs zu Übelkeit und Erbrechen führen und die Kinder zeigen zudem Schreckreaktionen.

Die Pflegenden führen alle Bewegungen mit dem Kind in einem behutsamen Tempo durch, da Neugeborene langsamer reagieren als Erwachsene [2].

Durch Kinaethetics Infant Handling fördern die Pflegenden die motorische und kognitive Entwicklung der ihnen anvertrauten Kinder. Die Pflegenden machen die Mütter (Eltern) mit dem entwicklungsfördernden Handling vertraut und schulen sie.

15.2.4 Waschen und Baden des Säuglings

Ganzkörperwaschung

Pflegeziele der **Ganzkörperwaschung** sind die Hautreinigung, Erhaltung bzw. Verbesserung der Hautschutzfunktion sowie Steigerung des allgemeinen Wohlbefindens. Säuglinge, z. B. mit einer Infusion am Arm, werden im Bett oder auf der Wickelfläche gewaschen.

Es wird empfohlen, Neugeborene solange nicht zu baden, bis die Käseschmiere (➤ 15.1) eingezogen und der Nabelstumpf abgefallen ist. Sie ist der beste Hautschutz. Reste von Käseschmiere, z. B. in der Achselhöhle und in der Leiste, können nach 1–2 Tagen mit einem weichen Tuch entfernt werden. Nach dieser Zeit wird sie nicht mehr resorbiert und beginnt zu riechen.

Vorbereitung

Die Pflegenden:

- Schließen das Fenster und prüfen die Zimmertemperatur (evtl. Wärmelampe benutzen), desinfizieren Wickelfläche und Waschschüssel
- Waschen und desinfizieren ihre Hände
- Halten Waschschüssel und -lappen, Badetuch, Windel, frische Kleidung, Wundschutzcreme, Tupfer und Haarbürste sowie ggf. Fieberthermometer und Säuglingswaage bereit
- Lassen Wasser ein und überprüfen die Temperatur (37 °C).

Durchführung

Die Pflegenden:

- Legen den Säugling auf das gefaltete Badetuch und entkleiden Beine und Gesäß
- Kontrollieren ggf. Körpertemperatur (rektale Messung)
- Reinigen das Gesäß ggf. schon mit Wasser vor
- Waschen und desinfizieren ihre Hände
- Entkleiden den Oberkörper des Kindes
- Bestimmen evtl. das Körpergewicht und legen den Säugling zurück auf das Badetuch
- Waschen das Gesicht (Augen von außen nach innen)
- Reinigen Haare ggf. mit einem Waschlappen
- Waschen nacheinander Hals, Ohren, Hände, Arme, Achseln, Brust, Bauch, Rücken, Beine, Füße, Genitalbereich und Gesäß

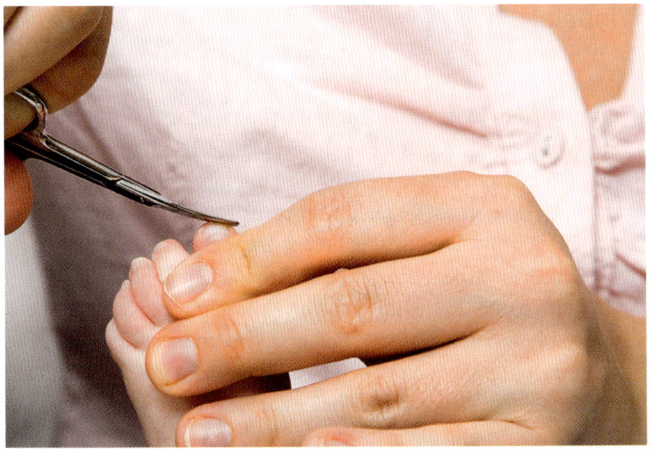

Abb. 15.13 Im Rahmen der täglichen Körperpflege werden beim älteren Säugling regelmäßig auch die Finger- und Zehennägel betrachtet und bei Bedarf gekürzt. Beim Neugeborenen schilfern die sehr feinen Nägel i. d. R. von selbst ab. [K313]

(von vorne nach hinten) und trocknen zwischendurch bereits gereinigte Körperteile

- Kontrollieren Nase und Ohren, reinigen ggf. die Ohrmuschel (nicht den Gehörgang) mit Tupfer und bürsten die Haare (Nagelpflege bei älteren Säuglingen ➤ Abb. 15.13)
- Bekleiden den Oberkörper des Säuglings, schieben das Badetuch nach unten, legen die Windel unter das Gesäß und entfernen das Badetuch
- Führen nach vorheriger Händehygiene die Nabelpflege (➤ 15.2.2) durch
- Cremen das Gesäß bei Bedarf sparsam ein, schließen die Windel und ziehen das Kind an (➤ 15.2.5)
- Beobachten in der gesamten Zeit das Kind auf Zustand und Auffälligkeiten, z. B. Hautbeschaffenheit, Allgemeinbefinden.

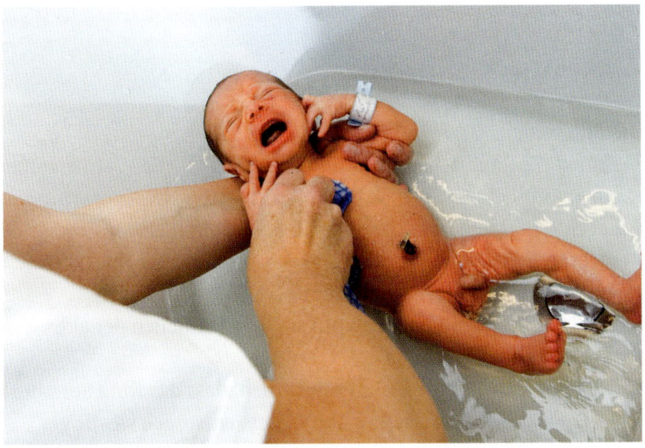

a Der Kopf des Säuglings ruht auf dem Unterarm der Pflegenden, ihre linke Hand greift in die Achselhöhle und hält das Kind.

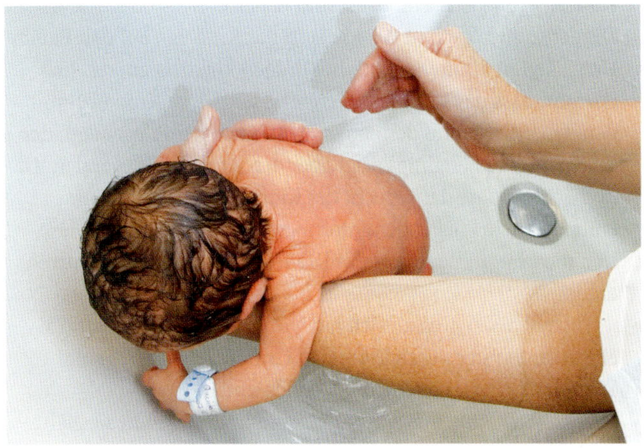

b In der Bauchlage liegt die Brust (nicht der Hals!) sicher auf dem Unterarm.

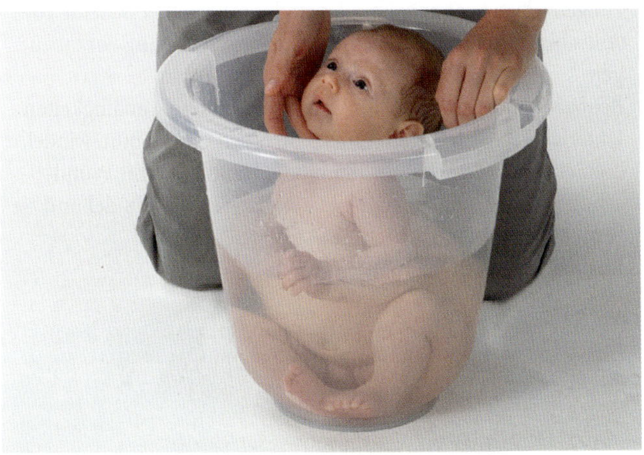

c Durch die enge Begrenzung im Tummy Tub® Badeeimer ist das Baden mit der Situation im Mutterleib vergleichbar und vermittelt dem Baby Sicherheit und Geborgenheit. Diese Alternative zur herkömmlichen Babybadewanne findet v.a. im häuslichen Bereich Anwendung.

Abb. 15.14 Säuglingsbad [K115, V390]

Säuglingsbad

Die Pflegeziele **Säuglingsbad** entsprechen denen der Ganzwaschung. Die meisten Kinder empfinden ein Bad als sehr angenehm. Da es die zarte Babyhaut austrocknet, sollten Säuglinge nicht zu häufig gebadet werden, 1–2-mal pro Woche reichen völlig aus. Kinder mit Neurodermitis sollten so wenig wie möglich und ggf. mit einem rückfettenden Badezusatz gebadet werden.

Durchführung

Vorbereitungen siehe Ganzkörperwaschung
Die Pflegenden:

- Waschen das Gesicht wie bei der Ganzkörperwaschung
- Legen dann das Kind in die Badewanne. Als Rechtshänder umfassen sie mit der linken Hand das Schultergelenk, der Kopf des Babys liegt auf ihrem Unterarm (➤ Abb. 15.14)
- Waschen bei Bedarf das Haar, dann nacheinander Hals, Ohren, Hände, Arme, Achseln, Brust und Bauch
- Drehen zum Waschen des Rückens das Kind ggf. auf den Bauch. Den Säugling immer zu sich hin drehen, niemals umgekehrt (Gefahr, dass das Kind ins Wasser rutscht). Das Kind liegt mit dem Oberkörper auf dem linken Unterarm der Pflegenden, der linke Arm des Säuglings zeigt über den Arm der Pflegenden. Darauf achten, dass das Gesicht des Kindes nicht in das Wasser eintaucht. Die Pflegenden informieren die Eltern, wenn diese sich unsicher fühlen, dass das Drehen nicht unbedingt notwendig ist
- Drehen den Säugling zu sich hin wieder in Rückenlage und sichern ihn immer durch korrekten Griff in der Achselhöhle
- Waschen Beine, Füße, Genitalbereich und Gesäß
- Nehmen das Kind aus der Wanne und hüllen es zum sorgfältigen Abtrocknen in das Badetuch (auch zwischen den Hautfalten trocknen)
- Gehen weiter wie bei der Ganzkörperwaschung vor.

15.2.5 Wickeln und Gesäßpflege

Als Anhaltspunkt gilt, dass bei jeder Mahlzeit gewickelt wird. Ob ein Kind vor oder nach der Mahlzeit gewickelt wird, richtet sich danach, ob der Säugling sehr hungrig ist. Hungrige Kinder werden zuerst gefüttert, es sei denn, ein Windelwechsel ist dringend nötig. Neigen Kinder zum Spucken, werden sie vor dem Füttern gewickelt, da die Wickelbewegungen das Spucken begünstigen. Da die Nahrungsaufnahme die Darmperistaltik anregt und oft zu einer Stuhlentleerung nach dem Füttern führt, ist es in den meisten Fällen besser nach der Mahlzeit zu wickeln.

Ein Kind mit Durchfall oder Hautproblemen im Windelbereich wird häufiger gewickelt.

Windelarten

Unterschieden werden:

- **Einmalwindeln** in verschiedenen Größen
- **Stoffwindeln** aus unterschiedlichen Materialien. Baumwolle ist sehr fein, weich, strapazierfähig und unempfindlich gegen Schweiß, deshalb ist sie gut geeignet für Kinder, die zu Allergien neigen. Baumwolle muss bei hohen Temperaturen gewaschen werden. Schafwolle ist der menschlichen Haut ähnlich; sie hält gut die Wärme, da sie Luft in ihren Kräuselungen einschließt, und kann bis zu 40 % ihres Eigengewichts an Feuchtigkeit aufnehmen, ohne sich von außen nass anzufühlen oder zu kühlen. Auf ihr siedeln sich nur wenige Keime an.

Welche Windeln günstiger für die Umwelt sind, ist umstritten. Bei Stoffwindeln fällt kein Müll an, dafür belastet das Waschen die Umwelt durch Trinkwasser- und Energieverbrauch und Umweltbelastung durch Waschmittel. Stoffwindeln sind nicht immer preisgünstiger, die Anschaffungskosten können hoch sein.

Wickeln

Die Pflegenden:

- Prüfen die Raumtemperatur und schalten evtl. die Wärmelampe ein
- Legen sich Reinigungs- und ggf. Pflegematerialien sowie Windel zurecht
- Entkleiden die untere Körperpartie
- Reinigen den Genitalbereich mit sauberen Anteilen der alten Windel vor
- Legen die Schmutzwindel so zusammen, dass das Kind auf sauberer Fläche liegt. Ist das nicht möglich, entsorgen sie die gebrauchte Windel und unterlegen eine neue Unterlage
- Reinigen die Windelregion und Hautfalten mit feuchtem Waschlappen, reiben dabei nicht zu stark, da dies zu Hautreizungen führt; achten bei Mädchen darauf, von der Scheide zum Anus hin zu reinigen, um einer Keimverschleppung vorzubeugen
- Beobachten die Haut auf Rötungen und andere Auffälligkeiten
- Unterlegen eine frische Windel, entsorgen die Schmutzwindel, cremen bei Bedarf das Gesäß und die Hautfalten mit Wundschutzcreme für Babys sparsam ein, fixieren die Windel und ziehen das Kind an
- Desinfizieren sich die Hände.

Tipps zum Wickeln

- Das Kind nicht in seiner Bewegungsfreiheit einschränken, d. h. die Kniekehlen bleiben frei
- Zu enge Windeln können die Atmung beeinträchtigen
- Die Beine des Säuglings sollen leicht gespreizt sein, dies fördert die natürliche Entwicklung der Hüftgelenke
- Das Kind nie unbeaufsichtigt auf dem Wickeltisch lassen (Gefahr des Hinunterfallens).

Das Wickeln ist eine gute Gelegenheit, mit dem Säugling (Haut)Kontakt aufzunehmen und ihm Zuwendung zu schenken.

Wundsein

Fast alle Kinder im Windelalter werden ein oder mehrere Male „wund" (**Windeldermatitis** ➤ Abb. 15.15, ➤ Abb. 15.16). In leichten Fällen ist die Haut gerötet, in schweren Fällen bestehen erosive und ekzematöse Hautveränderungen.

Ursachen sind die Hautreizung durch Urin und Stuhl sowie Wärmestau und Luftabschluss („feuchte Kammer") durch die Windel. Manchmal besteht auch eine Besiedelung der Haut mit Candida albicans *(Windelsoor)* oder Bakterien.

Meist reicht es aus, das Kind häufiger zu wickeln. Dabei wird der Windelbereich vorsichtig sauber getupft und dünn mit Wundschutzcreme für Babys oder einer zinkhaltigen Creme abgedeckt. Eventuell empfiehlt sich vorübergehend die Benutzung von Stoffwindeln. Das Gesäß sollte immer wieder zeitweise der Luft ausgesetzt werden. Ist dies nicht möglich, wird das Kind „offen" gewickelt, d. h. die Windel wird nur umgelegt. Zusätzliche Maßnahmen, wie der Einsatz von antimykotischen Cremes, werden bei Bedarf vom (Kinder-)Arzt angeordnet.

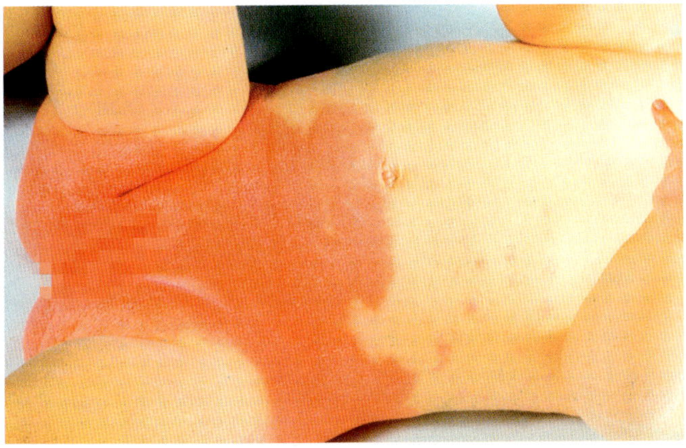

Abb. 15.15 Starke Windeldermatitis, die den Sitz der Windel nachzeichnet. [M552]

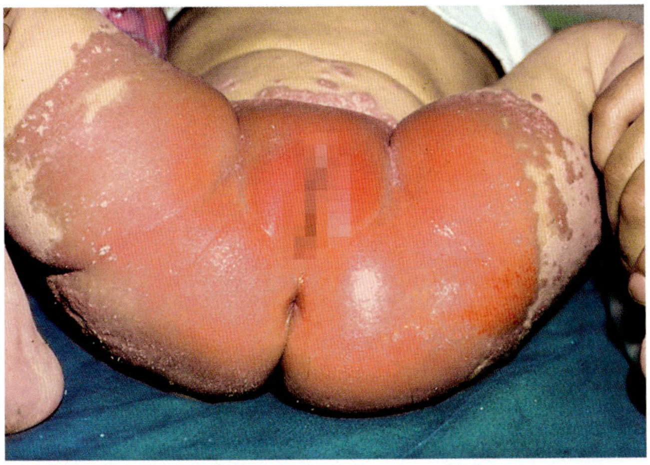

Abb. 15.16 In schweren Fällen einer Windeldermatitis ist die Haut des Kindes hochrot und es bestehen ekzematöse und erosive Hautveränderungen. [T122]

15.2.6 Ankleiden des Säuglings

Beim Ankleiden des Säuglings gelten folgende Regeln:

- Raumtemperatur prüfen, evtl. Wärmelampe anschalten und Kleidungsstücke bereitlegen
- Baby auf dem Wickeltisch oder einer anderen ebenen Fläche umziehen
- Hals- und Ärmelöffnung vorher weiten und aufrollen. Nie an den Fingern oder Zehen ziehen, sondern am distalen Unterarm oder Unterschenkel behutsam anfassen
- Beim Übereinanderschlagen, z. B. von Erstlingshemden, darauf achten, dass sich keine Falten bilden. Sie schädigen die empfindliche Haut des Neugeborenen und bereiten dem Kind Unbehagen.

Transferaufgabe

Ein Neugeborenes wird in seinen ersten Lebensminuten mehrfach nach dem Apgar-Schema von einer Hebamme oder einem Arzt untersucht.

Aufgabe 1

In welchen Zeitabständen erfolgen die Untersuchungen (➤ 15.1)?

Aufgabe 2

Nach welchen diagnostischen Beurteilungskriterien wird die Vitalität des Kindes ermittelt (➤ 15.1)?

Aufgabe 3

In den Folgetagen werden weitere Gesundheitschecks vorgenommen (➤ 15.1). Nennen Sie die ergänzenden Untersuchungen, die bei einem neugeborenen Kind durchgeführt werden.

15

Literatur und Kontaktadressen

LITERATURNACHWEIS

1. S2k-Leitlinie: Vitamin-K-Mangel-Blutungen (VKMB) bei Neugeborenen, Prophylaxe. März 2016. Aus: www.awmf.org/leitlinien/detail/ll/024-022.html (letzter Zugriff: 12.1.2022).
2. S1-Leitlinie: Prävention des Plötzlichen Säuglingstods. September 2017. Aus: www.awmf.org/leitlinien/detail/ll/063-002.html (letzter Zugriff: 12.1.2022).
3. S2k-Leitlinie: Sepsis bei Neugeborenen - frühe Form - durch Streptokokken der Gruppe B, Prophylaxe. März 2016. Aus: www.awmf.org/leitlinien/detail/ll/024-020.html (letzter Zugriff: 12.1.2022).
4. Deutsche Gesellschaft für Kinder- und Jugendmedizin e. V. Aus: Neugeborenen-Screening. www.dgkj.de/detail/post/neugeborenen-screening (letzter Zugriff: 12.1.2022).
5. Deutsche Gesellschaft für Kinder- und Jugendmedizin e. V. Sichelzellkrankheit im Neugeborenen-Screening. Aus: www.dgkj.de/detail/post/sichelzellkrankheit-im-neugeborenen-screening (letzter Zugriff: 12.1.2022).
6. Deutsche Gesellschaft für Neugeborenenscreening e. V. Zielkrankheiten im Neugeborenenscreening. Aus: www.screening-dgns.de/krankheiten.php#l15 (letzter Zugriff: 12.1.2022).

15

KONTAKTADRESSEN

7. La Leche Liga Deutschland. www.lalecheliga.de (letzter Zugriff: 12.2.2022).
8. Gemeinsame Elterninitiative Plötzlicher Säuglingstod. www.geps.de/cms/front_content.php (letzter Zugiff: 12.2.2022)

VERTIEFENDE LITERATUR

Deutscher Hebammenverband. Besondere Stillsituationen. 2. A. Stuttgart: Thieme, 2021.

Deutscher Hebammenverband (Hrsg). Das Neugeborene in der Hebammenpraxis. 3. A. Stuttgart: Thieme. 2021.

Familie Larsson-Rosenquist Stiftung (Hrsg.). Stillen und Muttermilch – Von den biochemischen Grundlagen bis zur gesellschaftlichen Wirkung. Stuttgart: Thieme, 2021.

Koletzko B et al. Ernährung und Bewegung von Säuglingen und stillenden Frauen. Monatszeitschrift Kinderheilkunde.2016: 146(9); 771–798.

S2k-Leitlinie: Betreuung von Neugeborenen in der Geburtsklinik. Aus: www.awmf.org/leitlinien/detail/ll/024-005.html (letzter Zugriff: 12.02.2022).

Schweitzer D. Stillen. 3. A. Stuttgart: Trias, 2017.

KAPITEL

16 Laborwerte

AFP (Alpha-Fetoprotein, α-Fetoprotein)

Normwert: < 10 µg/l (bzw. < 7 U/ml)
Funktion: Protein im fetalen Stoffwechsel (➤ 10.3.1)
↑: Tumormarker für das primäre Leberzellkarzinom und Keimzelltumoren (v. a. im Ovar). Geringe Erhöhung bei anderen Lebertumoren, Leberzirrhose, gutartigen Lebererkrankungen, Raucherinnen und Schwangeren (insbesondere bei kindlichen Neuralrohrdefekten)
Material: 2–3 ml Serum

ALAT siehe Glutamat-Pyruvat-Transaminase

Albumin

Normwerte:
• Serum: 60,6–68,6 % des Serumeiweißes entsprechend 36–50 g/l • Liquor: < 0,7 % des Serumalbumins • Sammelurin: < 16,6 mg/l
Funktion: mengenmäßig bedeutendstes Bluteiweiß, erzeugt 80 % des kolloidosmotischen Drucks im Gefäßsystem
Stark ↓: Hypoproteinämie (siehe Gesamteiweiß)
Stark ↑: Hyperproteinämie (siehe Gesamteiweiß)
Material: 2 ml Serum, 10 ml Sammelurin (24-h-Menge mitteilen und dokumentieren) oder 1 ml Liquor

Alkalische Phosphatase (AP)

Normwerte: • ♀ < 105 U/l • Im Wachstumsalter bis 700 U/l
Funktion: Enzym für Reaktionen mit organischen Phosphaten, besonders wichtig für Knochen, Leber und Gallenwege sowie Dünndarmschleimhaut
↓ (selten): Hypophosphatasie (erblicher AP-Mangel mit Skelettstörungen), Hypothyreose
↑: Cholestase jeder Ursache (z. B. Hepatitis, Verschlussikterus, biliäre Zirrhose), Knochenerkrankungen (z. B. Knochenmetastasen, Osteosarkom, Hyperparathyreoidismus, Frakturen, Osteomalazie), Niereninsuffizienz
Material: 1–2 ml Serum/Plasma

α-Amylase (Alpha-Amylase)

Normwert: stark methodenabhängig, z. B. < 100 U/l
Funktion: Stärke spaltendes Enzym, das in Mund- und Bauchspeicheldrüse vorkommt
↑: akuter Schub einer Pankreatitis, Pankreasgangverschluss, penetrierendes Magenulkus, Speicheldrüsenerkrankungen, praktisch alle Ursachen des „akuten Abdomens", nach ERCP, paraneoplastisch, diabetische Ketoazidose
Material: 1–2 ml Serum/Plasma

Antithrombin III siehe AT III
ASAT siehe Glutamat-Oxalazetat-Transaminase, GOT

Androstendion

Normwert: zyklusabhängig 0,5–2,5 ng/ml
Funktion: männliches Sexualhormon, auch bei Frauen, vorwiegend in der 2. Zyklushälfte nachweisbar
↑ (Hyperandrogenämie): polyzystisches Ovar (➤ 3.11.4), Nebennierenhyperplasie, Androgen produzierende Tumoren, Adipositas ↓: Nebennieren-, Ovarialinsuffizienz
Material: 1–2 ml Serum

AT III (Antithrombin III)

Normwert: 70–120 % der Norm = 0,14–0,39 g/l
Funktion: natürliche gerinnungshemmende Substanz, die Thrombin inaktiviert
↓ (Erhöhtes Thromboserisiko): familiärer AT-III-Mangel, Leberzirrhose, Sepsis, nephrotisches Syndrom, nach großer OP oder Trauma, zu Beginn der Heparintherapie, „Pille"
↑: Cumarintherapie, Cholestase
Material: 3–4 ml Zitratblut

Basophile Granulozyten

Normwert: ≤ 0,2/nl; ≤ 0,5 % der Leukos
Funktion: Leukozytenuntergruppe, die rasch die Blutbahn verlässt und sich im Gewebe als Mastzellen (enthalten große Mengen Histamin) ansiedelt
↑: Nephrotisches Syndrom, Colitis ulcerosa, Hypothyreose, chronische hämolytische Anämie, Leukämie, Stress, Schwangerschaft, nach Splenektomie (Milzentfernung), Fremdeiweißinjektion, „Pille"
Material: 2 ml EDTA-Blut

β-hCG (β-hCG, Beta-humanes-Choriongonadotropin)

Normwerte: • Männer und nicht schwangere prämenopausale Frauen: < 5 U/l • Postmenopausale Frauen: < 10 U/l • Schwangere Frauen: in Abhängigkeit von der SSW bis etwa 170.000 U/l (laborabhängig)
Funktion: Glykoproteinhormon, das in der Frühschwangerschaft die Rückbildung des progesteronproduzierenden Gelbkörpers und damit die Abstoßung der Funktionalis verhindert und so die Schwangerschaft erhält
↑: physiologisch erhöht in der Schwangerschaft, daher eingesetzt zum Schwangerschaftsnachweis/-ausschluss, außerdem in der Pränataldiagnostik (➤ 10.3.1, ➤ 10.3.3). Pathologisch erhöht bei Blasenmole, bestimmten malignen Keimzelltumoren (z. B. Chorionkarzinom) sowohl des Ovars als auch extraovariell und – seltener und geringer – bei anderen malignen Erkrankungen
↓: im Vergleich zur Schwangerschaftsdauer zu niedrig bei (Früh)Abort, Extrauteringravidität
Material: 1–2 ml Serum, Plasma, bei Schwangerschaftstest auch Urin

16

Bilirubin im Blut

Normwerte: • **Direktes Bilirubin** (= Gesamt-Bilirubin – indirektes Bilirubin): < 0,3 mg/dl = < 5 µmol/l • **Indirektes Bilirubin** (= Gesamt-Bilirubin – direktes Bilirubin): < 0,8 mg/dl = < 13,8 µmol/l • **Gesamt-Bilirubin** (= direktes Bilirubin + indirektes Bilirubin): < 1,1 mg/dl = < 18,8 µmol/l
Funktion: Direktes Bilirubin *(= konjugiertes Bilirubin):* durch Umwandlung (Konjugation) in der Leber wasserlösliches Abbauprodukt des Hämoglobins, wird mit der Galle in den Darm ausgeschieden Indirektes Bilirubin *(= unkonjugiertes Bilirubin):* wasserunlösliches Abbauprodukt des Hämoglobins, liegt im Blut an Albumin gebunden vor (bevor es in der Leber konjugiert wird)
Ikterus sichtbar, wenn Gesamt-Bilirubin > 2 mg/dl (> 34 µmol/l)
↓: hämolytische Ursachen, z. B. hämolytische Anämie, Hämatomresorption ↑: hepatozelluläre Ursachen, etwa Hepatitis, Zirrhose, toxische Schädigung, schwere Infektion, Rechtsherzinsuffizienz, Neugeborenenikterus **Cholestatische Ursachen,** z. B. Fettleber, Leberabszess, Lebertumoren, Schwangerschaft, idiopathisch, Verschlussikterus, portocavaler Shunt **Medikamentöse Ursachen,** z. B. Östrogene, Glukokortikoide, Rö-Kontrastmittel
Material: 1–2 ml Serum

Bilirubin im Urin

Positiv: Erkrankungen mit erhöhtem (direktem) Serum-Bilirubin (siehe oben) *Hinweis:* Das im Urin nachweisbare Bilirubin ist immer direktes (konjugiertes) Bilirubin, da indirektes Bilirubin nicht nierengängig ist.
Material: 5 ml Sammelurin (24-h-Menge mitteilen und dokumentieren)

Blutgasanalyse (BGA)

Normwerte (Erwachsene):	
pH	7,36–7,44
paO_2 (altersabhängig)	≥ 85 mmHg (20 Jahre) ≥ 70 mmHg (70 Jahre)
$paCO_2$	36–44 mmHg
Bikarbonat (HCO_3)	22–26 mmol/l
BE (Base excess, Basenüberschuss)	–2 bis +2 mmol/l
Diagnostische Funktion: Bestimmung von Sauerstoffpartialdruck (paO_2), Kohlendioxidpartialdruck ($paCO_2$) und der Pufferkapazität (Bikarbonat) im arteriellen bzw. arterialisiert-kapillären Blut zur Klärung, ob Störungen der Lungen-, Nieren- und Stoffwechselleistungen vorliegen, ferner zur Kontrolle bei allen maschinell beatmeten Patienten	
Material: Arterialisiertes Kapillarblut oder 12 ml arterielles Blut („blasenfrei" gewonnen!), aufgezogen in zuvor mit Heparin benetzter Spritze	

BGA unter der Geburt siehe Mikroblutuntersuchung (➤ 12.1.4)

Blutkörperchensenkungsgeschwindigkeit (BSG)

Normwert: ♀ 5–15 mm/1. Stunde
Diagnostische Funktion: Messung der Sedimentationsgeschwindigkeit von Erythrozyten in einer Zitrat-Vollblutprobe. Basisdiagnostik zur Abklärung, ob eine (nicht nur lokale) Entzündung im Körper vorliegt
↓: Polyzythämie und Polyglobulie, Herzinsuffizienz, Allergien
↑: Entzündungen, Infektionen (v. a. bakterielle), Nekrosen, Schock, postoperativ, Anämie, Tumoren, Schwangerschaft
Stark ↑: Plasmozytom, Niereninsuffizienz, metastasierende Tumoren, rheumatische Erkrankungen
Material: 2 ml Zitratblut (0,4 ml Zitrat + 1,6 ml Blut)

BZ siehe Glukose
Calzium siehe Kalzium

C-reaktives Protein (CRP)

Normwerte: • < 5 mg/l (laborabhängig) • In der Schwangerschaft < 12 mg/l
Funktion: sogenannte „Akute-Phase-Protein", bei vielen systemischen Entzündungen erhöht
Diagnostische Funktion: Verlaufskontrolle entzündlicher Erkrankungen. Normaler CRP-Wert schließt systemische bakterielle Infektion i. d. R. aus
↑: systemische Entzündungen, postoperativ, postpartal
Material: 3–5 ml Serum/Plasma

Differenzialblutbild (Erwachsene)

Normwerte (Erwachsene):	Zellen/nl	= % der Leukos
Neutrophile Granulozyten	1,8–7,7	59 %
Lymphozyten	1,0–4,8	20–50 %
Eosinophile Granulozyten	< 0,45	2–4 %
Basophile Granulozyten	< 0,2	< 0,5 %
Monozyten	< 0,8	ca. 4 %

Eisen (Fe^{2+})

Normwert (Serum): ♀ 23–165 µg/dl = 4,1–29,6 µmol/l Zur DD siehe Ferritin und Transferrin
Funktion: wichtiger O_2-bindender Bestandteil des Hämoglobins im Erythrozyt
↓: meist chronischer Blutverlust; seltener chronische Entzündungen, Karzinome, erhöhter Bedarf (z. B. Pubertät, Schwangerschaft) oder erniedrigte Aufnahme (z. B. Fehlernährung)
↑: Hepatitis, Leberzirrhose, Hämochromatose (seltene chronische Eisenspeicherkrankheit), Infektion, Bluttransfusionen, verschiedene hämatologische Erkrankungen
Material: 1–2 ml Serum (hämolysefrei)

Eosinophile Granulozyten (Eos)

Normwert: < 0,45/nl, 2–4 % der Leukozyten
Funktion: zur Phagozytose befähigte Untergruppe der Leukozyten, die an der Parasitenbekämpfung, chronischen Infektionen und Autoimmunerkrankungen beteiligt sind
↓: Typhus, Masern, Cushing-Syndrom, Glukokortikoidtherapie
↑: allergische Erkrankungen, Parasitenbefall, Scharlach, abklingende Infektionen, akute Sarkoidose, Morbus Addison, Morbus Hodgkin
Material: 2 ml EDTA-Blut

Erythrozyten (Erys)

Normwert: ♀ 3,8–5,5/pl
Funktion: O_2-transportierende Blutzellen
↓: 6 h nach akuter Blutung, alle Ursachen der Anämie
↑: Dehydratation, chronische respiratorische Insuffizienz, Höhenkrankheit, Androgentherapie, Polyglobulie und Polyzythämie
Material: 2 ml EDTA-Blut

Erythrozyten-Indizes

Normwerte: • **MCV** (= mittleres korpuskuläres Volumen): 80–96 fl • **MCH** (= mittleres korpuskuläres Hb): 27–33 pg • **MCHC** (= mittlere Hb-Konzentration des Erythrozyten): 33–36 g/dl Erythrozyten
Diagnostische Funktion: errechnete Größen zur morphologischen Klassifizierung von Anämien: *Normozytäre* und *normochrome Anämie* (MCV und MCH normal): Blutverlust und Hämolyse, Knochenmarkhypoplasie *Mikrozytäre* und *hypochrome Anämie* (MCV ↓ und MCH ↑): Eisenmangel und -verwertungsstörungen *Makrozytäre* und *hyperchrome Anämie* (MCV ↑, MCH ↓): Vit.-B_{12}- und Folsäuremangel
Material: 2 ml EDTA-Blut

Ferritin

Normwert: stark altersabhängig, im mittleren Erwachsenenalter 20–210 µg/l
Funktion: Eisenspeicherung
↓: Eisenmangel
↑: *Bei erhöhtem oder normalem Serumeisen:* Eisenspeicherkrankheiten, Transfusionen ↑: *Trotz Serumeisenmangel:* Tumoren, chronische Entzündungen
Material: 1–2 ml Serum/Plasma

α-Fetoprotein siehe AFP und ➤ 10.3.1

Fibrinogen

Normwert: stark methodenabhängig, 2,0–4,0 g/l
Funktion: Eiweißstoff, wird in der Gerinnungsreaktion durch Thrombin zu Fibrin umgewandelt
↓: schwere Lebererkrankungen (verminderte Synthese), Verbrauchskoagulopathie (erhöhter Verbrauch), fibrinolytische Therapie (erhöhter Abbau)
↑: beispielsweise postoperativ, nach Trauma, Akute-Phase-Protein, vergleichbar mit CRP
Material: 2–3 ml Zitratblut

fT4 siehe freies Thyroxin

FSH (Follikelstimulierendes Hormon)

Normwerte (zyklusabhängig): • 2–12 U/l in der Follikel- und Lutealphase • Bis 20 U/l mittzyklisch • > 20 U/l in der Postmenopause
Funktion: Hormon des Hypophysenvorderlappens, stimuliert die Reifung des Follikels im Ovar
↑: Klimakterium praecox (Beginn des Klimakteriums vor dem 43. Lebensjahr durch vorzeitige Ovarialinsuffizienz)
↓: Androgenisierung, Hypophysenvorderlappeninsuffizienz
Material: 1–2 ml Serum

Gesamteiweiß

Normwerte: • Serum: 66–83 g/l • Liquor: 120–500 mg/l • Sammelurin: stark methodenabhängig, max. 150 (– 300) mg/24 h
↓: Mangelernährung, Malabsorption, Maldigestion, schwere Lebererkrankungen, Nierenerkrankungen mit Proteinurie (z. B. nephrotisches Syndrom), Colitis ulcerosa, Morbus Crohn, starke Blutungen, schwangerschaftsinduzierte Hypertonie (➤ 11.8.2)
↑: chronisch-entzündliche Erkrankungen (γ-Globulinerhöhung), Sarkoidose, Paraproteinämien
Material: 1–2 ml Serum/Plasma oder 2–3 ml frischer Liquor oder 10 ml Sammelurin (24-h-Menge mitteilen und dokumentieren)

Glukose im Blut

Normwert (nüchtern): 55–110 mg/dl = 3,0–6,0 mmol/l
Funktion: wichtigster Energieträger des Körpers
↓: Hunger, Malabsorption, große Tumoren, Alkohol, Überdosierung von Antidiabetika, Insulinom
↑: Diabetes mellitus, Cushing-Syndrom, Akromegalie, Phäochromozytom, Herzinfarkt, Medikamente (z. B. Diuretika, Glukokortikoide, „Pille")
Material: 1–2 ml Serum/Plasma oder 0,01–0,1 ml Kapillarblut

Glukose im Urin

Normwert: < 15 mg/dl = < 0,84 mmol/l
Diagnostische Funktion: Diagnose und Therapiekontrolle des Diabetes mellitus, Selbstkontrolle des Diabetikers
↑: Diabetes mellitus und andere Hyperglykämien, wenn die Nierenschwelle (ca. 180 mg/dl) überschritten wird, ohne Hyperglykämie bei Nierenerkrankungen (z. B. Glomerulonephritis), Schwangerschaft
Material: 5 ml Spontanurin bzw. Urin definierter Sammelperioden

Glutamat-Oxalazetat-Transaminase (GOT, ASAT)

Normwert: ♀ < 35 U/l
Funktion: wichtiges Enzym im Aminosäure- und Kohlenhydratstoffwechsel
↑: Herzinfarkt (nach 4 h nachweisbar, Gipfel nach 16–48 h, Normalisierung nach 3–6 Tagen), Herzoperation/-massage, Hepatitis, Leberzirrhose, Verschlussikterus, toxische Leberschäden, HELLP-Syndrom (➤ 11.8.2)
Material: 1–2 ml Serum/Plasma

Glutamat-Pyruvat-Transaminase (GPT, ALAT)

Normwert: ♀ < 35 U/l
Funktion: wichtiges Enzym im Aminosäurestoffwechsel
↑: akute und chronisch-aggressive Hepatitis, Schub einer Leberzirrhose, Verschlussikterus, toxische Leberschäden, HELLP-Syndrom (➤ 11.8.2)
Material: 1–2 ml Serum/Plasma

γ-Glutamyl-Transferase (γ-GT, Gamma-Glutamyl-Transferase)

Normwert: ♀ < 39 U/l
Funktion: wichtiges Enzym im Aminosäurestoffwechsel
↑: Leitenzym bei Cholestase und Alkoholabusus! Mäßige Erhöhung z. B. bei Hepatitis, Leberzirrhose und Lebermetastasen
Material: 1–2 ml Serum/Plasma

Glykosyliertes Hämoglobin (glykiertes Hämoglobin, Glykohämoglobin, HbA)

Normwerte: HbA_1 < 7,6 %; HbA_{1c} < 6,4 %
Diagnostische Funktion: Maß für die Serumglukosekonzentration der letzten 4–8 Wochen
↑: alle Hyperglykämien; falsch hoher Wert (methodenabhängig) bei Niereninsuffizienz und Hyperlipoproteinämie
Material: 2–3 ml EDTA-Blut

Hämatokrit (Hkt, Hk)

Normwert: ♀ 35–47 %
Diagnostische Funktion: Anteil der festen Bestandteile (Erythrozyten, Leukozyten, Thrombozyten) im Blut
↓: Anämien, Hyperhydratation
↑: Dehydratation, Polyglobulie und Polyzythämie
Material: 2 ml EDTA-Blut

Hämoglobin (Hb)

Normwert: ♀ 12–16 g/dl
Funktion: O_2-bindendes und -transportierendes Protein im Erythrozyt
↓: Anämien, Hyperhydratation, Schwangerschaft
↑: Dehydratation, Polyglobulie und Polyzythämie
Material: 2 ml EDTA-Blut

Harnsäure

Normwerte: • Serum: ♀ 2,3–6,1 mg/dl = 137–363 µmol/l • Urin: < 800 mg/24 h = 4,8 mmol/24 h (kostabhängig, Beurteilung im Zusammenhang mit Serumwert)
Funktion: Endprodukt des Purinstoffwechsels
↑: Gicht, Leukämien (erhöhter Zellabbau), Niereninsuffizienz, Diabetes mellitus, Fasten, Alkohol, diverse Medikamente, schwangerschaftsinduzierte Hypertonie (➤ 11.8.2)
Material: 1–2 ml Serum/Plasma oder 1 ml Punktat oder 5 ml Sammelurin (24-h-Menge mitteilen und dokumentieren)

Harnstoff (Urea)

Normwert: 10–50 mg/dl = 2–8 mmol/l
Funktion: harnpflichtiges Endprodukt des Eiweißstoffwechsels
↑: alle Ursachen der Kreatinin-Erhöhung, erhöhter Eiweißabbau
Material: 1–2 ml Serum/Plasma

HbA_1, HbA_{1c} siehe Glykosyliertes Hämoglobin

INR (International Normalized Ratio)

Normwert: 1,0
Diagnostische Funktion: Der Wert gibt Aufschluss darüber, wie aktiv das Gewebsthromboplastin ist, das wesentlich an der Blutgerinnung beteiligt ist. Bei einem INR-Wert von beispielsweise 4 gerinnt das Blut viermal langsamer als normal. Der INR hat weitgehend den Quick-Wert verdrängt.
↓: Lebererkrankungen, Verbrauchskoagulopathie, Vitamin-K-Mangel, Hemmkörper gegen Gerinnungsfaktoren (z. B. systemischer Lupus erythematodes), AT-III-Überschuss, Therapie-Überwachung mit Vitamin-K-Antagonisten (z. B. Marcumar®), therapeutischer Bereich: 2,0–3,0 (bei künstlichen Herzklappen bis 4,0)
Material: 5 ml Zitratblut

Kalium (K^+)

Normwert: 3,6–4,8 mmol/l
Funktion: häufigstes Mengenelement in den Zellen; wichtigstes Ion bei der Entstehung von Ruhe- und Aktionspotenzialen in Nervenzellen, entscheidend bei der Insulinaufnahme in die Zelle
↓: • **Renale Verluste:** Diuretika, Glukokortikoide, Cushing-Syndrom, Hyperaldosteronismus • **Enterale Verluste:** Erbrechen, Diarrhö, Fisteln, Laxantien • **Verteilungsstörungen:** Alkalose, Initialbehandlung des diabetischen Komas
↑: • **Verminderte renale Ausscheidung:** Niereninsuffizienz, kaliumsparende Diuretika, Nebennierenrinden-Insuffizienz • **Verteilungsstörung:** Azidose, massive Hämolyse, Zellzerfall
Material: 1–2 ml Serum/Plasma (hämolysefrei)

Kalzium (Ca^{2+})

Normwerte: • Serum: 2,2–2,6 mmol/l = 8,8–10,2 mg/dl • Urin: < 300 mg/24 h = 7,5 mmol/24 h (auch kostabhängig)
Funktion: wichtiges Mengenelement, entscheidendes Kation beim Zahn- und Knochenaufbau, Schlüsselstellung bei der neuromuskulären Erregungsübertragung
↓: Hypoparathyreoidismus, Nephrotisches Syndrom, Leberzirrhose, akute nekrotisierende Pankreatitis, Thiazid-Diuretika, Schleifendiuretika
↑: endokrin, v. a. primärer Hyperparathyreoidismus, Immobilisation, Sarkoidose, Vitamin-D- oder Vitamin-A-Überdosierung, Tumoren
Material: gesamt: 1–2 ml Serum/Plasma oder 5 ml Sammelurin (24-h-Menge mitteilen und dokumentieren) Ionisiertes Kalzium: 2–3 ml Heparinblut (eisgekühlt) sofort ins Labor und bestimmen

Kreatinin (Krea)

Normwert (methodenabhängig): ♀ 0,5–0,9 mg/dl = 44–80 µmol/l
Funktion: harnpflichtiges Endprodukt des Muskelstoffwechsels
↑: chronische Niereninsuffizienz (jedoch erst ab 50-prozentiger Reduktion der Nierenleistung), akutes Nierenversagen, akuter Muskelzerfall (Trauma, Verbrennung)
Material: 1–2 ml Serum/Plasma

Kreatinin-Clearance

Normwert (alters- und methodenabhängig), meist: ♀ 75–130 ml/min/1,73 m^2 Körperoberfläche (entsprechend ca. 75 kg KG)
Diagnostische Funktion: Nierenfunktionstest zur annähernden Bestimmung der glomerulären Filtrationsrate, v. a. zur Erfassung beginnender Nierenfunktionsstörungen
↓: Minderung der glomerulären Filtrationsrate, z. B. bei Niereninsuffizienz im Stadium der kompensierten Retention, auch dann, wenn Serum-Kreatinin noch normal ist. Bei Serum-Kreatinin > 3 mg/dl (> 260 mmol/l) wenig aussagekräftig
Material: 1–2 ml Serum/Plasma und 5 ml Sammelurin (24-h-Urinmenge, Gewicht und Größe der Patientin mitteilen und dokumentieren)

Leukozyten (Leukos) und neutrophile Granulozyten

Normwerte: • **(Gesamt)Leukozyten:** 4–10/nl • **Neutrophile Granulozyten:** 1,8–7,7/nl (ca. 60 % der Gesamtleukozyten)
Funktion der neutrophilen Granulozyten: v. a. Phagozytose und Vernichtung von Mikroorganismen und Fremdantigenen, wahrscheinlich auch von entarteten körpereigenen Zellen. Veränderung der Gesamtleukozyten- und der neutrophilen Granulozytenzahl meist gleichsinnig
Neutrophile ↓: Virusinfektionen, einige bakterielle Infektionen (z. B. Typhus), Medikamente, Knochenmarkschädigung (z. B. Tumorinfiltration, Zytostatika- oder Strahlentherapie)
Neutrophile ↑: die meisten (bakteriellen) Infektionen, Sepsis, nicht infektiöse entzündliche Erkrankungen (z. B. rheumatische Erkrankungen), diabetisches Koma, Leberkoma, Urämie, Vergiftungen, bestimmte Leukämien
Material: 2 ml EDTA-Blut

LH (Luteinisierendes Hormon)

Normwert (zyklusabhängig): • 2–8 U/l in der Follikel- und Lutealphase • 6–20 U/l mittzyklisch • > 30 U/l in der Postmenopause
Funktion: Hormon des Hypophysenvorderlappens, bewirkt den Eisprung und die Umwandlung des Follikels in den Gelbkörper (Corpus luteum)
↓: Androgenisierung, Hypophysenvorderlappeninsuffizienz
Material: 1–2 ml Serum

Lipase

Normwert (methodenabhängig): < 60 U/l
Funktion: triglyzeridespaltendes Enzym des Pankreas
↑: Pankreatitis, Niereninsuffizienz
Material: 1–2 ml Serum/Plasma

Lymphozyten

Normwert: 1,0–4,8/nl bzw. 20–50 % der Leukozyten
Funktion: zweitgrößte Fraktion der Leukozyten mit Schlüsselstellung bei der spezifischen Abwehr; viele Teilpopulationen (z. B. T_4-Helferzellen, T_8-Suppressorzellen) mit spezifischen Funktionen
↓: Tumoren, HIV-Infektion und AIDS, Strahlentherapie, Zytostatikatherapie, Glukokortikoidtherapie
↑: bestimmte Infektionskrankheiten, z. B. Tuberkulose, Virushepatitis
Material: 2 ml EDTA-Blut

Magnesium (Mg^{2+})

Normwert: 1,8–2,6 mg/dl = 0,74–1,07 mmol/l
Funktion: wichtiges Mengenelement, beteiligt an muskulärer Erregungsübertragung
↓: Alkohol, Erbrechen, Diarrhö, renale Verluste (z. B. bei Diuretikatherapie), Hyperaldosteronismus
↑: akute und chronische Niereninsuffizienz, Überdosierung magnesiumhaltiger Antazida oder „Substitutionspräparate", v. a. bei Niereninsuffizienz
Material: 1–2 ml Serum/Plasma

MCH, MCHC, MCV siehe Erythrozyten-Indizes

Monozyten

Normwert: 0,2–1/nl; ca. 4 % der Leukozyten
Funktion: phagozytosefähige Teilfraktion der Leukozyten, verlassen Blutbahn und siedeln in verschiedenen Organen (und heißen dann Gewebsmakrophagen)
↑: Sarkoidose, Tuberkulose, bakterielle Endokarditis, abklingende Infekion, nach Agranulozytose, Colitis ulcerosa, Morbus Crohn, bestimmte Leukämien, systemischer Lupus erythematodes
Material: 2 ml EDTA-Blut

Natrium (Na^+)

Normwert: 135–145 mmol/l
Funktion: häufigstes Mengenelement im Extrazellulärraum, entscheidendes Kation für den dort herrschenden osmotischen Druck
↓: Erbrechen, Diarrhö, länger dauernde Magensaftabsaugung, Herzinsuffizienz, Leberzirrhose, Niereninsuffizienz, Nebennierenrindenunterfunktion, Medikamente (z. B. bestimmte Diuretika)
↑: Diarrhö, Fieber/Schwitzen bei zu geringer Wasserzufuhr, Diabetes insipidus, bestimmte Medikamente
Material: 1–2 ml Serum/Plasma

Neutrophile Granulozyten siehe Leukozyten

Östradiol (Estradiol, E_2)

Normwert (zyklusabhängig): • mittzyklischer Gipfel von 30–350 pg/ml • in der Postmenopause 10–35 pg/ml
Funktion: Proliferation des Endometriums
↑: Östrogen produzierende Tumoren
↓: hypophysäre oder ovarielle Sterilität (➤ 7.4.1), Amenorrhö (➤ 3.10.2), Klimakterium praecox (Beginn des Klimakteriums vor dem 43. Lebensjahr durch vorzeitige Ovarialinsuffizienz, ➤ 5)
Material: 1–2 ml Serum

Partielle Thromboplastinzeit (PTT)

Normwert: bis 40 Sek.
Diagnostische Funktion: Maß für das endogene Gerinnungssystem
↑: Hämophilie A und B, Verbrauchskoagulopathie, schwere Lebererkrankungen; Überwachung der Heparintherapie (bei Vollheparinisierung ca. 1,5–2-fache Verlängerung angestrebt), Therapie mit Vitamin-K-Antagonisten (z. B. Marcumar®, üblicherweise jedoch Kontrolle über Quick-Wert bzw. INR)
Material: 3–5 ml Zitratblut

Phosphat (anorganisch)

Normwert: 2,6–4,5 mg/dl = 0,84–1,45 mmol/l
Funktion: Mengenelement, Baustein von ATP (Adenosintriphosphat), Zellmembran und Knochenmineral, wichtiges pH-stabilisierendes Puffersystem im Blut
↑: Rachitis, Malabsorption, renal-tubuläre Erkrankung, Hyperparathyreoidismus
↓: Niereninsuffizienz, Hypoparathyreoidismus, Akromegalie, Knochentumoren, Metastasen
Material: 1–2 ml Serum/Plasma

Progesteron (Gestagen)

Normwert (zyklusabhängig): • 0,2–1,0 ng/ml außerhalb der Lutealphase • 6–25 ng/ml in der Lutealphase
Funktion: Umbau des Endometriums (Sekretionsphase), bei Abfall der Blutwerte Auslösen der Menstruation
↑: Ovarialtumoren, Blasenmole, Schwangerschaft
↓: Gelbkörperinsuffizienz (Corpus-luteum-Insuffizienz), nicht erfolgte Ovulation
Material: 1–2 ml Serum

O_2 siehe Blutgasanalyse

Protein im Urin

Normwert (methodenabhängig): < 150 (– 300) mg/24 h
↑: • **Renale Ursachen,** z. B. Glomerulonephritis, Pyelonephritis, nephrotisches Syndrom, Erkrankungen der Harnwege • **Extrarenale Ursachen:** Schwangerschaft, Rechtsherzinsuffizienz, Fieber, Eiweißerhöhung im Blut (z. B. bei Plasmozytom)
Material: 5 ml Sammelurin (24-h-Menge mitteilen und dokumentieren)

Proteine im Serum siehe Albumin, Gesamteiweiß
PTT siehe Partielle Thromboplastinzeit

Quick (Prothrombinzeit, Thromboplastinzeit, TPZ)

Normwert: 70–120 %
Diagnostische Funktion: Maß für das exogene System der Gerinnung; heute weitgehend durch den INR-Wert (siehe oben) ersetzt
↓: Lebererkrankungen, Verbrauchskoagulopathie, Vitamin-K-Mangel, Hemmkörper gegen Gerinnungsfaktoren (z. B. systemischer Lupus erythematodes), AT-III-Überschuss, Therapie mit Vitamin-K-Antagonisten (z. B. Marcumar®, therapeutischer Bereich ca. 15–25 %)
Material: 5 ml Zitratblut

Retikulozyten (Retis)

Normwert: ♀ 0,8–4,1 % der Erytrozyten
Funktion: junge, noch Reste von Zellorganellen tragende Erythrozyten
↓: aplastische Anämie, Knochenmarkinfiltration, Erythrozytenbildungsstörungen
↑: erhöhter Erythrozyten-Ausstoß aus dem Knochenmark, z. B. bei Blutverlust, Hämolyse, Leberzirrhose
Material: 2 ml EDTA-Blut

Sauerstoffsättigung (S_aO_{2sat})

Normwert: 94–98 % im arteriellen Blut
Diagnostische Funktion: Messgröße zur Kontrolle der Arterialisierung des Bluts in der Lunge
↓: • **Lungenerkrankungen:** Entzündung, Ödem, Asthma bronchiale, Karzinom, Emphysem, Infarkt, Embolie • **Zirkulatorische Ursachen:** Schock, Kreislaufkollaps, Herzinsuffizienz, Shunt • **Behinderung der Atemexkursion,** z. B. Rippenfraktur, Pleuraerguss, Pneumothorax
Material: 2–3 ml Heparin-Blut (eisgekühlt) sofort ins Labor und bestimmen oder BGA-Röhrchen

T_4, fT_4 siehe Thyroxin

Thrombinzeit (TZ, Plasmathrombinzeit, PTZ)

Normwert: 17–24 Sek.
Diagnostische Funktion: Maß für „gemeinsame Endstrecke" der Gerinnung
↑: Fibrinmangel, Fibrinolysetherapie, zur Kontrolle und Steuerung der Heparintherapie (Therapieziel: 2–3-fach verlängerte Thrombinzeit)
Material: 3–5 ml Zitratblut

Thrombozyten (Thrombos, Blutplättchen)

Normwert: 140–440/nl
Funktion: leiten Blutgerinnung im endogenen Gerinnungssystem ein
↓: Leukämie, toxisch (Alkohol, Medikamente, z. B. Zytostatika), Verbrauchskoagulopathie, Idiopathische thrombozytopenische Purpura, HELLP-Syndrom (➤ 11.8.2)
↑: myeloproliferative Erkrankungen, nach Infektionen, Blutungen oder Milzentfernung
Material: 2 ml EDTA-Blut

Thyroxin (T_4)/Freies Thyroxin (fT_4)

Normwert: • **Gesamt-Thyroxin:** 45–115 µg/l = 55–160 nmol/l • **Freies Thyroxin:** 0,8–2 ng/dl = 10–26 pmol/l
Funktion: Schilddrüsenhormon
↓: Hypothyreose, z. B. bei Jodmangel, Thyroxinsynthesedefekt, chronische Thyreoiditis, Z. n. Schilddrüsenresektion, Medikation mit Thyreostatika
↓: Hyperthyreose
Material: 1–2 ml Serum/Plasma

Transferrin

Normwert: 200–340 mg/dl
Funktion: Transportprotein für freies Eisen im Serum
↓: Infektionen, chronisch entzündliche Erkrankungen, Tumoren, Proteinverluste, Lebererkrankungen
↑: Eisenmangel, Schwangerschaft
Material: 1–2 ml Serum/Plasma

16

Register

Mehr zum Thema Kinderkrankenpflege

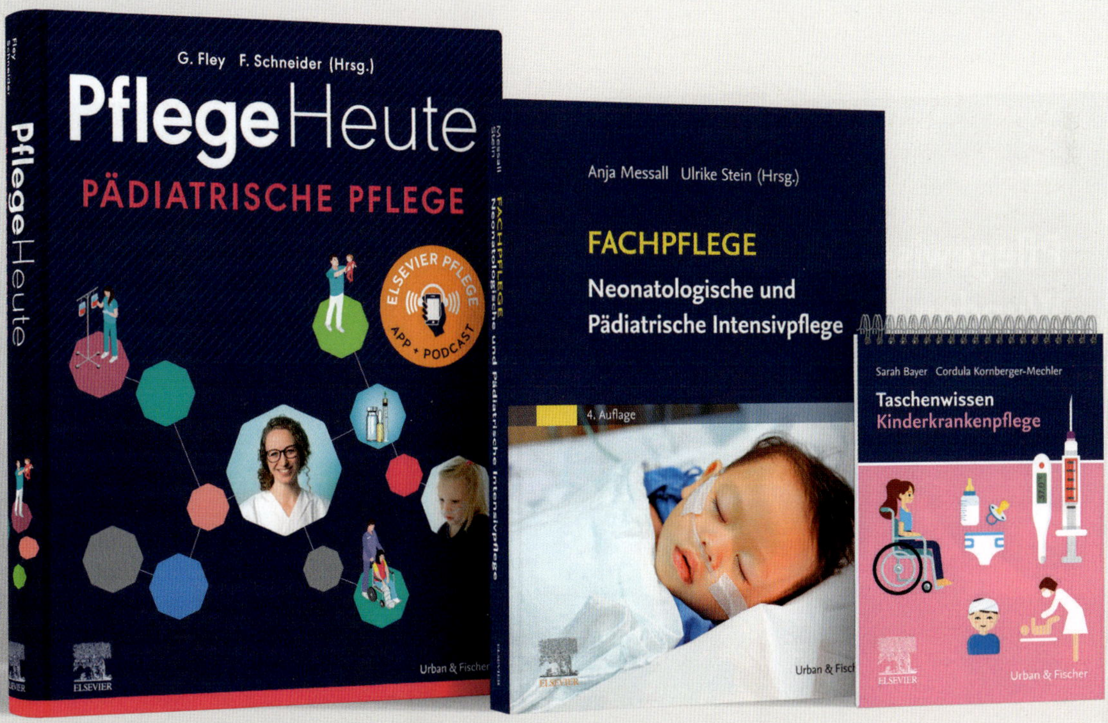

20220225c3 Irrtümer vorbehalten. Stand 03/2022

Melden Sie sich für unseren Newsletter an unter www.elsevier.de/newsletter

ELSEVIER

Diese und viele weitere Titel sowie die aktuellen Preise finden Sie in Ihrer Buchhandlung vor Ort und unter **shop.elsevier.de**

Mehr zum Thema bei Elsevier

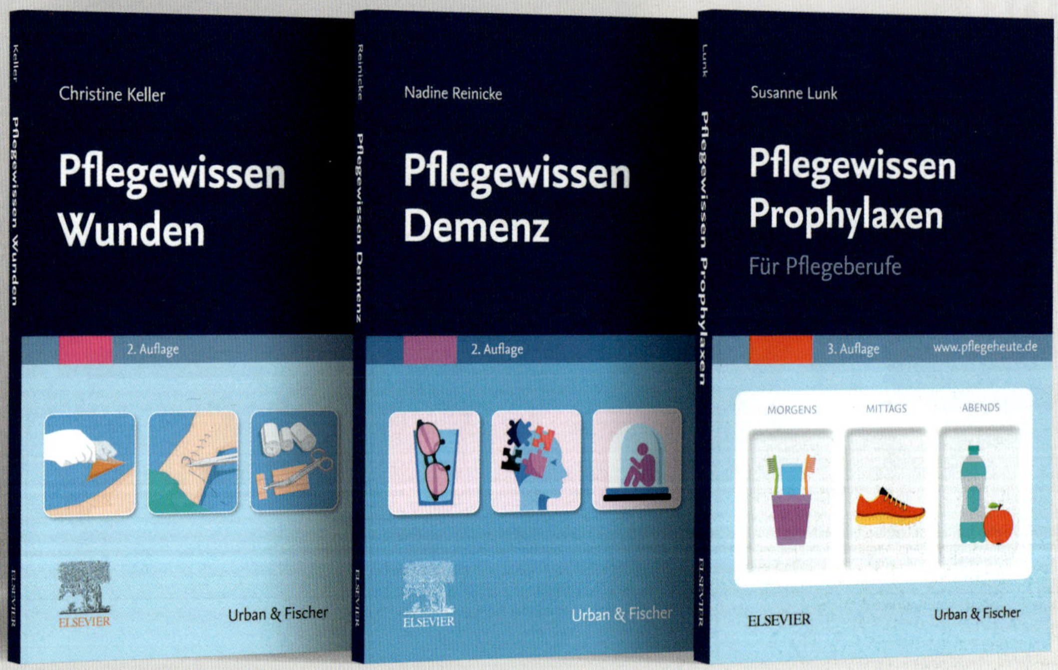

Melden Sie sich für unseren Newsletter an unter www.elsevier.de/newsletter

20220225c2 Irrtümer vorbehalten. Stand 03/2022

ELSEVIER

Diese und viele weitere Titel sowie die aktuellen Preise
finden Sie in Ihrer Buchhandlung vor Ort und unter **shop.elsevier.de**

Lernen am Praxisort mit dem Pflegeguide

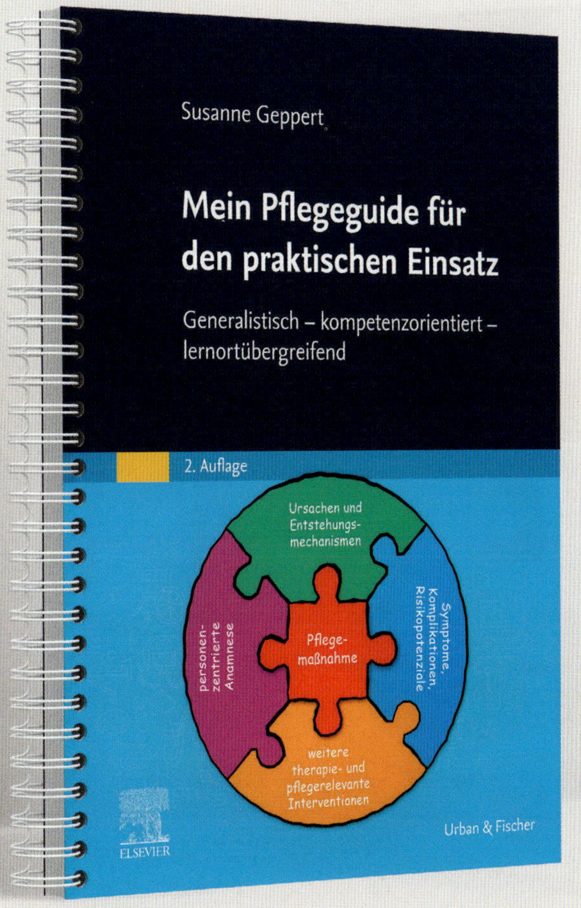

20220225c4 Irrtümer vorbehalten. Stand 03/2022

Melden Sie sich für unseren Newsletter an unter www.elsevier.de/newsletter

ELSEVIER

Diesen und viele weitere Titel sowie die aktuellen Preise finden Sie in Ihrer Buchhandlung vor Ort und unter **shop.elsevier.de**

Noch mehr Infos für die Praxis

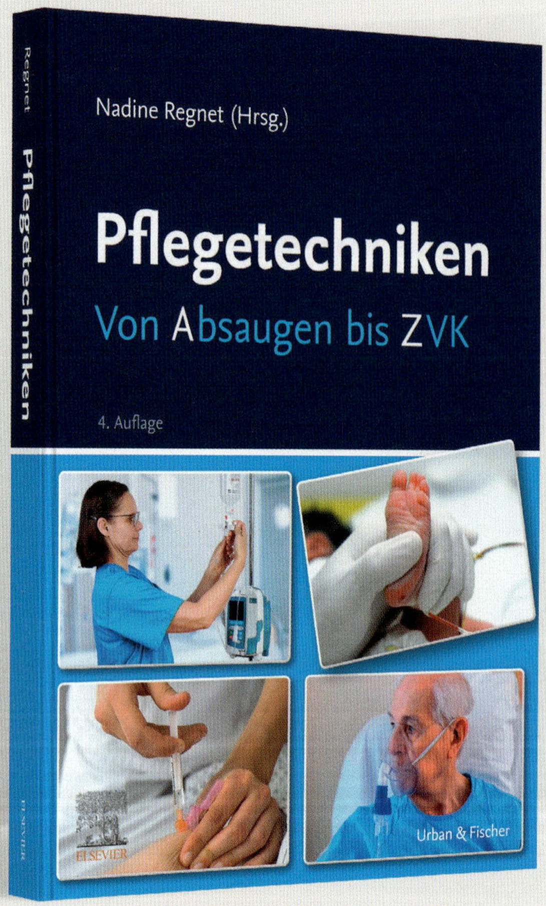

Melden Sie sich für unseren Newsletter an unter www.elsevier.de/newsletter

20220225c1 Irrtümer vorbehalten. Stand 03/2022

ELSEVIER

Diesen und viele weitere Titel sowie die aktuellen Preise finden Sie in Ihrer Buchhandlung vor Ort und unter **shop.elsevier.de**

Der Klinikleitfaden Pflege – unverzichtbar im Pflegealltag und über viele Jahre hinweg bewährt!

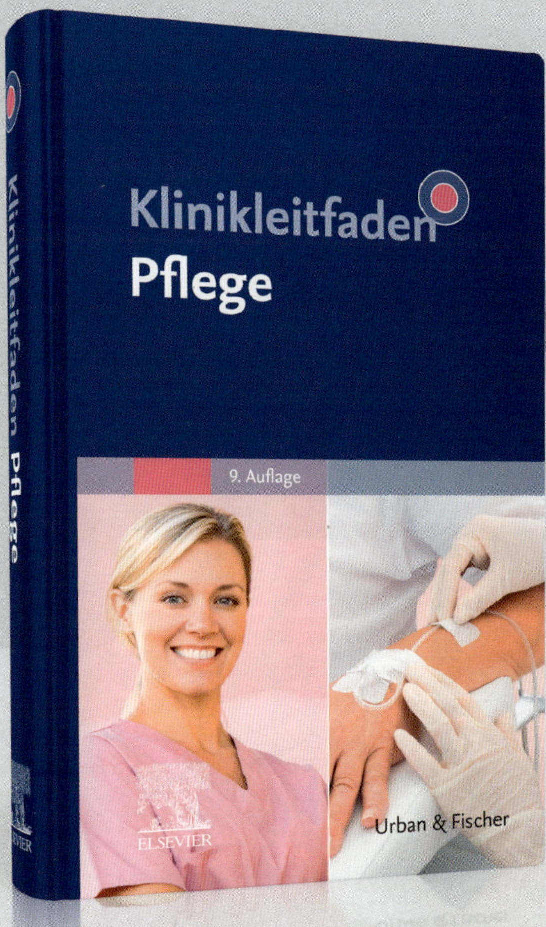

Melden Sie sich für unseren Newsletter an unter www.elsevier.de/newsletter

20190315a Irrtümer vorbehalten. Stand 3/2019

ELSEVIER

Diese und viele weitere Titel wie auch die aktuellen Preise finden Sie in Ihrer Buchhandlung vor Ort und unter **shop.elsevier.de**

Die ideale Ergänzung

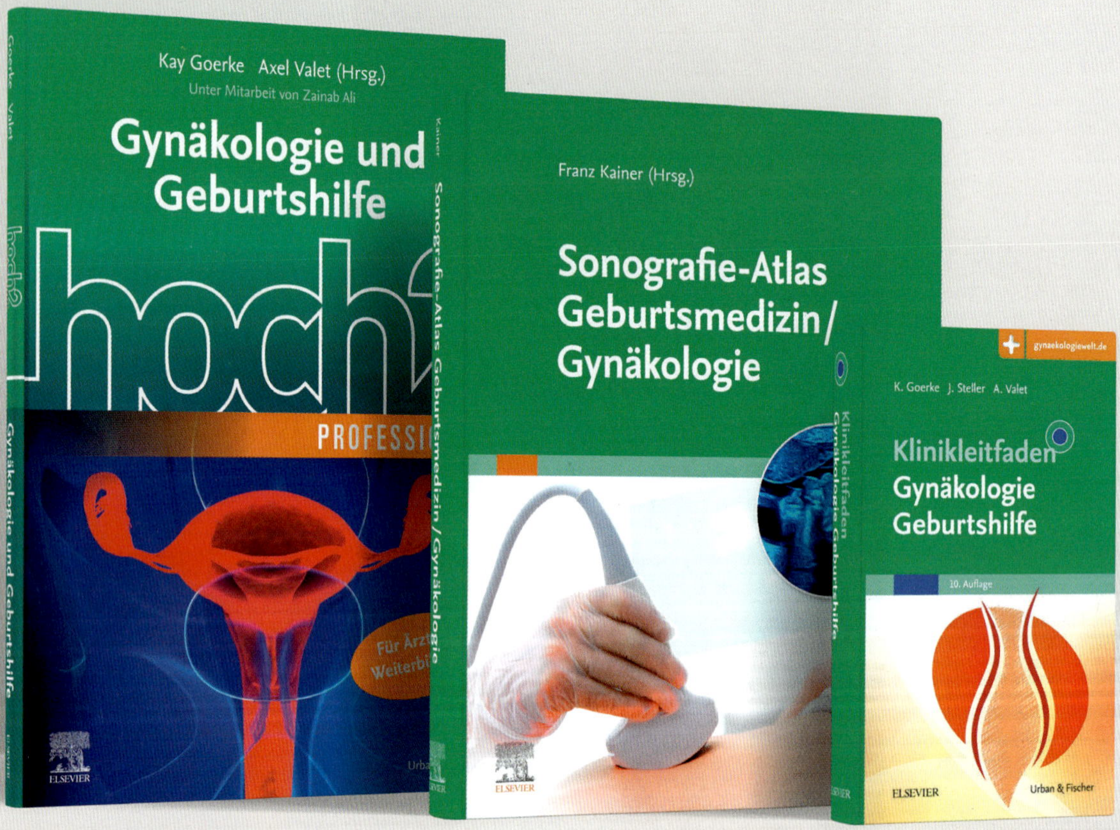

Melden Sie sich für unseren Newsletter an unter www.elsevier.de/newsletter

ELSEVIER

Diese und viele weitere Titel sowie die aktuellen Preise finden Sie in Ihrer Buchhandlung vor Ort und unter **shop.elsevier.de**

20200708c2 Irrtümer vorbehalten. Stand 07/2020